全国高校运动处方课程教材
全国运动处方师培训教材

运 动 处 方

中国体育科学学会　组编

冯连世　主编

高等教育出版社·北京

内容简介

本书是在"健康中国"和全民健身国家战略深入推进、体医融合进程不断加快、大众科学健身需求日益增长的背景下编写的。本书由中国体育科学学会组织全国权威专家编写，全书力图以厚实的理论根基、完整的方法体系、科学的实施流程为运动处方的学习者和从业者提供运动处方制订、实施和评估的理论与实践指导。全书包括运动处方概论、运动前健康筛查和风险评估、体质测试与评价、运动处方的制订、健康人群的运动处方、常见心血管及代谢性慢性疾病人群运动处方、常见运动系统慢性疾病运动处方和民族传统体育运动处方 8 章内容。

本书可作为全国运动处方师培训教材，也可作为高等学校运动处方课程教材，还可作为大众科学健身的指导书。

图书在版编目（CIP）数据

运动处方 / 中国体育科学学会组编；冯连世主编
. -- 北京：高等教育出版社，2020.9（2024.4 重印）
ISBN 978-7-04-053868-7

Ⅰ．①运… Ⅱ．①中… ②冯… Ⅲ．①运动疗法－教材 Ⅳ．①R454

中国版本图书馆CIP数据核字(2020)第042020号

运动处方
Yundong Chufang

| 策划编辑 | 范　峰 | 责任编辑 | 王　曼　郭　恒 | 封面设计 | 李小璐 | 版式设计 | 徐艳妮 |
| 责任校对 | 刘丽娴 | 责任印制 | 刁　毅 | | | | |

出版发行	高等教育出版社		咨询电话	400-810-0598
社　　址	北京市西城区德外大街 4 号		网　　址	http://www.hep.edu.cn
邮政编码	100120			http://www.hep.com.cn
印　　刷	中农印务有限公司		网上订购	http://www.hepmall.com.cn
开　　本	889mm×1194mm　1/16			http://www.hepmall.com
印　　张	42.75			http://www.hepmall.cn
字　　数	1250 千字		版　　次	2020 年 9 月第 1 版
插　　页	4		印　　次	2024 年 4 月第 3 次印刷
购书热线	010-58581118		定　　价	130.00 元

本书如有缺页、倒页、脱页等质量问题，请到所购图书销售部门联系调换
版权所有　侵权必究
物料号　53868-00

编委会

李春雷　北京体育大学

邱俊强　北京体育大学

何　栩　四川省骨科医院

冷传奇　北京体育大学

汪敏加　成都体育学院

张　漓　国家体育总局体育科学研究所

张挥武　四川省骨科医院

尚画雨　成都体育学院

周敬滨　国家体育总局运动医学研究所

胡晓飞　北京体育大学

胡毓诗　成都体育学院

姜红岩　北京市第一中西医结合医院

姚晓燕　中国中医科学院广安门医院

高　奉　国家体育总局运动医学研究所

龚明俊　北京体育大学

盛　蕾　南京体育学院

梁　辰　国家体育总局运动医学研究所

虞亚明　四川省骨科医院

路瑛丽　国家体育总局体育科学研究所

裴　钰　成都体育学院

魏文哲　北京市体育科学研究所

顾 问 简 介

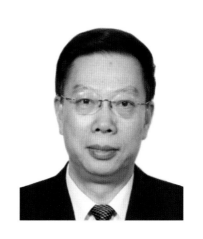

黄洁夫，中国器官移植界的学科学术带头人。1996年至2001年任中山医科大学校长兼党委书记，2001年11月任卫生部副部长、党组成员，2004年兼任中央保健办主任、中央保健局局长，2008年任中央保健委员会副主任（正部长级）。中国共产党第十五届、第十六届中央委员会候补委员，第十一届全国政协委员，第十二届全国政协常委，全国政协教科文卫体委员会副主任。现任国家器官捐献与移植委员会主任委员，中国器官移植发展基金会理事长，清华大学医院管理研究院院长。从2005年开始，领导了中国器官移植事业的改革，创建了一个中国器官捐献与移植的"中国模式"，引领中国器官移植事业进入了一个以公民自愿捐献为唯一合法器官来源的器官移植新时代。

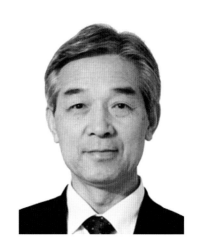

王陇德，中国工程院院士，中华预防医学会名誉会长。原国家卫生部党组副书记、副部长，第十一届、第十二届全国人大常委会委员，第十二届全国人大教科文卫委员会副主任委员。现兼任国务院推进政府职能转变和"放管服"改革协调小组专家组副组长，健康中国行动推进委员会专家咨询委员会主任委员，国家卫生健康委员会脑卒中筛查与防治工程委员会副主任、科技创新战略顾问等。长期从事流行病学、公众健康促进专业研究及卫生管理等工作。提出并领导组建了全国医疗机构传染病和突发公共卫生事件网络直报系统，研究并提出了以控制传染源为主的血吸虫病控制新策略，提出并组织实施了全国"脑卒中筛查与防治工程"。在《新英格兰医学杂志》等国内外学术期刊发表论文百余篇，编写多部专著。曾获国家科技进步奖二等奖、联合国艾滋病规划署"应对艾滋病杰出领导和持续贡献"奖、世界卫生组织结核病控制"高川"奖和世界卫生组织"世界无烟日奖"等奖项。

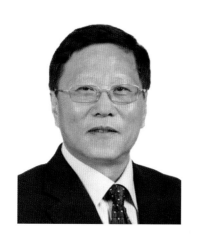

段世杰，满族，1952年3月生，辽宁葫芦岛人，国家体育总局原副局长、党组成员，第十二届全国政协委员，全国政协教科文卫体委员会副主任。曾任世界反兴奋剂机构理事，全国体育硕士专业学位教育指导委员会主任委员，2008年北京奥运会组委会副主席，中国体育科学学会第五届、第六届、第七届理事长。现任中国奥委会副主席，全国体育总会副主席，中国田径协会主席，中国滑雪协会主席。

主 编 简 介

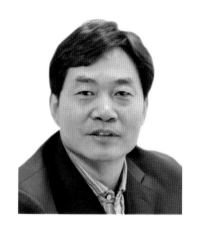

冯连世，博士，二级研究员，博士研究生导师，"新世纪百千万人才工程"国家级人选，全国运动人体科学学科首席科学传播专家，享受政府特殊津贴专家。现任国家体育总局体育科学研究所所长，中国体育科学学会副理事长兼秘书长等职。长期从事运动人体科学应用基础理论研究、奥运会科研攻关与科技服务、大众科学健身方法研究与普及工作，主要研究方向为运动训练的生理生化监控、运动减体重及青少年健康促进的理论与方法。先后承担了多项国家科技支撑计划项目课题、国家自然科学基金课题、国家重点研发计划重点专项及国家体育总局重点攻关项目。两次获得国家科学技术进步奖二等奖，20 多项研究成果获部委级科技奖励；发表学术论文 50 余篇；编写出版专著 6 部。曾获第 28 届奥运会科技突出贡献奖、2008 年北京奥运会突出贡献个人奖及科技奥运先进个人、"全国体育科技先进工作者"等。2019 年获得"庆祝中华人民共和国成立 70 周年纪念章"。

前 言

2019年注定是不平凡的一年。中华人民共和国成立70周年，《健康中国行动（2019—2030年）》《体育强国建设纲要》《关于促进全民健身和体育消费推动体育产业高质量发展的意见》等一系列重量级文件的颁布，加快了体育强国和健康中国的建设步伐，也为体育在新时代提升民族自信、增进国民健康、促进经济发展、推动文化繁荣提出了新的奋斗目标。

推动形成"体医结合"的疾病管理与健康服务模式是《健康中国行动（2019—2030年）》的重点任务。《"健康中国2030"规划纲要》中明确指出："建立完善针对不同人群、不同环境、不同身体状况的运动处方库，推动形成体医结合的疾病管理与健康服务模式，发挥全民科学健身在健康促进、慢性疾病预防和康复等方面的积极作用。"建立运动处方库，研究和制订适合中国人体质特征的运动处方，满足人民群众日益增长的科学健身、防病、治病需求，成为新时代我国体育科学研究与科技创新的新方向和新任务。

在国家体育总局的指导下，中国体育科学学会于2016年3月开启了中国运动处方库的建设之路。在理论建设方面，建立了运动处方理论体系、运动处方制订与实施规范，完成了运动处方应用体系一期工程、运动处方师培训认证系统和运动处方应用平台系统建设，填补了我国运动处方理论体系的空白，为建立运动处方的标准体系和应用体系提供了理论支撑；在人才培养方面，按照运动处方师培训教材、培训课程、培养方案和技术标准的要求，在全国建立了若干个运动处方师培训基地，大力开展运动处方专业人才培训，通过整合体育与医疗领域的人才资源，在国家层面建立了具有国际水准、国内一流的运动处方专家队伍，为我国运动处方的研究、推广与应用提供人才、智力和技术支撑，从制订与实施规范上为提高运动处方的疗效评估和质量控制水平提供了专业技术规范；在实践应用方面，通过对不同性别、不同年龄、不同群体进行实证性研究，将运动处方作为主干课程纳入体育与健康课程体系，使学生在学历教育期间全面系统地了解和掌握运动处方的知识和技能体系，这也拓宽了运动处方专业人才的培养方式和渠道；在应用平台建设方面，在高等体育学院、综合院校和师范院校的体育院系、体育科研院所、社区医院和健康机构建立运动处方应用中心，为普通人群、慢病前期人群提供运动处方实施的全过程。慢性疾病人群可在医院运动处方门诊、社区医院获得医师开具的运动处方，到运动处方应用中心进行运动处方的执行和实施，从而最大限度地实现运动处方的安全性、有效性和针对性。

在体育与医疗领域专家学者的共同努力下，我们初步形成了中国特色的运动处方理论、标准与应用体系。作为国际运动处方共同体成员，将国际运动处方的先进成果充分服务于我国国民，将运动处方的中国方案积极贡献给世界，是我们出版本书的初心和宗旨。《运动处方》的出版坚持理论与实践并重的原则，必将在我国运动处方发展进程中留下深刻印记，同时对推动国际运动处方的发展发挥积极的作用。

在本书付梓出版之际，衷心感谢香港赛马会对本书出版给予的大力支持，感谢中华预防医学会以及为本书出版提出宝贵意见和建议的社会各界人士。

编 者
2019年12月25日

目 录

第一章

运动处方概论

 各节目次索引

第一节 运动处方概述

　　运动处方是由运动处方师、运动健康指导师、康复医师、康复治疗师、社会体育指导员和临床医生等专业人员依据参加体育活动者的年龄、性别、个人健康信息、医学检查、体育活动的经历以及心肺耐力等体质测试结果，并根据健身目的，用处方的形式制订的系统化、个性化的体育活动指导方案。

　　随着全民健身的深入发展，无论是临床医学、健康管理、康复医学，还是科学健身指导，对运动处方的需求都日益增加，因此，加强运动处方相关的教学与培训已经成为当前全民健身领域的重要工作。

一、学习和应用运动处方的目的和意义

（一）科学健身在促进全民健康中发挥重要作用

　　随着国民经济的快速发展，我国群众体育的地位得到了较大的提升。从其地位和作用的演变来看，改革开放初期，我国群众体育处于从属地位，在国民经济、社会发展中的地位和作用不高，部门办和单位办是群众体育发展的主要形式。国民经济和社会发展的"六五计划（1981—1985年）""七五计划（1986—1990年）"极少提及群众体育的发展。1982年，《中华人民共和国宪法》中首次规定："国家发展体育事业，开展群众性的体育活动，增强人民体质。"1995年，国务院颁布《全民健身计划纲要》，提出要更广泛地开展群众性体育活动，增强人民体质，用10年时间把全民健身工作提高到一个新的水平，基本建成具有中国特色的全民健身体系。2002年，党的十六大提出要"形成比较完善的现代国民教育体系、科技和文化创新体系、全民健身和医疗卫生体系"，将"全民健身"提高到全面建设小康社会的目标之一。至此，全民健身由"增强体质"进入"健康促进"的发展阶段。

　　在2008年北京奥运会的筹办过程中，"全民健身与奥运同行"主题活动极大地提升了全民健身运动的社会价值和综合影响。随后，"全民健身日"的确立、《全民健身条例》的颁布，为世界奥运遗产的充分应用提供了典范。

　　然而在这一阶段，运动促进健康工作的开展进度较慢。主要原因在于：① 体育与卫生部门行政管理体制上的各自为政、以条块管理，使得"体医融合"本应发挥的促进健康共享和协同作用很难达成；② 随着参与全民健身运动的人数增加，发生运动损伤的人数也在增多，运动中出现心血管意外的情况时有发生，人民群众对合理锻炼、科学健身提出了越来越高的要求。但我国体育指导人员缺乏相关的医疗卫生知识，尚不能有效地针对大众的个人健康状况、身体活动水平以及是否患有疾病等个体差异和需求提供安全有效的健身指导；③ 随着我国大众生活水平的提高，慢性非传染性疾病（non-communicable chronic disease，NCD）呈现出高发病率和低龄化的发展态势。NCD的主要发病因素包括久坐、身体活动不足、不良膳食、吸烟和老龄化等。因此，防治NCD的最有效途径是积极推广科学运动和合理膳食。医务人员虽然了解科学运动的重要性，却由于时间精力有限以及不具备科学运动的基本知识和技能，无法在NCD预防和治疗过程中给予患者切实可行的运动指导。

　　2014年10月20日，国务院印发的《关于加快发展体育产业促进体育消费的若干意见》中指出

"促进康体结合。加强体育运动指导，推广'运动处方'，发挥体育锻炼在疾病防治以及健康促进等方面的积极作用。大力发展运动医学和康复医学，积极研发运动康复技术，鼓励社会资本开办康体、体质测定和运动康复等各类机构"，进一步把运动促进健康的功能推进到"疾病防治以及健康促进"工作中。在国务院印发的《全民健身计划（2016—2020年）》中进一步指出："制定并实施运动促进健康科技行动计划，推广'运动是良医'等理念……研究制定并推广普及健身指导方案、运动处方库和中国人体育健身活动指南，开展运动风险评估，大力开展科学健身指导，提高群众的科学健身意识、素养和能力水平"，赋予了科学健身更重要的功能。

2016年8月，习近平总书记在全国卫生与健康大会上指出："要倡导健康文明的生活方式，树立大卫生、大健康的观念，把以治病为中心转变为以人民健康为中心，建立健全健康教育体系，提升全民健康素养，推动全民健身和全民健康深度融合。"2016年10月，中共中央办公厅、国务院印发了《"健康中国2030"规划纲要》，要求推动形成体医融合的疾病管理与健康服务模式，发挥全民科学健身在健康促进、NCD预防和康复等方面的积极作用。推动全民健身与全民健康深度融合是党中央、国务院建设"健康中国"的一项重大决策部署，是提高人民身体素质和健康水平的重要举措，是体医融合的体现，将大力推动全民健身向全民科学健身跨越。如何推进全民健身和全民健康深度融合也成为亟待解决的重大现实问题。

要实现全民健身和全民健康深度融合，需要多部门协同和广泛的社会参与。《全民健身计划（2016—2020年）》中指出："通过强化政府主导、部门协同、全社会共同参与的全民健身组织架构，推动各项工作顺利开展。"2017年5月4日，国务院首次全民健身工作部际联席会议在北京召开，国务院办公厅、中宣部、国家体育总局、教育部、文化部（现文化和旅游部）等29个成员单位出席了会议。时任中共中央政治局委员、国务院副总理、联席会议召集人刘延东指出，实施全民健身国家战略是实现全面建成小康社会的必然要求，是实现人民群众对幸福美好生活追求的重大举措。国务院全民健身工作部际联席会议有力地推动了体医融合，促进了全民科学健身的开展。

科学健身人才队伍建设是落实体医融合的有力措施。科学健身需要既懂得运动人体科学及医疗卫生知识，又具备体育锻炼指导能力的专业人员，他们能够根据大众的个体差异，科学制订运动处方。科学健身的专业指导人员可以通过以下途径进行培养：① 举办运动处方师培训班。根据体育健身指导员、医疗卫生人员的专业知识背景设置不同的运动处方师培训课程。通过系统的培训，让他们具备制订和实施运动处方的能力。自2016年起，中国体育科学学会积极组织全国体育、医疗系统的专业团队，致力于运动处方的基础和应用研究，研发了运动处方理论体系、运动处方规范化体系以及运动处方培训大纲和课程体系，并于2017年8月开始举办全国运动处方师培训班。截至2018年年底，中国体育科学学会共举办了11期运动处方师培训班，1 000余人接受了运动处方的系统培训；② 大力倡导医学院校、师范院校开设运动科学相关课程，为医生和教师传播科学健身理念奠定良好的专业基础。鼓励综合院校的医学院与体育学院联合培养具备医学和运动科学知识的复合型人才，设置具有体医融合特色专业课程和实践教学体系，使学生扎实掌握运动科学和医学两方面的知识；③ 政府部门制定相关政策，将科学健身指导纳入社区卫生服务体系，发挥科学健身预防疾病、延缓疾病和治疗疾病的作用，同时为运动人体科学及运动康复专业人才的就业创造条件。

当前，我国的全民健身工作进入了新时代。只有真正做到体医融合，将全民健身与全民健康深度融合，才能实现从全民健身到全民科学健身的跨越，探索出一条中国特色的运动促进健康之路。

（二）身体活动不足成为21世纪最大的公共卫生问题

随着社会物质文明的进步和生活条件的改善，人类的生活变得更加便捷和舒适，为生存所需付出的体力消耗越来越少，然而与之相伴的是世界范围内由于人们身体活动严重不足带来的一系列公共卫生问题，如肥胖、糖尿病、心脑血管疾病的发病率增加所引起的疾病负担和与之相关的健康及寿命损失等问题与挑战。

1. 身体活动不足普遍存在

身体活动不足和久坐的生活方式是当今慢性非传染性疾病发生的第一独立危险因素，这也是21世纪最大的公共卫生问题，已经成为全球范围死亡的第四大危险因素。全世界约1/5的成年人和4/5的青少年（11~17岁）缺乏足够的身体活动。老弱病残人群保持积极活动的机会更少。全世界至少有60%的人口不能完成为产生健康效益所需的身体活动量。而身体活动不足又是慢性非传染性疾病的重要诱发因素。有权威数据显示，慢性非传染性疾病是造成全世界人口死亡和致残的主要原因，因慢性非传染性疾病致死者有80%发生在低收入和中等收入国家。因身体活动不足而诱发的慢性非传染性疾病已成为大多数国家最大的公共卫生问题。

无论是在发达国家还是在发展中国家，身体活动不足者占比都很高。在发达国家，半数以上的成年人缺乏足够的活动。在发展中国家，大城市居民身体活动不足的问题更大。都市化产生了若干环境问题，使人们不愿意进行身体活动，尤其在交通和职业方面。在发展中国家的农村地区，久坐不动的业余活动（如看电视）也正在变得越来越流行（世界卫生组织，2018）。

身体活动不足不仅是一项健康挑战，还会带来高额的财务负担。在全球范围内，身体活动不足带来的直接医疗费用估计达540亿美元，其中57%发生在公共部门，另外140亿美元则由于生产力损失而导致（世界卫生组织，2018）。

目前认为，影响健康的三个主要因素是遗传、环境和行为方式。在人类遗传特性不容易改变的今天，人们试图通过改变环境和行为方式来促进健康。影响人类健康的行为方式主要是运动、吸烟和膳食。运动是预防和治疗慢性非传染性疾病的重要措施。大量研究证实，身体活动和科学运动是减少慢性非传染性疾病的低成本有效策略，在预防、延缓、逆转和治疗慢性疾病中发挥着重要作用。不吸烟和合理选择食物对维持和促进人体健康也起着至关重要的作用。

2. 我国经常参加体育锻炼人口比例亟待提高

在我国，每周运动三次及以上、每次30 min及以上、中等或较大强度锻炼者称为经常参加体育锻炼人口。2014年《全民健身活动状况调查公报》数据显示，60~69岁年龄段的常运动人口比例最高，但只有18.2%（图1-1-1），也就是说，在成年人中，4/5以上的人口尚未达到经常参加体育锻炼的标准。提高经常参加体育锻炼人口的比例，对促进我国全民健康和预防、延缓、治疗慢性非传染性疾病有着十分重要的意义。

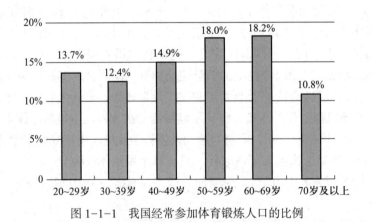

图 1-1-1 我国经常参加体育锻炼人口的比例

面对经常参加体育锻炼人口比例较低、体质健康状况不良以及慢性非传染性疾病低龄化和高发病率的情况，以科学健身为抓手，开展多种形式的健身活动项目，对延缓慢性非传染性疾病的进程和提高其治疗效果具有显著意义，对推动我国运动科学研究和大众健身运动的科学化进程具有积极作用。运动处方的普及与推广在提高人们科学锻炼水平方面将发挥至关重要的作用。

（三）健身新理念：运动是良医

大量研究结果显示，久坐和身体活动不足的生活方式在全球范围普遍存在，它给健康、经济、环境和社会带来深远的影响，成为导致慢性非传染性疾病的第一独立危险因素。鉴于身体活动水平与健康状态之间明确的线性关系，加强身体活动／运动是预防、延缓和治疗慢性非传染性疾病的有效策略。

1. "运动是良医"项目的起源、内涵及发展

2007 年，美国运动医学学会（American College of Sports Medicine，ACSM）和美国医学会（the American Medical Association，AMA）共同发起了以"运动健康促进"为主题的"运动是良医"（exercise is medicine，EIM）项目，该项目得到了美国总统、美国医学总监和加利福尼亚州州长的大力支持。EIM 是以增加身体活动／运动为核心的健康促进项目，即采用科学的运动测试和运动处方，指导人们增加身体活动／运动，从而有效地预防和治疗慢性疾病。EIM 倡议是一个全球性的、多层面的创新，使身体活动／运动成为各个国家卫生保健系统的重要组成部分。EIM 倡议，身体活动／运动是促进健康、预防和治疗许多疾病的必要条件，应定期评估身体活动水平，并将其作为医疗保健的一部分，将身体活动水平和心肺耐力水平作为第五大临床生命体征。

EIM 全球健康网络（EIM Global Health Network）中心设在美国印第安纳波利斯的美国运动医学学会总部，目前在全世界 43 个国家、7 个地区设有分支机构。EIM 强调"运动是良医项目是全世界的健康管理计划"，该组织积极推进身体活动／运动应成为预防和治疗慢性疾病不可或缺的理念，推动医护人员、健身指导人员和大众之间的联系，鼓励医生和其他卫生保健人员合作，为患者设计治疗计划时纳入身体活动／运动指导方案。

鉴于运动对疾病的积极防治作用，但在医生的常规治疗中又缺乏运动处方这一环节，EIM 对医生的建议是：① 医生在每一次接诊时应评价患者的身体活动水平；② 明确患者的身体活动水平是否达到 ACSM 所推荐的运动量；③ 向需要增加身体活动量的患者提供咨询服务，指导患者如何达到 ACSM 的推荐量。该组织为医生设计了不同时长的运动指导方案，如 1 min 运动指导方案、5 min 运动指导方案，并建议将需要运动处方的患者转诊给合格的专业运动指导人员，尤其是那些拥有 ACSM 或 EIM 证书的人员，使患者能够获得系统化的运动处方。

EIM 建议健身教练不仅仅能够指导人们健身，更重要的是认识、评估锻炼者的健康状态，分析运动中的风险和明确运动中的医务监督水平；倡导公民利用闲暇时间，参加多种形式的身体活动；鼓励媒体大力宣传提高身体活动水平和科学健身的益处，让更多的人从中受益。

为了对不同人群进行科学的健身指导，EIM 工作组除了积极推广 ACSM 推荐的身体活动量外，还组织专家编写了针对 40 多种慢性疾病患者的运动处方。经过 10 多年的积极推广，EIM 项目有效地推动了各国人民的身体活动参与度。今后，EIM 项目将继续探索身体活动成为第五大临床生命体征的意义，发展成年人身体活动测量和评价及临床测量质量的研究，深入推进"体医融合"，加强医疗保健—健康—体质健康之间的融合，方便更多的人获得身体活动资源，解决健康公平问题，推动医生／医疗保健人员成为身体活动的积极参与者，加强对医疗保健人员、健康管理者和健康与健康相关的身体素质专业人员的培训。

"运动是良医"
项目发展概况

2. "运动是良医"项目在我国的发展

2010 年，北京体育大学王正珍、冯炜权、任弘、李红娟等人率先将 EIM 理念引入国内，于 2010 年在《北京体育大学学报》发表了《Exercise is Medicine——健身新理念》一文，文中详细介绍了 EIM 的理念和发展过程，EIM 的推广和现状，并预测了 EIM 在我国的应用前景。此后，李红娟、王正珍等人又先后发表《运动是良医：最好的循证实践》《第 61 届美国运动医学学会年会综

述》和《运动是良医：从理论到实践》等文章，系统介绍了 EIM 的发展动向。这些文献作为首批将 EIM 引入我国的资料，为 EIM 在中国的推广起到了重要作用。

"运动是良医"项目于 2012 年 6 月正式进入中国，由国际生命科学学会中国办事处和美国运动医学学会 EIM 项目组在北京共同启动。项目组成立了由中国疾病预防控制系统和体育系统专家组成的"运动是良医"中国工作组，并建立了"运动是良医中国网站"和微信公众号，使更多的人了解身体活动/运动促进健康的作用和意义。"运动是良医"中国工作组专家在全国心血管病国际会议、长城国际心脏病学会议、中国南方国际心血管病学术会议、中国心血管医师大会、中国糖尿病年会等大型学术会议上多次组织了医师的"运动是良医"培训。通过培训，使更多的医师了解、应用和引领"运动是良医"项目的开展。了解运动处方的含义，更好地与实践结合，让运动处方真正进入医院，让老百姓在看病时，医生能将运动处方融入患者的治疗方案中。此外，"运动是良医"中国工作组的专家还组织开展了"运动是良医——校园行动"的培训，培训了 200 余所高校近 400 名教师，有效地推动了 EIM 项目在高校中的开展。

"运动是良医"中国工作组组长陈君石院士对该项目的寄语是："运动是良医"是群众性体育活动的重要平台和慢病防控的重要手段，是实现全面建成小康社会和"健康中国"的重要策略。

二、运动处方概况

（一）运动处方的要素

运动处方是由运动处方师、运动健康指导师、康复医师、康复治疗师、社会体育指导员和临床医生等专业人员依据参加体育活动者的年龄、性别、个人健康信息、医学检查、体育活动的经历以及心肺耐力等体质测试结果，并根据健身目的，用处方的形式制订的系统化、个性化的体育活动指导方案。

运动处方的基本要素包括运动频率（每周运动的次数，frequency，"F"）、运动强度（费力程度，intensity，"I"）、运动方式（运动类型，type，"T"）、运动时间（每次或每周运动的时间，time，"T"）、总运动量（由运动频率、运动强度和运动时间组成，volume，"V"）（或能量消耗目标）和运动处方实施进程（progression，"P"）6 项基本内容，即运动处方的 FITT-VP 原则。在运动处方中还应明确运动的目的、运动中的注意事项及医务监督力度。在实施过程中应注意观察体育活动者的反应和健身效果，及时调整运动处方。

运动处方类似于医生开的药物处方，在获取体育锻炼者的基本信息、身体活动水平评估和医学检查结果之后开具。制订运动处方之前，还应有运动中的风险评价和体质测试。运动处方与药物处方有相似之处，两者之间的关系如表 1-1-1 所示。

表 1-1-1 运动处方与药物处方的比较

内容	运动处方	药物处方
类型	运动方式	药物名称
剂量	运动时间、运动强度、运动频率（次/周）	每次的剂量及次数（次/d）
总剂量	每周总运动量或能量消耗	某一疗程药物总量
干预/治疗周期	运动处方实施进度	药物使用进度
注意事项	运动中的注意事项	药物使用的注意事项

（二）运动处方与科学健身的推荐量

制订运动处方时的运动量设定参照世界卫生组织（World Health Organization，WHO）制定的《关于身体活动有益健康的全球建议》。WHO《关于身体活动有益健康的全球建议》和多国身体活动指南以及最新发布的《美国身体活动指南》（第二版）中都认为，科学健身应包括适量运动、增加日常身体活动和打断久坐状态三个部分。

1. 适量运动

运动或体育活动是有计划、有组织、可重复的身体活动，是以增进健康为目的的规律的身体活动。

适量运动是指每一个成年人每周应至少完成 150 min 中等强度的有氧运动或 75 min 较大强度的运动、2~3 次抗阻练习、2~3 次柔韧性练习。适量运动是制订运动处方时的基本参照量。

（1）有氧运动。

有氧运动是指中低强度、大肌肉群、连续不断地较长时间的运动，可以是快走、慢跑、骑车、划船、广场舞、秧歌舞等多种形式。中等强度运动时的主观感觉是"稍微有些累""微微出汗""能说话但不能唱歌"，步行速度 110~120 步/min，运动中应达到和维持的心率是最大心率（HRmax）的 64%~76%（表 1-2-2、表 4-1-1）。锻炼者可以选择每天 30 min、每周 5 次中等强度的有氧运动，也可以选择每天 25 min、每周 3 次较大强度的运动，或者两种强度的运动交替进行；每天的运动量可以一次连续不断地完成，也可以分成若干段完成，累计每周总运动量达到 150 min 中等强度的有氧运动。

在《美国身体活动指南》（第二版）中将有氧运动水平可分为 4 个层次：不活跃、不够活跃、活跃和高度活跃，这与一个人在某一特定水平上获得多少健康益处以及如何变得更加活跃有关。对有氧运动水平的关注并不意味着其他类型的活动不重要，如肌肉力量练习也很重要。

不活跃（inactive）：指在基本日常生活活动之外没有任何中等到较大强度的身体活动。

不够活跃（insufficiently active）：指进行了一些中等到较大强度的身体活动，但一周中等强度身体活动的时间少于 150 min 或较大强度的身体活动时间少于 75 min 或等量活动。此水平低于《指南》中成年人的推荐量（活动量）。

活跃（active）：指一周完成了相当于 150~300 min 中等强度的身体活动。此水平满足了《指南》中成年人的推荐量（活动量）。

高度活跃（highly active）：指一周完成了相当于超过 300 min 中等强度的身体活动。此水平超过了《指南》中成年人的推荐量（活动量）。

一个"不活跃"的人开始参加一些身体活动变为"不够活跃"状态时，如每周仅有 60 min 中等强度的身体活动/运动，就可以获得很多的健康益处，随着活跃程度的增加，获益更多，全因死亡风险继续下降；当达到"活跃"状态时，可以获得身体活动带来的大多数益处；"高度活跃"者，虽然全因死亡风险无明显继续下降，但是即便身体活动量达到《指南》最低推荐量 3~5 倍，也未显示全因死亡风险增加。

（2）肌肉力量练习。

成年人应该使用多种运动方式和器械设备，针对每一个主要肌群每周进行 2~3 次肌肉力量练习。肌肉力量练习包括抗阻训练和负重训练，可使身体的肌肉能够抵抗外力或负重，或在外力或负重的作用下进行工作。这些运动通常是多次举起相对重的物体（如负重）以增强不同的肌群。肌肉力量练习还可以使用弹力带或自身体重作为阻力进行练习（如爬树或做俯卧撑）。

对于老年人或久坐者，开始力量练习时可以采用很轻或比较轻的阻力；在每次力量练习中，每个肌群进行 2~4 组练习，在每组练习中，8~12 次重复（较大阻力）可以改善肌肉力量；每组 10~15 次重复以及 15~20 次重复可以改善肌肉耐力。两次力量练习的间歇时间至少是 48 h。

（3）柔韧性练习。

为了改善关节活动度，成年人每周至少应进行 2~3 次柔韧性练习；每次拉伸在达到拉紧或轻微不适状态时应保持 10~30 s，每一个部位的拉伸可以重复 2~4 次，累计 60 s；静力性拉伸、动力性拉伸都是有效的；当肌肉温度升高后进行柔韧性练习的效果更好，因此，可以在拉伸前进行有氧运动或洗热水澡使肌肉的温度升高。

2. 增加日常身体活动

身体活动，是指人体因骨骼肌收缩引起能量消耗明显增加的活动。身体活动包括职业性身体活动、交通性身体活动、家务性身体活动和娱乐性身体活动，运动或体育锻炼属于娱乐性身体活动。在日常生活中可以出现多种形式的身体活动。每个非体力劳动者应注意增加日常生活中的身体活动，包括步行、骑车、上楼梯、购物、做家务等多种形式。增加日常生活中的身体活动能够带来健康益处，但是这种活动强度不能代替适当运动。

3. 打断久坐状态

久坐行为指能量消耗低于 1.5 倍基础代谢的觉醒状态。

久坐行为所带来的代谢问题和对健康的不良影响与身体活动不足的影响是不同的，它是慢性疾病的独立风险因素。改变这一行为最有效的方式是在完成身体活动指南推荐量的基础上，鼓励人们多进行较低强度的身体活动和不断增加久坐间断的次数，如久坐状态的工作者应至少每小时站立或从事其他形式的较低强度的身体活动 1~5 min。

达到前述"适量运动"的人也可能长时间处于久坐状态，如早晨运动 30 min 后一直坐着工作 3 h 即是一种久坐状态；也有人的久坐状态同时表现为每周运动少于 3 次、每次少于 30 min 的中等强度运动，而且持续 3 个月以上，这种久坐状态等同于身体活动不足或缺乏运动。两种不同形式的久坐状态均可造成对健康的不良影响，后者的影响更大。

久坐行为与成年人全因死亡率和心血管疾病死亡率的风险之间有很强的关系，久坐的相关风险取决于所进行的中等到较大强度身体活动的量。研究结果显示：① 大量的中等到较大强度身体活动减少了与大量静坐时间相关的全因死亡率的过度风险；② 静坐时间很短也不能消除缺乏中等到较大强度身体活动所带来的风险；③ 考虑到人群中长时间的静坐和低水平的身体活动，大多数人都会受益于增加中等强度的身体活动和减少静坐的时间。

（三）运动处方的历史沿革和研究现状

1. 国外运动处方的起源与发展

早在公元前，被誉为"西方医学之父"的希波克拉底就详细说明了运动对健康的重要性。他指出："如果我们能够给每个人适当的营养和适量的运动，既不是太少，又不是太多，我们就会发现通向健康最安全的路径。"

1553 年，西班牙医生 Cristobal Mendez 出版了第一本有关运动疗法的书籍。他在书中指出，步行非常有利于健康。1772 年，英国医生 William Heberden 指出，胸痛患者若每天锯木头 30 min，身体可恢复健康。1786 年，美国医生 Thomas Jefferson 认识到健身的必要性，尽管可能是极端的，他仍然提倡："每天锻炼时间应不少于 2 h。"然而在那个年代，这些提倡运动促进健康的先驱们并未意识到运动测试是制订运动处方和评价运动效果的有效工具。

哈佛大学海明威体育馆第一任总监 Dudley Allen Sargent 博士，积极倡导身体运动促进健康的理念，对运动科学领域作出了重要贡献，也产生了深远影响。进入 19 世纪后，他提出了运动测试与运动处方（exercise testing and prescription）的概念。他认为，运动测试是临床上评价心脏功能的主要方法，运动测试与制订心血管疾病的运动治疗方案有关。他主张将身体训练作为大学的必修课。20 世纪 40 年代，美国生理学家 Peter Karpovich 关于运动中的能量代谢、体质测试的研究，功率车记功计的研究，为运动测试和运动处方的制订奠定了基础。

20世纪50年代，芬兰运动生理学家、心血管医生、芬兰心血管疾病流行病学的创始人Martti Karvonen博士等人开始了在运动处方研究领域的开创性工作，明确了构成运动处方的4要素，即运动频率、运动强度、运动时间和运动方式，并创建了运动处方的制订方法，在确定适宜运动强度的研究方面作出了重要贡献。他建立的用储备心率法确定靶心率的方法沿用至今，该方法确定靶心率的公式是：靶心率（THR）=安静心率+（峰值心率－安静心率）×K。其中，峰值心率是在运动负荷试验中测得的最大心率，K是系数，根据运动处方对象的具体情况确定运动强度。他将储备心率（HRR）的30%~40%、40%~60%、60%~90%分别定义为低、中等和较大强度。他发现一定强度的运动可使同等运动负荷下心率下降，并定义此运动强度的阈值是60%储备心率。Martti Karvonen博士是一名心血管医生，他认为在几个世纪前人们已经知道运动可以促进健康，运动处方也是公元前600年便出现的运动指导方案，但是运动处方在临床的应用却很少，他提倡医生在开抗高血压药方、降血糖药方之前应考虑开运动处方，他的倡导大大推进了运动处方在患者中的应用和心脏病患者的运动康复。在条件允许的情况下，Martti Karvonen博士倡导医生应为患者提供运动处方，内容包括有氧运动和阻力训练，并提出有氧运动处方中应该包括运动频率、运动强度、运动时间和运动方式等要素。具有潜在心脏病的患者可以受益于心脏康复计划。Martti Karvonen博士在运动处方领域发挥了至关重要的作用，他发现了生活方式与心血管疾病危险因素之间的关系，明确了运动强度在改善心肺耐力中的重要作用，创建了沿用至今的确定有氧运动靶心率的计算公式。

在运动生理学发展的基础上，20世纪40年代，美国伊利诺伊大学T.K.Cureton博士开展了评估身体健康、体能研究和服务工作，成为美国运动促进健康的推动者。Cureton的研究引起了学术界对体质健康和体能的高度关注，Cureton及其团队的研究成果为现代运动处方的发展提供了大量科学依据。他本人也是ACSM创始人之一。Michael Pollock是Cureton众多杰出的学生之一，在运动处方、心脏康复和运动促进健康等领域作出了重要贡献。他进行了多项有控制的运动研究，这些研究提供了运动量的量化方法。Michael Pollock组织专家委员会总结了系列研究成果并提出了适宜运动量的建议，撰写了第一份关于运动促进健康所必需的运动方式和运动量的立场声明，并于1978年由ACSM发布。另外，Michael Pollock在使心脏病康复合法化方面发挥了重要作用，推动康复治疗成了心脏病患者医疗中不可或缺的一部分。

20世纪60年代末至70年代初，著名美国运动科学专家Kenneth Cooper率先提出"预防比治疗更重要"的理念，是弥合临床医学与公共卫生/预防医学、运动科学裂痕的典范，也是"体医融合"的先驱和领跑者。在他1968年出版的《有氧运动》一书中，他创造并定义了新单词"有氧运动"，并收录在《牛津英语词典》中，他阐述了人们可以通过有氧运动减少心脏病的风险。1970年，Kenneth Cooper在美国达拉斯市创办了融医学诊断、体质测试和运动干预为一体的"库珀有氧运动研究中心"。他提倡应根据每个人的不同状况，尤其是不同人的心肺耐力水平制订运动处方，也就是说，必须能确定适当的运动量，以保证进行运动后能收到良好效果。他创造了闻名世界的耐力训练法——有氧训练法，特别是他创建的"12 min跑测试"。对于30岁以下的年轻人可根据12 min跑动的距离推算出最大摄氧量：$\dot{V}O_2max=(d12-504.9)\div44.73$，d12为12 min内跑动的距离（m）。Cooper根据测试结果，制订了很好、好、良好、及格、不及格和很差6级心肺耐力标准，受试者把自己的心肺耐力纳入相应级别便可开展适当运动。

著名的运动科学专家、身体活动流行病学专家，美国南卡罗来纳大学Steven N.Blair教授自1989发表了有氧中心纵向研究后，关于"心肺耐力与全因死亡率"以及ACLS研究团队之后发表的大量极具影响力的研究论文，引起了运动科学与公共健康领域的广泛关注。此研究的核心结论是心肺耐力（cardiorespiratory fitness，CRF）作为各人群身体活动水平的一个客观生理指标，与各人群全因死亡率及心血管疾病死亡率高度相关，适当运动可以显著提高心肺耐力。Blair教授全面梳理了自 20 世纪 50 年代至 20 世纪末关于运动处方中运动频率、运动强度和运动时间等要素的变化及其依据，强调运动促进健康、改善身体素质的关键在于运动量，即运动中或 / 和日常身体活动中的能量消耗，可以采用灵活多样的形式完成总运动量。Blair 教授等依据大量研究结果对身体活动推荐量的演变进行了综述，其要点有：① 每天 30 min 中等强度身体活动可以对久坐人群在健康各方面都带来积极的影响；② 但这个运动量对体重控制或减肥可能不够，可能需要增加运动量或控制能量摄入；③ 已经做到每天 30 min 中等强度运动的人如果增加运动量，能得到更多的健康益处；④ 除了有氧运动，每周也应有至少两次的力量和柔韧性训练。Blair 教授这一观点为现代运动处方的制订指明了方向。1996 年，Steven N. Blair 教授领衔完成的 "美国医学总监关于身体活动与健康的报告"（*Physical Activity and Health: A Report of the Surgeon General*），成为探索运动与健康研究和实践过程中一个具有里程碑式的总结，同时意味着身体活动对健康的益处和必要性被公共卫生和医学界正式认可。大量临床和身体活动流行病学研究显示，在较大的身体活动与健康相关范围内，结果变量具有连续的剂量反应梯度。与低身体活动或心肺耐力相比，适当的身体活动量和强度与改善健康和降低的全病因发病率和死亡率风险相关。Blair 教授指出，身体活动建议和规划的重点应该是鼓励身体活动最少和低心肺耐力的人群至少适度活动起来，这可以为人们带来实质性的好处。

近 40 多年来，美国运动医学学会出版了系列科学健身专业书籍。1974 年出版发行了《分级运动测试及运动处方指南》（*Guidelines for Graded Exercise Testing and Exercise Prescription*）后，每隔 4~5 年更新一版（此后更名为《ACSM 运动测试与运动处方指南》），直至 2018 年出版发行了 10 版，被誉为全球科学健身的权威教材。《ACSM 运动测试与运动处方指南》作为理论基础，详细阐述了预防性康复和健身计划的所有主要方面以及 ACSM 的主要立场。它提供了解决《指南》中所述知识、技能和能力所必需的信息，并解释了运动测试和运动处方背后的科学，是从事健身和临床运动领域以及学术培训人员的重要资源。《ACSM 运动测试与运动处方指南资源手册》截止至 2014 年已经发行 7 版，之后改版分为 2018 年出版的《ACSM 运动测试与运动处方》和 2019 年出版的《ACSM 临床运动生理学》两本书。ACSM 立场声明中有氧身体活动推荐量见表 1-1-2。

表 1-1-2　ACSM 立场声明中有氧身体活动推荐量（1978—1998 年）

客观指标和发表年限	身体活动		
	频率（d/wk）	时间（min/d）	强度（%HRR[*]）
心肺耐力，1975	3~5	20~45	70~90
心肺耐力，1978	3~5	15~60	50~85
心肺耐力，1980	3~5	15~60	50~85
心肺耐力，1986	3~5	15~60	50~85
心肺耐力与身体成分，1990	3~5	20~60	50~85
心肺耐力，1991	3~5	20~60	40~85
心肺耐力，1995	3~5	20~60	40~85
心肺耐力与身体成分，1998	3~5	≥ 20	40~85

*HRR，储备心率；时间，连续运动时间或累计运动时间，但每段不少于 10 min。

美国运动医学学会前任主席美国北卡罗拉那大学 Jim Skinner 教授 1985 年出版了《特殊人群的运动测试与运动处方》（*Exercise Testing and Exercise Prescription for Special Cases*），该书成为最早出版的针对慢性疾病人群运动测试与运动处方的专业教材。此书系统地介绍了 40 余种慢性疾病的运动测试方法和运动处方，近年来，Skinner 教授对全书进行了修订，并分别于 1993 年和 2005 年出版发行了第二版和第三版。

1997 年，美国运动医学学会组织专家团队编写了《ACSM 慢性疾病和残疾人运动管理》（*ACSM's Exercise Management for Persons with Chronic Diseases and Disabilities*），并分别于 2003 年、2009 年和 2016 年出版发行了新的版本。2016 年发行的《ACSM 慢性疾病和残疾人运动管理》（第 4 版）概述了运动在疾病的治疗和预防中具有重要意义，建议医疗和运动科学专业人员将运动处方加入到患者的治疗方案中，并提供有关个性化运动计划设计的循证指导。此书共提供了 49 种慢性疾病的运动指导方案，是帮助医生和运动科学专业人员制订运动处方的主要内容。

美国运动医学学会还出版了大量与运动测试和运动处方相关的专业书籍，并且发行多版，不断更新，如《ACSM 体质健康测评手册》于 2018 年已经发行至第 5 版，这些专业教材均为运动处方的制订与实施提供了坚实的理论基础、经典的运动测试方法和运动处方的应用与实施路径。

美国政府在运动促进健康和运动处方推广方面做出了很多贡献。1996 年，美国医学总监发布的"医学总监关于身体活动与健康的报告"成为探索运动与健康研究和实践的一个具有历史里程碑的总结，同时意味着身体活动对健康的益处和必要性被公共卫生和医学界正式认可。2008 年美国卫生与公共服务部（U.S. Department of Health and Human Services，HHS）令其下属部门，即疾病预防与健康促进办公室（Office of Disease Prevention and Health Promotion）组织专家在"2008 美国人身体活动指南咨询委员会科学报告"（2008 Physical Activity Guidelines Advisory Committee Scientific Report，2008 PAGAC）的基础上撰写了美国联邦政府历史上第一本运动健身指南《美国人身体活动指南》（*American Physical Activity Guide*，PAG），其将健身方案细化，提出个性化的运动处方，为儿童、青少年、成年人、老年人、残障人、孕妇、产后妇女以及慢性疾病患者等提供了运动健身的建议和指导，督促民众通过运动增进健康，PAG 的主要使用者包括政策决策者、医务工作者和运动健康专家，其次才是对此感兴趣的普通人群。其用意在于为政策决策者、医务工作者和运动健康专家提供相关政策或运动处方的制订方向和依据。将医务工作者作为《美国人身体活动指南》的使用者之一，是美国"体医结合"思想的重要体现。一方面，医务工作者有良好的医学基础和临床经验能够比较全面地评价锻炼者的健康状况，可决定锻炼者是否需要采用医疗手段预防和治疗疾病。另一方面，通过对《美国人身体活动指南》的学习，医务工作者可根据锻炼者的健康状况做出专业的身体活动指导，从运动频率、运动强度、运动时间和运动方式等方面制订运动处方。

2018 年 11 月 12 日，美国卫生与公共服务部在"2018 美国心脏病协会科学会议"上发布了《美国人身体活动指南》（第二版）（以下简称为《指南》）。此《指南》是建立在"2018 美国人身体活动指南咨询委员会科学报告"（2018 Physical Activity Guidelines Advisory Committee Scientific Report，2018 PAGAC）的基础上完成的，2018 PAGAC 审读全球运动科学领域中近 10 年的研究成果，对现有的科学文献进行了多方面、有力的分析，梳理了久坐行为与疾病之间的关系，为此后运动科学的研究提供了一系列的建议，因此也为美国联邦政府制订《美国人身体活动指南》（第二版）提供了依据。同时《指南》还提供了关于维持或改善整体健康，以及降低或预防慢性疾病风险所需的身体活动类型和数量。

德国在推动运动科学的发展方面也作出了重要贡献。世界上第一个体育医师协会于 1912 年在德国图林根州的奥伯霍夫成立。体育医师的称谓 1913 年起源于柏林，这与第一所德国体育学院的建立有关。1920 年，柏林成立了一个独立的运动医学实验室，体育学院的第一任院长是毕业于柏林大学外科学院的 August Bier 教授，1932 年接替他的是 Ferdinand Sauerbruch 教授，两人都对运动科学作出了卓越的贡献。德国体育学院的"Hollmann 心脏与运动医学研究所"对运动处方的理论和实践进行了大量研究工作，成绩卓著。研究所制订了健康人、中年人、运动员以及高血压、心肌梗死、糖尿病、肥胖病患者的各类运动处方，并对市民进行运动处方的应用和咨询工作。德国学者 Hettinger、Müller 于 1953 年发表了不同运动强度、持续运动时间和频率对人体产生不同影响的论文，在运动处方要素的设定中，提出了超量负荷超量恢复的理念，这对运动处方的兴起起了积极的作用。

至 20 世纪 60 年代，运动处方因被用于冠心病患者的康复从而引起心血管疾病治疗的革命而备受重视。20 世纪 70 年代，随着运动处方理念的广泛传播，其概念和内容得到不断完善和充实，在国际上得到了广泛认可，世界各国特别是发达国家对运动处方的理论和实践进行了大量的研究，并将运动处方广泛地应用于健身锻炼、预防和治疗疾病中。

自 20 世纪 70 年代开始，日本在运动促进健康、运动处方人才队伍建设和运动处方实施方面做了大量工作。在日本东京大学运动生理教授猪饲道夫的倡导下，日本于 1970 年成立了"日本体育科学中心"及运动处方研究委员会，在全国组织了 20 多个研究小组，取得了丰富的实践经验和理论研究成果。日本政府从 1978 年开始实施第一次国民健康促进计划（1978—1988 年），提出"健康一生"的理念，通过兴建保健设施、推广健康体检、培养保健护士和营养师等措施，构建健康向上、充满活力的社会。1988 年，日本政府实施了第二次国民健康促进计划"活力 80 健康计划"（1988—1999 年），在继续强调"健康一生"理念的同时，推进以运动习惯养成、健康运动指导员培养为重点，集营养、运动、休闲"三位一体"的健康促进计划。2000 年，日本第三次国民健康促进计划"健康日本 21"，通过扩大禁烟场所、控制食盐摄入量、加强运动等措施达到减少慢性疾病发生、增进健康、提高社会活力、减少壮年死亡率、延长国民寿命的目的。

日本从 1988 年就开始培养既有医学知识又能指导运动健身的"健康运动指导员"。这些专业人员在"健康日本 21"计划的实施过程中发挥了重要作用，为日本人慢性疾病预防、健康促进作出了贡献。"健康运动指导员"是指能够针对慢性疾病预防出具运动处方，并指导民众进行体育锻炼的专业人员。其中，以健身运动技能指导为主的"健康运动指导员"又称为"健康运动实践指导员"。截至 2015 年 1 月，日本已经拥有 20 540 名健康运动实践指导员（男性 7 876 人，女性 12 664 人），分布在各行各业从事着健康运动的指导工作。

为配合"健康日本 21"的实施，日本政府于 2001 年颁布了《关于健康运动指导员知识和技能审定机构的认证规定》，以规范"健康运动指导员"培训机构的行业行为，保证培养质量。同时，"健康运动指导员"仅参加培训机构的学习还不够，还需通过日本公益财团法人"健康体质促进事业财团"的资格考试才能上岗，且该资格有效期仅 5 年，5 年后需要再次通过资格考试才能更新。2006 年，公益财团法人"健康体质促进事业财团"修订并颁布了《健康运动指导员培养及普及方案》。其中规定，医生、护士、保健师、理疗师、营养师、按摩师、体育专业毕业生等均可以参加"健康运动指导员"培训，考试合格后可拿到资格证书。"健康运动指导员"的培训课程包括实习在内的共 120 个单元、180 学时。

2. 我国运动处方的起源与发展

我国促进健康的运动记录可以追溯到公元前约 2500 年。根据医学史记载，早在公元前 2000 多年，阴康氏发明了一种舞蹈来缓解关节病痛，运动成为一种康复手段。我国最早的医学典籍，距今 2 600 多年的《黄帝内经》奠定了人体生理、病理、诊断及治疗的认识基础，提出了"上医治未病，中医治欲病，下医治已病"的学术思想；倡导"恒动观"，认为运动的方式是"升降出入"，这是生命存在的基本方式；强调运动 / 劳动要适度，形劳而神不倦，使人气机通畅、气血调和、脏腑功能活动旺盛，保持身心健康、养生防病；提倡动静结合，动以养形、静以养神；四时有别，人与天地相应，与气候相适应。《黄帝内经》中关于运动结合意念和呼吸应用于临床治疗的相关记录，成为运动处方的雏形。书中的《素问·刺法论》记载了治疗肾病的运动处方："肾有久病者，可以寅时面向南，净神不乱思，闭气不息七遍，以引颈咽气顺之，如咽甚硬物，如此七遍后，饵舌下津无数。"该处方涉及主治病症、运动方式、运动次数、运动时间、运动时辰和方位选择等方面，与现代运动处方 FITT-VP 原则相比，虽然缺少对疗程进度的描述，但是运动强度和总量以重复次数的形式体现，另有时辰、方位选择等特色内容，可见运动处方的基本内容已相当完善了。《黄帝内经》

中"上医治未病"的科学理念在国内外得到了广泛传播和应用。2010年，美国运动医学学会年会的大会主报告提出，中国的《黄帝内经》是"运动是良医"的起源之一，是运动促进健康的早期表现形式。公元前239年，《吕氏春秋》提出了"动以养生"的观念。长沙马王堆3号汉墓出土的汉代《导引图》中描绘了各种年龄的人做收腹、踢球、深呼吸等动作40多处，这些动作大体可分为呼吸运动、徒手运动和器械运动三部分。东汉末年，华佗在《淮南子》中提到的5种仿生动作的基础上，结合临床实践，将既往动作进行整合，创编了以健身为目的的五禽戏。五禽戏模仿虎、鹿、熊、猿、鹤5种动物，选择了能锻炼全身的一系列动作，华佗教导弟子们演练和应用五禽戏，使他们"身体轻便，腹中思食"。五禽戏是运动功法从单一动作到套路的开端，也是以健身为目的制订运动处方的开端。隋代太医巢元方编著的《诸病源候论》中的运动疗法、明清时期在民间广为流传的八段锦都为运动处方奠定了基础。

我国运动科学和医学领域的学者于20世纪80年代初期引入运动处方的概念和理论，并开始了运动处方的教学、科研和临床应用。经过30多年的发展，运动处方理论与实践取得了长足进步。南京医科大学（周士枋、励建安）、哈尔滨医科大学（刘纪清）、河北省人民医院（曲镭、王茂斌）、上海华山医院（范振华）、北京中日友好医院（俞秀章、孙银香、邹之光）、北京安贞医院（孙雨明）以及一些疗养院，是我国开展运动处方工作较早的医学院校和医院。北京体育大学（杨静宜）、首都体育学院（康玉华）、上海体育学院等是进行运动处方相关人才培养较早的体育院校。北京体育大学的杨静宜还编写出版了《体疗康复》和《运动处方》教材，并在运动人体科学本科专业中开设了相关课程。

进入21世纪以来，我国开展了一系列运动处方相关研究，主要有国家科技部"十五"《中国国民运动健身科学指导系统的研究与应用》、国家科技部"十一五"《中国国民运动健身科学指导及效果评价关键技术》、国家科技部"十二五"《制定有效运动负荷方法与评价等级的研究》、国家重点研发计划专项课题《心脑血管疾病营养及行为干预关键技术及应用策略研究》《"运动是良医"干预方案的优化与效果、安全性及卫生经济效益评价》、国家重点研发计划《人体运动促进健康个性化精准指导方案关键技术研究》等。2011—2013年，作为《全民健身计划（2011—2015年）》重点项目，国家体育总局群体司组织出版了"科学健身指导系列丛书"，共10本；2016年，国家体育总局进行了"运动处方理论体系""运动处方规范化体系"的研究；2017年，国家体育总局组织开展了"运动处方培训认证体系""运动处方应用体系""青少年运动处方""老年人运动处方""慢性疾病人群运动处方"等系列研究。

与国外运动处方相关研究相比，我国运动处方的研究尚缺乏大样本、大规模、多指标、长时间追踪以及多学科之间的协作研究。加强基础理论的研究、建立不同人群的运动处方库、扩大慢性疾病种类运动处方的研究、提高运动处方个性化的研究、促使我国传统体育手段在运动处方中的应用、简化运动测试流程及运动中监测方法、运动处方信息化与可穿戴设备的融合、APP技术应用等方面的研究，将会使运动处方的推广和应用更加广泛。

运动处方是非药物治疗最重要的手段之一。进入21世纪以来，不论在国内还是国外，运动处方研究与应用均有了很大进展。主要发展趋势包括：运动处方从康复领域的应用逐渐发展到疾病预防和健身领域（如健康管理中心、健康体检中心、健身房、健康社区会所、学校、体育科研机构、养老院、疗养院等）；由心脏康复运动处方发展到增强体质健康、预防和减缓多种心血管疾病风险的运动处方；由单一提高心肺耐力的运动处方，发展到多种力量处方、柔韧性处方；简化运动前健康筛查的流程，将运动前健康筛查的重点侧重于个体当前的身体活动水平、是否有确诊的心血管代谢和肾脏疾病及其症状和体征，以及拟参加运动的强度来评价运动中的风险大小。

随着科学技术的发展，运动处方程序进化为由人工制订到信息化处理、APP技术应用等。运动处方的应用面更加广泛，个体化程度更加凸显，适应病种不断增加；明确了经过专业培训的非医务人员，如体育院校运动人体科学专业和运动康复专业的毕业生也能安全地进行临床运动测试，有助于临床运动测试在更多实践领域的推广。

（四）运动处方的分类

随着运动处方应用的不断扩大，运动处方分类的方法也在不断改进。采用不同的方法，可将运动处方分为不同的种类：根据锻炼人群，可将运动处方分为健身性运动处方、慢性疾病预防性运动处方和康复性运动处方；根据锻炼目的，可以分为心肺耐力运动处方、力量运动处方、柔韧性运动处方。在运动疗法领域，使用辅助用具、穿戴假肢、步态训练、操纵轮椅的训练等，也都有相应的运动处方。

1. 根据锻炼人群分类

（1）健身性运动处方。

为了促进身体健康，每一个成年人每周应至少完成 150 min 中等强度的有氧运动或 75 min 较大强度的运动、2~3 次抗阻练习、2~3 次柔韧性练习。在普适性指导的基础上，针对不同年龄段、不同性别、不同身体活动水平、不同机能状态和不同运动环境制订出运动处方是有必要的。运动处方的主要目的是指导锻炼者根据自己的实际情况，采取适当的体育活动进行科学锻炼，以便安全有效地提高健康水平、提高机能状态、提高体质健康水平、预防如高血压、血脂异常、高血糖、肥胖症等心血管疾病因素的发生，实现零级预防的目的。健身性运动处方广泛适用于学校、社区、健身机构、疗养院、科研机构等场所。健身性运动处方主要由体育教师、社会体育健身指导员、私人健身教练和运动处方师等制订。

（2）慢性疾病预防性运动处方。

针对有不同心血管疾病危险因素的锻炼者，如高血压前期或早期、血脂异常、糖尿病前期或早期、轻度肥胖症的锻炼者，制订个体化的运动处方，主要目的是逆转心血管疾病危险因素或延缓其发展，预防心血管疾病的发生，实现一级预防的目的。慢性疾病预防性运动处方主要用于学校、社区、健身机构、健康管理机构、疗养院、科研机构等场所。慢性疾病预防性运动处方主要由接受过运动人体科学专业培训的体育教师、运动健康指导员、社会体育健身指导员、私人健身教练和运动处方师等制订。

（3）康复性运动处方。

康复性运动处方的对象是经过临床治疗基本痊愈，但尚遗留有不同程度身体机能下降或功能障碍的患者，如冠心病、脑卒中、手术后患者及已经得到一定控制的如高血压、血脂异常、糖尿病、肥胖症等慢性疾病患者。这类运动处方的目的是，通过运动疗法帮助患者提高身体功能，缓解症状，减轻或消除功能障碍，预防疾病加重或者出现并发症，减少疾病的危害；通过运动处方的实施可以防止伤残和促进功能恢复，尽量提高患者的生活自理和工作能力，提高生命质量，延长寿命，减低病死率，实现二级和三级预防的目的。康复性运动处方主要用于综合医院的康复科、康复医疗机构、健康管理机构，也用于社区康复工作中。康复性运动处方主要由康复医师、康复治疗师（士）和运动处方师制订。

2. 根据锻炼目的分类

（1）心肺耐力运动处方。

心肺耐力运动处方以提高心肺耐力为主要目标，早期用于发展心肺耐力以提高运动员的训练水平。20 世纪 60 年代，心肺耐力运动处方在急性心肌梗死患者的抢救中和心脏搭桥术后的康复锻炼中发挥了重要作用。这类患者按照运动处方进行系统的锻炼，可以缩短住院时间，更快地恢复工作能力，故又被称为心脏康复运动处方。20 世纪 60 年代以后，心肺耐力运动处方除用于急性心肌梗死康复之外，也被广泛用于心肺耐力低下（如长期久坐人群）、慢性心血管疾病（如冠心病、高血压）、代谢疾病（糖尿病、肥胖症）、长期卧床引起心肺功能下降等疾病的预防、治疗和康复。

心肺耐力是体质健康的核心要素，提高心肺耐力可以降低心血管疾病等多种疾病的发病率和死亡率。在《全民健身计划》实行的过程中，心肺耐力运动处方被用于科学健身指导，以提高锻炼者的心肺耐力，维持合理的身体成分，改善代谢状态，缓解或配合药物治疗高血压、血脂异常、糖尿病等疾病，预防动脉粥样硬化性疾病的发生。

（2）力量运动处方。

力量运动处方主要的作用是提高肌肉力量、肌肉耐力和爆发力。肌肉力量的增加可以降低心血管疾病的危险因素、全因死亡率和心脏病发作的概率。通过规律的抗阻练习，锻炼者不仅可以提高肌肉力量，同时机体中与健康相关的生物标志物也会发生一系列明显变化，包括改善身体成分、血糖水平、胰岛素敏感性及高血压前期到早期患者的血压。锻炼者借助抗阻练习不仅可以增加肌肉力量和体积，还可以有效地增加骨密度和骨矿含量，预防、减缓甚至逆转骨质疏松症患者的骨质流失。通过抗阻练习，还可以使萎缩肌肉的力量得到提高，肌肉横断面和体积加大，达到改善肢体运动功能的作用。

由于力量运动处方可以改善肌肉力量和体积，是适当运动的组成成分，因而可以用于普通健身者增强肌肉力量和肌肉耐力的训练，也可以用于增肌者（如健美者）、需要进行体重管理者（如肥胖症）和老年人，特别是老年性肌少症，还可以用于因伤、病导致肢体长期制动，长期卧床等引起的废用性肌萎缩的康复和身体发育畸形的矫正等。

力量运动处方的出现晚于全身耐力运动处方。20世纪80年代以来，逐步明确了骨骼肌对抗阻训练的适应性，包括神经适应性、心血管适应性、内分泌系统的反应、代谢变化，以及因抗阻训练造成结缔组织和骨骼改变的意义等，进一步明确了抗阻训练是"利用阻力对抗肌肉的活动，可以增强力量、爆发力、肌肉耐力和增加骨骼肌体积"。

（3）柔韧性运动处方。

柔韧性运动处方的作用是根据个体化的训练目标来提高关节活动幅度（range of motion，ROM）；柔韧性练习还可以提高韧带的稳定性和平衡性，特别是与抗阻训练结合时；规律的柔韧性练习还可以减少锻炼者的肌肉韧带损伤，预防腰痛，缓解肌肉酸痛。柔韧性练习是适当运动的组成成分，在全民健身运动中，可用于提高身体的柔韧性。在康复医学中，通过各种主动、被动的柔韧性练习，使因伤病而受影响的ROM得以维持、增加或恢复到正常的范围，同时起到改善肢体运动功能的作用。

（五）运动处方的适用人群

对所有人来说，可以遵循世界卫生组织的身体活动推荐量进行规律的活动。大量研究证明，结构化的运动指导方案——运动处方比普适性的运动指导能取得更好的健身效益。运动处方的主要特点是个体化和安全有效，有广泛的人群适应性。

1. 普通人群

（1）儿童青少年。

儿童青少年对有氧运动、抗阻练习和骨骼负重运动都有良好的生理适应性。大多数的孩子都是健康的，不进行医学筛查就开始中等强度运动是安全的。较大强度的运动可以在进行中等强度运动后再开始。但是应注意，儿童体温调节系统发育尚不完善，在湿热环境中的运动量应注意调整和及时补水。对于有疾病或残障的儿童青少年，如哮喘、糖尿病、肥胖、囊性纤维化以及脑瘫者，应根据他们的身体状态、症状及与健康相关的身体素质水平制订运动处方。

（2）老年人。

老年人可以从运动中获得大量健康益处。由于增龄性变化和慢性非传染性疾病高发，应该在全面了解年龄增加对安静和运动时老年人生理功能影响的基础上，对老年人进行运动测试和合理制订运动处方。

（3）孕妇。

推荐健康、无运动禁忌证的孕妇在整个妊娠过程中进行运动。但是在妊娠这种特殊生理状态下，不同妊娠个体，或者妊娠的不同阶段会出现不同的生理变化，医生或运动健康指导员等应为她们提供运动处方。

2. 心血管疾病风险人群

心血管疾病风险人群包括高血压、糖代谢紊乱、肥胖症、血脂异常等人群，这些人群是运动处方的主要适用人群。按照运动处方进行规律运动，可以起到预防疾病、延缓疾病、提升机体功能的目的。

3. 慢性疾病人群

经临床药物治疗病情稳定后，慢性疾病人群可以按照运动处方进行规律运动，如冠心病、高血压、心脏病、慢性阻塞性肺疾病、骨质疏松症等数十种慢性疾病人群按照运动处方运动是安全有效的，不仅可提升药物的治疗效果、延缓疾病的进展，还可以改善身体活动能力、功能状态和改善心理状态。

4. 残疾或有特殊健康状况的人群

可根据残疾或有特殊健康状况的人群存在的具体问题，采用特殊的运动测试后制订运动处方。这些人群按照运动处方进行规律的运动也许不能改变残障状态，但是可以预防或延缓慢性疾病，提升活动能力和功能状态，从而提高生活质量。

王正珍

第二节　运动处方的生理学基础

人体运动系统（骨骼肌、骨与关节）及其支撑系统（循环系统和呼吸系统）的功能是影响运动能力和体质健康的关键因素，运动对系统的影响以及系统对运动的限制是制订运动处方的理论依据。

一、运动生理学概述

生理学是以实验的方法研究和探讨生命状态下生物机体生命活动的基本规律及其机制的学科，是生命科学的重要分支学科。人体生理学是研究正常人体生命活动规律和人体各器官系统生理功能的学科。运动生理学是人体生理学的分支学科，它是从人体运动的角度，研究人体在运动训练的影响下功能活动变化规律的学科，包括人体对急性运动的反应和长期运动的适应。在实际应用中，运动生理学可以科学地指导体育锻炼和运动训练，以达到增强体质、增进健康和提高运动成绩的目的。

（一）运动对人体运动系统的影响

人体在神经支配下，骨骼肌收缩，牵拉其所附着的骨，以关节为枢纽进行运动。运动中，骨与关节是被动部分，骨骼肌收缩是人体运动的动力部分。骨骼肌纤维分为慢肌和快肌，慢肌是慢氧化纤维，快肌又可分为快速氧化型和快速无氧酵解型。不同类型的骨骼肌纤维构成了不同类型的运动单位，因其不同的结构和代谢特点，不同运动单位也具有不同的功能。如图 1-2-1 所示，快速无氧酵解型运动单位收缩张力大，收缩速度快，易疲劳；慢氧化型运动单位收缩张力小，收缩速度慢，抗疲劳能力强；而快速氧化型介于两者之间。不同类型肌纤维在不同强度和不同时间运动中发挥着不同的作用，由此产生结构和功能的不同变化。

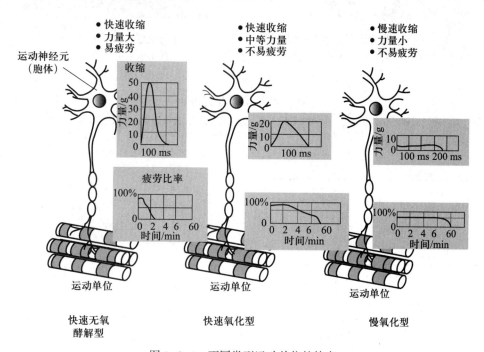

图 1-2-1　不同类型运动单位的特点

资料来源：邓树勋，王健，乔德才，等. 运动生理学［M］. 3 版. 北京：高等教育出版社，2015.

1. 运动系统对运动的反应

（1）运动单位动员。

运动过程中，不同运动单位参与活动的次序和程度，称为运动单位动员（MUI），是参与活动的运动单位数目与兴奋频率的结合。运动时，骨骼肌运动单位动员具有大小原则和顺序性原则。肌肉收缩力量小时，动员的运动单位数量少；力量大时，动员的运动单位数量就多；肌肉持续最大收缩时，动员的运动单位达到最大水平，这是运动单位动员的大小原则。此外，随着运动强度和运动时间的增加，不同类型肌纤维的动员表现出顺序性原则。低强度运动时，慢肌纤维优先动员；随着运动强度增大，快速氧化型肌纤维被动员参加运动；最大强度运动时，快速无氧酵解型肌纤维成为主要活动纤维。长时间大强度运动初期以慢氧化型和快速氧化型肌纤维为主，随着后期肌糖原消耗的增加，快速无氧酵解型肌纤维也被动员。如图 1-2-2 所示，随着慢氧化型纤维、快速氧化型纤维、快速无氧酵解型纤维的先后动员，肌力逐渐增大。肌肉持续最大收缩时，运动单位动员达到最大水平，肌肉力量随时间延长而下降，但运动单位动员基本保持不变（图 1-2-3）。在保持50% 最大力量持续收缩至疲劳的过程中，肌肉力量可以基本保持不变，但运动单位动员却逐渐升高（图 1-2-4）。不同类型肌纤维在不同强度和不同时间的运动过程中被动员，为了增进某型肌纤维的代谢能力，必须采用与之相对应的运动强度和运动时间，才能保证该型肌纤维被充分锻炼。如为了增加慢氧化型肌纤维的代谢能力，选择低强度长时间的运动，才能保证慢肌纤维被优先使用。同样，为了增加快肌纤维的代谢能力，采用大强度的运动，才能保证快肌纤维被充分动员。

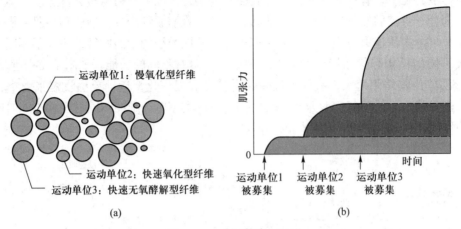

图 1-2-2 运动单位动员

资料来源：邓树勋，王健，乔德才，等. 运动生理学［M］. 3 版. 北京：高等教育出版社，2015.

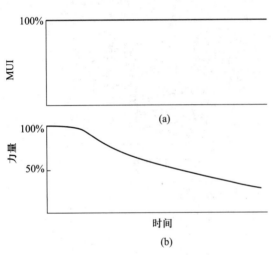

图 1-2-3 肌肉最大用力收缩时肌力与
运动单位动员的关系

资料来源：王瑞元，苏全生. 运动生理学［M］. 北京：人民体育出版社，2012.

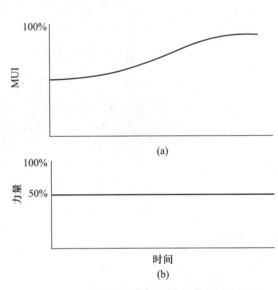

图 1-2-4 肌肉 50% 最大力量持续收缩时肌力
与运动单位动员的关系

资料来源：王瑞元，苏全生. 运动生理学［M］. 北京：人民体育出版社，2012.

（2）延迟性肌肉酸痛和骨骼肌超微结构改变。

无论是没有运动习惯的普通人还是接受系统训练的优秀运动员，从事不适应的运动负荷或大负荷运动，运动停止后 24~72 h，运动肌均会产生不同程度的酸痛，并伴有肿胀、僵硬和肌力下降的症状。肌肉酸痛并不是发生在运动期间和运动后即刻，而是出现在运动后 24 h，且呈逐渐加重之势，因而称为延迟性肌肉酸痛。延迟性肌肉酸痛是不适应的运动方式（如离心运动）和运动负荷诱发的一种肌肉反应，一般持续 1~4 d，无须治疗，3~6 d 可自行消失。延迟性肌肉酸痛的同时，伴随着骨骼肌超微结构改变。运动后即刻骨骼肌的超微结构基本正常；运动后 24 h 超微结构发生改变，肌丝排列开始紊乱，肌节长短不一；运动后 48 h，超微结构改变严重，肌丝排列紊乱，肌节消失；运动后 72 h，超微结构改变开始恢复。超微结构改变和延迟性肌肉酸痛是骨骼肌对运动反应的形态和功能两方面的变化。形态上出现肌肉僵硬肿胀、超微结构改变，功能上出现肌肉酸痛、肌力下降。延迟性肌肉酸痛和超微结构改变产生的机理，目前可以解释的学说有肌肉痉挛学说、损伤学说、急性炎症学说、蛋白降解学说、钙离子损伤学说等。运动后给予运动肌静力牵拉、按摩、针刺、理疗等手段处理，会减轻延迟性肌肉酸痛和超微结构改变，也会缩短持续时间，加速恢复。

2. 运动系统对运动的适应

（1）运动单位同步化动员程度提高。

骨骼肌即使进行最大用力收缩，也并不能使用力肌群的所有肌纤维都参与收缩，缺乏训练者只能动员肌肉中 60% 的肌纤维参与收缩，而训练水平较高者则可动员 90% 以上。这种差别产生的原因在于是否进行了长期运动训练。训练水平高者在运动激活时，肾上腺素等神经递质释放得更多，中枢神经系统兴奋性更高，运动中枢产生"强而集中"的兴奋过程，发放更高频率的同步化神经冲动。由此，不仅动员了肌肉中更多的运动单位参与收缩，并且使每个运动单位表现出最大的张力变化，从而表现出更大的力量。

（2）肌肉活动的协调和控制能力改善。

人体完成任何动作，即使是最简单的动作也需要多块肌肉（主动肌、协同肌、拮抗肌、固定肌）的协调来实现。人体在某一运动中表现出的力量是参与该运动的所有肌肉收缩的合力。不同肌群接受不同神经中枢的支配，中枢之间良好的协调配合将减少因肌群间工作不协调所导致的力量抵消和能量浪费，有利于发挥出更大的力量。力量训练可以改善各运动间的协调与控制能力，使支配各肌群的中枢之间能够准确而及时地产生兴奋与抑制的转换，使主动肌与拮抗肌、协同肌等之间的配合更加协调，从而发挥出更大的力量。肌电研究发现，高水平运动员在做动作时，肌肉放电同步化程度更高、收缩与放松更协调，有利于肌肉发挥更大的力量来完成技术动作。

（3）肌纤维选择性肥大。

经常参加运动锻炼或进行系统性训练的人，可使骨骼肌组织体积增大、围度增加。肌肉体积增大是由于肌纤维增粗（肥大）和肌原纤维数量增多（增生）共同造成的，但肌纤维增粗的作用更显著。不同类型的肌纤维肥大是由不同运动形式造成的，即不同形式的运动可以优先造成运动肌某型肌纤维的肥大，这种现象称为肌纤维选择性肥大。例如，速度、爆发力训练可以造成快肌纤维选择性肥大，这一点是公认的。对于耐力训练是否引起慢肌纤维选择性肥大，存在两种不同的观点。一种观点认为耐力训练可以引起慢肌纤维选择性肥大，另一种观点认为耐力训练对于慢肌纤维选择性肥大没有明显影响，甚至肌纤维面积有减小的趋势，并且此变化有利于缩短氧的弥散距离，便于氧气利用，是耐力训练肌肉的一种适应性表现。

（4）肌纤维代谢特征改变。

骨骼肌对运动的适应还表现为肌纤维代谢特征的改变。耐力运动可明显增加肌纤维中线粒体的数目和体积，增强与氧化供能有密切关系的酶活性，骨骼肌有氧氧化能力因而得到提高。值得一提的是，耐力运动不仅能增加慢肌纤维有氧氧化酶的活性，也可以提高快肌纤维有氧氧化酶活性，两类肌纤维均能提高有氧氧化潜能。速度、爆发力训练可以增加肌纤维的面积，却不能增加线粒体的数量和体积，因而不能增加肌肉的氧化能力。但是速度和爆发力训练能够提高与无氧供能有关的酶活性，从而增加骨骼肌无氧酵解能力。

（5）肌纤维类型百分比的变化。

运动是否能够导致肌纤维类型百分比发生改变尚存争议。一种观点认为，不同项目运动员肌纤维类型百分比表现出一定的运动项目特征，是由遗传决定的，每个人的肌纤维类型是在胚胎发育中决定的，出生后不再改变。近年来有研究表明，长时间系统地从事某一专项运动，可使肌纤维类型发生适应性改变，尤其是快肌纤维内亚型之间的比例。

（6）促进骨的生长发育，增加骨密度。

经常进行户外锻炼，有利于儿童青少年骨的生长发育，使骨变得更加粗壮和坚固，从而提高了骨的抗折、抗弯、抗压缩和抗扭转功能。运动员与非运动员之间骨的形态结构有所不同，且不同运动项目的运动员骨的形态结构差异也很明显。例如，投掷运动员负担最大的是上肢骨，跳高运动员负重最大的是起脚腿的下肢骨，这些负重较大的骨均呈现出骨明显增粗、增厚，表面隆突显著。过度训练能使软骨过早愈合，骨化过程提早完成，影响骨的继续增长。因此，儿童青少年不宜持续过久地进行剧烈的体育运动。运动还能增加峰值骨量，防止和矫正骨骼畸形。对于成年人或老年人，经常进行适宜的体育锻炼，可以促进骨生成，抑制骨吸收，减缓由年龄增大引起的骨量丢失，有利于保持骨密度和骨的弹性，延缓骨质疏松的发生。体育锻炼停止后，骨的一些良好的变化就会慢慢消失，因此体育锻炼要保持经常化。

（7）关节更加稳固、灵活。

通过系统的体育锻炼，既可增大关节的稳固性，又可提高关节的灵活性。关节稳固性的增加，主要是通过体育锻炼增强关节周围的肌肉力量来实现，与关节囊、肌腱和韧带的增强以及关节软骨增厚也有关系。如肩关节，通过负重状态下屈、伸、内收、外展等运动，可发展关节周围的肌肉力量，增大关节的稳固。关节的灵活性是柔韧性素质的标志，体育锻炼主要是使关节周围的肌肉、肌腱和韧带的伸展性得以提高。如髋关节在冠状轴上后伸运动幅度比肩关节差，通过后踢腿、纵劈叉、弓箭步等练习，可以达到提高运动幅度的目的。人体的柔韧性提高了，肌肉活动的协调性随之加强，有助于较快地掌握各种技术动作，迅速提高运动技术水平，同时减少运动伤害事故。

（二）运动对人体循环系统的影响

安静状态下，人体耗氧量仅为 0.25 L/min，持续运动时可升高到 6 L/min 以上。循环系统作为运动的重要支持系统，必然要对运动作出一系列的反应，以满足运动中需要的氧气和营养。长期运动训练或体育锻炼后，心血管的形态结构及功能会发生一系列适应性变化。

1. 循环系统对运动的反应

（1）心率。

运动时人的心率明显加快，可从安静时的 75 次/min 增加到 180 次/min，甚至可高达 200 次/min 以上。研究发现，人在运动中达到最大心率之前，心率的增加与运动强度之间呈线性关系（图 1-2-5）。运动时心率变化速率与幅度因运动强度和运动持续时间而异。较小强度运动时，心率在运动初期迅速上升，达到一定水平后较长时间维持在一个波动不大的范围，提示这段时间各系统功能处于相对稳定状态。随着运动的持续，各系统功能的平衡被破坏，心率将出现再次增高直至达到最大心率，此次心率的升高可视为进入运动疲劳阶段。完成大强度运动时，由于机体代谢水平很高，各系统机能水平不能保持在相对稳定的状态，因此心率的变化将持续增高至最大心率。

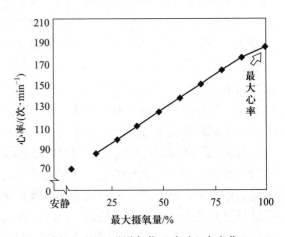

图 1-2-5 递增负荷运动时心率变化

资料来源：邓树勋，王健，乔德才，等. 运动生理学［M］. 3 版. 北京：高等教育出版社，2015.

（2）每搏输出量和心输出量。

运动时，随着心率的大幅度增加，心肌的收缩力量也明显增强。普通人的每搏输出量可从安静时的 60~70 mL 增加到 110~130 mL，高水平耐力运动员甚至可从安静时的 80~110 mL 增加到 160~200 mL。运动时，普通人的心输出量可从安静时的 5 L/min 增加到 25~30 L/min，运动员甚至可达 35~40 L/min，心输出量的增加与运动强度之间呈线性相关（图 1-2-6）。研究发现，未经训练的普通人，在运动的起始阶段，心率、每搏输出量、心输出量均同时增加，当运动强度超过

40%～60% 最大强度后，每搏输出量出现平台期或仅有小幅增长，之后心输出量的增大更多依赖心率的增加（图 1-2-7）。但对于高水平运动员而言，在较大强度运动时，心输出量增加更多地依赖于每搏输出量的增加。当心率超过 180 次 /min 时，由于每搏输出量大幅减少，心输出量也可能随之下降。

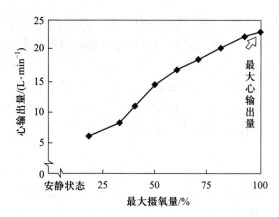

图 1-2-6　递增负荷运动时心输出量变化

资料来源：邓树勋，王健，乔德才，等. 运动生理学［M］. 3 版. 北京：高等教育出版社，2015.

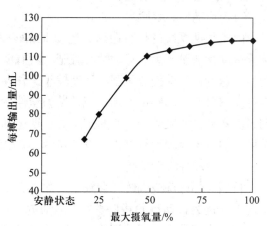

图 1-2-7　递增负荷运动时每搏输出量变化

（3）器官血流量重新分配。

运动时，心输出量大幅度增加，但并不是按比例在每个器官中进行分配，而是根据机体需求，通过体内调节机制，对各器官的血流量进行重新分配。运动肌和心肌血流量明显增加，最高可达总血流量的 90%；内脏、脑等器官血流量明显减少，皮肤血流量在运动初期减少，随着肌肉产热量的增加，皮肤血管舒张血流量增多，便于机体散热。运动时，人体各器官血流量重新分配具有十分重要的生理意义。一方面，减少对内脏器官的血流分配，将更多的血液流向运动肌以保证运动的需要；另一方面，血流量重新分配时，骨骼肌血管舒张的同时，内脏器官血管收缩，使全身总的外周阻力不至于下降太多，平均动脉压不会明显降低，从而进一步保证运动肌的血液供应。

（4）血压。

运动时可使平均动脉压升高，但是不同运动形式收缩压和舒张压的增长幅度并不相同。进行动力性运动时，收缩压明显升高，舒张压的变化相对较小，甚至可能略有下降。主要原因是动力性运动导致心脏收缩增强，血流速度加快，但同时交感舒血管神经兴奋使外周血管扩张，另外肌肉收缩的推挤加快静脉回流，使动静脉压力差增加，促进了动脉血外流，使得外周阻力相对下降，故而舒张压变化幅度较小。进行静力性运动时，由于憋气使胸腔压力增大，后负荷增高，每搏输出量有所下降，心室余血量较多增加静脉回流阻力，加上肌肉紧张性收缩压迫外周血管，外周阻力显著增高，使外周血流不畅，结果使收缩压的升高幅度相对较小，舒张压增高较明显，对小血管造成很大的压力。

（5）血液变化。

运动时由于储存的血液被动员，使循环血量增加。短时间大强度运动时，血浆容量和血细胞容量都明显增加。进行长时间耐力运动时，出汗多，血浆容量减少，一次长时间运动血浆容量可减少 10% 左右。温度越高，运动强度越大或运动时间越长，血浆容量减少越多。若不及时补液，可引起运动性脱水，导致心输出量下降、血液黏度增高、代谢产物堆积、体温调节能力减弱、疲劳加剧及运动能力下降。运动引起红细胞数量暂时性增加，增加幅度与运动强度和持续时间有关，并在运动停止 1～2 h 后恢复正常。短时间运动因储存血液释放，循环血液中红细胞数量增多。大强度长时间运动，血容量下降，红细胞相对浓度提高。正常血液黏度范围内，红细胞数量和血红蛋白浓度增加可提高运氧能力。血液黏度过高，会造成运动时循环阻力增加，心脏负担过重，反而限制和降低运动能力。中小强度运动对红细胞变形性没有明显影响，短时间极限运动及长时间力竭运动可使血液流变性异常。

2. 循环系统对运动的适应

（1）运动性心脏肥大。

由于长期系统的体育锻炼或运动训练而引起的以心腔扩大和心肌增厚为主要标志的心脏肥大，称为运动性心脏肥大。运动性心脏肥大具有明显的项目特点，耐力性和力量性运动使心脏肥大程度明显，速度性运动使心脏肥大程度较小。长期耐力性运动的心脏肥大以心室腔内径扩大为主，同时伴有左室壁厚度的轻度增加；而长期力量性运动的心脏肥大则以左室壁增厚为主，心室腔的扩大不明显。运动性心脏肥大是心肌细胞对长期运动训练的一种良好适应，是功能性代偿所致，这种变化是可逆的。当运动训练停止一段时间后，心脏的形态及结构会逐渐回归到运动训练前的水平。

（2）运动性心动徐缓。

长期参加锻炼或训练，会致使安静时心率明显低于正常值，这一现象称为运动性心动徐缓。这个现象在优秀运动员尤其是耐力性运动员中特别明显，心率常降到 60 次 /min 以下。产生运动性心动徐缓的原因是由于运动训练所引起的心脏肥大导致每搏量增多，满足了机体的需求并无须更快的心率；同时，由于长期运动训练改变了支配心脏的迷走神经和交感神经的动态平衡关系，安静状态下控制心脏的迷走神经作用加强，而交感神经活动减弱，使心率降低。运动性心动徐缓的意义在于安静时心率降低，从而增强了运动时的心力储备。

（3）心脏泵血功能提高。

长期运动训练后，心脏功能明显增强，主要表现为三种不同的状态：安静状态下，长期参加运动训练的人和普通人供血量并无显著区别，普通人以较高心率和较小的每搏输出量保证机体血液供应。长期运动的人则以较低的心率和较大的每搏输出量保证同样的血液供应。进行规定强度和时间的定量负荷运动时，长期运动的人心率增幅小，每搏输出量增幅大，心输出量的增幅较小，表现出心泵功能的节省化现象。这是由于长期的运动训练提高心肌工作的机械效率，增强运动能力，完成相同的运动能耗少、更轻松，心血管系统对运动的反应减小。完成最大负荷运动时，长期运动者的心泵血功能表现出较高的功能储备量。虽然经常运动者所能达到的最大心率与不运动者差别不大，但前者每搏输出量和心输出量却明显大于后者。

（4）血管功能改善。

经常进行体育锻炼，不仅可以改善中枢神经系统对血液循环器官的调节功能，减弱小动脉血管的紧张程度，降低血流的外周阻力，还可以提高小动脉血管的张力和弹性，从而使血压下降。运动还有助于清除血管壁上的脂类沉积物，延缓动脉硬化，消除动脉硬化斑块。此外，适当规律地进行有氧运动还可改善血管内皮细胞的功能，增加一氧化氮的合成和释放，促进血管新生和内皮修复。

（5）血液的变化。

长期的运动训练可使血液的性状发生一系列适应性变化，如血容量增加、红细胞变形能力增加、血黏度下降等。血容量增加有利于增加运动时的心输出量，提高运动能力尤其是有氧耐力。机体在大量出汗后仍可维持一定的循环血量，同时降低血液黏滞性，减少外周阻力，加快血流速度，使营养物质运输以及代谢产物排出更迅速，也有利于体温调节和大强度运动时散热。经过长期系统训练，尤其是进行耐力训练的运动员，安静时红细胞和血红蛋白总量高于一般人，但由于红细胞容量的增加少于血浆容量的增加，以至单位体积内红细胞和血红蛋白含量相对降低。由血液稀释造成的血细胞比容和血红蛋白浓度降低，有的甚至低于正常值，称为运动性贫血。这种贫血是由于血液稀释造成的，又称为稀释性假性贫血。但如果长期运动量过大，造成红细胞破坏增加或铁丢失过多补充不足，会影响血红蛋白合成，此种运动性贫血是真贫血，要注意及时纠正。

（三）运动对人体呼吸系统的影响

运动时机体代谢加强，呼吸系统会发生一系列反应，以满足机体代谢的氧供应。经过长期的运动，呼吸系统也会发生适应性变化。

1. 呼吸系统对运动的反应

（1）通气机能的反应。

运动时随着运动强度的增大，机体需要消耗更多的氧气和排出更多的二氧化碳，肺通气量增加，表现为呼吸加深加快，即潮气量和呼吸频率增加。潮气量可从安静时的 500 mL 增加到 2 000 mL 以上，呼吸频率可由安静时的 12~18 次 /min 增加到 40~60 次 /min（图 1-2-8），每分通气量可由安静时的 6~8 L 增加到 80~150 L。中低强度运动时，通气量的增加主要依靠呼吸深度增加；剧烈运动时，则主要依靠呼吸频率的增加。一定范围内，每分通气量的增加与运动强度呈线性关系，超过这一范围，每分通气量的增加将明显大于运动强度的增加（图 1-2-9）。因此，肺通气功能不是限制最大摄氧量和影响有氧能力的主要因素。运动过程中每分通气量先是迅速升高，随后缓慢升高至稳定水平，运动结束后，也是先出现快速下降，随后缓慢恢复到安静水平（图 1-2-10）。

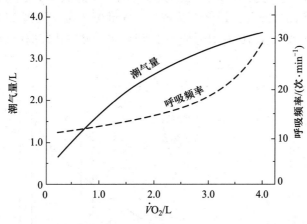

图 1-2-8 不同运动强度潮气量和呼吸频率的变化

资料来源：王瑞元，苏全生. 运动生理学［M］. 北京：人民体育出版社，2012.

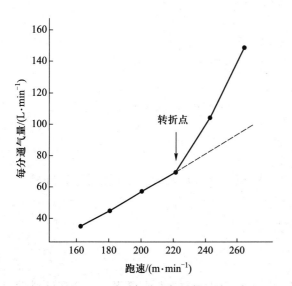

图 1-2-9 运动时每分通气量与运动强度

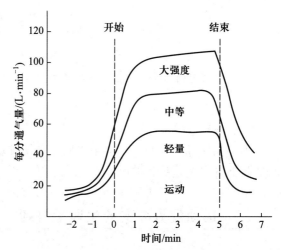

图 1-2-10 运动时每分通气量的变化

资料来源：邓树勋，王健，乔德才，等. 运动生理学［M］. 3 版. 北京：高等教育出版社，2015.

（2）换气机能的反应。

运动时肺换气和组织换气功能均增加，主要表现为：细支气管扩张，通气肺泡数量增多；肺泡毛细血管扩张增多，呼吸膜表面积增大；代谢加强使得流向肺部静脉血中的氧分压低于安静水平，呼吸膜两侧的氧分压差增大，使得氧气在肺部的扩散速率增大，肺换气增加。运动肌耗氧量增加，肌肉的氧分压下降，增大与血液之间的氧分压差，氧气向肌组织的扩散速率加大；运动肌的毛细血管开放数量增多，增加了组织血流量和气体交换面积；运动肌组织二氧化碳的积累和局部温度的升高使氧离曲线右移，氧合血红蛋白解离加强。以上因素会加强组织换气，使运动肌氧的利用率提高。

2. 呼吸系统对运动的适应

（1）肺通气的适应。

长期体育锻炼或运动训练后肺容量增加，尤其是深吸气量和补呼气量增加，并使肺活量提高。安静时每分通气量在长期锻炼者和普通人之间差别不大，但是长期锻炼者潮气量高、呼吸频率低，而普通人潮气量低、呼吸频率高。长期锻炼者在完成亚极量运动时每分通气量增幅小，而完成极量运动时最大通气量明显高于普通人（图 1-2-11）。长期锻炼者在运动中呼吸深度和呼吸频率的匹配更加合理，呼吸节律规则，延迟因呼吸紊乱造成的呼吸肌疲劳和运动能力降低。氧通气当量（每分钟通气量和摄氧量的比值，数值小说明氧的摄取效率高）安静值不受锻炼的影响，约为 24，完成相同负荷时，长期锻炼者的氧通气当量低于普通人。氧通气当量增加到 35 时，无训练者已不能坚持较长时间的运动，而高水平运动员在氧通气当量达到 40~60 时仍能坚持运动。

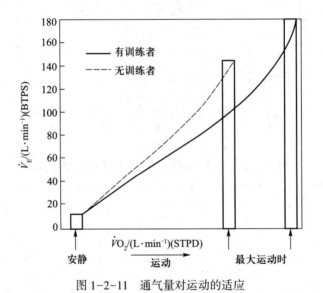

图 1-2-11 通气量对运动的适应

资料来源：邓树勋，王健，乔德才，等. 运动生理学［M］. 3 版. 北京：高等教育出版社，2015.

（2）肺换气的适应。

不参加体育锻炼的人，20 岁以后，肺换气功能将日趋降低。而经常参加体育锻炼的人，肺换气功能降低的自然趋势将推迟。

二、运动处方要素的生理学机制

无论是增强体质还是增进健康的运动处方，都需具备构成运动处方的基本要素。一个完整科学的运动处方首先要有明确的运动目的，运动目的是运动处方的根源，同时也是运动处方最终要达到的主要目标，是运动处方实施后检验该处方是否有效的标准。有了运动目的，才能"对症下药"，才会产生与之相适应的运动强度、运动类型、运动时间、运动频率、运动量和注意事项等要素。运动处方要素的充分性和必要性，主要体现在以下几个方面：

（一）能量代谢与运动强度

人体在各种运动中所需要的能量来自三种不同的能源系统，即磷酸原供能系统、糖酵解供能系统和有氧氧化供能系统。磷酸原供能系统由 ATP、CP 构成，作为极量运动的能源，可供最大强度运动 5~6 s，最多不超过 10 s。糖酵解供能系统由肌糖原或葡萄糖无氧条件酵解，在极量运动的开始阶段即参与供能，30 s 左右供能效率达最大，维持运动时间 1~2 min。有氧氧化供能系统以糖和脂肪供能为主，尽管其供能的最大输出功率仅为糖酵解供能系统的一半，但维持运动的时间较长，糖有氧氧化供能系统可供亚极限强度运动的时间约 90 min；脂肪有氧氧化供能系统的时间不受限制，适宜低强度运动（图 1-2-12）。

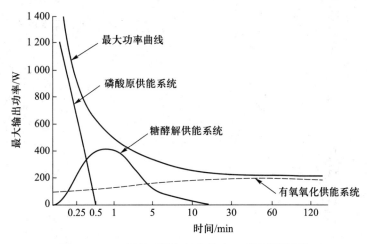

图 1-2-12　运动时间与最大输出功率及能源系统

资料来源：王瑞元，苏全生. 运动生理学［M］. 北京：人民体育出版社，2012.

根据能量代谢特点，可将运动强度分为最大强度、大强度、中等强度和小强度。最大强度运动指人体以最大速度或最大力量工作的运动，以磷酸原供能系统供能为主，糖酵解供能系统供能为辅，持续 10~30 s，如 100 m、200 m 跑、50 m 游泳等周期性运动，举重、跳高、跳远、投掷、跳马等非周期性运动。大强度运动指人体快速紧张工作持续 30 s~3 min 的运动，以糖酵解供能为主，如 400~1 500 m 跑，100~200 m 游泳等周期性运动，体操、武术、摔跤、拳击等非周期性运动。中等强度运动指人体进行紧张工作能持续 30 min 以内的运动，以有氧氧化供能为主，糖酵解供能为辅，如 10 000 m 跑等。小强度运动指能持续 30 min 以上的运动，主要由有氧氧化供能系统供能，如快走、慢跑、公路自行车等。运动时间很大程度上取决于运动强度，一定运动强度对应相应的运动时间，如持续 30 min 的运动只能是中等强度，不可能是最大强度的运动。

根据运动中心率的变化可以将运动强度分为最大强度（心率 185 次 /min 或 190 次 /min 以上）、次最大强度（心率 170~185 次 /min 或 190 次 /min）、大强度（心率 150~169 次 /min）、中等强度（心率 120~149 次 /min）。因此，也可通过心率来控制和评价运动强度。用心率指标确定有氧运动强度通常有两种方法：一是最大心率百分比（%HRmax），通常采用 70%~85%HRmax，大致相当于 55%~75%$\dot{V}O_2max$。例如，一名大学生的最大心率是 190 次 /min，那么锻炼的靶心率范围为 133~162 次 /min。靶心率是运动中能获得最佳效果并能确保安全的心率范围。二是储备心率百分比（%HRR）。储备心率 = 最大心率 – 安静心率。在实际应用时，用 60%~80% 的储备心率加上安静心率，就可以确定运动的靶心率范围。其计算公式是：靶心率＝（最大心率－安静心率）×（0.6~0.8）+安静心率。在靶心率范围内的运动强度能有效地提高有氧能力。主观用力感觉量表（RPE）可以对人体的功能状态和所承受的运动负荷强度进行主观描述，现已得到广泛应用（表1-2-1）。对于健身者来说，主观用力感觉量表评分在12~15说明运动强度是合理的，而中老年人以达到11~13为宜。另外，还可以根据能否在运动的同时正常说话、唱歌简单地将运动强度分为低强度（能边运动边唱歌）、中等强度（不能正常唱歌，但不影响正常说话）和大强度（不能正常说话）。研究证实，主观用力感觉量表的等级与工作负荷、%HRR、每分通气量、摄氧量以及血乳酸水平高度相关。运动强度的主观用力感觉量表与心率的对应关系如表1-2-2所示。另外，代谢当量（MET）也是表示运动强度的重要指标，不同强度对应的MET值见表1-2-2及表4-1-3和表4-2-2。确定合理运动强度的最好方法，是将靶心率与主观运动强度、体感特征等相结合。

表 1-2-1　Borg 主观用力感觉量表（RPE）

6	好不费力
7	非常轻松
8	
9	很轻松
10	
11	轻松
12	中等
13	有些吃力
14	
15	吃力（沉重）
16	
17	很吃力
18	
19	非常吃力
20	竭尽全力

资料来源：美国运动医学学会. ACSM 运动测试与运动处方指南［M］. 10 版. 王正珍，等译. 北京：北京体育大学出版社，2019.

表 1-2-2　有氧运动强度分级

分级	相对强度				绝对强度（MET）			体感特征	
强度	%HRR	%HRmax	%$\dot{V}O_2$max	RPE（6~20）	青年人（20~39岁）	中年人（40~64岁）	老年人（≥65岁）	呼吸节律	体温
很小	<30	<57	<37	很轻松（RPE <9）	<2.4	<2.0	<1.6	正常	正常
小	30~39	57~63	37~45	很轻松到轻松（RPE9~11）	2.4~-4.7	2.0~3.9	1.6~3.1	略快	感觉微热
中等	40~59	64~76	46~63	轻松到有些吃力（RPE12~13）	4.8~7.1	4.0~5.9	3.2~4.7	明显加快	较热

续表

分级	相对强度				绝对强度（MET）			体感特征	
强度	%HRR	%HRmax	%$\dot{V}O_2$max	RPE（6~20）	青年人（20~39岁）	中年人（40~64岁）	老年人（≥65岁）	呼吸节律	体温
较大	60~89	77~95	64~90	有些吃力到吃力（RPE14~17）	7.2~10.1	6.0~8.4	4.8~6.7	很快	很热
次最大到最大	≥90	≥96	≥91	≥很吃力（RPE≥18）	≥10.2	≥8.5	≥6.8	急促	非常热

（二）能量代谢与运动类型

按照能量代谢特点，可将运动类型分为有氧运动和无氧运动，磷酸原供能系统和糖酵解供能系统共同为短时间高强度无氧运动提供能量，有氧氧化供能系统则主要为有氧运动供能。实际上任何运动的能量供应，都是三种供能系统共同参与的，只不过依据运动强度和运动持续时间的不同，三种供能系统所占的比重有所不同，只有主次之分而没有绝对界限。无氧运动的供能特点是供能效率较高，但供能时间很短；有氧运动的供能特点是供能效率较低，但供能时间很长。因此，在需要大功率能量输出的快速运动和力量运动中，无氧代谢是主要的供能系统；而在输出功率不大但持续时间很长的耐力运动中，有氧代谢则成了主要的供能系统。反之，以提高有氧能力为目的的运动，宜选用长时间中低强度的运动；以提高无氧能力为目的的运动，宜选用短时间高强度运动。此外，按照运动强度也可将运动分为不同的类型，该分类对应的运动强度和运动时间同样与能量代谢非常相关。

按照身体素质的分类，可将运动类型分为速度性、力量性、耐力性等运动。根据能量供应特点，不同运动强度和运动时间对应的能量代谢不同，发展的身体素质也不同，这之间的关系可以用图1-2-13进行简单描述。例如，100 m 跑是典型的速度性项目，短时间最高强度的运动，磷酸原是主要的供能系统，但糖酵解及有氧氧化供能仍占一定比例；马拉松持续时间长，是典型的耐力性项目，运动中能量代谢以有氧氧化供能为主，糖酵解供能也占一定比例。由图1-2-13可知，不同运动或不同项目能量代谢的特点，决定了运动处方的制订要根据不同的运动目的（如发展某种素质）选择相应的运动类型、运动强度和运动时间。

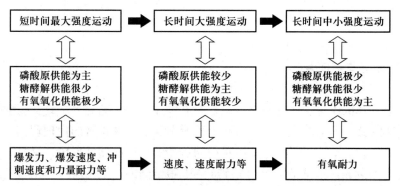

图1-2-13 不同运动强度和时间对应的供能系统以及发展的身体运动素质

资料来源：冯连世，冯美云，冯炜权. 运动训练的生理生化监控方法 [M]. 北京：人民体育出版社，2006.

（三）运动环节与运动时间

能量代谢理论已经表明运动持续时间和运动强度关系密切。在持续的周期性运动中，运动时间依运动强度发生变化。较低的运动强度可以持续较长的运动时间，较高的运动强度只能维持较短的运动时间。运动强度确定后，持续该强度的运动时间就成为影响锻炼效果的重要因素。运动时间过短，对机体不能产生作用，达不到应有的效果；运动时间过长，又可能超过机体的承受能力，造成疲劳累积而损害身体。因此，确定运动时间应根据运动目的及运动强度来设定能引起机体产生最佳效果的运动时间，即必要的运动时间。

一次科学完整的运动过程应包含准备活动、正式运动、整理活动和拉伸。正式运动前要做相关的准备活动。准备活动可以预先动员人体的生理机能，克服内脏器官的生理惰性，提高机体神经系统的兴奋性，增强机体代谢水平和肌肉收缩能力，增加关节活动度，降低发生运动损伤的风险。准备活动分为一般性准备活动和专门性准备活动，一般由至少 5~10 min 的中小强度有氧和肌肉耐力运动组成。

正式运动过程又可分为进入工作状态和稳定状态。正式运动的开始阶段，运动系统可以很快发挥最大工作能力，但是心血管和呼吸系统等内脏器官不能立即达到最大机能状态，而是一个逐步增长的过程，这一过程称为进入工作状态。进入工作状态所需的时间取决于运动强度、运动水平、准备活动、个人特点及当时的机能状态等因素。在适宜的运动负荷下，运动强度越高，进入工作状态的时间越短。例如，小强度有氧运动，达到所需的吸氧量水平需要 7~10 min，而极限强度运动时仅需 1.5~2 min；动作越复杂进入工作状态越慢，运动水平越高、机能状态越好、准备活动越充分，进入工作状态时间越短。大强度长时间的剧烈运动中，"极点"与"第二次呼吸"是在进入工作状态过程中出现的两种生理反应。"第二次呼吸"标志着进入工作状态的结束。随后一段时间，机体工作能力会保持在一个较高的状态，称为稳定状态。稳定状态又分为真稳定状态和假稳定状态。中小强度运动，摄氧量和需氧量保持动态平衡，有氧供能为主，很少有乳酸和氧亏出现，这种真稳定状态可以持续较长时间。大强度运动，摄氧量不能满足需氧量，氧亏不断增加，无氧供能占优势，乳酸水平升高，这种假稳定状态不能维持很长时间，即进入疲劳状态。研究表明，心肺功能锻炼健康人心率达到 150 次/min 以上时，所持续运动的最少时间必须在 5 min 以上才开始产生效果。据研究，每次运动持续 20 min 以上对于提高心血管系统机能和有氧工作能力较适宜。

在完成正式的运动以后，应逐渐降低运动强度继续运动 5 min 以上，使人体由较紧张的肌肉活动状态逐步过渡到相对放松状态，呼吸、心率、血压逐渐恢复到正常水平，消除机体在大强度运动时产生的代谢产物，以利于身体的恢复，即进行整理活动。整理活动应至少含 5~10 min 的有氧和肌肉耐力练习。整理活动之后进行拉伸，可减少肌肉的延迟性酸痛，加速肌肉恢复。所以，一次完整的运动时间，应该包括准备活动、正式运动、整理活动和拉伸各环节的时间，一次有氧运动的时间最好在 30~60 min。

（四）运动性疲劳与运动量

在运动过程中，当机体生理过程不能继续保持在特定水平上进行和/或不能维持预定的运动强度时，称为运动性疲劳。运动性疲劳是由运动负荷所引起的一种正常的生理现象，主要表现为机体工作能力暂时性下降。运动性疲劳既是机体对运动负荷的一种必然性反应，又是进一步引起机体产生适应性变化的有效刺激。适度的疲劳可以刺激身体机能水平不断提高。当运动性疲劳继续发展，身体和心理均达到疲惫程度时，就会出现过度疲劳。过度疲劳是运动疲劳发展到一定程度后的病理反应，可能会造成机体各种损伤以致损害健康。因此，当机体出现运动性疲劳后，应及时进行调整，防止出现过度疲劳。

在持续的周期性运动中，一次运动的效果是由运动量（即运动强度 × 运动时间）来决定的，长期运动的效果则由总运动量（即一次运动量 × 运动频率）来决定。运动量与运动效果之间存在一定的量效关系。运动量过小，达不到应有的效果；运动量过大，易造成疲劳积累和损害身体。运动过量机体可能会出现以下情况：① 运动性免疫力低下：大强度、大运动量、较长持续时间且频度较高的运动训练，可能发生细胞和体液免疫及非特异免疫机能抑制，主要表现为机体对病原微生物易感性增高或所患感染性疾病症状加重；② 出现运动性蛋白尿和运动性血尿：运动后出现的一过性蛋白尿和血尿，严重程度与运动量和运动强度大小有密切关系，一般没有其他症状和异常情况，经过一定时间休息更可自行消失，不需要治疗；③ 运动性贫血或运动性血红蛋白降低：运动性贫血是由于剧烈运动引起外周血中单位容积内血红蛋白浓度、红细胞数和／或血细胞比容显著下降甚至低于同年龄、同性别和同地区正常标准的现象。运动训练引起血红蛋白逐步下降至较低水平，但未达到贫血标准的现象称为运动性血红蛋白降低，表现为红细胞运输氧的能力下降，从而影响运动能力、训练效果、运动后的恢复及免疫功能状况。因此，运动过程中应合理安排运动强度、运动时间和运动频率，确保适宜的运动量，从而达到理想的运动效果，避免出现运动过量导致的过度疲劳。

及时、准确地收集运动中和运动后身体的反应，客观地评价身体状态、疲劳程度和机体的恢复情况，可以监控和调节运动量，是预防过度疲劳的有效手段。① 心率的测定：心率作为自我监控的重要指标，简便易操作。晨脉突然加快或减慢，是出现疲劳或疾病的征象。如果连续几天持续增加，则应该及时调整运动负荷。如果在某一时期内，完成相同运动负荷时，运动中心率增加，则表示身体状态不好或机能下降。身体疲劳或负荷强度过大，运动后心率恢复时间会延长；② 血压：连续数周出现安静舒张压增加超过自己日常水平 10 mmHg，安静脉压差减少超过自己日常水平 20 mmHg，则提示运动者的身体机能状况不佳，应及时调整运动量，以免导致过度疲劳；③ 体重：一般来说，运动后体重的减少不超过 0.5 kg。如果体重呈不明原因的进行性下降，应注意是否有某种消耗性疾病或严重过度疲劳。反之，如果体重逐渐增加，皮脂增厚，可能表明运动量太小。④ 主观用力感觉：在运动过程中，可以用"主观用力感觉量表"与心率结合的方法评价运动量。运动量适宜的标志是：锻炼后全身微出汗，肌肉稍微酸痛；有疲劳感，但自感舒服愉快、情绪高涨；运动后食欲和睡眠良好，次日精力充沛，疲劳消除，有继续锻炼的欲望。运动量过大的表现：锻炼后大汗淋漓，头晕眼花，气喘胸闷，感觉很疲惫；脉搏在运动后 20 min 还未恢复；食欲减退，睡眠不佳；第二天周身无力，肌肉酸软，无锻炼欲望。运动量不足的表现：如果运动后身体无发热感，无出汗，脉搏无明显增加，且身体状态在 2 min 内即恢复，表明运动量不足，对身体各器官、系统刺激不够，不会产生明显的锻炼效果。

（五）超量恢复与运动频率

人体运动过程中和运动结束后，各种生理机能和运动中消耗的能源物质回到运动前的水平，这一过程称为恢复。运动训练理论认为"没有疲劳的训练是无效的训练，没有恢复的训练是危险的训练"，意思是说没有疲劳的训练，不足以刺激竞技能力不断提高，对于以提高运动成绩为目的的训练来说是无效训练。运动中消耗的物质，只有在恢复期得到完全恢复，机能才能提高；没有恢复的训练将会出现过度疲劳，导致运动能力下降甚至出现运动损伤，在运动训练中是极其危险的。大众健身也是如此。运动与恢复的合理安排是机体产生适应性变化的前提，所以恢复过程与运动同等重要，充分的恢复是获得良好运动效果的保障。

恢复过程可分为运动中恢复、运动后恢复和超量恢复三个阶段。运动中能源物质消耗大于恢复，器官、系统功能逐渐下降。运动后消耗逐渐减少，恢复过程占优势，能源物质和各器官、系统功能逐渐恢复到运动前水平。此时，恢复过程并未停止，继续恢复运动时消耗的能源物质和器官、系统机能超过原有水平，称为超量恢复。超量恢复保持一段时间后回到原有水平（图1-2-14）。超量恢复的程度及出现的时间与运动量有密切关系，在一定范围内，运动量越大，消耗过程越剧烈，超量恢复越明显，但出现的时间越晚。反之，超量恢复出现的时间早而且不明显。如果运动量过大，超过了生理范围，恢复过程就会延缓。因此，要使运动达到更好的效果，必须要有适宜的运动量。

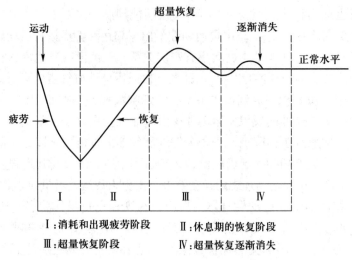

图 1-2-14　消耗与恢复过程

资料来源：王瑞元，苏全生. 运动生理学［M］. 北京：人民体育出版社，2012.

　　运动频率通常指每周运动的次数。运动的效果，是在每次运动对人体产生的良性作用的逐渐积累中显示出来的，是一个量变到质变的过程，所以要求锻炼者要经常锻炼，而不能凭一时的兴趣，也不能急于求成，运动频率过高，欲速则不达。运动频率的安排应在超量恢复理论的指导下进行，即下一次运动应尽可能安排在前一次运动引起的超量恢复高峰时进行。运动频率过高，在前一次运动引起的疲劳尚未得到充分恢复时进行，容易造成疲劳累积以致运动能力下降。如果运动频率过小，前一次运动引起的超量恢复效应已经消失，则前一次运动的效果不能被蓄积，也难以取得理想的训练效果（图 1-2-15）。

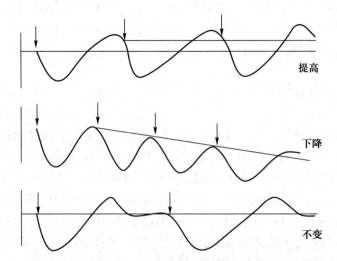

图 1-2-15　运动频率与运动效果（箭头代表一次运动）

资料来源：邓树勋，王健，乔德才，等. 运动生理学［M］. 3 版. 北京：高等教育出版社，2015.

　　可见，运动频率在制订运动处方时非常重要。正确设定运动频率，要根据运动目的和身体情况的不同而区别对待。以健身或康复为目的，一般人可坚持每天锻炼一次或隔天一次，每周锻炼 3~4

次为最适宜的运动频率，两次锻炼间隔时间不宜超过 3 d。同时还应综合考虑每次运动的强度、持续时间、个人的身体恢复情况以及对运动的适应能力等因素。如果达到锻炼效果的最低限度且每次锻炼的运动量不大，也可增加运动频率，只要没有疲劳的积累，对身心健康是有益的。

（六）运动伤害与运动注意事项

在运动处方中应根据运动目的或运动者的具体情况提出相应的注意事项，这是运动处方不可忽视的一部分，这对确保运动安全、防止运动伤害和运动损伤具有重要作用。

根据人体血液流变学的生理节奏变化，对心脑血管疾病、高血压患者和中老年人应尽量选择白天进行锻炼。0—6 时这一时段血液较黏稠，血流速度减慢，血小板易聚集，易形成血栓，因此，心脑血管疾病患者和中老年人应该避开清晨这一生理功能低潮期，在上午八九点钟之后再进行锻炼，以免发生意外。参加运动的个体，必须清楚禁忌的运动，运动的禁忌证以及运动中停止运动的指征，预防运动伤害。如心脏病患者在运动时出现头晕、气短、胸闷等情况应立即停止运动。对于有临床用药的运动者，要充分考虑运动疗效和药效的配合。对于用药控制血糖的糖尿病患者，运动时间的选择应考虑用餐和用药时间，避免在降糖药发挥最大效应时运动，减少低血糖可能带来的伤害。

长期重复使用同一肌群、准备活动不充分、缺少整理活动和拉伸、违反循序渐进的原则等，都可能造成运动损伤。因此，在运动处方中要强调运动类型的多样化，以减少肌肉、骨骼的损伤和并发症的发生。应重视运动环节的完整性，强调做好准备活动和整理活动与拉伸，循序渐进地增加运动强度和运动量。

此外，为了增强运动处方的效果，对于一些与营养因素关系密切的病症，如高血压、糖尿病等，还应该增加饮食注意事项。

路瑛丽

第三节　运动处方的营养学基础

合理营养是维持健康、保证体能的重要因素。长期进行体力活动的人摄入的营养物质应多样、平衡且适量，从而既能保证营养与能量的供应，又不至于造成营养不良或能量过剩。

一、运动营养学基础

（一）宏量营养素与运动

对于维持生命的众多活动（包括保持人类身体结构和功能完整性）而言，宏量营养素（碳水化合物、蛋白质和脂肪）的摄入是很重要的。在运动营养领域，宏量营养素通常与能量产生和骨骼肌合成有关，这两个因素都可以通过训练发生改变并促进产生（表 1-3-1）。碳水化合物（糖类）和脂肪是产生能量的主要营养物质。蛋白质产生的能量只占总能量利用的一小部分，但与瘦体重密切相关。

表 1-3-1　与运动表现相关的宏量营养素的主要作用

宏量营养素	主要作用
碳水化合物	产生能量（高强度运动时）
脂肪	产生能量（低强度运动时）
蛋白质	增加和保持瘦体重

1. 运动时的能量来源

三磷酸腺苷（ATP）是细胞的"能量货币"，它能够实现化学能向机械能的转化。食物中的能量（化学能）不能直接输送到细胞发挥生理功能，宏量营养素会通过富含能量的三磷酸腺苷化合物把能量输送给细胞。该过程分为两个基本步骤：第一，从宏量营养素中提取化学能并将其转移到二磷酸腺苷（ADP）的键上；第二，进行 ATP 中化学能的提取和转移，以便为诸如骨骼肌收缩之类的生命活动提供能量。在运动中，三种宏量营养素会被氧化、分解并释放出能量。决定宏量营养素氧化程度的因素包括营养状态、运动强度和训练状态等。

在长时间运动中，骨骼肌主要通过氧化碳水化合物和脂肪（以脂肪酸的形式）来提供能量。随着运动强度的增加，由碳水化合物转化而成的能量将占更大的比重。当运动强度接近百分之百最大摄氧量时，骨骼肌将逐步使用更多的碳水化合物，而使用更少的脂肪。但是，随着运动持续时间的延长，脂肪代谢增加，碳水化合物代谢下降。碳水化合物的主要来源是肌糖原、肝糖原、肝的糖异生作用（由非碳水化合物来源生成的碳水化合物）以及摄入的碳水化合物。虽然碳水化合物和脂肪是有氧运动中的主要能量来源，但是长期进行有氧训练的运动员可以改变这两种宏量营养素各自的能量贡献总额。全身能量代谢法测量已经清楚地表明，有氧耐力训练可以增加既定运动强度下脂肪氧化供能的比例，减少碳水化合物的氧化。

短时间高强度无氧运动的能量来自体内储存的 ATP-CP（三磷酸腺苷－磷酸肌酸）和可经糖酵解供能的碳水化合物（肌糖原）。瞬间完成快速爆发力运动的能量主要来自高能磷酸化合物的水解，这个供能系统称为磷酸原代谢系统，可维持 6~8 s 的快速最高功率输出；肌糖原的无氧糖酵解是持续时间为 7~60 s 的极限运动中 ATP 再合成的主要来源。事实上，宏量营养素的无氧能量代谢只来自糖酵解反应过程中的肌糖原分解，肌糖原无氧酵解是 ATP 再合成最快速的来源。

2. 碳水化合物与运动

碳水化合物是人体最重要的宏量营养素之一，能在任何运动场合参与 ATP 合成。肌糖原能以 1 500 kcal/h 的高速率进行无氧代谢供能，维持 1 min 左右的高强度运动；也能以 700~800 kcal/h 的速率进行有氧代谢供能，是长时间训练、持续 2~3 h 中等强度训练中肌肉的优质燃料；血糖的氧化速率相对较低，为 50~250 kcal/h，但它是中枢神经系统的基本供能物质。

人体利用碳水化合物完成很多重要功能。就能量代谢和运动表现来说，不同组织中的碳水化合物具有以下功能：

（1）在爆发力、速度类运动后，肌糖原提供磷酸肌酸（CP）恢复所需的能量。

（2）在大强度运动中以肌糖原供能为主。

（3）在持续性耐力运动中协助脂肪供能。

（4）在糖储备充足时运动，体内蛋白质降解减少。

（5）维持运动中血糖（葡萄糖）良好水平，可以缓解中枢神经性疲劳发生。

（6）血糖（葡萄糖）是红细胞的唯一能量来源。

（7）充足的糖储备可增强免疫功能。

碳水化合物分为单糖（如葡萄糖）、双糖（如蔗糖）、低聚糖和多糖（淀粉和糖原）。膳食纤维也是多糖的一种。近年来研究发现，高纤维（特别是全谷物纤维）的摄入，可以降低心脏和外周动脉疾病（如高脂血症）、肥胖症、糖尿病和包括肠胃癌以及因消化不良产生的疾病的发病率。摄入充足的膳食纤维不会直接影响运动表现，但是会提升整体健康和预防慢性疾病。世界各地人们的碳水化合物摄入量差别很大。未精加工的谷物、含淀粉的根茎类以及豆类等食物富含碳水化合物，对中国人群来说，以米面类主食为主的饮食方式决定了碳水化合物在总能量摄入中占有较高的比例。根据《中国居民膳食指南（2016）》提倡食物多样，谷类为主，每天摄入谷薯类食物250～400 g。

膳食碳水化合物对长期从事体力活动的人群来说至关重要。对经常进行体力活动的人群，其膳食碳水化合物应占到总能量摄入的50%～60%，这些碳水化合物应来自富含膳食纤维的未精加工谷物、水果和蔬菜中的淀粉。专业运动员尤其是长跑、马拉松、越野滑雪运动员，训练时间长，又需要一定的运动强度，因此，保持相对高的每日碳水化合物相当重要。

3. 脂肪与运动

作为人类的基本能量来源，脂肪（甘油三酯）在身体内储量丰富。相对较瘦的运动员约有10 kg的甘油三酯（脂肪占身体的15%），它们存储在脂肪组织中，能够提供约 9×10^4 kcal的能量。这些能量足够一个人完成多个马拉松赛跑和大量的抗阻训练。此外，肌内脂肪滴中也含有大约300 g（2 700 kcal）的甘油三酯。

膳食中的脂肪60%以上来源于动物性食物，40%左右来自植物性食物。从健康角度考虑，建议个人摄入的饱和脂肪不超过10%，所有脂肪的摄入不应超过30%。鱼油是有益的，经常食用富含Omega-3的多不饱和脂肪酸，具有降低患心脏病的风险、降低炎症性疾病的风险等益处。这种脂肪酸对普通人群和运动人群都是有益的。

人体内脂类根据其组成可分为简单脂、复合脂和衍生脂。简单脂中最常见的是甘油三酯，也是人体内最丰富的脂肪；复合脂包括磷脂、糖脂和脂蛋白；衍生脂主要包括类固醇等物质。最常见的甘油三酯由一分子甘油和三分子脂肪酸组成，根据脂肪酸碳链的饱和程度，可分为饱和脂肪酸与不饱和脂肪酸（单不饱和与多不饱和）。不同类别的脂肪在体内具有不同的生理学作用，脂类在人体内的重要功能主要包括：能源储备、保护重要器官、隔热保温、是脂溶性维生素的载体。

脂肪是安静时和运动时骨骼肌的主要燃料之一。在安静时，脂肪为营养充足的个体提供了80%～90%的能源需求。运动时，脂肪为机体提供长时间低强度运动所需的大部分能量。从能源储备量比较，体内的碳水化合物仅能支持约1.6 h的高强度跑步，而脂肪储备的能量则可以维持人体持续跑动约120 h。但是，脂肪酸氧化时的耗氧量高，与碳水化合物相比，二者产生相同能量时脂肪的耗氧量要高出11%。此外，当脂肪氧化供能能力提高时，具有降低蛋白质和糖储备消耗的作用。如高水平耐力性运动员对脂肪氧化分解的能力较强，运动时机体可增加脂肪供能的比例，减少糖的消耗，有效地提高运动成绩。

4. 蛋白质与运动

蛋白质是人体必需的主要营养物质，对运动员的营养功能主要包括：维持组织和细胞的生长、更新及修复；参与多种重要的生理功能，如内分泌调节、体液平衡、酸碱平衡、营养素转送；促进肌肉蛋白质合成，增强力量；参与供能，有助于提高运动持久力；提高饱腹感，帮助减重；促进抗体、补体和白细胞的形成，提高免疫机能。体内蛋白质、多肽分解成氨基酸后，产生能量（17.19 kJ/g），成年人每日约有18%的能量来自蛋白质。

膳食蛋白的来源包括肉类、奶类、蛋类、干豆类、硬果类和谷类等。其中，肉类的蛋白质含量为10%～30%，奶类为1.5%～3.8%，蛋类为11%～14%，干豆类为20%～49.8%（是植物性食物中含量较高的），硬果类如花生、核桃、莲子也含有15%～26%的蛋白质，谷类一般含6%～10%的蛋白质，薯类为 2%~3%。

评价优质蛋白质食物有两条准则：第一，与人体蛋白质的氨基酸组成接近；第二，与蛋白质共存的油脂含量少。一般来说，动物蛋白质的氨基酸构成优于植物，如蛋、奶、肉、鱼等，但肉类含油脂多。日常饮食应当优先选择含油脂少、易消化、含氨基酸全面的蛋白质食物，如豆制品、奶制品、去皮鸡胸肉、清蒸鱼、白灼虾、瘦牛肉（清炖）。

在短时间高强度运动中，氨基酸对总能量供应的贡献微不足道，只占 3%~6%。但是研究表明，在长时间运动中，氨基酸对总体 ATP 的贡献却高达 10%。蛋白质作为运动过程中的一种能源物质，其发挥的作用在很大程度上取决于支链氨基酸和丙氨酸的可利用性。蛋白质在产生能量方面的作用有限，其主要功能是增加和保持瘦体重。在为运动个体确定最佳饮食蛋白质剂量的时候，需要考虑多个要素，包括蛋白质的品质、能量摄入、碳水化合物摄入量、运动方式和强度以及蛋白质摄入的时机。对进行锻炼的个体而言，每天摄入 1.5~2 g/kg 体重的蛋白质不仅非常安全，而且还有助于提升对运动锻炼的适应性。

（二）微量营养素与运动

微量营养素包括维生素和矿物质。维生素是一种有机化合物，矿物质是一种以固体的形式存在的无机化合物。人体自身无法产生微量营养素，必须通过饮食来摄取。微量营养素参与构成生物活性化合物（通常是蛋白质）。微量营养素不是能量的直接来源，但是能促进碳水化合物、脂肪和蛋白质转化为能量并被机体所利用。

微量营养素（维生素和矿物质）与健康促进和运动表现提升过程关系密切。与食物中蛋白质、碳水化合物和脂肪的含量相比，食物中维生素和矿物质的含量很少。然而，微量营养素作为宏量营养素的组分或"协助者"，发挥着积极的生物学效应。微量营养素能够激活代谢过程中的复杂反应，提高产生能量代谢途径的活性、组织的生化适应性及转运和代谢速率等，从而促进健康，提升运动表现，并对运动后的恢复起促进利用。

推荐膳食摄入量（RDA）是一个可满足约 98% 健康人群需求的值，RDA 是从严格的科学研究中得到的数据而计算得来的（表 1-3-2）。然而，在 RDA 中仅有 1/3 的营养素考虑到身体活动的影响。

表 1-3-2　微量营养素的功能与推荐膳食摄入量（RDA）（19~50 岁）

营养物质	功能	男性	女性	是否考虑身体活动	身体活动对需求的影响
维生素					
维生素 B_1（硫胺素）	能量产生过程中的化学反应	1.2 mg	1.1 mg	是	证据有限[a]
维生素 B_2（核黄素）	有氧能量代谢过程中的电子传递	1.3 mg	1.1 mg	否	影响较小[b]
维生素 PP（烟酸），NE*	有氧能量代谢过程中的电子传递	16 mg	14 mg	否	—
维生素 B_6（吡哆醇）	氨基酸和糖原分解	1.3 mg	1.3 mg	是	影响较小[c]
维生素 B_{12}（钴胺素）	叶酸循环和血红蛋白合成	2.4 μg	2.4 μg	否	—
维生素 B_9（叶酸），DFE*	细胞再生和血红蛋白合成	400 μg	400 μg	否	—
	抗氧化	90 mg	75 mg	是	尚未证实是否影响[d]
维生素 A（视黄醇），RAE*	抗氧化	900 μg	700 μg	否	—
维生素 E（生育酚）	抗氧化	15 mg	15 mg	是	—

续表

营养物质	功能	男性	女性	是否考虑身体活动	身体活动对需求的影响
矿物质					
铁	有氧能量生成	8 mg	18 mg	是	增加需求 e
镁	有氧能量生成	400 mg	310 mg	是	影响有限 f
锌	能量代谢和气体交换	11 mg	8 mg	否	影响有限 g
铜	铁代谢，有氧能量产生和抗氧化	900 μg	900 μg	否	—
磷	能量代谢	700 mg	700 mg	否	—
硒	抗氧化	55 μg	55 μg	否	—

备注：NE = 烟酸当量；DFE = 膳食叶酸当量（1 μg 的食物叶酸或强化食物的叶酸或补品 0.6 μg 的叶酸）；RAE = 视黄醇当量（1 μg 视黄醇 = 12 μg β- 胡萝卜素）（美国医学院、食品和营养委员会，1998）。

a　关于长时间运动中是否会增加对营养物质的需求，目前证据有限。

b　对于处于缺乏维生素 B_2 的受试者而言，补充维生素 B_2 会提高运动表现。否则，研究结果缺乏连续性。

c　基于运动员维生素 B_6 下降的情况，并不是基于需求本身。

d　基于身体活动和维生素 C 的状态。

e　对日常繁重的高强度运动（30%～70%）而言，增加摄入量，对身体缺铁但不贫血的女性有好处。

f　关于镁缺乏对运动能力的影响，证据有限。

g　关于锌缺乏对运动能力的影响，证据有限。

资料来源：Campbell B I, Spano M A. NSCA's Guide to Sport and Exercise Nutrition [M]. Champaigh: Human Kinetics, 2011.

1. 维生素与运动

人体需要 13 种维生素。按溶解性质划分，维生素分为脂溶性维生素和水溶性维生素。维生素 A（视黄醇）、维生素 D（钙化醇）、维生素 E（生育酚）、维生素 K（凝血维生素）等不溶于水，而能溶于脂肪及脂溶剂（如苯、乙醚及氯仿）中，故称为脂溶性维生素。在食物中，它们常和脂类共同存在。因此，它们在肠吸收时也与脂类的吸收密切相关。当脂类吸收不良时（如长期腹泻），脂溶性维生素的吸收大为减少。当过量摄入脂溶性维生素时，可以在肝等组织内潴留，有可能引起肝中毒。水溶性维生素包括维生素 B 复合物和维生素 C（抗坏血酸）。维生素 B 复合物主要包括维生素 B_1（硫胺素）、维生素 B_2（核黄素）、维生素 PP（尼克酸／烟酸、尼克酰胺）、维生素 B_6（吡哆醇、吡哆醛及吡哆胺）、维生素 B_5（泛酸）、生物素、叶酸、维生素 B_{12}（钴胺素）。摄入充足的维生素 B 复合物很重要，因为它能够确保最佳的能量供应，很好地构建和修复肌肉组织。维生素 B 复合物具有一些与运动有直接关系的重要功能，如能够促进运动中的能量供应，促进红细胞生成，参与蛋白质合成和组织修复／维护（包括中枢神经系统）。维生素 B 复合物在体内通过构成辅酶而发挥其对物质代谢的影响，这类辅酶在肝内含量最丰富。与脂溶性维生素不同，进入体内的多余水溶性维生素及其代谢产物均从尿中排出，体内不会多储存。

与运动能力关系密切的维生素主要有以下几种：

（1）维生素 B_1。维生素 B_1 是糖代谢中丙酮酸脱氢酶的辅酶组成成分，其与神经递质乙酰胆碱的合成与分解有关，因此维生素 B_1 与神经肌肉的正常传导功能有关。缺乏维生素 B_1 易引起运动时乳酸堆积增多，使机体容易疲劳，并可能影响心脏的功能。当维生素 B_1 充足时，可促进运动时糖原有氧代谢，提高速度耐力和耐力，加速运动后血乳酸消除。

（2）维生素 B_2。维生素 B_2 是构成体内多种呼吸酶的辅酶组成成分，与细胞内呼吸的关系密切。运动员缺乏维生素 B_2 时，会直接影响骨骼肌有氧代谢供能能力，引起肌收缩无力，耐力下降。

（3）维生素 PP。由维生素 PP 构成脱氢酶的辅酶，如辅酶 I（NAD^+）、辅酶 II（$NADP^+$），在人体新陈代谢中起着重要作用。它们在生物氧化过程中起着递氢体的作用，参与有氧代谢和无氧代谢供能，与运动员的有氧耐力和无氧耐力有关。它们在运动后参与合成代谢，与恢复能力有关。

（4）维生素 B_6。维生素 B_6 又叫磷酸吡多醛，它是氨基酸脱羧酶的辅酶，参与蛋白质的分解与合成代谢。它与运动能力，特别是力量素质有关。

（5）维生素 C。维生素 C 具有很强的还原性，有可逆的氧化还原作用，参与肌酸和蛋白质的代谢。运动使机体的维生素 C 代谢加强，短时间运动后血液中维生素 C 的含量升高，但长时间运动后下降。不同负荷运动后，不论血液中维生素 C 含量是升高还是下降，组织中维生素 C 均表现为减少。当人体维生素 C 不足时，白细胞的吞噬功能下降。运动员在过度训练时，血液中维生素 C 的水平和白细胞吞噬功能均下降。维生素 C 还有提高耐力、消除疲劳和促进创伤愈合的作用。

（6）维生素 A。维生素 A 是形成眼视网膜中视紫质的原料，具有保护角膜上皮、防止角质化的作用。维生素 A 缺乏时，肾上腺皮质发生萎缩和性功能紊乱。因此，从事击剑、射击、滑翔、乒乓球等要求视力集中的运动项目的运动员，维生素 A 不足必然会影响其运动能力。

（7）维生素 E。维生素 E 具有抗氧化、促进蛋白质合成和防止肌肉萎缩等生物学作用，可提高肌肉力量。

2. 矿物质与运动

与其他营养素不同，矿物质的独特之处在于它们是无机物。尽管如此，矿物质与其他有机营养素（维生素与能量物质）共同发挥作用。例如，单独使用矿物质钙是基本上无用的，当其与维生素 D 联合起来发挥协同作用时，可以共同维持骨密度。矿物质有多种功能，包括：① 强化骨骼力量与结构，保持骨骼强壮并防止骨折；② 维持血液与组织的相对酸碱度。对运动员来说，大强度的体育运动会导致 pH 水平降低（如增加相对酸度），因此，拥有健康的酸碱平衡调控系统对于耐力成绩至关重要；③ 为电脉冲起桥梁作用，电脉冲刺激肌肉产生运动。所有运动员运动能力的发挥都依赖于充足、有效的肌肉运动与协调，所以这个功能极其重要；④ 参与细胞能量代谢。体育运动会增加能源物质代谢的速率，因此将这种燃料代谢有效地控制在细胞水平，对于运动员运动能力的发挥是很有必要的。

运动人群在每次训练中会大量出汗，矿物质会随着汗液同时排出，因此，他们比普通人丢失的矿物质多。运动人群中钾、钙、锌、硒摄入不足，铁储备不足的现象较为普遍。此外，对运动人群来说，骨密度低的人患应力性骨折的风险加大；酸碱平衡差会导致耐力水平低下；神经与肌肉功能不良会导致协调性差；改变细胞代谢会限制细胞获取与存储能量的能力。以下是几种与运动关系密切的矿物质：

（1）钙。钙是人体内最丰富的无机盐，占无机盐总量的40%，成年人体内含钙总量约为 1 200 g。99% 的钙以磷酸钙、碳酸钙等形式存在于骨骼和牙齿，起维持机械强度的作用。其余 1% 广泛分布在软组织细胞和细胞外液中，其重要的生理功能是调节肌肉的收缩和舒张，维持神经冲动的传递，参与凝血过程，与许多激素的分泌和激素释放因子有关。体内所有的钙均来自食物。钙的吸收与很多因素有关，其吸收率较低，未吸收部分由粪、尿排出。粪中钙的排泄量（大部分）比尿中（10%～30%）多。钙的调节与甲状旁腺分泌的甲状旁腺激素和甲状腺分泌的降钙素有关。甲状旁腺激素和维生素 D 同时起着使钙浓度上升的作用，降钙素起着使钙浓度下降的作用。钙的日摄入量依个体的年龄、性别等差异而定，个体不同，标准不同。运动员尤其是需要控制体重的女运动员，每日补充的钙量应比普通人略多，为 1.0～1.25 g。奶类、豆类等食品中含有丰富的钙。

（2）铁。成年人体内含铁总量为 3.5～4.0 g。其中 70% 的铁以血红素的形式存在于血红蛋白、肌红蛋白及细胞色素中，其余大部分以铁蛋白（非含铁血红素）的形式储存在肝、脾和骨髓中。铁是运动员营养最重要的微量元素之一，它参与氧和二氧化碳的运输及酸碱平衡的调节，也是过氧化氢酶、过氧化物酶等多种酶的重要成分，在氧气的转运和细胞呼吸中起着重要作用。许多食物均富含铁，但是人体对膳食铁的吸收率不高，肉类为 30%，鱼类为 15%，谷类、蔬菜中的铁仅 10% 可被吸收。铁的缺乏较任何其他营养素的缺乏都要普遍。运动员剧烈运动，铁量丢失增加，因此机体对铁的需求也会增加，故运动员要注意补充铁，每日需补充 20~30 mg。富含铁的食物有动物肝、蛋类、绿叶蔬菜等。

（3）氯和钠。成年人体内钠含量为每千克体重约 1 g，其中 50% 的钠离子在细胞渗透压、水平衡和酸碱平衡中起主要作用，钠离子是胰液、胆汁、汗液和眼泪的组成成分，钠离子与肌肉收缩和神经功能关系密切，钠离子对糖类的吸收也起特殊作用。氯离子被用于产生胃中的盐酸，有助于维生素 B_{12} 和铁的正常吸收，参与淀粉酶的激活，抑制随食物和饮料进入胃中的微生物的生长。氯和钠的主要来源是食盐，机体对氯的需要量约为钠的一半。正常情况下，成年人每天摄入 1.1~3.3 g 食盐（氯化钠）即可满足需要。运动员运动时大量出汗，盐分丢失较多，如跑一次马拉松所丢失的氯化钠可达 15 g 之多。运动员缺盐时会软弱无力，容易疲劳，严重时会发生肌肉痉挛、恶心、头痛等。但长时间摄入盐分过多，易诱发高血压，也可造成水肿。

（4）钾。人体内钾约占无机盐总量的 5%，除钙和磷外，钾居第三位，较钠的含量高两倍。体内 98% 的钾存在于细胞内，以维持细胞内适宜的渗透压、酸碱平衡和营养素出入细胞的转移作用，参与糖原和蛋白质代谢，维持细胞内某些酶的活性。血钾浓度过高时，会引起肌肉张力降低、心肌松弛，此作用和钙正好相反。而缺钾可引起心律失常、肌肉衰弱和烦躁。很少有因为膳食引致的钾缺乏病。运动员在高温下运动时，汗钾与尿钾日排出总量可达 6 g。因此，运动员每天需钾量为 1~5 g，正常膳食中钾的摄入量一般可满足这一要求。

（5）镁。镁在成年人体内含量为 20~30 g，其中 60% 的镁以磷酸盐的形式存在于体液内，肝与肌肉是镁浓度最高的器官和软组织。镁与人体的许多功能有关，它是骨与牙齿的组成成分之一，参与多种酶的激活，尤其是可激活将磷酸根从 ATP 向 ADP 转移的酶系统。

（6）锌。成年人体内含 2~4 g 锌，是除铁之外含量最高的微量元素。锌在体内分布广泛，皮肤、毛发和指甲中含量较高，肝和血液中含锌量则很少，红细胞的含锌量约为血浆的 10 倍。锌的主要功能是组成多种酶和激活剂的成分，调节体内各种代谢，如红细胞运输二氧化碳需要锌，骨骼的正常骨化也需要锌。锌与蛋白质、核酸合成以及味觉敏感性有关，创伤和烧伤的愈合也与锌有关。长时间持续运动和排汗量增多时将引起锌丢失相应增多，补充适量锌有助于改善运动能力。普通人正常膳食可满足日锌需要量，但运动人群每日需要量是普通人的 2~3 倍，每天应摄入 30~45 mg。锌存在于动物性食品、豆类和小麦等食物中。

虽然一些运动员和教练认为补充维生素和矿物质会带来运动能力方面的裨益，但科学研究还不支持这一观点。多项研究表明，长期补充多种维生素、矿物质对在实验室或场地环境下进行运动能力测试没有显著效果。当微量营养素的膳食摄入量足够时，维生素和矿物质补剂不会改善运动表现。然而，如果存在维生素或矿物质缺乏（在减控体重时更常见），会引起健康状况及运动能力的下降，可以通过服用维生素和矿物质补剂来消除缺乏症，以改善健康状况和运动表现。

（三）水平衡与运动

水分是人体中最重要的营养素。正常人体体重的 60%~70% 为水，其波动范围为 45%~75%。人体中水分的含量由多重因素决定，如年龄、性别、身体成分和体型。水分存在身体的不同部位，包括脂肪、骨骼和血浆。水合正常指的是身体中的水分能满足身体的生理需求，它是所有进行锻炼的人每天需要达到的目标。水分过多指的是人体水分含量过多。水分过少（有时候也称为脱水）指的是人体水分不足。水分过多和水分过少是液体摄入的两个极端现象，都具有危险性。

1. 水平衡

正常情况下，人体主要从食物和饮料中获得水，另外还有部分代谢生成水。水的排出主要是尿液，占 60%，皮肤蒸发和肺的呼吸作用排出 28%，汗液排出 8%，此外还通过粪便带走少量水分。

正常情况下，人体每天需要 2 500 mL 水维持正常的生理功能，称为水平衡（图 1-3-1 ）。

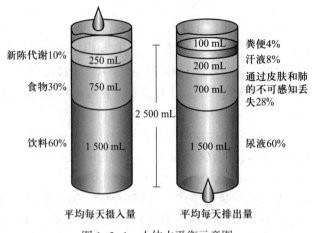

图 1-3-1　人体水平衡示意图

运动时，人体通过汗液丢失大量的水分，如 4 h 的长跑训练平均出汗量可达 4.5 kg，因此，人体需要摄入更多的水分以维持正常的生理功能。

2. 脱水与运动能力

运动都会产生热，出汗是散热的重要途径，但是，当大量出汗得不到及时补液时，必然会引起脱水。在脱水情况下，人体散热功能下降，特别是在热环境中。在舒适的温湿度环境中待 24 h，人体有 400~600 mL 的汗液量，为不显性出汗；在热天或者运动中，以及热环境运动，出汗量显著增加。运动中人体做功产生的热量，3/4 以热形式散发，因此运动时体温每升高 1 ℃，汗液蒸发量增加 15%。长时间较大强度运动时，出汗量显著增多，在气温 30 ℃的环境中参加马拉松比赛，运动员的出汗量达 5 L 左右。因此，脱水常发生在长时间的运动过程中，当运动员大量出汗又补液不足时，脱水会加速。脱水是直接（如热衰竭、运动性肌肉痉挛）或间接（如中暑）导致热病的因素。

不同程度脱水对运动能力的影响不同。例如，脱水量超过体重的 2%，心率和体温便会上升，体力下降 10%~15%，开始影响有氧运动能力；脱水量超过体重的 4%，体力下降 10%~30%，开始影响高强度无氧运动能力；脱水量超过体重的 6%~10%，严重威胁健康。

尽管脱水产生的症状具有复杂性，而且因人而异，但当体液丢失大于体重的 2% 时都会造成认知功能障碍，影响有氧运动能力，尤其是在炎热的天气里。在较凉的环境中，当脱水达到体重的 3%~5% 时，无氧运动或高强度运动的能力就会下降，专项运动技能和有氧能力也会出现不足。严重的失水，即失水量达到体重的 6%~10% 时，对运动耐受能力会造成明显的影响，心输出量、排汗量、皮肤与肌肉的血流量都会下降。

运动过程中，肌肉收缩产生的代谢热量最终会导致血容量减少（降低血浆/全血的值），因此会增加心血管压力，增加糖原利用率，改变代谢和中枢神经系统的功能，使体温升高。尽管有可能只出现机体水分过少，但体温不会过高的现象（身体核心温度超过 40 ℃，104 °F），但在某些场景中，伴随水分过少出现的额外体温升高，也会增加劳累性热病风险（如中暑）而危及生命。汗液中，除了水，还含有大量的钠和较少量的钾、钙、镁，但这些物质含量并不恒定。为了保持内环境稳态，使身体功能、运动表现达到最佳的状态，保证良好的精神状态，运动员应当在运动前、中、后采用适宜的补液策略以保持机体水合正常。

脱水程度可以采用一些方法进行判断。假设运动人体处于能量平衡状态，每天的水合状态能够根据每天早上的体重来判断（在早晨排泄之后空腹测量），这是因为急性体重变化反映了体内水含量的变化。也可以通过尿液的颜色来进行判断，如果尿液偏深（苹果汁的颜色），说明水合状态不佳，存在一定程度的脱水；如果尿的颜色清淡（柠檬汁的颜色），则说明水合状态良好。

二、合理膳食与运动健康

理想的膳食营养应该是既可以提供足够的必需营养素维持组织代谢、组织修复和生长，又没有过多的能量摄入。适宜的营养有助于改善体力，使身体功能最佳化，促进身体疲劳后恢复，并且避免运动受伤。进行体力活动的人群需考虑身体健康和运动双方面的需求，同时兼顾个体饮食偏好。

（一）合理膳食的原则

合理膳食的重点在于多样化、平衡和适量，合理膳食的要求体现在以下几个方面：

1. 多样化

选择多样化的食物组成的膳食含有多种必需营养素，而且量均衡而充足。例如，每种蔬菜均含有某些种类的特定营养素，因此食用多种蔬菜可获得多种有益的食物成分。另外，多样化的膳食也使用餐时充满乐趣。

2. 平衡

平衡膳食意味着营养素摄入量来自不同的食物，从而使人们从各类食物中获得每种食物所含有的特定营养素。长期过度集中食用某一类食物容易出现营养缺乏，即便是在能量摄入足够的情况下，也会出现营养缺乏。例如，如果不常摄入牛奶或奶制品（如酸奶、奶酪），钙缺乏的可能性将增加，因为这类食物是钙的主要来源。

3. 适量

适量膳食要求合理计划以保证全天营养素摄入量平衡。例如，如果一天中有一餐高脂肪的食物，那么其他几餐的食物必须含有较少的脂肪。一个好的膳食计划是要经常调整的，而不是去掉某些食物的摄入，这样才能保证每天食物和营养素的摄入量是适量的。

（二）中国居民膳食指南

《中国居民膳食指南（2016）》（以下简称《指南》）是 2016 年 5 月 13 日由原国家卫生和计划生育委员会发布，为了提出符合我国居民营养健康状况和基本需求的膳食指导建议而制定的法规。《指南》针对 2 岁以上健康人群提出了 6 条核心推荐，分别为：食物多样，谷类为主；吃动平衡，健康体重；多吃蔬果、奶类、大豆；适量吃鱼、禽、蛋、瘦肉；少盐少油，控糖限酒；杜绝浪费，兴新食尚（图 1-3-2）。

1. 食物多样，谷类为主

每天的膳食应包括谷薯类、蔬菜水果类、畜禽鱼蛋奶类、大豆坚果类等食物。平均每天摄入 12 种以上食物，每周 25 种以上。每天摄入谷薯类食物 250~400 g，其中全谷物和杂豆类 50~150 g，薯类 50~100 g。食物多样、谷类为主是平衡膳食模式的重要特征。

2. 吃动平衡，健康体重

各年龄段人群都应天天运动、保持健康体重。食不过量，控制总能量摄入，保持能量平衡。坚持日常身体活动，每周至少进行 5 d 中等强度身体活动，累计 150 min 以上；主动身体活动最好每天 6 000 步。减少久坐时间，每小时起来动一动。

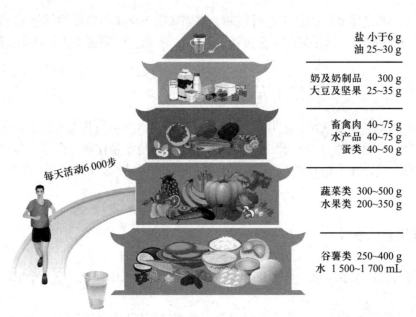

盐 小于6 g
油 25~30 g

奶及奶制品 300 g
大豆及坚果 25~35 g

畜禽肉 40~75 g
水产品 40~75 g
蛋类 40~50 g

蔬菜类 300~500 g
水果类 200~350 g

谷薯类 250~400 g
水 1 500~1 700 mL

每天活动6 000步

图 1-3-2 中国居民膳食宝塔（2016）

资料来源：中国营养学会. 中国居民膳食指南（2016）［M］. 北京：人民卫生出版社，2016.

3. 多吃蔬果、奶类、大豆

蔬菜、水果是平衡膳食的重要组成部分，奶类富含钙，大豆富含优质蛋白质。餐餐有蔬菜，保证每天摄入 300~500 g 蔬菜，深色蔬菜应占 1/2。天天吃水果，保证每天摄入 200~350 g 新鲜水果，果汁不能代替鲜果。每天吃各种各样的奶制品，相当于每天液态奶 300 g。经常吃豆制品，适量吃坚果。

4. 适量吃鱼、禽、蛋、瘦肉

鱼、禽、蛋和瘦肉摄入要适量。每周吃鱼 280~525 g，畜禽肉 280~525 g，蛋类 280~350 g，平均每天摄入总量 120~200 g。优先选择鱼和禽。吃鸡蛋不弃蛋黄。少吃肥肉、烟熏和腌制肉制品。

5. 少盐少油，控糖限酒

培养清淡饮食习惯，少吃高盐和油炸食品。成年人每天摄入食盐不超过 6 g，每天烹调油 25~30 g。控制添加糖的摄入量，每天摄入不超过 50 g，最好控制在 25 g 以下。足量饮水，成年人每天 7~8 杯（1 500~1 700 mL），提倡饮用白开水和茶水，不喝或少喝含糖饮料。儿童少年、孕妇、乳母不宜饮酒。成年人如饮酒，男性一天饮用酒的酒精量不超过 25 g，女性不超过 15 g。

6. 杜绝浪费，兴新食尚

珍惜食物，按需备餐，提倡分餐不浪费。选择新鲜卫生的食物和适宜的烹调方式。食物制备生熟分开，熟食二次加热要热透。学会阅读食品标签，合理选择食品。多回家吃饭，享受食物和亲情。传承优良文化，兴饮食文明新风。

（三）运动人群的营养需求

1. 体力活动人群的营养需求

膳食摄入量需根据本人的能量消耗量来确定，不同体力活动人群具有不同的能量消耗水平，如表 1-3-3 所示。

表 1-3-3　不同体力活动人群的每日能量消耗量

性别	年龄 / 岁	不同体力活动水平 / (kcal·d⁻¹)		
		静坐少动	中度活动	经常活动
女性	19~30	1 800~2 000	2 000~2 200	2 400
	31~50	1 800	2 000	2 200
	51+	1 600	1 800	2 000~2 200
男性	19~30	2 400~2 600	2 600~2 800	3 000
	31~50	2 200~2 400	2 400~2 600	2 800~3 000
	51+	2 000~2 200	2 200~2 400	2 400~2 800

资料来源：U.S. Department of Agriculture and U.S. Department of Health and Human Services. Dietary Guidelines for Americans 2010 [M] . 7th ed. Washington, DC: U.S. Government Printing Office, 2010.

　　人体能量主要来自宏量营养素，即碳水化合物、脂肪和蛋白质。《2015—2020 年美国居民膳食指南》推荐，成年人每天摄入的碳水化合物应占总能量的 45%~65%，这个相对宽的范围提供了膳食的灵活性，同时认可亚洲人膳食的高碳水化合物、低脂肪，地中海人群膳食的高脂肪、高比例单不饱和脂肪酸（橄榄油）都有助于健康。需含有一定量的膳食纤维，另外，额外添加的糖（添加能量甜味剂的食物和饮料）最大摄入量不能超过总能量的 10%。脂肪的摄入量占总能量的 20%~35%，其中饱和脂肪不超过 10%。蛋白质摄入量占总能量的 10%~35%。

　　以一个中等体力活动的中年男性为例，每日活动能量消耗 2 500 kcal，根据宏量营养素的推荐摄入比例，他一天的能量摄入如表 1-3-4 所示。

表 1-3-4　中等体力活动中年男性一天宏量营养素构成

	2 500 kcal 摄入量的构成		
	碳水化合物	脂肪	蛋白质
%	60	15	25
kcal	1 500	375	625
g	375	94	69

　　对运动人群来说，根据体力活动水平摄入合适的热量，三大宏量营养素合理搭配，微量营养素均衡摄入，并在膳食指南的基础上充分考虑运动的需求。运动人群合理膳食的营养要求可参考表 1-3-5。

表 1-3-5　运动人群合理膳食的营养要求

膳食要求	营养目标
合理的宏量营养素热量比例，碳水化合物 45%~65%，脂肪 20%~35%，蛋白质 10%~35%	满足能量平衡，保持瘦体重
主食（碳水化合物）是基础，超过 1 h 的运动应在饮料中补充碳水化合物	体能的基础保障

续表

膳食要求	营养目标
摄取优质蛋白，1.8~2 g/kg 体重，并平均分配到多餐	满足蛋白质需求，保证肌肉质量，促进恢复
吃健康油脂，如必需脂肪酸 Omega-3	满足体重和体成分控制的需求及其他功效
一日三餐热量比为 3∶4∶3，并至少有两次加餐	满足体能恢复的需求，保持适宜体重和体脂
多吃蔬菜、水果，食物色彩多样化	满足维生素矿物质营养需求
重视补液，活动人群应将脱水量控制在体重的 2% 以内	满足水平衡的需求
吃清洁卫生、不变质和未被污染的食物，合理选择补剂	满足食品卫生及安全

2. 耐力运动人群的营养需求

进行一般运动锻炼的人通过正常饮食就能满足主要营养素的摄入，如 45%~55% 碳水化合物（每日 3~5 g/kg 体重），10%~15% 蛋白质（每日 0.8~1 g/kg 体重），20%~35% 脂肪（每日 0.5~1.5 g/kg 体重）。然而，持续性耐力运动的体育爱好者（如热衷马拉松的跑者）或运动员则需要大量碳水化合物和蛋白质以满足宏量营养素的需求。例如，在碳水化合物的需求上，进行中高强度训练（每日 2~3 h、每周 5~6 次的中高强度训练）需要 55%~65% 的碳水化合物（每日 5~8 g/kg 体重或对于 50~100 kg 的运动员是 250~800 g/d）以维持肝糖原和肌糖原的储备。一般成年人碳水化合物的推荐量范围是每日 6~10 g/kg 体重。对碳水化合物的需求量随个人日常能量消耗和运动类型而变化。耐力训练者应每日摄入 10 g/kg 体重。对于每日消耗 2 800 kcal、体重为 46 kg 的人，每日碳水化合物摄入量应为 460 g 左右；而每日消耗 4 200 kcal、体重为 68 kg 的运动员，每日碳水化合物摄入量应为 675 g，这相当于摄入约 1 kg 的意大利面。最好的碳水化合物膳食是低或中等血糖指数的复合碳水化合物食物（如谷类、蔬菜、水果）。但是，专业运动员在高强度训练后很难摄入太多的碳水化合物。许多营养学家和运动营养专家建议，专业运动员应补充高碳水化合物的饮料、果汁或补剂以满足机体对碳水化合物的需要。

运动前提前优化肌糖原存储（如 >150 mmol/kg 肌肉）会使肌糖原耗竭的时间延长 20%，也会通过缩短完成某一特定任务的时间来提升有氧耐力运动的表现。但是科学研究表明，只有当运动时间大于 90 min 时，运动前优化肌糖原储备对运动表现的益处才能体现出来。碳水化合物存储量的增加只是碳水化合物膳食补充策略的效果之一。在 45 min 或更长时间的运动中，碳水化合物的补充（如 0.5~2 g/min 或 30~120 g/h）有助于维持运动中的血糖水平和有氧供能，而且也已被证明能够提升有氧耐力和运动表现。但是，这一措施能否促进低强度运动期间的糖原合成或改善运动中肌糖原的利用还存在争议。

运动中是否需要补充碳水化合物取决于运动的强度和时间。虽然对每周进行 3~4 次、每次 30~60 min 体力活动的个体来说，碳水化合物的补充是不必要的，但对马拉松爱好者或专业运动员来说，需要完成中等到大强度的持续性运动，且每次运动时间超过 1 h，运动中的碳水化合物补充是十分必要的。实际上，通常情况下，受训运动员体内的肌糖原最多只能维持数小时的运动。血糖可以从运动饮料、糖凝胶等其他食物中获得，碳水化合物成为提供维持活动所需能量的重要物质。研究认为，身体每分钟氧化 1~1.1 g 或每小时氧化 60 g 碳水化合物。美国运动医学学会建议运动中摄入含碳水化合物 6%~8% 的溶液或每小时摄入 0.7 g/kg 体重的碳水化合物（如 100 mL 液体中有 6~8 g）。在运动前、中、后补充含有碳水化合物的饮料被认为是提高运动表现的有益策略。表 1-3-6 为在不同时间运动中碳水化合物摄入的推荐量。

表 1-3-6　不同时间运动中碳水化合物摄入的推荐量

运动持续时间	项目举例	推荐的每小时糖的摄入量
30~75 min	短距离铁人三项（750 m 游泳、20 km 自行车、5 km 跑）	少量或仅漱口 [a]
1~2 h	足球（2 个 45 min 的半场比赛）	30 g [a]
2~3 h	马拉松（42.2 km 跑）	60 g [a]
超过 2.5 h	半程铁人三项（1.9 km 游泳、90 km 自行车、21.1 km 跑）	90 g [b]

备注：a　单一（如含葡萄糖的运动饮料）或多种（如含葡萄糖和果糖的运动饮料）可运输的糖。

b　仅多种可运输的糖。

参考文献：Burke LM, Hawley J A, Wong S HS, et al. Carbohydrates for training and competition [J]. Journal of Sports Sciences, 2011, 29(sup1): S17-S27.

研究发现，在运动期间补充含有多种糖分的饮品要比补充只含有一种糖分的饮品更好。外源性糖氧化率已经被证实能够区分不同类型的碳水化合物，因为它们是通过不同的转运体转运。摄入葡萄糖、糊精或蔗糖、果糖的混合物比其他形式碳水化合物的外源性糖氧化率更高，由于每种糖分都有自己的肠道传输机制。因此，研究人员认为，如果只摄入葡萄糖这一种碳水化合物，那么一旦葡萄糖专用的转运蛋白饱和，碳水化合物的氧化速度就不会再加快了。因此，建议在高强度运动的前、中、后期，考虑摄入不同类型的碳水化合物以优化其可用性。

运动后补充富含碳水化合物的食物有利于促进运动机能快速恢复。运动后开始补糖时间越早越好。理想的方法是在运动后即刻、运动后前 2 h 以及每隔 1~2 h 连续补糖。在运动后 6 h 以内，肌肉中糖原合成酶含量高，补糖效果佳。运动后补糖量为 0.75~1 g/kg 体重，24 h 内补糖量可达到 9~16 g/kg 体重。此外，运动后摄入碳水化合物和 0.3~0.4 g/kg 的蛋白质也有益于促进肌肉修复。

3. 力量训练人群的营养需求

充足的蛋白质摄入对于训练适应最大化，特别是力量训练十分重要。关于运动员对蛋白质的需求有过相当多的争论。起初人们认为，运动员不需要摄入比建议每日摄取量更多的蛋白质（儿童、青少年以及成年人为每日 0.8~1 g/kg 体重）。然而，过去 10 年的研究表明，运动员进行高强度训练时需要摄入每日摄取量两倍的蛋白质（每日 1.5~2 g/kg 体重）以维持蛋白质平衡。如果运动员从饮食中摄入蛋白质不足，将会出现氮的负平衡，这会加快蛋白质的分解以及减缓恢复速度。随着时间推移，这会引起肌肉萎缩以及训练不耐受。

正常生理活动的成年人每日的蛋白质需求量为 0.8~1 g/kg 体重；老年人每日的蛋白质摄入量要高一些（1~1.2 g/kg 体重），以防止出现肌肉萎缩。在一般健身方案中，进行中等量的高强度训练，蛋白质摄入量为每日 1~1.5 g/kg 体重（对于 50~150 kg 体重的运动员是 50~225 g/d）；进行大运动量高强度训练，蛋白质摄入量为每日 1.5~2 g/kg 体重（对于 50~150 kg 体重的运动员是 75~300 g/d），这相当于要食用 3~11 份鸡肉或鱼。

应该注意，不是所有的蛋白质都是一样的，不同来源的蛋白质的获得、氨基酸的构型、处理和分离蛋白质的方法是不同的。这些差异会影响蛋白质的可用性和生物活性，此外，消化和吸收的速率以及蛋白质的代谢活动也是重要的考虑因素。例如，不同类型的蛋白质（如酪蛋白、乳清蛋白）消化速率不同，这也会直接影响身体的分解代谢和合成代谢。

因此，不仅要关注运动员摄入足够的蛋白质，还要注意摄入高质量的蛋白质。最好的饮食是低脂肪高蛋白的去皮鸡肉、鱼虾、禽蛋和脱脂 / 低脂牛奶。高质量蛋白的主要来源是乳清蛋白、牛初乳、酪蛋白、牛奶蛋白和禽蛋蛋白。尽管一些运动员不需要在饮食中额外补充蛋白质，一些运动营养专家也认为蛋白质补剂可能是没有必要的，但大多数研究认为一些运动人群需要摄入蛋白质补剂以满足蛋白质的需要，为机体提供必需氨基酸以优化蛋白质的合成。

补充蛋白质有以下建议：

（1）进行力量训练人群每天需要摄入 1.4~2 g/kg 体重的蛋白质。

（2）应尽量从食物中获取蛋白质，但摄入蛋白质补剂也是补充高质量蛋白质的一种安全方便的方法。

（3）蛋白质的摄入时机有助于运动后的恢复和从脂肪中获得更大的收益。

（4）蛋白质的残基（如支链氨基酸）已被证明有利于运动人群，包括提高蛋白质合成率、降低蛋白质降解速率及可能协助运动后的恢复。

（5）运动人群比静坐少动人群需要更多的蛋白质。

三、健身运动中常见的营养问题与对策

（一）空腹运动的营养问题与对策

1. 空腹运动带来的营养问题

经过一夜禁食（7~9 h）的机体，为维持血糖水平，肝糖储备几乎耗尽，使晨起血糖处于一日中的最低水平。如果此时在空腹情况下进行大强度或长时间的运动，会带来以下营养问题：

（1）运动性疲劳的程度加重。

（2）红细胞因缺乏血糖而降低寿命。

（3）运动肌糖原消耗量增多。

（4）运动对免疫系统的抑制加重。

因此，清晨空腹运动弊大于利。

2. 营养对策

（1）运动前吃点含较高热量、体积不大、容易消化吸收的食物或健康零食，如面包、点心、鸡蛋或肉食、水果、糖块，避免食用油炸、量大和消化慢的食物。

（2）运动中补点以运动饮料、矿泉水为主，还可以食用酸奶、面包、香蕉和糖块等。

（3）准备出现异常情况的防御措施，如针对性药物。

（二）大量出汗的营养问题与对策

1. 大量出汗带来的营养问题

运动过程中通常伴随汗液的大量流失。大量出汗带来的首要问题是体液的丢失，带来脱水的风险。在常温下从事中等体能的劳动，每天水分的需要量为 2.15 L。环境温度在 20 ℃以上，每升高 5.5 ℃，水分的需要量就增加 1 L。大量出汗同时会带来电解质的丢失，汗液中钠的浓度变化极大，在炎热的环境中长时间进行中等强度到高强度的运动，每小时可能会有 1~2 L 的出汗率，导致大量钠流失（1.5~3 g/h）。口渴的感觉往往代表血浆渗透压发生了改变，且能有效地提醒运动者补液，防止脱水。运动中，年龄较大的运动者较年轻人不容易感到口渴，因此需要督促他们在运动时补水。

大量出汗还容易引起运动性热病的发生。运动引起体温升高，出汗是散热降体温的重要途径。运动性热病是指身体核心温度（如直肠温度）高于 40 ℃，包括运动性肌肉痉挛、热衰竭和运动性中暑。

2. 运动时的补液建议

适当的补液能够促进机体达到最佳健康水平，表现出最佳的运动能力。在运动前、中、后有计划地补水，对维持健康、提高运动表现非常重要。

（1）运动前补液。在运动前2~4 h补液，可以保证运动前机体正常的水合状态，补液量为5~10 mL/kg体重。这种补液方式能够保证有足够的时间通过尿液排出多余的水分，且尿液颜色呈现淡黄色。另外，在运动前补液和补充食物的过程中摄入钠，能够减少体液流失。

（2）运动中补液。运动中排汗量因运动强度、运动时间、个人健康状况、热习服、海拔高度和其他一些环境因素（如温度、湿度）的不同而不同，一般为0.3~2.4 L/h。理想状况下，运动人群应当在运动过程中补充足够水分以弥补汗液的丢失，使机体失水量小于体重的2%。许多因素会减少所补充液体的可利用性或是在运动中补液的机会，尤其是在参加比赛时。但是，运动中的饮水习惯和排汗量有个体差异，这种差异会引起机体水含量状况的差异。若不注意运动中补液，从脱水到水中毒都有可能发生。

（3）运动后补液。运动前后的体重测试，计算排尿量和饮水量，能够估算运动中汗液的流失量，从而制订适宜的补液策略。在没有其他影响运动中体重变化的因素时（如在超长时间运动中，可能会出现明显的能源物质质量下降），体重下降1 kg就意味着汗液流失量1 kg左右。适合大多数人群和运动项目的补液量范围为0.4~0.8 L/h。喝冷饮能够降低运动者的核心温度，从而提高在炎热环境中的运动能力，但温度不宜过低。有味道的运动饮料能够改善饮料的口感，让运动者更愿意补液。

此外，在运动过程中补液还需要注意：第一，饮水量应适当增加，以少量多次为宜；主动饮水，不要等渴了才喝。第二，在强度大、时间长的运动中，饮料中应含糖、盐；运动之外不提倡喝含糖、盐的饮料，而是以食补为主；运动后保持多次补液。第三，饮料温度在10 ℃~15 ℃较为合适，温度太低可能引起胃肠不适。第四，运动中不喝碳酸饮料，运动后1 h内不喝或少喝浓茶、咖啡，因为它们具有利尿功能，不利于体液恢复。表1-3-7为运动人群的补液方案。

表1-3-7 运动人群的补液方案

补液时间	补液量要点
运动前3 h	500~600 mL
运动前30 min	200~300 mL
运动中	200~300 mL/10~20 min
运动后	150%的体重丢失量
液体温度	10 ℃~15 ℃
补液成分	含糖和电解质（主要是钠盐）

参考文献：Sawka MN, Burke LM, Eichner ER, et al.American College of Sports Medicine position stand. Exercise and fluid replacement [J]. Medicine and Science in Sports and Exercise, 2007, 39(2): 377−390.

3. 运动与低钠血症

尽管运动人群在运动过程中最典型的状况就是缺水，但在过去20年间，越来越多的人意识到，一些业余运动员的饮水量实际上超过了他们的体液丢失量，达到了过度水合状态。超过排汗量和排尿量的过量补液是导致低钠血症的主要原因（血钠< 135 mmol/L）。出汗导致体内的钠大量流失以及补液饮料中钠含量低都会加剧低钠血症的程度。比赛前数小时或数天过量饮水产生也会导致低钠血症。低钠血症在业余运动员中较常见，这是因为他们的运动量和排汗量较竞技运动员低，而且他们补液的机会较竞技运动员多，他们也更加相信运动中对水的需求应当更大。当运动中血浆钠离子浓度降低到130 mmol/L以下时更容易出现低钠血症，其症状包括腹胀、水肿、体重增加、恶心、呕吐、头痛、混乱、谵妄、惊厥、呼吸困难、意识丧失，如果没有及时治疗甚至会导致死亡。尽管一般情况下脱水和高钠血症的发生率较水分过多、较低钠血症高，但后者更危险，且需要及时

就诊。

4. 运动中大量出汗的营养对策

（1）补水，体能消耗大时适量补糖。

（2）补充电解质。补水中加少量盐，主要在食物中强化。

（3）补充维生素。补充水溶性维生素 B 复合物、维生素 C，在食物中强化。

（4）膳食方面，多吃蔬菜和水果，喝汤、稀粥等。运动后不喝咖啡类和含酒精饮料，少喝茶。

（三）运动性疲劳的营养问题与对策

运动过程必然伴随疲劳的产生，合理膳食及营养补充是运动人群抗疲劳、加速机能恢复的有效方法与措施。运动性疲劳产生的主要原因包括能源物质耗竭、代谢产物堆积等多个方面，下面介绍常见的运动性疲劳现象及其营养建议。

1. 体液酸化及其营养对策

（1）体液酸化。在正常生理活动中，人体借助酸碱缓冲系统的平衡调节作用，维持体液在恒定的酸碱度范围（7.35~7.45）之内。运动时，通常会伴有乳酸、酮体及尿酸等酸性代谢产物的增多，导致体液酸化。特别是在有强度的训练或比赛时，当快速跑动的距离长或者体能下降时，血乳酸大量积累，体液酸化，是引起运动性疲劳产生的原因之一。采取有效措施加速乳酸消除，有助于促进机能恢复。

（2）营养对策。通过营养调控措施，主要包括摄入与补充碱性食物。人体碱性物质的主要来源于食物，如蔬菜、水果，它们往往含有较多的有机酸及其盐，如柠檬酸及其钾盐和钠盐，这些有机酸在体内氧化，剩下的钾离子、钠离子进入体液，导致碳酸氢根离子的增多。因此，这类食物被称为成碱性食物。有针对地摄取成碱性食物，增加体内碱性物质储存量，有助于运动中、运动后消除乳酸，达到抗疲劳、促恢复的营养调控目的。抗疲劳主要营养对策如下：① 日常膳食中增加碱性储备。平时多吃蔬菜、水果、豆制品、奶制品、菌类、坚果等成碱性食物，提高身体的碱储备，发挥碱性食物的调酸作用；② 训练后调整膳食与营养品补充。训练后喝水，吃水果、蔬菜等成碱性食物，喝电解质饮料、碱性饮料等。

2. 运动肌疲劳及其营养对策

（1）运动肌疲劳。自由基是新陈代谢中无法避免的副产物，它们的化学性质十分活泼，会从所触及的物质（包括蛋白质、脂质和 DNA）身上剥夺电子，使组成机体的各种生物大分子受到不可逆转的氧化损伤，进而使机能受到影响。大气污染、辐射、煎炸食品、酗酒、吸烟、阳光照射、剧烈运动等会使体内的自由基增多。当剧烈运动时，新陈代谢大大增加，酸性代谢产物堆积，自由基产生增多，会攻击组织细胞，引起核酸、蛋白质、脂质等生物分子降解或失活，导致细胞结构和功能的广泛性损伤，表现为血清酶和肌红蛋白升高，红细胞破坏增多和溶血增加，肌肉疲劳产生和延迟性肌肉酸痛等症状。

（2）营养对策。补充抗氧化剂能够显著减少自由基，消除自由基对肌肉组织的损伤。抗氧化营养素的主要来源是食物，也可使用抗氧化类营养补剂。补充抗氧化剂的对策有：① 高营养密度的平衡膳食，提供抗氧化营养素。例如，多吃水果和蔬菜；摄入鱼、肉、蛋类蛋白质，补充硒、锌、含硫的氨基酸；适量摄入富含维生素 E 的油脂，如冷榨橄榄油、菜籽油、胚芽油；多吃坚果、干果、全麦食品等，提升抗氧化能力；多吃富含硒、锌等营养素的食物，提高机体的抗氧化防御能力，如大蒜、洋葱、蘑菇、卷心菜、甘蓝、西蓝花、谷物和鱼等；② 合理使用抗氧化类营养补剂，如1,6-二磷酸果糖制剂、VC、VE、β-胡萝卜素、番茄红素、葡萄籽提取物（OPC）、强效抗氧化剂和辅酶 Q10 等。

（四）减控体重与营养措施

1. 减控体重与身体成分

要实现合理减控体重，首先应该了解身体成分，根据个体情况设定理想体重及身体成分的目标；其次选择适宜指标以便实施监控；最后制订营养恢复方案，保证健康及体能不受影响。

身体成分是指身体脂肪组织和非脂肪组织的含量在体重中所占的百分比。较简便实用的身体成分划分方法是以脂肪组织为核心将人体体重分为脂肪重量（BF）和去脂体重（即瘦体重，LBM）两部分。

$$体重 = BF + LBM$$

瘦体重主要包括全身的肌肉、骨骼、内脏器官、神经、血管等，直接决定力量和体能。因此，合理减控体重的目标应该是多减脂肪，少减瘦体重。脂肪水平常用体脂百分比（脂肪重量 / 体重 ×100%）来衡量。通过身体成分分析仪的测试，可以准确测出人体脂肪和瘦体重的含量，及其在人体总体重中所占的百分比。普通人群体脂百分比的正常范围为：男子15%~20%，女子20%~30%。

2. 常见的减控体重的方法

运动人群减控体重的目标是减脂降体重，关键是掌控负能量平衡。目前，降体重的常用方法有以下几种：

（1）膳食控制法。限制部分饮食，或使机体处于半饥饿、全饥饿状态。

（2）运动降体脂，增加运动量以加大能量消耗。

（3）运动与节食控制相结合。

（4）脱水。部分或全部限制摄水量，或穿不透气的服装运动，进行桑拿浴以达到大量出汗。

以上降体重的方法各有优缺点，例如，单纯控制膳食降体重，使脂肪和瘦体重同时丢失，同时酸性代谢产物增多，可使肌肉痉挛发生概率增高。单纯运动降体重，使体脂下降，瘦体重基本不变，总体重下降。有氧运动可以促进体脂消耗；适度力量训练，有助于增加肌肉，提高基础代谢率。运动与节食相结合降体重，可以避免瘦体重丢失，同时促进体脂分解。

因此，正确的减控体重方法是运动与膳食相结合，一方面通过运动增加能量消耗，另一方面适当减少食物能量摄入，达到能量负平衡，实现减控体重。一般来说，1 kg脂肪组织约等于7 000 kcal热量（脂肪组织中含不到25% 水分），如果每天减少300 kcal热量，即每月减少9 000 kcal热量，那么每月可以减重1.28 kg。

3. 减控体重的营养措施

在减控体重过程中，实施营养措施的总原则是建立合理的饮食结构，总食量尽量少降，少吃高能量食物，多吃高营养密度的食物，满足热量消耗大于热量摄入，同时兼顾饱腹感。具体的营养措施如下：

（1）控制能量摄入量，但至少要提供1 500~2 000 kcal热量，以便保证基础代谢的需要。

（2）减控体重期间要保证蛋白质的摄入。蛋白质的摄取过程会使机体代谢率提高30%，即便是优质蛋白质，在体内也只有70% 左右的吸收利用率，而碳水化合物和脂肪都有95% 以上的吸收利用率。此外，足量的蛋白质摄入还能有效防止减控体重时控制饮食引起的体力下降、皮肤松弛等问题。

（3）减肥期间保证饮水。脱水不等于真实意义减控体重，减体脂才是减控体重的目标。保持体内正常的水环境是代谢运行与调节的保障，还能最大限度地避免因控制饮食而给训练带来的负面作用。

（4）多吃蔬菜，吃适量水果、奶制品、豆制品，防止减控体重期间由于控制饮食造成维生素与矿物质摄入不足。控制饮食应遵循"高营养密度低热量"的原则。

（5）多吃高膳食纤维类食物。膳食纤维的生理作用有：① 刺激消化液分泌，促进消化吸收过程；② 产生饱腹感，达到减少食量的目的；③ 抑制脂肪吸收，使热量摄入减少；④ 增加肠道蠕动，加快粪便排出，解毒。此外，多吃高膳食纤维类食物还可以预防结肠癌、心血管病和糖尿病等。膳食纤维的每日摄入量，成年男子为38 g，成年女子为25 g，由于性别差异，女性摄入的食物总重量与千卡通常较男性低。

（6）建立良好的饮食习惯。进食习惯有规律，不暴饮暴食；变狼吞虎咽为细嚼慢咽；限吃零食，避免吃高脂高热量的零食。

（7）逐步降低饮食量。每周减控体重平稳，每周不超过1.5 kg，如超过，则随着体重的减少，肌肉体积和体内水分也将减少，饮食恢复后，体重容易反弹。

（8）执行降脂训练计划。采用有氧运动减体脂，刺激骨骼肌消耗脂肪酸；安排力量训练增肌肉，实现总体重下降而机能提升的目标。

（9）营养素补充剂可帮助战胜疲劳。在快速减重阶段，可通过增补营养素，弥补由于限制进食引起的营养素缺乏。

邱俊强　冯美云

第四节　运动的益处与风险

有证据表明，规律的身体活动可以收到明显的和实质性的健康收益。早在2 600年前，《黄帝内经》中就指出"上医治未病"，运动与呼吸、意念相结合成为治未病的主要手段。随着时代的进步，人们对运动益处的认识越来越深入。

一、规律运动带来的健康益处

最初在旧石器时代，人类的基因构成在很大程度上是为了支持狩猎—采集食物—生存的身体活动模式。由于食物的获得（以及因此存活）与运动有直接联系，只有运动和因经常运动而形成的健硕体魄，才能获得赖以生存的食物。然而，随着科技水平的进步，人们身体活动水平显著下降。目前，世界上近1/3的成年人处于身体活动不足状态。现代人们身体活动减少导致慢性非传染性疾病高发病率和低龄化，成为一个主要的公共健康问题。规律运动、增加生活中的身体活动、打断久坐状态是解决这个问题的主要策略。

大量来自实验室研究及大规模基于人群的观察性研究结果证明，增加身体活动/运动与早期死亡率、心血管疾病/冠心病、高血压、中风、骨质疏松、Ⅱ型糖尿病、代谢综合征、肥胖、结肠癌、乳腺癌、子宫内膜癌、食管癌、肾癌、胃癌、肺癌、阿尔茨海默病、抑郁症、产后抑郁症、功能性健康、跌倒风险及认知功能存在显著的负相关关系。对于某些病症患者，与相同病情的同龄人相比，身体活动活跃的个体，死亡风险低，患其他慢性疾病或病症的风险低，并且显著减缓已患疾病的进展风险。规律的身体活动还可以改善身体功能和提高生活质量。

大量研究表明，按照世界卫生组织身体活动推荐量，即每周至少进行 150 min 中等强度有氧运动，或 75 min 较大强度有氧运动，或两者组合的相等能量消耗的活动，并且运动量平均分布在每周中，可以获得显著的健康益处。更多的身体活动会带来更多的健康益处，成年人每周进行两天及以上中等强度或中等强度以上、涉及所有主要肌群的肌肉力量训练，可获得更多的健康益处。当一个人从久坐状态变为经常活动状态，即便运动量没有达到世界卫生组织的推荐标准，也会得到很大的益处。表 1-4-1 总结了儿童和青少年、成年人和老年人进行有规律的身体活动所带来的健康益处。

表 1-4-1 规律身体活动带来的健康益处

儿童和青少年

- 改善骨骼健康（3~17 岁）
- 改善体重状况（3~17 岁）
- 改善心肺耐力和肌肉适能（6~17 岁）
- 改善心脏代谢（6~17 岁）
- 提高认知能力（6~13 岁）
- 降低患抑郁症的风险（6~13 岁）

成年人和老年人

- 降低全因死亡率
- 降低心血管疾病死亡风险
- 降低心血管疾病（包括心脏病和中风）风险
- 降低高血压的风险
- 降低 II 型糖尿病的风险
- 降低血脂异常的风险
- 降低膀胱癌、乳腺癌、结肠癌、子宫内膜癌、食管癌、肾癌、肺癌和胃癌的风险
- 改善认知
- 降低痴呆的风险（包括阿尔茨海默病）
- 提高生活质量
- 减轻焦虑
- 降低抑郁风险
- 改善睡眠
- 减缓或降低体重增加
- 减肥，尤其是与减少热量摄入相结合
- 防止减肥后体重反弹
- 改善骨骼健康
- 改善身体功能
- 降低跌倒风险（老年人）
- 降低跌倒相关伤害的风险（老年人）

越来越多的研究结果显示，规律的身体活动/运动是对抗慢性非传染性疾病的主要手段，在诸多疾病的一级预防和二级预防中发挥着重要作用。Piepoli（2005）提出了"运动是多效药"（exercise is the real polypill）的理念，Fiuza-Luces C（2013）等人又在《生理学杂志》再次提出"运动是多效药"，这一理念正受到越来越多的关注。规律运动可以预防多种慢性疾病，是一种免于药物干预的方法。

（一）改善与健康相关的身体素质

与健康相关的身体素质是影响人们日常活动能力的重要因素，也是公共健康的重要问题。与健康相关的身体素质被定义为"能够精力充沛地进行日常工作且不会出现过度疲劳，同时有足够的精力享受休闲活动和应对突发事件的能力"。大量的研究已经验证了与健康相关的身体素质——心肺耐力、肌肉力量和肌肉耐力（在某些情况下）与健康结果之间的关系。与健康相关的身体素质与降低全因死亡率和心血管疾病死亡率以及罹患各种慢性疾病（如Ⅱ型糖尿病和高血压）的风险有关。

身体活动和与健康相关的身体素质是相互联系的，且都能提供重要的健康益处。增加身体活动的量和强度通常可以提高与健康相关的身体素质。身体活动和与健康相关的身体素质对各种健康结果的影响存在相互作用。身体活动能提高与健康相关的身体素质，而与健康相关的身体素质可以改善身体健康结果；与健康相关的身体素质可能会改变身体活动对健康结果的影响程度。

与健康相关的身体素质由多个要素组成，包括心肺耐力（耐力或有氧能力）、身体成分、肌肉力量、肌肉耐力、柔韧性和平衡能力（表1-4-2）。

表1-4-2　与健康相关的身体素质的要素

要素	释义
心肺耐力	进行大肌肉群参与的、全身性的中等到较大强度运动并持续一段时间的能力
身体成分	肌肉、脂肪、骨骼及身体其他重要组分的相对含量
肌肉力量	肌肉最大用力能力
肌肉耐力	肌肉在无疲劳状态下连续运动的能力
柔韧性	某一关节或某组关节可以达到的最大关节活动范围
平衡能力	静止或运动中维持姿势的能力

规律运动对与健康相关的身体素质要素的改善主要表现在以下几个方面：

1. 提高心肺耐力

心肺耐力（cardiorespiratory fitness，CRF）综合反映人体摄取、转运和利用氧的能力，它涉及心脏泵血功能、肺部摄氧及交换气体能力、血液循环系统携带氧气至全身各部位的效率以及肌肉等组织利用这些氧气的功能。较高水平的心肺耐力是身体健康的保证。心肺耐力与全因死亡率特别是心血管疾病的早期死亡率呈负相关关系，较高水平的心肺耐力与较高水平的身体活动习惯相关，也与多种健康效益相关。心肺耐力作为人身体活动水平的一个客观生理指标，受身体活动水平和／或规律运动的影响较大，增加身体活动或有规律的运动可有效提高心肺耐力，心肺耐力提高幅度在15%～30%。身体活动水平高者比久坐生活方式人群心肺耐力好。心肺耐力越低，心血管疾病、糖尿病、高血压，甚至某些癌症发病率越高，多种疾病的死亡率也会越高。规律运动提高心肺耐力的主要机制如下：

（1）提高心肌供氧量。

提高心肌供氧量，即心血管系统的中心适应作用。通过6周以上规律的有氧运动可以获得以下健康效益：① 通过增加心脏舒张末期容积，增加心肌收缩力和减轻心脏后负荷，提高心脏泵血功能；② 促进冠状动脉侧支循环形成；③ 减少冠状动脉管壁胆固醇的沉积，减轻冠状动脉狭窄；④ 增加心肌毛细血管的密度；⑤ 血红蛋白释放氧的能力提高；⑥ 运动时出现疾病症状或体征的阈值提高，心绞痛、缺血性ST段压低、跛行等症状体征一般可能出现在60%储备心率强度，而通过有规律的运动，当运动强度超过60%储备心率时并未出现上述症状或体征。

规律运动对心血管内皮细胞功能有恢复、改善作用，内皮功能障碍是心血管疾病发生发展的主要危险因素，而正常或增强的内皮功能具有预防和延缓动脉粥样硬化的作用。在久坐且健康的中老年男性中，定期的有氧运动可以防止内皮依赖性血管扩张的损失（如血管扩张反应对乙酰胆碱的反应），并将这个变量改善到与年轻人相似的水平。

（2）降低心肌耗氧量。

降低心肌耗氧量，即心血管系统的外周适应作用。主要表现在：① 通过规律运动，人体可出现外周的节省化现象，表现为同等运动负荷时每分钟通气量、心肌耗氧量降低，心率、收缩压降低，肌肉对血液需求量减少，骨骼肌有氧代谢能力增强，骨骼肌机械效率提高；② 规律运动使得人体神经内分泌系统调节能力提高，外周血管阻力下降，血管口径增加，动脉血管的粥样硬化减轻，从而减轻心脏的后负荷，降低心肌耗氧量。

一般来说，成年后随着年龄的增长，心肺耐力逐渐下降，在 45 岁以后下降速度加快。心肺耐力的变化还受到其他诸多因素的影响，如越肥胖，心肺耐力越差；吸烟者比不吸烟者的心肺耐力明显要差。因此，保持健康体重，养成规律运动的习惯，不吸烟，会有助于提高心肺耐力，促进健康。2016 年 12 月，美国心脏病协会已经将心肺耐力（继体温、脉搏、呼吸和血压之后）列为第五大临床生命体征。

2. 对身体成分的影响

规律运动，可预防体重增加，可显著减轻体重，并且预防减体重后的体重反弹，使人维持稳定的体重和体脂百分比，保持良好的瘦体重，特别是保持足够量的骨骼肌，延缓因老龄化引起的骨骼和肌肉量的减少。大量研究证明，骨骼肌不仅仅是支撑器官和运动器官，而且是重要的代谢器官。身体活动 / 运动可作为体重管理的有效手段。

有氧运动可有效减少身体脂肪量，促进脂肪分解。运动引起交感神经兴奋，儿茶酚胺分泌和释放增加，使得脂肪细胞内甘油三酯脂肪酶活性增加，从而加快脂肪分解。运动还能使脂肪细胞对胰岛素的敏感性增强，也促进了脂肪的分解。有氧运动使肌肉细胞线粒体内有关脂肪氧化的酶活性增高，从而增强机体利用脂肪供能的能力。

抗阻运动能够直接增加肌肉体积、肌肉力量和肌肉耐力，提高基础代谢率，增加能量消耗，加速脂肪氧化，使体脂率下降。

身体活动 / 运动对身体成分的影响可以体现在所有人群，对于中度、轻度肥胖和超重人群效果尤为突出，而对重度以上肥胖者的减重效果相对较差。规律的健身锻炼不但能使能量代谢负平衡、减轻体重、减轻脂肪体重，还可以维持瘦体重稳定或增加瘦体重。瘦体重较低的人群可以通过健身运动增加瘦体重。身体活动 / 运动可以影响身体脂肪分布，能够有效促进躯干脂肪减少。躯干肥胖的人群通过健身锻炼减重效果更显著，而且躯干脂肪减少这一结果又明显减少了中心型肥胖相关疾病的发生率。

身体活动 / 运动结合能量控制可促进减体重。身体活动与体重下降和抵御体重反弹之间存在着剂量效应，有效运动量相当于每周中等强度运动 250~300 min，能耗相当于 2 000 kcal。运动对体脂百分比的影响建立在能量负平衡的基础上，而运动促进瘦体重增加则建立在正氮平衡的基础上。通过增加身体活动 / 运动来增加热能消耗，配合减少热能摄入的生活方式干预，可以减少初始体重的 9%~10%。在干预的最初 6 个月中，与减少能量摄入相比，身体活动 / 运动影响相对较小；随着时间延长，身体活动 / 运动的作用越来越显著，还能有效地防止体重反弹。因此，将适当减少热能摄入和足够的运动量结合起来，对超重和肥胖人群最大程度的减重是很必要的。

控制体重时，必须同时考虑身体活动 / 运动和热量摄入。由于身体活动 / 运动在能量平衡方面的作用，它是决定一个人能否保持健康体重、能否减掉多余体重或能否成功减肥的关键因素。科学研究表明，身体活动 / 运动可以帮助人们在一段时间内保持稳定的体重，并可以降低体重过度增加的风险和肥胖的发生率。通过身体活动 / 运动来达到和保持健康的体重有很大的个体差异。许多人每周需要超过 150 min 的中等强度运动来保持体重，运动与预防体重增加之间的关系通常是在中等强度或较大强度的有氧运动中观察到的。对于想大幅度降低体重（体重的 5% 以上）和试图在减重后最大程度保持体重的人，可能需要每周完成超过 300 min 的中等强度运动。在减控体重过程中，肌肉力量练习不仅有助于减重，而且可以保持瘦体重。限制能量摄入和身体活动 / 运动相结合是最有效的减肥方法，而不是单一地限制能量摄入或进行身体活动 / 运动。

超重或肥胖的人与正常体重的人在身体活动中得到的益处是相同的，但也有一些特殊情况。与正常体重的女性相比，超重或肥胖的女性增加身体活动使子宫内膜癌发病风险降低的程度更大，使乳腺癌死亡风险下降的程度也更大。

在儿童和青少年时期，较高的身体活动 / 运动水平与较少的体重和脂肪增加有关。规律的身体活动 / 运动也有助于 3~17 岁的儿童和青少年减控体重或减脂。

3. 对肌肉力量、肌肉耐力和骨骼的影响

递增负荷肌肉力量练习能保持或增加肌肉量、肌肉力量和肌肉做功能力。更大的运动量（通过更高的频率、更重的重量或更大的负荷实现）能在更大程度上改善肌肉功能，这些改善可作用于儿童、青少年和老年人。抗阻运动还能改善中风、多发性硬化、脑瘫和脊髓损伤等疾病患者的肌肉力量。虽然有氧运动不会像肌肉力量练习那样增加肌肉量，但它也可以帮助减缓随年龄增长而引起的肌肉量下降。

随着年龄的增长，保持骨骼、关节和肌肉的健康是必不可少的。研究表明，规律的身体活动 / 运动可以延缓由于年龄增长而导致的骨密度快速下降。此效果在参加中等或较大强度的有氧运动、抗阻练习和健骨运动的人群身上能观察到。获得此健康益处的身体活动量有很大的个体差异性。每周进行 90 min 中等强度的身体活动，可维持骨密度，此健康效果随着运动量的增加而增加。

强壮、健康的骨骼对儿童和青少年十分重要。除了要有健康的饮食，包括充足的钙和维生素 D 的摄入外，身体活动 / 运动对青少年骨骼的发育至关重要。经常进行身体活动 / 运动（如跑步、跳跃和其他健骨运动）的儿童和青少年（3~17 岁），骨量更大，骨骼结构也能得到改善，骨强度也更高。

规律的身体活动 / 运动还有助于骨关节炎或其他影响关节的风湿病患者的康复。每周 150 min 中等强度有氧运动以及肌肉力量练习，有助于改善疼痛、关节功能和生活质量。

4. 对柔韧性和平衡能力的影响

它是一项重要的身体素质，也是日常生活中的重要能力。因此，保持关节的柔韧性有助于完成运动或动作。但若当某项运动使关节结构超出最大活动范围时，会导致组织损伤。

所有年龄段的人都可以通过柔韧性练习提高关节的最大活动范围或柔韧性，可以使人们更容易地完成对灵活性有较高要求的活动。关节的最大活动范围会在柔韧性练习后即刻就得到提高，如果坚持 3~4 周，每周 2~3 次的规律拉伸之后，关节的最大活动范围会得到长期改善。柔韧性练习还可提高韧带的稳定性和平衡性，特别是与抗阻训练相结合进行时更明显。

平衡能力是指在不同的环境和情况下，如静止或运动中维持姿势的能力。平衡能力受多种因素影响，在中枢神经系统的整合下，平衡能力与骨骼肌、躯体、视觉和前庭感受器有关。平衡能力练习可以提高个体在静止或运动过程中抵抗身体内部或外部力量进而防止失去平衡的能力，以及减少摔倒后受伤的风险，这对于体弱者和老年人特别重要。倒走、单腿站立或使用摆动板是平衡能力练习的常用方法，增强背部、腹部和腿部的肌肉力量也能改善平衡能力。

（二）减少动脉粥样硬化的危险因素

动脉粥样硬化是发生在全身大中动脉的多发性病变，是由于动脉内膜增厚、变硬导致动脉管腔狭窄而引起多个器官的缺血性病变，如冠状动脉粥样硬化性心脏病即冠心病，脑动脉硬化则可能导致缺血性脑血管疾病。

动脉粥样硬化是自儿童时期就可开始的一种慢性病变，久坐的生活方式、血脂异常、高血压、高血糖、肥胖、吸烟等是促使疾病发展的主要危险因素。危险因素的数量越多，病变程度越重，病变进展速度越快。

心血管疾病和代谢疾病有许多共同的危险因素，减少其中一种疾病的危险因素，可以减少另一种疾病的风险。增加身体活动或者有规律的运动，可有效地预防和减缓动脉粥样硬化，包括改善血脂、降低血压、调节血糖、减轻肥胖等。较高的身体活动/运动水平可降低冠状动脉疾病的死亡率，降低冠心病、脑血管疾病、糖尿病等疾病的发生率。身体活动/运动充足的人群，冠心病危险性只有久坐人群的一半。对于冠心病患者而言，规律运动可以预防心绞痛、心肌梗死等急性心血管事件的再次发生。

个体在 30 岁以后，身体的各项生理机能以每年 0.75%～1% 的速率下降，身体活动不足者和久坐者生理机能退化的速率是经常锻炼者的两倍。

1. 运动对血压的影响

（1）有效降低血压。高血压患者进行科学运动不仅可以改善心血管系统的功能，而且可以有效地缓解和治疗高血压。对于高血压前期状态和高血压患者来说，在结束锻炼后，多数人会经历运动后血压下降的现象，或者说血压降低。在低强度锻炼（运动中心率小于 50%HRmax）的情况下，即使只有 10 min 的运动，也会发生这种现象。运动后降压效果可持续 22～24 h，血压基础值越高的人，血压下降幅度越大。最理想的运动剂量是 30 min 中等强度（64%～76%HRmax）的有氧运动。在这种强度下进行有氧运动后，收缩压和舒张压可分别下降 10～20 mmHg 和 6～10 mmHg。如以每分钟 110～120 步速度步行 30 min，在运动结束 15 min 后，收缩压较运动前至少可下降 10 mmHg，并且能够维持 10 h 左右，最长可以维持 22 h。

（2）减少运动中血压升高及波动幅度。在运动中收缩压随着运动强度的增加而升高。运动强度每增加 1 MET，运动中的收缩压会升高 8～12 mmHg。缺乏运动的人，在开始锻炼时运动中的血压反应比较剧烈，高血压患者的反应更为突出。血压正常者在中等强度运动时，收缩压可以升高 30 mmHg 左右，而初次参加运动的高血压患者收缩压可以升高 50 mmHg 左右，随着参加次数的增加，运动可以降低同等负荷下血压升高的幅度，使其在运动中血压升高的幅度逐渐接近正常人。初次参加运动的高血压患者运动中血压波动幅度较大，随着参加次数的增加，可使同等运动负荷下运动中血压明显下降，缓解运动中的血压波动。例如，安静时收缩压为 150 mmHg 的高血压患者在开始运动的第一周，采用 3 METs 的运动强度，运动中的收缩压可能超过 180 mmHg，随着运动时间的延长，运动中血压可能逐渐接近或低于 180 mmHg。数周规律运动后就会产生良好的降压效果。对原发性 1 级、2 级和没有临床并发症的 3 级高血压患者、接受药物治疗和无药物治疗的患者，参加运动都有良好的降压效果。

规律的身体活动/运动会对血压产生很大的影响，且影响是立竿见影的。血压正常的人也可降低患高血压的风险，高血压患者则受益于收缩压和舒张压的降低。有氧运动和肌肉力量练习都是改善血压的有效方式。即使是低于 WHO《关于身体活动有益全球健康的建议》中最低推荐量的身体活动/运动也有利于改善血压，而进行更多的身体活动/运动可能会带来更大的益处。

适量运动可以降低高血压患者运动中血压的升高幅度，减少在身体活动/运动中由于血压升高或波动幅度过大而诱发的心脑血管事件。高血压患者如果能够坚持遵循良好的运动处方，可以最大程度地获得运动带来的益处。

有规律的运动可以预防高血压，缓解轻度高血压，可以与药物共同治疗轻中度高血压。重度高血压患者应在使用药物治疗后，评估是否有心脏、大脑或肾脏的疾病之后再合理安排运动，若有器官损伤，应按照相应器官的康复疗法实施运动干预。对于高血压患者而言，单一的规律运动锻炼效果可能接近或略低于运动与药物组合的锻炼效果，运动与药物组合对于降压作用更有效。

2. 运动对血脂的影响

国内外的大量研究表明，经常性运动可使血脂及脂酶发生有益性改变，中等至较大强度

（77%~95%HRmax）有氧运动对血脂有良好的调节作用，使血浆高密度脂蛋白（HDL）升高，低密度脂蛋白（LDL）和总胆固醇（TG）下降，脂蛋白酯酶（LPL）活性升高，肝脂酶（HL）活性下降，胆固醇清除率升高。经常运动还可使高密度脂蛋白和低密度脂蛋白亚型的分布发生改变，使得高密度脂蛋白2（HDL2）亚型增加，而具有强烈的致动脉粥样硬化作用的小密低密度脂蛋白（sLDL）亚型减少。运动强度和跑步距离的增加与血浆高密度脂蛋白（HDL-C）升高之间存在线性剂量反应关系，在大多数成年人中都能观察到上述改变。但在少数研究中，低密度脂蛋白胆固醇和总胆固醇并无明显改变。在绝大多数研究中，甘油三酯（TC）无明显改变，只有极少数研究表明，经常运动可使甘油三酯显著下降。

较长时间的规律运动才会对血脂产生上述影响。运动对甘油三酯的影响具有即刻效应，而对总胆固醇、低密度脂蛋白胆固醇和高密度脂蛋白胆固醇及脂蛋白的有益性改变发生在规律运动8周以后。每周总的运动持续时间在运动干预中对血脂、脂蛋白改变方面具有重要作用。运动强度过高或过低均不易引起血脂、脂蛋白明显改善。大多数有益性的改变发生于运动强度在60%~90%HRmax，更高强度的运动似乎并不能较中低强度的运动带来更多的有益性改变。运动加控制饮食对血脂的影响显著高于单纯运动对血脂的影响。与运动强度相比，运动量的影响更大，即使是在体重没有显著降低的情况下，运动量对脂质、脂蛋白和脂蛋白亚组分的影响最大。美国运动医学学会建议血脂异常人群每周的运动强度控制在中等至较大强度，运动时间控制在250~300 min，同时与控制饮食相结合。

运动对改善超重肥胖个体的脂代谢有重要作用。运动可以改善血浆脂质和脂蛋白组成，提高脂蛋白酶的活性，使血浆总甘油三酯、总胆固醇、低密度脂蛋白胆固醇浓度降低，高密度脂蛋白胆固醇升高，使肥胖者导致动脉粥样硬化的血浆脂蛋白组成向良好的方向转变。此外，适当的减轻体重可使伴随肥胖的异常脂代谢向正常转变。

3. 降低血液黏稠度，预防血栓形成

规律运动可以使血液黏稠度下降。影响血液黏度的因素主要有血浆黏度和容量、血细胞比容、变形能力（RCD）和沉降率等血液流变学指标，这些指标可以通过运动得到改善。规律运动可以使得血容量增加，包括血浆容量和红细胞容量的增加，但由于血浆容量增加相对于红细胞容量增加更显著，所以造成血细胞比容减少和单位容积中红细胞数和血红蛋白含量减少，血液相对稀释。运动使人体血浆容量相对增加更多的机制是因为血浆蛋白总量增多，尤其是白蛋白总量增多，使胶体渗透压升高，促使更多的水分潴留在血液循环中。血浆容量增加提高了红细胞的变形能力，使红细胞流变性能力得到改善，携氧能力提高。规律运动使血脂得到良好的调节，也是使血液黏稠度下降的因素之一。血液黏稠度的下降有利于血液对各器官和肌肉的灌注，改善微循环，增强血液的携氧能力和运输营养物质的能力，也加快了代谢废物的排出率，从而使人体体质增强，生活质量提高。适量运动可以主动地促进血液流动，从而提高血流剪应力，达到调整血管内皮细胞功能的效果。长期有规律的运动可以提高血液纤维蛋白溶解能力，产生抗血栓形成的作用。

增加身体活动/运动水平可以减少与血栓相关的心血管事件，如非致命的心肌梗死、中风和死亡率，规律运动的好处已经超出了减少传统心血管疾病危险因素方面的作用。

4. 运动对血糖的影响

规律的身体活动/运动大大降低了各种体型的人群患Ⅱ型糖尿病的风险。因为身体活动/运动可以降低超重的风险，而超重是Ⅱ型糖尿病的独立危险因素。规律进行中等强度及以上的有氧运动的成年人要比久坐的成年人患Ⅱ型糖尿病的风险低得多。这些益处可在世界卫生组织《关于身体活动有益健康的全球建议》中的最低身体活动推荐量以下（每周150~300 min)就开始累积，而更多的中等或较大强度身体活动可以进一步降低风险。而且仅进行一次身体活动就能提高胰岛素的敏感性。

此外，身体活动/运动还有助于控制Ⅱ型糖尿病患者的血糖。研究显示，规律运动可使血糖、糖化血红蛋白（HbA1c）水平整体地下降。分析表明，无论是有氧运动、抗阻练习，还是有氧和抗阻练习相结合的模式，都可使糖化血红蛋白水平下降。以饮食控制和规律运动为主的非药物治疗的效果优于预防糖尿病的药物干预。多项大型糖尿病预防项目结果显示，良好的生活方式可以使糖尿病发病风险下降28.5%~67.4%（图1-4-1）。

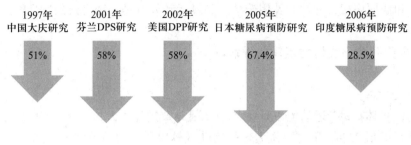

图 1-4-1 多项大型糖尿病预防项目结果

美国糖尿病预防项目（the Diabetes Prevention Program，DPP）的追踪报告表明，生活方式干预和二甲双胍干预预防糖尿病高危人群发展为糖尿病的效果可持续10年之久，如表1-4-3所示。

表 1-4-3 美国 DPP 生活方式干预效果

干预效果	绝对危险降低率	
	3 年	10 年
生活方式干预	58%	34%
二甲双胍	31%	18%
安慰剂	0	0

规律运动可以预防或延缓Ⅱ型糖尿病的发展，可改善Ⅱ型糖尿病患者的心肺耐力，控制血糖，降低心血管危险因素，减轻体重，提高生活质量。规律运动对Ⅰ型糖尿病患者也有改善心血管健康、增加肌肉力量、提高胰岛素敏感性等作用。

糖代谢异常者进行有氧运动，可以增加骨骼肌中线粒体密度，提高胰岛素敏感性、葡萄糖氧化能力、血管的顺应性，改善内皮功能、肺功能、心输出量和免疫功能，从而降低糖化血红蛋白，降低甘油三酯，降低血压，缓解胰岛素抵抗。

肌肉力量和肌肉体积下降是糖尿病发病原因之一，而糖尿病是肌肉力量降低的独立危险因素，并且易加速肌肉力量和功能的减退。抗阻运动可以改善成年人的肌肉重量和肌肉力量，改善身体成分、身体活动能力、脑健康、血压、胰岛素敏感性、血脂谱和心血管健康。

有氧运动和抗阻运动均有改善胰岛素活性的作用。单次运动和规律的身体活动都可以改善肌肉和肝脏内胰岛素的活性。运动2 h后，可使非胰岛素依赖组织的葡萄糖摄取增加，这一作用可持续数小时或数天。小于20 min的较大强度的运动，或持续60 min以上的有氧运动，也可以改善胰岛素活性，作用可持续至运动后24 h。规律活动/运动可以增加肌肉毛细血管密度，提高葡萄糖氧化能力和脂代谢能力，增加胰岛素信号通路中的蛋白。即使体重不变，有氧运动和抗阻运动也可以通过增强胰岛素作用改善骨骼肌、脂肪和肝脏的适应性。久坐者即使每周仅有400 kcal能量消耗的运动量，也可以增强胰岛素敏感性。每周运动量在2 500 kcal范围内，都可以观察到剂量依赖性的胰岛素敏感性增强。相关研究表明，有氧运动与抗阻运动相结合对缓解胰岛素抵抗的效果更好。

糖尿病患者常常表现出关节活动度下降、衰老，这与糖基化终末产物（AGEs）相关，高血糖会加重减退速度。柔韧性和平衡能力练习有助于改善这种状况，但不改善血糖控制，不能替代其他运动方式。

每 30~60 min 进行 1~5 min 站立或低强度身体活动 / 运动，有利于超重、肥胖并久坐的患者控制血糖。参与并坚持进行身体活动 / 运动，是糖尿病前期及糖尿病患者血糖控制和整体健康管理的重点。糖代谢异常人群应每天进行 30~60 min 中等至较大强度的身体活动 / 运动。针对不同糖尿病类型、活动类型和糖尿病相关并发症及用药情况制订运动处方是一种有效的管理模式。

（三）降低全因死亡率和慢性疾病的发病率

1. 降低全因死亡率

有研究表明，身体活动 / 运动可以延缓各种原因导致的死亡，每周运动约 150 min 的人比不运动的人的全因死亡率低 33%。不需要做大量的活动或较大强度的活动就可以降低全因死亡的风险，中等强度或较大强度的身体活动 / 运动则能带来更多的健康益处。不管身体活动 / 运动者是正常体重，还是超重、肥胖，都比久坐者全因死亡风险更低。

2. 降低心血管疾病的发病率和死亡风险

身体活动 / 运动对心肺健康的益处是显而易见的。心肺健康包括心脏、肺和血管的健康。心脏病和中风是慢性疾病患者的两大主要死因。增加心血管疾病发病率的危险因素包括吸烟、高血压、Ⅱ型糖尿病和某些血脂（如低密度脂蛋白胆固醇）成分增高。心肺耐力低下也是心脏病的主要危险因素。

身体活动 / 运动可以大大降低包括心脏病、中风和心力衰竭在内的心血管疾病的死亡风险和发病风险。经常运动的成年人患心脏病、高血压中风的概率更低，血脂更好。在相当于每周 150 min 中等强度身体活动 / 运动的活动量水平上，心血管疾病的风险显著降低。更多的身体活动 / 运动则可以进一步降低心血管疾病的发病风险。基于荟萃（Mata）分析发现，心肌梗死患者参与心脏康复性运动训练可显著减低再次心梗的风险，降低心血管疾病和全因死亡率。

有氧运动能改善功能障碍患者的心肺健康，降低心血管疾病的发病率和死亡风险，其健康效益同样作用于多种类型的残障人以及多发性硬化、中风和脊髓损伤患者。

3. 降低多种疾病的发病率和死亡率

较高的身体活动和 / 或与健康相关的身体素质水平，可以降低冠状动脉疾病的死亡率，也可以降低心血管疾病、Ⅱ型糖尿病、骨折、结肠癌和乳腺癌等多种癌症及胆囊疾病的发生率。大量科学研究的证据表明，适当运动可以减少或降低相关风险，如心脏病风险（减少 40%）、中风风险（减少 27%）、高血压发病率（减少 50%）、Ⅰ型糖尿病（DM）发病率（减少近 50%）、乳腺癌的死亡率和发病率（减少 50%）、结肠癌风险（减少 60%）等。Morris 等对伦敦公车司机研究发现，工作中活动水平较高的售票员的冠心病发病率比司机低 30%；Paffenbarge 等对哈佛大学校友研究显示身体活动水平低者，心血管疾病死亡率为 78.8/10 000/ 年，而身体活动水平高者为 43/10 000/ 年；Blair 等人的 8 年随访研究显示，心肺耐力较低人群的冠心病死亡率为 122/10 000 人 / 年，心肺耐力高人群的冠心病死亡率为 39.6/10 000 人 / 年，而低心肺耐力人群经过规律运动以后，死亡率下降为 67.7/10 000 人 / 年，即规律运动使冠心病死亡率下降 44%。

以规律运动为主的健康管理模式可取得良好的干预效果。著名的"护士健康研究"中采用包括规律的身体活动、合理膳食、戒烟、体重管理和减压措施在内的健康管理，能够落实以上 5 项措施者可以减少 80% 冠心病发病风险，减少 91% 糖尿病发病风险；若仅做到其中一项，可以减少 50% 冠心病发病风险。Kenneth Cooper 等人长达 46 年的有氧中心纵向研究显示，采用包括每年一次健康体检、规律的身体活动、合理膳食、戒烟、体重管理、补充维生素、减少酒精摄入和减压措施在内的健康管理，男性、女性分别可延长寿命 10 年和 6 年，可以推迟失能状态 7 年，每年延缓 10% 与年龄相关的认知障碍，减少 33% 冠状动脉疾病发病风险，减少 24% 罹患癌症的风险。

规律的身体活动对患有慢性疾病的成年人有重要的健康益处。规律运动在二级预防（即一次心脏事件后的干预，以预防下次发作）中也发挥重要作用。

（四）对脑健康的影响

在《2018 年美国人身体活动指南》专家咨询委员会的科学报告中，将"脑健康"定义为大脑的行为和生物测量的最佳或最大功能以及由脑功能（如情绪）引起的主观体验。脑健康的评价包括测量大脑的生物学标记（如结构性脑形态）或脑功能的主观表现，包括情绪和焦虑、生活质量的感知、认知功能（如注意力和记忆）与睡眠。科学领域第一次全面评估这个广泛且快速成熟的领域，目的是理解和描述关于身体活动 / 运动与在整个生命周期中维持大脑健康益处之间关系的公共卫生影响。

维持或改善大脑健康是整个生命周期的普遍目标。在青年时期，人们追求促进大脑成熟和发育。在成年后期，人们的目标是避免痴呆和减少认知障碍。在整个生命周期中，人们努力确保高质量的大脑健康，表现为最佳功能认知，低水平的焦虑和抑郁情绪，对生活质量感知的积极评估，以及舒适和有效的睡眠模式。近年来，运动科学专家和医学专家在运动促进脑健康方面的研究成果日益增多。人们发现规律运动可以增加大脑发育成熟度，改善认知水平，减缓焦虑和抑郁，提高生活质量和睡眠质量，预防和减缓痴呆和认知障碍。

有研究表明，中等至较大强度身体活动 / 运动对认知具有短暂的即刻效益，包括注意力记忆力和智力以及处理速度、运动后恢复期间的执行控制。研究结果表明，与其他年龄段相比，此影响对儿童和老年人更大。

身体活动 / 运动对脑健康的益处在一次中等到较大强度的身体活动 / 运动之后立即出现（即刻效应），这些益处包括状态焦虑感（短期焦虑）降低、睡眠改善和认知功能改善。规律的身体活动 / 运动可使特质焦虑（长期焦虑）、深度睡眠和执行功能（包括计划和组织能力，监督、抑制或促进行为，启动任务，以及情绪控制）都得到改善。

1. 认知功能

与久坐的人相比，经常进行中等或较大强度身体活动 / 运动的人认知功能可能会比较好，包括学习成绩和神经心理学测试表现，如涉及心理处理速度、记忆力和执行能力的测试。身体活动 / 运动还可以降低认知障碍的发病风险，如痴呆症，包括阿尔茨海默症。对于那些认知功能正常和受损的人，包括注意缺陷多动障碍（ADHD）、精神分裂症、多发性硬化、帕金森病和中风的人来说，身体活动 / 运动也可以带来这些健康益处。健康的老年人，即使没有痴呆症也会表现出认知功能下降的迹象，尤其是在处理速度、记忆力和执行能力方面。身体活动 / 运动是改善老年人认知功能的有效途径。

2. 生活质量

研究表明，经常进行身体活动 / 运动的成年人和老年人，其生活质量相对较高。经常进行身体活动 / 运动，还能提高精神分裂症和相关疾病患者的生活质量。

3. 焦虑和抑郁

焦虑和焦虑障碍是最常见的精神障碍。长时间（几周或几个月规律的身体活动）参加中等到较大强度的身体活动 / 运动，可以减少成年人和老年人的焦虑症状。

重度抑郁症是最常见的精神疾病之一，也是导致中年人功能障碍的主要原因。经常进行身体活动 / 运动，可以降低儿童、青少年和成年人患抑郁症的风险，并能改善抑郁症患者的许多症状。

4. 睡眠

经常进行身体活动 / 运动的成年人不仅身体感觉更好，睡眠也更好。更多的中等到较大强度身

体活动 / 运动与睡眠潜伏期减少、睡眠效率提高、睡眠质量改善和深度睡眠增加有关。较大量的中等到较大强度身体活动 / 运动，也可以显著减少白天嗜睡、改善睡眠质量、减少使用睡眠辅助药物的频率。在失眠和阻塞性睡眠呼吸暂停综合征患者中也发现，规律的身体活动 / 运动可以改善其睡眠。

研究表明，习惯性的中等到较大强度身体活动 / 运动可以降低体重过多增加的风险，而肥胖是阻塞性睡眠呼吸暂停的一个重要危险因素，这表明身体活动 / 运动可以降低阻塞性睡眠呼吸暂停的发生率。

在睡前 8 h 以上、睡前 3~8 h、睡前 3 h 内进行身体活动，都能获得几乎相同的健康益处。

（五）对癌症的影响

数十年的流行病学研究已经确定了活跃的生活方式可以预防一些常见癌症的发生率。经常进行身体活动 / 运动的成年人患几种常见癌症的风险明显较低，患其他癌症的风险也较低。研究表明，规律运动与患结肠癌和直肠癌幸存者之间的死亡风险存在负相关关系。进行较多身体活动 / 运动的成年人患膀胱癌、乳腺癌、结肠癌、子宫内膜癌、食管癌、肾癌、肺癌、胃癌的风险降低，风险降低幅度在 10%~20%。身体活动与特定癌症风险之间的剂量 – 反应关系是明显的。

规律的身体活动 / 运动对癌症患者的益处表现为：改善健康相关生活质量，提高与健康相关的身体素质，改善身体功能，延缓心血管疾病进展，降低心血管疾病死亡风险，降低全因死亡风险等作用。

（六）其他益处

《2018 年美国人身体活动指南》专家咨询委员会科学报告全面梳理了近 10 年发表的重要文献，特别指出规律运动可以：① 改善 3~5 岁儿童的骨骼健康和体重状况；② 改善 6~13 岁儿童的认知功能；③ 降低 10 余种癌症的风险和延长癌症患者的寿命；④ 延缓老年性痴呆；⑤ 降低成年人体重过度增加的风险；⑥ 提高成年人的睡眠质量和生活质量，中等到较大强度的身体活动可以提高睡眠质量，减少入睡所需的时间和醒来再次入睡的时间，还可以增加深度睡眠时间以减少白天嗜睡；⑦ 减轻成年人的焦虑和抑郁情绪；⑧ 显著提高特定人群，包括老年人、孕妇或产妇的生活质量。

表 1-4-4 显示，随着年龄的增长，多种慢性疾病发病率升高，其受家族史、经济状态、酗酒、吸烟等多种因素影响，但是随着身体活动水平的提高，多种慢性疾病的发病率下降。由此可见，规律运动是一种多效药，能够有效地提高人体的健康水平，预防、延缓和治疗多种慢性疾病，提高人体的功能状态，提高生活质量。

表 1-4-4　慢性疾病风险因素分析

影响因素	冠心病	糖尿病	高血压	血脂异常	腰痛	肥胖	骨质疏松	癌症
年龄	↑	↑	↑	↑	↑	↑	↑	↑
性别	男性＞女性	女性＞男性	女性＞男性	女性＞男性	女性＝男性	女性＞男性	女性＞男性	
家族史	↑	↑	↑	↑		↑	↑	↑
经济状态	↓	↓	↓	↓	↓	↓		
酗酒			↑	↑			↑	↑
吸烟	↑		↑	↑			↑	↑

续表

	影响因素	冠心病	糖尿病	高血压	血脂异常	腰痛	肥胖	骨质疏松	癌症
营养	钠盐摄入			↑					
	钙及维生素 D 摄入							↓	
	脂肪及胆固醇摄入	↑		↑	↑		↑		↑
	碳水化合物摄入		↑						
	摄入≥消耗						↑		
身体活动	柔韧性					↓			
	肌肉力量					↓		↓	
	骨密度							↓	
其他疾病	神经性厌食							↑	
	糖尿病	↑							
	高血压	↑							
	血脂异常	↑							
	肥胖超重	↑	↑	↑	↑	↑			↑

资料来源：Vivian H. Heyward, Ann L. Gibson. Advanced Fitness Assessment and Exercise Prescription [M]. 7th ed. Champaign: Human Kinetics, 2014.

二、运动所致的健康风险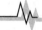

在身体活动/运动背景下的负面健康事件称为运动中的不良事件。身体活动/运动给人体带来诸多健康益处的同时，运动损伤等不良事件也时有发生，最常见的运动不良事件包括心血管事件和肌肉、骨骼及关节损伤；在运动期间可能发生的风险有中暑、脱水等。

几乎每个人都可以安全地进行身体活动/运动，而且，身体活动/运动对人体带来的健康益处要远远大于风险。人们在运动时可以采取一些降低运动风险的措施。

（一）运动中的心血管事件

一般来说，心血管系统正常的健康个体进行运动不会诱发心脏病。健康个体进行中等强度身体活动/运动引起心搏骤停或心肌梗死的风险极低，但对于已经诊断或隐匿性心血管疾病的人来说，在较大强度身体活动/运动时，心脏性猝死和/或心肌梗死发生的风险会短暂快速地上升。平时很少从事身体活动的个体从事不习惯的身体活动/运动时，容易发生急性心血管事件。图 1-4-2 显示运动与急性心肌梗死的风险关系，久坐个体发生急性心肌梗死的风险最高，而每周运动 5 天及以上的人风险最低。通过规律的身体活动/运动，可维持与健康相关的身体素质，减少此类事件的发生。因此，运动中心血管事件的风险主要取决于参加锻炼者的身体活动水平、心血管疾病的流行状况及运动强度。运动前做好健康筛查，可以阻止高风险病人参加某些活动、迅速评估病人可能发生的前驱症状，对防范运动风险有一定的作用。

运动可能诱发的心血管事件有心绞痛、心律失常、血压过高或过低、晕厥、夹层动脉瘤、脑出血，甚至猝死。其发生的主要原因是运动强度过大，运动时间过长，准备活动和整理活动不到位，忽视环境温度、湿度、风力等因素，也有身体疲劳、身体机能状态差等因素。

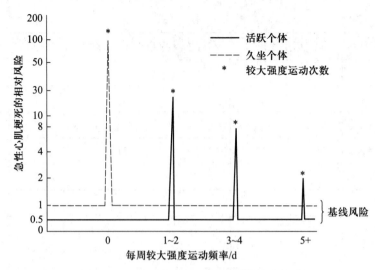

图 1-4-2 运动与急性心肌梗死的风险关系

资料来源：美国运动医学学会. ACSM 运动测试与运动处方指南［M］. 10 版. 王正珍，等译. 北京：北京体育大学出版社，2019.

运动结束后，尤其是较大强度运动结束后没有进行整理活动，可引起肌肉收缩力迅速下降，回心血量减少，心输出量减少，进而造成心肌缺血，出现胸闷不适及脑缺血、头晕不适，甚至晕厥。运动强度过大、运动时间过长或运动中姿势不当，如弯腰、低头时间过长，可导致颅内血压过高，诱发微动脉瘤破裂出血。在湿热环境中运动，易因脱水、心脏负担过大而诱发心血管疾病。在寒冷有风的环境中运动，易因皮肤受寒冷刺激而导致血管收缩、回心血量增加，加重心脏负担，冷空气刺激气管、支气管、冠状动脉引发痉挛。运动时动作僵硬、不协调，费力程度增加，都可能成为诱发心血管事件的因素。

1. 35 岁以下个体运动中的心血管风险

35 岁以下个体发生心源性猝死的风险极低，因为此人群中心血管疾病的流行率很低。35 岁以下个体发生运动猝死的常见原因是先天性和遗传缺陷，包括肥厚性心肌病、冠状动脉发育畸形、主动脉狭窄和夹层动脉瘤（马方综合征），也有因运动过量或强度过大诱发急性心力衰竭而造成猝死。近年来，由于动脉粥样硬化类疾病的低龄化，冠状动脉疾病可能成为年轻个体运动猝死的原因之一。

2. 35 岁及以上个体运动中的心血管风险

高血压、冠心病等心血管疾病在中老年人中的发病率较高，中老年人心脏急性心肌梗死或猝死的风险高于年轻人。

35 岁及以上个体运动中发生心血管事件的病理学基础主要是动脉粥样硬化，特别是冠状动脉病变。发生心血管事件的常见诱因有：运动强度或运动量过大；运动姿势不当或运动中屏息；湿热或寒冷环境中运动；准备活动和整理活动不足。

运动中心血管事件的确切机制尚不明确，有证据显示，运动中尤其是较大强度运动中心脏收缩频率和冠状动脉搏动幅度的增加会导致冠状动脉扭曲，斑块脱落、血栓形成及血栓性阻塞，这一过程已经通过血管造影，在运动诱发的心脏事件个体中证实。较大强度运动使心率和血压升高，引起血管壁应力增加，这可能会导致动脉粥样硬化斑块中原有的微小裂隙加大，甚至斑块破裂，继而引起血小板的黏附凝集，激活血液凝固系统，导致急性血栓形成；或引起冠状动脉病变部位痉挛，位于心外膜的粥样硬化的冠状动脉弯曲度增加，急性冠状动脉粥样斑块破裂，包括斑块裂开或破损，同时伴随急性血栓性阻塞。

近期，美国运动医学学会和美国心脏病协会发表声明指出："内科医师不应过度评价运动风险，因为习惯性身体活动的收益显著高于运动的风险。"实际上，尽管较大强度运动时心源性猝死和急性心肌梗死的发生率增加，但规律运动的成年人较身体活动不足者发展为心血管疾病的风险下降30%~40%，故应鼓励更多的人养成规律运动的习惯。经常进行规律 / 运动的人，不管是在运动时还是平时，其心血管事件的发生风险都低。

3. 运动中心血管风险防范的措施

（1）专业健身指导人员应了解运动相关事件的病理基础，学习有关心血管疾病相关的症状和体征，从而可以对参加身体活动者或锻炼者进行评估。

（2）身体活动活跃的个体应了解心脏病的前驱症状，如极度不正常的疲劳感、胸部和 / 或肩背部疼痛。在出现类似症状加重时，应及时求医进行治疗。

（3）了解锻炼者的家族史，并进行运动前的医学检查，告知检查结果；对拟从事较大强度或大运动量的锻炼者进行医学体检；进行递增运动负荷测试，可以观察到运动中的心血管反应，如收缩压异常升高、心肌缺血的症状或体征、心电图异常等。

（4）由于冠心病的高发病率和低龄化，对于无规律运动、体质弱或肥胖的个体，参加运动前应筛查动脉粥样硬化疾病的危险因素。

（5）专业健身指导人员应接受心肺复苏训练，运动现场应有急救流程及相关急救设备，并在固定的时间内有规律的复习和练习。

（6）应根据不同个体的运动能力、日常身体活动水平和环境设计运动指导方案。久坐者或平日不经常运动者应先进行较低强度的活动，并以较慢的进度增加运动量；对已确诊或疑有心血管疾病、肺脏疾病肾脏疾病或代谢性疾病的个体，应在参加较大强度运动计划之前获得医生的许可。患有慢性疾病的人群进行中等强度的运动是安全且有益的，但是需采取特殊的预防措施。例如，糖尿病患有运动时，建议穿合适的鞋，并需要特别关注血糖控制情况和平衡能力。

（二）肌肉、骨骼及关节损伤

肌肉、骨骼及关节损伤是指运动中可能引起腰损伤、骨折、关节扭伤、肌肉拉伤、跌伤、关节劳损和骨关节炎等状态。

1. 常见原因

运动强度较大、高撞击性运动导致肌肉、骨骼和关节损伤的概率较高。步行、骑自行车、跳舞和游泳等运动方式发生肌肉、骨骼和关节损伤的风险较低。健身走（属于中等强度、低撞击性的运动）带来的运动伤害只有跑步（属于较大强度、高撞击性运动）的 1/3 或更低。运动前未做准备活动、在寒冷或湿热环境中运动、长期单一形式的运动、体重过重、运动量过大都可能成为造成运动相关的肌肉、骨骼和关节损伤的原因。

2. 发生率

大多数人在进行中等强度身体活动 / 运动时，肌肉、骨骼和关节发生损伤的可能性很小。个体的体质健康水平和身体活动总量两者共同影响肌肉、骨骼损伤的风险。体质健康水平高的人群发生损伤风险的可能性明显低于体质健康水平低的人群，身体活动 / 运动总量高的人群发生运动伤害的风险也高。

一项由美国、加拿大、西班牙和瑞士研究人员组成的研究团队从 25 项总计 12.581 万人的研究中，选取了 17 项总计 11.482 9 万人的研究进行了荟萃分析，竞技跑步者的关节炎发生率为 13.3%，久坐不动人群的关节炎发生率为 10.2%，而健身跑步者的关节炎发生率仅为 3.5%。研究人员指出，长年健身跑步，10 年、15 年，甚至更久，是一项促进健康的运动，对膝关节和髋关节的健康有好处。久坐者或者不跑步者膝关节和髋部的关节炎风险将提高。而过量和高强度的跑步可能也会引发关节问题，建议每周跑量的上限为 92 km。对于普通健身跑步人群来说，跑步有利于关节健康。适当的运动能让关节得到锻炼，关节滑液流动性增加，营养作用提升，关节的韧性、抗压能力都能得到提升。

足球、曲棍球和橄榄球等运动属于高撞击性或接触性的运动，肌肉、骨骼和关节损伤的风险相对较高。每种身体活动带来的伤害风险会因运动的目的而不同，如以休闲或代步为目的骑自行车会比训练和比赛骑自行车造成的肌肉、骨骼和关节损伤更小。

过去曾经受过伤的人有再次受伤的危险，通过完成适当运动量和设定适宜的个人运动目标可以降低发生运动伤害的风险，通过进行多种不同的体育活动也可以降低过度运动引起伤害的风险。

3. 防范措施

（1）使用防护装备和合适的运动器材。防护装备是用来保护身体特定部位的装备，如头盔、眼镜、护目镜、护胫板、肘部和膝部护垫、护口器等。使用防护装备和合适的运动器材，可以降低受伤风险。

（2）在安全环境中运动。例如选择光线充足的运动场所、运动时最好有其他人在场、选择由减震材料构成的运动场地等。为了保证运动时的安全性，走步、跑步或骑自行车时，应尽量选择在与机动车辆保持一定距离的人行道、健身步道或自行车道上进行。

（3）遵守促进安全的规则、策略和法规。遵守规则、策略和法规，是减少运动性损伤最有效的方法。例如，提倡骑自行车时戴头盔可以降低自行车运动员头部受伤的风险，禁止在游泳池浅水区跳水的规定，可以预防头部和颈部受伤。

（4）选择合适的运动时间和运动装备。例如，在早晨或晚上进行户外运动时（步行、跑步或骑车）穿着有反光标记的衣服，可以有效减少因碰撞造成的损伤；在炎热季节运动，尽量选择相对凉爽的时间、在室内活动、改变运动类型、降低运动强度、适当补水、适当涂抹防晒霜等都是有效的防护措施；若在严寒季节运动，注意选择相对温暖的时间、在室内运动、选择无风或风力较小的时候，戴帽子（围巾、手套）以减少身体的裸露面积、降低运动量等都是有效的防护措施。

（5）尽量避免在空气污染时运动。在空气污染时运动，可能增加诱发哮喘或心血管疾病的风险。运动时，最好远离交通拥挤和工业场所，以降低运动风险。

王正珍

 思考题 ◀

1. 试述学习和应用运动处方的目的和意义。

2. 简述久坐状态的主要危害。

3. 简述运动处方的要素与分类。

4. 试述运动对骨骼肌的影响，及其与力量、速度、肌肉耐力提升的关系。

5. 试述运动对心血管和肺功能的影响，及其与心肺耐力提升的关系。

6. 试述运动性疲劳与运动量的关系。

7. 试述耐力运动人群的营养需求。

8. 试述健身运动中常见的营养问题与对策。

9. 试述规律运动对健康的益处。

10. 试述规律身体活动对癌症患者的良好作用。

11. 运动促进脑健康主要表现在哪些方面？

12. 试述身体活动水平与运动中心血管事件的关系。

13. 试分析运动中发生肌肉、骨骼损伤的主要原因及如何防范。

第二章

运动前健康筛查和风险评估

第一节 运动前健康筛查

为了保证运动测试和运动处方制订、实施的安全性与有效性，需要对准备运动的人进行运动前的健康筛查。健康筛查涉及问卷调查、体格检查和常用实验室检查，同时还应该对心血管疾病危险因素进行评价。

一、运动前健康筛查的意义和目的

（一）运动前健康筛查的意义

运动对于包括病人在内的大多数人而言都是安全的，可以让个体的健康和体质水平明显提高。但是运动也不可避免会有一些风险，如肌肉韧带拉伤、皮肤擦伤、骨折、关节脱位、运动性腹痛、晕厥、头晕、胸痛、运动性猝死等。为保证在运动中的安全性和有效性，运动前，一定要对拟参加运动的人员进行健康筛查。

健康筛查是指对运动处方对象现存或潜在的健康问题进行确诊或排除，以了解运动处方对象目前能否进行运动、保证运动测试和运动中的安全性和有效性、评估与防范运动可能导致的风险，将运动带来的益处最大化。运动带来的益处要远远超过可能带来的风险，尤其是运动引起的心脏问题大多可以通过认识其危险征兆加以预防。

（二）运动前健康筛查的目的

运动前健康筛查的目的包括：① 确定个体的医学禁忌症，排除有运动禁忌症的人群；② 在运动计划开始前或增加运动频率、运动强度时，选择能够完成医学评价和 / 或运动测试的个体；③ 增加运动测试、运动中的安全性；④ 制订、实施一个安全有效的运动处方。

二、运动前健康筛查的内容及评价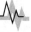

（一）问卷调查

通过问卷调查，可以了解运动处方对象当前和既往的健康状况，尤其应注意与运动相关的症状和体征。

目前常用的健康筛查问卷主要有体力活动准备问卷（physical activity readiness questionnaire，PAR-Q）和美国心脏病学会（American Heart Association，AHA）、美国运动医学学会（American College of Sports Medicine，ACSM）联合制订的健康体质机构问卷。2014 年，ACSM 科学圆桌会议将上述两种问卷进行修改整合后推荐使用 PAR-Q+。

1. PAR-Q 问卷

此问卷是目前国际上公认的在进行运动测试和运动前对运动处方对象必须进行调查的问卷，适用于 15~69 岁人群（表 2-1-1）。通过问卷调查，可明确在运动测试和运动前是否需要咨询相关的专业人员（如医生）。如果运动处方对象超过 69 岁且无规律的体力活动习惯，在运动测试和运动前一定要咨询相关专业人员。

表 2-1-1 体力活动准备问卷 (PAR-Q) (适用于所有人)

请认真阅读下列 7 个问题并如实回答：选择"是"或"否"	是	否
（1）医生是否曾经说过你患有心脏病或高血压？	□	□
（2）在日常生活中或进行体力活动时是否出现过胸痛？	□	□
（3）在过去的 12 个月中，是否因头晕而失去平衡或失去知觉？ 如果你的头晕与过度通气有关（包括剧烈运动时过度通气），请选择"否"	□	□
（4）是否确诊患有其他慢性疾病（除心脏病和高血压外）？ 若"是"请填写疾病名称：_____	□	□
（5）是否正在服用治疗慢性疾病的药物？ 若"是"请填写疾病和药物：_____	□	□
（6）目前（或近 12 个月内）是否存在骨、关节或软组织（肌肉、韧带或肌腱）的损伤问题，活动量大时是否情况有所加重？如果曾经有损伤但不影响现在的体力活动，请回答"否"。 若"是"请填写存在的问题：_____	□	□
（7）医生是否说过你应该在医务监督下进行体力活动？	□	□

如果对 PAR-Q 的所有问题回答都是"否"，就可以参加运动测试、接受运动处方指导，但要注意缓慢、循序渐进地进行运动才是最安全、有效的方法。健康体质测评是评价身体机能强弱的良好方法，并且是实现积极生活方式的最佳途径。强烈推荐测量个体安静血压，如安静血压高于正常标准，请在参加体力活动前咨询医生。

如果对上述一个或多个问题回答了"是"，在个体进行体质测评之前需要向相关专业医生咨询，告诉医生哪些问题回答的"是"，希望参加哪种类型的体力活动，然后听从医生的建议，遵照循序渐进的原则，有针对性地制订安全、有效的运动测试方案和运动处方。

如果出现下列情况应推迟参加体力活动：当发生感冒或发热感到身体不适时，请等疾病康复后再进行运动；如果已经怀孕或可能怀孕，在参加体力活动前，请咨询医生。

注意事项：① 本问卷的有效期是从完成问卷开始后 12 个月之内，如果身体状况发生变化，有回答"是"的问题，之前的问卷结果无效，需要重新回答问卷内容；② 本问卷在使用时必须采用完整形式，不得随意改动或摘录。

2. 运动前筛查问卷

AHA/ACSM 的健康 / 体质机构制订的运动前筛查问卷（表 2-1-2），主要包括以下内容：

病史：主要询问有无心脏病发作，是否进行过心脏手术、心脏导管插入术、经皮冠状动脉成形术（PTCA），是否使用起搏器 / 植入式心脏除颤 / 电复律器，是否存在心脏瓣膜病、心力衰竭、心脏移植，是否正在服用治疗心脏病的药物等。

症状 / 体征：主要询问有无用力时胸部不适，有无产生不明原因的呼吸困难、头晕眼花、晕倒或眩晕、脚踝水肿，有无由于快而强的心跳导致身体不适等症状。

其他健康问题：主要询问有无糖尿病、哮喘或其他肺部疾病，有无间歇性跛行（在不走路时没有明显的不适，但短距离行走会出现一侧或双侧下肢酸胀不适感，以致不得不停下来休息，休息一段时间后不适感消失，又可以继续走路，此种现象在临床上称为间歇性跛行）。

表 2-1-2 AHA/ACSM 的健康体质机构制订的运动前筛查问卷

如实陈述下列问题，评价你的健康状况

病史

你是否曾经有过

* 先天性心脏病

* 一次心脏病发作

* 心脏手术

* 心脏导管插入术

* 经皮冠状动脉成形术（PTCA）

* 起搏器 / 植入式心脏除颤 / 复律器

* 心瓣膜疾病

* 心力衰竭

* 心脏移植

如果你在这部分有陈述的任何情况，请在运动前咨询内科医生或健康管理人员。你可能需要在经过认证的医务人员的监护下进行健身运动

症状

* 在用力时胸部不适

* 有不明原因的呼吸困难

* 有头晕眼花、晕倒或眩晕

* 有脚踝肿胀

* 有过因为快而强的心跳而导致感觉不适

* 正在服用治疗心脏病的药物

如果你在这一部分有两种或两种以上的情况，需要咨询内科医生或其他健康管理人员，作为医疗管理的一部分，逐步发展你的运动计划。你可以从经过认证的职业运动指导员指导的运动中获益

其他健康问题

* 糖尿病

* 哮喘或其他肺部疾病

* 当短距离行走时，小腿有酸沉不适感

* 有限制体力活动的肌肉、骨骼问题

* 关心过运动的安全性

* 正在服用处方药

* 怀孕

心血管危险因素

* ≥ 45 岁男性

* ≥ 55 岁女性，做过子宫切除手术，或已经绝经

* 吸烟或戒烟不足 6 个月者

* 血压超过 140/90 mmHg

* 不知道血压情况

* 服用降压药物

* 血清胆固醇水平高于 200 mg/dL

* 不知道血清胆固醇水平

* 有近亲在 55 岁（父亲或兄弟）或 65 岁（妈妈或姐妹）前发作过一次心脏病或做过心脏手术

* 很少进行体力活动（如每周运动不足 3 天，每天少于 30 min）

* 体重指数（BMI）≥ 28 kg/m^2

* 糖尿病前期

* 不知道是否处于糖尿病前期

如果你在这部分中标记了两个或更多的陈述，那么你应该在运动前向医生或其他健康管理人员咨询。你可以从经过认证的职业运动指导员指导的运动中获益

以上陈述内容均没有

你可以安全开始自我指导的运动计划，不用咨询内科医生或其他健康管理人员，也可以在几乎所有能满足你的运动计划需要的场所进行运动

（二）症状、体征

主要筛查运动前个体心血管、肺部或代谢性疾病引起的主要症状或体征，如胸痛、气短、脚踝水肿、头晕眼花、晕厥、间歇性跛行、心悸或心慌感、心脏杂音等。运动处方对象常见的心血管、肺部或代谢性疾病的主要症状或体征如表2-1-3所示。

表 2~1-3　心血管、肺部或代谢性疾病的主要症状或体征

症状或体征	解释／意义
由心肌缺血引起的胸痛，牵涉颈部、颌部、臂部或其他心绞痛类似感觉	心脏疾病，尤其是冠状动脉疾病的主要表现为局部心肌缺血，主要特点包括： ●性质：紧缩感、压榨感、憋闷感、沉重感 ●位置：胸骨下、胸部正中前、单侧或双侧臂部、肩部、颈部、面颊、牙齿、前臂、手指、肩胛间 ●诱发因素：运动或用力、兴奋、应激、冷环境、餐后发生 非局部缺血的主要特点包括： ●性质：钝痛、锐痛、刺痛、呼吸时刺痛加重 ●定位：左侧乳房部位、左半胸 ●诱发因素：运动后或完成某一特定的身体动作后
休息或适度运动时气短	呼吸困难是心脏病或肺部疾病的主要症状之一。通常发生在健康而训练有素的个体进行较大强度运动时和健康未经训练的个体进行中等强度运动时。如果个体在做原来不该引起呼吸困难的体力活动时发生这种情况，则为异常现象。异常的劳累性呼吸困难提示心肺功能失调，特别是左心室功能紊乱或慢性阻塞性肺疾病
头晕、眼花或晕厥	晕厥是因脑部血流突然减少引起的短暂性意识丧失。如果出现头晕、眼花，特别是运动过程中出现晕厥，可能是由于心脏功能失调导致心输出量减少。此种心脏功能失调有潜在的致命危险，包括严重的冠状动脉疾病、肥厚型心肌病、主动脉狭窄和严重的室性心律失常，尤其是不要忽视运动后即刻发生的头晕眼花或晕厥，但是这些症状也会在静脉回流减少的健康人中发生
端坐呼吸或夜间阵发性呼吸困难	端坐呼吸是指发生在卧位休息时的呼吸困难，坐起或站立后能得到缓解。夜间阵发性呼吸困难通常在睡眠2～5 h后发生，通过坐在床边或下床得到缓解。两者都是左心室功能不全的常见症状。虽然夜间阵发性呼吸困难也可能发生在慢性阻塞性肺疾病的患者中，但是与端坐呼吸是有区别的，慢性阻塞性肺疾病的呼吸困难通常在排出痰液后得到缓解，而不是通过坐立缓解
脚踝水肿	夜间明显的双侧脚踝水肿是心力衰竭或双侧慢性静脉功能不全的典型体征。单侧下肢水肿通常是由该肢体的静脉血栓或淋巴回流障碍引起的。无显著特点的水肿（全身水肿）通常发生在有肾病综合征、严重的心力衰竭或肝硬化的患者中
心悸或心动过速	心悸（指心脏快速或强有力地跳动产生的不舒适感觉）可以由各种心律失常引起。心律失常包括心动过速、突然发作的心动徐缓、异位节律、代偿间歇和瓣膜反流引起的每搏输出量增加。心悸通常是由于焦虑或高心输出量（或功能亢进）引起，如贫血、感冒、甲状腺功能亢进和动静脉瘘等
间歇性跛行	间歇性跛行是外周动脉供血不足（通常是动脉粥样硬化的结果）引起的肌肉疼痛，运动后症状加重。在站位或坐位时疼痛不发生，走路、上楼梯或爬山时加重，停止运动后1～2 min内症状消失，每天可重复发生，常被描述为"抽筋"。间歇性跛行的人常发生冠状动脉疾病，糖尿病会增加间歇性跛行的风险
明确的心脏杂音	心脏杂音可分为收缩期和舒张期两种杂音，舒张期杂音和3/6级以上的收缩期杂音常常意味着有瓣膜疾病或其他心血管疾病，而3/6级以下的收缩期杂音属于功能性。从运动安全的角度出发，要特别注意排除由肥厚型心肌病和主动脉狭窄引起的心脏杂音。因为它们是大强度运动相关猝死比较常见的原因
日常活动时异常疲劳或呼吸困难	虽然这些症状可以由正常原因引起，但是也可能标志着心血管、肺部或代谢性疾病的发生或患有这些疾病情况的变化

注：上述症状或体征必须结合临床来解释，并不是心血管、肺部或代谢性疾病的特异性表现。

资料来源：美国运动医学学会. ACSM 运动测试与运动处方指南［M］. 10 版. 王正珍，等译. 北京：北京体育大学出版社，2019.

（三）用药史及生活习惯

了解运动处方对象目前正在服用的药物、保健品，尤其要注意用于治疗心脏病、高血压病的常用药物 β- 受体阻滞剂（如倍他乐克），因为其有减慢心率的作用，在运动时会影响运动强度的判定；运动个体对某种药物、食物、花粉、冷空气等是否过敏；经常从事何种运动项目及其类型、时间、强度、频率等；是否属于静坐少动的人群；调查运动处方对象有无饮酒、吸烟、大量服用咖啡、吸食毒品或其他违禁药物等不良的嗜好。

（四）心血管疾病危险因素

通过有资质、专业的健康管理人员或运动医学专业人员确定个体是否存在心血管疾病（cardiovascular disease，CVD）危险因素，这对确保运动测试和运动处方实施中的安全性至关重要。CVD 危险因素主要包括年龄、家族史、吸烟史、肥胖、高血压、糖代谢异常、脂代谢异常、静坐少动的生活方式等因素（表 2-1-4）。

表 2-1-4 心血管疾病（CVD）危险因素及判断标准

正性危险因素	判断标准
年龄	男性 ≥ 45 岁，女性 ≥ 55 岁
家族史	在一级亲属中，男性亲属在 55 岁之前、女性亲属在 65 岁之前发生过心血管事件或心源性猝死
吸烟史	目前正在吸烟、戒烟不足 6 个月或吸二手烟
肥胖	$BMI \geq 28 \ kg/m^2$；或腰围女性 ≥ 80 cm，男性 ≥ 85 cm
高血压	收缩压（SBP）≥ 140 mmHg 或 / 和舒张压（DBP）≥ 90 mmHg，至少在两次不同时间测量后确定；或正在服用降压药物
糖尿病	空腹血糖 ≥ 7.0 mmol/L（126 mg/dL），和 / 或口服糖耐量试验（OGTT）2 h 血糖 ≥ 11.1 mmol/L（200 mg/dL）或 HbA1C ≥ 6.5%
血脂代谢异常	LDL-C ≥ 3.37 mmol/L（130 mg/DL），或 HDL-C < 1.04 mmol/L（40 mg/dL）或正在服用降脂药物，或 TC ≥ 5.18 mmol/L（200 mg/dL）
静坐少动的生活方式	至少 3 个月没有参加每周至少 3 天、每天不少于 30 min 的中等强度体力活动（40%~60%$\dot{V}O_2R$）
负性危险因素	判断标准
高 HDL-C	≥ 1.55mmol/L（60 mg/dL）

注：SBP：收缩压；DBP：舒张压；LDL-C：低密度脂蛋白胆固醇；HDL-C：高密度脂蛋白胆固醇；TC：总胆固醇；TG：甘油三酯；$\dot{V}O_2R$：储备摄氧量。

对于不能明确或不易获得的 CVD 危险因素，应将其列为危险因素（糖尿病前期除外）。如果糖尿病前期的诊断标准缺失或不详，满足以下条件的也应将其列为糖尿病前期的危险因素：① 年龄 ≥ 45 岁，$BMI \geq 24 \ kg/m^2$；② 年龄 < 45 岁，$BMI \geq 24 \ kg/m^2$，并有其他糖尿病前期人群 CVD 危险因素。当存在高 HDL-C 的有利因素时，可以从正性危险因素总数中减去 1。

三、常用医学检查

通过有资质、专业的健康管理人员或相关专业医生对运动处方对象进行全面的医学检查，主要包括病史、体格检查、实验室检查和运动负荷测试，以便发现不适合运动的医学问题。

运动前是否进行医学评价，取决于运动处方对象CVD危险因素评估和运动处方制订的运动强度。对于有症状或诊断为某些疾病的高危人群，应在运动前咨询内科医生，进行详细的运动前医学检查，以便制订安全有效的运动处方；对于有两个或更多CVD危险因素的中危人群，进行较大强度运动前需要咨询内科医生，进行医学检查，然后逐渐增加运动强度。对于低危和中危人群希望进行低、中强度的运动，通常不推荐进行运动前医学评价。但是当考虑发生CVD的风险、参加运动的人从任意运动强度开始运动时，低、中危人群也需要进行运动前的医学评价。

（一）病史

1. 病史采集的意义

病史采集是医生通过对患者或知情人士进行全面、系统地询问而获得临床资料的一种诊断方法，又称为问诊。通过病史采集可详细了解疾病的发生、发展、病因、诊断、治疗经过及既往健康状况等情况，从中获取对疾病诊断的依据。

问诊是健康筛查必不可少的手段和方法。有些疾病仅靠问诊就可以做出初步诊断，有些疾病则需要在问诊的基础上进行体格检查和相关实验室检查，才能明确诊断，准确判断运动处方对象是否健康、是否存在某个系统的问题。

2. 病史采集的内容

通过内科医生或其他有资质的健康管理专业人员对运动个体进行病史询问和医学诊断，包括心血管疾病、外周血管疾病、肺部疾病、脑血管疾病、血液系统疾病、癌症、家族史以及其他健康问题等。

心血管疾病：心力衰竭、瓣膜功能紊乱（如主动脉狭窄/二尖瓣疾病）、心肌梗死和其他急性冠状动脉综合征；经皮冠状动脉手术，包括血管成形术和冠脉支架、冠状动脉旁路移植术以及其他心脏手术（如瓣膜手术）；心脏移植；植入起搏器和/或植入式复律除颤仪；心律失常射频消融术。

外周血管疾病：动脉硬化性闭塞症、动静脉血栓形成、动脉瘤等。

肺部疾病：支气管哮喘、肺气肿和支气管炎。

脑血管疾病：脑卒中和一过性脑缺血。

血液系统疾病：贫血和其他血液系统异常。

癌症：肺癌、乳腺癌、肝癌、前列腺癌、结肠癌等。

其他健康问题：怀孕、骨质疏松症、骨骼肌功能紊乱、精神紊乱、饮食紊乱等。

既往检查结果：了解运动处方对象既往是否存在心脏听诊有杂音、奔马律和其他异常心音；有无其他心脏血管异常、肺部异常（哮鸣音、水泡音）；是否存在血糖、糖化血红蛋白（HbA1C）、C反应蛋白、血脂和脂蛋白异常或其他实验室检查结果是否异常；是否存在高血压、水肿等病症。

家族史：询问家族中有无类似疾病患者，兄弟、姐妹及子女的健康情况，有无与遗传有关的疾病；重点了解运动处方对象的一级亲属（如父母、兄弟姐妹）有无心脏病、肺部疾病、代谢性疾病、脑卒中或猝死等；如果一级亲属患有心脏病，还需进一步调查发生的年龄。

（二）体格检查

体格检查是检查者通过自己的感官或借助于简单的器具对被检查者的身体进行一系列医学检查，了解其身体的健康状况、发育程度及机能水平等。通过对运动者进行详细规范的体格检查，可以达到以下目的：① 判断运动者的全身健康状况；② 发现运动者身体存在的异常（如超重肥胖、血压高、心肺功能水平低下、脊柱四肢异常、神经功能受损等），这些异常可能会限制运动者参加某些运动项目；③ 筛选出运动者易患伤病的因素，是否有肩、腰、膝、足踝部的损伤；④ 对运动者能参加何种运动、运动量大小进行评价；⑤ 对提高运动者的健康水平和运动锻炼的注意事项提出建议。

体格检查常采用视诊、触诊、叩诊、听诊等基本方法。检查的内容很多，应根据检查对象、目的进行选择。对运动者进行体格检查的重点应该是心血管系统、呼吸系统、骨骼肌肉系统和神经系统，主要包括体重、血压、心率、肺部听诊、心脏听诊、腹部检查、下肢检查、皮肤检查、骨关节检查和神经功能检查。在特殊情况下，需要借助医疗辅助仪器和生化检验等方法进行检查，如 X 线、超声、心电图、血液生化检验等。制订运动处方的教练员或其他体育工作者有必要通过协助医生检查，懂得对检查结果进行分析和判断，以制订合理的运动方案。

1. 心率

心率是反映运动强度最直观的指标。在正常生理状态下，成年人安静时心率为 60～100 次 / min。测量心率的方法主要有指触法、心音听诊法、心率遥测法和心电图记录法 4 种。

（1）运动中心率。

可用于判断机体的疲劳程度和控制运动强度。一般情况下，运动时的心率与运动强度的增加成正比。如果在定量负荷中，运动中的心率较安静时心率增加不多，表明心血管机能较好。在递增负荷试验中，同一心率水平负荷强度越高、负荷量越大，则心血管机能越好。

（2）运动后心率。

在定量运动负荷后测心率的恢复速度，可反映运动者的疲劳程度。身体机能良好的运动者心率恢复较快，疲劳时恢复速度减慢。

2. 血压

血压是指血液在血管内流动时，对血管壁产生的侧压力。一般测量的是肱动脉血压。18 岁以上的正常成年人血压评价标准如表 2-1-5 所示。

表 2-1-5　正常成年人血压评价标准

类别	收缩压 /mmHg		舒张压 /mmHg
正常血压	＜120	和	＜80
正常高值	120～139	和 / 或	80～89
高血压	≥140	和 / 或	≥90
1 级高血压（轻度）	140～159	和 / 或	90～99
2 级高血压（中度）	160～179	和 / 或	100～109
3 级高血压（重度）	≥180	和 / 或	≥110
单纯收缩期高血压	≥140	和	＜90

注：当收缩压和舒张压分属不同的级别时，以较高的分级为准。

资料来源:《中国高血压防治指南》修订委员会. 中国高血压防治指南（2018 年修订版）［M］. 北京：中国医药科技出版社，2018.

如果安静血压比平时升高 20% 左右且持续两天以上，可视为身体机能下降或过度疲劳的表现。

（1）运动中血压。

一般情况下，运动中收缩压随运动强度的加大而升高，舒张压不变或有轻度的上升或下降。

（2）运动后血压。

运动后血压恢复较快，表明身体机能较好。训练后收缩压明显上升、舒张压也上升或血压反应与强度刺激不一致、恢复时间延长等说明身体机能状况不佳。

3. 心脏检查

心脏检查要按照视诊、触诊、叩诊、听诊的顺序进行，重点是听诊。

（1）心脏瓣膜听诊区。

心脏瓣膜听诊区是指心脏各瓣膜开放与关闭时所产生的声音沿血流方向传导到体表最易听清的部位。人体有4个心脏瓣膜、5个心脏瓣膜听诊区，分别为二尖瓣听诊区、肺动脉瓣听诊区、主动脉瓣听诊区、主动脉瓣第二听诊区、三尖瓣听诊区。

（2）听诊顺序。

听诊心脏时，一般根据病变的好发部位进行听诊，首先听二尖瓣听诊区，再听肺动脉瓣区，然后为主动脉瓣区、主动脉瓣第二听诊区，最后是三尖瓣区。

（3）听诊内容。

心脏听诊主要包括心率、心律、心音、额外心音、心脏杂音和心包摩擦音。

① 心率：指每分钟心脏跳动的次数。正常成年人心率为60~100次/min，老年人心率偏慢，女性、儿童稍快。成人心率超过100次/min，婴幼儿心率超过150次/min称为窦性心动过速。心率低于60次/min称为窦性心动过缓。窦性心动过速与窦性心动过缓可表现为短暂性或持续性，可由多种生理性、病理性或药物性因素引起。

② 心律：指心脏搏动的节律，正常成年人心律规整。心律不齐可见于心率稍慢者及儿童，深大呼吸也可引起心律稍有不齐，即吸气时心率增快，呼气时心率减慢，称为窦性心律不齐，一般无临床意义。听诊时可发现的心律失常主要有期前收缩和心房颤动。

③ 心音：正常情况下，在每一心动周期都能听到第一心音和第二心音。第一心音和第二心音是听诊心音的首要环节，只有正确区分第一心音和第二心音之后，才能判定心室是处于收缩期还是舒张期，才能确定异常心音或杂音出现的时期以及与第一心音和第二心音的时间关系。

④ 心脏杂音：指除心音之外的异常声音。其特点为持续时间较长，性质特异，可与心音完全分开，也可与心音相连，或完全掩盖心音。心脏杂音产生的机制有血流加速、心脏瓣膜狭窄或关闭不全、异常血流通道、心腔内漂浮物或异常结构、动脉瘤等。

听诊心脏杂音应根据出现的时期、最响部位、杂音的性质和强度、传导方向以及通过体位、呼吸和运动的关系来判断其临床意义。

一般认为，1/6和2/6级收缩期杂音多为功能性的，无病理意义；3/6级及以上杂音则多为器质性，具有病理意义。舒张期杂音绝大多数都是器质性杂音。

4. 肺部检查

肺部的评估主要包括视诊、触诊、叩诊、听诊4个方面，这里只介绍视诊和听诊。

（1）视诊。

视诊主要包括呼吸运动（时相和形式）、呼吸频率和呼吸节律。

① 呼吸运动：呼吸的形式可分为胸式呼吸和腹式呼吸两种。正常人胸式呼吸和腹式呼吸同时存在，但女性以胸式呼吸为主、腹式呼吸为辅，而男性和儿童则以腹式呼吸为主、胸式呼吸为辅。当肺和胸膜有疾病（如肺炎、肺结核、胸膜炎等）时，会出现胸式呼吸减弱、腹式呼吸增强；当腹部有疾病（如腹膜炎、大量腹水、腹腔巨大肿瘤等）时，会出现腹式呼吸减弱、胸式呼吸增强。

② 呼吸频率：正常人在安静状态下的呼吸频率为16~20次/min，呼吸和脉搏之比约为1:4。呼吸频率超过24次/min称为呼吸过速，常见于运动、发热、甲亢等情况；呼吸频率低于12次/min称为呼吸过缓，常见于颅内高压、镇静剂或麻醉剂过量等。

③ 呼吸节律：正常人安静状态下呼吸节律均匀而整齐，常见呼吸节律改变有潮式呼吸、间停呼吸和叹气样呼吸等。

（2）听诊。

听诊主要包括正常三种呼吸音、异常呼吸音、啰音和胸膜摩擦音等。

① 正常呼吸音：在人体胸部不同部位进行听诊，可听到支气管呼吸音、肺泡呼吸音和支气管肺泡呼吸音三种正常的呼吸音。呼吸音的强弱与性别、年龄、呼吸的深浅、肺组织弹性的大小及胸壁的厚薄等有关。

② 异常呼吸音：异常肺泡呼吸音是指肺泡呼吸音的减弱或增强。单侧减弱见于该侧胸腔积液、气胸、胸膜增厚等，双侧减弱见于阻塞性肺气肿等。肺泡呼吸音增强见于肺组织实变，如大叶性肺炎、肺结核空洞、肺脓肿等。

③ 啰音：是指呼吸音以外的附加音，正常人是听不到的。按照啰音的性质可分为干啰音和湿啰音。干啰音，是呼吸时气流通过狭窄或部分阻塞的气管、支气管而发生湍流产生的声音；湿啰音，又称水泡音，是由于呼吸道内有稀薄液体（如渗出液、痰液、血液、脓液等），呼吸时气流通过液体形成的水泡破裂声。

（三）实验室检查

实验室检查是指运用物理学、化学、生物学等学科的实验技术，对被检查者的血液、体液、骨髓、排泄物和分泌物等标本进行检测，以获取机体相关器官的功能状态，评价其有无病理变化。检查指标主要包括血常规、尿常规及血脂、血糖、心电图、肝功能、肾功能等。

1. 血常规检测

血常规是最基本的血液检验。血液由血浆和血细胞两大部分组成，血常规检测的是血液细胞部分。检查的项目有红细胞（RBC）、血红蛋白（Hb）、白细胞（WBC）及白细胞分类计数、血细胞比容（HCT）及血小板（PL）。上述各种血细胞数量变化、形态分布情况是医生诊断疾病常用的辅助检查手段之一。

（1）红细胞及血红蛋白参考标准。

红细胞：男性（4.0~5.50）$\times 10^{12}$/L，女性（3.5~5.0）$\times 10^{12}$/L；

血红蛋白：男性 120~160 g/L，女性 110~150 g/L。

意义：生理性减少常见于婴幼儿、15 岁以前的儿童青少年、部分老年人和妊娠中后期的女性，病理性减少见于各种贫血。

（2）白细胞及白细胞分类计数参考标准。

白细胞：成年人（4~10）$\times 10^9$/L。

白细胞分类计数：中性粒细胞 50%~70%，嗜酸性粒细胞 0.5%~5%，嗜碱性粒细胞 0~1%，淋巴细胞 20%~40%，单核细胞 3%~8%。

意义：中性粒细胞病理性增多见于急性细菌性感染、广泛的组织损伤或坏死、急性溶血、急性失血、急性中毒（如铅、汞、药物等中毒）、恶性肿瘤（肝癌、胃癌等）。

淋巴细胞病理性增多见于感染性疾病（如病毒感染）、血液病（淋巴瘤、急慢性淋巴细胞性白血病等）。

2. 尿常规检测

尿常规检测的指标包括酸碱度（pH）、尿相对密度（SG）、隐血（BLD）、白细胞（LEU）、尿蛋白（PRO）、尿糖（GLU）、胆红素（BIL）、尿胆原（URO）、酮体（KET）和亚硝酸盐（NIT）等。

（1）尿红细胞。

参考标准：0~3 个/HP。

意义：血尿包括镜下血尿和肉眼血尿。前者是指尿色正常但尿沉渣镜检红细胞 > 3 个/HP，后者是指尿呈洗肉水色或血色。

血尿多见于泌尿系结石、泌尿系统肿瘤、急慢性肾小球肾炎、急性肾盂肾炎，也可见于运动者长时间、大强度运动导致的运动性血尿。

（2）尿白细胞。

参考标准：0～5个/HP。

意义：尿中如有大量白细胞，多为泌尿系感染，如肾结核、肾盂肾炎、膀胱炎、尿道炎等。

（3）尿蛋白。

参考标准：定性试验阴性，定量试验0～80 mg/24 h。

意义：尿蛋白定性试验阳性或定量＞150 mg/24 h，称为蛋白尿。

① 生理性蛋白尿：指泌尿系统无器质性病变，尿内暂时出现蛋白质，程度较轻，持续时间短，诱因去除后会消失，又称功能性蛋白尿。主要见于大强度、剧烈运动，发热、紧张等应激状态。

② 病理性蛋白尿：由于各种肾疾病及肾外疾病所致的蛋白尿，多为持续性蛋白尿。主要见于肾小球肾炎、肾病综合征、肾盂肾炎等肾疾病，糖尿病、高血压、系统性红斑狼疮等继发性肾小球疾病。

（4）尿糖。

参考标准：定性试验阴性。

意义：尿糖定性试验阳性或定量增高，称为糖尿（葡萄糖尿）。

① 血糖增高性糖尿：常见于糖尿病、甲状腺功能亢进、嗜铬细胞瘤、肝功能不全、胰腺炎和胰腺癌等。

② 血糖正常性糖尿：常见于慢性肾炎、肾病综合征和家族性糖尿等。

（5）尿酮体。

参考标准：定性试验阴性。

意义：酮体是由 β- 羟丁酸、乙酰乙酸和丙酮组成，是体内脂肪代谢的中间产物。尿中出现酮体，称为酮尿。

① 糖尿病性酮尿：糖尿病患者出现酮尿，应考虑糖尿病酮症酸中毒，是酮症酸中毒昏迷的前兆。

② 非糖尿病酮尿：高热、严重呕吐、腹泻、长期饥饿、禁食、神经性厌食、妊娠呕吐、肝硬化和酒精性肝炎等可出现酮尿。

3. 血脂检查

血脂是血浆中胆固醇、甘油三酯和类脂（磷脂、糖脂、固醇、类固醇）的总称，广泛存在于人体中。血清脂质检测可作为脂质代谢紊乱及相关疾病的诊断标准。通常检测的指标有总胆固醇（TC）、甘油三酯（TG）、高密度脂蛋白（HDL-C）和低密度脂蛋白（LDL-C）4 项。

参考标准：TC＜5.2 mmol/L，TG＜1.7 mmol/L，LDL-C＜3.4 mmol/L，HDL-C≥1.0 mmol/L。

意义：

（1）血清 TC 常作为动脉粥样硬化预防、发病估计、疗效观察的参考指标。

（2）血清 TG 受生活习惯、饮食、年龄等因素的影响，在个体内及个体间的波动较大，必须空腹 12 h 后静脉采血测试，才能减少饮食因素的影响。血清甘油三酯的升高常见于肥胖症、糖尿病、原发性高脂血症、痛风、高脂饮食、大量酗酒后、妊娠和口服避孕药后等。

（3）LDL-L 在动脉内膜下积聚容易形成动脉粥样硬化，所以它是致动脉粥样硬化的因子，临床常用于判断发生冠心病的危险性、低密度脂蛋白水平的升高与冠心病发病呈正相关性。

（4）HDL-L 可将沉积在血管壁上的胆固醇转运至肝而清除，所以 HDL 有抗动脉粥样硬化的作用，是一种很强的逆转心血管疾病危险因素的保护因子，与冠心病的发病呈负相关性。HDL 的降低常见于动脉粥样硬化、糖尿病、慢性肾衰竭、肾病综合征等，可用于评价患冠心病的危险性。

4. 血糖检查

正常情况下，体内糖的分解与合成处于动态平衡中，血糖浓度相对稳定，是体内能量的主要来源。通过血糖的测试可了解糖代谢的情况，是目前诊断糖尿病的主要依据，也是判断病情的主要指标，分为空腹血糖和餐后 2 h 血糖（表 2-1-6）。

（1）参考标准见表 2-1-6。

表 2-1-6　血糖的正常标准　　　　　　　　　　（单位 mmol/L）

静脉血	正常	糖调节受损（糖尿病前期）	糖尿病
空腹血糖	3.9~6.1	6.1~7	≥7
餐后 2 h 血糖	<7.8	7.8~11.1	≥11.1

意义：血糖检测是目前诊断糖尿病的主要依据，也是判断病情的主要指标。

（2）血糖升高。

① 生理性血糖升高：常见于餐后 2 h 以内、高糖饮食、剧烈运动和情绪激动等，但一般不会超过 10 mmol/L。

② 病理性血糖升高：常见于各种糖尿病、内分泌疾病（如甲状腺机能亢进症、巨人症、皮质醇增多症、胰高血糖素瘤）、应激性高血糖（心肌梗死、大面积烧伤、颅脑外伤）、药物影响（口服避孕药、噻嗪类利尿剂）、肝和胰腺疾病（严重的肝病、坏死性胰腺炎）。

（3）血糖降低。

空腹血糖低于 3.9 mmol/L 时为血糖减低，当低于 2.8 mmol/L 时称为低血糖症。

① 生理性血糖降低：饥饿、剧烈运动和妊娠期。

② 病理性血糖降低：胰岛素过多（胰岛素用量过多、口服降糖药过量、胰岛 B 细胞增生或肿瘤、胰腺腺瘤）、抗胰岛素激素分泌不足（肾上腺皮质激素、生长激素缺乏）、慢性消耗性疾病（严重营养不良、恶病质）。

5. 心电图检查

心电图（electrocardiogram，ECG）是心脏电学活动的记录，和脑电图、肌电图等同为生物电流现象的记录。心电图检查广泛应用于临床，是心血管疾病诊断中实用、简便的无创检查方法。对分析和鉴别各种心律失常、缺血性心脏病、心房心室肥大等具有较高的价值。目前，心电图除用于安静状态下的检查外，还可用于运动中和日常生活中心电活动的监测。

（1）心电图导联体系。

由于电极位置和连接的方法不同，可组成不同的导联。目前，临床上应用最普遍的是由 Einthoven 创设的国际通用导联体系，称为常规 12 导联体系，可分为肢体导联和胸前导联两大类。

① 肢体导联：根据心电图导联电极安放在肢体的不同位置，可分为双极肢体导联（Ⅰ、Ⅱ、Ⅲ导联）和加压单极肢体导联（avR、avL、avF 导联），具体导联位置如表 2-1-7 所示。

表 2-1-7　肢体导联的电极安放位置

导联名称	正极	负极
Ⅰ	左上肢	右上肢
Ⅱ	左下肢	右上肢
Ⅲ	左下肢	左上肢

续表

导联名称	正极	负极
avR	右上肢	左上肢 + 左下肢
avL	左上肢	右上肢 + 左下肢
avF	左下肢	右上肢 + 左上肢

② 胸前导联：胸前导联的正极放于胸壁固定部位（表 2-1-8），其负极为肢体导联三个电极各串联 5 000 Ω 电阻后并联起来构成的中心电端或无干电极，该处的电位接近零电位且较稳定。

表 2-1-8 胸前导联的电极安放位置

导联名称	正极	负极
V_1	胸骨右缘第 4 肋间	中心电端
V_2	胸骨左缘第 4 肋间	中心电端
V_3	V_2 与 V_4 连线的中点	中心电端
V_4	左锁骨中线第 5 肋间	中心电端
V_5	左腋前线与 V_4 同一水平	中心电端
V_6	左腋中线与 V_4 同一水平	中心电端

（2）心电图记录纸的意义。

心电图记录纸由粗细两种纵线和横线划分的小格组成。两细线之间距离为 1 mm，两粗线之间距离为 5 mm。纵线之间构成的纵格表示电压，当标准电压 1 mV＝10 mm 时，两细线之间的间距（1 mm）代表 0.1 mV 电压，每一大纵格代表 0.5 mV 电压。一般情况下，心电图机走纸速度为 25 mm/s，因此每一小横格（1 mm）代表 0.04 s，每一大横格代表 0.2 s。

（3）正常心电图各波段的组成。

在每一心动周期中，心脏产生的电学活动变化的曲线一般分为 P 波、QRS 波群、T 波，相关的间期/段有 P-R 段、P-R 间期、ST 段、Q-T 间期等。

① P 波：P 波为最早出现的振幅较小的波，反映心房除极过程的电位变化。P 波起始部代表右心房除极，终末部代表左心房除极，中间部代表左、右心房除极。

② P-R 段：从 P 波终点至 QRS 波群起点间的线段，反映心房复极过程及房室结、希氏束、束支的电活动。

③ P-R 间期：从 P 波起点至 QRS 波群起点间的线段，包括 P 波和 P-R 段，反映自心房开始除极至心室开始除极的时间。

④ QRS 波群：QRS 波群为振幅最大的波，反映心室除极过程的电位变化。因探查电极所处位置的不同，QRS 波群可呈现多种形态。

⑤ J 点：QRS 波与 ST 段的交点，用于 ST 段偏移的测量。

⑥ ST 段：从 QRS 波群终点至 T 波起点间的线段，反映心室缓慢复极过程的电位变化。

⑦ T 波：T 波为 ST 段后一个圆钝而较大的波，反映心室快速复极过程的电位变化。

⑧ Q-T 间期：自 QRS 波群起点至 T 波终点的水平距离，反映心室开始除极至心室复极完毕全过程的时间。

（4）常见异常心电图。

异常心电图可表现为各种心律失常（如心动过速、心律不齐、期前收缩、房室传导阻滞、心房颤动、心室颤动等）、心肌缺血坏死和心房、心室的肥大等。

① 期前收缩：期前收缩是心律失常中常见的一种情况，是指由于异位起搏点过早发出激动，导致心房或心室早于心动周期前出现激动，又称为过早搏动。根据发生的部位，可分为房性、交界性和室性期前收缩，其中以室性期前收缩最为常见，交界性期前收缩最为少见。每分钟期前收缩次数超过 6 次为频发期前收缩，5 次以下的称为偶发性期前收缩。如果 1 次窦性搏动后有 1 次期前收缩称为二联律，如果两次窦性搏动后有一次期前收缩称为三联律。

a. 室性期前收缩：

心电图表现为：提前出现宽大、畸形的 QRS-T 波群，时间＞0.12 s，T 波方向多与 QRS 波群主波方向相反，提早的 QRS 波群之前无相关 P 波，代偿间歇完全（图 2-1-1）。

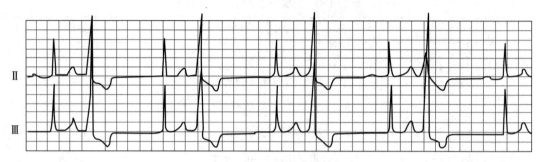

图 2-1-1　室性期前收缩

b. 房性期前收缩：

心电图表现为：提前出现异常的 P′ 波，P′R 间期＞0.12 s，QRS 波群形态一般正常，代偿间歇为不完全间歇（图 2-1-2）。

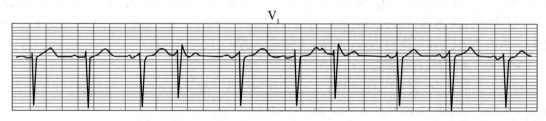

图 2-1-2　房性期前收缩

② 心肌缺血坏死：长期的冠状动脉粥样硬化会引起冠状动脉狭窄，使冠状动脉供血不足，是心肌缺血的主要影响因素。心肌的缺血和损伤会影响心室的正常复极，在缺血部位相关导联的心电图上呈现 T 波改变和 ST 段改变。

a. T 波改变：

T 波高大直立：在心内膜下的心肌缺血时，此部分心肌的复极时间较正常更为延迟，原来存在的与心外膜复极向量方向相反的心内膜复极向量减小或消失，T 向量增大，出现 T 波高大直立。

T 波倒置：当心外膜下心肌层缺血时，心肌复极顺序发生逆转，心内膜开始复极时，心外膜还未开始复极，此区 T 向量方向与正常 T 向量方向相反，出现 T 波倒置。

T 波低平或双向：心脏双侧对应部位心内膜下都缺血或是心内膜和心外膜下心肌同时缺血时，心电图会呈现低平或者双向的 T 波。

b. ST 段改变：

ST 段下移：ST 段下移有三种类型：水平型下移、下斜型下移（R 波与 ST 段的夹角＞90°）。和上斜型下移。

ST 段抬高：心外膜下心肌损伤时，ST 向量指向心外膜，ST 段呈现抬高改变。

ST-T 改变常见于冠状动脉供血不足，也会见于其他情况。典型的心绞痛发作时，可出现 ST 段下移，T 波低平、双向或倒置；变异型心绞痛发作时，多表现为暂时性 ST 段抬高，常伴有 T 波高大。ST-T 改变除见于冠心病外，还可见于：心肌炎、心肌病等器质性心脏病，电解质紊乱，心室肥大、束支传导阻滞，功能性 ST-T 改变等。

③ 心肌梗死：

心肌梗死是心肌在冠状动脉粥样硬化的基础上，发生了急性的缺血、损伤和坏死。心肌梗死发生时，会出现一系列规律的特征性心电图表现。心电图对心肌梗死的诊断、定位、判断病情具有重要意义。

a. 心肌梗死的基本图形：

缺血型改变：若缺血发生在心内膜面，心电图主要表现为早期的 T 波高而直立，呈对称性；若内外膜面心肌缺血，则 T 波呈现对称性倒置。

损伤型改变：主要表现为相关的导联 ST 段移位。心内膜下心肌损伤时，相应的导联 ST 段压低；心外膜下心肌损伤时，相应的导联 ST 段抬高。

坏死型改变：主要表现为相应的导联出现异常 Q 波或 QS 波。

b. 心肌梗死的定位诊断（表 2-1-9）：

表 2-1-9　常见心肌梗死部位与导联的对应关系

心肌梗死部位	对应的导联
前间壁	V_1、V_2、V_3 导联
前壁	V_3、V_4、V_5 导联
广泛前壁	V_1、V_2、V_3、V_4、V_5 导联
侧壁	Ⅰ、aVL 导联
下壁	Ⅱ、Ⅲ、aVF 导联

王　艳

第二节　健康行为评估

健康行为评估是制订运动处方的基础，了解行为改变的理论与健康行为改变的策略，对于运动处方的制订与执行是非常重要的。

一、健康相关行为

人的行为是指具有认知、思维能力、情感和意志等心理活动的人对内外环境因素作出的能动反应。这种反应可能是外显的，也可能是内隐的。因此，行为是机体在外界环境刺激下引起的内在生理和心理变化的反应。行为由5个基本要素构成：① 行为主体：即行为人；② 行为客体：即行为的指向目标；③ 行为环境：即行为主体与行为客体发生联系的客观环境；④ 行为手段：即行为主体作用于行为客体时所应用的工具或使用的方法；⑤ 行为结果：是行为主体预期的行为与实际完成的行为之间的符合程度，即行为改变的程度。

健康相关行为是人类个体或群体与健康和疾病有关的行为，包括促进健康行为和危害健康行为。

（一）促进健康行为

促进健康行为是指个体或群体表现出来的、客观上有利于自身和他人健康的一组行为。包括：① 日常健康行为，如合理营养、平衡膳食、适量睡眠、积极锻炼等；② 戒除不良嗜好，如戒烟、不酗酒、不滥用药物等；③ 预警行为，指预防事故发生和一旦发生事故后正确处置的行为，如驾车系安全带，溺水等意外事故发生后的自救和他救；④ 避开有害环境行为，如运用调适、主动回避、积极应对等方式预防环境污染，消除紧张生活环境，促进人际交流，营造良好工作环境等；⑤ 合理利用卫生服务，如定期体检、预防接种等合理应用医疗保健服务，以维护自身健康的行为等。

（二）危害健康行为

危害健康行为是指偏离个人、他人乃至社会的健康期望，客观上不利于健康的一组行为。危害健康行为具有危害性、稳定性、习得性。危害健康行为包括：① 日常危害健康行为，如吸烟、酗酒、吸毒等；② 致病性行为模式：如 A 型行为，又称为冠心病易发性行为，核心表现为不耐烦和敌意；C 型行为，或称肿瘤易发性行为，表现为过分压抑和克制，爱生闷气；静坐少动行为，与冠心病发病及死亡风险高度相关；③ 不良疾病行为：发生在自知患病或开始治疗后，如讳疾忌医、瞒病、恐惧、自暴自弃等；④ 不良生活饮食习惯：饮食过度、高脂、高糖食谱以及不良的进食方式等，如进食速度过快，喜食过烫、过辣食物，喜食烟熏、腌制食物等。

目前，对人类健康影响最大的是一系列危害健康行为所组成的不良生活方式。不良生活方式影响健康具有以下特点：① 潜袭性：不易察觉、危害大、改变难度大；② 累积性：长期发生，协同作用；③ 广泛性：广泛存在、危害广泛；④ 特异性差：表现为一种不良生活方式与多种疾病和健康问题有关，而一种疾病或健康问题又与不良生活方式中的多种因素有关。例如，吸烟与肺癌、冠心病、高血压等多种疾病有关，高血压又与吸烟、高盐饮食、缺乏锻炼等多种不良生活方式有关。

为了促进有利于健康的行为，形成与维持以及逐步消除危害健康行为，有必要了解危害健康行为形成与发展的因素。概括起来，可将这些因素分为三类：① 生物因素：包括生物学遗传特征、性别、年龄等；② 环境因素：自然环境与社会环境共同构成人类的行为环境，是人类行为的基本要素之一；③ 学习因素：学习是人类行为形成与发展过程中必不可少的因素，人类的很多行为，尤其是社会行为，都需要通过学习形成和发展的。学习的途径包括模仿（无意模仿、有意模仿、强迫模仿）、系统教育和强化等。学习因素对于个体生活技能与生活方式的形成和发展起着非常重要的作用。

二、行为改变的基本理论

从行为干预的角度，可将影响行为的因素划分为倾向因素、促成因素和强化因素。倾向因素是

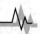

指为行为提供依据、动机和原因的因素，先于行为，是行为者决定实行此行为的原因，包括行为者的知识、信念、态度和价值观；促成因素是指完成一项行为所必需的技能和资源，先于行为，是行为者有没有可能实现行为愿望的条件，包括行为者个人技能、个人资源以及可以利用的社区环境资源；强化因素是在行为之后的因素，对行为产生反馈影响，影响行为是否可以持续存在或不再继续。这一划分模式可用来解释影响人们参加体育锻炼及其持久性的原因。

体力活动及体育锻炼有诸多健康益处，然而通过调查发现，很多人都不是很积极地参加体育锻炼。即使在参与者中，也是偶尔锻炼的比例较高，有部分进行规律锻炼的人群有时也会因为工作忙、家务忙、突发事件等因素影响而放弃锻炼。另外，有的人容易被激发自主参加体育锻炼，而有的人则不容易被激发。如此复杂的行为势必要求干预策略的多样性和针对性。以下几个行为理论可从个体或人际水平解释行为改变的基本因素。

（一）健康信念模式

健康信念模式（health belief model，HBM）是由罗森斯托克（Rosenstock）于 1966 年提出的，是通过心理学方法解释健康相关行为的重要理论模式。认知理论原则强调个体的主观心理过程，即期望、思维、推理、信念等对行为的主导作用，健康信念是人们接受知识、劝导、改变不良行为、采纳健康促进行为的关键。1977 年，美国社会心理学家班杜拉（Bandura）将自我效能理论引入健康信念模式，从而使得健康信念模式更加完整。

1. 健康信念模式的理论要点

知觉到易感性：人们对于自己患某种疾病或产生某种不良健康后果可能性的主观判断，即形成的主观信念，包括个人对健康维护人员建议的接受程度、对健康和疾病发生、不良健康后果的判断等。例如，人们认识到久坐行为可能会造成体质下降、健康状况受损、疾病发病风险增加。

知觉到严重性：人们对于某种疾病或不良行为后果严重性的判断，包括两方面的反应：一种是对疾病临床后果的反应，如死亡、残疾、病痛严重程度的判断；另一种是对疾病或不良行为后果产生的社会后果的反应，如对工作压力、家庭生活、社会关系等影响程度的判断。例如，久坐行为造成血糖、血脂代谢异常、高血压等，可能造成工作能力下降、家庭经济紧张、自身健康寿命受损等。

知觉到效益：是指人们对于采取或改变某种行为以后，能否有效地降低患病风险和减轻不良健康后果的判断。只有当人们知觉到某种健康行为带来的益处和效果后，才能明确行动方向，自觉地采取这种健康行为。例如，了解到通过适当的体育锻炼，可以保持适宜的体重，带来健康状况的改善和积极的心理效益。

知觉到障碍：是指人们意识到若他们采取或改变某种行为时，可能客观存在的或自己心理上的障碍，是影响行为发生的反作用力。例如，定期到健身房锻炼所需的费用太高，受经济条件限制；或想要克服自身惰性，需要有坚强的毅力坚持；运动带来的某种不良反应太大，生理或心理上难以承受，如运动可能引起肌肉关节损伤；参与不方便，如附近没有合适的运动场地和浪费时间等。

体力活动的感知效益与感知障碍见表 2-2-1。

表 2-2-1　体力活动的感知效益与感知障碍

感知效益	感知障碍
1. 保持身材	1. 缺乏动机
2. 整体感觉更好	2. 惰性
3. 维持良好的健康状态	3. 太忙
4. 维持适宜的体重	4. 没有足够时间

续表

感知效益	感知障碍
5. 外在形象更佳	5. 没有同伴
6. 提高自信	6. 太累
7. 获取积极的心理效益	7. 影响工作
8. 放松和减少应激	8. 不便利
9. 乐趣和享受	9. 天气不佳
10. 帮助应对生活压力	10. 缺乏运动设施
11. 减重	11. 没有乐趣
12. 增进友谊	12. 运动疲劳
13. 家庭责任	13. 身体太弱

资料来源：李红娟. 体力活动与健康促进［M］. 北京：北京体育大学出版社，2012.

自我效能：指人们对自己能够成功地采取某种行为，并获得期望结果的信心。自我效能在能否成功改变人们长期形成的生活习惯和危害健康行为方面具有很重要的作用。自我效能感不只是个体对即将执行的活动未来状态的一种事先预估，它还直接影响到个体在执行这一活动的动力心理过程中的功能发挥，构成决定人类行为的一种近向原因。自我效能感是通过若干中介过程实现其主体作用的，如选择、思维、动机、身心反应等。

2. 影响健康行为采纳的因素

健康信念模式认为，信念是人们接受劝导，改变不良行为，采纳健康促进行为的基础，人们如果具有与疾病、健康相关的积极信念，他们就会采纳健康行为，改变危害健康行为。在健康信念模式中，健康行为的采纳与下列因素有关：

（1）对危害健康行为及其不良健康后果的认知。

认识到不良行为的严重危害性，包括患病、残疾、死亡等临床后果和失业、影响家庭生活等社会后果。当个体相信自身生活方式对疾病或不良健康后果有易感性，该后果具有严重性，个体才能感到不良生活方式对自身的威胁，进而才有可能采取健康行为。个体对疾病易感性和不良健康后果严重性的评价越高，采纳健康行为的可能性越大。

（2）对健康行为的益处和障碍的认知。

对健康行为益处的认识是指个体相信采纳健康行为确实有好处，如个体相信增加体力活动确实可以预防很多疾病；吸烟确实与多种疾病有关，戒烟可以减少自己对很多疾病的易感性等。对健康行为的障碍认知是指个体认识到采纳健康行为还面临着一些障碍，如时间花费、经济负担、心理障碍等，并试图找出相应的克服办法。对健康行为益处的信念越强，采纳健康行为的障碍越小，个体采纳健康行为的可能性越大。

（3）对自我效能的认知。

自我效能即正确评价和判断自己的能力，通过自身的实践，或是他人的实践经验，或是接受他人的指导，相信自己有能力改变不健康的行为并获得预期的结果。

3. 健康信念模式与体力活动行为改变

健康信念模式认为，人们只有具备了一定水平的健康动机和健康知识，或认为自己易于受某些健康问题的侵扰，或认为环境条件对健康是有威胁的，或相信某种健康行为的效能及采取这一行为没有什么困难，才有可能采纳有益健康的行为。从这个理论分析，要让人们采纳积极健康的生活方式，一方面，必须加强运动健身知识的宣传，推行科学的体质测评和制订合理的健身指导，使人们认识到体力活动或体育锻炼对健康的促进作用，意识到积极活跃的生活方式可以从日常生活的一点一滴做起；另一方面，宣传久坐生活方式对机体的不良影响，容易侵害他们的健康，从而督促他们进行体育锻炼，自觉增加日常体力活动。

健康信念模式属于一种价值期待理论，该理论在实践中已得到广泛的应用，并在实践中得到不断的充实和完善。但仍有些学者认为，简单地按照这个理论模式，通过改变信念因素从而改变行为，往往不成功，还必须借助改变影响信念和行为养成的其他因素，如完善的卫生保健系统、制度化的健康体检与体质监测指导系统等，才能最终达到健康干预的目的。

（二）跨理论模型

1. 跨理论模型的理论要点

跨理论模型（trans-theoretical model，TTM）的内容架构分为 4 个部分：变化阶段、变化过程、自我效能和决策平衡。跨理论模型的 4 个组成部分形成三个维度的变化：变化阶段、变化结构和变化水平。目前，在运动科学领域中的很多研究都是应用或检验跨理论模型中的第一个维度——变化阶段。变化阶段是跨理论模型的核心，指的是行为改变发生的时间。

跨理论模型结合了个人当前的生活方式和坚持或改变当前生活方式的意愿。依据这种模式，个人行为或生活方式的改变需要经过一系列准备。研究者们经过实证分析提出了行为改变的 5 个阶段，即前意向阶段、意向阶段、准备阶段、行动阶段和保持阶段。以跨理论模型为基础的干预运用了个体化方案的概念，进而改变个人的生活方式。

阶段变化理论认为，人类行为改变必须经过的几个阶段，是一个完整的心理发展过程。处于不同的行为改变阶段，人们有不同的心理需要，健康干预应针对其需要提供不同的帮助，以促使干预对象向成功采纳健康行为的下一阶段转变。以下为不同阶段的行为特征及健康教育的主要任务：

第一阶段：前意向阶段。干预对象对存在的问题尚无了解，对行为的改变毫无思想准备。这一阶段的干预策略应当是提供健康信息，提高认知水平。

第二阶段：意向阶段。干预对象此阶段已意识到自身存在的健康问题，对问题引起关注，但对行为改变还犹豫不决。这一阶段的干预策略应当是提高认知水平，激发行为改变的动机。

第三阶段：准备阶段。此阶段干预对象已形成积极的态度，做出承诺改变行为。这一阶段的干预策略应当是提供方法或技能，鼓励尝试，并提供必要的环境支持。

第四阶段：行动阶段。此阶段干预对象已经采取新的行为。干预策略应当是支持鼓励，加以强化及提供必要的环境支持。

第五阶段：保持阶段，即行为巩固阶段。此阶段应继续提供支持，不断强化，预防不良行为复发。

2. 跨理论模型与体力活动行为改变

（1）变化阶段。

20 世纪 90 年代早期，马卡斯（Macus）等人开始应用跨理论模型对体力活动进行研究，并逐渐显示出该理论的实践价值。如澳大利亚全科医生在对悉尼西南区人群体育锻炼行为干预中成功应用了这一理论为处于不同健康状况的人群制订了相应的干预方案。群众体育工作中对人群的体育锻炼行为干预也需要针对不同人群提出不同的干预目标和干预方案。针对体力活动行为，行为改变的阶段表现为：

① 前意向阶段：个体静坐少动并且没有任何愿意开始改变的意向。他们没有认真地思考在接下来的 6 个月中体力活动水平改变的问题或者是否有改变的需要。

② 意向阶段：仍然静坐少动，但是已打算在未来 6 个月中开始有规律的体育锻炼。

③ 准备阶段：开始有意识地增加体力活动，不过活动水平较低，未能达到获得健康效益所需的活动量（每周至少三次，每次至少 30 min）。但是他们打算未来的 30 天内加大体力活动量。

④ 行动阶段：已经进行推荐水平的体力活动至少6周。在这个阶段，行为改变的动机很足，感知到的效益大于障碍。然而，这也是最不稳定的阶段，个体回退到以前阶段的风险最大。

⑤ 保持阶段：坚持有规律的锻炼至少6个月。锻炼行为已经建立，回退的风险低。

在实践中，必须根据个体所处的不同的行为改变阶段，采取不同的干预手段。例如，对于处在前意向、意向阶段的个人而言，采用认知干预效果较佳。而行为干预策略更适合处在准备阶段或行动阶段的个体。促使人们从前意向阶段转变到意向阶段的关键是利用相关的信息吸引他们的注意力。应该加强人们对运动效益的信念，健康风险评估和体质测试也是有效的干预方法，往往能够增强人们的运动意向。对于处在准备阶段的个人，干预的目的就是促使其采取行动。媒体宣传和相关信息的传播能够增加他们的运动知识，改变运动态度，增强运动意向，进而促使他们开始进行运动。处在行动阶段的个体退出运动方案的风险仍然较大。在这个阶段社会支持非常关键，如及时的健身指导、足够的时间保障、科学的损伤预防措施等。从行动阶段到保持阶段，个体退出活动方案的风险降低、自我效能不断提高。此时，如果对个体重新评估积极参加体力活动的效应、调整应对生活事件的策略等，干预往往会更加有效。社会支持、自我激励、自我管理和回退预防技能对于保持运动习惯也是很有必要的。

（2）决策平衡。

决策平衡是指对改变行为获得的效益和付出的代价进行比较，包括效益和成本分析。效益是指改变行为所获得的好处，成本是指改变行为所花的代价。行为人在决定行为是否坚持时，会权衡效益与所付出的代价，做出决策。例如，体力活动行为改变中，行为人坚持规律的体力活动带来身体健康状况的改善与体质水平的提高，但是同时需要放弃在家看电视的享受和与朋友一起应酬的机会，还需要一定的经济投入。

（3）自我效能。

自我效能是指采取行为的信心和克服障碍的能力，包括自信心和诱惑。自信心是指相信自己在面对各种挑战时，都能采取一种健康行为。诱惑是指诱使人们放弃健康行为的各种挑战。例如，肥胖者在减重过程中必须对自己坚持参与体育锻炼有足够的信心，而且能够抵制各种美食和静坐少动的诱惑。

（4）变化过程。

变化过程指描述行为改变中心理变化的过程，包括提高认识、缓解紧张情绪、自我再评价、环境再评价等。

① 提高认识：指发现和学习新知识、新观念，向支持健康行为的方向努力。

② 缓解紧张情绪：指伴随着不健康的行为而产生的负面情绪，如恐惧、焦虑、担心等，这种情绪体验有利于促使个体采取适当行为来减少这些不良刺激的影响。

③ 自我再评价：指认识到作为人的本性来说，行为改变是其重要的一部分。

④ 环境再评价：指意识到自己周围环境中，存在着不健康行为的负面影响和健康行为的正面影响。

⑤ 自我解放：指在建立行动信念的基础上做出要改变行为的承诺。

⑥ 寻求帮助：指在健康行为的形成过程中，向社会支持网络寻求支持。

⑦ 逆向制约：指认识到不健康行为的危害，选择一种健康行为去取代。

⑧ 应变管理：指增加对健康行为的奖励，减少对不健康行为的奖励。

⑨ 刺激控制：指消除不健康行为的促发因素，增加健康行为的促发因素。

⑩ 社会解放：即意识到社会风尚的变化在支持健康的行为。

人处在不同阶段以及从一个阶段过渡到下一个阶段时，都会有不同的心理变化历程。为保证行为干预的有效性，干预者必须了解目标人群的行为阶段分布，确定各阶段的需求，然后采取有针对性的措施帮助他们进入下一阶段。在第一、二阶段，重点应促使目标人群进行思考，认识到危害健康行为的不良后果，权衡改变行为带来的利弊，从而产生改变行为的意向和动机；在第三阶段，应促使目标人群做出决定，找到替代危险行为的健康行为；在第四、五阶段，应促成环境的改变来消除或减少危害健康行为的诱惑，通过自我强化和信任来支持行为改变，如干预不理想或不成功，目标人群会停滞在某一行为阶段甚至倒退。

（三）自我效能理论

自我效能理论是社会学习理论体系的重要组成部分之一，也是一般学习论观点的逻辑产物，其基本特征是强调主体因素对人类学习的必要性及其对人性潜能发挥的决定性。自我效能理论作为一个单独的理论是班杜拉于1977年首先提出的，他认为在影响行为改变的不同因素的相互作用中，最关键的就是自我效能，即有能力成功完成行为的信念。

自我效能理论包括效能期望、结局期望和结局观。效能期望是指一个人能成功履行某一行为的信念；结局期望是指成功履行预期行为必将导致期望的结局；结局观是指对期望结局重要性的认识。从自我效能理论分析体力活动行为改变，就是让人们形成有能力完成并达到预期结果的信念，从而进行体育锻炼。可以采取的方法是加强健身宣传，使人们愿意参与到体育锻炼中；对居民健身进行科学指导，促使他们成功地完成某些体育锻炼的项目，增强效能感。

（四）计划行为理论

计划行为理论自20世纪90年代提出以来在各个领域得到了广泛的应用，在体力活动与健康领域经多项研究证实，它能较好地预测人的行为。该理论认为，体育锻炼为自愿行为，强调态度和动机的作用，并考虑了客观环境（主要体现在主观规范及行为控制感两个因素之中），如来自配偶、亲友、榜样的社会支持及锻炼的物质条件。因此，要激发身体锻炼的机制，需要正确的锻炼态度和必要的社会支持系统。

计划行为理论认为，对行为的态度、主观规范和行为控制感（PBC）决定行为意向，同时行为控制感也能直接影响行为。态度越积极、主观规范和行为控制感越强的个体，行为意向就越强，执行某种行为的可能性越大。主观规范是指个体在决策是否执行某特定行为时感知到的社会压力，即个体感觉到的他人对其执行或不执行某行为的期望。它反映的是重要他人或团体对个体行为的影响。因此，在体力活动促进项目中，首先要让目标人群建立正确的健身态度，并且为他们创造一定的体育锻炼环境和氛围，从而激发人群对体育锻炼的意向，进而采取行动。

（五）群体动力论

群体动力论是侧重内部互动作用的一种小群体理论，包括群体规范、群体凝聚力、群体压力等。它由勒温（Lewin）在20世纪30年代首先提出。勒温认为，群体是一个动力整体，群体中每个人的活动、相互影响和情绪的综合，构成群体行为的动力。群体动力论的主要意义是：启发人们从内因的角度去考察和研究群体行为的产生和发展规律；从群体成员间的关系以及整个群体氛围中去把握群体行为的变化过程；使个体、群体和社会三位一体的关系得到逐渐认识；促进小群体研究重点的转化；在心理学和社会学之间架起了一座桥梁。这一理论可应用于那些具有共同生活背景或价值观的人群，如社区老年人、职业人群等，他们体育锻炼习惯的形成，往往受周围"同质"人群的影响。

（六）行为回退预防理论

1. 回退预防模型

现如今，大部分的理论模型都能够应用到行为改变的形成和保持上，回退预防模型的焦点主要集中在自控能力的维持上。回退预防模型的目标是帮助那些尝试改变行为的人们有效应对促使他们回到以前行为模式的环境或状况。马拉特（Marlatt）和戈登（Gordon）最早设计该模型是为了促进人们克制高频次的、违背社会期望的成瘾行为（如吸烟、药物滥用等），后来该理论模型也被用来指导改变体力活动行为。在该模型中，体力活动行为变化的保持主要关注个体从认知和行为上应对回退的能力。

2. 回退预防的要素

（1）识别高风险环境。

回退起始于高风险的环境，此种环境容易使个体对坚持行为改变的能力产生自我怀疑。而充分的应对高风险环境的技能能够增加自我效能、降低回退的风险。应对技能不足或缺乏将导致自我效能的降低和回退风险的增加。

（2）弹性目标设置。

"规则"越严厉，"缺席"现象就会越明显，回退风险越高。例如，在某项体力活动促进项目中，制订的体育锻炼方案是每周训练 5 次，每次在早上 6 点开始，持续 50 min，迟到 10 min 即被视为"缺席"，对"缺席"的感知可能会导致"破堤效应"。该种效应拥有认知和情感成分，包括认知上的不和谐（行为和认识不一致）。例如，"缺席"行为并不与锻炼行为控制感的自我效能相匹配。"破堤效应"的认知成分还包括"全或无"认识，"破堤效应"的情感成分包括对失败的认识、自责、自尊降低、负罪感增加等，而这些都对锻炼行为阶段的回退起到了推波助澜的作用。表 2-2-2 列出了行为回退预防的要素。

表 2-2-2　行为回退预防的要素

识别促使行为回退的高风险环境
调整计划以避免或应对高风险环境（如时间管理、放松训练、树立自信、减少障碍等）
弱化对静坐少动行为积极效果的预期，强化运动有益健康的理念
有计划的预防回退，如在假期或受伤以后，用其他活动来替代体力活动
行为目标适当，"破堤效应"最小化
纠正生活方式失衡，使积极活跃的体力活动成为一种生活方式
避免消极的自我暗示，避免回退冲动

资料来源：李红娟. 体力活动与健康促进［M］. 北京：北京体育大学出版社，2012.

（3）纠正生活方式失衡。

生活方式失衡的主要原因就是"应该做"的事情优先于"想要做"的事情，而这也容易导致个体行为的回退。例如，某人以牺牲自己想做的事情为代价去做很多应该做的事情，往往会感觉受到约束，此时，放纵自己的愿望就会增加。如果能将体育锻炼成为积极活跃生活方式的一部分，成为想要做的事，而不是一种约束，回退的风险就会降低。

回退预防模型早期主要是针对高频、非期望的成瘾行为的戒除，对于成瘾行为的回退现象比较容易界定。而体育锻炼属于低频、期望实现的行为。因而运用回退预防模型时，需要对行为回退做出界定，如每周体力活动降低到何种水平属于回退。

在回退预防训练中，一种常用的训练方式是有机会的行为回退。该方法是指在有控制的条件下个体在短期内自愿重拾以前不期望的行为，而该种方法似乎不适用于运动行为。有计划的回退对于获取新行为而言不是一项好的策略，尤其是在行为改变的早期阶段。回退预防中的其他策略还包括识别高风险环境因素和设置弹性目标等，这些方法都成功地应用到了运动干预中。

三、体力活动行为决定因素

体力活动不是简单的孤立行为，分为前意向、意向、准备、行动和保持 5 个阶段，参与及坚持体力活动的行为是由多种因素决定的，包括生物行为因素、心理因素和社会环境因素等。如此复杂的行为，必然要求干预策略的多样性和针对性。

单一的因素不能预测或解释体力活动的参与状况，与其他影响体力活动行为的个人因素、环境因素和体力活动的特征有着千丝万缕的联系（图 2-2-1），而囊括这些因素及其之间交互作用的理论便是交互决定论。该理论是当今部分行为改变理论（如社会认知理论和社会生态学理论）的基石，其核心思想是多个因素之间相互制约、相互影响、共同作用产生效力。依据该理论，体力活动的各决定因素相互作用进而影响行为，而交互作用的模式会随着年龄和时间的改变而变化，如个人的态度、体力活动史和环境因素（社会支持、天气等）相互影响从而决定个人是否参加体力活动。

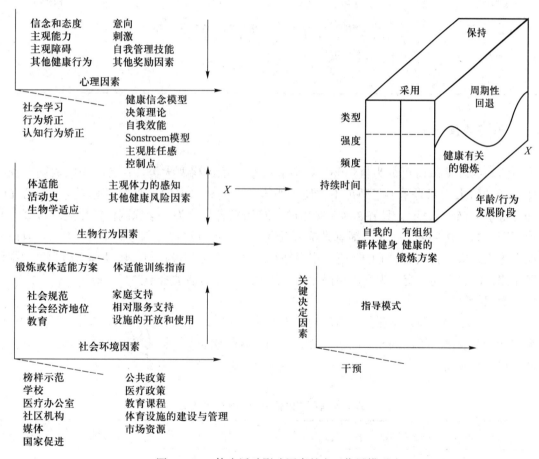

图 2-2-1　体力活动影响因素的交互作用模型

四、参与体力活动的障碍因素

（一）个体障碍因素

个体障碍因素是个体体力活动干预的重要目标，可将影响体力活动水平的个体障碍因素划分为人口统计学因素和社会认知因素（表 2-2-3）。

体力活动流行病学资料表明，缺乏正规教育或低收入的群体、生活在农村地区的群体参与休闲体力活动最少。另外，各年龄段女性参加较大强度体力活动的比例较低。

表 2-2-3 影响体力活动的个体障碍因素

人口统计学因素		社会认知因素	
因素	影响	因素	影响
年龄增加	消极	积极的态度	积极
体力劳动者	消极	主观感知到的运动障碍	消极
受教育程度高	积极	自我效能	积极
性别（男）	积极	运动享受	积极
心脏病高风险	消极	预期效应	积极
较高的社会经济地位	积极	自我指导	不一定
受伤史	消极	运动意向	积极
超重/肥胖	消极	健康和锻炼的相关知识	中性
种族	不一定		
孕妇	消极		

（二）环境障碍因素

体力活动的环境障碍可分为自然环境障碍和社会环境障碍两大类。在有组织的锻炼干预项目中，体力活动的主要障碍是参与锻炼不方便（如体育设施离家太远、锻炼日程与其他事情在时间上有冲突等）。有研究显示，只有20%~30%的心脏病患者是因为医学原因而退出运动方案，其他非医疗原因（如工作冲突、搬家、锻炼设施可及性差等）占到退出原因中的10%~40%。有研究表明，如果休闲娱乐设施在居住地的附近，居民往往活动会更加积极；与以机动车交通为主规划设计的小区相比，以非机动车交通为主规划设计的小区的居民体力活动水平要高一倍。

1. 自然环境

儿童户外活动的时间是预测其体力活动水平的最佳指标之一。气候和季节与体力活动的整体水平关系密切，影响体力活动的环境因素见表2-2-4。有研究表明，儿童和青少年的体力活动量在冬季最低，在夏季最高。

表 2-2-4 影响体力活动的环境因素

因素	影响
气候/季节	消极
感知缺乏时间	消极
使用体育设施便利	积极
家用设备	未知

锻炼设施的可及性会影响体力活动的参与率。可及性体现在以下三个方面：空间距离、费用、安全性。体力活动设施的可及性是公共健康研究的重要领域。一项在美国南加利福尼亚进行的研究表明，无论年龄、教育和收入状况，如果成年人居住地附近1 km内有商业性的健身俱乐部，居民一周进行至少三次体育锻炼的可能较大。与可及性的客观测量指标（如距离）相比，对于可及性的

主观感知与体力活动参与情况的关系更为密切。另外，运动方案的费用和家庭拥有锻炼装备的情况与家庭成员体力活动水平并无一致关系。

时间因素也是影响体力活动行为的重要方面。体力活动不足的个体通常自称缺乏时间和不方便，这是体力活动的主要障碍。但有研究显示，退出运动方案的人实际上比坚持运动的同伴拥有更多的休闲时间且居住地离锻炼设施更近。这从另外一个侧面表明，体力活动并不是他们闲暇时间的一个优先选择。因此，减少体力活动障碍的策略需要考虑占用个人休闲时间的其他行为，这些行为往往与体力活动存在竞争关系。

2. 社会环境

人际水平的社会因素对个人行为影响显著，它们可能增强或减弱体力活动的障碍因素（表2-2-5）。如家庭成员或朋友可通过言语和行为影响到个体的体力活动水平。鼓励、表扬、赞美、分享运动体验和成为运动伙伴等都有助于促进体力活动行为的建立和保持，同时家庭和朋友还能够通过影响个体的体力活动态度、信念，间接影响到个体的行为。

表2-2-5 影响体力活动的社会因素

因素	影响
锻炼团体的规模	未知
锻炼榜样的作用	未知
良好的团队凝聚力	积极
医生的影响	积极
社会支持（朋友/同伴，配偶/家庭，团体成员/健身指导员）	积极

（三）心理障碍因素

心理因素能够帮助解释为什么年龄、教育程度、收入、社会环境和其他统计学变量都相似的个体体力活动水平却有很大的差异。其主要包括体力活动的社会认知因素、体力活动决策机制等。有关个体水平的行为决策机制，已经有很多理论可以解释，如健康信念模式、自我效能理论和计划行为理论等。

（四）行为障碍

表2-2-6列出了目前所知的影响体力活动的行为因素。以往的行为习惯可能是参加一个新的体力活动方案的障碍因素。例如，在休闲时间不喜欢体力活动的个体往往会选择静坐少动的活动，如看电视、看电影、上网等。儿童时期的体力活动习惯及学校体育运动对其未来体力活动水平的影响尚不完全明确。强度或频度过大、持续时间过长的运动可能对个体以后参加体力活动具有消极影响。如有研究表明，高中或大学男性运动员到中年后体力活动水平比学生时期非运动员的个体体力活动水平还要低。

表2-2-6 影响体力活动的行为因素

因素	影响
以往的体力活动习惯	积极
饮食	未知
看电视	消极

续表

因素	影响
儿童时期的体力活动	未知
学校体育运动	中性
吸烟	未知
锻炼强度	消极
锻炼频度	消极
锻炼持续时间	消极
锻炼的主观用力程度	消极

为参与者提供多种体力活动选择，有利于他们享受体力活动，更好地坚持体力活动。但是，过多的选择也会使得准备参与到体力活动中的新人无所适从，致使他们在早期很难养成运动习惯。单一的行为在具体的时间、地点被反复强化时，往往容易养成行为习惯。

李红娟

第三节　体力活动水平评估

运动处方制订前需要对个体体力活动水平进行测量与评估，运动处方执行与效果评价时也需要对个体体力活动水平进行评估。在过去的 10 多年中，运动科学领域的研究也越来越多地关注对体力活动的准确评估。因此，体力活动评估的基本原理和技术，是运动处方师必备的知识和技能。

一、选择测量方法时需要考虑的问题

体力活动（physical activity，PA）是指由骨骼肌收缩引起能量消耗增加的身体活动，如职业中的身体活动、家庭中的活动、休闲活动、为提高体质与健康水平的体育锻炼等。1996 年，美国卫生部长在关于"体力活动与健康"的报告中指出，个体每天用于中高强度体力活动中的能量消耗达到 150 kcal 或每周达到 1 000 kcal 对于降低成年人慢性疾病风险是有效的。2007 年，美国运动医学学会及美国心脏协会建议：除日常体力活动外，成年人进行每天 30 min 以上（每周 5 d 或以上）中等强度的体育锻炼可以降低慢性病风险，改善健康状况。所有这些建议都是建立在大量流行病学调查数据和临床研究的基础上，而这些研究的基本手段是对体力活动和能量消耗的准确测量。

在选择体力活动的测量方法时，需要考虑很多问题。首先，选择的测量方法应该能反映研究目标或计划中涉及的最主要的体力活动。例如，关于步行行为的研究，步行应是测量的主要活动；如果研究日常生活活动，就需要对体力活动进行更广泛和全面的评估。选择测量方法除了要考虑研究目标与评估内容外，还需要考虑测量的信度、效度、敏感性、可行性和潜在的偏倚等。

（一）信度

信度或称为可靠性，是指在相同条件下对同一批受试对象使用相同的测量手段，重复测量结果的一致程度，又称为重测信度。如在使用计步器对步行行为进行测量时，首先需要对所选择的计步器的可靠性进行评估。

（二）效度

效度是指所选择的测量手段在测量欲测属性时的准确程度，即这种测量方法可以在多大程度上评估被测量的属性，包括内容效度、结构效度与效标效度。例如，用于调查职业活动中的体力活动的问卷，通常需要有可接受的结构效度。效标效度是指通过与另一种已经证明有效的测量方法相比，这种测量方法的准确程度。对于体力活动测量而言，评估一种测量方法的效标效度必须选择一种目前被公认为科学有效的测量作为"金标准"。目前，"双标水法"被认为是体力活动测量的"金标准"。

（三）敏感性

敏感性又称为灵敏。在体力活动评估中，测量方法的敏感性是一个非常重要但经常被忽略的问题。尤其是在干预研究中，所选择的测量方法需要能敏感地测量到体力活动行为的变化，才能评估干预策略的效果。

（四）可行性

测量的可行性往往是决定最终选择何种测量方法的重要因素。测量方法的可行性是由测量的目的、需使用的设备、被测量的人数、测量方法的花费和在目标人群中测量方法的可接受度来决定的。例如，某些客观测量方法（如加速度计）所需设备比较昂贵，就不适用于大样本的研究或监测；有些测量方法给参与者增加了太多的负担（如体力活动日志），因而难以保证依从性。

（五）偏倚

在选择测量方法和解释研究结果时，必须要考虑可能存在的偏倚。偏倚又称为系统误差，是指由已知或可控制的因素引起的使研究结果或推论系统偏离真实情况的误差。体力活动测量中最常见的偏倚包括测量效应、社会期望效应和预期结局效应。测量效应是指测量过程所选择的手段有可能改变一个人的行为。例如，记录体力活动日志或佩戴计步器都有可能促使一个人改变其体力活动水平。社会期望效应是指人们常常会有一种表现出社会所期望的积极行为的趋势，如使用自我报告式体力活动问卷时，人们往往报告比实际更多的体力活动。预期结局效应是指参与者的行为表现与研究假设呈现出一致性的趋势。例如，如果参与者知道干预项目的目的是增加体力活动，那么在干预之后，他所报告的体力活动就倾向于偏高。在自我报告式的测量方法中，需要特别关注社会期望效应和预期结局效应。

1996 年，杜兰特（Durante）和安斯沃思（Ainsworth）提出了一种认知模型，可用来确定问卷调查中的潜在偏倚。调查对象回答问题的认知过程包括 4 个步骤：① 理解问题；② 搜索答案；

③ 做出决定；④ 形成回答。问题的模糊性会影响理解力，如要求回答者定义有争议的词（如"经常锻炼""中等强度"等），偏倚就有可能在理解问题这一阶段出现；在搜索答案阶段，社会期望效应会影响其答案倾向；在做出决定阶段，需要脑力加工的信息（如计算 1 d 或 7 d 中走路的总时间）会产生错误；从做出决定阶段到形成回答阶段，信息转变的错误也会导致偏倚。以下几种方法可以尽可能地减少偏倚：① 设置进行认知测试的问题，例如在面对面访谈时要求回答者转述问题的意思，或要求他们给出对所选答案的确信程度；② 提供帮助回忆的时间或事件提示，例如在 7 日体力活动回顾中，为了给参与者更多的时间提示，从而使体力活动的报告更加准确，要求参与者回想在特定的一天中都做了什么活动（如什么时候起床、有没有上班、有没有上课等）；回顾性日历（如教育性和职业性的活动、生活中的事件）可作为帮助参与者回忆的辅助方法；③ 尽可能降低社会期望效应，如在一项老年人社区健康干预项目中，体力活动问卷设计除体力活动外，还会问到本身不属于体力活动的活动项目（如拜访朋友、阅读、使用电脑等）。

值得注意的是，在体力活动测量中并没有一种完美的测量方法存在，必须权衡考虑以上各方面因素，选择合适的测量方法。在有可能的情况下，可使用一种以上的方法来测量体力活动以平衡不同因素带来的偏倚。

二、体力活动测量的基本原理

目前所用的体力活动测量方法主要基于两种基本原理，即测量体力活动（行为）和测量能量消耗（energy expenditure，EE）（图 2-3-1）。

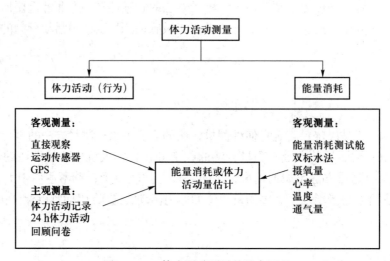

图 2-3-1　体力活动测量的基本原理

资料来源：李红娟. 体力活动与健康促进［M］. 北京：北京体育大学出版社，2012.

体力活动可用直接测量的方法，如运动传感器；也可用间接的方法测量，如体力活动问卷、记录和日志。体力活动测量主要包括以下几个方面：运动频率（frequency）、持续时间（duration）、运动强度（intensity）和活动形式（type/mode）等，进而评估体力活动的总量（volume），必要时还可以评估能量消耗。

频率是指每周或每月进行活动的次数或天数；持续时间通常是指在特定活动中所花的时间（分钟或小时）；强度是指在进行具体活动时的费力程度，通常用能量代谢当量（MET）来表示。MET 是指一项活动的能量消耗率减去安静时能量代谢率（1 MET）。1 MET 大约相当于每千克体重每分钟消耗一千卡能量的活动［1 kcal/（kg·min^{-1}）］。大众健身项目鼓励参与者进行中等强度的体力活动来降低疾病风险并促进健康。这里的"中等强度"是在能量消耗在 3~6 METs 的强度。大于

6 METs 的活动为较大强度的体力活动，可提高心肺耐力。体力活动总量通常用每周参与体力活动的分钟或小时数记录，并同时记录频率、持续时间和强度等信息。如体力活动总量可表示为强度·时间／周（如 MET-h/ 周或 MET-min/ 周），即按照一周中，某项活动的能量代谢当量值乘以该项活动进行的时间来计算。全面的体力活动测量还应包括活动的类型和方式（如步行、做家务、慢跑等）。

体力活动测量方法包括各种主客观的测量、观察和记录。如利用个体观测、运动传感器或遥感技术等记录个体的体力活动行为，还可通过体力活动日记或问卷调查了解个体在过去一段时间内的体力活动情况。表 2-3-1 汇总了目前常用的体力活动行为和能量消耗测量方法。不同方法所测量的维度不同，测量获得的信息和对技术条件的客观要求也不同。

表 2-3-1　体力活动行为与能量消耗测量方法

测量方法	测量的原理	单位	技术或客观要求
客观测量			
直接观察法	体力活动	F D I M	中
能量代谢密室	能量消耗	产热量计算 kcal	高
双标水法	能量消耗	耗氧量计算 kcal	高
间接能量计	能量消耗	二氧化碳产量计算 kcal MET	高
心率	能量消耗	摄氧量相关推算 kcal MET	中
加速度计	体力活动 能量消耗	F D I MET 回归公式估计 kcal	中
计步器	体力活动	步数	低
GPS	体力活动	距离	高
主观测量			
体力活动记录	体力活动 能量消耗	F D M 估算 kcal MET	高
24 h 体力活动回顾问卷	体力活动 能量消耗	F D M 估算 kcal MET	中
体力活动日记	体力活动 能量消耗	F D M 估算 kcal MET	低
体力活动问卷	体力活动 能量消耗	F D M 估算 kcal MET	低

注：F, 频率；D, 持续时间；I, 强度；M, 模式。

资料来源：李红娟. 体力活动与健康促进［M］. 北京：北京体育大学出版社，2012.

多数体力活动问卷的主要目标是估计不同活动的能量消耗，如家务、职业和休闲体力活动。能量消耗单位用千卡（kcal）或千焦（kJ）表示（1 kcal＝4.2 kJ，即 1 g 水升高 1 ℃所需的热量）。在流行病学研究中，常常将平均日能量能耗在 4.3 kcal/min 及以上作为体力活动活跃的标准。直接能量计是将个体置于一个绝热的密封舱中，测量其产热量。这种技术精确度很高（1% 误差），但是由于空间受限、体力活动受限、对工程技术要求高等原因，在作为体力活动问卷效标时并不常用。间接能量计是利用耗氧量和二氧化碳产生量估计能量消耗，按每升氧气消耗产生 5 kcal 能量估计。近年来，随着便携式仪器的出现，实验室外测量能量消耗成为可能。这些技术帮助设计体力活动问卷，为估计能量消耗制订评分方法，并作为体力活动问卷及传感器等其他体力活动测量工具的效度评价方法。

目前，小范围体力活动研究及体力活动问卷效度评价常用的方法有三种：双标水法、心率监测法、运动传感器。其中，由于心率监测和运动传感器简便可行，在实际工作中最常用。"双标水法"非常昂贵，而且可操作性差，但是其准确性最高，不易受人为因素影响。表2-3-2从研究花费、对正常活动的干扰、接受度、是否能测量特异的体力活动（包括类型、强度、持续时间、频率、次数）等方面比较了几种方法各自的优缺点。

表2-3-2　体力活动评价方法的优缺点

方法	样本量	年龄	研究花费		受试		干扰	接受度		活动特异
			金钱	时间	时间	努力		个人	社会	
能量计										
直接	个体	婴儿—老年	VH	VH	VH	H-VH	H-VH	—	—	+
间接	个体—小样本	成年人、老年人	H-VH	VH	VH	M-VH	H-VH	—	—	+
职业分类	大样本	职业人群	L-M	L-M	L	L	L	+	+	?
调查										
间接能量测试法	个体—小样本	成年人、老年人	M-H	M-H	M-H	M-H	VH	—	—	+
任务特异性能量消耗	小样本—大样本	青少年—老年人	L-M	L-M	H-VH	VH	VH	?	+	+
问卷回顾	小样本—大样本	青少年—老年人	L-M	L-M	M-H	M-H	L	?	+	+
定量PA史	小样本—大样本	青少年—老年人	L-M	L-M	L-M	L-M	L	+	+	+
生理指标										
心肺耐力	小样本—大样本	儿童—老年人	M-VH	M-H	M-H	M-VH	L	?	?	—
双标水	个体—小样本	婴儿—老年人	H-VH	M-VH	M		L-H	+	+	—
行为观察	个体—小样本	婴儿—老年人	H-VH	H-VH	H-VH	L-H	L-VH	?	?	+
电子设备监测										
心率	个体—小样本	婴儿—老年人	H-VH	M-VH	M-H	M-H	L-M	+	+	—
稳定计	个体—小样本	婴儿	M-H	M	H-VH	M	L	+	+	?
水平时间监测	个体—小样本	儿童—老年人	M-H	M	H-VH	L-M	L-M	?	+	—
计步器	个体—大样本	儿童—老年人	L-M	L	L	L	L-M	+	+	—
步态评估	个体—小样本	儿童—老年人	H-VH	M-VH	L-M	M-H	L-M	?	+	+
电子传感器	个体—大样本	儿童—老年人	M-H	M	L	L	L-M	+	+	—
加速度计	个体—大样本	婴儿—老年人	L-M	L-M	L	L	L-M	+	+	—
饮食测量	大样本	青少年—老年人	M-H	M	M-H	M-H	L	+	+	+

注：VH，非常高；H，高；M，中；L，低；—，表否定；+，表肯定；？，表不确切。

资料来源：李红娟. 体力活动与健康促进［M］. 北京体育大学出版社，2012.

三、体力活动测量方法

（一）双标水法

双标水（double labeled water，DLW）技术是目前测量日常能量消耗最好的方法。这一技术是由明尼苏达大学的勒夫森（Lifson）教授及其同事在观察人呼出的二氧化碳中氧原子与体内同位素标记的水的关系基础上发明的。该种方法认为，水清除的动力学与呼吸相联系。利用这种方法，受试者饮用一定量的同位素标记的水（氢和氧双标记，$^2H^1H^{18}O$），当双标水进入体内后，很快就进入体液中并与普通水一样参与代谢，^2H以^2HHO的形式消除；O_2以$H_2^{18}O_2$和$C^{18}O_2$两种形式消除，收集一段时间的尿样（5~14 d），根据这两种同位素消除率的差异，可以计算出这段时间内CO_2产量，进而计算出能量消耗量。

双标水法首先在动物实验中被证明是有效的，之后在人体试验中得以验证其可行性。理论上说，DLW 的变异系数在 4%~8%，但是当机体代谢紊乱或条件控制不良时，误差可能被放大。

双标水法的优点是：① 采用非放射性同位素，对人体无害；② 无创性，易于接受，适用于各种人群；③ 可以评价较长时间内的能量消耗情况（1~2 周）；④ 测试精度高。以上这些优点使得双标水法成为目前公认的体力活动测量的金标准。但是这种方法的一些缺点也限制了它的使用：① 双标水价格昂贵，而且需要较昂贵的仪器（质谱分析仪）对尿样进行分析；② 双标水法可以反映一段时间内总的能量消耗，但缺乏由特异性体力活动带来能量消耗的直接信息以及一段时间体力活动能量消耗的模式，也不能给出基础代谢、食物特殊动力学作用及各种体力活动所消耗能量的比例；③ 双标水法测量能量消耗至少需要 3d 以上，需要收集测试期间所有的尿液，比较繁琐。

尽管 DLW 技术被认为是最准确的日常能量消耗测定技术，但是在使用中必须考虑几种误差来源：① 体内水的变化（可通过测量体重来估计）可能会带来能量消耗估计误差；② 大约 4% 的 ^2H 和 1% 的 ^{18}O 形成化合物进入非水组织，这将造成对其在体内稀释空间的高估；③ 重氢同位素（^2H）作为气体的速度小于 ^1H 分子，可造成能量消耗估计时 2.5% 的误差；④ 大约 2% 的同位素经粪便而不是尿液排泄；⑤ 呼吸商（RQ）的假设值是 0.85，每 0.01 的变异会造成 1% 的估计误差，这种误差在大量饮酒的个体更容易发生，因为乙醇代谢利用的 H 减少了 ^2H 和 ^{18}O 清除速率的差异，导致能量消耗的低估。

20 世纪 80 年代中期以来，双标水法更加普遍地应用于测量人体能量消耗的研究中，但其主要价值在于作为其他体力活动测量方法的效标使用。DLW 提供了一种人们在实验室外自然生活状态测得总能量消耗的最好方法。然而，昂贵的同位素示踪剂 ^{18}O 及需要使用质谱仪分析尿液中同位素的清除率，使得 DLW 技术在大人群流行病学研究中并不可行。

（二）心率监测

目前，市场上已有各种心率监测仪器，通常通过胸部电极及发射器将心电信号发送到腕表接收器上，可以检测心脏的电活动，腕表中的电脑芯片可将连续的心电信号导出到计算机进行分析。已有研究证明，这种心率监测仪器可以非常准确地监测心率。

心率监测仪器可以评估一天中体力活动的类型与强度。然而，将心率转化为能量消耗值是基于心率与耗氧量的回归方程。通常心率与耗氧量的相关关系是通过跑台或功率自行车实验建立的，而实际日常心率值可能是静坐、站立以及其他体力活动过程中收集的，使用实验室方法建立的回归方程计算耗氧量和能量消耗时就会有偏差。由于日常心率平均值往往在心率—耗氧量相关曲线的低点，相关关系往往不是线性。对每个人建立一个心率—能耗曲线是耗时且费钱的，因而实际大样本研究中不可能做到。另外，心率—耗氧量曲线随体位、环境温度、情绪状态、肌肉收缩的类型（静态或动态、小肌肉还是大肌肉）、心肺耐力、疲劳等因素的影响而改变，所有这些都可能造成误差。个体安静心率与一日平均心率比值指数可以作为体力活动水平的有用信息。

（三）加速度计

加速度计的研究始于 20 世纪 50 年代后期，首先是实验室研究表明，垂直加速度与能量消耗相关。威斯康星大学的蒙托耶（Montoye）及其同事首先利用这个原理发明了便携式加速度计的雏形，后来形成产品并命名为 CALTRAC。CALTRAC 利用由两层压电陶瓷组成的能量转换器，当人的身体加速时，置于悬杆上的换能器感应，并产生相应的电量。内置的计算机芯片整合加速减速的信息，在一定曲线范围内进行计算。

随着科学技术的发展，加速度计被越来越多地使用。加速度器是一种使用电池的小装置，通常戴在髋关节处（也可放在臂部和踝关节处），用来测量活动和活动的加速度。最常用的压电式感受器可用来探测 1~3 个维度的运动。加速度器可被用来评估不同时间间隔（如每分钟）的运动，并可储存数据（每分钟记录一次，最多可储存 28 d 的数据）。存储的数据可下载到计算机，利用回归方程计算各种参数，进行体力活动水平分级。

目前使用的加速度器包括单轴加速度器和多轴加速度器。单轴加速度器测量一个平面内的运动，通常是垂直运动的数量和加速度；多轴加速度器测量三维空间的运动，常用的如 RT3。除了单轴加速度器和多轴加速度器外，还有其他新出现的加速度器，如对身体不同部位进行多种测量的加速度器、与生理指标（心率、体温等）联系起来的加速度器、置于脚部或踝处的加速度器等。多感应性加速度器可提高能量消耗预测的准确性。

选择加速度器的优点是：体力活动是客观测量的，不需要受试者自己回顾，因而消除了影响信度和效度的自我报告偏倚。与双标水法相比，加速度器的信度和效度较高，尤其是对成年人常见的走跑运动方式很敏感。理论上，多轴加速度器比单轴加速度器的精确性高，这是因为它可更好地在所有几何平面（前后、左右、上下）上识别和测量人的运动。缺点是加速度器在测量上肢运动、力量训练、水中活动和复杂活动时不是很有效，不适合静力性运动和身体重心的微小运动，如划船、骑车等。另外，加速度器较昂贵的价格会限制其可行性，如在大人群研究中不太适用。目前，加速度器主要作为评价自我报告式体力活动报告效度的效标时用。

在可行性方面，加速度器给参与者带来的负担不大。但是不适当的佩戴方式会影响其精确性，如忘记佩戴、没有全天佩戴、将设备丢失等，因此，参与者的依从性是很重要的。由于个体的体力活动每天都有所不同，为提高可靠性，推荐成年人佩戴 3~5 d，儿童佩戴 7 d。

（四）计步器

计步器的设计来源于达·芬奇，他研制了一种老式的、齿轮驱动的机械计程装置，但即使在严格的实验室条件控制下，这些装置在记录步数方面的信度和效度都很低。近些年，出现了很多信效度较高的电子计步器，如 Digi-Walker。巴塞特（Bassett）等人利用 Digi-Walker 对 20 名成年人在室外进行了左侧步数和右侧步数的实验，实验表明，对实际步数仅有 1% 的高估。同样，卫尔克（Welk）等对 31 位成年人在跑台和跑道上用 Digi-Walker 测试步数，与实际值的误差在 3%~5%。

由于花费低，计步器常作为加速度器的替代测量工具。使用计步器时，为得到较高的信度相关系数，需要至少测量 3 d。步行速度较慢时，计步器的运行不是很好，而且它不能评估上肢活动、力量训练和水中活动等体力活动类型。在肥胖人群中，计步器的类型和安放是很重要的，尤其是步行速度比较慢的时候。计步器的缺点是不能提供与活动类型、强度、持续时间和何时进行等有关的信息。

与加速度器一样，使用计步器给参与者带来的负担也不大。但是同样要求参与者具有较高的依从性。另外，由于参与者可以自行读出当日的步数等信息，参与者可能会由于佩戴了计步器而自觉增加体力活动。因此，计步器也可作为体力活动干预中促进步行的动机因素。

随着技术的进步，运动传感器价格越来越便宜，在未来的流行病学研究中，运动传感器将会更多地用来收集大样本人群数天的体力活动。同时，便携式加速度计仍然可作为评价自我报告式体力活动测量工具效度的有用效标使用。

（五）自我报告式体力活动报告

自我报告是体力活动评估中用得最频繁的一种方法，这在很大程度上归因于它的经济性和简便易行。自我报告式的测量方法包括问卷调查、面对面访谈及体力活动记录与日志。

用自我报告的方法可以测量的体力活动包括休闲娱乐活动、运动、锻炼、家务劳动、庭院劳动、与乘坐交通工具有关的活动和与照看小孩有关的活动，还可获得他们具体参与的活动类型、频率和持续时间等信息。历史性自我报告问卷可以评定过去 12 个月或一生中的体力活动方式。这些测量方法在评定体力活动方式、与长期进行体力活动或不活动对健康的影响时是有用的。

1. 体力活动问卷（physical activity questionnaires，PAQ）

1970 年以前，在关于体力活动与冠心病的 24 项研究中，有 20 项采用了职业分类法作为体力活动水平的标志。尽管这些研究对体力活动与心脏病间的潜在关联关系提供了有用的线索，但是他们都忽略了休闲活动的影响。20 世纪 60 年代中期，亨利·蒙托普（Henry J Montope）教授在 Tecumseh（Michigan）社区健康研究中首次利用问卷法定量研究了职业体力活动与休闲体力活动。

自我报告式体力活动问卷或访谈是流行病学研究中最实用，也是最常用的评价体力活动水平的方法。这种方法使得研究者可以快速经济的获得大量研究对象体力活动相关的信息。从 20 世纪 70 年代早期开始，已有 30 多种调查工具被用于体力活动评价，包括国际体力活动问卷（IPAQ）的使用，从而使得各国有了一个标准化的测量工具。这些问卷的不同之处在于：首先是评估的时间段不同，分别从几周到一生中的体力活动情况；体力活动类型包括休闲体力活动、家务劳动、交通、职业中的活动等；问卷长度不同、使用方式不同（自填或访谈）、测量结果表达形式不同（如千卡、梅脱—小时、分值等）。目前，在流行病学研究中常用的体力活动问卷多由以下几种问卷发展而来：国际体力活动问卷、明尼苏达休闲时间体力活动问卷、哈佛校友 /Paffenbarger 体力活动调查、斯坦福 7 日体力活动回顾。

（1）明尼苏达体力活动问卷（Minnesota leisure time physical activity questionnaire，MLTPAQ）。

MLTPAQ 是一种面对面访谈式的测量工具，询问被访者过去一年中休闲时间从事体力活动的情况，要求被访者提供参加每种体力活动的月数，每月平均活动次数及时间等，结果用打分的形式形成每周活动代谢指数（MET）。许多研究表明该问卷有较好的信效度。多项危险因素干预试验研究的两份报告值显示：MLTPAQ 测试的体力活动水平与冠心病风险有关。

（2）哈佛校友 /Paffenbarger 体力活动调查（Harvard alumni/Paffenbarger physical activity survey）。

该调查工具用于研究哈佛校友人群体力活动习惯与慢性疾病风险的关系，时间涉及过去几周到数年。调查比较简短，包括以下项目："你通常每天步行几个街区？你每天爬多少次楼梯？列出过去一年中您参加的较活跃的运动或娱乐活动。"调查结果以 kcal 计算步行、爬楼梯、休闲活动的能量消耗，并得到每周能量消耗得分。结果表明，哈佛校友中体力活动水平与慢性疾病风险相关。

（3）斯坦福 7 日体力活动回顾（Stanford seven-day physical activity recall interview）。

这项问卷是为斯坦福 5 个城市项目设计的，是一个访谈式调查问卷，包括了解受试者过去 7 天中睡眠和体力活动的信息，如有氧运动、工作相关的体力活动、园艺、步行、休闲时间中等及以上强度体力活动。受试者除中等及以上体力活动以外，其余时间假设为低强度体力活动，结果用每周或每天 kcal/kg 体重表示。

（4）全国群众体育现状调查问卷。

全国群众体育现状调查问卷将体力活动分为日常体力活动与体育锻炼两部分，其中，日常体力活动又分为家务劳动、工作中的体力活动及交通中的体力活动等。2007 年，国家体育总局组织的第三次全国群众体育现状调查采用入户调查的方式，对全国 31 个省、自治区、直辖市 16 岁及以上人群体力活动及参加体育锻炼的现状进行了调查。

（5）现时体力活动水平评价。

在我国卫生部（现卫计委）内部发行的《生活方式危险因素社区干预手册》中，将体力活动分为与工作有关的体力活动和工作以外的体力活动，对上述二者进行综合评分之后可划分体力活动水平等级。

有研究表明，成年人使用体力活动问卷有较高的重测信度。但体力活动问卷往往是一种回顾性调查，因此回忆偏倚和报告偏倚是最常见的，尤其应注意社会期望效应和预期结局效应。

2. 体力活动记录和日志

另外一种自我报告法是体力活动记录和日志。体力活动记录要求参与者详细记录自身一天或一周中进行的活动类型，报告其所参加的所有活动、持续时间以及用力程度，也有一些不太严格的只要求参与者记录在特定时间进行的活动。这种方法与膳食日记相似，伴随人们一天的活动完成记录。接近实时性的记录使得回顾性偏差减少到最小，详细的体力活动记录可作为其他体力活动测量效度的辅助方法。但这种方法对参与者要求很高，测量给参与者所带来的负担也较重，因为要求参与者每隔一定时间（如 15 min）填写活动清单和活动强度等内容。

体力活动日志与记录相似，但给参与者的负担较小。日志是在参与者每天结束时完成的，通过记录一天的每项活动，从体力活动对照表中找出每项活动的强度值。体力活动日志的范例有"Bouchard 体力活动日志"和"Ainsworth 体力活动日志"。在干预性研究中，常用非常简单的日志来记录体力活动。例如，在一项步行的研究中，参与者可以在日历上记录每天行走的总时间，然后按月把日志交给研究人员。

体力活动记录和日志虽然没有像自我报告问卷一样得到广泛应用，但是由于这些记录和日志通常在一天当中或每天结束时完成，其回顾性偏差较问卷调查小，从而提高了信度和效度。详细的体力活动记录有时可用来验证自我报告测量法的可靠性。体力活动记录有相对较高的效标效度。若记录能在短期内完成，则参与者的负担相对也较低。体力活动日志，尤其是简单的活动日志，给参与者施加的负担也很小。但是，如果是详细的记录则给参与者施加的负担较大，同时也需要相当数量的研究人员来处理这些记录信息。因此，可行性是由记录的详细程度和持续时间长短决定的。与客观测量法相比，社会期望效应和预期结局效应对体力活动问卷和日志影响更大。

尽管在评估体力活动时并没有一种完美的方法，但是在选择最佳方法时，必须要考虑研究目的、设备和资源。在采用一种测量方法之前，调查者必须要仔细评估该方法需要的测量器材和对所研究人群的适用性。

四、体力活动水平评估

目前，用来评估体力活动水平的方法有问卷法、客观生理指标监测法及能量消耗估算法等。

（一）根据心率和主观用力感觉量表

根据体力活动中心率达到最大心率或储备心率的百分比，可以对有氧运动进行强度分级（表1-2-2）。在评估体力活动总量时，还需要同时考虑活动持续时间的信息。

（二）根据能量消耗估计

目前，国际上普遍推荐的体力活动量是除日常基本体力活动外，每周至少进行 150 min 中等强度的体力活动。这一建议是建立在大量循证研究证据基础上的。150~300 min 中等强度的体力活动或 75~150 min 较大强度体力活动，从能量消耗的角度估计，相当于每周 500~1 000 METs/min。

美国运动医学学会发布的 2008 年体力活动指南中，按照每周参加中等强度体力活动的量将体力活动水平分为不活跃、低、中、高 4 个等级（表2-3-3）。

表 2-3-3 体力活动水平分级

体力活动水平分级	每周中等强度体力活动时间 /min	健康效益	建议
不活跃	无	无	静坐少动是不健康生活方式
低	＜150	有益	动则获益
中	150~300	获益较多	多动多获益
高	＞300	额外获益	获益更多，但同时风险增加

不活跃即只有维持日常基本生活的体力活动，是一种静坐少动的生活方式；低体力活动水平是指除日常基本体力活动外，从事中等强度体力活动，但每周活动时间累计少于 150 min，或从事高强度体力活动，但活动时间少于 75 min；中等体力活动水平为每周参加中等强度体力活动的时间累计在 150~300 min，或较高强度体力活动 75~150 min，是目前体力活动指南中为获得健康效益推荐的体力活动水平；高体力活动水平为每周参加中等强度体力活动的时间累计超过 300 min，或较高强度体力活动超过 150 min，从获得健康效益的多少来讲，目前尚无体力活动量的上限值，但是随着体力活动的增加，在获得健康效益的同时，相关的运动风险也会增加。

（三）根据每日步行量分级

在有关步行行为的研究中，可以根据参与者每日步行的步数，进行体力活动水平分级（表2-3-4）。

表 2-3-4 每日步数与体力活动水平分级表

每日步数 / 步	体力活动水平
＜5 000	静坐少动
5 000~7 499	低
7 500~9 999	中
＞10 000	高
＞12 500	很高

资料来源：李红娟. 体力活动与健康促进［M］. 北京：北京体育大学出版社，2012.

（四）根据体育锻炼参与情况分类

2007 年，国家体育总局组织的第三次全国群众体育现状调查将参加体育锻炼的人群按过去一年中参加体育锻炼的频次、持续时间和锻炼时的运动强度三项参数分成三类：第一类是"经常参加体育锻炼"（简称"经常锻炼"），其标准是：每周参加三次（含三次）以上的体育锻炼，每次体育锻炼持续时间为 30 min 以上，每次体育锻炼的运动强度达到中等以上；第二类是"偶尔参加体育锻炼"（简称"偶尔锻炼"），包括参加体育锻炼但达不到以上"经常锻炼"标准的人群；第三类为"从不参加体育锻炼"。

李红娟

第四节　运动风险评估

运动是把"双刃剑"，科学的运动能够增强体质、改善健康，不合理的运动则会对健康产生诸多不利影响。因此，应根据运动者的年龄、性别、身体健康状况等情况，采取合理的措施进行运动风险的防范。

一、运动风险评估概述

运动风险是指由于运动方式、运动强度和运动时间的累积效应导致机体在形态、机能上的异常变化或破坏，从而出现危害健康的损伤、疾病乃至死亡的可能性。无论身体机能水平的高低、运动负荷大小、运动时间、环境变化等因素有何不同，运动风险都是客观存在的。在不同风险因素作用下，运动风险的发生是有规律可循的；在相同风险因素的作用下，不同群体发生运动风险的概率不同。因此，运动风险的发生具有客观性、可预测性和不确定性的特征。对于不同年龄、性别及健康状况的人群，运动风险的防控应结合其认知水平、健康状况、风险规避需求而区别对待。

（一）运动风险评估的意义

科学的运动可以带来增强体质、改善健康的效益，而不合理的运动则对健康产生不利的影响，造成健康隐患。由此可见，运动对人的健康、生存与发展所带来的影响具有不确定性。做好运动风险评估，可以将运动给机体带来的"利"最大化、"弊"最小化。

（二）运动风险评估的类型

根据运动风险事件所造成的机体损害部位、程度，可将运动风险分为运动性心血管疾病风险、运动性损伤风险和运动性病症风险三类。

1. 运动性心血管疾病风险

运动中发生的心血管事件主要包括急性心肌梗死、心室颤动和心源性猝死等。发生心血管事件的风险取决于人群中心血管疾病的流行状况。一般而言，心血管系统正常的健康个体进行运动不会引起心血管事件的发生，健康个体进行中等强度运动引起心搏骤停或心肌梗死的风险很低。对于具有已经确诊或隐匿性心血管疾病的个体，在较大强度运动时，心源性猝死或心肌梗死发生的风险会快速上升。其原因在于，运动时机体代谢加强，氧需要量急剧增加，为满足机体代谢的需要，心血管系统负荷加重。而心血管系统功能较弱的个体，在心血管系统负荷加重的情况下，可能出现心肌急性供血不足、冠状动脉栓塞（阻塞）和心脏传导系统紊乱等问题，进而诱发心律失常、心肌梗死，甚至心源性猝死等风险事件。

30～40岁的年轻个体发生心源性猝死的风险极低，原因是此类人群中心血管疾病的流行率很低。2007年美国心脏病协会发布了一项"运动与急性心血管事件：正确看待风险"的科学声明，此声明给出了年轻运动员发生运动相关猝死的心血管因素。研究发现，引起年轻人运动性猝死的常见原因包括先天性遗传缺陷、肥厚性心肌病、冠状动脉异常和主动脉狭窄。研究指出，超过90%的运动员非创伤猝死与已存在的心脏病变有关，35岁以下的年轻运动员，多数存在遗传性的心脏结构或功能异常，有器质性心脏病的占85%~97%；而35岁以上的运动员，发生运动性猝死的高峰期为40~50岁，以冠心病、心律失常为常见原因，其他原因有心肌炎、心肌病、瓣膜病等。

与年轻人相比，中老年人参加较大强度运动时，心源性猝死和急性心肌梗死的发生率会增加，有研究表明，中老年人发生心源性猝死的绝对风险是每年1.5万~1.8万人中会发生1例死亡；静坐少动的个体参加较大强度的运动或不经常参加的运动，心源性猝死和急性心肌梗死的发生率也会明显增加，体力活动活跃的成年人比体力活动不足者发生心血管疾病的风险会降低30%~40%。

在运动测试中，发生心血管事件的风险也会随着人群心血管疾病的流行情况发生变化。有研究表明，每进行10 000次运动测试，约发生6次心血管事件。

2. 运动性损伤风险

运动性损伤是指在运动过程中由于训练过度造成的各种损伤，其发生与运动训练安排、运动项目及技术、训练水平、训练环境及条件等多个因素有关，是内外因素相互作用的结果。内因主要包括年龄、性别、机体的解剖结构（如肌肉、骨骼、关节结构）异常、健康体质水平（如肌肉力量、肌肉耐力和柔韧性）较低、运动技术缺陷、准备活动不足等；外因主要包括运动场地及设施条件、运动时间段、气温、气压等。运动性损伤可分为皮肤损伤、肌肉损伤、肌腱和韧带损伤、关节损伤、软骨损伤、骨损伤、神经损伤、血管损伤和内脏损伤等。

3. 运动性病症风险

运动性病症是由于运动训练或比赛安排不当而表现出来的疾病、综合征或异常。常见的运动性病症有运动性腹痛、运动性低血糖、肌肉痉挛、晕厥、过度训练、过度紧张、心律失常、运动性尿液异常（蛋白尿、血尿、血红蛋白尿、肌红蛋白尿）、运动性贫血、运动性高血压、运动性中暑及停训综合征等。在一般健身人群中出现运动性疾病的比例并不高，但是如果没有相应监控、营养保障，在运动中也会出现影响健康的病症。

（三）运动风险发生率概况

运动风险的发生率具有随着年龄增加而增大的趋势，且男性的运动风险发生率大于女性。各年龄段人群中的运动风险事件虽然多以运动性损伤事件为主，但是不同年龄段人群的运动风险事件类型存在一定的差异。其中，中老年人群是运动性心血管意外事件的高发人群。

运动风险的诱发与运动人体的主观因素和运动环境的客观因素有关，包括运动者的年龄、健康状况、运动技能、认知水平以及环境温度、气候、防护装备、运动时间等。调查发现，单次运动时间在30 min以内时，风险事件发生率在20%以下；单次运动时间在30~60 min时，风险事件发生率达到38%；单次运动时间在60~90 min时，风险发生率达到49%；单次运动时间在90~120 min时，风险事件发生率达到63%；而进行120 min以上的运动时，风险发生率高达77%。由于健身运动很难衡量不同个体运动时的强度，以运动时间为统计指标呈现出运动量越大，运动风险发生率越高的趋势。

大量研究表明，在运动引起的各种非创伤性意外死亡中，心血管意外占80%以上。心血管意外事件受运动强度（即较大强度＞中等强度＞低强度）和心血管疾病危险因素的直接影响。虽然运动相关的心血管事件发生率很低，但是对健康乃至生命的危害最严重，因此，运动性心血管事件备受公众和科研人员的关注。

静坐少动的生活方式容易诱发心血管疾病。有研究表明，成年女性的心血管疾病死亡风险与致命性心肌梗死风险随着静坐时间的增加而增加。由于长期静坐不动带来的心肺适能减退，使机体很难再承受爆发式运动负荷带来的强烈刺激，机体应激调节机能紊乱，因此大多数静坐少动个体参加不常进行的运动或强度较大的运动时，心源性猝死和急性心肌梗死比率也异常增加。有调查显示，发生运动性心血管意外的健身者基本都有运动不足的背景。低体力活动水平也是运动性心血管风险事件的诱发因素之一。

目前，运动损伤的发生率为10%~20%，并有逐年增多的趋势。据相关资料显示，大学生运动损伤的发生率高达75.27%~77.63%，其中关节、韧带损伤最常见（占37%），其次是皮肤擦伤（占33.9%）和肌肉损伤（占22.9%）。损伤部位以膝关节和踝关节最多见。

根据专家学者对大学生在学校期间进行运动的调查结果显示，发生运动性疾病的比例大约是36.6%，其中运动性腹痛最常见（约为34%），其次是运动性低血糖（约占12%）。

由于运动带来的健康收益显著高于运动的风险，因此运动个体、医生及专业健康管理人员等都不应该过度夸大运动风险带来的不利后果。

二、运动风险评估方法

运动风险评估是指对运动风险事件出现的概率及其后果，采用定性与定量相结合的方式，预估风险大小、识别风险因素、实施风险管控。运动风险形成的过程是内因积累、外因诱发、从量变到质变的过程，并以一定形式的风险结果表现出来。因此，运动风险评价的内容可分为：① 运动风险的内因评估，即不同年龄、性别、身体健康状况、体力活动水平等在风险形成过程中所起的作用，以及可能造成的风险大小；② 运动风险的外因评估，即探讨不同运动方式、运动强度、运动频率、运动时间和运动环境的固有风险发生规律，以及它们在运动风险形成过程中的导向作用；③ 运动风险结果的评估，即探讨运动风险的内因、外因中各构成要素组合后，评估发生风险事件的类型、危害性大小以及可能性等。由此可见，预防运动风险的核心问题就是对运动风险因素的评估，尤其是对运动风险发生内因评估和外因评估。

由于运动性心血管事件对健康乃至生命的危害最严重，因此，运动性心血管风险评估已成为运动性风险评估的主要内容。评估的核心内容是运动前的健康筛查和运动测试，即根据运动个体在运动前的健康筛查和运动测试的结果，评估其在运动过程中可能存在的风险因素及风险等级（图2-4-1）。

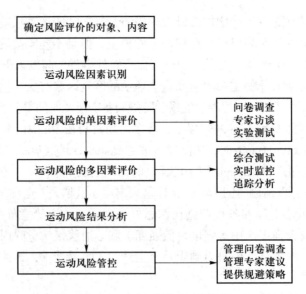

图2-4-1 运动风险评估流程

（一）运动性心血管疾病风险评估

为避免与运动相关心血管事件的发生，个体在运动前应在专业人员的指导下进行健康筛查；了解心脏病的前驱症状，并在出现类似症状时尽早获取医学诊断和相关治疗；根据自身的运动能力、日常体力活动量和环境来调整运动计划。专业健康管理人员应了解运动相关事件的病理基础，接受心脏急诊处理的培训，并有专门的方案及相关急救设备。

1. 运动前的健康筛查

由于心血管疾病及体力活动水平是诱发运动性心血管疾病风险的主要原因，根据美国运动医学学会的推荐，在风险评估的健康筛查阶段，首先应对人群的体力活动水平和/或心血管疾病危险进行调查。美国运动医学学会推荐的运动前健康筛查内容如下：

（1）所有要参加体力活动的人都应该通过自述病史或健康风险评估问卷进行健康筛查，通过这些自我筛查方法确定后面的评估方案。

（2）有两个或更多CVD危险因素的中危人群应在进行较大强度体力活动前咨询内科医生。虽然可以进行医学评价，但是大多数人在进行低强度到中等强度运动时，不需要咨询内科医生。

（3）有已确诊疾病或症状的高危人群应该在开始体力活前咨询内科医生。

（4）仅推荐高危人群进行常规运动测试，高危人群包括确诊心血管疾病的患者、有症状提示发生新的心血管疾病或心血管疾病变化、糖尿病、其他心血管疾病危险因素、晚期肾疾病和特定肺部疾病的患者。

（5）如果专家在运动医学上受过专业训练，并且内科医生可以在需要时立即赶到，中高危人群的运动测试可以在内科医生以外的专业健康管理人员的监督下进行。

2. 运动前的运动负荷测试

明确诊断患有冠状动脉疾病的患者在运动中发生心血管意外的风险最高。该人群在缺乏有效心搏骤停处理措施的情况下进行运动时，其死亡率将增加6倍。因此，在对人群进行体力活动水平和/或心血管疾病危险分层后，根据美国运动医学学会的建议，需对心血管疾病高危人群进行运动前的健康筛查，具体操作流程如图2-4-2所示。通过运动测试，一方面可以评价运动个体在运动中可能存在的心血管风险，另一方面也可以为运动个体提供运动负荷的安全阈值。

运动测试后，无论采取何种恢复方式（即主动或被动恢复），至少在运动后恢复期的6 min内或在ECG改变回到基线水平且明显的症状和体征消失之前，都需要持续监测。目前研究认为，仅发生于运动测试后恢复期的ST段改变是运动测试的一个重要诊断信息。在停止监测前，心率和血压也应该恢复到接近基线水平。

与运动风险有关的心血管机能评价类指标可分为三大类：① 形态学指标：体重指数（BMI）、腰围、腰臀比；② 生理类指标：心率、血压、脉压、臂踝脉搏波传播速度（baPWV）；③ 生化类指标：总胆固醇（TC）、甘油三酯（TG）、低密度脂蛋白（LDL-C）胆固醇、高密度脂蛋白（HDL-C）胆固醇。在运动负荷试验中，要密切观察上述指标的变化。

对于安静时baPWV ≥ 1 400 cm/s的受试者，运动中应严密观察血压的变化，以免在运动测试中发生心血管事件。运动持续时间是独立于年龄、性别、已知或未知的心血管疾病，预测心血管事件发生最重要的危险因素之一，其与心血管风险指标的相关性最密切。BMI是影响心血管功能的主要形态学指标，可作为评价运动中发生心血管风险的敏感因素指标，而且可以使其他风险因素发生聚集。

原发性高血压患者大多数是没有任何症状的。但是在运动过程中，其血压的反应较无潜在高血压的人群要明显，称为运动性高血压（运动中的最高收缩压 ≥ 200 mmHg）。运动高血压与静息血压相关，静息收缩压 > 160 mmHg者占运动性高血压的53%。对于高血压人群，安静时收缩压和/或舒张压控制不佳是其参加运动发生风险的一个主要因素。此外，运动中ST段下降超过1 mm，可以提示心脏供血不足、心肌缺血甚至心肌梗死的发生。因此，运动中的最大收缩压、最大脉压及恢复期收缩压的变化可以作为评价高血压人群心肌缺血的指标，对高血压人群运动风险的发生起到一定的预警作用。

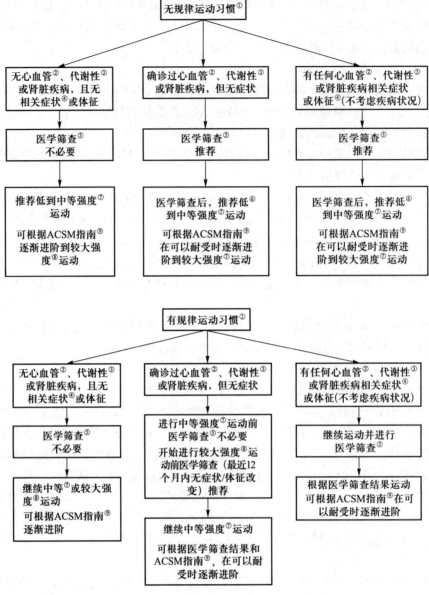

图 2-4-2 ACSM 运动前健康筛查流程

① 运动习惯：进行至少 3 d/周、30 min/d，具有中等强度的有计划、系统性的体力活动，持续时间至少 3 个月。

② 心血管（CV）疾病：心脏、外周血管或脑血管疾病。

③ 代谢性疾病：I 型和 II 型糖尿病。

④ 症状和体征：安静或活动时出现的身体症状。包括：疼痛，可能由缺血引起的胸、颈、下颌、手臂或其他部位的不适；安静或轻度用力时呼吸困难、眩晕或晕厥；端坐呼吸或夜间阵发性呼吸困难；脚踝水肿；心悸或心动过速；间歇性跛行；确诊的心脏杂音；常规运动时出现异常疲劳或呼吸困难。

⑤ 医学筛查：专业健康管理机构提供的运动许可证明。

⑥ 低强度运动：30%~39%HRR 或 $\dot{V}O_2R$；2~2.9 METs，RPE 9~11，HR 和呼吸略加快。

⑦ 中等强度运动：40%~59%HRR 或 $\dot{V}O_2R$；3~5.9 METs，RPE 12~13，HR 和呼吸明显加快。

⑧ 较大强度运动：≥60%HRR 或 $\dot{V}O_2R$；≥6 METs，RPE≥14，HR 和呼吸显著加快。

⑨ ACSM 指南：详见《ACSM 运动测试与运动处方指南》。

  并不是所有人都适合做运动测试。为避免运动测试中出现心血管事件，在决定是否进行运动测试前，应该认真评价运动测试的风险和益处，判断是否存在运动测试的禁忌证（包括绝对禁忌证和相对禁忌证）。

（1）运动测试的禁忌证。

绝对禁忌证：

① 近期安静状态下心电图显示有严重心肌缺血、急性心肌梗死（2 d 内）或其他急性心脏病事件；

② 可引起症状或血液动力学改变的未控制的心律失常；

③ 严重、有症状的主动脉狭窄；

④ 未控制、有症状的心力衰竭；

⑤ 急性肺栓塞或肺梗死；

⑥ 急性心肌炎或心包炎；

⑦ 可疑或确诊的动脉瘤破裂；

⑧ 急性全身感染，伴有发热、全身疼痛或淋巴结肿大。

相对禁忌证：

① 冠状动脉左支狭窄；

② 中度狭窄性心瓣膜病；

③ 电解质紊乱（低钾血症、低镁血症）；

④ 心动过速或心动过缓；

⑤ 肥厚型心肌病或其他形式的流出道狭窄；

⑥ 重度方式传导阻滞；

⑦ 室壁瘤；

⑧ 运动中加重的神经肌肉、肌肉骨骼疾病和风湿性疾病；

⑨ 未控制的代谢性疾病（如糖尿病、甲状腺功能亢进或黏液性水肿）；

⑩ 精神或躯体障碍导致的运动能力显著降低。

在相对禁忌证中，如果运动的益处大于风险、安静时无症状，可以暂时不考虑作为运动禁忌证，并在医务监督下运动或采取较低强度的运动。

（2）知情同意书。

运动测试前，测试方应向受试者介绍、签署知情同意书，这是重要的伦理道德和法律问题。知情同意书的内容、形式可以有所不同，但必须包含详细信息，确保受试者理解运动测试的目的、可能带来的风险等。制订、使用知情同意书时需注意以下几个方面：

① 测试方必须对知情同意书给予语言上的解释，并说明受试者可以对运动过程提出问题；

② 在知情同意书的相应位置上应注明受试者的特殊问题和相关责任，并注明受试者可以随时退出测试；

③ 如果受试者是未成年人，需要其父母或监护人签署知情同意书；

④ 需要通过权威机构（如医院的风险管理机构、伦理委员会或法律顾问）认可知情同意书的内容是否合适；

⑤ 知情同意书应包含急救过程和急救设备，确保急救人员受过相关急救培训、具有允许使用相关急救设备的权利。

（3）运动测试说明书。

在运动测试前，测试方应对受试者进行相关指导、说明，提高运动测试的有效性和数据的准确性。根据测试的类型和目的不同，说明书的内容应有所不同，但主要包括以下几个方面：

① 在测试前 1 h 内，受试者应禁食，不吸烟、不饮酒、不饮咖啡；

② 测试前一天，受试者应注意休息，避免从事大强度体力活动或运动；

③ 受试者应穿着宽松、舒适的衣裤，适合走路或跑步的鞋袜。女性受试者不宜穿紧身内衣；

④ 如果测试是为了诊断疾病，受试者最好停服心血管药物，但必须征得内科医生的同意。服

用中等或大剂量 β 受体阻滞剂的受试者，应该在测试前 2～4 d 内逐渐减量，以减少肾上腺功能亢进的反跳现象；

⑤ 测试前 24 h，受试者应摄入充足的水分，确保测试前的水平衡；

⑥ 如果测试是为了评价心肺耐力或制订运动处方，则受试者不必停药。在运动测试中应着重观察受试者主观用力感觉量表（RPE）。受试者应提供服用药物的名称、剂量和次数，尤其是最后一次的实际服药量，且可以把药带在身边，以便测试人员记录。

对于运动前的运动测试，ACSM 的重点建议是：① 尽管运动测试并不适用于大多数运动的个体，但这项测试具有的价值是无可争议的；② 有氧能力可能是针对所有个体（无论其健康状况如何）最好的独立预测因子之一；③ 用标准的运动测试评估个体是否有心血管疾病症状和 / 或体征已被广泛接受；④ 心肺运动测试，即在标准运动测试的同时进行通气过程的气体分析，在有 CHF 和无法解释的劳力型呼吸困难的患者中已得到广泛应用。

需要指出的是，目前使用的限制性运动负荷试验终止的标准以及美国运动医学学会推荐的运动负荷试验终止标准都是针对欧洲人群制订的。因此，在对我国进行运动负荷试验时，应该有适合中国人的终止标准（不同年龄段人群的标准）。

（二）运动性损伤风险评估

造成运动性损伤的原因不同，进行运动性损伤风险评估的方法也有多种，大致可分为健康体质评估（肌肉力量、肌肉耐力、柔韧性）、功能性动作筛查等。

1. 健康体质评估

肌肉力量、肌肉耐力和柔韧性水平低是导致运动性损伤发生的直接诱因。在运动性损伤风险评估中，应对运动个体的肌肉力量、肌肉耐力和柔韧性进行综合评价。

通常采用 1 RM（在正确姿势和全关节活动范围内，一次所能完成的最大阻力值）来评价肌肉力量。多次最大重复次数，如 4 RM 或 8 RM 也可以作为肌肉力量的评价方法。但对于心血管疾病高危者或已知具有心血管疾病、肺部疾病、代谢性疾病及某些健康问题的个体应采取保守的方法（10～15 RM 的测试）评估最大肌肉力量。常用的评价方法有握力和背力。

肌肉耐力是某肌肉群在一定时间内完成重复收缩至肌肉充分疲劳的能力，或保持 1 RM 特定百分比的持续时间。简单的场地测试，如俯卧撑、YMCA 卧推（30 次 /min）可用来评价上半身肌群的耐力，下肢肌肉耐力的评价方法有提踵试验、30 s 蹲起等。

保持关节柔韧性有助于完成动作，否则将导致组织损伤。评价柔韧性的方法有坐位体前屈、坐椅前伸试验（适用于老年人）、双手背勾试验等，常用的指标是关节活动度（ROM）。

2. 功能性动作筛查（functional movement screen，FMS）

功能性动作筛查可以为运动者进行个性化的动作诊断以判断其是否具有基本的运动能力，筛查出低质量的动作模式，通过改善运动表现为预防运动损伤提供保障。主要应用于运动康复和体能训练领域，具体内容介绍见第三章第七节。

（三）运动性病症风险评估

发生运动性病症的原因主要有：① 运动者本身患有疾病，如感冒、胃炎、肝炎等；② 运动训练方案不合理，训练量过大、比赛安排过于频繁；③ 运动前准备活动不足；④ 运动前摄食过多或处于饥饿状态；⑤ 精神过于焦虑、紧张，运动前 1～2 d 休息不好；⑥ 运动前摄入过多含糖饮料；⑦ 身体素质差或运动方案不合理；⑧ 在极端天气中（高温、寒冷、高湿）进行运动；⑨ 运动场地不良（地面过硬）。为了预防运动性病症的发生，需要对运动个体进行风险评估。

运动风险案例分析

1. 必要的医学检查

当运动个体近期出现发热、感冒、心悸、胸闷、肢体无力、头晕等相关症状或体征，需要暂停运动，指导运动个体前往医院进行相关医学检查，如血常规、尿液常规、心电图、心肌酶等检查。

2. 对运动环境温度、湿度的监测

最适合跑步的环境温度在 4 ℃~30 ℃。当环境温度超过 30 ℃、湿度大于 60% 或气温过低时不适合进行户外运动，同样，当环境温度低于 -5 ℃时不宜进行长跑训练，而如果气温低于 -7 ℃~-8 ℃则不宜外出跑步。

3. 运动中身体机能监测

当运动个体进行长时间、大强度运动训练时，需要定期进行晨脉、晨压、食欲、睡眠、主观疲劳感、体重、肌力、腱反射、运动成绩等测试，同时还应注意血红蛋白、尿液的监测，一旦出现异常反应，需要立即进行运动方案的调整，必要时停止运动。

王 艳

思考题 ◀

1. 简述运动前健康筛查的目的、意义和内容。

2. 简述心血管疾病的危险因素和评价标准。

3. 在制订运动处方时，概述进行心电图检查和血常规检测的意义。

4. 结合体力活动行为，阐述行为改变的阶段变化理论及其应用。

5. 分析健康信念模式、自我效能理论的理论要点。

6. 影响个体参与体力活动的因素具体体现在哪些方面？

7. 体力活动测量的基本原理是什么？选择体力活动测量方法时需要考虑哪些问题（信度、效度、敏感性、可行性）？

8. 常用体力活动测量方法有哪些？各有什么优缺点？

9. 简述运动风险评估的意义和类型。

10. 简述运动性心血管疾病风险评估的流程和指标分析。

11. 请简要说明不同危险分层的个体应如何进行运动前的医学检查和风险评估。

12. 简述运动风险评估的常用方法。

13. 如何进行运动性病症的风险评估？

第三章

体质测试与评价

第一节 体质评价概述

体质评价是制订运动处方的基础，也是评估运动处方效果的依据。因此，在制订运动处方之前，对体质进行评价是非常重要的环节。

一、体质概述

体质是人体的质量，它是在遗传性和获得性基础上表现出来的人体形态结构、生理功能和心理因素综合的相对稳定的特征。

我国的体质研究起步于20世纪80年代的中国国民体质监测工作。中国国民体质监测是以儿童青少年体质调查为基础，逐渐扩展到成年、幼儿和老年人群的大规模体质监测。随着国民体质监测的广泛开展和国民体质研究的深入，我国开始建立了全国性的国民体质监测网络系统，制定了《国民体质测定标准》和《国家学生体质健康标准》，并将大量与国民体质相关的调查和研究报告应用到了全民健身领域。2016年10月，国家颁布了《"健康中国2030"规划纲要》，明确提出了"开展国民体质测试，完善体质健康监测体系，开发应用国民体质健康监测大数据"的要求，这为更好地进行国民体质研究、指导大众健身和制订运动处方提供了有力支持和保障。

从国际体质评价指标体系的演变来看，尽管不同国际组织和国家在解释体质的概念和选择测试指标方面都想尽力取得一致，但是由于各国际组织和国家的某些观点尚存差异，因而在各自测试指标上也存在着较大差别。

美国在体质研究上有较长的历史，学科发展完善，基本完成了由"测试运动技术指标"向"测试健康指标"的过渡。在美国使用比较普遍的健康体质测试方法可以归纳为4个方面：① 心肺耐力；② 肌肉力量与耐力；③ 身体柔韧性；④ 身体组成。其中，良好的心肺耐力可以预防心血管疾病的发生，特别是冠心病的发生；强健的肌肉是完成人体各种运动的基本条件；柔韧性可以有效预防在活动中的损伤；适宜的身体组成可避免由肥胖导致的各种疾病。这4个方面的良好状态说明具备安全从事运动的能力，即具备优良的体质水平。

1998年，日本对沿用了30多年的体力诊断和运动能力测试进行了修订，指标数量有所减少，主要包括耐久跑、握力、50 m跑、立定跳远、坐位体前屈、仰卧起坐等指标，而这些指标更倾向于健康评价。

我国自《"健康中国2030"规划纲要》提出"体医融合"的政策方向以来，越来越多的体质测量也指向健康促进。

从以上内容可以看出，在各个国家中，围绕着健康的体质评价得到了更广泛的认可。而与健康相关的体质，主要是指针对那些对增进健康和防治疾病有明确作用的身体素质，如身体成分、心肺耐力、肌肉力量、柔韧素质等。针对这些体质健康指标的评价是制订运动处方的重要依据。

二、体质评价的内容

体质评价的内容主要包括身体发育水平、身体的生理生化功能水平、身体素质和运动能力水平、心理的发育水平及适应能力。

（一）身体发育水平

身体发育水平的评价内容主要包括体格、身体成分、体型和身体姿态等。

体格是指身体整体及各部位的长度、宽度、围度、厚度和质量。体格的测量与评价在体质健康研究、运动医学、运动人体科学、临床医学、康复医学等许多领域都有广泛应用。例如，由身高和体重换算的 BMI，被广泛用于评价肥胖程度。

身体成分是人体组成学的重要研究内容。美籍华人学者王自勉提出的五层次模型，把已知的40 多种身体成分归纳为逐渐复杂的 5 个层次，即元素或原子层次、分子层次、细胞层次、组织—器官层次和整体层次。根据运动处方的制订需求，更多的是集中在组织—器官层次上分析脂肪含量、肌肉含量（瘦体重）和骨密度等。

体型是对人体形状的总体描述和评定。体型不仅影响形体美观，而且与人的体质健康密切相关。美国学者希尔顿首次建立了一个连续体型分类方法。他借用胚胎术语，把人体体型分为：内胚层体型或圆胖型，中胚层体型或肌肉型，外胚层体型或瘦长型（图 3-1-1）。后来有学者在此基础上进行了改进和完善，如 Heath-Carter 体型法，但是由于这种体型综合评价方法增加的测量和计算过程较繁琐，一定程度上影响了应用。

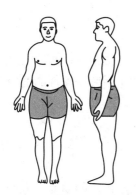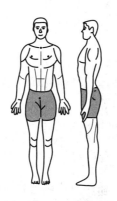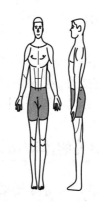

（a）内胚层体型或圆胖型　　（b）中胚层体型或肌肉型　　（c）外胚层体型或瘦长型

图 3-1-1　希尔顿体型分类

身体姿态（姿势）是指身体各部分在空间的相对位置，反映了人体骨骼、肌肉、内脏器官、神经系统等各组织、器官的力学关系。良好的身体姿态有助于身体处于稳定状态，保证身体各器官的正常功能，减轻肌肉、韧带的紧张状态。常见的身体姿态检查包括脊柱形状检查、胸廓形状检查、腿和足的形状检查。

此外，性发育指标和骨龄也是评价身体发育程度的常用指标。

（二）身体的生理生化功能水平

人体的新陈代谢状况和各器官、系统的效能与体质健康关系密切。因而，从理论上来讲，身体的生理生化功能水平评价应该是对人体的脉管系统、呼吸系统、运动系统、神经系统、内分泌系统、消化系统、泌尿系统和生殖系统功能状态的全面评价。在制订运动处方的实际工作中，通常运用运动人体科学、医学的理论和实验技术对部分身体机能和与代谢相关的生化指标进行分析、测量和评价。这些身体机能通常包括心血管功能、肺功能、关节和肌肉的生理功能等。

（三）身体素质和运动能力水平

身体素质指人体在从事体力劳动或体育运动时，各器官、系统表现出的各种机能能力，主要包括速度、力量、耐力、灵敏和柔韧性等方面。由于个体之间的身体素质存在很大差异，所以，制订科学合理的运动处方需要对身体素质进行测试和评价。例如，进行心肺耐力的测评、肌肉力量的测评和柔韧性的测评等。

运动能力指人体在运动时所表现出来的能力，具体又可以划分为一般运动能力和竞技运动能力。前者主要是指人们在日常生活、劳动及一般运动中所表现出来的走、跑、跳、投掷、攀登、爬越等基本能力，后者则是指为了完成某项竞技比赛所具备的运动能力。

（四）心理的发育水平

运动处方从本质上来说，更多的是对个体行为的一种干预，在这个过程中，个体的心理发育水平起到了非常关键的作用。如果不根据个体的心理发育水平制订运动处方，显然不可能获得良好的依从性。

（五）适应能力

适应能力是人维持身体与内外环境平衡的能力，不仅仅只是生理适应、心理适应或社会适应，而是人的综合适应能力，包括对自然环境、社会环境、各种生活紧张事件的适应能力以及对疾病和其他有碍健康的不良应激源的抵抗能力等。

三、健康相关的体质指标

健康是一个相对的、动态的概念。随着时代的变迁、医学模式的演变，人们对健康的认识也在不断提高和完善。世界卫生组织（WHO）成立之初在其《宪章》中就指出："健康不仅是免于疾病和虚弱，而是保持身体、心理、社会适应的完好状态。"WHO关于健康的这一定义，把人的健康从生物学的意义，扩展到了心理和社会关系两个方面的健康状态，把人的身心、家庭和社会生活的健康状态均包括在内。1989年，WHO提出健康应该包括躯体健康、心理健康、社会适应良好和道德健康等。躯体健康一般是指人体的生理健康。生理健康有明确的标准，如生长发育、成熟衰老等，更量化一些，就是人体生理运动指标应处于正常范围。心理健康通常是指心理的各个方面及活动过程处于一种良好或正常的状态。心理健康的理想状态是保持性格完美、智力正常、认知正确、情感适当、意志合理、态度积极、行为恰当、适应良好的状态。社会适应良好是指一个人的心理活动和行为能适应复杂的环境变化。道德健康则是指不以损害他人利益来满足自己的需要，有辨别真假、善恶、荣辱、美丑等是非观念的能力，能按照社会认可的规则约束和支配自己的行为，能为人们的幸福做贡献。1992年WHO发表的《维多利亚宣言》认为："当前主要的问题是在科学论据和民众之间架起一座健康金桥，使科学更好地为民众服务。这座健康金桥有四大基石，它们是：合理膳食、适量运动、戒烟限酒和心理平衡。"这四大基石构成了健康的生活方式，它能够有效地预防和控制慢性疾病，延长平均寿命。

体质和健康是从不同范畴和角度对人体进行探究的相互关联的两个概念。体质是人的物质基础，而健康描述的是人的完满状态。由此可见，健康是以体质为前提和基础的，通过各种方法和手段增强体质的最终目标是提高健康水平。因而，应用运动处方的过程就是通过运动增强体质、促进健康的具体体现。

体质是健康的前提和基础，这得到了大量循证医学证据的支持。Steven N. Blair 教授在美国 Cooper 研究所开展的有氧中心纵向研究为其提供了强有力的证据，该研究揭示了心肺耐力是疾病发病率和死亡率的可靠预测指标。此外，肌肉力量对慢性代谢性疾病的发病率和死亡率的影响也有大量流行病学的证据。而这些研究的结果和结论都已经在世界范围的公共卫生政策里有所体现。由此可见，对健康的评估离不开对体质水平的评价。

（一）身体成分

身体成分主要反映身体的肥胖程度，常选择 BMI、腰围、腰臀比和体脂百分比等指标来评价。肥胖所带来的健康问题已成为 21 世纪的世界性健康问题，WHO 已经宣布其为世界性流行病。肥胖之所以成为公共健康的重大危险因素，主要是因为肥胖可引发各种慢性疾病，如 II 型糖尿病、心血管疾病和代谢综合征等。随着对肌肉含量与肥胖及慢性代谢性疾病关系的科学梳理，人们逐渐认识到肌肉含量在疾病和健康评价中也具有重要意义。

（二）心肺耐力

心肺耐力是指人体在多数肌肉参与的条件下进行长时间有氧运动的能力。在现代静坐少动的生活方式中，心血管疾病发病率居高不下。据 2014 年 WHO 报道，导致过早死亡和寿命缩减的三大原因中有两种属于心血管疾病——冠心病和中风，而这两种疾病与心肺耐力水平高低密切相关。最大摄氧量是测量心肺耐力的重要指标。最大摄氧量可通过直接或间接测试法获得。除了最大摄氧量外，乳酸阈是心肺耐力另一个常用评估指标。

（三）肌肉力量

肌肉力量是肌肉在紧张或收缩时所表现出来的一种能力，或者说是肌肉收缩克服或抵抗阻力来完成运动的能力。在现代生活中，肌肉力量不仅与运动能力密切相关，而且与人体的生长发育、平衡能力、骨健康、抗衰老能力等密切相关。肌肉力量素质可以通过最大肌肉力量、肌肉耐力、肌肉含量、爆发力（做功效率）来评估。通常肌肉力量素质的测试主要针对最大肌肉力量和肌肉耐力。其中，最大力量，也就是在正确姿势和一定规则下全关节活动范围内所能克服的最大阻力（1 RM），已成为动态肌肉力量的主要评价指标。

（四）柔韧性、平衡能力和反应能力

柔韧性是指身体各个关节的活动幅度及跨过关节的韧带、肌腱、肌肉、皮肤等其他组织的弹性伸展能力。

平衡能力是指维持身体姿势的能力，特别是在较小的支撑面上控制身体重心的能力。

反应能力主要是指人体中枢神经系统接受一定指令或刺激后，有意识地控制骨骼和肌肉快速运动的能力。它体现了神经系统与运动系统的协调性。

目前，这三种能力与心血管疾病的发生发展的循证医学研究还相对较少，对这三种能力的关注度比肥胖程度、有氧耐力和肌肉素质小。但是，这三种身体素质均是运动能力的重要组成部分，与运动损伤、动作模式障碍或缺陷、骨关节疾病密切相关。

四、体质评价与运动处方制订

体质评价是运动处方制订的基础性工作之一，它与健康筛查、医学检查及运动风险评估共同为运动处方制订提供依据。

（一）体质评价的目的

体质评价需要围绕运动处方的制订进行，具体目的主要体现在以下几个方面：

1. 排除运动风险，保证运动安全

运动处方首先必须具备安全性。在制订运动处方前，必须通过健康筛查或医学检查进行运动风险评估。

2. 确定运动处方的目标

体质评价可以针对性地判断个体的健康或疾病状态，从而明确运动干预想要达到的目标。

3. 为运动处方制订提供依据

体质评价可以获得个体在体质方面的具体信息，用来制订个性化的运动处方。

4. 为评价运动处方效果提供原始资料

运动处方的有效性检验，需要客观定量的体质评价指标。所以，在运动前后或不同阶段进行体质评价是评价运动处方效果的重要依据。

（二）体质评价结果在运动处方制订中的作用

运动强度是运动处方的核心内容之一，它与获得的健康收益有着明显的量效关系。因此，在制订运动处方时，需要根据运动处方对象的体质评价结果和期望达到的运动目标，确定个体化运动强度。其中，有氧运动强度可根据最大摄氧量、乳酸阈、最大心率的百分比及主观用力程度等指标来确定。而抗阻训练的力量负荷可根据力量测试过程中获得的个性化力量评估结果来确定。

（三）体质的综合评价与运动处方制订

体质的综合评价基础和前提是各单项指标的评价标准。所以，综合运动能力的评估从本质上来说是以各单项指标标准为基础，进行体质全面评价的过程。在国家体育总局发布的《全民健身指南》一书中，给出了综合运动能力评估的概念，这一概念和本章所提的体质综合评价的内涵基本一致。可以参考《全民健身指南》的综合评价方案实现对个体的体质综合评价。综合评价的价值在于从整体的角度来判断体质健康水平，能够提示其相对欠缺并需要优先发展的体质健康指标，由此实现针对性的评价和个性化的运动处方制订，全面发展提高体质健康水平达到运动促进健康的作用。

李　然

第二节 身体形态测量与评价

一、身体形态测量与评价概述

身体形态的测量与评价，包括形态学指标和人体组成学指标的测量与评价。其中，形态学测量是针对全部或部分身体的长度、面积、体积、质量或空间关系进行实际测量、描述或研究的一门学科；而人体组成学则主要研究人体内诸多组分的含量与分布、组分间的数量规律、体内外各种因素对组分含量与分布的影响等。从这两门学科的定义来看，身体形态和身体成分所涉及的研究和应用是非常广泛的，而本章将着重于介绍与体质健康相关的一般形态学指标和人体组成学指标的测量方法，以及这些指标评估肥胖程度的意义和评价标准。

（一）身体形态测量的意义

一般形态学指标的测量是指测定身体整体与局部的长度、周长、距离和容积，内容包括身高、体重、坐高、胸围、头围、指距、四肢长度和周径、皮下脂肪厚度及人体姿势。根据运动处方制订的需求，通过一般形态学指标的测量可以获得 BMI、腰围、腰臀比、皮褶厚度这些用于评估肥胖程度的指标。而人体组成学指标按照人体组成学研究的结果，可归纳为 5 个层次，即元素或原子层次、分子层次、细胞层次、组织—器官层次和整体层次。根据运动处方制订的需求，我们主要在组织—器官层次上分析脂肪含量、肌肉含量和骨密度等，这些指标在运动处方制订和评估中更直接有效。身体成分的测量需要准确、快速、低成本和无损伤。目前，能够相对满足上述要求的测量方法大致有如下几种：生物电阻抗分析法、水中密度测量法、空气置换体积测定法、影像学方法、双能 X 射线吸收法等。

身体形态因年龄、性别、发育状况的不同而各有差异，并受遗传、疾病、外伤、障碍的影响不断发生改变。因而，身体形态测量的意义无外乎以下两点：① 了解发育、伤病所致的身体形态方面的变化；② 为肥胖程度的评估提供依据。本节所涉及的身体形态测量主要是针对影响体质健康水平的重要因素——肥胖程度进行评估。肥胖不但本身就是一种慢性疾病，而且还是非传染性疾病的重大风险因素，如心血管疾病、糖尿病、肌肉骨骼疾患、某些癌症等。儿童期肥胖会使成年期肥胖、早逝和残疾出现的概率更大。除此之外，肥胖儿童还易出现呼吸困难，高血压、心血管疾病的早期征兆，胰岛素耐受，心理问题，以及使骨折风险升高等情况。因而，身体形态的测量和评估具有重要的临床诊断价值，它作为体质健康评价的重要组成部分，为运动处方的制订和运动干预效果评估提供重要依据。

（二）身体形态测量的误差控制

由于身体形态测量多使用简单的测量器材，并且主要由测量人员按照测量步骤人工完成测量。因此，在身体形态测量过程中，对误差的控制需要更加明确。误差的控制也是测量工作的重要工作原则，应把握以下 5 个方面：

1. 选择明确统一的测量标志点

测量身体的长度和围度等项目，测量的部位不同，数值相差会很大，尤其是粗细变化较大的腰围、臀围指标。因此，为了使测量更加准确，提高可比性，测量时需要将体表凸起或凹陷作为标志点。通过选择一致的测量标志点，可减少测量误差。

2. 统一的测量操作步骤

在身体形态测量过程中，采用一致的操作步骤，可以避免测试步骤不同所导致的细节差异，更好地减少偶然误差的发生。

3. 统一的测量器材

由于身体形态测量器材生产成本不高、技术简单，市面上出现了很多品牌的产品。因而，要选择统一的符合国家或行业标准的器材，并且在测量前要进行校准。

4. 统一的测量人员培训

在身体形态测量过程中，测试人员需要对受试者进行指导以完成人工测量部分，在多数情况下还需要完成数据读取和记录。因此，对测量人员进行统一培训，可有效减少因测量人员不同而带来的误差。

5. 受试者的着装要求

身体形态测量需要对受试者的着装有相关的要求，如体重测量的结果会受衣着多少的影响。

二、身体形态指标的测量与评价

（一）身高的测量

身高是反映骨骼发育情况的主要指标。在体质健康评价中，身高是计算体重指数（BMI）的主要参数。身高的测量方法如下：

测量器材：身高计。

测量方法：受试者赤脚，以立正姿势（上肢自然下垂，足跟并拢，足尖分开成 60° 角）站于身高计的底板上。足跟、骶骨部和两肩胛骨间与立柱相接触，身体挺直，头部正直，两眼平视，耳屏上缘与眼眶下缘最低点在同一水平线上。测量人员下移水平板轻压受试者头顶正中，然后在自己两眼与水平板等高的情况下读数（图 3-2-1）。记录以 "cm" 为单位，精确到小数点后一位。

注意事项：

（1）身高计应选择平坦地面，靠墙放置。

（2）测量人员移动水平压板时，必须手握手柄。

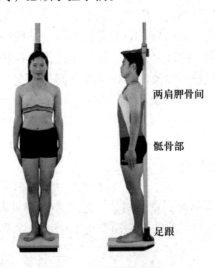

图 3-2-1 身高的测量

资料来源：国家体育总局. 运动健身指南 ［M］. 北京：人民体育出版社，2011.

（3）严格执行"三点靠立柱""两点呈水平"的测量要求。

（4）水平压板与头部接触时，松紧要适度，头发蓬松者要压实；妨碍测量的发辫、发结要放开，饰物要取下。

（5）读数完毕，立即将水平压板轻轻推向安全高度，以防碰坏。

（二）体重的测量

体重通常反映了身体发育和营养情况，是评估肥胖程度的指标，同时也是计算体重指数（BMI）的主要参数。体重的测量方法如下：

测量器材：体重计。

测量方法：仪器进入正常工作状态后，受试者穿短衣短裤，赤足，自然站立在体重计踏板的中央，保持身体平稳（图3-2-2）。等显示屏上显示的数值稳定后，记录显示的数值。记录以"kg"为单位，精确到小数点后一位。

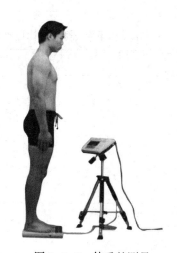

图3-2-2　体重的测量

资料来源：国家体育总局. 运动健身指南［M］. 北京：人民体育出版社，2011.

注意事项：

（1）测量时，体重计应放置在平坦地面上。

（2）受试者应尽量减少着装。

（3）上下体重计时，动作要轻缓。

（4）男女分开独立测试。

（三）身高、体重和 BMI 的评价

由于身体发育阶段不同，不同年龄段人群身高和体重的评价目的有所不同。幼儿、儿童、青少年的身高和体重评价可以在一定程度反映身体发育和营养情况。成年以后的身高和体重测量多用于BMI 的计算，进而评估肥胖程度。

1. 幼儿、儿童、青少年身体发育和营养情况评价标准

（1）中位数百分比评价法。

在幼儿、儿童和青少年中，通常通过计算身高实际测量值达到同年龄、同性别参考标准中位数的百分比来进行营养评价。

对幼儿、儿童和青少年的营养评价有三个评价指标，即 HT/A 中位数百分比、WT/A 中位数百

分比、WT/HT 中位数百分比。计算公式为：中位数百分比 = 实测值 / 中位数值 ×100%。评价标准如表 3-2-1 和表 3-2-2 所示。

表 3-2-1 Gomez 分类评价法评价标准

评价	参考标准	
	体重（WT/A）中位数 /%	身高（HT/A）中位数 /%
营养正常	>89~100（差值为 10）	>94~100（差值为 5）
轻度营养不良	>74~89（差值为 14）	>89~94（差值为 4）
中度营养不良	60~74（差值为 14）	85~89（差值为 4）
重度营养不良	<60	<85

资料来源：中华人民共和国国家卫生和计划生育委员会，中国国家标准化管理委员会. GB/T 31178—2014 儿童青少年发育水平的综合评价［S］. 北京：中国质检出版社，2014.

表 3-2-2 身高 / 体重中位数百分比评价标准

营养状况	身高 / 体重（WT/HT）中位数 /%
肥胖	>119
适宜	>89~119（差值 29）
轻度营养不良	>79~89（差值 9）
中度营养不良	>69~79（差值 9）
重度营养不良	≤69

资料来源：中华人民共和国国家卫生和计划生育委员会，中国国家标准化管理委员会. GB/T 31178—2014 儿童青少年发育水平的综合评价［S］. 北京：中国质检出版社，2014.

（2）标准差评价法。

应用同年龄、同性别参考数据的平均值和标准差进行评价。WHO 根据标准差提出用"标准差评分"（Z 评分）来表示测量结果，它便于统计和比较，是目前对群体儿童、青少年评价的常用方法。计算公式为：

Z 评分 = （儿童测量数据 - 参考标准中位数）/ 参考标准的标准差

Z 评分法包括年龄 / 身高 Z 评分（HAZ）、年龄 / 体重 Z 评分（WAZ）、身高 / 体重 Z 评分（WHZ），其标准如表 3-2-3 所示。

表 3-2-3 WHO 儿童、青少年营养情况评价标准

分值	评价
HAZ < -2	生长迟缓
WAZ < -2	低体重
WAZ > 2	超重
WHZ > 2	肥胖
WHZ < -2	消瘦

资料来源：中华人民共和国国家卫生和计划生育委员会，中国国家标准化管理委员会. GB/T 31178—2014 儿童青少年发育水平的综合评价［S］. 2014.

2. 学龄儿童、青少年超重和肥胖评价

体重指数（BMI）是反映相对肥胖程度的简易指标。

$$BMI = 体重（kg）/ 身高^2（m^2）$$

在学龄儿童、青少年超重和肥胖的评价中，BMI 大于或等于相应性别、年龄组"超重"界值点且小于"肥胖"界值点者为超重；BMI 大于或等于相应性别、年龄组"肥胖"界值点者为肥胖（表3-2-4）。

注意事项：在 BMI 计算公式中，身高、体重都应使用实测值，按照 GB/T 26343 规定的器材和方法测量，不得用问卷、自报等方式获得。身高在测量时以"cm"为单位，记录小数点后一位，计算 BMI 时转化为"m"，保留一位小数。年龄的计算方法则是以半岁为单位，一律使用实足年龄。实足年龄计算为调查日期减去出生日期，指从出生到计算时为止共经历的周年数。

表 3-2-4　6~18 岁学龄儿童、青少年性别、年龄 BMI 筛查超重与肥胖界值

（单位：kg/m²）

年龄 / 岁	男生		女生	
	超重	肥胖	超重	肥胖
6.0~	16.4	17.7	16.2	17.5
6.5~	16.7	18.1	16.5	18.0
7.0~	17.0	18.7	16.8	18.5
7.5~	17.4	19.2	17.2	19.0
8.0~	17.8	19.7	17.6	19.4
8.5~	18.1	20.3	18.1	19.9
9.0~	18.5	20.8	18.5	20.4
9.5~	18.9	21.4	19.0	21.0
10.0~	19.2	21.9	19.5	21.5
10.5~	19.6	22.5	20.0	22.1
11.0~	19.9	23.0	20.5	22.7
11.5~	20.3	23.6	21.1	23.3
12.0~	20.7	24.1	21.5	23.9
12.5~	21.0	24.7	21.9	24.5
13.0~	21.4	25.2	22.2	25.0
13.5~	21.9	25.7	22.6	25.6
14.0~	22.3	26.1	22.8	25.9
14.5~	22.6	26.4	23.0	26.3
15.0~	22.9	26.6	23.2	26.6
15.5~	23.1	26.9	23.4	26.9
16.0~	23.3	27.1	23.6	27.1
16.5~	23.5	27.4	23.7	27.4
17.0~	23.7	27.6	23.8	27.6
17.5~	23.8	27.8	23.9	27.8
18.0~	24.0	28.0	24.0	28.0

资料来源：中华人民共和国国家卫生和计划生育委员会. WS/T 586—2018 学龄儿童青少年超重与肥胖筛查［S］. 2018.

3. 成年人标准体重的评价

WHO 推荐的标准体重计算方法及评价标准（表 3-2-5）如下：

男性：（身高 − 80）× 70% = 标准体重；

女性：（身高 − 70）× 60% = 标准体重；

其中，身高单位为"cm"。

表 3-2-5　体重的评价标准

（实际体重 − 标准体重）/ 标准体重	评价
< −20%	消瘦
−20% ~ < −10%	偏瘦
−10% ~ 10%	正常
> 10% ~ 20%	偏胖
> 20%	肥胖

4. 成年人 BMI 的评价

BMI 广泛用于成年人肥胖程度的评价，中国成年人 BMI 的评价标准如表 3-2-6 所示。

表 3-2-6　中国成年人 BMI 的评价标准

分类	BMI/（kg·m^2）
肥胖	≥ 28.0
超重	24.0 ~ < 28.0
体重正常	18.5 ~ < 24.0
体重过低	< 18.5

资料来源：中华人民共和国卫生部疾病控制司. 中国成人超重和肥胖症预防控制指南［M］. 北京：人民卫生出版社，2006.

（四）腰围的测量与评价

腰围是腹型肥胖程度评估的重要指标，是计算腰臀比的重要参数。有研究认为，腰围是糖尿病及心血管疾病患病风险的预测指标。腰围的测量方法如下：

测量器材：尼龙带尺。测量前应对带尺进行校正，可用钢尺与之比较，带尺误差不超过 0.2 cm。

测量方法：受试者自然站立，两肩放松，双臂交叉抱于胸前。测量人员面对受试者，将带尺经受试者脐上 0.5 ~ 1 cm 处水平绕一周。对肥胖者测量腰部最粗处。带尺围绕腰部的松紧度应适宜（使皮肤不产生明显凹陷），测量点切勿太高，皮尺切勿拉得太紧（图 3-2-3）。带尺上与"0"点相交的数值即为测量值。测量人员应大声念出读数，并登记在登录书上，记录以"cm"为单位，精确到小数点后一位。

注意事项：

（1）测量人员应严格控制带尺的松紧度。

（2）测量时，受试者被测部位要充分裸露。

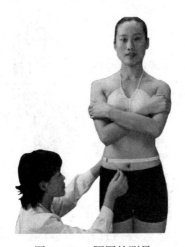

图 3-2-3　腰围的测量

资料来源：国家体育总局. 运动健身指南［M］. 北京：人民体育出版社，2011.

（3）测量时，受试者不能有意识地挺腹或收腹。

（4）男女分开独立测试。

成年人腰围评价标准：WHO、亚洲和中国的正常成年人腰围评价标准如表 3-2-7 所示，超过此值者为腹部肥胖（向心性肥胖）。

表 3-2-7　成年人腰围评价标准

（单位：cm）

性别	WHO	亚洲	中国
男	＜ 94	＜ 90	＜ 85
女	＜ 80	＜ 80	＜ 80

资料来源：中华人民共和国卫生部疾病控制司. 中国成人超重和肥胖症预防控制指南［M］. 北京：人民卫生出版社，2006.

（五）臀围测量与评价

臀围是计算腰臀比的重要参数。臀围的测量方法如下：

测量器材：尼龙带尺。

测量方法：受试者自然站立，两肩放松，双臂交叉抱于胸前。测量人员立于受试者侧前方，将带尺沿受试者臀大肌最突起处水平围绕一周（图 3-2-4）。带尺围绕臀部的松紧度应适宜（使皮肤不产生明显凹陷）。带尺上与"0"点相交的数值即为测量值。记录以"cm"为单位，精确到小数点后一位。

注意事项：

（1）测量人员应严格控制带尺的松紧度。

（2）测量时，受试者穿短裤、短袖衫。

（3）测量时，受试者不能有意识地挺腹或收腹。

（4）男女分开独立测试。

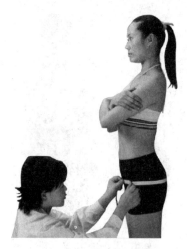

图 3-2-4 臀围的测量

资料来源：国家体育总局. 运动健身指南［M］. 北京：人民体育出版社，2011.

成年人腰臀比的评价：

腰臀比（WHR）是腰围和臀围的比值，是判定向心性肥胖的重要指标。

成年人腰臀比评价标准如表 3-2-8 所示，超过此值者为腹部肥胖（向心性肥胖）。

表 3-2-8 成年人腰臀比评价标准

性别	WHO	中国
男性	＜0.9	＜0.9
女性	＜0.85	＜0.85

资料来源：中华人民共和国卫生部疾病控制司. 中国成人超重和肥胖症预防控制指南［M］. 北京：人民卫生出版社，2006.

（六）皮褶厚度的测量与评价

临床上常通过对皮褶厚度的测量来推算体脂总量，皮褶厚度与全身脂肪含量具有一定的线性关系，还能间接反映机体能量代谢的变化。此方法简单易行，但要求选择的测量部位准确。同时，测量压力的大小对结果有较大的影响。因此，使用的皮褶厚度计测量压力要符合规定标准 10 g/cm^2，在 2 s 内读数，并要求在同一部位连续测量三次，取平均值。

测量器材：皮褶厚度计或皮脂厚度计。

测量部位：测量部位为上臂部、肩胛部和腹部。其中，上臂部测量点为右上臂肩峰后面与鹰嘴连线中点处，测量时沿上肢长轴方向捏提皮褶。肩胛部测量点为右肩胛骨下角下方 1 cm 处，测量时与脊柱成 45° 角捏提皮褶。腹部测量点为脐水平线与右锁骨中线交界处，测量时沿水平方向捏提皮褶。

测量方法：受试者自然站立，充分裸露被测部位。测量人员用左手拇指、食指和中指将被测部位皮肤和皮下组织捏提起来。测量皮褶捏提点下方 1 cm 处的厚度，共测量三次，取中间值或两次相同的值（数值达不到上位则就低位值，皮褶厚度计精度为 0.5 mm）。测量人员应大声念出读数，并登记在登录书上。记录以"mm"为单位，精确到小数点后一位。

注意事项：

（1）受试者自然站立，肌肉放松，体重平均落在两腿上。

（2）测量时，要把皮肤与皮下组织一起捏提起来，但不能把肌肉捏提起来。

（3）测量时，皮褶厚度计的钳口连线应与皮褶走向垂直。

（4）测量过程中，皮褶厚度计的刻度盘和针口压力应经常校正。

皮褶厚度评价：

评价标准1：三头肌皮褶厚度。

男性正常值是 11.3~13.7 mm，女性是 14.9~18.1 mm。

测量值为正常值的 120% 以上则为肥胖，＞110%~120% 为超重，＞90%~109% 为正常，＞80%~89% 为轻度营养不良，60%~79% 为中度营养不良，低于 60% 为重度营养不良，若皮褶厚度小于 5 mm，表示无皮下脂肪。我国目前三头肌皮褶厚度无群体调查理想值，但患者治疗前后可进行自身对比。

评价标准2：三头肌皮褶厚度与肩胛下皮褶厚度及腹部皮褶厚度之和。

男性正常值为 10~40 mm、女性为 20~50 mm。

男性测量值＞40 mm、女性＞50 mm 为肥胖，男性测量值＜10 mm、女性＜20 mm 为消瘦。

（七）身体成分的测量与评价

1. 脂肪含量的测量与评价

（1）生物电阻抗分析法。

生物电阻抗分析法是利用不同身体成分的电流电导性差异对身体成分进行推测的方法。体液是含电解质的水溶液，具有良好的导电性；脂肪和不溶的矿物质是电的不良导体。受试者生物电阻的大小与体液的含量有密切关系，由此可进行身体成分的测量。市面上可以看到各种生物电阻抗分析仪，有简单的拇指对握式、双手握式，也有两足站立式和双手双足式大型测量仪器，但是这些仪器的原理都是相同的，只是在运用上增加了一些不同频率的电阻测量与回归推算公式，从而获得更多的身体成分信息。

生物电阻抗分析法优势在于具有简单、安全、方便、无创的特点，并且对体脂率的估计准确性要大于皮褶厚度测量的推测值。但是，人体的水合状态对测量结果会产生很大影响。

生物电阻抗分析测试方法如下：

测量器材：生物电阻抗分析仪。

测量平台承重：20~150 kg。

室内温度要求：15 ℃~40 ℃。

测试步骤：

① 输入受试者基本资料；

② 受试者脱掉鞋袜，按照足形电极形状踩在电极上，脚后跟对牢原点；

③ 受试者握住手柄，拇指按在手柄上部，四指握在手柄下面，手臂伸直，张开 15°；

④ 整个测量过程需要 70 s，测量过程不能说话和移动；

⑤ 测试结束，对结果进行分析。

注意事项：

① 不得携带任何金属物品上机测量，如手机、手表、钥匙等。严禁体内装有心脏起搏器、固定钢钉等金属物品者上机测量；

② 为了精确测量身体重量，应尽可能减少随身携带物品和服饰的重量；

③ 测量过程中，手脚不得离开电极，身体不可随意晃动；

④ 受试者需在餐后 2 h 且无剧烈运动的前提下进行测量。

（2）身体密度法。

身体密度法是通过身体重量与身体体积的比例计算全身密度来评价身体成分的方法。确定身体密度后可以计算出体脂百分比，从而对人体的肥胖程度进行评估。体脂百分比的计算公式如下：

$$体脂百分比 = (457/身体密度) - 414.2$$
$$体脂百分比 = (495/身体密度) - 450$$

水中密度测定法：基本设备是一个盛有温水的大钢槽。受试者潜没于水中，并尽量呼尽肺部空气。根据阿基米德定律，利用受试者在空气中和水中称得的体重之差，计算出受试者的身体体积。已知脂肪和去脂肪身体质量的密度分别为 0.900 7 g/cm³ 和 1.100 g/cm³，即可以计算出受试者的全身脂肪含量。此方法的优点是准确性较高，缺点是实践难度较大。

空气置换体积测定法：此方法依据物理学中著名的玻意耳定律，通过测定密闭舱室内的气压变化来计算受试者的身体体积。空气置换体积测定法的原理虽然早就提出，但是由于受到技术的限制，直到 BOD POD 装置在美国诞生，才成功将该方法用于身体成分的测量。目前该方法所使用的装置并未在国内得到普及。

（3）双能 X 射线吸收法（dual-energy X-ray absorptiometry，DXA）。

由于体内的脂肪、矿物质和瘦体重对统一能量的 X 射线的吸收率有很大差别，同一组分对不同能量的 X 射线的吸收率也不同。因此，两束不同能量的 X 射线可以分别测得体内的脂肪、矿物质和瘦体重的含量。而且 DXA 不但能够测定多种身体成分的全身含量，还能够测定这些组分的局部含量。

双能 X 射线扫描仪包括测量台、位于测量台下的双能量 X 射线发生器、位于测量台上的探测器和计算机系统。测量项目通常包括全身及局部骨矿物质、骨密度、无骨矿物质瘦体重质量、脂肪质量、软组织质量、去脂肪身体质量、身体质量和脂肪比例（体脂百分比）。

双能 X 射线扫描仪主要有 Hologic 的 QDR 系列，Lunar 的 DPX、Prodigy 和 Expert 系列，以及 Stratec 的 XR 系列。这些系列所用的软件和硬件各不相同，因此测量人员应当注意记录和报告所用的硬件和软件型号，以便对同一人群或不同人群的测量结果进行横向或纵向比较。

各个厂家的双能 X 射线扫描仪的测量步骤十分相似。在全身测量时，一般要求受试者仰卧在测量台上。双能 X 射线扫描仪从头到脚进行一系列的扫描。扫描之间的间隔是 0.6～1.0 cm。依据身高和双能 X 射线扫描仪的系列型号，扫描全身的时间为 5～30 min。

由于 DXA 通过 X 射线扫描的方式进行测量，所以要注意测量的禁忌。具体如下：

① 怀孕；

② 在测定 2～6 d 内口服了影响图像显影的药物；

③ 近期进行了放射性核素检查；

④ 不能平卧于检查床上，或不能坚持平卧 5 min 者；

⑤ 脊柱严重畸形或脊柱上有金属内植物（但有骨科特殊软件者除外）。

其他注意事项：

① 应除去身上的金属物，如纽扣、硬币、挂钩、拉锁等；

② 近期服用了肠道内不能吸收的药物，如钡剂、钙剂、椎管造影剂等，会对测量结果产生影响；

③ 一般食物不影响测量，但最好在餐后 2～4 h 进行测量；

④ 在前后位脊柱测量时，由于骨质增生、腹主动脉钙化、脊柱侧突、椎小关节退变和椎间盘变性狭窄、骨的移植物等可使测定结果偏高，在老年人中尤为突出。

DXA 以其优良的精确性、准确性、适用性和相对少的放射性，已经成为身体成分测量的主要方法，在临床、流行病学调查和医学基础研究中发挥着重要作用。在使用 DXA 时，一定要注意对机器的校准、操作员的培训及测量误差的监控。测量人员可以将用全身扫描测得的身体重量与用秤称重所得值对比，作为一种简单有效的测定方案。

（4）脂肪含量的评价。

脂肪和脂肪组织是两个常被混用的术语，两者既有区别又有联系。脂肪是一种化合物，化学成分是甘油三酯（又称三酰甘油），是脂肪组织的主要成分，在脂肪细胞中以脂滴的形式存在。脂肪也存在于脂肪组织以外的组织和器官中，如肝脏和肌肉。脂肪组织 80% 以上是脂肪，另外约 20% 为蛋白质、矿物质和水。

脂肪组织可以分为白色脂肪组织和棕色脂肪组织。对人类而言，目前多数学者认为棕色脂肪组织仅见于新生儿期，所以人们通常所说的脂肪组织仅限于白色脂肪组织。白色脂肪组织的功能包括储备能量和分泌激素。

体脂百分比（体脂率）是指脂肪占总身体质量的百分比。上述的各种测量方法均是对脂肪成分的测量。

尽管体脂百分比与健康风险之间关系的研究还尚无法支持建立普遍适用的身体成分标准，但是目前多认为男性体脂百分比在 10%～22%，女性体脂百分比在 20%～32% 对健康是有益的（表 3-2-9）。

表 3-2-9　美国运动医学学会（ACSM）的体脂率评价表

性别	年龄/岁	体脂率/%					
		必要	很好	好	一般	较差	差
男性	20～29	2～5	7.1～9.3	9.4～14	14.1～17.5	17.4～22.5	＞22.4
	30～39	2～5	11.3～13.8	13.9～17.4	17.5～20.4	20.5～24.1	＞24.2
	40～49	2～5	13.6～16.2	16.3～19.5	19.6～22.4	22.5～26	＞26.1
	50～59	2～5	15.3～17.8	17.9～21.2	21.3～24	24.1～27.4	＞27.5
	≥60	2～5	15.3～18.3	18.4～21.9	22～25	25～28.4	＞28.5
女性	20～29	10～13	14.5～17	17.1～20.5	20.6～23.6	23.7～27.6	＞27.7
	30～39	10～13	15.5～17.9	18～21.5	21.6～24.8	24.9～29.2	＞29.3
	40～49	10～13	18.5～21.2	21.3～24.8	24.9～28	28.1～32	＞32.1
	50～59	10～13	21.6～24.9	25～28.4	28.5～31.5	31.6～35.5	＞35.6
	≥60	10～13	21.1～25	25.1～29.2	29.3～32.4	32.5～36.5	＞36.6

资料来源：American College of Sports Medicine. ACSM's Health-Related Physical Fitness Assessment Manual [M]. 2nd ed. Philadel phia: Lippincott Williams and Wilkins, 2008.

2. 肌肉含量的测量与评价

肌肉含量更多的是指运动系统的骨骼肌含量。骨骼肌是组织—器官层次含量最大的组分。骨骼肌约占新生儿体重的 23%，到 10 岁时增加到 34%，成年阶段占比达 40%（男性）和 30%（女性）。目前的研究证实，脂肪堆积和肌肉减少可共同导致慢性疾病的发生，并且肌肉含量的下降与肌肉衰减症（sarcopenia）密切相关。

因而，人们越来越认识到抗击肥胖应该采取更完善的干预措施。至少应该关注到以下三点：

① 在强调脂肪堆积致病危害的同时，能够看到肌肉减少和功能下降带来的危害；

② 在针对体内脂肪代谢的治疗或干预的同时，关注加强肌肉功能训练的作用；

③ 考虑到脂肪和肌肉组织在生物体中的平衡关系。

目前肌肉含量可以通过以下几种常用方法获得：① 生物电阻抗分析法；② 24 h 尿肌酐测定法；③ 双能 X 射线吸收法。生物电阻抗分析法和双能 X 射线吸收法前面已经介绍，此处不再赘述。

（1）24 h 尿肌酐测定法。

24 h 尿肌酐测定法是测定骨骼肌含量的一个经典方法。基本原理是骨骼肌含有的肌酸和磷酸肌酸每天以确定比例脱水生成肌酐。同时，肝合成新的肌酸补充，以维持体内肌酸的稳定。肌酸和磷酸肌酸脱水生成肌酐的反应是自发的与不可逆的。所以，只要严格控制膳食与完全收集 24 h 尿液，就可用尿肌酐测定法有效测定全身骨骼肌含量。此方法经常应用于青少年运动员的全身骨骼肌含量测定。

（2）肌肉含量的评价。

肌肉含量的评价可用于肌肉衰减症的诊断，2014 年美国国立卫生院提供的诊断标准为：男性四肢肌肉质量低于 19.75 kg 或其与 BMI 的比值低于 0.789，女性四肢肌肉质量低于 15.02 kg 或其与 BMI 的比值低于 0.512。单纯以肌肉含量进行肌肉衰减症的诊断目前受到较大争议。因而，在诊断是否为肌肉衰减症时，通常要对肌肉力量和功能进行同步评价，如握力或伸膝力的测量以及对步速或坐立的测试等。

3. 骨密度的测量与评价

人体骨骼功能包括运动、保护、支撑、代谢及造血等，骨里储存体内 99% 的钙和 85% 的磷酸盐。骨基质则含有胶原质、生长因子和微量元素，以调节钙磷代谢平衡。绝经或年老后会发生骨质疏松症，即骨小梁变细、变薄、呈多孔状，骨皮质变薄，空隙增大变多，骨量减少，骨骼质量变差，骨强度减弱，微小创伤即可能造成骨折。骨质疏松症可以在骨质发生前通过测量骨密度进行风险判断。骨密度（BMD）= 骨矿盐含量（BMC）/ 骨面积（BA）。骨密度检测是判定人体是否缺钙、确定骨健康状况的最佳检查方法。

早期骨密度的测量方法是根据 X 射线片推测骨矿盐含量配合形态测量进行分级。随着吸收测量技术的发展，单光子或双光子吸收法可用于快速精确测量骨密度。但是由于检测时间较长，患者保持不动姿势比较困难。所以，当双能 X 射线扫描仪出现后，吸收法测量更广泛地应用到了骨密度的测量。此外，超声波测量法因为测量简单，仪器便于携带，价格便宜，也适用于筛查骨质疏松症。

（1）X 射线片法。

X 射线片法是传统的骨密度检测方法，只有当骨质流失达到 30%~40% 或 40% 以上时才能检出，所以不适合早期筛查和定量检测。

（2）单光子或双光子吸收测量法。

该类测量根据骨组织对放射物质的吸收与骨矿盐含量成正比的原理，测定人体四肢骨矿盐含量，一般测量手指或前臂，用该方法推断全身情况有较大局限性。

（3）定量 CT 法和 MRI 法。

这两种方法都可以精确地选择特定部位进行骨密度的测量，但检测费用较高，不利于普及，并且 CT 法的放射性大。

（4）双能 X 射线吸收法。

双能 X 射线吸收法可测量全身的骨矿盐含量和骨密度，精确度高，对人体危害小，检测同一部位的放射剂量仅为定量 CT 法的 1%。目前该方法是骨密度测量的"金标准"。测量部位通常选择容易发生骨质的腰部、大腿和前臂。

（5）定量超声波测定法。

定量超声波测定法利用声波传导速度和振幅的衰减反映骨矿盐含量，由于操作简单、安全无害、价格便宜等优点，被广泛用于筛查骨质疏松症。由于测试部位单一，精确性较低，对疑似骨质疏松症的情况，建议到医院进行检查。

（6）骨密度的评价。

骨密度的诊断标准分为"年轻人标准"和"同龄人标准"。年轻人标准通过 T 值来判断。T 值是一个相对的数值，将受试者检测所得到的骨密度值与 30~35 岁健康年轻人的骨密度值比较，以得出高出（＋）或低于（－）年轻人的标准差数。T 值越低，则 BMD 越低，而骨折风险越高。WHO 定义的骨密度 T 值诊断标准如表 3-2-10 所示。

表 3-2-10 WHO 骨密度 T 值诊断标准

诊断	T 值
骨密度正常	1～－1 标准差
低骨密度	－1～－2.5 标准差
骨质疏松症	低于 －2.5 标准差
严重骨质疏松症	低于 －2.5 标准差，伴有一处或多处骨质疏松性骨折

资料来源：张艺宏，何仲涛，徐峻华. 国民体质监测与评价［M］. 北京：科学出版社，2017.

同龄人标准通过 Z 值进行判断，Z 值也是一个相对的数值，将相应受试者的骨密度值与同年龄、同性别和同种族的人群参考值比较。Z 值划分为两个区间：当 Z 值＞ －2，表示骨密度值在正常同龄人范围内；当 Z 值≤ －2 表示骨密度低于正常同龄人。当出现低于参考值的 Z 值时，应引起患者和临床医生的注意。而 Z 值正常并不能表明完全没有问题，如老年人 Z 值正常不能代表其发生骨质疏松性骨折的可能性很小。因为老年人随着骨量丢失，骨密度呈减少态势，其骨骼的脆性也进一步增加，此时更需要参照 T 值来准确判断骨密度情况。

三、身体形态的测量与评价案例分析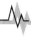

（一）根据体重指数（BMI）进行肥胖程度的判断

男性，30 岁，身高测量值为 1.78 m，体重测量值为 65 kg。
根据中国成年人群的 BMI 评价标准，受试者的体重属于正常范围。

（二）根据围度和腰臀比进行肥胖程度的判断

女性，30 岁，腰围测量值为 88 cm，臀围测量值为 95 cm。
根据中国正常成人腰围判断标准，受试者属于向心性肥胖。根据中国成人腰臀比评价标准，受试者属于向心性肥胖。

（三）根据体脂率进行肥胖程度的判断。

女性，30 岁，BMI＝33.5 kg/m^2，腰围测量值为 92 cm。
电阻抗身体成分分析仪得出体脂率为 34%，根据美国运动医学学会的体脂率评价标准，体脂率属于"差"。受试者属于肥胖症患者。

李 然

第三节　心肺耐力测试与评价

一、心肺耐力测试与评价概述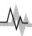

（一）心肺耐力的概念

耐力是指长时间持续进行运动的能力。心肺耐力是指全身主要大肌群参与的、中等到较大强度的长时间持续运动的能力。

在多数大肌群参与的、中等到较大强度的长时间运动中，运动需要的能量主要源于骨骼肌的有氧代谢。而在骨骼肌的有氧代谢中，除了骨骼肌自身的生理功能外，呼吸系统和心血管系统的生理功能对持续进行运动的能力也会产生重要影响，因此，这类运动能力经常被称为心肺耐力。

（二）心肺耐力的主要评价指标

由于持续进行运动的能力跟骨骼肌的有氧代谢高度相关，因此，人们经常将在全身性运动中，人体能够摄取利用的最大氧量，即最大摄氧量（$\dot{V}O_2max$）作为评价心肺耐力的主要指标。图3-3-1展现了决定最大摄氧量的主要因素。

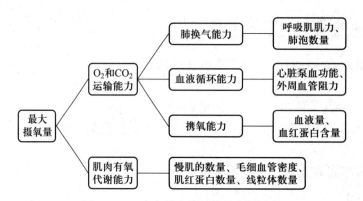

图 3-3-1　决定最大摄氧量的主要因素

此外，心肺耐力的评价指标还包括最大摄氧量速度（$v\dot{V}O_2max$）、最大摄氧量速度持续时间、无氧阈摄氧量（AT 或 LT 或 VT）、无氧阈速度（vAT）、无氧阈 / 最大摄氧量（$AT/\dot{V}O_2max$）等指标。

由于最大摄氧量测试与评价方法最为成熟、简便，因而在本节内容中主要以最大摄氧量为重点进行讲解。

二、心肺耐力测试与评价方法

最大摄氧量是评价心肺耐力的主要指标。最大摄氧量的测试方法分直接测试法和间接测试法。

（一）最大摄氧量的直接测试法

1. 直接测试法的基本原理与适宜人群

直接测试法通常是指在力竭性全身运动中，用气体分析仪直接测得通气量（$\dot{V}_E$）、吸气时的氧浓度（F_iO_2）和呼气时的氧浓度（F_EO_2），再用公式：$\dot{V}O_2 = \dot{V}_E \times (F_iO_2 - F_EO_2)$ 获得最大摄氧量的方法。

直接测试法的测值准确，但需要精密的仪器，且负荷大、耗时长。该方法适合于那些需要准确了解最大摄氧量的人群，如参加耐力项目运动员选材的受试者、需要精确了解自身耐力水平的运动员和健身人群、对心肺功能需要准确诊断的患者及部分参加人体实验研究的受试人群等。

2. 直接测试法的分类

测定最大摄氧量常用的运动设备多种多样，如跑步机、功率自行车、台阶、手摇功率计、滑冰测功器、攀登器、划船测功器和游泳测功器等，最常用的是跑步机和功率自行车。

采用不同运动设备测得的最大摄氧量的大小往往不同，而即使采用相同的运动设备，如果负荷加载方式不同，所测得最大摄氧量的大小也不尽相同。这是因为不同运动方式所动用的肌肉组织并不一致。

山地启司对其先行研究中的跑步机测试、功率自行车测试、上下台阶测试所得的最大摄氧量大小进行了比较，他归纳出：若以跑步机测试测得的最大摄氧量为基准值100%，那么用功率自行车、上下台阶测试所得的最大摄氧量分别为82.0%～97.0%和94.1%～96.6%。

采用跑步机进行测试时，常用的负荷加载方式有两种：第一种是上坡跑，即速度固定、坡度渐增的负荷方式；第二种是平地跑，即坡度为0、速度渐增的负荷方式。一般情况下，普通人和非长跑项目运动员采用上坡跑测得的最大摄氧量较大，而具有一定训练水平的长跑运动员采用平地跑测得的最大摄氧量较大。

采用功率自行车进行测试时，测得的最大摄氧量大小与每分钟蹬动转数有一定的关系。一般成年人测试最大摄氧量比较适合的蹬动转速为50～70 r/min。但值得注意的是，Hagberg等人及Hartu等人的研究表明，对专业自行车运动员测试时采用80～90 r/min时能得到最大摄氧量的最大值，而且这时测得的最大摄氧量要高于用跑步机测得的。另外，对专业自行车运动员采用脚部固定装置测得的最大摄氧量比采用踏板测得的更高。

3. 直接测试法的实际操作

图3-3-2是用直接测试法测量最大摄氧量时的流程图。熟练掌握每一步的具体内容，将有助于安全、准确、高效地获得最大摄氧量测试结果。

（1）测试前的运动禁忌证调查。

调查受试者是否具有以下几项绝对的运动禁忌证：急性感染症、不安定的代谢障碍、显著的运动障碍、过度的不安、最近或目前有心肌梗死症状、心功能不全、急性心肌炎、主动脉瓣狭窄、有肺塞栓的迹象等。对有这些运动禁忌证的人员，不应进行测试。

（2）仪器校准。

① 至少在正式测试前30 min预热运动心肺功能测试仪；

② 进行气压校准、气体浓度校准、通气量校准。

（3）受试者进行热身运动。

① 热身运动的运动形式最好与测试时的运动形式相近；

② 热身运动时间应在5 min以上，最好是10～20 min；

③ 热身运动的最高强度最好控制在预测最大摄氧量强度

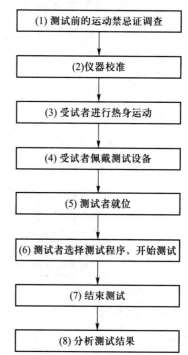

図3-3-2 最大摄氧量直接测试法流程图

(1) 测试前的运动禁忌证调查

(2) 仪器校准

(3) 受试者进行热身运动

(4) 受试者佩戴测试设备

(5) 测试者就位

(6) 测试者选择测试程序，开始测试

(7) 结束测试

(8) 分析测试结果

的 70% 以下；

④ 热身运动结束后，应在数分钟内开始测试。热身运动结束后，如果休息时间超过 10 min 以上，热身效果会大幅度降低。

（4）受试者佩戴测试设备。

受试者依次佩戴心率表、面罩、防汗头套和保护带（用跑步机测试时）。必要时要佩戴心电图测试设备及血压测试设备。

（5）测试者就位。

测试者应站在能够同时观察受试者和测试屏幕的位置。跑步机测试必须具备保护装置，且测试者人数应在两人以上，其中一人应位于急停键旁。

由于受试者在测试过程中无法使用语言，因此，在测试前，应至少教会受试者无法坚持运动时的手势和还可以继续运动的手势。

（6）测试者选择测试程序，开始测试。

目前，最常用的运动测试方式为跑步机运动测试和功率自行车运动测试。这里主要介绍通过这两种运动测试方式进行最大摄氧量测试时的测试程序。

正式测试前，除了测量安静值外，还要进行数分钟的热身运动，之后进入正式测试。一般的测试程序安排如下：

① 安静测试：1 min（主要目的是确认设备是否正常运行，由于已经进行过热身运动，这个安静测试结果并不能代表安静代谢值）。

② 热身运动：3 min（主要目的是让各项代谢指标进入稳态。从安静状态进入运动状态，各项指标进入稳定状态需要 2~3 min）。

③ 正式测试：根据采用的运动设备和受试者的特点，选定起始负荷和负荷增加方式。除特殊情况外，正式测试总时间应尽量控制在 6~18 min，以递增坡度的方式跑步时，最大坡度控制在 16% 以下。具体负荷方法如表 3-3-1、表 3-3-2 和表 3-3-3 所示。

表 3-3-1 采用跑步机递增速度方式直接测试最大摄氧量时的负荷方法

人群	安静测试	热身运动	正式测试	
	速度 / $(km \cdot h^{-1})$	速度 / $(km \cdot h^{-1})$	起始速度 / $(km \cdot h^{-1})$	每分钟递增速度 / $(km \cdot h^{-1})$
体弱者和老年人	0	2~4	2~4	0.5
健康成年人和非长跑项目运动员	0	7	7	1
长跑项目运动员	0	9~12	9~12	1

表 3-3-2 采用跑步机递增坡度方式直接测试最大摄氧量时的负荷方法

人群	安静测试	热身运动	正式测试		
	速度 / $(km \cdot h^{-1})$	速度 / $(km \cdot h^{-1})$	起始速度 / $(km \cdot h^{-1})$	起始坡度 / %	每分钟递增坡度 / %
体弱者和老年人	0	2~4	2~4	0	2
健康非健身人群	0	4~6	4~6	0	2
健身人群和运动员	0	7~13	7~13	0	1

表 3-3-3　采用功率自行车直接测试最大摄氧量时的负荷方法

人群	安静测试	热身运动	正式测试		
	功率 / W	功率 / W	起始负荷强度 / W	每分钟递增负荷 / W	转速 / r
体弱者和老年人	0	0~20	0~20	10~15	60
健康成年人和非自行车项目运动员	0	40~60	40~60	20	60
自行车项目运动员	0	60~90	60~90	30	90

（7）结束测试。

正常结束：一般情况下，出现以下条件中的两项或两项以上时，可以结束测试：① 受试者表示不能保持规定的运动负荷；② 摄氧量不再增加而出现平台期；③ 呼吸商大于 1.1（少儿大于 1）；④ 运动中心率达到推算最大心率（220 − 年龄或参考表 4-1-1）；⑤ 运动中呼吸频率大于 50 bpm（运动员为 60 bpm）。

提前终止：在运动中如有以下症状应及时终止测试，包括胸部疼痛、显著的呼吸困难和疲劳、失神、跛行、脸色苍白、皮肤湿冷、嘴唇青紫、跑步无力、血压过度上升、收缩期血压急剧下降和心电图异常等。

（8）分析测试结果。

观察测试结果，如果摄氧量出现明显的平台期，可确认测试结果为最大摄氧量。

如果摄氧量未出现平台期，但达到下述条件中的两项及两项以上，也可以认定测试结果为最大摄氧量：① 受试者表示不能保持规定的运动负荷；② 呼吸商大于 1.1（少儿大于 1）；③ 运动中心率达到推算最大心率；④ 运动中呼吸频率大于 50 bpm（运动员为 60 bpm）；⑤ 运动后即刻血乳酸超过 8 mmol/L。

如果不符合上述条件，一般可以将测试终止时测定的摄氧量认定为摄氧量峰值。摄氧量峰值一般是指在测试过程中的摄氧量最大值，它一般会小于真实的最大摄氧量值。

（二）最大摄氧量的间接测试法

1. 间接测试法的基本原理与适宜人群

间接测试法是通过极限或亚极限运动，用摄氧量与心率及负荷功率在一定范围内的线性关系推测最大摄氧量的方法。

间接测试法需要的设备简单，但有时误差大。间接测试法之所以有时会有较大误差，是因为间接测试法是基于以下几个假说成立的，即：

（1）摄氧量与心率存在着线性关系。

（2）同一年龄，所有受试者（不论性别）的最大心率是相同的。

（3）所有人在运动时的动作效率是相同的。

而实际上，心率与摄氧量并不是完全的线性关系，同一年龄的人最大心率也存在着个体差异，而不同的人在运动时的动作效率也不尽相同。而这些差异累加起来，间接测试法的测试结果误差有时就可能达到 15%~20%。因此，间接测试法比较适合的情况为：无专门的心肺功能测试设备和测试人员时，受试人群对测试精度要求不高时，受试人群的运动风险较大以及受试人群数量较多时。

2. 间接测试法的分类

间接测试法分为极量测试法和次极量测试法。

（1）极量测试法是指受试者通过跑步、蹬自行车等方式，在规定的时间内完成最大的工作量（距离或功），或用尽可能短的时间完成规定的工作量（距离或功），并用其成绩推算最大摄氧量的方法。

（2）次极量测试法是指通过测量一级或多级相对较低负荷下的心率，然后通过心率、功率和摄氧量的线性关系推测最大摄氧量的方法。

3. 间接测试法的实际操作

（1）极量测试法。

① 场地 12 分钟跑极量测试：

要求受试者在运动场跑道上，以匀速尽力跑完 12 min。运动场地为 200 m 或 400 m。每 50 m 为一个单位，可分为 4 个或 8 个区域。

受试者做完准备活动后，在起跑线准备，由测试者喊口令"开始"按表计时，记录者记录跑圈数。

12 min 时间到时，测试者立即鸣哨，受试者听到后立即停止跑步，可在原地活动。

记录者记录成绩（圈数）：200 m 跑道时，将跑圈数代入 200 m × 圈数 + 50 m × 区域 = 12 分钟跑的距离；400 m 跑道时，将跑圈数代入 400 m × 圈数 + 50 m × 区域 = 12 分钟跑的距离。

测试完成后，将 12 分钟跑的距离（m），代入 Cooper 创建的公式中计算：

$$最大摄氧量（mL/kg/min）=（12 分钟跑的距离 - 504.9）\div 44.73$$

需要注意的是，没经过跑步训练的人，由于不知道自己应该用什么速度跑才能获得最好成绩，因而最终通过 12 分钟跑成绩计算获得的最大摄氧量值有可能低于其理论上的真实值。

② 功率自行车极量测试：

表 3-3-4 是采用功率自行车进行极量测试时的负荷方法。在这种极量测试中，将能够完成的最高功率视为最大摄氧量对应强度。

表 3-3-4 采用功率自行车测试最大摄氧量时的负荷方法

人群	起始负荷强度 /W	每分钟递增负荷 /W	转速 /（r·min^{-1}）
体弱者和老年人	0~20	10~15	60
健康成年人	40~60	20	60
自行车项目运动员	60~90	30	90

力竭标志是：受试者的蹬车转速低于 40 r/min；运动中心率接近于最大心率 - 10 bpm；RPE 大于 19；运动后血乳酸大于 8 mmol/L。

获得最大功率后，可以用 Armstrong 等的功率与摄氧量的换算公式计算，即：摄氧量 = 3.5 + 3.5 + 功率 × 10.8 ÷ 体重。

其中，摄氧量的单位为 mL/kg/min，功率的单位为 W，体重的单位为 kg。第一个 3.5 代表安静代谢消耗的氧气量 3.5 mL/kg/min，第二个 3.5 代表水平移动消耗的氧气量 3.5 mL/kg/min，功率 × 10.8 代表功率每增加 1 W 氧气消耗量增加 10.8 mL/min，除以体重则是为了获得相对值 mL/kg/min。

由于达到最大摄氧量强度时，有一部分能量来源于糖酵解途径，因而用该公式计算最大摄氧量时，计算结果可能会比实际测试结果高 10%~15%。

③ 跑步机递增速度极量测试：

表 3-3-5 是采用跑步机递增速度的方式进行极量测试的负荷方法。在这种极量测试中，将能够完成的最高速度视为最大摄氧量对应强度。

表3-3-5 采用跑步机递增速度方式测试最大摄氧量时的负荷方法

人群	起始速度 /（km·h⁻¹）	每分钟递增速度 /（km·h⁻¹）
体弱者和老年人	2~4	0.5
健康成年人和运动员	7	0.8~1
长跑项目运动员	9~12	0.8~1

力竭标志：受试者不能保持规定的运动速度；运动中心率接近于最大心率 −10 bpm；RPE 大于19；运动后血乳酸大于 8 mmol/L。

表3-3-6 是通过完成的速度计算最大摄氧量的公式。考虑到跑步机常用的单位是 m/min 和 km/h，因此，为了方便计算，这里采用了 m/min 和 km/h 两种不同的速度单位。另外，由于达到最大摄氧量强度时，有一部分能量来源于糖酵解途径，因而用该表公式计算最大摄氧量时，计算结果可能会比实际测试结果高 10%~15%。

表3-3-6 通过走路或跑步速度计算最大摄氧量的公式

运动方式	安静部分 /（mL·kg⁻¹·min⁻¹）	水平运动部分 /（mL·kg⁻¹·min⁻¹）	最准确范围
走路	3.5	0.1× 速度（m·min⁻¹）	速度在 50~100 m·min⁻¹
	3.5	1.667× 速度（km·h⁻¹）	速度在 3~6 km·h⁻¹
跑步	3.5	0.2× 速度（m·min⁻¹）	速度大于 134 m·min⁻¹
	3.5	3.333× 速度（km·h⁻¹）	速度大于 8 km·h⁻¹

注：1 m·min⁻¹ = 0.06 km·h⁻¹；1 km·h⁻¹ = 16.67 m·min⁻¹。

资料来源：Whaley MH, Brubaker PH, Otto RM, et al. ACSM's Guidelines for Exercise Testing and Prescription［M］. 7th ed. Baltimore（MD）：Lippincott Williams and Wilkins，2005.

④ 跑步机递增坡度极量测试：

表3-3-7 是采用跑步机递增坡度的方式进行极量测试的负荷方法。在这种极量测试中，将能够完成的最高坡度 + 速度视为最大摄氧量对应强度。

表3-3-7 采用跑步机递增坡度方式测试最大摄氧量时的负荷方法

人群	起始速度 /（km·h⁻¹）	起始坡度 /%	每分钟递增坡度 /%
体弱者和老年人	2~4	0	2
普通成年人	4~6	0	2
健身人群和运动员	7~13	0	1

力竭标志：受试者不能保持规定的运动速度；运动中心率接近于最大心率 −10 bpm；RPE 大于19；运动后血乳酸大于 8 mmol/L。

表3-3-8 为通过速度和坡度计算最大摄氧量的计算公式。由于达到最大摄氧量强度时，有一部分能量来源于糖酵解途径，因而用该表公式计算最大摄氧量时，计算结果可能会比实际测试结果高 10%~15%。

表 3-3-8 通过速度和坡度计算最大摄氧量的公式

运动方式	安静部分 / (mL · kg^{-1} · min^{-1})	水平运动部分 / (mL · kg^{-1} · min^{-1})	垂直运动部分 / (mL · kg^{-1} · min^{-1})	最准确范围
走路	3.5	0.1 × 速度（m · min^{-1}）	1.8 × 速度（m · min^{-1}）× 坡度（%）	速度在 50~100 m · min^{-1}
	3.5	1.667 × 速度（km · h^{-1}）	30 × 速度（km · h^{-1}）× 坡度（%）	速度在 3~6 km · h^{-1}
跑步	3.5	0.2 × 速度（m · min^{-1}）	0.9 × 速度（m · min^{-1}）× 坡度（%）	速度大于 134 m · min^{-1}
	3.5	3.333 × 速度（km · h^{-1}）	15 × 速度（km · h^{-1}）× 坡度（%）	速度大于 8 km · h^{-1}

注：1 m · min^{-1} = 0.06 km · h^{-1}；1 km · h^{-1} = 16.67 m · min^{-1}。

资料来源：Whaley MH, Brubaker PH, Otto RM, et al. ACSM's Guidelines for Exercise Testing and Prescription［M］. 7th ed. Baltimore（MD）：Lippincott Williams and Wilkins，2005.

（2）次极量测试法。

次极量测试法大致可以分为恒定负荷次极量测试和多级负荷次极量测试两种方法。其中，恒定负荷次极量测试中采用最多的是 Astrand 和 Rhyming 发明的阿斯特兰德 6 分钟恒定负荷测试；多级负荷次极量测试中采用最多的是 PWC$_{170}$ 测试方案和 YMCA 方案。

① 次极量恒定负荷测试：

阿斯特兰德 6 分钟恒定负荷测试是根据摄氧量与心率及负荷功率在一定范围内呈线性关系的原理，采用次极量运动的方式推测最大摄氧量的方法。众多研究者对其测试结果与直接测试法进行了比较，总结起来，其误差范围基本在以下范围内，即男子 5.5%~10.4%，女子 9.4%~14.4%。

由于 Astrand 和 Rhyming 最初推出该方法时，受试者是以大学生为主的年轻人，而不同年龄的人群最大心率是不同的，因此，在对不同年龄的人群通过心率变化推算最大摄氧量时，需要对最大摄氧量推测结果进行修正。为此，作为研究者之一的 Astrand 在 1959 年又作出了针对不同年龄人群的修正表（表 3-3-9）。

表 3-3-9 推测最大摄氧量的年龄修正系数

年龄 / 岁	修正系数
15	1.1
25	1
35	0.87
40	0.83
45	0.78
50	0.75
55	0.71
60	0.68
65	0.65

资料来源：Astrand I. Aerobic work capacity in men and woman with special reference to age［J］. Acta physiologica Scandinavica. Supplementum，1959，49（169）：1-92.

后来，为了更好地计算最大摄氧量，Siconolfi 等人又用公式的形式，将 Astrand 等人的列线图年龄修正方法进行了进一步完善。公式如下：

$$男性最大摄氧量 = 0.348 \times 推算值 - 0.035 \times 年龄 + 3.011$$
$$女性最大摄氧量 = 0.302 \times 推算值 - 0.019 \times 年龄 + 1.593$$

其中，最大摄氧量的单位是"L/min"，年龄按年计。

在阿斯特兰德6分钟次极量运动测试法中，运动方式可以采用蹬功率自行车、台阶试验（男子台阶高度为40 cm，女子台阶高度为33 cm，频率为22.5 bpm）或跑步机跑步等形式。而不管什么运动方式，受试者第5～6 min的平均心率要求达到以下范围，即男子目标心率为128～154次/min；女子目标心率为138～164次/min。

在得到恒定负荷中的心率或摄氧量之后，将心率和负荷量，或摄氧量带入Astrand和Ryhming列线图（又称阿斯特兰德列线图，图3-3-3），按要求连线就能够获得最大摄氧量绝对值。使用功率自行车时，功率（负荷量）连接心率或摄氧量连接心率；使用台阶实验时，体重连接心率；使用跑步机时，摄氧量连接心率。

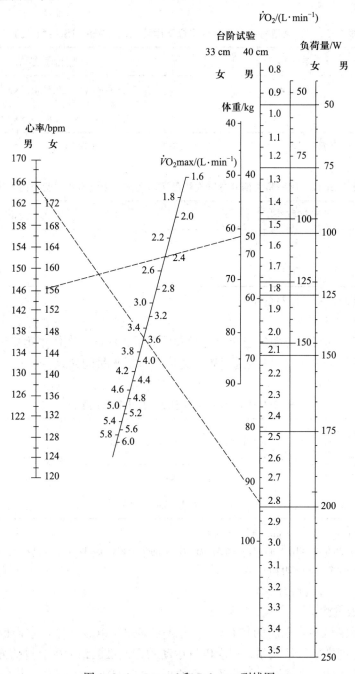

图 3-3-3　Astrand 和 Ryhming 列线图

表 3-3-10 至表 3-3-12 是分别采用功率自行车试验、台阶试验和跑步机试验时的负荷参考。

表 3-3-10 阿斯特兰德 6 分钟次极量运动测试法中功率自行车试验负荷方法

性别	运动锻炼经历	建议功率		蹬车转数 /r
男	无运动锻炼经历者	300 或 600（$kg \cdot m^{-1} \cdot min^{-1}$）	50 W 或 100 W	50~60
	有运动锻炼经历者	600 或 900（$kg \cdot m^{-1} \cdot min^{-1}$）	100 W 或 150 W	50~60
女	无运动锻炼经历者	300 或 450（$kg \cdot m^{-1} \cdot min^{-1}$）	50 W 或 75 W	50~60
	有运动锻炼经历者	450 或 600（$kg \cdot m^{-1} \cdot min^{-1}$）	75 W 或 100 W	50~60

注：在采用功率自行车试验时，功率连接心率或摄氧量连接心率；1 W = 6.12（$kg \cdot m^{-1} \cdot min^{-1}$）。

表 3-3-11 阿斯特兰德 6 分钟次极量运动测试法中台阶试验负荷方法

性别	台阶高度 /cm	登台阶次数
男	40	22.5 bpm（$\approx 29.5 \ mL \cdot kg^{-1} \cdot min^{-1}$）
女	33	22.5 bpm（$\approx 25.8 \ mL \cdot kg^{-1} \cdot min^{-1}$）

注：在采用台阶试验时，体重连接心率；左腿上、右腿上、左腿下、右腿下 4 步为 1 次。

表 3-3-12 阿斯特兰德 6 分钟次极量运动测试法中跑步机试验负荷方法

运动锻炼经历	建议速度
无	8~10 $km \cdot h^{-1}$
有	10~14 $km \cdot h^{-1}$

注：在使用跑步机试验时，摄氧量连接心率。

由于无法用跑步机速度与心率的连线获得最大摄氧量，因此，在使用跑步机进行测试时，还需要将速度转换为摄氧量。表 3-3-13 为通过跑步速度计算摄氧量的公式。

表 3-3-13 通过跑步速度计算摄氧量的公式

	安静部分 /（$mL \cdot kg^{-1} \cdot min^{-1}$）	水平运动部分 /（$mL \cdot kg^{-1} \cdot min^{-1}$）	最准确范围
跑步	3.5	0.2 × 速度	速度大于 134 $m \cdot min^{-1}$
	3.5	3.333 × 速度（$km \cdot h^{-1}$）	速度大于 8 $km \cdot h^{-1}$

注：1 $m \cdot min^{-1}$ = 0.06 $km \cdot h^{-1}$；1 $km \cdot h^{-1}$ = 16.67 $m \cdot min^{-1}$。

资料来源：Whaley MH, Brubaker PH, Otto RM, et al. ACSM's Guideliner for Exercise Testing and Prescription［M］. 7th ed. Baltimore（MD）：Lippincott Williams and Wilkins，2005.

② 多级负荷次极量测试：

多级负荷次极量测试经常采用的是 PWC_{170} 测试方案和 YMCA 方案。它们也是用摄氧量与心率及负荷功率在一定范围内的线性关系，用次极量运动的方式推测最大摄氧量的方法。随着电脑及能够测量心率和运动速度的可穿戴设备的普及，目前更多的是采用这种多级次极量测试法。

a. PWC$_{170}$ 的测试法：PWC$_{170}$（physical work capacity at heart rate 170 beats/minute）是指心率在 170 bpm 时的身体做功能力。

PWC$_{170}$ 的理论基础为心率和功率在一定的范围内（120~180 bpm）呈线性关系。测试方法为：让受试者完成 2~3 个不同功率的运动负荷，并尽量做到令最后一次负荷时受试者的心率达到 170 bpm，并将心率为 170 bpm 时的功率认定为 PWC$_{170}$。

当无法直接测出 PWC$_{170}$ 时，也可以用作图法和公式法。作图法可以用图纸的形式，也可用电脑画出回归线，在回归线上推算心率为 170 bpm 时的功率。公式法则可以采用弗·勒·卡尔普曼提出的公式，即：

$$PWC_{170} = N_1 + (N_2 - N_1) \times [(170 - f_1) \div (f_2 - f_1)]$$

其中 N_1 为第一个负荷的功率，单位为 kg/m/min；N_2 为第二个负荷的功率，单位为 kg/m/min；f_1 为第一个负荷时的心率，单位为 bpm；f_2 为第二个负荷时的心率，单位为 bpm。

功率自行车 PWC$_{170}$ 测试方法：当使用功率自行车进行 PWC$_{170}$ 测试时，常用的第一级负荷为 300~600 kg/m/min（50~100 W），第二级负荷为 600~900 kg/m/min（100~150 W）。转数为 60 r。每级负荷运动 4~6 min。心率采用稳定的最后 30 s 的平均心率。两次负荷之间可休息 5 min。在测得两次不同负荷下的心率后，将功率和对应心率带入弗·勒·卡尔普曼的公式，获得 PWC$_{170}$ 值。

台阶 PWC$_{170}$ 测试方法：当使用台阶进行 PWC$_{170}$ 测试时，台阶高度可以采用 30 cm，第一级可以用 20~25 bpm 的频率进行测试；第二级可以采用 30~35 bpm 的频率进行测试。每级台阶试验的总时间设为 4~6 min，测稳定的最后 30 s 的平均心率。两次负荷之间可休息 5 min。台阶试验时的功率计算公式如下：

$$功率 = 体重 \times 台阶高度 \times 上台阶平均频率 \times (1 + 1/3)$$

其中功率的单位为 kg/m/min，体重的单位为 kg，台阶高度的单位为 m，上台阶平均频率的单位为 bpm。在计算出两次上下台阶运动的功率后，将这两次功率和对应心率带入弗·勒·卡尔普曼公式，计算获得 PWC$_{170}$ 值。

算出 PWC$_{170}$ 后，再用弗·勒·卡尔普曼提出的公式换算成最大摄氧量（$\dot{V}O_2max$）。其公式为：

$$运动员：\dot{V}O_2max = 2.2 \times PWC_{170} + 1\,070$$
$$一般人：\dot{V}O_2max = 1.7 \times PWC_{170} + 1\,240$$

b. YMCA 方案：YMCA 方案是通过 2~4 级不同强度的运动，得出受试者的功率 - 心率线性关系式，之后通过功率 - 心率线性关系式推算最大心率时的功率，再通过功率 - 摄氧量关系式计算最大心率时的摄氧量，并将最大心率时的摄氧量认定为最大摄氧量的方法。值得注意的是，由于达到最大摄氧量强度时，有一部分能量来源于糖酵解途径，因而用该公式计算最大摄氧量时，计算结果可能会比实际测试结果高 10%~15%。

测试的具体要求为：每级运动 3 min，至少有两次以上的运动负荷心率＞110 bpm（如果第二和第三分钟的心率差值超过 5 次，运动时间应延长 1 min），采用最后 1 min 的稳定心率作为该负荷的运动心率。之后通过功率 - 心率的回归方程计算最大心率时的负荷功率。最大心率一般采用 220 - 年龄。

在进行 2 级负荷测试时，计算方法如下：

● 采用功率自行车时：

第一步，通过公式推算最大心率：

$$最大心率 = 220 - 年龄 或 207 - 0.7 \times 年龄$$

第二步，通过公式计算最大心率对应的功率（简称最大心率功率，以下同）：

$$最大心率功率 = 功率_1 + (最大心率 - 心率_1) \times [(功率_2 - 功率_1) \div (心率_2 - 心率_1)]$$

注：公式中，功率$_1$ 为完成的第一个负荷的功率；功率$_2$ 为完成的第二个负荷的功率；心率$_1$

为第一个负荷时的心率；心率$_2$为第二个负荷时的心率。

第三步，通过功率与摄氧量的公式计算最大摄氧量：

$$最大摄氧量 = 3.5 + 3.5 + 最大心率功率 \times 10.8 \div 体重$$

注：公式中最大摄氧量的单位为 mL/kg/min，最大心率功率的单位为 W，体重的单位为 kg。

● 采用跑步机时：

第一步，通过公式推算最大心率：

$$最大心率 = 220 - 年龄 或 207 - 0.7 \times 年龄$$

第二步，通过公式计算最大心率对应的速度（简称最大心率速度，以下同）：

$$最大心率速度 = 速度_1 + (最大心率 - 心率_1) \times [(速度_2 - 速度_1) \div (心率_2 - 心率_1)]$$

注：公式中，速度$_1$为完成的第一个负荷的速度；速度$_2$为完成第二个负荷的速度；心率$_1$为第一个负荷时的心率；心率$_2$为第二个负荷时的心率。

第三步，通过 Armstrong 等的速度与摄氧量公式计算最大摄氧量：

当速度单位为 m/min 时，最大摄氧量 mL/kg · min = 3.5 + 0.2 × 速度 m/min；

当速度单位为 km/h 时，最大摄氧量 mL/kg · min = 3.5 + 3.333 × 速度 km/h。

● 采用升降台时：

第一步，通过公式推算最大心率：

$$最大心率 = 220 - 年龄 或 207 - 0.7 \times 年龄$$

第二步，通过 Armstrong 等上下台阶时的摄氧量公式计算两个频率进行上下台阶运动时对应的摄氧量，台阶试验的摄氧量计算包括三部分，即安静代谢部分、水平部分和垂直部分。

安静代谢部分 = 3.5 mL/kg/min；

水平部分：上下台阶一次，水平方向的耗氧量为 0.2 mL/kg；1 min 总耗氧量 = 0.2 × 每分钟登台阶次数；

垂直部分：上一次台阶时的耗氧量为 1.8 mL/kg/m，下一次台阶时的耗氧量为上台阶时的 1/3，即 0.6 mL/kg/m。上下台阶各一次的耗氧量为：1.8 × (1 + 1/3) × 台阶高度，1 min 上下台阶垂直部分的总耗氧量为：1.8 × (1 + 1/3) × 台阶高度 × 每分钟登台阶次数，其中，台阶高度单位为 m。

每级台阶运动对应的摄氧量 = 3.5 + 0.2 × 每分钟登台阶次数 + 1.8 × (1 + 1/3) × 台阶高度 × 每分钟登台阶次数。

第三步，用心率和对应摄氧量，做回归方程，计算最大心率对应摄氧量，或采用以下公式计算：

$$最大摄氧量 = 摄氧量_1 + (最大心率 - 心率_1) \times [(摄氧量_2 - 摄氧量_1) \div (心率_2 - 心率_1)]$$

注：公式中，最大摄氧量的单位为 mL/kg/min；摄氧量$_1$为第一个负荷的摄氧量；摄氧量$_2$为第二个负荷的摄氧量；心率$_1$为第一个负荷时的心率；心率$_2$为第二个负荷时的心率。

（三）最大摄氧量的评价方法

1. 年龄对最大摄氧量的影响

随着年龄的增加，最大摄氧量会因身体生理结构和机能的变化而发生改变。

最大摄氧量绝对值会随着出生后的发育逐渐增加，并在十几岁后半段到二十多岁之间达到最大，之后开始缓慢下降，每年的递减幅度一般为 0.02～0.04 L/min。

最大摄氧量相对值在出生数年内即可达到其将来最大值的 70%～80%，并随着发育继续增加，在十几岁后半段达到最大，20 岁之后开始缓慢下降，递减幅度一般为每年 0.2～1 mL/kg/min，按平均值计算，每年的下降率为 1% 左右。

除了年龄以外，最大摄氧量还受遗传因素、环境因素和运动锻炼因素等的影响。其中，遗传因素一般难以改变，而环境因素和运动锻炼因素则是可变因素。

2. 不同年龄人群的最大摄氧量评价标准

（1）从防卫体力的角度。

防卫体力的角度，即对疾病免疫能力的角度。研究认为，无论男女，在最大摄氧量大于 42 mL/kg/min 时，患成人慢性疾病的概率很低。而 Blair 等人的研究认为，从死亡率激增的临界点来看，女性的最大摄氧量为 31.5 mL/kg/min，而男性的最大摄氧量为 35.0 mL/kg/min。因此，无论性别和年龄，将最大摄氧量维持在 32 mL/kg/min 以上，尽可能达到 42 mL/kg/min 时，从对疾病免疫能力的角度来看是更为有利的。

（2）从行动体力的角度。

在中等到较大强度的长时间全身性运动中，运动需要的能量主要源于骨骼肌的有氧代谢。代表着人体骨骼肌、呼吸系统和心血管系统的有氧代谢综合功能的最大摄氧量相对值与全身耐力水平高度相关，因而最大摄氧量被广泛应用于运动心肺耐力的评价。一般情况下，优秀的耐力项目运动员的最大摄氧量都较大。

表 3-3-14 和表 3-3-15 是 Cooper 利用最大摄氧量相对值，从行动体力角度制订的全身耐力不同年龄、不同性别的评价标准。其中，成绩百分位是指受试者在所有受试人群中所处的位置。例如，某人的成绩百分位是 85%，则意味着所有受试人群中有 85% 的人成绩低于或等于该受试者。

表 3-3-14 不同年龄男性最大摄氧量的评价

评价	成绩百分位 /%	最大摄氧量 / $(mL \cdot kg^{-1} \cdot min^{-1})$					
		20~29 岁	30~39 岁	40~49 岁	50~59 岁	60~69 岁	70~79 岁
极好	99	60.5	58.3	56.1	54.0	51.1	49.6
	95	55.5	54.1	52.5	49.0	45.7	43.9
优秀	90	54.0	51.7	49.6	46.8	42.7	39.5
	85	51.8	50.0	48.2	44.6	41.0	38.1
	80	51.1	48.3	46.4	43.3	39.6	36.7
良好	75	48.5	47.0	44.9	41.8	38.3	35.2
	70	47.5	46.0	43.9	41.0	37.4	33.9
	65	46.8	45.3	43.1	39.7	36.7	33.1
	60	45.6	44.1	42.4	39.0	35.6	32.4
一般	55	44.8	43.9	41.0	38.1	34.9	31.6
	50	43.9	42.4	40.1	37.1	33.8	30.9
	45	42.6	41.2	39.5	36.7	33.0	30.1
	40	41.7	40.7	38.4	35.5	32.3	29.4
弱	35	41.0	39.5	37.6	34.8	31.6	28.4
	30	39.9	38.7	36.7	33.8	30.8	28.0
	25	39.0	37.8	35.9	32.8	29.5	26.9
	20	38.0	36.7	34.8	32.0	28.7	25.7

续表

评价	成绩百分位 /%	最大摄氧量 / (mL·kg⁻¹·min⁻¹)					
		20~29 岁	30~39 岁	40~49 岁	50~59 岁	60~69 岁	70~79 岁
极弱	15	36.7	35.2	33.8	30.9	27.3	24.6
	10	34.7	33.8	32.3	29.4	25.6	23.0
	5	31.8	31.2	29.4	26.9	23.6	20.8
	1	26.5	26.5	25.1	22.8	19.7	18.2

资料来源：Cooper KH. A means of assessing maximal oxygen intake. Correlation between field and treadmill testing [J]. JAMA，1968，(203)：135-138.

表 3-3-15　不同年龄女性最大摄氧量的评价

评价	成绩百分位 /%	最大摄氧量 / (mL·kg⁻¹·min⁻¹)					
		20~29 岁	30~39 岁	40~49 岁	50~59 岁	60~69 岁	70~79 岁
极好	99	54.5	52.0	51.1	46.1	42.4	42.4
	95	49.6	47.4	45.3	41.0	37.8	37.2
优秀	90	46.8	45.3	43.1	38.8	35.9	32.5
	85	45.3	43.9	41.0	37.0	34.2	32.3
	80	43.9	42.4	39.6	36.7	32.7	30.6
良好	75	42.4	41.0	38.6	35.2	32.3	29.8
	70	41.1	39.6	38.1	34.2	31.1	29.4
	65	41.0	38.5	36.7	33.3	30.9	29.4
	60	39.5	37.7	35.9	32.6	29.7	28.1
一般	55	38.5	36.9	35.2	32.3	29.4	28.0
	50	37.8	36.7	34.5	31.4	28.8	27.6
	45	36.7	35.2	33.8	30.9	28.2	26.7
	40	36.1	34.2	32.8	29.9	27.3	25.9
弱	35	35.2	33.8	32.3	29.4	26.6	25.3
	30	34.1	32.4	31.1	28.7	25.9	24.7
	25	33.0	32.0	30.2	28.0	25.1	24.2
	20	32.3	30.9	29.4	26.8	24.6	23.5
极弱	15	30.9	29.4	28.2	25.8	23.9	22.2
	10	29.5	28.0	26.6	24.6	23.0	21.5
	5	27.6	25.9	25.1	23.0	21.8	19.6
	1	23.7	22.9	22.2	20.1	19.5	16.8

资料来源：Cooper KH. A means of assessing maximal oxygen intake. Correlation between field and treadmill testing [J]. JAMA，1968，(203)：135-138.

三、心肺耐力测试与评价案例分析

（一）采用功率自行车直接测试法测试心肺耐力案例

请写出用功率自行车和运动心肺功能测试仪直接测试一位 30 岁健康女性最大摄氧量的负荷方法。

解答：

在用功率自行车和运动心肺功能测试仪直接对健康青年女性进行最大摄氧量测试时，可以采用 40 W 作为起始负荷，以每分钟递增 20 W 的方式进行测量（表 3-3-16）。

表 3-3-16 采用功率自行车直接测试法测试心肺耐力方案

测试阶段	总时间 /min	阶段时间 /min	功率 /W	转数 /r
安静测试	1	1	0	0
热身运动	4	3	40	60
正式测试	5	1	40	60
	6	2	60	60
	7	3	80	60
	8	4	100	60
	9	5	120	60
	10	6	140	60
	11	7	160	60
	12	8	180	60
	13	9	200	60
	14	10	220	60
	15	11	240	60
	16	12	260	60
	17	13	280	60
	18	14	300	60
	19	15	320	60
	20	16	340	60
结束测试	21	1	0	0

（二）采用递增速度的跑步机直接测试法测试心肺耐力案例

请写出用跑步机和运动心肺功能测试仪直接测试一位 20 岁健康男性最大摄氧量的负荷方法。

解答：

在用跑步机和运动心肺功能测试仪直接对健康青年男性进行最大摄氧量测试时，可以采用递增速度的跑步方式进行测量（表 3-3-17）。

表 3-3-17　采用递增速度的跑步机直接测试法测试心肺耐力方案

测试阶段	总时间 /min	阶段时间 /min	速度 /（km·h⁻¹）	坡度 /%
安静测试	1	1	0	0
热身运动	4	3	7	0
正式测试	5	1	7	0
	6	2	8	0
	7	3	9	0
	8	4	10	0
	9	5	11	0
	10	6	12	0
	11	7	13	0
	12	8	14	0
	13	9	15	0
	14	10	16	0
	15	11	17	0
	16	12	18	0
	17	13	19	0
	18	14	20	0
	19	15	21	0
	20	16	22	0
结束测试	21	1	0	0

（三）采用递增坡度的跑步机直接测试法测试心肺耐力案例

请写出用跑步机和运动心肺功能测试仪直接测试一位 65 岁健康男性最大摄氧量的负荷方法。

解答：

在用跑步机和运动心肺功能测试仪直接对健康老年人进行最大摄氧量测试时，出于安全考虑，主要采用固定速度、增加坡度的形式进行测量（表 3-3-18）。

表 3-3-18　采用递增坡度的跑步机直接测试法测试心肺面耐力方案

测试阶段	总时间 / min	阶段时间 / min	速度 /（km·h⁻¹）	坡度 /%
安静测试	1	1	0	0
热身运动	4	3	4.5	0
正式测试	5	1	4.5	0
	6	2	4.5	2
	7	3	4.5	4

续表

测试阶段	总时间 / min	阶段时间 / min	速度 / (km·h⁻¹)	坡度 /%
	8	4	4.5	6
	9	5	4.5	8
	10	6	4.5	10
正式测试	11	7	4.5	12
	12	8	4.5	14
	13	9	4.5	16
	14	10	4.5	18
	15	11	4.5	20
结束测试	16	1	0	0

（四）通过 12 分钟全力跑成绩评价心肺耐力案例

一名 22 岁的男性大学生，12 分钟全力跑成绩为 2 250 m，请对其心肺耐力进行评估。

解答：

12 分钟跑成绩与最大摄氧量的换算公式如下：

$$最大摄氧量 =（12 分钟跑成绩 - 504.9）\div 44.73$$

其中，最大摄氧量的单位为 mL/kg/min，12 分钟跑成绩的单位为 m。

将该男生完成的米数 2 250 m 代入公式中得：

$$最大摄氧量 =（2 250 - 504.9）\div 44.73 = 39.0（mL/kg/min）$$

从不同年龄男性最大摄氧量的评价标准（表 3-3-14）可知，该男性大学生的心肺耐力为"弱"。

（五）通过功率自行车递增功率极量测试评价心肺耐力案例

一名体重为 70 kg 的 25 岁青年男性，进行了起始负荷 60 W，每分钟递增负荷 20 W，每分钟转数 60 r 的功率自行车递增负荷运动，并在力竭时完成了 280 W 的负荷，心率达到了 190 bpm。请推算该青年男性的最大摄氧量。

解答：

该男性主观表现为力竭，且最大心率达到了（220 - 年龄 ±10）bpm 范围，因而可以认为其完成的负荷接近于最大摄氧量强度。最大摄氧量可以通过下面的公式计算：

$$最大摄氧量 = 3.5 + 3.5 + 功率 \times 10.8 \div 体重$$

其中，最大摄氧量的单位为 mL/kg/min，功率的单位为 W，体重的单位为 kg。

将该青年男性完成的最大功率 280 w 代入公式：

$$最大摄氧量 = 3.5 + 3.5 + 280 \times 10.8 \div 70 = 50.2（mL/kg/min）$$

从不同年龄男性最大摄氧量的评价标准（表 3-3-14）可知，该青年男性的心肺耐力为"良好"。

（六）通过递增速度的跑步机极量测试评价心肺耐力案例

一名体重为 50 kg 的 20 岁青年女性，进行了起始负荷 7 km/h，每分钟递增负荷 1 km/h 的递增负荷运动,并在力竭时完成了 15 km/h 的负荷,心率达到了 192 bpm。请推算该女性的最大摄氧量。

解答:

该青年女性主观表现为力竭,且最大心率达到了(220 − 年龄 ±10)bpm 范围,因而可以认为其完成的负荷接近于最大摄氧量强度。用以下公式计算最大摄氧量:

$$最大摄氧量 = 3.5 + 3.333 \times 速度$$

其中,最大摄氧量的单位为 mL/kg/min,速度的单位为 km/h。

将该青年女性完成的最大速度 15 km/h 代入公式:

$$最大摄氧量 = 3.5 + 3.333 \times 15 = 53.5(mL/kg/min)$$

从不同年龄女性最大摄氧量的评价标准(表 3−3−15)可知,该女性的心肺耐力为"极好"。

(七)通过递增坡度的跑步机极量测试评价心肺耐力案例

一名体重为 80 kg 的 30 岁男性,进行了速度恒定,坡度递增的步行方式。其中恒定的速度是 5.5 km/h,每分钟递增的坡度是 2%,并在力竭时完成了 16% 的坡度,心率达到了 190 bpm。请推算该男性的最大摄氧量。

解答:

该男性主观表现为力竭,且最大心率达到了(220 − 年龄 ±10)bpm 范围,因而可以认为其完成的负荷接近于最大摄氧量强度。当步行的速度单位是 km/h 时,最大摄氧量可以用以下公式计算:

$$最大摄氧量 = 3.5 + 1.667 \times 速度 + 30 \times 速度 \times 坡度$$

其中,最大摄氧量的单位为 mL/kg/min,速度的单位为 km/h。

将该男性完成的速度 5.5 km/h 和坡度 16%(即 0.16)代入公式:

$$最大摄氧量 = 3.5 + 1.667 \times 5.5 + 30 \times 5.5 \times 0.16 = 39.1(mL/kg/min)$$

从不同年龄男性最大摄氧量的评价标准(表 3−3−14)可知,该男性的心肺耐力为"弱"。

(八)使用功率自行车,通过 YMCA 方案评价心肺耐力案例

一位 40 岁的女性,体重为 53 kg。她在功率自行车上以 60 r 的转数蹬车,当完成功率为 100 W 的第一级负荷(功率$_1$)时,对应稳定心率(心率$_1$)为 120 bpm;当完成功率为 150 W 的第二级负荷(功率$_2$)时,对应稳定心率(心率$_2$)为 145 bpm。请推算该女性的最大摄氧量。

解答:

第一步,通过最大心率推算公式计算最大心率:

$$最大心率 = 220 − 年龄 = 220 − 40 = 180(bpm)$$

第二步,通过最大心率功率推算公式计算最大心率功率:

$$最大心率功率 = 功率_1 + (最大心率 − 心率_1) \times [(功率_2 − 功率_1) \div (心率_2 − 心率_1)] = 100 + (180 − 120) \times [(150 − 100) \div (145 − 120)] = 220(W)$$

第三步,通过功率与摄氧量的公式计算最大摄氧量:

$$最大摄氧量 = 3.5 + 3.5 + 最大心率功率 \times 10.8 \div 体重 = 3.5 + 3.5 + 220 \times 10.8 \div 53 = 51.8(mL/kg/min)$$

从不同年龄女性最大摄氧量的评价标准(表 3−3−15)可知,该女性的心肺耐力为"极好"。

(九)使用跑步机,通过 YMCA 方案评价心肺耐力案例

一名体重为 70 kg 的 30 岁男性在跑步机上跑步。当他完成速度为 9 km/h 的第一级负荷(速度$_1$)

时，对应稳定心率（心率$_1$）为 115 bpm；当完成速度为 11 km/h 的第二级负荷（速度$_2$）时，对应稳定心率（心率$_2$）为 140 bpm。请推算该男性的最大摄氧量。

解答：

第一步，通过最大心率推算公式计算最大心率：

$$最大心率 = 220 - 年龄 = 220 - 30 = 190（bpm）$$

第二步，通过最大心率对应速度推算公式推算最大心率速度：

最大心率速度 = 速度$_1$ +（最大心率 - 心率$_1$）× [（速度$_2$ - 速度$_1$）÷（心率$_2$ - 心率$_1$）] = 9 + （190 - 115）× [（11 - 9）÷（140 - 115）] = 15（km/h）

第三步，通过速度与摄氧量的公式计算最大摄氧量：

最大摄氧量 = 3.5 + 3.333 × 速度 = 3.5 + 3.333 × 15 = 53.5（mL/kg/min）

其中，最大摄氧量的单位为 mL/kg/min，速度的单位为 km/h。

从不同年龄男性最大摄氧量的评价标准（表 3-3-14）可知，该男性的心肺耐力为"优秀"。

（十）使用台阶，通过 YMCA 方案评价心肺耐力案例

一名体重为 60 kg 的 50 岁男性在 0.3 m 高的台阶上进行上下台阶试验。当他完成频率为 20 bpm 的第一级负荷（频率$_1$）时，对应稳定心率（心率$_1$）为 115 bpm；当完成频率为 25 bpm 的第二级负荷（频率$_2$）时，对应稳定心率（心率$_2$）为 135 bpm。请推算该男性的最大摄氧量。

解答：

第一步，通过最大心率推算公式计算最大心率：

$$最大心率 = 220 - 年龄 = 220 - 50 = 170（bpm）$$

第二步，通过上下台阶时的摄氧量公式计算进行两个不同频率上下台阶运动时对应的摄氧量：

台阶试验的摄氧量计算包括三部分，即安静代谢、水平部分和垂直部分。其中，安静代谢 = 3.5 mL/kg/min；水平部分 = 0.2 × 每分钟登台阶次数；垂直部分 = 1.8 × (1 + 1/3) × 台阶高度 × 每分钟登台阶次数。

也就是说，每级台阶运动对应的摄氧量 = 3.5 + 0.2 × 每分钟登台阶次数 + 1.8 × (1 + 1/3) × 台阶高度 × 每分钟登台阶次数。

第一个频率上下台阶时的摄氧量（摄氧量$_1$）= 3.5 + 0.2 × 频率$_1$ + 1.8 × (1 + 1/3) × 台阶高度 × 频率$_1$ = 3.5 + 0.2 × 20 + 1.8 × (1 + 1/3) × 0.3 × 20 = 21.9（mL/kg/min）

第二个频率上下台阶时的摄氧量（摄氧量$_2$）= 3.5 + 0.2 × 频率$_2$ + 1.8 × (1 + 1/3) × 台阶高度 × 频率$_2$ = 3.5 + 0.2 × 25 + 1.8 × (1 + 1/3) × 0.3 × 25 = 26.5（mL/kg/min）

第三步，通过两个不同频率的上下台阶运动时的心率和对应的摄氧量，用以下公式计算最大心率时的摄氧量，计算得到的摄氧量即为最大摄氧量：

最大摄氧量 = 摄氧量$_1$ +（最大心率 - 心率$_1$）× [（摄氧量$_2$ - 摄氧量$_1$）÷（心率$_2$ - 心率$_1$）] = 21.9 +（170 - 115）× [（26.5 - 21.9）÷（135 - 115）] = 34.6（mL/kg/min）

从不同年龄男性最大摄氧量的评价标准（表 3-3-14）可知，该男性的心肺耐力为"弱"。

魏文哲

第四节 力量测试与评价

一、力量测试与评价概述

（一）力量的概念

力量是指肌肉收缩时克服阻力的能力。肌肉力量是人体一切活动之本，任何身体素质都是通过一定的肌肉工作方式来实现的。提高肌肉的功能（包括肌肉力量、肌肉耐力和爆发力）对各个人群都非常重要，这也是制订运动处方时不可忽视的一项内容。

力量素质是人体进行运动的基本素质之一，是获得运动技能和取得优异运动成绩的基础，同时也是其他身体素质发展的重要因素。按肌肉收缩的特点，力量可分为静力性力量和动力性力量；按衡量肌肉力量大小的标准，力量可分为绝对力量和相对力量；按其表现的形式，力量又可分为最大力量、速度力量和力量耐力等。

（二）力量测试与评价的目的

客观上讲，任何形式的力量练习都可能存在损伤风险，并有可能造成肌肉拉伤、关节扭伤、过度锻炼等，因此，部分人群有时可能不适合进行力量锻炼或不适合当前进行的力量锻炼。因此，在制订力量运动处方前，首先要判断锻炼者是否存在运动损伤风险。只有锻炼者能够通过动作质量筛查，能够较好地完成基础动作模式时，才可以为其进行基础力量测评和制订力量运动处方，以便更安全地进行力量锻炼。力量测试有助于运动处方师评估锻炼者的实际情况，并确定锻炼者身体运动能力和薄弱环节。另外，测试成绩可用于目标设定。

（三）力量测试的基本原则

为了优化测试质量，测试人员必须了解并考虑测试的安全性、有效性和可靠性。只有当运动处方师所应用的力量测试方法实际测量了它应该测量的（有效性）和测量是可重复的（可靠性）时，测试结果才会对后面制订运动处方有实际作用。这两个特点是评价测试质量的关键因素，必须在测试中体现出来。

运动处方师在安排各种测试时，首先要排除测试时存在的各种风险，保证测试者的安全性。有效性是衡量一个测试项目的结果是否反映了所测的指标，是测试的重要特性之一。可靠性是指一种测试方法的一致性或可重复性程度。此外，为了保证测试结果的有效性，在测试前特别是在进行爆发力或力竭性测试前有必要向锻炼者解释测试的目的、意义，从而使锻炼者得到充分动员，以获得准确的测试数据。

进行力量测试时需要考虑锻炼者的经验、训练状况、年龄和性别，测试人员在进行测试前还必须考虑环境因素，如温度、湿度和海拔。体能教练在测试期间必须始终关注潜在的健康风险，并注意可能出现的健康问题的迹象和症状。测试人员必须经过仔细挑选和良好培训，并且必须使用适当的测试顺序，同时要对测试进行计划和组织，以保证训练过程中不同阶段的体能测试的一致性和有效性。在进行纵向比较时，需要在测试流程、时间安排等方面保持一致，如相同的场地、相同的测试人员等。

（四）力量测试的顺序安排

运用运动科学知识可以帮助确定正确的测试顺序和测试之间的休息时间，以确保测试的可靠性。安排测试顺序的基本原则应是一项测试不应影响后续测试的运动表现。每项测试都应该表现出正常的运动能力，并能和以前的测试结果进行比较。尽管在实施测试时会存在一些变数，但一般身体运动能力测试按照以下顺序进行测试：

（1）非疲劳性测试（如身高、体重、柔韧性、身体成分、垂直纵跳等）。

（2）灵敏测试（如 T 测试、Pro 灵敏性测试）。

（3）爆发力和最大力量测试（如 1 RM 高翻、1 RM 卧推等）。

（4）冲刺测试（如 40 m 冲刺测试等）。

（5）局部肌肉耐力测试（如俯卧撑测试等）。

（6）疲劳性无氧能力测试（如折返跑等）。

（7）有氧能力测试（如 Yo-Yo 测试等）。

在安排测试顺序时，还要考虑测试项目之间的间歇时间，以保证完全恢复，从而能够取得有效的测试数据。疲劳性无氧能力测试和有氧能力测试应该与其他测试区分开，单独一天进行。如果在同一天进行，要充分休息后进行。重要的是，训练过程中不同阶段进行的测试应该在一天的同一时间段，以避免昼夜节律的不同引起的生理反应波动。另外，建议在室内场馆进行测试，能使气候等环境因素保持前后一致。

二、力量测试与评价方法

（一）上肢力量的测试与评价方法

1. 握力

（1）测试目的。

测试受试者上肢的抓握能力，上肢有伤病者不适合进行此测试。

（2）测试器材。

握力计。

（3）测试步骤（图 3-4-1）。

① 受试者正常站姿，用优势手握住握力计，伸直上臂放于体侧，但上臂不要接触躯干；

② 身体保持直立，用全力握紧握力计，手臂不允许弯曲和接触躯干；

③ 每名受试者左右侧各进行两次测试，分别记录最好成绩。

（4）评价方法。

握力评价标准见表 3-4-1 和表 3-4-2。

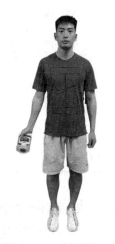

图 3-4-1　握力测试

表 3-4-1　成年男性握力评分表

（单位：kg）

年龄/岁	1分	2分	3分	4分	5分
20～24	29.6～36.9	37.0～43.5	43.6～49.2	49.3～56.3	＞56.3

年龄/岁	1分	2分	3分	4分	5分
25~29	32.6~38.3	38.4~44.8	44.9~50.4	50.5~57.6	>56.7
30~34	32.2~38.0	38.1~44.9	45~50.6	50.7~57.6	>57.6
35~39	31.3~37.2	37.3~44.4	44.5~50.2	50.3~57.7	>57.7
40~44	30.0~36.4	36.5~43.4	43.5~49.5	49.6~56.7	>56.7
45~49	29.2~35.4	35.5~42.4	42.5~48.5	48.5~55.4	>55.4
50~54	27.2~32.7	32.8~40.3	40.4~46.3	46.4~53.2	>53.2
54~59	25.9~31.4	31.5~38.5	38.6~43.9	44.0~50.7	>50.7
60~64	21.5~26.9	27.0~34.4	34.5~40.4	40.5~47.5	>47.5
65~69	21.0~24.9	25.0~32.0	32.1~38.1	38.2~44.8	>44.8

表 3-4-2　成年女性握力评分表

（单位：kg）

年龄/岁	1分	2分	3分	4分	5分
20~24	18.6~21.1	21.2~25.7	25.8~29.8	29.9~35.0	>35
25~29	19.2~21.7	21.8~26.1	26.2~30.1	30.2~35.3	>35.3
30~34	19.8~22.3	22.4~26.9	27.0~30.9	31.0~36.1	>36.1
35~39	19.6~22.3	22.4~27.0	27.1~31.2	31.3~36.4	>36.4
40~44	19.1~22.0	22.1~26.9	27.0~31.0	31.1~36.5	>36.5
45~49	18.1~21.2	21.3~26.0	26.1~30.3	30.4~35.7	>35.7
50~54	17.1~20.1	20.2~24.8	24.9~28.9	29.0~34.2	>34.2
54~59	16.3~19.2	19.3~23.5	23.6~27.6	27.7~32.7	>32.7
60~64	14.9~17.1	17.2~21.4	21.5~25.5	25.6~30.4	>30.4
65~69	13.8~16.2	16.3~20.3	20.4~24.3	24.4~29.7	>29.7

2. 俯卧撑（半俯卧撑）

（1）测试目的。

测试受试者上肢肌肉力量和肌肉耐力，60岁以上的老年人、体质虚弱者、身体有伤病者不适合进行此测试。

（2）测试步骤（图3-4-2）。

① 受试者以俯卧撑起姿势开始，双腿伸直，脚尖触地，背部保持平直。保持手臂伸直，双手置于地面，与肩同宽；

② 保持背部和腹部收紧，身体挺直，屈臂，直至胸部贴近地面；

③ 在保持动作质量的同时，尽可能多地完成重复次数；

④ 女性受试者采用膝关节支撑完成半俯卧撑，其余要求与俯卧撑要求一致。

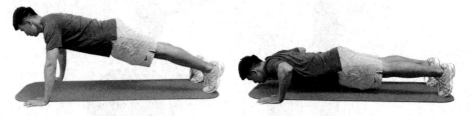

图 3-4-2　俯卧撑测试

（3）评价方法。

俯卧撑评价标准见表3-4-3。

表 3-4-3　俯卧撑评价表

评价	俯卧撑次数 / 次							
	20~29 岁		30~39 岁		40~49 岁		50~59 岁	
	男	女	男	女	男	女	男	女
优秀	36	30	30	27	25	24	21	21
很好	35	29	29	26	24	23	20	20
	29	21	22	20	17	15	13	11
好	28	20	21	19	16	14	12	10
	22	15	17	13	13	11	10	7
一般	21	14	16	12	12	10	9	6
	17	10	12	8	10	5	7	2
差	16	9	11	7	9	4	6	1

3. 坐姿前推实心球

（1）测试目的。

测试受试者上肢的爆发力，60 岁以上的老年人、体质虚弱者、身体有伤病者不适合进行此测试。

（2）测试器材。

男性使用 3 kg 实心球，女性使用 2 kg 实心球。

（3）测试步骤（图3-4-3）。

① 受试者坐在一个稳定的椅子上，身体保持直立，双手持实心球在胸前；

② 用上肢的力量将球尽力向前抛出，身体不允许后仰，臀部不得离开椅子；

③ 测量球落点与标志线的垂直距离；每名受试者左右侧各进行三次测试，分别记录最好成绩，距离越远则说明上肢的爆发力越好。

4. 30 s 坐姿手臂弯举测试

（1）测试目的。

评估受试者上肢力量，此测试更适合老年人，体质虚弱者、身体有伤病者不适合进行此测试。

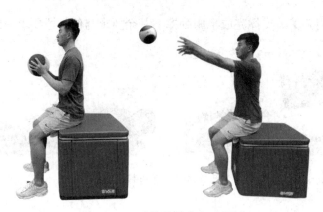

图 3-4-3 坐姿前推实心球测试

（2）测试器材。

没有扶手的直背或折叠椅，秒表，女性 5 磅（2.3 kg）哑铃，男性 8 磅（3.6 kg）哑铃。

（3）测试步骤（图 3-4-4）。

① 让受试者坐在椅子的边缘，双脚平放在地面上；

② 受试者应将持重物手垂于体侧，与地板垂直，以横握姿势抓握重物；

③ 让受试者重复练习一两次手臂弯举动作进行热身，查看姿态是否正确，进行一次测试试验；

④ 听到"开始"口令后，让受试者完成整套运动动作，将重物举起，在 30 s 时间内完成的次数越多越好。在手臂弯曲阶段，手掌应旋向上，然后在伸展时返回到横握姿势。在整个测试过程中，上臂必须保持不动；

⑤ 得分为 30 s 内手臂弯举的总次数。

（4）评价方法。

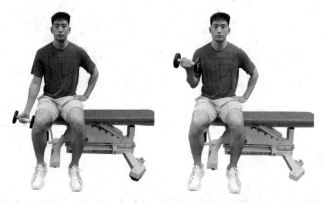

图 3-4-4 30 s 坐姿手臂弯举测试

30 s 坐姿手臂弯举评分标准见表 3-4-4 和表 3-4-5。

表 3-4-4 女性 30 s 坐姿手臂弯举测试评分表

百分位数排名	手臂弯举总次数 / 次						
	60~64 岁	65~69 岁	70~74 岁	75~79 岁	80~84 岁	85~89 岁	90~94 岁
95	24	22	22	21	20	18	17
90	22	21	20	20	18	17	16
85	21	20	19	19	17	16	15

续表

百分位数排名	手臂弯举总次数／次						
	60~64 岁	65~69 岁	70~74 岁	75~79 岁	80~84 岁	85~89 岁	90~94 岁
80	20	19	18	18	16	15	14
75	19	18	17	17	16	15	13
70	18	17	17	16	15	14	13
65	18	17	16	16	15	14	12
60	17	16	16	15	14	13	12
55	17	16	15	15	14	13	11
50	16	15	14	14	13	12	11
45	16	15	14	13	12	12	10
40	15	14	13	13	12	11	10
35	14	14	13	12	11	11	9
30	14	13	12	12	11	10	9
25	13	12	12	11	10	10	8
20	12	12	11	10	10	9	8
15	11	11	10	9	9	8	7
10	10	10	9	8	8	7	6
5	9	8	8	7	6	6	5

表 3-4-5　男性 30 s 坐姿手臂弯举测试评分表

百分位数排名	手臂弯举总次数／次						
	60~64 岁	65~69 岁	70~74 岁	75~79 岁	80~84 岁	85~89 岁	90~94 岁
95	27	27	26	24	23	21	18
90	25	25	24	22	22	19	16
85	24	24	23	21	20	18	16
80	23	23	22	20	20	17	15
75	22	21	21	19	19	17	14
70	21	21	20	19	18	16	14
65	21	20	19	18	18	15	13
60	20	20	19	17	17	15	13
55	20	19	18	17	17	14	12
50	19	18	17	16	16	14	12
45	18	18	17	16	15	13	12
40	18	17	17	16	15	13	11
35	17	16	15	14	14	12	11

续表

百分位数排名	手臂弯举总次数/次						
	60~64 岁	65~69 岁	70~74 岁	75~79 岁	80~84 岁	85~89 岁	90~94 岁
30	17	16	15	14	14	11	10
25	16	15	14	13	13	11	10
20	15	14	13	12	12	10	9
15	14	13	12	11	12	9	8
10	13	12	11	10	10	8	8
5	11	10	9	9	9	7	6

5. 上肢最大肌力的间接推算测试

（1）测试目的。

测试受试者卧推或坐姿下拉练习动作最大重复次数，并推算 1 RM 负荷，此测试适用于有较好力量训练基础的健身爱好者，体质虚弱者、身体有伤病者不适合进行此测试。

（2）测试器材。

力量练习所需要的各类器材，如杠铃或哑铃。

（3）测试步骤。

① 采用正确的卧推下拉力量练习动作或坐姿下拉力量练习动作进行测试；

② 选择合适的重量，最大重复次数完成测试动作，使完成次数在 2~10 次；

③ 根据表来推算该动作的 1 RM 重量，如受试者用 40 kg 的重量进行卧推重复测试，最多完成了 8 次，此时 40 kg 就是该受试者的 80%1 RM，那么他的 1 RM 重量计算公式就是：1 RM 重量 = 40/80% = 50（kg），所以该受试者卧推的 1 RM 重量为 50 kg。

（4）评价方法。

上肢最大肌力评价标准如表 3-4-6。

表 3-4-6 %1 RM 与最大重复次数的关系

%1 RM	最大重复次数/次
100	1
95	2
93	3
90	4
87	5
85	6
83	7
80	8
77	9
75	10
70	11
67	12
65	15

（二）核心力量的测试与评价方法

1. 平板支撑

（1）测试目的。

测试受试者核心前侧的力量耐力和稳定性，60 岁以上的老年人、体质虚弱者、腰部有伤病者不适合进行此测试。

（2）测试步骤（图 3-4-5）。

① 受试者用双肘和双脚脚尖俯撑在垫子上，双脚并拢，保持双肘在肩部的正下方；

② 测试过程中始终保持脊柱和骨盆在中立位，背部平直，头、肩、躯干、髋、脚踝在同一个平面；

③ 如果测试过程中受试者身体发生较大幅度移动，或不能够保持动作要求，则终止计时；如果受试者稳定支持时间超过 90 s 可以结束测试。

（3）评价方法。

稳定时间＜30 s，说明核心前侧的稳定性较差；30 s＜稳定时间＜60 s，说明核心前侧的稳定性一般；60 s＜稳定时间＜90 s，说明核心前侧的稳定性较好；稳定时间＞90 s，说明核心前侧的稳定性非常好。

2. 侧向平板支撑

（1）测试目的。

测试受试者核心左右两侧的力量耐力和稳定性，60 岁以上的老年人、体质虚弱者、腰部有伤病者不适合进行此测试。

（2）测试步骤（图 3-4-6）。

① 受试者用一侧肘部侧撑在垫子上，保持肘在肩部的正下方；

② 测试过程中始终保持脊柱和骨盆在中立位，背部平直，头、肩、躯干、髋、膝、脚踝在同一个平面；

③ 如果测试过程中受试者身体发生较大幅度移动，或不能够保持动作要求，则终止计时；如果受试者稳定支持时间超过 60 s 可以结束测试。

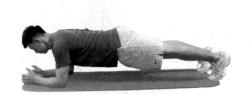

图 3-4-5　平板支撑测试

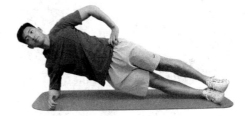

图 3-4-6　侧向平板支撑测试

（3）评价方法。

稳定时间＜20 s，说明该侧面的核心稳定性较差；20 s＜稳定时间＜40 s，说明该侧面的稳定性一般；40 s＜稳定时间＜60 s，说明该侧面的稳定性较好；稳定时间＞60 s，说明该侧面的稳定性非常好。

3. 反向平板支撑

（1）测试目的。

测试受试者核心后侧的力量耐力和稳定性，60 岁以上的老年人、体质虚弱者、腰部有伤病者不适合进行此测试。

（2）测试步骤（图 3-4-7）。

① 受试者仰卧在垫子上，屈膝 90°，用肩和双脚进行支撑，将臀部向上挺起；

② 测试过程中始终保持脊柱和骨盆在中立位，背部平直，肩、躯干、髋、双膝在同一个平面；

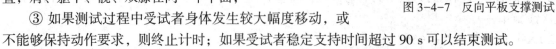

图 3-4-7　反向平板支撑测试

③ 如果测试过程中受试者身体发生较大幅度移动，或不能够保持动作要求，则终止计时；如果受试者稳定支持时间超过 90 s 可以结束测试。

（3）评价方法。

稳定时间＜30 s，说明核心后侧的稳定性较差；30 s＜稳定时间＜60 s，说明核心后侧的稳定性一般；60 s＜稳定时间＜90 s，说明核心后侧的稳定性较好；稳定时间＞90 s，说明核心后侧的稳定性非常好。

4. 背部耐力测试

（1）测试目的。

测试受试者背部肌肉力量耐力，背部肌肉力量耐力不足和腰部损伤、疼痛有一定关系，60 岁以上的老年人、体质虚弱者、腰部有伤病者不适合进行此测试。

（2）测试器材。

有一定高度的按摩椅、跳箱或长凳。

（3）测试步骤（图 3-4-8）。

① 受试者俯卧在按摩床上，身体伸展，髂前上棘位于按摩床边缘，将躯干伸出在按摩床外面，双手交叠放置在胸前；

② 运动处方师用双手压住受试者大腿下半部，受试者抬高身体，使躯干达到水平位置；

③ 如果测试过程中受试者身体不能保持在水平位置时，终止计时；如果受试者稳定支持时间超过 180 s 可以结束测试。

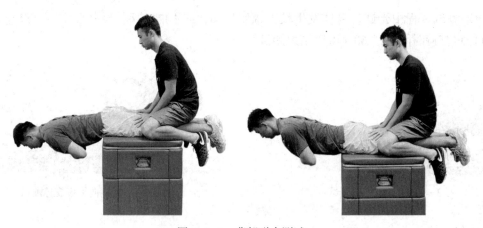

图 3-4-8　背部耐力测试

（4）评价方法。

稳定时间＜60 s，说明背部肌肉力量耐力较差；60 s＜稳定时间＜120 s，说明背部肌肉力量耐力一般；120 s＜稳定时间＜180 s，说明背部肌肉力量耐力较好；稳定时间＞180 s，说明背部肌肉力量耐力非常好。

5. 仰卧屈膝卷腹

（1）测试目的。

测试受试者腹部肌群的力量和耐力，60 岁以上的老年人、体质虚弱者、腰部有伤病者不适合进行此测试。

（2）测试步骤（图3-4-9）。

① 在垫上纵向放置两条相距10 cm的平行线；

② 受试者躺在垫上，屈膝，手臂完全伸展并触碰到第一条线；

③ 受试者保持双脚不动，卷起上身使双手的中指都触碰到第二条线，以20次/min的速度重复完成动作，直到不能完成。

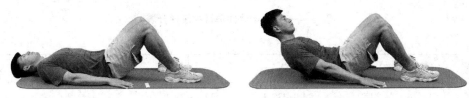

图 3-4-9　仰卧屈膝卷腹

（3）评价方法。

仰卧屈膝卷腹评分标准见表3-4-7。

表 3-4-7　仰卧屈膝卷腹评分表

评分	评价	仰卧屈膝卷腹次数/次									
		20~29 岁		30~39 岁		40~49 岁		50~59 岁		60~69 岁	
		男	女	男	女	男	女	男	女	男	女
90	优秀	75	70	75	55	75	55	74	48	53	50
80	良好	56	45	69	43	75	42	60	30	33	30
70		41	37	46	34	67	33	45	23	26	24
60	一般	31	32	36	28	51	28	35	16	19	19
50		27	27	31	21	39	25	27	9	16	13
40	较差	24	21	26	15	31	20	23	2	9	9
30		20	17	19	12	26	14	19	0	6	3
20	很差	13	12	13	0	21	5	13	0	0	0
10		4	5	0	0	13	0	0	0	0	0

（三）下肢力量的测试与评价方法

1. 垂直纵跳

（1）测试目的。

垂直纵跳是简便易测的下肢爆发力测试，60岁以上的老年人、体质虚弱者、身体有伤病者不适合进行此测试。

（2）测试器材。

电子纵跳仪。

（3）测试步骤。

受试者站在纵跳仪踏板上，双脚与肩同宽，听到口令后，向下屈膝然后尽力垂直向上跳起，测试两次，取最大值，记录以"cm"为单位，保留小数点后一位。起跳时，双脚不能移动或有垫步动作；落地时，禁止有意收腹屈膝。

（4）评价方法。

垂直纵跳评分标准见表3-4-8和表3-4-9。

表3-4-8 成年男性垂直纵跳评分表

（单位：kg）

年龄/岁	1分	2分	3分	4分	5分
20~24	19.9~24.8	24.9~32.3	32.4~38.4	38.5~45.8	>45.8
25~29	19.6~23.9	24.0~31.3	31.4~36.8	36.9~43.6	>43.6
30~34	18.4~22.3	22.4~29.3	29.4~34.7	34.8~41.1	>41.1
35~39	17.8~21.4	21.5~27.9	28.0~33.0	33.1~39.5	>39.5

表3-4-9 成年女性垂直纵跳评分表

（单位：kg）

年龄/岁	1分	2分	3分	4分	5分
20~24	12.7~15.8	15.9~20.5	20.6~24.7	24.8~30.0	>30.0
25~29	12.4~15.0	15.1~19.7	19.8~23.4	23.5~28.5	>28.5
30~34	12.0~14.5	14.6~18.7	18.8~22.6	22.7~27.7	>27.7
35~39	11.5~13.7	13.8~17.8	17.9~21.3	21.4~26.1	>26.1

大学生立定跳远
成绩参考表

2. 立定跳远

（1）测试目的。

立定跳远是简便易测的下肢爆发力测试，60岁以上的老年人、体质虚弱者、身体有伤病者不适合进行此测试。

（2）测试器材。

平坦、有弹性的场地（如橡胶地面、足球场等），米尺。

（3）测试步骤（图3-4-10）。

① 在平坦的场地上，室内场地、塑胶跑道、人工草坪等均可，画一条起跳线；

② 受试者在熟悉测试流程后，进行5 min左右的热身，这一测试对于下肢肌肉和关节要求比较高，因此充分的热身非常重要。之后，受试者可以试跳几次；

③ 开始测试时，受试者双脚位于起跳线后，先进行预摆下蹲动作后尽力向前跳跃。标记受试者距线最近的一只脚后跟的位置；

④ 记录三次试跳的最好成绩，精确到"cm"。

3. 30 s坐站测试

（1）测试目的。

评估受试者下肢力量，此测试更适合老年人，体质虚弱者、身体有伤病者不适合进行此测试。

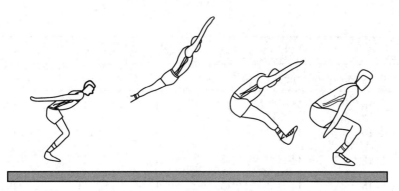

图 3-4-10　立定跳远测试完整示范

（2）测试器材。

长椅（座位高度约 43 cm）、秒表。

（3）测试步骤（图 3-4-11）。

① 让受试者坐在椅子的中间部分，双脚平放在地面上，双臂在胸前交叉；

② 听到"开始"口令后，让受试者起身形成完全站立的姿势，然后再恢复到完全坐姿状态；

③ 让受试者热身进行一或两次站立，检查测试的正确形态，进行一次测试试验；

④ 得分为 30 s 时间内完成站立的次数。

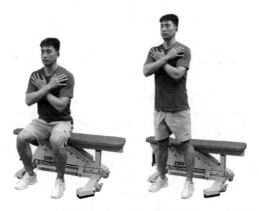

图 3-4-11　30 s 坐站测试

（4）评价方法。

30 s 坐站测试评价标准见表 3-4-10 和表 3-4-11。

表 3-4-10　女性 30 s 坐站测试评价标准

百分位数	30 s 坐站次数 / 次						
	60~64 岁	65~69 岁	70~74 岁	75~79 岁	80~84 岁	85~89 岁	90~94 岁
95	21	19	19	19	18	17	16
90	20	18	18	17	17	15	15
85	19	17	17	16	16	14	13
80	18	16	16	16	15	14	12
75	17	16	15	15	14	13	11
70	17	15	15	14	13	12	11

续表

百分位数	30 s 坐站次数 / 次						
	60~64 岁	65~69 岁	70~74 岁	75~79 岁	80~84 岁	85~89 岁	90~94 岁
65	16	15	14	14	13	12	10
60	16	14	14	13	12	11	9
55	15	14	13	13	12	11	9
50	15	14	13	12	11	10	8
45	14	13	12	12	11	10	7
40	14	13	12	12	10	9	7
35	13	12	11	11	10	9	6
30	12	12	11	11	9	8	5
25	12	11	10	10	9	8	4
20	11	11	10	9	8	7	4
15	10	10	9	9	7	6	3
10	9	9	8	8	6	5	1
5	8	8	7	6	4	4	0

表 3-4-11 男性 30 s 坐站测试评价标准

百分位数排名	30 s 坐站次数 / 次						
	60~64 岁	65~69 岁	70~74 岁	75~79 岁	80~84 岁	85~89 岁	90~94 岁
95	23	23	21	21	19	19	16
90	22	21	20	20	17	17	15
85	21	20	19	18	16	16	14
80	20	19	18	18	16	15	13
75	19	18	17	17	15	14	12
70	19	18	17	16	14	13	12
65	18	17	16	16	14	13	11
60	17	16	16	15	13	12	11
55	17	16	15	15	13	12	10
50	16	15	14	14	12	11	10
45	16	15	14	13	12	11	9
40	15	14	13	13	11	10	9
35	15	13	13	12	11	9	8
30	14	13	12	12	10	9	8

续表

百分位数排名	30 s 坐站次数 / 次						
	60~64 岁	65~69 岁	70~74 岁	75~79 岁	80~84 岁	85~89 岁	90~94 岁
25	14	12	12	11	10	8	7
20	13	11	11	10	9	7	7
15	12	11	10	10	8	6	6
10	11	9	9	8	7	5	5
5	9	8	8	7	6	4	3

4. 下肢最大肌力的间接推算测试

（1）测试目的。

测试受试者深蹲或硬拉、下拉练习动作最大重复次数，并推算 1 RM 负荷，此测试适用于有较好力量训练基础的健身爱好者，体质虚弱者、身体有伤病者不适合进行此测试。

（2）测试器材。

力量练习所需要的各类器材，如杠铃或哑铃。

（3）测试步骤。

① 采用正确的深蹲或力量练习动作进行测试；

② 选择合适的重量，最大重复次数完成测试动作，使完成次数在 2~10 次；

③ 根据表 3-4-12 来推算该动作的 1 RM 重量。例如，受试者用 50 kg 的重量进行深蹲重复测试，最多完成了 8 次，此时 50 kg 就是该受试者的 80%1 RM，那么他的 1 RM 重量计算公式就是：
1 RM 重量 = 50 / 80% = 62.5 (kg)，所以该受试者深蹲的 1 RM 重量为 62.5 kg。

表 3-4-12　%1 RM 与最大重复次数的关系

%1 RM	最大重复次数 / 次
100	1
95	2
93	3
90	4
87	5
85	6
83	7
80	8
77	9
75	10
70	11
67	12
65	15

（四）全身力量的测试方法

1. 胸前推实心球

（1）测试目的。

测试受试者前推的功能性力量，60岁以上的老年人、体质虚弱者、身体有伤病者不适合进行此测试。

（2）测试器材。

男性使用3 kg实心球，女性使用2 kg实心球。

（3）测试步骤（图3-4-12）。

① 受试者站立在标志线一侧靠后一些位置，双脚连线与标志线平行，双手持实心球在胸前；

② 双膝略微弯曲，迅速蹬伸用全身的力量将球尽力向前推出，双脚可以腾空，但落地时双脚不得超过标志线；

③ 测量球落点与标志线的垂直距离；每名受试者左右侧各进行三次测试，分别记录最好成绩，距离越远，说明前推的功能性力量越好。

2. 站姿头上抛实心球

（1）测试目的。

测试受试者向前抛掷的功能性力量，60岁以上的老年人、体质虚弱者、身体有伤病者不适合进行此测试。

（2）测试器材。

男性使用3 kg实心球，女性使用2 kg实心球。

（3）测试步骤（图3-4-13）。

① 受试者站立在标志线一侧，双脚连线与标志线平行，双手持实心球在胸前；

② 双膝略微弯曲，一侧腿向后退一大步，身体先前倾，然后向后伸展躯干形成反弓，随之迅速蹬伸用全身的力量将球尽力向前抛出，双脚均不得超过标志线；

③ 测量球落点与标志线的垂直距离；每名受试者左右侧各进行三次测试，分别记录最好成绩，距离越远，说明向前抛掷的功能性力量越好。

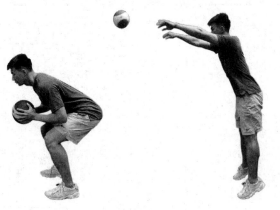

图3-4-12　胸前推实心球测试

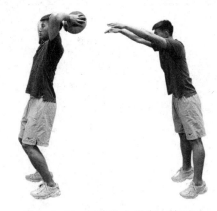

图3-4-13　站姿头上抛实心球测试

3. 后抛实心球

（1）测试目的。

测试受试者后抛的功能性力量，60岁以上的老年人、体质虚弱者、身体有伤病者不适合进行此测试。

（2）测试器材。

男性使用 3 kg 实心球，女性使用 2 kg 实心球。

（3）测试步骤（图 3-4-14）。

① 受试者背向站立在标志线一侧，双脚连线与标志线平行，双手持实心球；

② 双膝略微弯曲，身体前倾，迅速蹬伸用全身的力量将球尽力向后抛出，双脚不得超过标志线；

③ 测量球落点与标志线的垂直距离；每名受试者左右侧各进行三次测试，分别记录最好成绩，距离越远，说明后抛的功能性力量越好。

4. 转体侧抛实心球

（1）测试目的。

测试受试者旋转的功能性力量能力，60 岁以上的老年人、体质虚弱者、身体有伤病者不适合进行此测试。

（2）测试器材。

男性使用 3 kg 实心球，女性使用 2 kg 实心球。

（3）测试步骤（图 3-4-15）。

① 受试者双手持实心球侧向站立在标志线一侧，双脚连线与标志线垂直；

② 向侧后转体，双膝略微弯曲，迅速蹬地转体用全身的力量将球尽力向前抛出，双脚不得超过标志线；

③ 测量球落点与标志线的垂直距离；每名受试者左右侧各进行三次测试，分别记录最好成绩，距离越远，说明旋转的功能性力量越好。

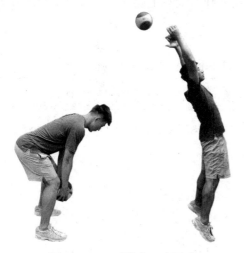

图 3-4-14　后抛实心球测试

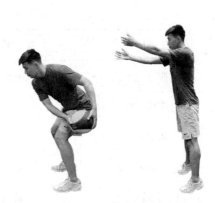

图 3-4-15　转体侧抛实心球测试

三、力量测试与评价案例分析

（一）男性成年人力量测试案例

张先生，38 岁，喜欢打高尔夫，有一定力量训练经验，之前曾有过肩部疼痛和腰部疼痛，目前没有明显疼痛。张先生找到运动处方师，希望进行一个阶段的力量训练，强化身体能力，预防肩关节和腰部再次发生疼痛。

运动处方师为张先生设计了一套力量测评方案，并进行了测试，测试结果如表 3-4-13 所示：

表 3-4-13　张先生力量测试结果

测试项目	针对部位	测试结果	评价
握力	上肢	52.2 kg	较好
俯卧撑	上肢	16 次	很好
背肌耐力	核心	66 s	较弱
垂直纵跳	下肢	38.4 cm	较好
旋转抛球（左侧）	全身	10.2 m	两侧存在较明显差异
旋转抛球（右侧）	全身	8.4 m	

通过测试可以发现，张先生下肢力量较好，背肌耐力较差，左右两侧旋转存在较明显差异，建议张先生多进行背部肌肉力量和上肢肌肉力量练习，同时进行向右侧旋转的力量训练，保证身体两侧的力量平衡。

（二）女性成年人力量测试案例

刘女士，49 岁，有腰部慢性疼痛，缺乏力量训练经验，希望通过力量训练来增强体质，减轻腰部疼痛。请运动处方师帮助她设计力量运动处方。运动处方师为刘女士设计了一套力量测评方案，并进行了测试，测试结果如表 3-4-14 所示：

表 3-4-14　刘女士力量测试结果

测试项目	针对部位	测试结果	评价
握力	上肢	24.2 kg	较差
仰卧屈膝卷腹	核心	17 次	较差
背肌耐力	核心	30 s	较差
左侧侧向平板支撑	核心	20 s	较差
右侧侧向平板支撑	核心	30 s	较差

通过测试可以发现，刘女士力量水平较差，左右两侧核心力量存在较明显差异，建议刘女士多进行核心力量练习，同时多进行左侧侧向平板支撑的力量练习，提高核心力量，保证身体两侧的力量平衡。

（三）老年人力量测试案例

黄先生，66 岁，患有糖尿病，缺乏力量训练经验，希望通过力量训练来增强体质，提高生活质量。请运动处方师帮助他设计力量运动处方。运动处方师为黄先生设计了一套力量测评方案，并进行了测试，测试结果如表 3-4-15 所示：

表 3-4-15　黄先生力量测试结果

测试项目	针对部位	测试结果	评价
握力	上肢	38.5 kg	较好
30 s 手臂弯举	上肢	22 次	较好
30 s 坐站	下肢	13 次	较差

通过测试可以发现，黄先生上肢力量较好，下肢力量较差。建议黄先生多进行下肢力量练习，提高下肢肌肉的力量。

运动处方师为黄先生制订了针对性力量运动处方，经过三个月的锻炼后，再次为黄先生进行力量测试，测试结果如表 3-4-16 所示：

表 3-4-16　黄先生锻炼三个月后力量测试结果

测试项目	针对部位	测试结果	评价
握力	上肢	40.3 kg	较好
30 s 手臂弯举	上肢	26 次	很好
30 s 坐站	下肢	24 次	很好

通过表 3-4-16 可以看出，黄先生按照力量运动处方进行三个月的锻炼后，上肢和下肢力量水平都有很明显提高，原来较薄弱的下肢力量提高明显。

闫　琪

第五节　柔韧性测试与评价

一、柔韧性测试与评价概述

（一）柔韧性的概念

1. 定义

柔韧性是指身体各个关节的活度幅度以及跨过关节的韧带、肌腱、肌肉、皮肤等其他组织的弹性伸展能力。当要评估一个人身体某范围内柔韧性时，需要考虑影响关节活动度的所有因素，包括：

（1）活动涉及的关节。

（2）关节形状与位置（如正确的关节排列）。

（3）关节涉及的肌肉、肌腱、韧带及关节囊。

（4）评价过程中肌牵张反射是否被激活等。

2. 柔韧素质的分类

根据柔韧素质与专项运动的关系可以分为一般柔韧素质和专项柔韧素质。其中，一般柔韧素质是指机体主要关节活动范围的一般能力，专项柔韧素质是指专项运动所特需的柔韧性，是掌握专项技术的必备条件。

而按运动学特征，柔韧素质又可分为动力性柔韧素质和静力性柔韧素质两大类。动力性柔韧素质主要是指在某一运动过程中关节的可活动范围，如跑、跳、投等动作中肢体大幅度的移动。静力性柔韧素质一般是指完成主动或被动动作时关节的可活动范围，如劈叉、体前屈或某些静止性的动作。

按照部位可以划分为整体柔韧素质和局部柔韧素质。例如，一名受试者可以由站立位体前屈轻松用双手触及脚尖，看上去似乎比较柔软，但也有可能某一个环节柔韧性并不是很好。

（二）柔韧素质的主要评价指标

柔韧性的影响因素比较多，所以不可能通过单一的测试来评价整个身体的柔韧性。

柔韧素质常用的测试指标：站立体前屈、坐姿体前屈、转肩和劈叉等。

按照人体具体部位来划分，有颈椎测试、肩部测试、髋关节测试和踝关节测试等。

按照身体的姿势和位置划分，有仰卧抬腿、站立侧屈、站立后仰、坐姿转体、站立转体和站立双手肩后触够等。

（三）柔韧素质测试的主要工具

一般情况下，柔韧素质测试的主要工具有直尺、量角器以及专门的柔韧性测试工具等。在没有测试工具的条件下，也可用受试者自身身体部位作为参照点进行评价。

（四）适应证和禁忌证

1. 适应证

当关节水肿、疼痛、肌肉痉挛、关节囊及周围组织有炎症和粘连等发生时，会影响关节的运动功能，均需要进行测量。

2. 禁忌证

关节脱位、骨折未愈合、手术不久和骨化性炎症时不可测量。

二、柔韧性测试与评价方法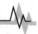

（一）测试前的准备

柔韧性测试前，最好准备相关的场地和工具，如一片空地、一块瑜伽垫、一把直尺、一个卷尺、一个测角仪、专门的柔韧性测试设备（体前屈测试仪）、一张记录表。关节活动度的测试使用的单位可以是角（角度、弧度）或是线性单位（cm），受试者需要穿运动紧身衣或相对宽松的便装，不需要进行专门的热身活动。

（二）测试流程

测试一般按照图 3-5-1 的流程进行，具体操作时要遵循先整体再局部、先站姿再卧姿、先双侧再单侧、先主动再被动的顺序，并记录下每一种情况受试者的柔韧性指标数据。

图 3-5-1 是进行柔韧素质测试时的流程图。熟练掌握每一步的具体内容，将有助于全面、安全、精准、高效地获得柔韧性测试结果。

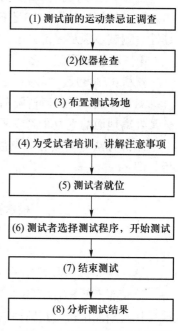

图 3-5-1 柔韧性测试流程图

（三）测试的部位

1. 整体

（1）体前屈。

体前屈是经典的身体柔韧性测试动作，也是大中小学体质健康测试项目。体前屈可以用来测试人体在静态情况下整个身体后侧肌筋膜链的柔韧性（包括胸椎、腰骶、髋、膝、踝等），在测试过程中注意要求受试者身体缓慢前屈达到最大运动幅度，不要采用爆发式、弹振式的方法，以免受伤及导致测试结果不准确。体前屈测试分为站姿体前屈和坐位体前屈，如果站姿体前屈不理想的话再进行坐位体前屈测试。

（2）后仰。

后仰测试和体前屈测试是相对的两个测试，后仰测试用来测试身体前侧肌筋膜链的柔韧性。同样要求受试者在测试过程中全程动作缓慢有控制地进行，在其达到活动范围的末端时测试其最大活动范围。

（3）站立转体。

转体测试和上述两个测试类似，是一个全身性的对多关节的测试手段，包括膝关节、髋关节、脊柱的灵活性及附着于其上的相关肌筋膜链的柔韧性。在测试过程中，要求受试者双脚必须固定在原地，然后身体向左侧或右侧进行最大幅度的旋转，最后测试其所达到的活动范围。

（4）站立侧屈。

受试者站立位，髋关节、膝关节伸直，始终让躯干与下肢保持在冠状面，双脚自然分开、双手自然下垂。受试者左右侧屈，记录侧屈指尖到达大腿外侧的最低位置，评价最大侧屈幅度。

2. 局部

（1）颈椎。

对颈椎进行三个运动平面的测试，第一个进行颈椎的屈伸测试，可以采用量角器对颈椎的屈伸活动范围进行测量记录；第二个进行颈椎的左右侧屈测试，记录方式同第一个；第三个进行颈椎的左右旋转测试，记录达到的角度。

（2）肩关节。

测试肩关节的柔韧性，以下主要介绍两种方法：

第一种方法是功能性动作筛查（FMS）测试动作中的肩关节灵活性测试内容，具体测试流程与评价方法见本章第七节。

第二种测试方法是双手持杆的过顶绕环。双手在身体前方握测试杆，测试杆贴于身体腹侧，然后做过顶绕环动作让测试杆贴于身体背侧，而后再返回到开始姿势，完整动作结束表示此距离的肩关节测试成功。而后不断缩短两手之间的握杆距离直至测试无法标准完成，即可得出肩关节的柔韧性情况。

（3）髋关节。

髋关节柔韧性测量以下主要介绍三种方法：

第一种仰卧抬腿。它是 FMS 测试动作的一个组成部分，此动作主要用来评价髋关节的主动柔韧性。测试步骤及评价方法见本章第七节。

第二种劈叉测试（横叉和竖叉），观察其最终达到的活动范围。

器材：刻度尺。

测量方法：受试者两腿前后或左右缓慢分开至两脚间最大距离，尽量使分叉处靠近地面。测量分叉处离地面的垂直距离或两脚跟之间的水平距离。测试三次，以"cm"为单位，记录最好成绩。

评价方法：可按分叉点离地面的垂直高度或两足跟间水平距离评价。也可转换成指数进行评价。即：

$$纵劈腿指数 = 足跟间距 / （下肢长 \times 2）$$
$$横劈腿指数 = 足跟间距 / [髋横径 + （下肢长 \times 2）]$$

注意事项：在测试过程中，受试者必须控制好自身动作缓慢进行活动，必要时周围应当有保护人员。

第三种是改良托马斯测试。受试者坐于某平面（按摩床、长凳等）边缘，躯干向下成仰卧姿势，受试者双手抱住双膝拉向并靠拢胸部，左腿或右腿下放，观察下放腿的水平位置和外展角度。改良托马斯测试可以帮助评估四块易于紧张的肌肉，包括髂肌、腰大肌、股直肌和阔筋膜张肌。

注意事项：要确保受试者膝关节和腰椎保持屈曲、骨盆后倾，以固定屈髋肌，然后缓慢降低测试腿。

（4）踝关节。

踝关节背屈测试：测量踝屈和腓肠肌与跟腱的伸展能力，适用于不同年龄和性别。

场地器材：平整的地面、直尺或皮尺。

测量方法：受试者一侧膝关节跪于地面，前侧脚不能穿鞋，小腿与地面垂直。将双手叉腰将前腿膝关节向前顶，努力使前侧膝关节在脚后跟不抬离地面的情况下达到最大幅度。测量三次，记录膝关节到地面投影点与前脚脚尖最远的一次成绩，以"cm"为单位，数值越大，说明踝关节背屈和腓肠肌与跟腱的伸展能力越好。

注意事项：测试时，髋关节不要发生旋转，前腿始终沿着前腿第二脚趾的方向前顶，前脚脚跟不得离地。

（四）测试结果评价（表 3-5-1）

表 3-5-1 人体主要关节活动度

部位	动作	关节活动度 /（°）
髋部	前屈	90~125
	后伸	10~30
	外展	40~45
	内收	10~30
	内旋	35~45
	外旋	45~50
膝部	屈曲	120~150
	旋转（屈膝）	40~50

续表

部位	动作	关节活动度 / (°)
踝部	跖屈	20～45
	背伸	15～30
肩部	前屈	130～180
	后伸	30～80
	外展	170～180
	内收	50
	内旋	60～90
	外旋	70～90
	水平屈	135
	水平伸	45
肘部	屈曲	140～160
桡尺关节	前臂旋前（从中点）	80～90
	前臂旋后（从中点）	80～90
颈椎	前屈	40～60
	后伸	40～75
	侧屈	40～45
	旋转	50～80
胸腰椎	前屈	45～75
	后伸	20～35
	侧屈	25～35
	旋转	30～45

三、柔韧性测试与评价案例分析

（一）体前屈测试与评价

1. 体前屈测试

立位体前屈测试，自然站立于测量台上，双腿伸直并拢脚尖朝前，足尖与固定直尺的测量台台缘齐平，然后上体慢慢前屈，双手臂充分伸直并拢沿直尺尽力向下伸，当中指停止不动时刻度显示测试成绩。一般情况下要求手指要摸到脚尖，同时脊柱要成一条平滑的曲线，骶骨角应大于70°，否则就存在一定的柔韧性障碍。此时可以进行非负重姿势下测试，即坐位体前屈补充测试，与负重姿势下的立位体前屈相比，可区分出真正的腘绳肌紧张和脊柱屈曲受限的问题。

准备一个坐位体前屈测试箱，受试者脱鞋坐下，以脚底紧贴于箱体，膝关节完全伸直，右手置于左手之上，仅依靠肩带前伸来确定起始位置。受试者保持膝关节完全伸直，缓慢向前弯腰到极限，推动滑动装置到最远以达到最大关节活动度，短暂维持最后位置并记录。测试重点在于保持双脚平贴于箱体，膝关节不能弯曲，且不可有弹震性动作。测试计的脚蹬箱板内沿平面为0，向内为负值，向外为正值。如果坐位体前屈优于立位体前屈，骶骨角大于80°，脊柱成平滑曲线，则说明负重姿势（立位）下存在髋关节稳定性或运动控制功能障碍。

2. 坐位体前屈评价（表3-5-2）

表3-5-2　成年人坐位体前屈评分标准

（单位：cm）

年龄/岁	性别	1分	2分	3分	4分	5分
20~24	男	−3.5~1.7	1.8~8.9	9.0~14.1	14.2~20.1	＞20.1
20~24	女	−2.1~2.8	2.9~9.4	9.5~14.3	14.4~20.2	＞20.2
25~29	男	−5.5~0.9	1.0~7.8	7.9~13.4	13.5~19.7	＞19.7
25~29	女	−3.5~1.9	2.0~8.2	8.3~13.9	14.0~19.7	＞19.7
30~34	男	−7.0~0.1	0.0~6.4	6.5~11.9	12.0~18.3	＞18.3
30~34	女	−4.0~1.6	1.7~7.9	8.0~13.3	13.4~19.2	＞19.2
35~39	男	−8.7~−2.4	−2.3~4.9	5.0~10.7	10.8~17.1	＞17.1
35~39	女	−8.7~−2.4	−2.3~4.9	5.0~10.7	10.8~17.1	＞17.1
40~44	男	−9.4~−3.8	−3.7~3.9	4.0~9.9	10.0~16.2	＞16.2
40~44	女	−5.9~0.1	0.2~6.5	6.6~11.9	12.0~17.9	＞17.9
45~49	男	−10.0~−4.4	−4.3~3.2	3.3~9.1	9.2~15.9	＞15.9
45~49	女	−6.3~0.1	0.0~6.1	6.2~11.8	11.9~17.9	＞17.9
50~54	男	−10.7~−5.6	−5.5~2.1	2.2~7.9	8.0~14.8	＞14.8
50~54	女	−6.5~0.6	0.5~5.9	6.0~11.4	11.5~17.9	＞17.9
55~59	男	−11.2~−6.3	−6.2~1.7	1.8~7.2	7.3~13.8	＞13.8
55~59	女	−6.6~0.8	0.7~5.7	5.8~11.1	11.2~17.7	＞17.7

资料来源：国家体育总局. 国民体质测定标准手册（成人部分）[S]. 北京：人民体育出版社，2003.

一般情况下，体前屈测试可以根据测试结果对照《国家体质测定标准手册》（成人部分）判断体前屈的水平，需要提醒的是，坐位体前屈测试可以观察身体整条后链的柔韧性，如果柔韧性得分不高，还不能准确地解释到底是哪一个环节存在不足，还需要进一步分解，如进行胸椎、髋关节柔韧性的测试。

（二）髋关节柔韧性的测试与评价

1. 仰卧主动直腿上抬测试

仰卧主动直腿上抬测试，要求受试者成仰卧位，双臂于身体两侧，掌心向上，双膝伸直，踝关节背屈并拢，然后慢速抬起其中一腿，另一腿保持伸直不动（下背部保持与地面接触），抬起腿达到最大幅度（开始出现屈膝动作之前），以木杆垂直对齐脚踝中心点，然后换腿测试。可以用来评价髋关节的主动柔韧性。

2. 仰卧主动直腿上抬评价

如果交点位于大腿中点和髂前上棘之间则测试结果正常（或者角度大于 70°），位于大腿中部和膝关节之间为有代偿，位于膝关节之后则为严重障碍，表明存在大腿后侧肌群柔韧性差、屈髋肌群较紧（与骨盆前倾相关）等问题。

也可以用屈髋的角度来评价其柔韧性，主动直腿上抬超 70° 视为正常，对侧腿屈膝时主动抬腿屈髋应达到 80°。如果主动直腿上抬达不到 70°，则需要进行被动直腿上抬补充测试，这个补充测试可以区分后链组织延展性功能障碍或髋关节灵活性障碍与主动屈髋稳定性或运动控制缺乏。若主动抬腿受限被动抬腿也受限，则说明后链存在组织延展性功能障碍或关节灵活性障碍的问题，若主动抬腿受限被动抬腿不受限，则说明存在稳定性及运动控制障碍的问题。

（三）踝关节柔韧性评价

1. 踝背屈

（1）用直尺测量。

受试者一侧腿膝关节跪于地面，另一侧腿稍靠前，小腿与地面垂直，不能穿鞋。双手叉腰将前腿膝关节向前顶，努力使前腿膝关节在脚后跟不抬离地面的情况下达到最大屈曲幅度。测量膝关节到地面投影点与前脚脚尖最远的距离。

注意事项：前腿膝关节前移的方向务必沿着前脚二脚趾的方向，在膝关节前移过程中髋关节不能发生旋转。

（2）用关节测角器测量。

受试者仰卧位，伸直腿，踝关节背屈，测量腿和踝之间的夹角；或坐位姿势，膝关节屈曲 90°，踝关节背屈，测量小腿和踝关节之间的夹角。

注意事项：脚在矢状面上运动，踝关节无任何内外翻动作，同时注意膝和髋关节不要有代偿动作出现。

一般情况下，踝关节背屈可以达到 20°，如果存在主动背屈不足，则应进行被动背屈测试，原理同髋关节测试。注意区别组织延展性障碍、关节灵活性障碍和稳定性及运动控制障碍的问题。

2. 跖屈测试

受试者成坐位姿势，膝关节屈曲 90°，受试者踝关节跖屈，测量小腿和踝关节之间的夹角。一般情况下，踝关节跖屈可以达到 40°。如果存在主动跖屈不足，则应进行被动跖屈测试，注意事项和原理同髋关节测试。注意区别组织延展性障碍、关节灵活性障碍和稳定性及运动控制障碍的问题。

李春雷

第六节 平衡测试与评价

一、平衡测试与评价概述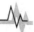

（一）平衡的概念

1. 平衡的定义

平衡指身体所处的一种姿态，以及在运动或受到外力作用时能自动调整并维持姿势的一种能力，特别是在较小的平面上控制身体重心的能力。为了保持平衡，人体重心必须垂直落在支持面上方或范围内，否则不是跌倒就是必须立即采取补救措施。因此，平衡也是维持人体重心在支持面上方的能力。

平衡能力是人体维持站立、行走及协调地完成各种动作的重要保障。对于体育运动而言，平衡能力是人体完成各种技术动作的基础保障，尤其是在强调保持身体姿势和动作协调的运动项目中，良好的平衡能力是运动员发挥训练水平、完成技术动作和预防运动损伤的基本要求。

2. 平衡的分类

目前通常将平衡分为静态平衡和动态平衡。

（1）静态平衡。

静态平衡指人体或人体某一部位处于某种特定的姿势（如坐或站等）、处于相对静止状态下控制身体重心的能力。

（2）动态平衡。

动态平衡指运动过程中控制身体重心和调整姿势的能力，包括两个方面：

① 自动态平衡：指人体进行的各种自主运动，如进行由坐到站或由站到坐等各种姿势间的转换运动时，能重新获得稳定状态的能力。

② 他动态平衡：指人体对外界干扰，如推、拉等产生反应、恢复稳定状态的能力。

3. 平衡反应

平衡反应是指当身体受到外力干扰而平衡受到威胁时，人体为维持或建立新的平衡做出的保护性调整反应，如保护性伸展反应和迈步反应（跳跃反应）。

保护性伸展反应是指当身体受到外力作用而偏离原支撑点时，身体所发生的一种平衡反应，表现为上肢和 / 或下肢伸展，其作用在于支持身体，防止摔倒。

迈步反应（跳跃反应）是指当外力使身体偏离支撑点或在意外情况下，为了避免摔倒或受到损伤，身体顺着外力的方向快速跨出一步，以改变支撑点，建立新平衡的过程，其作用是通过重新获取新的平衡，以避免自己受到伤害。

4. 平衡的生理学机制

人体能够在各种情况下（包括自身和外部环境的变化）保持平衡，有赖于中枢神经系统控制下的感觉系统和运动系统的参与、相互作用以及合作。感觉系统包括躯体感觉、视觉及前庭觉三个系统，它们在维持平衡的过程中扮演各自不同的角色。

维持人体平衡感觉输入主要依赖于前庭觉、视觉和躯体感觉组成的平衡三联，其中，前庭觉起着重要作用。在中枢系统，尤其是小脑负责动作整合及决定反应模式。而周围神经及骨骼肌肉系统则用以实际执行任务，这些都是维持平衡缺一不可的要素。平衡动作需要踝关节、膝关节和髋关节协调运动，也就是下肢与躯干、骨盆相关的主要肌群相互协调运动。人体直立时，若受到平衡干扰，产生常见的自动化姿势动作反应称为动作策略，包括踝关节策略、髋关节策略、悬垂策略、跨步策略（图3-6-1）。

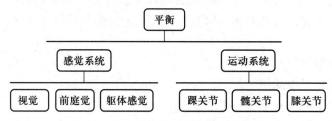

图 3-6-1　影响平衡能力的生理因素

（二）平衡测试的主要指标

人体调节和维持平衡是一个由多系统参与的复杂生理学问题，主要包括三个环节：感觉输入、中枢整合与运动控制。因此，平衡测试的指标有很多，主要有运动对策的检查、反应的检查、感觉检查等，测试的单位可以是规定时间内维持平衡失败的次数、维持平衡保持的时间、维持平衡下上肢或下肢能够触够的距离、姿势摇摆与压力中心的总位移等。

（三）平衡测试的主要工具

由于平衡的影响因素颇多，平衡测试的设备也比较复杂，特殊的设备有 NeuroCom 测试系统、Biodex 稳定性测试系统、Tetrax 测试系统、Imoove 500 多功能 3D 测试训练系统，其他简单的测试工具包括秒表、星形图、Y- 平衡测试套件、软褥、跷跷板、BOSU 球、软垫、泡沫轴和平衡盘等，徒手测试有脚跟脚尖站立、单腿站立、跪撑平衡、足跟走、足尖走、直线行走和单腿跳跃等。

（四）平衡测试的适应证和禁忌证

1. 适应证
（1）中枢神经系统损害。脑外伤、脑血管出血、帕金森病、多发性硬化、小脑疾患、脑肿瘤、脑瘫和脊髓损伤等。
（2）前庭功能损害。
（3）肌肉骨骼系统疾病或损伤。骨折、截肢、骨质疏松、关节置换、周围神经损伤以及各种运动损伤等。
2. 禁忌证
下肢骨折未愈合、严重的心肺疾病。

二、平衡测试与评价方法

（一）平衡测试方法

1. 静态平衡能力测试
（1）睁眼单腿站立测试。
目的：测试单腿保持平衡的能力。

器材：平地（不光滑的表面）、秒表、纸、笔。

过程：要求受试者光脚，双手叉腰或置于身体两侧，受试者将非支撑腿抬离地面，确保非支撑腿不能靠在支撑腿上。测试时间为 1 min。当非支撑腿离开地面时开始计时。

如出现以下情况立即停止：手离开腰部，支撑腿摇晃或向任何方向移动，非支撑腿接触到支撑腿。

当出现失误时，停表记录保持平衡的时间，或在规定时间到后停止测试，记录失误次数。取三次测试中最好成绩。

（2）闭眼单腿站立测试。

目的：测试单腿保持平衡的能力。

器材：平地（不光滑的表面）、秒表、纸、笔。

过程：要求受试者光脚，双手叉腰或置于身体两侧，受试者将非支撑腿抬离地面，确保非支撑腿不能靠在支撑腿上。测试时间为 30 s。当非支撑腿离开地面时开始计时。

如出现以下情况立即停止：手离开腰部，支撑腿摇晃或者向任何方向移动，非支撑腿接触到支撑腿。

当出现失误时，停表记录保持平衡的时间，或在规定时间到后停止测试，记录失误次数。取三次测试中最好成绩。

注意事项：出于安全考虑，测试者需要站在受试者后方保护，以防失去平衡摔倒。

（3）闭眼软垫站立测试。

目的：测试感觉统合能力。

器材：软塌。

过程：要求受试者光脚，双手叉腰或抱胸，受试者分开站立在软榻上，闭眼后开始计时。

如出现以下情况立即停止：双手打开，双腿移动，睁眼。

当出现失误时，停表记录保持平衡的时间，或在规定时间到后停止测试，记录失误次数。取三次测试中最好成绩。

注意事项：出于安全考虑，测试人员需要站在受试者后方保护，以防失去平衡摔倒。

2. 动态平衡能力测试

（1）站立手臂前伸触够测试。

目的：判定身体前倾稳定度极限。

器材：直尺 1 支。

过程：要求受试者直立，使用固定在墙上的直尺测试手臂水平方向的向前移动距离。记录受试者手指的起点和移动最末端的距离。

（2）Y- 平衡下肢触够测试。

目的：通过三方向触够展示身体平衡控制、肌肉力量和本体感受能力。

器材：胶带、直尺。

过程：Y- 平衡测试要求受试者在起点单腿支撑，自由腿向前、后中侧、后外侧分别伸够三次。测试得分是以在每个方向上的最好伸够距离除以肢体长度，再乘以 100；综合得分是在三个方向上的最好伸够距离之和除以三倍肢体长，再乘以 100。记录受试者脚移动至最远端的距离。

腿部长度测量：髂前上棘至踝中央的最末端。

（3）躯干旋转稳定性测试。

目的：观察受测者的神经肌肉协调能力，以及将力量从身体的某一部分转移到另一部分的能力。评价在上下肢同时进行运动时，躯干在多个维度上的稳定性。

器材：瑜伽垫、FMS 套件。

过程：受试者肩与躯干上部垂直，髋和膝屈曲 90° 大腿与躯干下部垂直，足背屈，腰椎保持自然伸直姿势。一块 2×6 的测试板放在手与膝之间，使双手与双膝都可以触到板，肩后伸，同时伸同侧髋与膝关节，运动员抬起手和腿并离地约 6 英寸。抬起的肘、手和膝必须与测试板的边线保持在同一平面内。躯干保持在与测试板平行的水平面内。全过程保持腰椎自然伸直姿势，受试者手肘与膝在平面内屈曲靠拢，受试者可以尝试三次来完成测试动作；如果受试者完成不了该动作，则以同时上抬对侧肢体的方式（成对角线）完成测试动作。

（4）直线行走测试。

目的：测试行走中的身体平衡能力。

器材：9 m 长的直线。

过程：要求受试者直立，两手自然摆动或叉腰。开始口令后，受试者沿着标志线行走至终点。往返一个来回。身体姿势有任何变化均终止测试。

（5）足跟、足尖行走测试。

目的：测试动态中的身体平衡能力。

器材：标志线、木地板或空场地。

过程：要求受试者直立，两手在体侧或叉腰。开始口令后，受试者标志线足跟或足尖行走至终点。身体姿势有任何变化均终止测试。

（6）转圈测试。

目的：测试感觉统合能力。

器材：木地板或空场地。

过程：要求受试者俯身，双手交叉，一手捏鼻子，一手下垂指向地面，顺时针或逆时针转三圈后直立保持站立姿势。

注意事项：测试有一定跌倒风险，注意保护，此测试适用于年轻人。

（7）跳跃测试。

目的：动态平衡全身协调能力。

器材：防滑垫。

过程：要求受试者直立，两手摆动，下蹲后双脚蹬离地面向上、前、左、右跳起，然后单脚落地，保持稳定。

（二）平衡测试流程

图 3-6-2 是平衡测试的流程图。熟练掌握每一步的具体内容，将有助于全面、安全、精准、高效地获得平衡测试结果。

（三）平衡测试结果的评价

平衡能力由于很难量化，故不像力量素质、柔韧素质那么容易量化客观评价，除非借助精密的实验室设备仪器。在此推荐几个便于观察和易于评价的方法。

1. 单腿平衡（single-leg balance test）

受试者单脚站立（不穿鞋），另一腿弯曲提起，髋保持水平，头正直，开始后闭眼 10 s。顺利完成，表示平衡能力好，不能完成则表示平衡或本体感觉存在问题。

2. 下肢 Y- 平衡测试（Y-balance test）

综合得分小于 94% 或两侧肢体触碰距离差大于 4 cm 时，运动员潜在的损伤风险将明显增加。

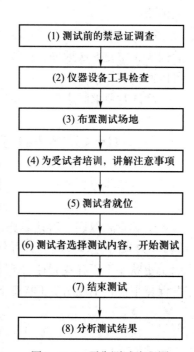

（1）测试前的禁忌证调查

（2）仪器设备工具检查

（3）布置测试场地

（4）为受试者培训，讲解注意事项

（5）测试者就位

（6）测试者选择测试内容，开始测试

（7）结束测试

（8）分析测试结果

图 3-6-2　平衡测试流程图

3. 躯干旋转稳定性测试

可以完成同侧肘膝触碰动作的视为优秀，对侧手肘完成触碰视为有一定不足，对侧手肘触够不能完成则视为躯干旋转平衡方面存在严重障碍。

三、平衡测试与评价案例分析

（一）睁眼单腿站立测试案例

受试者光脚，双手叉腰或置于身体两侧，受试者将非支撑腿抬离地面，确保非支撑的腿不能靠在支撑腿上。测试时间为 1 min。当非支撑腿离开地面时开始计时。如出现以下情况立即停表：手离开腰部，支撑腿摇晃或者向任何方向移动，非支撑腿接触到支撑腿。测试两次，取最好成绩，记录以"s"为单位，保留小数点后一位，小数点后第二位数按"非零进一"的原则进位，如 6.11 s 记录为 6.2 s。

症状：受试者无法保持身体平衡时建议进行单膝跪地平衡测试。

受试者光脚，后腿跪在两个软榻上，脚尖不接触地面，前腿弓步，前腿支撑脚与后腿跪撑膝关节保持在一条直线上，双手撑地，慢慢双手离开地面贴于身体两侧保持身体直立。

如果单腿跪撑可以保持平衡，则可能存在运动控制或踝关节平衡障碍，需要进行单腿站立、摆动腿向前摆动向后伸髋测试。如果单腿跪撑也不能保持平衡，则需要躯干感觉系统（四点支撑对侧抬起）和前庭觉（软榻上双脚站立）进行进一步检查。

（二）软榻上双腿站立平衡测试案例

该测试的主要目的在于排除前庭功能障碍。受试者光脚，双脚开立站立于泡沫平面（两层软榻）。

第一种测试时睁眼测试 20 s，如果受试者不能保持平衡，则说明前庭觉存在一定障碍，如果正常则进行第二种测试；

第二种测试时要求闭眼后努力保持平衡 20 s，若不能保持平衡（前庭觉某一平面），则进行第三种测试。

第三种测试要求闭眼情况下做头部运动。① 头部左右摆动，重复 5 次后停止；② 向下低头向后仰头，重复 5 次后停止；③ 左右侧屈摆头，重复 5 次后停止。这些头部运动的频率是一秒一次，可以使用节拍器。

测试时要求周边没有坚硬物体，测试人员应保障受试者的安全。

（三）四点支撑对侧抬起测试案例

在单膝跪地测试中，如果受试者不能保持平衡，则需要在负重情况下把脊柱问题从髋或核心稳定性功能障碍中分离出来，这就需要进行四点支撑对侧抬起测试。

受试者采取四点着地姿势，手臂和大腿于地面垂直（与躯干成 90°），让受试者伸展右臂和左腿，用左臂和右腿支撑身体并保持平衡。另一侧重复。如果受试者能够完成该动作并保持平衡，说明负重状态下不存在脊柱、髋部/核心稳定性及运动控制障碍问题。如果受试者不能够完成该动作并保持平衡，则说明负重状态下存在髋部/核心稳定性及运动控制障碍问题。

李春雷

第七节 功能性动作筛查

一、功能性动作筛查概述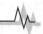

（一）功能性动作筛查的概念

功能性动作筛查（functional movement screen，FMS），是观察人体功能动作模式的一种方法，是一种动作的评分评级工具，其目的是控制运动风险，避免运动损伤。运动处方师根据锻炼者填写的问卷及交流的信息，如果存在较严重的疾病或运动损伤，建议首先去进行医学检查，通过医学诊断判断其是否适合进行力量练习。如果没有明显的疾病和运动损伤，运动处方师应首先通过 FMS来判断锻炼者是否存在潜在的运动损伤风险和身体功能障碍。

FMS 是由美国体能与康复训练专家 Gray Cook 和 Lee Burton 在 1997 年创建的一套操作十分简单的动作筛查工具（图 3-7-1）。FMS 是通过观察 7 个基本动作的完成质量来对受试者进行打分，用来发现受试者基础动作上的薄弱环节或不对称的地方。由于这些动作要求严格，受试者会暴露出平时难以发现的潜在问题。

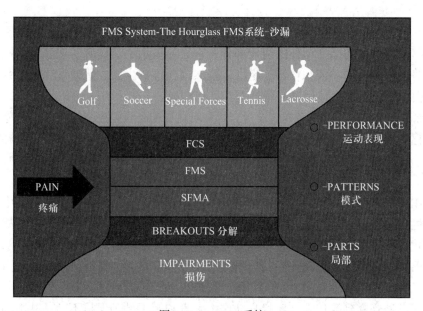

图 3-7-1 FMS 系统

基础动作薄弱或不对称会严重影响训练者的训练效果，并增加训练损伤风险。FMS 提出，人体所有的运动都是基于最基本的功能性动作。最基本的功能性动作就是人体生理解剖结构基础所决定的动作，也是人们日常生活中最常进行的动作。人体的各种复杂动作都是这几种基本功能性动作的组合。有效的功能性动作模式是人体能够最好发挥工作能力必不可少的条件，较差的动作模式是人体受伤的潜在原因。

（二）重要意义

客观上讲，任何形式的练习都可能存在损伤风险。例如，力量练习有可能会造成肌肉拉伤、关节扭伤、过度锻炼等问题，也许有些锻炼者不适合进行力量锻炼或不适合当前进行的力量锻炼。因此，在制订力量运动处方前，首先要判断锻炼者是否存在运动损伤风险。只有锻炼者能够通过动作质量筛查，能够较好地完成基础动作模式，才可以为其进行基础力量测评和制订力量运动处方，从而更安全地进行力量锻炼。

通过 FMS 可以了解锻炼者的基本功能性动作模式是否合理，是否可以进行力量练习。FMS 的核心理念是 "move well, move often"，即 "先掌握良好的动作，再进行更多的锻炼"。因此，如果基础动作存在功能障碍，就不适合在此动作模式下进行负重训练，而需要先对其基本动作进行纠正。

一套标准的 FMS 大约只需要 10 min，FMS 的打分结果可以帮助人们对受试者的基础动作能力有一个清晰的了解，帮助人们指导下一步纠正训练策略的制订，按逻辑顺序改善动作质量，从而降低受伤风险，提高专业性，为之后更好地进行训练打下坚实的基础。

当锻炼者测试结束后，将 7 项测试得分相加，如果得分在 14 分以下，或有得到 0 分或 1 分的情况，说明受试者身体存在功能障碍，运动中更容易受伤，不适于进行某项锻炼，需要首先进行纠正性练习，消除身体功能障碍（纠正性练习不在本章讨论范围内）。

拥有良好的功能性动作质量意义重大，就像在修建一座宏伟的大厦时需要首先打造一个牢固的地基一样，如果地基不够牢固或存在很薄弱的环节，就有可能使整座大厦都坍塌。如果锻炼者的身体功能性动作存在问题，日积月累，身体就可能会出现各种疼痛和不适症状，如果锻炼者还想要勉强完成一些较为复杂和高难度的动作，受伤概率会大大增加。

（三）筛查动作说明

1. 深蹲

深蹲动作模式是许多功能性动作的组成部分，它充分显示了受试者的四肢灵活性、姿势控制能力、在对称姿势下髋和肩的功能和核心稳定性。虽然现代日常生活、普通锻炼和体育运动中并不需要完全深蹲，但深蹲仍然是个体运动必备的基本动作构成。

正确完成深蹲动作挑战了受试者发挥全身力量和对自身神经肌肉控制的能力。深蹲可用于测试髋、膝、踝两侧对称的功能灵活性和稳定性。长杆举过头顶的动作可以测试肩关节、肩胛区、胸椎的灵活性和稳定性。骨盆和核心必须在整个动作过程中保持稳定和控制才能完全达到该动作模式的标准。

2. 跨栏步

跨栏步动作模式是移动和加速运动中必不可少的动作构成。虽然在大多数运动中人们不需要如此跨步，但跨栏步动作可以暴露跨步功能中的代偿动作或不对称性。跨栏步测试挑战受试者踏步和跨步的力学方式，并可同时检测受试者单腿站立时的稳定性和控制力。这一动作要求左右部在运动中相互协调、保持稳定。不对称动作中，当一侧承受身体重量时，另外一侧可以自由移动。完成这一动作模式时，必须保持骨盆和核心始终平稳。长杆水平置于后肩部，双手握住长杆保持不动。让测试人员能更容易地观察到受试者在跨栏步动作中上身和躯干是否保持不动。基本的跨步动作中出现上身过度移动可视为代偿动作；灵活性、稳定性、姿势、平衡良好并且正常发挥作用时，不会出现上身过度移动。跨栏步可以测试髋部两侧、双膝、双踝的灵活性和稳定性。这一测试还可让测试人员得以观察功能的对称性，因此也可以测试骨盆和核心的稳定性和控制力。

3. 直线弓步蹲

直线弓步蹲动作模式是锻炼、日常活动和体育运动中减速、变向运动的一个动作构成。直线弓步蹲所要求的动作和控制比许多日常活动要高，但它可以为基本动作模式下的左右功能提供快速评估。这一动作模式下的身体姿势着重模拟旋转、减速和侧向运动产生的压力刺激。两脚距离狭窄，要求受测者从一开始就有足够的稳定性，并能在髋部不对称的姿势下使髋部两侧平均受力，持续有力地控制骨盆和核心。

直线弓步蹲让下肢处于剪式站立姿势，同时保持上肢呈相反或相对模式。这模拟了上肢与下肢在自然状态下的互抵与互补，对脊椎稳定有特殊要求。这一测试还可以观察髋、膝、踝和脚的灵活性与稳定性，同时观察背阔肌和股直肌等多关节肌的灵活性。真正的弓步要求一个跨步动作和一个下压动作。直线弓步蹲测试仅观察下压动作和恢复动作，对于一个简单的动作筛查来说，跨步动作会带来过多的变量和不协调因素。两脚前后站立和双肩的反向姿势足以发现弓步动作模式中存在的灵活性和稳定性问题。

4. 肩部灵活性

肩部灵活性动作模式可以检测肩胛胸壁区域、胸椎、胸廓在上肢相对的肩部动作中是否自然互补。尽管完全的对侧抓取动作模式在基本活动中并不会出现，但它运用到主动控制的每个部分不容易出现代偿。排除代偿即可清楚地观察运动能力，以及颈椎和周边的肌肉组织应当保持中立位。胸部区域一侧上肢应当自然伸展、内旋并内收，另一侧上肢屈曲、外旋并外展。

5. 主动直腿上抬

主动直腿上抬看上去最不像功能性筛查，但不要因为它太简单而被迷惑。这个动作模式不仅可以识别屈髋的主动灵活性，还可以判断动作模式下核心稳定性及另一侧髋的伸展能力。与其说这一动作是测试髋关节屈曲，不如说是评估平时下肢的分离能力。必须充分发挥多关节肌的灵活性才能完成此动作。臀大肌、髂胫束和腘绳肌是最容易导致髋关节屈曲限制的人体结构。伸展受限常见于髂腰肌等骨盆前侧肌肉群。该动作模式可以观察保持盆骨和核心稳定时下肢的分离能力，还可以观察腘绳肌、腓肠肌和比目鱼肌在保持骨盆稳定时，另一侧腿伸展状况下的灵活性。

6. 躯干稳定俯卧撑

躯干稳定俯卧撑是一种特殊的单次俯卧撑练习。它是观察核心反射性稳定的一种基本方法，并非是测试上身力量的方法。该动作模式的目的是在不借助脊柱和肩部的条件下，让上肢主动完成撑起的姿势。伸展和旋转是完成该动作模式时最常见的代偿动作。这些代偿动作的出现表明受试者完成俯卧撑动作模式时先使用原动肌，然后才使用稳定肌群。躯干稳定俯卧撑动作模式测试的是在上身对称的闭链运动中，脊柱在矢状面内保持稳定的能力。

7. 旋转稳定性

旋转稳定性动作模式通过上下肢配合动作观察受试者在多平面内的骨盆、核心、肩带稳定性。这一动作模式是一个综合性模式，需要恰当的肌肉神经协调，要求能量通过躯干传送。它源于人们发育顺序中排在爬行之前的动作模式。该测试有两个重要意义，它能展示水平面的反射性稳定和重心转移，同时它还能体现这一基本动作模式中灵活性和稳定性的协调能力。

（四）评分原则

FMS 对人体的 7 个基本功能动作进行筛查，包括深蹲、跨栏步、直线弓步蹲、肩部灵活性、主动直腿上抬、躯干稳定俯卧撑和旋转稳定性（图 3-7-2）。筛查中，每个动作的评价标准是 0～3 分，总分为 21 分。

深蹲、跨栏步和直线弓步蹲三个筛查动作可体现出人体每天都要使用的三种基本下肢动作的能力，并可以反映出身体核心部位的稳定性；主动直腿上抬、肩部灵活性、躯干稳定性俯撑和旋转稳定性这 4 个筛查动作代表了更加原始的人体动作功能。主动直腿上抬和肩部灵活性这两项筛查偏重于关节的灵活性，而另两项筛查则偏重于身体的稳定性。筛查的器械很简单，只需要 1 个垫子、1 根长杆、1 块测试板，动作也不复杂，但建议运动处方师要接受正规的 FMS 培训，这样才能更好地为锻炼者进行筛查，并进一步给出纠正性练习的运动处方。FMS 的评分原则也不复杂，具体评分方法如下：

3 分——正确完成功能性运动形式；

2 分——通过自身代偿可以完成功能性运动形式；

1 分——不能正确进行功能性运动的形式；

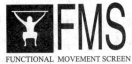

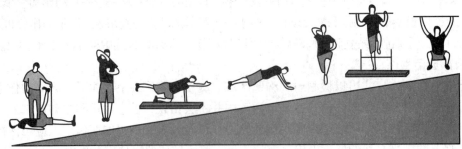

图 3-7-2 FMS 的 7 个基本功能动作

0 分——完成动作时出现运动疼痛。

在左右双侧打分的筛查动作中，最终得分是按照较低一侧的分数来判定，如肩部灵活性练习筛查中右侧得分为 1 分、左侧得分为 2 分，那么最终得分为 1 分。在有排除性测试的筛查动作中，如果排除性动作出现疼痛，则该筛查动作最终得分为 0 分。最后将 7 个筛查动作的得分相加，得到 FMS 的最终总分。图 3-7-3 为 FMS 功能性动作筛查评分单。

FMS 功能性动作筛查 评分单

姓名： 日期： 出生日期：

地址：

省、市、邮编： 电话：

学校、所属机构：

身高： 体重： 年龄： 性别：

主要活动： 主要姿势：

惯用手/脚： 先前测试评分：

测试		原始评分	最终评分	评述
深蹲				
跨栏步	左			
	右			
直线弓步蹲	左			
	右			
肩部灵活性	左			
	右			
肩部排除测试	左			
	右			
	-/-			
主动直腿上抬	左			
	右			
躯干稳定俯卧撑				
脊柱伸展排除测试	-/-			
旋转稳定性	左			
	右			
脊柱屈曲排除测试	-/-			
总评分				

原始评分：该评分表示左右两侧的分数，7个测试中5个是双测的，它们都会被记录在原始评分中。

最终评分：该评分表示每项测试的总评分，在原始评分中分数较低的一侧作为测试的最终评分，例如右侧3分，左侧2分，则最终得分为2分，最终得分相加，得到最终的总评分。

FMS

图 3-7-3 FMS 功能性动作筛查评分单

（五）纠正性练习的思路

当运动处方师对一个受试者进行 FMS 后，会得到每一个筛查动作的得分和一个最后总分，这些数据可以帮助人们快速发现受试者完成功能动作时存在的问题，如左右两侧肢体的不对称或某些功能障碍。发现这些问题并不是最终目的，这只是帮助受试者改善身体功能的第一步，更重要的是通过 FMS 得到的信息来帮助受试者改善身体功能动作质量。

根据受试者筛查结果，运动处方师需要学会快速识别受试者在完成功能动作时存在的身体薄弱环节，并按照一定的纠正训练思路帮助受试者改善这些问题（图 3-7-4）。根据筛查结果可以将受试者的问题分为三类，分类的原则与针对策略如下：

1. 在筛查评分中出现 0 分

不论是筛查动作本身还是排除性动作中出现了疼痛，均建议受试者做进一步的医疗检查，对存在疼痛的部位进行确诊，不建议运动处方师直接处理。

2. 在筛查评分中没有 0 分，但出现了 1 分

当筛查评分中出现了 1 分，说明受试者在完成这个功能性动作时存在明显身功能障碍，动作完成质量不高，建议在进行有氧运动处方和力量运动处方之前，首先进行纠正性练习来提高动作质量，再进行锻炼。

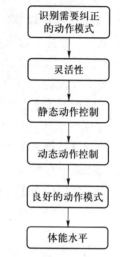

图 3-7-4 基本运动功能纠正策略

3. 在筛查结果中没有出现 0 分和 1 分，但出现了左右侧的不对称情况

这种得分情况说明受试者两侧肢体存在明显的不对称情况，在进行长时间跑步、游泳等需要双侧对称的运动时，弱侧存在较大的运动损伤风险，建议在进行运动处方之前先纠正这些存在的问题。

4. 在筛查结果中所有结果都是 2 分之上，而且是对称的 2 分或 3 分

这类人群没有明显的运动损伤风险，可以直接循序渐进地进行各种运动处方的锻炼。

如果一个受试者在筛查中出现多个问题，那么在纠正性训练策略中，应该首先解决灵活性问题，因为灵活性存在功能障碍将无法保证足够的稳定性。重点需要改善灵活性的关节是踝关节、髋关节和胸椎，可以通过软组织放松、拉伸和主动灵活性练习来改善这些重要部位的灵活性。获得足够的灵活性后需要进一步建立稳定性，实现对功能性动作的静态控制和动态控制，这样才能为形成良好的动作模式打好基础。在具备这些基础条件之后，才能够通过运动处方进一步去提高体能水平。

二、功能性动作筛查与评价方法

FMS 通过简单的方法捕获基本动作、动作模式中的运动神经控制、基础运动能力三方面的信息。标准的 FMS 筛查需要使用专用的测试套件，包括一根长杆和一个测试平板，由深蹲、跨栏步、直线弓步蹲、肩部灵活性、主动直腿上抬、躯干稳定俯卧撑和旋转稳定性 7 个动作测试组成，每个筛查动作的目的、测试方法和评分原则如下：

（一）深蹲

1. 测试目的

评估髋、膝、踝关节的灵活性。通过举长杆过头，可以评估肩部和胸椎的双侧对称性和灵活性。

2. 测试要求

（1）受试者将两脚分开，间距与肩同宽，双脚保持平行对称，脚尖向前，双手握住长杆位置，

调整双手位置，使双肘与长杆成90°。

（2）受试者将双臂上举置于头顶位置，使肘部伸展，然后身体缓慢下降成深蹲姿势。过程中脚跟不得离地，头与胸同时向前并且将长杆最大限度地举过头顶。

（3）共有三次测试机会。

（4）如果没有达到3分标准，可在脚后跟下垫一块测试板完成测试。

3. 评分原则

（1）3分。满足以下各项要求可得3分（图3-7-5）：

① 躯干与胫骨平行或更趋于垂直于地面；

② 大腿低于水平线；

③ 膝关节活动轨迹没有在双脚内侧；

④ 长杆在脚的正上方，并保持水平。

（2）2分。脚下垫一块测试板，满足以下各项要求得2分（图3-7-6）：

① 躯干与胫骨平行或更趋于垂直于地面；

② 大腿低于水平线；

③ 膝关节活动轨迹没有在双脚内侧；

④ 长杆位于脚的正上方，并保持水平。

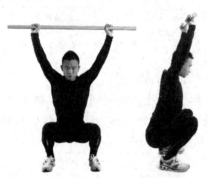
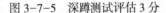
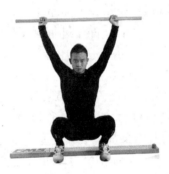
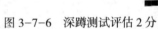

图3-7-5 深蹲测试评估3分　　　　　图3-7-6 深蹲测试评估2分

（3）1分。脚下垫一块测试板，出现以下一项即为1分（图3-7-7）：

① 胫骨和躯干不平行且躯干过于前倾；

② 大腿没有低于水平线；

③ 有一侧或两侧膝关节活动轨迹在脚的内侧；

④ 长杆不在双脚正上方，或长杆不能保持水平。

（4）0分。测试过程中身体任何部位出现疼痛。

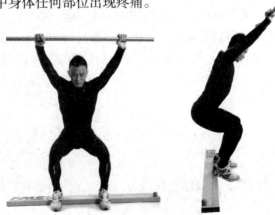

图3-7-7 深蹲测试评估1分

（二）跨栏步

1. 测试目的

评估髋、膝、踝关节的稳定性和两侧下肢功能的灵活性。

2. 测试要求

（1）受试者双脚并拢站直，双脚脚尖轻触测试板。

（2）调整栏架与胫骨结节（膝关节下的骨性突出点）同高，长杆水平放于肩上，双手握住长杆。

（3）保持上身挺直，抬起一侧腿，跨过栏架，抬腿时注意脚尖要向上勾起，保持右脚与右踝、右膝、右髋成一条直线；用脚跟轻轻接触地面，同时支撑腿保持伸展姿势，重心放在支撑腿上。

（4）缓慢还原到起始姿势。

（5）共有三次测试机会。

（6）对另一侧进行测试，按照抬起的一侧腿来区分左右侧得分，以得分较低一侧腿作为最终得分。

3. 评分原则

（1）3分。满足以下各项要求可得3分（图3-7-8）：

① 髋、膝、踝关节在矢状面上成一条直线；

② 身体几乎没有明显的移动和晃动；

③ 长杆与测试板始终保持平行。

（2）2分。出现以下一项即为2分（图3-7-9）：

① 髋、膝、踝关节不成一条直线；

② 身体有明显的移动和晃动；

③ 长杆与测试板没有保持平行。

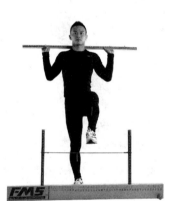
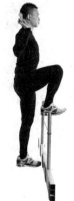
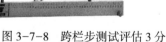

图3-7-8 跨栏步测试评估3分

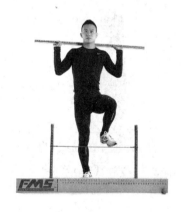
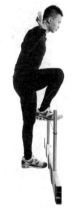

图3-7-9 跨栏步测试评估2分

（3）1分。出现以下一项即为1分（图3-7-10）：

① 测试过程中脚碰到架子或绳子；

② 身体失去平衡。

（4）0分。测试过程中身体任何部位出现疼痛。

（三）**直线弓步蹲**

1. 测试目的

评估髋关节灵活性和稳定性，股四头肌的柔韧性，以及踝关节和膝关节的稳定性。

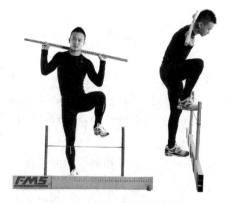

图3-7-10 跨栏步测试评估1分

2. 测试要求

（1）测试者先用标尺测量受试者的胫骨长度。

（2）受试者将左脚踩在测试板的末端，脚趾末端与标尺刻度 0 位置对齐，双手从背后握住长杆，左臂在上、右臂在下，确保长杆接触到头、腰椎和骶骨。

（3）受试者右脚在木板上向前跨出一步，把脚跟放在与胫骨长度相同的刻度线上，然后降低重心，使左腿膝关节在右脚脚跟后面轻轻触碰木板，两只脚应该始终保持在同一条直线上，并且脚尖始终向前。

（4）测试结束后，重新回到起始位置，再次进行测试，每侧有三次测试机会。

（5）交换手臂和腿的位置进行测试，得分以较低的一侧为准。

3. 评分原则

（1）3 分。满足以下各项要求可得 3 分（图 3-7-11）：

① 躯干没有明显晃动；

② 两脚在测试板上处于同一直线；

③ 膝关节在前脚脚跟后面，并且接触到测试板。

（2）2 分。出现以下一项即为 2 分（图 3-7-12）：

① 躯干有明显移动；

② 两脚没有处于同一矢状面；

③ 膝关节在前脚脚跟后面，但不能接触到测试板。

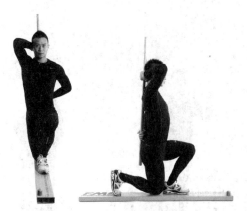

图 3-7-11　直线弓步蹲测试评估 3 分

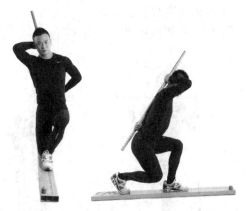

图 3-7-12　直线弓步蹲测试评估 2 分

（3）1 分。若身体失去平衡则为 1 分（图 3-7-13）。

（4）0 分。测试过程中身体任何部位出现疼痛。

（四）肩部灵活性

1. 测试目的

评估双肩的活动范围、内收肌内旋与外展肌外旋的综合能力；评估肩胛骨的稳定性和胸椎的伸展能力。

2. 测试要求

（1）测量手腕末端到中指的长度。

（2）双脚并拢站直，两臂自然下垂，双手握拳，四

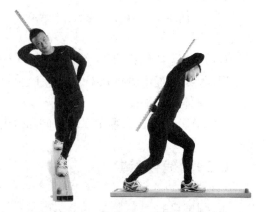

图 3-7-13　直线弓步蹲测试评估 1 分

指包住拇指，将右拳举过头顶，然后沿着脊柱尽量向下，同时将左拳沿着脊柱尽量向上，动作要连贯。

（3）双手一次到位后不得再移动以靠得更近。

（4）测量双拳之间的距离。

（5）交换双臂位置进行测试，按照在上方一侧的手臂来区分左右侧得分，以得分低的一侧为准。

3. 评分原则

（1）3分。两拳间距小于一个手掌的长度（图3-7-14）。

（2）2分。两拳间距小于一个半手掌的长度，但大于或等于一个手掌的宽度（图3-7-15）。

（3）1分。两拳之间距离大于或等于一个半手掌宽度（图3-7-16）。

（4）0分。测试过程中身体任何部位出现疼痛。

4. 排除性测试（图3-7-17）

检测肩部的疼痛隐患。受试者将一侧手放在对侧肩上，尽可能高抬肘关节。若受试者感到任何与此动作有关的疼痛，则评分为0分。由于通过肩部灵活性测试有时无法检测出肩夹击症，因此必须进行排除性测试。两侧均须进行排除性测试。受试者排除性测试的评分为阳性，两侧的分数也都要记录，以备将来参考。

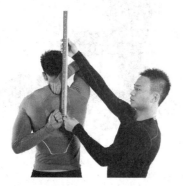

图3-7-14 肩部灵活性测试评估3分

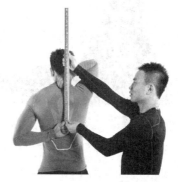

图3-7-15 肩部灵活性测试评估2分

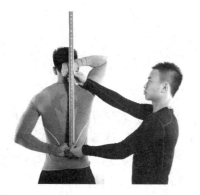

图3-7-16 肩部灵活性测试评估1分

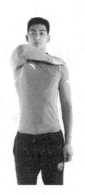

图3-7-17 肩部灵活性排除性测试

（五）主动直腿上抬

1. 测试目的

评估腘肌与比目鱼肌的柔韧性、保持骨盆稳定性和异侧腿的主动伸展能力。

2. 测试要求

（1）开始姿势，身体成仰卧位，双手置于体侧，掌心向上，头平躺在地上，将测试板放于膝关节下方。

（2）被测腿上抬，踝背屈，膝关节伸直，在测试中，异侧腿的膝关节应与测试板接触并且贴在地面上。

（3）当身体达到正确的姿势时，测试者把一个标志杆放在受试者被测腿的踝关节中央，并且与地面垂直，观察标志杆的位置。

（4）换腿进行测试，以得分低的一侧为准。

3. 评分原则

（1）3分。标志杆在大腿中点以上位置（图3-7-18）。

（2）2分。标志杆在大腿中点与膝关节中点以上位置（图3-7-19）。

（3）1分。标志杆在膝关节以下位置（图3-7-20）。

（4）0分。测试过程中身体任何部位出现疼痛。

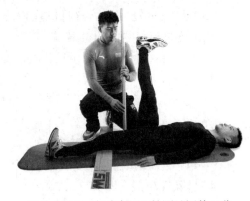

图3-7-18　主动直腿上抬测试评估3分

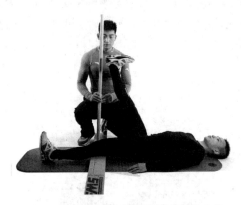

图3-7-19　主动直腿上抬测试评估2分

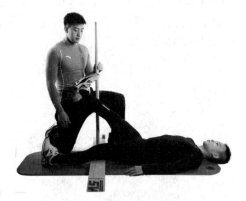

图3-7-20　主动直腿上抬测试评估1分

（六）躯干稳定俯卧撑

1. 测试目的

评估双侧的对称性和脊柱的稳定性。

2. 测试要求

（1）受试者俯卧，两臂伸展过头顶，双手与肩同宽。

（2）双手下移，使拇指与额头（男性）或下颌（女性）平齐，双腿并拢，脚尖勾起。

（3）双膝伸展，然后将双肘抬离地面，保持躯干稳定，将身体整体撑起成俯卧撑状。

（4）如果男性不能按照标准姿势完成，可以降低手的位置直至拇指与下颌在同一直线上，再进行测试；如果女性不能按照标准位置完成，可以降低手的位置，直至拇指与锁骨在同一直线上，再进行测试。

3. 评分原则

（1）3分。男性完成动作时，拇指与头顶在同一直线上。女性完成动作时，拇指与下颌在同一直线上（图3-7-21）。

（2）2分。男性完成动作时，拇指与下颌在同一直线上。女性完成动作时，拇指与锁骨在同一直线上（图3-7-22）。

（3）1分。受试者不能在规定的姿势下完成动作（图3-7-23）。

（4）0分。测试过程中身体任何部位出现疼痛。

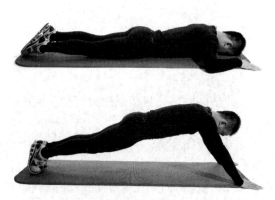

图3-7-21　躯干稳定俯卧撑测试评估3分

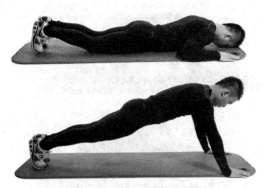

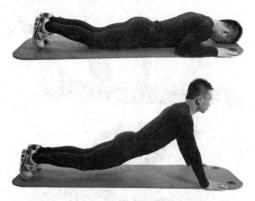

图 3-7-22　躯干稳定俯卧撑测试评估 2 分　　　图 3-7-23　躯干稳定俯卧撑测试评估 1 分

4. 排除性测试（图 3-7-24）

躯干稳定俯卧撑测试的最后还要进行排除性测试，用于观察受试者的疼痛反应。通过完成俯卧撑姿势下的上身抬起，检查脊柱伸展是否存在疼痛，若受试者感到疼痛，则记录阳性（＋），并将整个躯干稳定俯卧撑测试评分记为 0 分，但也需要记录测试分数以备将来参考。

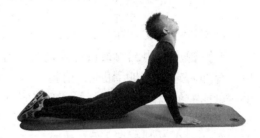

图 3-7-24　躯干稳定俯卧撑排除性测试

（七）旋转稳定性

1. 测试目的

对上肢和下肢同时运动时，躯干多方位的稳定性做出评价。

2. 测试要求

（1）将测试板放在地面，保持四肢撑地的姿势，使测试板在身体正下方，双手拇指、双膝、双脚脚趾必须与测试板的侧面接触，脚趾勾起撑地。

（2）抬起同侧上肢与下肢，慢慢伸展，使抬起的上肢与下肢与测试板呈一条直线，躯干与测试板保持在同一水平面上。

（3）随后弯曲同一侧肩和膝关节，要求肘关节触及膝关节。

（4）共有三次测试机会。

（5）如果得分低于 3 分，将采用对角线方式进行测试，即使用对侧的上肢和下肢完成动作。

（6）一侧测试后对另一侧进行测试，以得分较低的一侧为准。

3. 评分原则

（1）3 分。能够完成同侧肢体的动作，并保持肘关节和膝关节在同一直线上（图 3-7-25）。

（2）2 分。不能用同侧肢体正确完成动作，但能够用对角线的形式正确完成动作，并可以保持躯干与测试板平行（图 3-7-26）。

（3）1 分。无法用对角线的形式完成动作（图 3-7-27）。

（4）0 分。测试过程中身体任何部位出现疼痛。

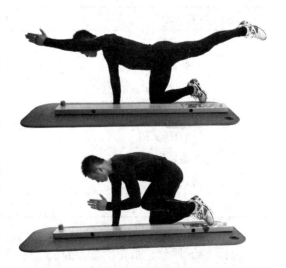

图 3-7-25　旋转稳定性测试评估 3 分

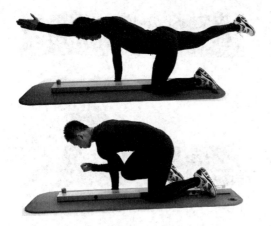

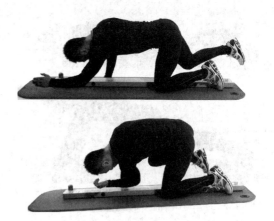

图 3-7-26 旋转稳定性测试评估 2 分　　　　图 3-7-27 旋转稳定性测试评估 1 分

4. 排除性测试（图 3-7-28）

旋转稳定性测试的最后还要进行排除性测试，用于观察受试者的疼痛反应。受试者四肢着地，臀部后坐坐到脚后跟上，前胸下压，触碰大腿，双手尽量向前伸，以此来检查脊柱弯曲是否存在疼痛，若受试者感到疼痛，则记录阳性（＋），并将整个旋转稳定性测试评分记为 0 分，但也需要记录两侧的测试分数以备将来参考。

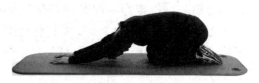

图 3-7-28 旋转稳定性排除性测试

三、功能性动作筛查案例分析

（一）功能性动作筛查案例 1

基本情况：

张某，男，52 岁，之前较少参与运动，没有明显伤病和疼痛。希望运动处方师帮助其制订运动处方，进行跑步和力量锻炼。

运动处方师对其先进行了 FMS 测试，其 FMS 得分情况如下：

张某的 FMS 得分情况

筛查动作	原始评分（右 / 左）/ 分	最终评分 / 分
深蹲	2	2
跨栏步	2/2	2
直线弓步蹲	2/2	2
肩部灵活性	2/2	2
主动直腿上抬	1/2	1
躯干稳定俯卧撑	2	2
旋转稳定性	2/2	2
	总评分	13

根据 FMS 评分，张先生总分为 13 分，7 个筛查动作中没有出现疼痛，但主动直腿上抬动作模式筛查只得到了 1 分，说明张先生在这个动作上存在明显的身体功能障碍，而且左右侧存在不对

称，所以不建议张先生进行跑步锻炼，进行力量锻炼应避免下肢负重练习动作。运动处方师建议应该先进行主动直腿上抬动作的纠正性练习，提高这个动作模式的评分，至少得到对称的2分后，才能进行跑步和下肢负重力量锻炼。

制订运动处方的思路：

（1）体质与健康特征分析。中年男性，无锻炼习惯，体力活动少，运动损伤风险偏高。主要问题：身体功能受限，缺少灵活性和稳定性，动作模式异常。

（2）运动处方的目标。提高髋关节灵活性与稳定性，改善动作模式质量。

（3）运动方式的选择。按照纠正性训练的思路和策略，先改善灵活性，再提高稳定性，最后改善功能性动作质量。

（4）运动强度的制订。纠正性训练是低强度的训练，重视动作质量，并且和呼吸节奏配合，动作缓慢稳定。

（5）运动频率。每天进行1~2次练习。

（6）注意事项。所有纠正性训练不应出现疼痛，如果出现疼痛应立即停止。

运动处方的制订：

张某的运动处方

基本信息				×××× 年 × 月 × 日	
姓名	张某	性别	☑男 □女	年龄	52 岁
联系电话	××××××	家庭住址	××××××		

运动前筛查结果	
体力活动水平	☑严重不足 □不足 □满足
健康筛查	身高 175 cm，体重 82 kg，体脂率 25.6%，BMI 26.8
	疾病史：☑无，□高血压，□糖尿病，□心脏病，□肺疾病，□其他
	血液指标：空腹血糖 5.37 mmol/L，总胆固醇 4.88 mmol/L
运动风险分级	□低 □中 ☑高
FMS 评估结果	总分为 13 分。7 个筛查动作中没有出现疼痛，但主动直腿上抬动作模式筛查只得到了 1 分。说明张先生在这个动作上存在明显的身体功能障碍，而且左右侧存在不对称

运 动 处 方	
运动目的	改善主动直腿上抬动作模式，提高身体功能动作质量，减少运动风险
运动方式	运动处方师根据 FMS 评分，为其开具两周的纠正性运动处方（表 3-7-2）
运动强度	低强度，动作缓慢、稳定、持续，呼吸节奏配合好
运动时间	每次 20~30 min
运动频率	每天 1~2 次
所需器械	垫子、泡沫轴、筋膜球、弹力带
周运动量	每周运动 3~6 h
运动目标	提高灵活性、稳定性，改善功能动作质量
注意事项	所有纠正性训练不应出现疼痛，如果出现疼痛应立即停止

续表

效果评估	运动两周后再次进行 FMS 筛查：总分为 15 分，主动直腿上抬双侧均达到 2 分，直线弓箭步达到 3 分，身体整体灵活性得到改善，纠正性运动处方取得了较好的结果
回访时间	前两周每三天进行一次电话回访，了解身体功能变化及坚持锻炼的情况，若身体反应良好，可以按照计划增加练习难度和时间，否则降低难度并减少练习时间；一周后再次进行 FMS 评估，调整运动处方
运动处方师	×××
机构名称（章）	×××××

张先生功能动作质量纠正性练习运动处方

训练时长：两周

训练目标：改善主动直腿上抬动作模式

训练时间：每天两次，每次 20～30 min

所需器械：垫子、泡沫轴、筋膜球、弹力带

练习名称	负荷	组数	次数或时间	间歇时间
鳄鱼式呼吸练习		3 组	10 次	30 s
伸髋肌群泡沫轴滚压		各 2 组	30 s	
屈髋肌群泡沫轴滚压		各 2 组	30 s	
伸髋肌群拉伸		各 2 组	20 s	
屈髋肌群拉伸		各 2 组	20 s	
辅助式主动单腿下落	弹力带	3 组	10 次	60 s
平板支撑	自身体重	3 组	45 s	60 s
仰卧挺髋	自身体重	3 组	45 s	60 s
硬拉动作模式练习	自身体重	3 组	10 次	60 s

（二）功能性动作筛查案例 2

基本情况：

刘某，女，34 岁，喜欢打羽毛球，前期右侧肩部疼痛，休息三周后，疼痛消失，希望重新恢复羽毛球锻炼，但害怕再次受伤，找到运动处方师，希望运动处方师帮助其制订运动处方，能够更科学地进行锻炼。运动处方师对其先进行了 FMS 筛查，FMS 得分情况如下：

刘某的 FMS 得分情况

筛查动作	原始评分（右/左）	最终评分
深蹲	2	2
跨栏步	3/2	2
直线弓步蹲	3/3	3

续表

筛查动作	原始评分（右/左）	最终评分
肩关节灵活性	1/3	1
主动直腿上抬	3/3	3
躯干稳定俯卧撑	2	2
旋转稳定性	2/2	2
总评分		15

根据 FMS 评分，刘女士总分为 15 分，7 个筛查动作中没有出现疼痛，但肩关节灵活性动作模式筛查只得到了 1 分，说明刘女士在这个动作上存在明显的身体功能障碍，而且左右侧存在明显不对称，所以不建议刘女士目前进行羽毛球锻炼。运动处方师建议应该先进行肩部灵活性动作模式的纠正性练习，提高这个动作模式的评分，至少得到 2 分后，然后再进行羽毛球锻炼。

制订运动处方的思路：

（1）体质与健康特征分析。青年女性，有锻炼习惯，体力活动多，运动风险中等。主要问题：身体功能受限，肩关节缺少灵活度和稳定性，动作模式异常。

（2）运动处方的目标。提高肩关节灵活性，改善动作模式质量。

（3）运动方式选择。按照纠正性训练的思路和策略，先改善灵活性，再提高稳定性，最后改善功能动作质量。

（4）运动强度及时间制订。纠正性训练是低强度的训练，应重视动作质量，并且和呼吸节奏配合，动作缓慢稳定。

（5）运动频率。每天进行 1~2 次练习。

（6）注意事项。所有纠正性训练不应出现疼痛，如果出现疼痛应立即停止该练习。

运动处方的制订：

刘某的运动处方

基本信息					××××年×月×日
姓名	刘某	性别	□男　☑女	年龄	34 岁
联系电话	××××××	家庭住址		××××××	

运动前筛查结果

体力活动水平	□严重不足　□不足　☑满足
健康筛查	身高 <u>164</u> cm，体重 <u>52</u> kg，体脂率 <u>18.6</u> %，BMI <u>19.3</u> kg/m^2
	疾病史：☑无，□高血压，□糖尿病，□心脏病，□肺脏疾病，□其他
	血液指标：空腹血糖 <u>5.37</u> mmol/L，总胆固醇 <u>4.88</u> mmol/L
运动风险分级	□低　□中　☑高
FMS 评估结果	总分为 15 分
	7 个筛查动作中没有出现疼痛，但肩关节灵活性动作模式筛查只得到了 1 分
	说明刘女士在这个动作上存在明显的身体功能障碍，而且左右侧存在不对称

运 动 处 方

运动目的	改善肩关节灵活性动作模式，提高身体功能动作质量，降低运动风险

运动方式	运动处方师根据 FMS 评分，为其开具两周的纠正性运动处方（表 3-7-4）
运动强度	低强度，动作缓慢、稳定、持续，呼吸节奏配合好
运动时间	每次 20~30 min
运动频率	每天 1~2 次
所需器械	垫子、泡沫轴、筋膜球、弹力带、壶铃
周运动量	每周运动 3~6 h
运动目标	提高灵活性、稳定性，改善功能动作质量
注意事项	所有纠正性训练不应出现疼痛，如果出现疼痛应立即停止训练
效果评估	运动两周后再次进行 FMS 筛查：总分为 18 分，肩关节灵活性筛查两侧均达到 3 分，深蹲筛查达到 3 分，肩关节灵活性得到明显改善，功能动作质量得到改善，纠正性运动处方取得了较好的结果
回访时间	前两周每三天进行一次电话回访，了解身体功能变化及坚持锻炼的情况，若身体反应良好，可以按照计划增加练习难度和时间，否则降低难度和减少练习时间；一周后再次进行 FMS 评估，调整运动处方
运动处方师	×××
机构名称（章）	×××××

刘某功能动作质量纠正性练习运动处方

训练时长：两周

训练目标：改善肩关节灵活性动作模式

训练时间：每天两次，每次 20~30 min

所需器械：垫子、泡沫轴、筋膜球、6 kg 壶铃

练习名称	负荷	组数	次数 / 时间	间歇时间
鳄鱼式呼吸练习		3 组	10 次	30 s
肩关节周围软组织滚压		各 2 组	30 s	
肩关节周围肌肉拉伸		各 2 组	20 s	
翻书练习	弹力带	3 组	10 次	30 s
四点撑地胸椎旋转	自身体重	3 组	10 次	30 s
单臂提壶铃行走	6 kg 壶铃	3 组	60 s	60 s
平板支撑	自身体重	3 组	45 s	60 s
侧向平板支撑	自身体重	3 组	45 s	60 s
半土耳其举	6 kg 壶铃	3 组	4 次	60 s

（三）功能性动作筛查案例 3

基本情况：

赵某，男，45 岁，年轻时喜欢运动，由于工作繁忙，很长一段时间没有进行系统锻炼。最近感

觉精力不佳，准备开始进行系统健身，找到运动处方师，希望运动处方师帮助其制订运动处方，能够科学地进行锻炼。运动处方师对其先进行了 FMS 筛查，FMS 得分情况如下：

赵某的 FMS 得分情况

筛查动作	原始评分（右/左）	最终评分
深蹲	2	2
跨栏步	2/2	2
直线弓步蹲	3/3	3
肩关节灵活性	2/2	2
主动直腿上抬	3/3	3
躯干稳定俯卧撑	3	2
旋转稳定性	2/2	2
总评分		16

根据 FMS 评分，赵先生总分为 16 分，7 个筛查动作中没有出现疼痛，所有的筛查动作都达到 2 分，而且没有出现左右侧不对称的分数，因此运动处方师告诉赵先生，他没有运动损伤风险，不需要开具纠正性运动处方，可以正常地进行锻炼。

闫　琪

📖 **思考题** ◀

1. 体质评价的主要内容包括哪些？
2. 中国成年人群的 BMI、腰围、腰臀比的评价标准是什么？
3. 身体成分测量的方法有哪些？
4. 在用直接测试法测试最大摄氧量时，受试者的摄氧量达到最大的标志有哪些？
5. 一位健康男性的年龄为 40 岁，体重为 70 kg。他在功率自行车上以 60 r 的频率蹬车时，在 100 W 时的稳定心率为 115 bpm，在 150 W 时的稳定心率为 140 bpm。请推算该男性的最大摄氧量。
6. 进行功能性动作筛查（FMS）后如何将受试者存在的问题进行分类？

第四章

运动处方的制订

第一节 制订与实施运动处方的基本规范

本节主要介绍制订运动处方的规范流程、基本原则、完整的运动处方应包括的要素（内容）、运动处方实施过程的监控与调整、运动处方实施效果的评价等内容。以上均为具体制订运动处方前必须掌握的基础知识。

一、制订运动处方的基本流程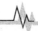

由于不同个体的体质与健康状况各不相同，参加体育锻炼的目的也因人而异，因此运动处方的具体内容会不尽相同，但制订和实施运动处方的规范流程大致相同。在制订和实施各类运动处方时，可依据下列流程进行（图4-1-1）。

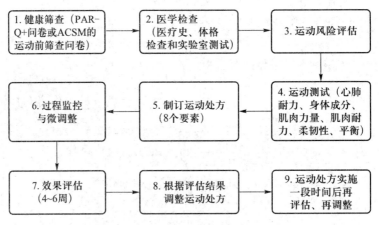

图4-1-1 制订运动处方的基本流程图

二、制订运动处方的基本原则

制订运动处方的意义在于使运动处方对象有计划、有目的地进行科学健身，达到增强体质、预防和控制慢性疾病的最佳效果。要达到这个目的，运动处方就需要安全有效、精准对焦于每一个运动的个体、具有非常明确的具体锻炼内容和简单可实施的日常化健身方案。因此，制订运动处方之初，首先应明确制订个体化运动处方需要遵循的共同性原则。

（一）安全性原则

为了避免运动风险的发生，制订运动处方前要充分了解运动处方对象的病史、家庭史和运动史，对其进行运动前的健康筛查、运动风险评估和体力活动水平评估，并进行相应的医学检查，了解其从事体育锻炼的限制程度，掌握医务监督与监控的风险点，使其在安全的范围内进行锻炼。安全性是制订运动处方、实现科学健身的基础原则，也是保证健身者能够长期坚持锻炼、最大化获得健身收益的基本保证。在现实生活中，由于缺乏相关的健康筛查或做得不细致，没有进行准确的体质评估，盲目地进行体育锻炼，会导致在运动中发生一些意外事件（如心搏骤停、急性肾衰竭、痉挛、肌肉拉伤、关节损伤等），严重的意外事件将会威胁到锻炼者的生命，程度较轻的也会中断锻炼者正常的健身计划，使得运动处方的效果受到影响。

（二）有效性原则

根据运动生理学中的应激与适应原理及运动训练学中的超量恢复原则，制订运动处方时，在安全范围内应该选择合适的运动负荷，以使身体得到较适合的刺激，并在超量恢复的时期内及时进行下一次运动。把握好运动强度和运动的时机，可以让身体得到最好的恢复，达到最佳的运动效果，使运动处方对象的身体功能得到有效的改善。当选择的运动方式或运动强度及频率不合适时，也难以获得有效的健身效果。如果运动强度不够，对机体的生理刺激不够，那么得不到理想的效果；如果运动强度过大，不仅易造成身体过度疲劳，也易造成运动损伤。一般经过 24~48 h 的休息，再适时进行下一次健身，使机体在超量恢复的"高一级台阶"上开始下一次刺激，会得到更好的运动效果。这也是为什么一般推荐的运动频率是 3~5 次 / 周。如果每周仅进行一次运动，虽然比不锻炼好，但却达不到最佳的运动效果。

（三）个体化原则

运动处方是根据每一个运动处方对象的具体情况而制订的，具有很强的针对性，必须因人而异。每个人的基本情况和身体条件不尽相同，兴趣爱好及生活环境也千差万别，因此，制订运动处方时，应根据运动处方对象的具体情况、锻炼目的和期望达到的目标制订个性化的运动处方。例如，均为增强心肺耐力的运动处方，即使是年龄、性别相同的人，由于基础测试结果不同，适合的运动强度也不相同；由于个人掌握的运动技能和兴趣爱好不同，可选择的运动方式也不同，如跑步、游泳、骑单车、健身操等；由于运动强度和运动方式不同，采取的热身和放松拉伸的形式也会不同。由此可见，运动处方只有真正做到个体化，才有可能是有效的运动处方。

（四）专门性原则

专门性原则是指每个运动处方应该有所侧重，即根据健身的具体目标，选择专门的、有针对性的练习内容和运动方案，如以改善心肺耐力为目标的运动处方和以健身塑型为目标的运动处方，在运动方式、运动量、运动强度、运动频率等要素上明显不同。前者侧重于提升心肺耐力，可选择慢跑或快走；后者以增肌为主要目标，可侧重于选择力量练习。运动处方师应该在体质评估的基础上，找到运动处方对象面临的最迫切的问题，或是通过与其沟通，明确其最想实现的健身目标，根据具体目标，制订明确的运动处方。一个具体的运动处方，不可能解决所有问题。

（五）全身性原则

尽管每一个运动处方都有明确的针对性，但在制订运动处方时，依然要尽可能选择全身性运动（如跑步、游泳、滑雪等），尽量使全身多数部位得到有效的锻炼，而不是仅使用身体某部分肌肉的运动方式（如仰卧起坐）。全身性原则有利于降低局部肌肉和骨骼过度使用以及运动损伤的发生，同时可提高运动中的能量消耗，达到更好的健身效果。例如，许多中年女性由于腹部脂肪堆积较多，往往迫切需要减少腹部脂肪，经常以仰卧起坐为健身方式。殊不知，仅以这样的方式减脂不仅达不到理想效果，还会增加腰椎的负荷，增加运动损伤的风险。另外，由于动作枯燥无趣，也会使运动处方对象难以坚持。同时，单纯仰卧起坐的能量消耗有限，无法从根本上实现能量摄入与消耗的负平衡。对于增肌者来说，更应该注意上下肢屈肌和伸肌、躯干屈肌和伸肌及旋转等肌肉群的均衡锻炼。

（六）可行性原则

制订运动处方时，还要充分考虑处方的可操作性、可持续性及可评价性。选择运动项目时，要符合运动处方对象的环境条件和兴趣爱好等因素，否则会因为难以坚持而很难达到运动处方的预期效果。例如，游泳对于提升心肺耐力的效果很好，但是要求锻炼者必须掌握游泳技术才能达到一定的运动强度和持续时间的要求。运动方式的选择和运动时间的确定应该是运动处方对象最熟悉和最方便的，这样才有利于长期坚持。而所有的运动处方都需要长期坚持才能取得较好的健身效果。另外，必须根据运动处方的目的和目标，选择合理的运动效果评价指标，定量评价运动处方实施的效果。例如，心肺耐力的精准评价指标是最大摄氧量，但其测试方法复杂，耗时耗力，不宜经常测试。因此，可以把反映心肺耐力的长距离运动时间（如 1 km 步行时间、100 m 游泳时间）作为效果评估的指标，使运动处方对象能够及时定量地评估健身效果。

（七）循序渐进原则

制订运动处方时，运动量和运动强度应由小到大，运动方式应由易到难，遵循循序渐进的原则。此外，运动处方对象的身体情况或客观因素也会发生变化，上一周制订的运动处方在下一周不一定完全适合，因此，在实施运动处方的过程中，应根据运动处方对象的具体反馈对运动处方定期进行调整。

（八）周期性原则

由于运动处方的目的不同，监控运动处方效果的指标敏感性不同，监控指标明显改变的有效时间也不同，一般指标 3~6 周可初步见效，如体重、体脂百分比变化很快。稳定的健康收益（如肌肉含量）需要至少 8 周以上才能看到明显的变化。有些指标的明显改善需要 8~10 个月以上（如骨密度）。因此，在制订运动处方时，需要结合运动处方的目的，明确看见变化效果需要的大致周期长度。

此外，按照运动训练学中的周期性原则，运动员一个大周期的训练应该包括准备期、比赛期（最佳竞技状态期）和恢复期。由于不同时期的任务不同，训练的强度和训练量也会不同。在全民健身领域，制订运动处方时也要体现出周期性的特点：逐渐增加运动强度和运动量的准备期、相对大强度的提高期和低强度小运动量的恢复期。制订运动处方时，要保证运动处方对象能够获得较好的健身效果，并不会对一成不变的运动强度和运动量产生心理疲劳。例如，运动促进骨健康过程中，如果以骨密度作为观测指标，则需要 8~10 个月才能看到骨密度的明显改善。在 8~10 个月的健身过程中，如果运动强度与运动量一成不变，健身者会感觉有些枯燥，或身体有疲劳感。运动处方师可以将 8~10 个月的健身周期划分为两个大周期，每 4 个月为一个周期，中间休息调整 2~3 周。每个大周期又可以分为一个月的准备期：熟悉运动技术动作、从较小的运动强度开始练习、每次的运动时间较短、每周运动三次；两个月的提高期：规范的练习动作、较高的运动强度和较长的运动时间、较长的拉伸放松时间；一个月的调整恢复期：可以调整运动方式、降低运动强度、减少周运动总量。第二个大周期可以在第一个周期的基础上适当改变运动方式或提高运动强度（运动时间）。通过大周期的锻炼，可以使身体机能出现螺旋上升，通过大周期之间的休息，使身体得以完全恢复，从而为下一个周期的锻炼做好准备。

三、制订运动处方的要素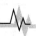

一个完整的运动处方包括以下几个要素：

（一）运动目的（Purpose）

运动处方与普通的体育锻炼不同，有着很强的针对性和很明确的目的。因此，在制订运动处方时，应首先明确运动目的，根据运动目的制订出有针对性的运动处方。常见的运动目的包括提高心肺耐力、控制体重、增肌减脂、塑型健美、提高体质水平、矫正不良体姿和做好各种慢性疾病的早期预防与控制等。

（二）运动频率（Frequency）

运动频率是指每周运动的天数。对促进或保持体质健康至关重要。美国运动医学学会为大多数成年人的推荐运动频率是每周进行 5d 中等强度的有氧运动；或每周至少进行 3 d 较大强度的有氧运动；或每周进行 3~5 d 中等和较大强度相结合的运动。

（三）运动强度（Intensity）

运动强度是运动处方的核心内容之一，其与获得的健康收益有着明显的量效关系，需要根据运动处方对象的具体情况（如心肺耐力水平、年龄、健康状况、生理差异、基因、日常体力活动、运动习惯、社会因素和心理因素等）和期望达到的运动目标，确定适合运动处方对象的个体化运动强度。

一般来说，运动强度可根据最大摄氧量百分比、最大心率百分比、代谢当量、主观用力感觉和无氧阈等指标来确定。多种运动强度评估方法都可以用于制订出有效的、个性化的运动处方。

1. 最大摄氧量（maximum oxygen consumption，$\dot{V}O_2max$）

最大摄氧量是指单位时间内最大耗氧量，是心肺耐力的标准测试指标，实践中常用这一指标的相对值 mL/kg/min 或绝对值 L/min 或 mL/min 表示，以便在不同人群之间进行有效的比较。最大摄氧量由最大心输出量 Q（L/min）和最大动静脉氧差（mLO_2/L 血液）决定。国际上通常采用最大摄氧量的百分比（$\%\dot{V}O_2max$）表示运动强度。在没有肺部疾病的人群中，最大心输出量具有个体差异，$\dot{V}O_2max$ 和体质水平也存在明显的不同，因此 $\dot{V}O_2max$ 与心脏功能水平密切相关。在逐级递增运动测试中，最终的 $\dot{V}O_2max$ 可以反映个体真实的生理水平。在最后两级测试中可观察到摄氧量的平台期，但这一平台期在心血管疾病和肺部疾病患者中很少能观察到，因此常用峰值摄氧量来描述这类人群的心肺耐力。

2. 最大心率百分比（%HRmax）

最大心率（maximum heart rate，HRmax）是在最大强度运动负荷试验中测得的最大值，也可根据公式（表 4-1-1）推测得到。目前推荐 60%~80%HRmax 的强度为有氧训练强度。此外，也可用公式计算出运动中允许达到的靶心率，即：靶心率 = 180 - 年龄或靶心率 =（年龄预计最大心率 - 安静心率）×（60%~80%）+ 安静心率，两种计算结果类似，对有心脏病的患者和老年人，靶心率应适当降低。

表 4-1-1 最大心率（HRmax）推算公式

公式创建者	公式	适用人群
Fox 等	HRmax = 220 − 年龄	少部分男性和女性
Astrand 等	HRmax = 216.6 − 0.84 × 年龄	4~34 岁男性和女性
Tanaka 等	HRmax = 208 − 0.7 × 年龄	健康男性和女性
Gelish 等	HRmax = 207 − 0.7 × 年龄	所有年龄段和各种体质水平的成年男性和女性
Gulati 等	HRmax = 206 − 0.88 × 年龄	运动负荷试验中无症状的中年女性

资料来源：美国运动医学学会. ACSM 运动测试与运动处方指南［M］. 10 版. 王正珍，等译. 北京：北京体育大学出版社，2019.

3. 代谢当量（metabolic equivalent，MET）

代谢当量是一种表示相对能量代谢水平和运动强度的重要指标，1 MET = 3.5 mL/kg/min，相当于成年人安静、坐位时的能量代谢率。使用 MET 值来确定运动处方强度范围时，可参考表 4-1-2，一般认为 MET 值为 2~7 的运动强度为适宜有氧耐力训练。世界卫生组织已正式公布了日常活动及各项体育运动相对应的 MET 值（表 4-1-3），可据此选择适合的活动进行锻炼。轻、中或较大强度身体活动相对应的 MET 值见表 4-1-4。

表 4-1-2 常见体力活动的能量消耗计算方法

活动类型	安静部分 /METs	水平运动部分 /METs	垂直运动部分 /METs	限制
走路	3.5	0.1 × 速度	1.8 × 速度 × 坡度	速度在 50~100 m·min⁻¹
跑步	3.5	0.2 × 速度	0.9 × 速度 × 坡度	速度 > 134 m·min⁻¹ 最准确
登台阶	3.5	0.2 × 每分登台阶次数	1.33 × [1.8 × 台阶高度（m）× 每分登台阶次数]	登台阶速度在 12~30 步·min⁻¹ 时最准确
下肢自行车	3.5	3.5	(3.96 × 功率) ÷ 体重（kg）	功率在 50~200 W 最准确
上肢自行车	3.5	—	(6.6 × 功率) ÷ 体重（kg）	功率在 25~125 W 最准确

注：总的能量消耗 = 安静部分 + 水平运动部分 + 垂直运动部分；坡度单位采用百分率表达（如 10% = 0.1）。

资料来源：美国运动医学学会. ACSM 运动测试与运动处方指南［M］. 10 版. 王正珍，等译. 北京：北京体育大学出版社，2019.

表 4-1-3 日常活动及体育运动相对应的 MET 值

活动	MET 值	活动	MET 值	活动	MET 值
生活活动		**自我护理**		**娱乐活动**	
修面	1.0	坐位自己吃饭	1.5	织毛衣	1.5~2.0
自己进食	1.4	上下床	1.65	打牌	1.5~2.0
床上用便盆	4.0	穿脱衣	2.5~3.5	缝纫（坐）	1.6
坐厕	3.6	站立热水浴	3.5	写作（坐）	2.0
穿衣	2.0	挂衣	2.4	交谊舞（慢）	2.9
站立	1.0	园艺工作	5.6	交谊舞（快）	5.5
洗手	2.0	劈柴	6.7	桌球	2.3
淋浴	3.5	备饭	3.0	弹钢琴	2.5

续表

活动	MET 值	活动	MET 值	活动	MET 值
坐床	1.2	铺床	3.9	长笛	2.0
坐椅	2.0	扫地	4.5	击鼓	3.8
坐床边	1.2	擦地（跪姿）	5.3	手风琴	2.3
步行 1.6 km·h⁻¹	1.5~2.0	扫床	3.4	小提琴	2.6
步行 2.4 km·h⁻¹	2.0~2.5	拖地	7.7	玩排球	2.9
步行 4.0 km·h⁻¹	3.0	**职业活动**		打羽毛球	5.5
步行 5.0 km·h⁻¹	3.4	秘书	1.6	游泳（慢）	4.5
步行 6.5 km·h⁻¹	5.6	机器组装	3.4	游泳（快）	7.0
步行 8.0 km·h⁻¹	6.7	转瓦工	3.4	有氧舞蹈	6.0
下楼	5.2	挖土坑	7.8	跳绳	12.0
上楼	9.0	焊接工	3.4	打网球	6.0
骑车（慢）	3.5	轻的木工活	4.5	打乒乓球	4.5
骑车（快）	5.7	油漆工	4.5		
慢跑 1.6 km/10 min	10.2	开车	2.8		

资料来源：美国运动医学学会. ACSM 运动测试与运动处方指南［M］. 10 版. 王正珍，等译. 北京：北京体育大学出版社，2019.

表 4-1-4　轻、中或较大强度身体活动对应的 MET 值

极低/低（＜3.0 METs）	中（3.0~5.9METs）	较大（≥6.0 METs）
步行 在住宅或办公室周围漫步＝2.0ᵃ **居家和工作** 洗碗、做饭或储藏杂物＝2.0－2.5 **休闲时间和运动** 绘画和手工、打牌＝1.5 台球＝2.5 钓鱼（坐）＝2.5 演奏多数乐器＝2.0－2.5	**步行** 步行 3.0 mph＝3.0ᵃ 快速健步走（4 mph）＝5.0ᵃ **居家和工作** 较重的清扫－擦窗户＝3.0 扫地、吸尘、拖地＝3.0－3.5 木工工作－主要＝3.6 **休闲时间和运动** 打羽毛球－娱乐性＝4.5 打篮球－投篮＝4.5 跳舞－慢舞＝3.0 快舞＝4.5 在河边步行钓鱼＝4.0 乒乓球＝4.0 网球双打＝5.0 打排球－非竞争性＝3.0－4.0	**步行、慢跑和跑步** 非常快的健步走（4.5 mph）＝6.3ᵃ 慢跑 5 mph＝8.0ᵃ 慢跑 6 mph＝10.0ᵃ 慢跑 7 mph＝11.5ᵃ **居家和工作** 铲沙子、煤等＝7.0 搬重物，如砖头＝7.5 做重农活，如排水＝8.0 铲或挖沟＝8.5 **休闲时间和运动** 平地自行车－低速（10－12 mph）＝6 打篮球＝8.0 平地自行车－中速（12－14 mph）＝8 快速（14－16 mph）＝10 越野滑雪－慢速（2.5 mph）＝7.0；快速（5.0－7.9 mph）＝9.0 踢足球－随意＝7.0；竞赛＝10.0 游泳－休闲＝6.0ᵇ 游泳－中/强＝8－11ᵇ

a 平地，表面凹凸不平；b MET 水平可因不同个体选择的不同泳姿或游泳水平而不同。

4. 主观用力感觉量表（rating of perceived exertion，RPE）

Borg 等人建立的主观用力感觉量表是由受试者主观报告用力感觉程度，与前述客观检查和计算的各项指标有良好的相关关系，可用来表示有氧耐力训练的运动强度。具体推荐运动强度见表1-2-1、表1-2-2。

5. 无氧阈（anaerobic threshold，AT）

无氧阈是指机体运动过程中清除无氧代谢产物乳酸的能力不能满足机体运动的需要，使乳酸在血液中累积超过某一程度，达到酸中毒时的功率水平或需氧量水平（分为乳酸无氧阈和通气无氧阈）。出现无氧阈时，说明机体无氧代谢供能逐渐占优势，运动强度较大，所以有氧耐力训练要以低于无氧阈的水平进行。可通过测定呼吸商和血乳酸水平来确定无氧阈。

（四）运动方式（Type）

为了促进健康和提高心肺耐力（CRF），建议所有成年人都应进行有规律的、大肌肉群参与的、所需技巧较低的、至少是中等强度的有氧运动。对于其他需要运动技巧和体质水平较高的竞技运动，仅仅推荐给那些拥有相应技巧和体质水平的人。大肌群参与的活动，如步行、慢跑、游泳、骑自行车、越野滑雪、滑冰和舞蹈等，都是可选择的有氧耐力训练的运动形式，但对年老体弱者，或有残疾妨碍从事上述活动者，力所能及的日常体力活动同样可产生有益的作用，如整理床铺、收拾房间、打扫卫生等。表4-1-5列出了一些可以提高或维持心肺功能的体力活动方式。

表4-1-5 提高或维持心肺功能的体力活动方式

运动分级	运动类型	推荐人群	运动举例
A	需要最少技能或体能的耐力活动	所有成年人	步行、休闲自行车、水中有氧运动、慢舞
B	需要最少技能、较大强度的耐力运动	有规律锻炼的成年人或至少为中等体质水平者	慢跑、划船、健身操、动感单车、椭圆机锻炼、爬台阶、快舞
C	需要技能的耐力运动	有技能的成年人或至少为中等体质水平者	游泳、越野滑雪、滑冰
D	休闲运动	有规律锻炼计划的成年人或至少为中等体质水平者	网球、羽毛球、篮球、滑雪、足球、徒步旅行、公路自行车

资料来源：美国运动医学学会. ACSM运动测试与运动处方指南［M］. 10版. 王正珍，等译. 北京：北京体育大学出版社，2019.

（五）运动时间（Time）

运动时间指每次运动的持续时间（单次运动时间）。运动时间反映了运动处方对象承受的运动量大小，对大多数成年人推荐的运动时间是每天进行30~60 min的中等强度运动，或每天进行20~60 min的较大强度运动，或进行中等和较大强度运动相结合的运动，上述推荐运动时间不包括正式运动前的热身活动和运动后的整理和拉伸活动时间。

（六）运动总量（Volume）

运动总量指完成运动的总数量。其是由运动频率、运动强度和运动时间共同决定的，即训练的FIT。运动总量可以用运动的总时间来表示，也可以用力量练习中克服的总重量来表示，还可以用总的距离来表示，如周累计运动 150 min、周累计卧推 1 500 kg、周累计跑步 50 km 等。

运动总量可促进体质与健康的重要作用已被证实。它对身体成分和体重控制的重要性尤为突出。运动总量可用来估算运动处方的总能量消耗。运动总量的标准单位可以用 MET /min/ 周（每周多长时间）和 kcal/ 周表示。对大多数成年人推荐的运动总量是 500~1 000 MET /min/ 周。这一运动总量大约相当于消耗 1 000 kcal/ 周的中等强度体力活动，或大约每周 150 min 中等强度的运动；或每天步行 5 400~7 900 步。使用计步器估计运动总量存在潜在的误差，因此较好的做法是将每分钟的步数与建议的运动时间或持续时间结合使用。即使是很小的运动总量也可以为体质水平较差的个体带来好处。控制体重的人群则可能需要更大的运动总量。

（七）运动进度（Progression）

运动处方的进度取决于运动处方对象的健康状况、体质水平、训练反应和运动计划的目的。专业人员在实施运动处方时，可以通过增加运动处方 FITT 原则中运动处方对象能够耐受的一项或几项内容来达到目的。在运动计划的开始阶段，建议逐渐增加运动时间。推荐给一般成年人的较合理的进度是在计划开始的 4~6 周中，每 1~2 周将每次运动的时间延长 5~10 min。当运动处方对象进行有规律的锻炼至少 1 个月之后，在接下来的 4~8 个月（老年人和体质水平较低的人应延长时间）里，逐渐增加运动的频率、强度和时间，以达到最佳的健身效果。运动处方师若提高运动处方各要素中的任何一项，都应该遵守循序渐进原则，应该从低负荷、小强度开始，这样可以将肌肉酸痛、损伤、过度疲劳的发生以及过度训练的概率降到最低。

（八）注意事项

（1）根据运动处方对象的具体情况做好运动风险的提示与医务监督。

（2）根据运动处方对象的个人情况确定最佳运动时间段（早晨、下午、晚上）。

（3）充分恰当的运动前热身及运动后的放松拉伸。在注意事项中最好明确给出具体的热身及拉伸的方式、次数或时间，建议当面教授拉伸的具体动作，保证每次运动后拉伸动作正确性，且拉伸时间和次数足够。

（4）根据运动处方对象的个人情况给出降低运动强度或终止运动的指征。

（5）根据运动处方的具体内容和运动处方对象的个人情况，给出服装、场地、运动环境的具体要求。

（6）饮食配合，为了更好地达到预期目标，几乎所有的运动处方在执行时都应该辅以饮食调整。

此外，为了实现运动处方的目的，可在实施运动处方的过程中制订阶段性目标，即短期目标和长期目标。短期目标是指根据运动处方对象目前的健康状况、体力活动水平制订近两周或 4~8 周需要达到的运动目标，包括预期的运动强度、运动时间、运动总量及运动效果。长期目标是指制订半年、一年，甚至更长时间的运动目标，最终的目的是使运动健身更好地融入日常生活，从根本上改变体育运动参加者的体质水平和身体状况，达到理想的运动效果。

运动处方师应要求运动处方对象简要填写运动日志，以帮助运动处方对象回顾自己进行体育锻炼的感受。填写运动日志也有利于运动处方师了解运动处方对象在进行锻炼时的反应，并可作为运动处方微调整的依据之一。运动日志具体内容可包括（不局限于此）运动日期、运动方式、运动强度、运动时间及运动反应等内容，参考示例见表 4-1-6，运动处方标准格式见表 4-1-7。

表 4-1-6 运动日志示例

日期	运动方式	运动时间 /min	运动强度（心率或 RPE）	即刻感受	第二天感受

表 4-1-7 中国体育科学学会运动处方标准格式

基本信息					年 月 日
姓名		性别	□男 □女	年龄	岁
联系电话		家庭住址			

运动前筛查结果

体力活动水平	□严重不足 □不足 □满足
健康筛查	身高_____ cm, 体重_____ kg, 体脂率_____%, BMI_____
	疾病史：□无，□高血压，□糖尿病，□心脏病，□肺疾病，□其他
	血液指标：空腹血糖_____ mmol/L, 总胆固醇_____ mmol/L
	血压____/____ mmHg 心率_____次 /min
进一步医学检查	
运动风险分级	□低 □中 □高
运动测试结果	心肺功能 □低 □中 □高
	肌肉力量与耐力 □差 □一般 □较好
	柔韧性 □差 □一般 □较好
存在的主要问题及主诉需求	

运 动 处 方

运动目的	
运动方式	
运动强度	
运动时间	
运动频率	
周运动量	
运动目标	短期： 长期：

续表

注意事项	
效果评估	
回访时间	年　　月　　日
运动处方师	
机构名称（章）	

四、运动处方实施过程的监控与微调整

运动处方制订后，需要专门的人员对运动处方对象进行实地指导，以保证准确执行运动处方，使运动处方对象获得预计的健身效果。

（一）对指导者的知识与能力要求

（1）应具有体育学或运动医学、运动康复学等相关专业的基础知识。

（2）接受过正规的专业培训，熟知运动处方的基本原理。理解运动目标和充分掌握运动处方的具体内容。

（3）具备基本的急救知识，并接受过正规的培训。

（4）指导者应事先演练要指导的运动处方，并能够进行正确的示范。

（二）指导过程和方法

（1）向运动处方对象耐心讲解运动处方所有要素及实施过程，说明每一个运动手段的预期效果。

（2）对运动处方对象实施指导之前，应再次确认签署的自愿同意书，带领运动处方对象进行适宜准备活动后没有发现异常，开始执行处方。

（3）根据运动处方对象的实际情况，采取群体指导和个别辅导相结合的方法。群体指导有利于互相交流、激发兴趣，提高锻炼的依从性；个别辅导可更加具有针对性。

（4）应不断鼓励运动处方对象积极完成运动处方的全部锻炼内容，培养运动处方对象参加锻炼的自信心和锻炼兴趣，在执行运动处方的开始阶段不要过分强调细节，重点是掌握大肌肉群和关节的运动轨迹。在运动处方对象基本熟悉完整动作后逐步纠正细节，以保证锻炼效果。

实施运动处方的原则是安全、有效，所以尽管在之前的健康评估和运动测试中已经做好了执行处方的安全控制，但在现场仍有可能存在不安全的因素，故应做好防护。

（三）运动处方实施的安全性控制

1. 执行运动处方前的准备

（1）场地、器械、运动服装要符合运动要求。此外，天气条件也是影响运动安全的重要因素，应根据气候变化对运动处方内容进行适当调整。

（2）确认急救设备和药箱能正常使用，准备好监护方案。

（3）指导者在现场应再次询问运动处方对象当时的身体状况，确认没有异常后才能进行运动。

2. 执行运动处方过程中的监控

（1）运动强度与运动时间要随时监控，保证在适宜的范围内。在执行运动处方的整个过程中，心率和RPE（具体使用方法见第四章第三节）的监测不应间断。发现运动处方对象出现头晕、胸闷、恶心以及其他不适症状时，应及时停止运动。

（2）运动时的心率一般不应超过设计的靶心率的5%，RPE不要超过17，若二者有其一超出过多时，应及时调整运动处方。进行力量练习时，心率对运动强度的评定不够敏感，应以RPE等级评定为主要参考依据。

（3）应随时监控和制止运动处方对象在运动中出现的危险动作。

（四）运动处方执行过程中的微调整

运动处方师对运动处方进行任何调整都应监控运动处方对象的反应，观察其是否发生了因运动量增加而产生的不良反应，如过度疲劳、严重的肌肉酸痛、关节疼痛、肌肉拉伤等。若运动处方对象无法耐受运动计划时，应及时调整运动计划，降低运动量，避免出现骨骼、肌肉损伤，心血管事件和肺部损伤等。

五、运动处方实施的效果评估

（一）依从性评估

依从性是指运动处方对象执行运动处方的状况与为其制订的处方相符合的程度。在运动处方实施过程中，一些锻炼者会因为各种各样的原因中断锻炼或在执行处方中"打折扣"。而运动处方的效果和健身受益的多少与是否系统地执行运动处方密切关系，因此，评价运动处方的实施效果应该首先考虑依从性。

1. 影响依从性的因素

在运动处方实施的开始阶段会遇到一些暂时的困难，这有时会动摇练习者的信心。运动手段的趣味性也会影响依从性。运动目标不明确或难度太大也都会成为影响依从性的因素。

2. 依从性改善

在经验丰富、亲和力强的指导者带领下可提升锻炼者的依从性。组织运动处方对象结伴锻炼，互相鼓励、互相督促也是一个有效的方法。此外，还可以利用现代科技手段，以各种形式和运动处方对象不断沟通，以通俗易懂的语言及时解答他们的疑问。

3. 依从性评估方法

（1）间接性评估。采用问卷统计法，也可称为自我报告法，主要内容有4个：你是否按照运动处方的要求按时参加运动？你是否按照运动处方规定的运动量完成了锻炼？你是否执行了运动处方所规定的运动频度？你是否每次锻炼都完整地完成了锻炼内容。完全做到为4分，基本做到为3分，基本未做到为2分，根本未做到为1分。得分越高，依从性越好。

（2）直接计数法。依从性评估可用锻炼出席次数除以计划安排的总次数×100%。当依从性低于85%时，将在较大程度上影响锻炼效果。

（二）运动负荷适应性评估

1. 心率监测

（1）运动后心率。在运动后的恢复期进行心率监测可以显示运动者心血管功能对运动负荷的适应程度。普通成年人运动健身的适宜负荷一般应在运动后10 min之内心率基本恢复至安静水平，锻炼者如果运动后 15 min 心率尚不能恢复到安静状态，则提示运动强度过大。

（2）晨脉。清晨起床前卧位脉搏为晨脉。正常情况下，晨脉应相对稳定。运动健身者在参加运动健身锻炼之前，应该测量并记录自己的基础晨脉。参加运动健身锻炼后，次日晨脉若比基础晨脉上升 8 次 /min 以上，说明其对运动负荷不适应（此时应排除疾病或其他原因），应适当减少运动量，降低运动强度。

2. 体重

除去以减肥为目的运动者，体重应该维持相对的恒定。运动处方对象如在锻炼后出现体重持续下降，并感到乏力，则说明运动负荷偏大，应及时调整。一般认为，一次运动后，体重暂时性下降在 0.5 kg 以内为适应情况良好。

3. 食欲

运动者在参加运动后应能维持正常的膳食和良好的食欲，并可适当增加食物摄入量以补充消耗。如果运动后食欲受到影响，出现吃不下饭的现象，则提示对运动负荷不够适应，应及时调整。

（三）体质与健康改善评估

在运动前后应该进行相关指标的检测和前后对比分析。这种评估以量化数据对比为主，在注重全面体质评估的基础上，根据运动目标，在指标的选择上应有所侧重，这对于评估运动处方的效果十分重要。

1. 体质水平全面评估

运动处方的总体目标是提升体质水平。在执行处方前，应已对运动处方对象的体质进行了全面评估，包括身体成分、心肺功能、肌肉力量与肌肉耐力、柔韧性、平衡能力、心理状态等。在执行运动处方后要再次测试这些指标，并进行前后测量结果的对比，根据监测指标的变化情况和健身目标，综合评估运动处方的健身效果。

（1）指标选择。在执行运动处方后，应对执行运动处方前的相同指标进行测试。在执行处方过程中，还可以根据阶段目标进行阶段测试，此时可以酌情简化指标，但在运动处方完整周期结束后应及时完成与执行运动处方前相同的全部指标测试、对比、分析，以利于全面评估运动处方对象体质健康水平的改善。

（2）测试方法。所有指标的测试应保持和运动前已经完成测试所使用的仪器和方法高度一致，以避免因测试仪器和方法不同而产生误差，影响对运动处方结果分析的准确性。

（3）评估报告。测试数据经过规范的对比、分析后，形成运动处方对体质健康改善的评估报告（报告中的对比、分析不局限于执行处方前后的变化，还应参考同年龄者的平均值等），供运动处方制订者和运动处方对象参考，以利于未来运动处方的调整。其中，特别有意义的信息应及时反馈给运动处方对象，这样将有利于鼓励其坚持执行运动处方。

2. 医学健康指标改善评估

在执行运动处方前，已经对处方对象进行了相关的医学指标检测，在执行运动处方后，还应该根据运动处方的效果、目标及不同年龄人群特点，选择相关的医学指标进行再次测试，从而完成对医学健康指标改善的评估。

（1）指标选择。主要应包括血脂、血糖、血压等指标。这些指标与许多慢性疾病的发生或发展密切相关，运动锻炼可使其得到明显改善。

（2）评估报告。测试结果经过规范的数据对比、分析后，形成运动处方对医学健康指标改善的评估报告（报告中的对比、分析不局限于执行处方前后的变化，还应参考同年龄者的正常参考值等）。

3. 针对性评估

大多数运动处方都有比较具体的运动目标，如减重处方、提升心肺耐力处方等，因此，除了全面评估体质外，还应根据运动目标增加有针对性的指标。

（1）指标选择。根据运动处方的效果、目标选择相关的敏感指标，除去体质评估的指标外，还可以选择一些医学筛查指标，如减重处方可选择与肥胖相关的脂代谢指标等（详见本章第三节）。

（2）测试方法。保持和运动前已经完成测试所使用的仪器和方法一致，以避免因仪器方法的误差影响分析的准确性。

（3）评估报告。测试结果经过规范的数据对比、分析后形成评估报告，其中不仅应综合分析运动处方对象在体质指标上的变化，而且应重点解释遴选的特殊指标的变化，以及和运动手段之间可能的关系，其中，有意义的信息应及时反馈给运动处方对象。

（四）心理效应评估

运动健身在促进体质提升的同时对改善心理健康也有重要的作用。运动在减轻人的焦虑和抑郁状态方面有明显的效果，在结伴的运动中，人们的社交能力可以得到提升；运动中的相互交流和友爱互助有利于社会和睦，使生活质量和幸福感增强。因此，心理效应的评估也是检验运动处方效果的重要方面。目前，从量表应用的简便性、可接受性和成熟性考虑，推荐使用焦虑自评量表、总体幸福感量表（GWB）和抑郁自评量表（SDS）等。

任　弘

第二节　心肺耐力运动处方

心肺耐力水平低下与全因死亡率、心血管疾病死亡率及多种慢性疾病的高发密切相关。心肺耐力水平低下，心脑血管疾病、糖尿病、某些癌症的发病率会显著增加。提高心肺耐力可以显著提升机体的抗病能力，减少上述疾病的发病率和死亡率，提高生活质量。规律运动是提高心肺耐力的有效方法，尤其是心肺耐力水平低下人群，可以从提升心肺耐力的运动处方中获得较大的健康益处。

心肺耐力是评价人体健康水平或体质强弱的重要标志，是健康与健康相关的身体素质的核心要素。心肺耐力与机体的呼吸系统、心血管系统功能密切有关，是反映由心脏、血液、血管和肺组成的呼吸和血液循环系统向肌肉运送氧气和能量物质，维持机体从事运动的能力。

心肺耐力的客观测量指标是最大摄氧量，是指人体在进行有大量肌肉群参加的长时间剧烈运动中，当心、肺功能和肌肉利用氧的能力达到本人极限水平时，单位时间内（通常以每分钟为计算单位）所能摄取（利用）的氧量。$\dot{V}O_2max$ 反映心肺的综合功能及肌肉利用氧的能力，是评定人体心肺功能和有氧工作能力的重要指标之一。通常用峰值摄氧量（$\dot{V}O_2peak$）来描述慢性疾病人群和有健康问题人群的心肺耐力。与最大摄氧量相关的器官、系统如图 4-2-1 所示。

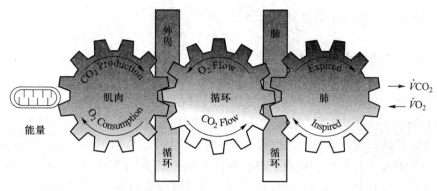

图 4-2-1　与最大摄氧量相关的器官、系统

资料来源：Karlman Wasserman, James E.Hansen, Darryl Y. Sue, et al.Principles of Exercise Testing and Interpretation［M］. 15th ed. Lippincott Williams & Wilkins, 2011.

　　著名的有氧运动纵向研究（ACLS）揭示了心肺耐力的重要性。心肺耐力水平越高，全病因和心血管疾病死亡率越低。肥胖人群可以通过规律运动提高心肺耐力，达到预防疾病、延长寿命的目的。心肺耐力水平低下在全因死亡率中的归因危险度百分比里排在首位，是人类的"头号杀手"。2016 年，美国心脏病协会发表立场声明，将心肺耐力列为继体温、脉搏、呼吸、血压之后的第五大临床生命体征，希望医生能够重视心肺耐力对疾病发生、发展过程的影响。

　　心肺耐力运动处方的制订应遵循制订运动处方的基本流程。

一、心肺耐力运动处方的应用范围

　　心肺耐力运动处方可应用于健身、慢性疾病预防、慢性疾病治疗和康复 4 个方面。

（一）在大众健身中的应用

　　心肺耐力运动处方主要用于提高机体心血管机能水平，可为不同年龄、性别，不同身体健康状况等人群提供科学的健身指导，使锻炼者通过合理的运动有效地达到提高心肺耐力水平、提高身体素质、强身健体的目标。

（二）在慢性疾病预防中的应用

　　心肺耐力运动处方可通过适当的有氧运动指导，针对慢性疾病高危人群（如肥胖、久坐少动、糖尿病前期、血脂异常、心血管疾病家族史等），养成规律运动的习惯，改变其不良生活方式，起到预防各种慢性疾病发生（如冠心病、糖尿病、血脂代谢紊乱、肺部疾病、癌症等）、延缓衰老的作用。

（三）在慢性疾病治疗中的应用

　　心肺耐力运动处方可作为冠心病、糖尿病、高血压、血脂代谢紊乱、慢性阻塞性肺疾病、癌症等疾病的辅助治疗方法，通过科学的运动，可达到治疗疾病、维持现有用药数量或种类、不增加药量或减少药物摄入、提高药效、改善慢性疾病患者心理障碍的作用。例如，在糖尿病患者的治疗方案中，心肺耐力运动处方是其中的重要组成部分。

（四）在慢性疾病康复中的应用

在康复医学领域，心肺耐力运动处方主要用于因冠心病、高血压等心脑血管疾病、呼吸系统疾病（慢性阻塞性肺疾病）、癌症等心肺耐力下降的患者进行康复训练。经过一段时间的康复训练，可明显缩短患者的住院时间，减少医疗费用负担，加快生活自理、工作和劳动能力的恢复进程，促使患者更快地回归社会，提高生活质量，减少再次住院的概率。对于因伤病或手术局部功能受限、制动或卧床的患者，采用适当运动方式的运动处方，可以预防因为伤病导致的心肺耐力水平下降，为伤口愈合后尽快回归社会打下基础。

二、制订心肺耐力运动处方的目的

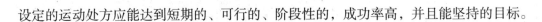

设定的运动处方应能达到短期的、可行的、阶段性的，成功率高，并且能坚持的目标。

（一）以提高心肺耐力为主要目标

制订和实施心肺耐力运动处方的长远目标是安全、有效和有良好的趣味性。心肺耐力运动处方的基本目标是提高心肺耐力，通常针对普通人设定提高心肺耐力的幅度是在原有基础上提升10%~30%。不同运动能力的人，通过运动或训练提升心肺耐力的幅度不同，高水平运动员经过系统训练已经达到高水平的心肺耐力，提升空间较小；普通人心肺耐力的提升空间多在10%~30%，甚至有更大的提升空间；体弱或患病人群常表现心肺耐力水平低下，但是他们开始参加规律的运动后，甚至在没有达到常规推荐的运动量时，其心肺耐力也会有较大的提升。

心肺耐力水平小于 5 METs 的个体具有较高的全病因和心血管疾病死亡风险，许多流行病学研究已经观察到，心肺耐力水平在 8~10 METs 时，对人体多种疾病的预防有明确作用。心肺耐力增加 1~2 METs，心血管事件发生率可降低 10%~30%，因此改善心肺耐力应该成为临床生命体征，成为临床治疗的目标之一。规律的身体活动可以有效地提升心肺耐力，规律进行数周或数月各种形式的有氧运动活动可以显著提升心肺耐力，即提升幅度等于或大于 1 MET。一般来说，在大多数成年人中，运动量或运动强度越大，心肺耐力提升幅度就越大。运动强度对 CRF 的影响要高于运动频率和运动持续时间。心肺耐力的基线水平越高，显著提升心肺耐力所需要的运动强度就越大。例如，成年人心肺耐力小于 10 METs 时，相当于 50%HRR 的运动强度可以有效地提升心肺耐力；心肺耐力在 10~14 METs 时，则需要采用 65%~85%HRR 运动强度；心肺耐力大于 14 METs，运动强度大于 85%HRR 时，可有效地提高心肺耐力。大量研究结果显示，心肺耐力水平最低的群体和较低群体通过规律运动提升心肺耐力的幅度较大，获益水平相对较高。通过规律运动后，心肺耐力至少提升 10%，提升幅度多在 15%~30%，也有一些研究显示提升的幅度更高。

根据计算摄氧量的 Fick 公式：摄氧量 = 心输出量 ×（动脉血氧含量 − 静脉血氧含量）。心输出量由心率和每搏心输出量决定，大量研究结果显示，运动并不增加最大心率，规律有氧运动提升心肺耐力的主要机制是增加了每搏心输出量（SV）和 / 或动静脉血氧分压差值。尽管规律运动可以增加全血量和血红蛋白总量，但由于全血量的增加以血浆增加为主，因此单位容积内的血红蛋白并未增加甚至略有下降。每搏心输出量增加的主要机制包括全血量的增加、心室舒张功能改善使舒张末期容积增加和血管内皮功能增强改善了心室与动脉的耦合使心肌收缩力增强。规律运动使肌肉对氧气的利用能力增加，因此使动静脉血氧分压差值增加。

（二）增强抵御疾病的能力

随着心肺耐力的提高，可以显著降低发生动脉粥样硬化性心血管疾病的风险因素；可以对血压、血糖产生良好的调节作用；对糖尿病前期人群具有预防和延缓糖尿病发生的作用；延缓、治疗慢性疾病，如对早期高血压病有一定的治疗作用；可以预防和减轻肥胖；对血脂异常有一定调节作用。

（三）提高身体功能状态和活动能力

随着心肺耐力水平的提高，可改善任何年龄的成年人、超重或肥胖成年人，老年人甚至身体衰弱个体的身体功能状态。而功能状态的提升可以增加人体的活动能力，如使日常生活活动更容易进行，增加步行距离和运动强度等。

三、心肺耐力运动处方的制订

依据美国运动医学学会制订运动处方的 FITT-VP 原则制订心肺耐力的运动处方。由于个体差异，可以通过修改的 FITT-VP 原则中的某种或某几种要素来实现运动处方的个体化。

（一）运动方式

多采用有氧运动提高心肺耐力。有氧运动是指运动时以有氧代谢系统供能为主的运动项目。运动时能够得到充足的氧气供应，供能的主要物质——糖和脂肪可以完全分解为二氧化碳和水，并释放出大量能量，供给人体长时间运动。其特点是：① 中低强度的运动：在单位时间内需要的氧量较少，低于机体的最大摄氧量，运动时可以得到充足的氧气供应；② 可维持较长时间：运动时以有氧代谢为主，糖可以充分氧化分解，生成二氧化碳和水，避免了乳酸的堆积，降低肌肉疲劳感，因而能维持较长时间；③ 周期性运动：有氧运动中的大多数项目为周期性运动，如健步走、慢跑、骑自行车、游泳和划船等。周期性运动在活动时反复重复同样的动作，一般动作简单，技术要求不高，容易掌握，是容易被广泛采用的运动项目；④ 全身大肌肉群参加的运动：在一般有氧运动中，上肢、下肢、躯干的主要肌群同时参与，以提高运动时的摄氧量，达到增强心肺耐力的目的。

表 4-2-1 是根据运动强度和所需要掌握的技巧对有氧运动进行的分类。A 类运动可以推荐给所有的成年人；B 类运动属于运动强度较大的运动，推荐给那些具有中等或更高与健康相关的体质水平和 / 或有规律运动习惯的人群；C 类运动需要一定的技能才能完成，此类运动在充分保证安全的前提下，主要推荐给已掌握较好运动技能和具有较高与健康相关的体质水平的人群；D 类运动对运动技能和与健康相关的体质水平的要求更高，主要推荐给有规律锻炼计划的成年人或至少拥有中等体质水平者。鉴于我国 80% 以上的成年人尚未达到经常参加体育锻炼人口的标准，因此向大多数人推荐 A 类运动。在选择运动处方中的运动方式时，应遵循训练学的特异性原则。特异性原则是指在进行不同方式的运动时，机体会发生特异的生理适应，如步行对躯干和下肢的刺激比上肢要大，长期坚持，躯干和下肢的适应性变化比较显著。

表 4-2-1　常用提高心肺耐力运动类型

运动分类	运动类型	推荐人群	常见运动项目
A	技巧少、运动强度容易调整	所有成年人	健步走、骑车、水中走、慢舞
B	技巧少、运动强度较大	有规律运动习惯和 / 或中等及以上与健康相关的体质水平的成年人	慢跑、快跑、健身操、动感单车、登台阶、快舞

运动分类	运动类型	推荐人群	常见运动项目
C	技巧要求高	有运动技巧和 / 或中等及以上与健康相关的体质水平的成年人	游泳、越野滑雪、滑冰、网球、羽毛球、篮球、足球
D	休闲运动	有规律锻炼计划、有运动技巧的成年人或至少拥有中等体质水平者	网球、羽毛球、篮球、滑雪、足球、徒步旅行、公路自行车

资料来源：美国运动医学学会. ACSM 运动测试与运动处方指南 [M]. 10 版. 王正珍，等译. 北京：北京体育大学出版社，2019.

（二）运动频率

运动频率在运动带来的益处中，起到非常重要的作用。美国运动医学学会为大多数成年人推荐的运动频率参见本章第一节。运动频率随运动强度和每天运动时间长短而变化。当运动频率＜3 d/周时，运动改善心肺耐力的效果随运动频率的减少而减弱，但是当运动频率＞5 d/周时，心肺耐力的提高会出现平台期。进行较大强度运动频率＞5 d/周时，肌肉骨骼损伤的风险可能增高。因此，对于多数成年人不推荐运动频率＞5 d/周。不建议健康状况不佳的人进行高频率、较大强度的运动。如果运动处方中包含多种运动方式，并且这些运动可使身体的不同部位受力（如跑步和骑自行车）或者动员不同的肌群（如游泳和跑步），那么可以向有规律运动习惯的人推荐每天进行这类较大强度的运动。

有些人可能通过每周仅 1~2 次的、中等到较大强度的、运动量特别大的活动来促进健康，改变身体素质，这些人被称为"周末勇士"。但尽管有些锻炼者可以通过这种锻炼频率获得健康益处，但是由于锻炼不规律及做不习惯的较大强度运动可能会增加锻炼者发生肌肉、骨骼损伤和心血管意外风险的发生，所以不应向大多数人推荐每周仅运动 1~2 次的运动频率。

（三）运动强度

运动强度是运动处方中的关键因素，有氧运动强度与获得的健康 / 与健康相关的身体素质益处有着明确的量效关系，低于最小强度或阈值的运动无法刺激机体各项生理指标（如最大摄氧量）发生变化。大多数研究结果显示，人们通过运动获益的最小阈强度与多种因素有关，如锻炼者的心肺耐力水平、年龄、健康状况、生理差异、遗传、日常身体活动水平和社会心理因素等。

除可以根据各种测试指标确定运动强度外，当人们使用相对强度时，还会注意身体活动如何影响他们的心率和呼吸（见表 1-2-1）。根据经验，在运动期间，进行中等强度有氧运动的人可以说话，但不能唱歌；进行较大强度运动时，不停下来呼吸就不能说出完整的句子。目前尚没有提高心肺耐力通用的最小强度阈值，为了更大程度地提高心肺耐力，在运动处方实施过程中，可以循序渐进地提升运动强度。

ACSM 推荐的提高心肺耐力有氧运动强度如下：

（1）大多数成年锻炼者。

应采用中等（64%~76%HRmax）到较大（77%~95%HRmax）强度的有氧运动提升心肺耐力。

（2）体弱、久坐或健康状况不好锻炼者。

推荐进行小强度（57%~63%HRmax）到中等强度（64%~76%HRmax）的有氧运动。

（3）中等水平运动员。

通常采用 80%~90%HRmax 的运动强度。

（4）高水平运动员。

可能需要做"次大到最大强度"的运动（96%~100%HRmax）来提高他们的心肺耐力。

用储备心率百分比（Karvonen 公式）确定运动强度，这是一种方便且比较准确的方法。其步骤如下：

① 推算最大心率：

依据锻炼者的年龄计算出最大心率，常用推算公式见表4-1-1。

近几十年来，人们多采用Fox等人的最大心率推算公式（HRmax＝220－年龄），由于Gelish最大心率推算公式适用于所有年龄段和体质健康水平的成年男女，逐渐成为近年来采用最广泛的最大心率推算公式，即：HRmax＝207－0.7×年龄。

② 测安静心率：

通常是在锻炼者静坐10 min后，测30 s桡动脉搏动次数，乘以2，获得1 min安静心率。

③ 根据锻炼者的身体活动水平确定运动强度：

参见表4-2-2。

表4-2-2 不同身体活动水平锻炼者的FITT

身体活动水平		运动频率（F）	%HRR（I）	运动方式（T）	运动时间（T）
久坐	＜3次/周，30 min/周，MPA		30%～40%		20～30 min/d
低水平	＜150 min/周，MPA		40%～50%	（1）运动方式由易到难；	30～40 min/d
中等水平	150～300 min/周，MPA		50%～60%	（2）体质要求由弱到强；	
较高水平	≥300 min/周，MPA或150 min/周，VPA	3～5次/周	60%～70%	（3）技术要求由简到繁	30～60 min/d
较高水平	≥300 min/周，VPA		70%～80%		30～60 min/d
专业运动员	≥3次/周专业训练		80%～90%		≥60 min/d

注：MPA——中等强度；VPA——较大强度。

④ 计算储备心率（HRR）和靶心率（THR）：

储备心率等于最大心率减安静心率（RHR），即：HRR＝HRmax－RHR。

靶心率是指运动中应该达到和维持的心率范围。

$$靶心率＝（年龄预计最大心率－安静心率）×拟采用的强度范围＋安静心率$$

⑤ 示例：

A：李某，67岁，男性，无规律锻炼习惯，无明确诊断的心血管及代谢性疾病，安静心率76次/min。

$$HRmax＝207－0.7×67＝160 次/min；$$

$$HRR＝HRmax－RHR＝160－76＝84 次/min；$$

计划运动强度范围：40%～50%HRR；

$$THR（下限）＝（160－76）×40%＋RHR＝34＋76＝110 次/min；$$

$$THR（上限）＝（160－76）×50%＋RHR＝118 次/min；$$

$$THR＝110～118 次/min。$$

B：张某，30岁，男性，办公室工作人员，每周慢跑2～3次，每次30 min，无明确诊断的心血管及代谢性疾病，安静心率为72次/min。

$$HRmax＝207－0.7×30＝186 次/min；$$

$$HRR＝HRmax－RHR＝186－72＝114 次/min；$$

计划运动强度范围：60%～70%HRR；

$$THR（下限）＝（186－72）×60%＋RHR＝68＋72＝140 次/min；$$

$$THR（上限）＝（186－72）×70%＋RHR＝80＋72＝152 次/min；$$

$$THR＝140～152 次/min。$$

用储备心率法确定靶心率，可以从一定程度上体现个体化特征，如年龄相同，但是安静心率不同，即便采用同样运动强度范围，其靶心率也不同。例如，3 个 50 岁的锻炼者，他们的最大心率相同，但是因其安静心率分别为 76 次 /min、70 次 /min 和 64 次 /min，他们在 40%~50%HRR 强度运动时的靶心率分别为 114~124 次 /min、111~121 次 /min 和 107~118 次 /min，可见，在同等强度下，不同个体的安静心率越低，其靶心率越小，因此，用储备心率法确定靶心率可以体现锻炼者的个体化特征。详细情况参见表 1-2-2、表 4-2-3。

表 4-2-3　安静心率与靶心率

年龄 /岁	安静心率 /次·min⁻¹	最大心率 /次·min⁻¹	储备心率 /次·min⁻¹	40%HRR	50%HRR	60%HRR	70%HRR
50	76	172	96	114	124	134	143
50	70	172	102	111	121	131	141
50	64	172	108	107	118	129	140

（四）运动时间

对大多数成年人推荐的运动时间参见本章第一节相关内容。完成这一推荐量可以是连续的，也可以是一天累计完成，但每次至少需持续 10 min。即便运动时间低于最小推荐量，也可能为某些人群带来益处，尤其是那些长期处于久坐状态的人。如果运动的目的是管理体重，那么运动时间可能需要更长（每天为 60~90 min）。有关减重和维持体重运动处方的内容详见本书相关章节。

（五）运动总量

对于获得健康益处而言，运动总量（如每周多少分钟中等强度的体力活动）比任何一个要素（运动频率、运动强度或运动时间）都重要，运动量对促进健康的重要作用已被证实，它对身体成分和体重管理的重要性尤为突出，适宜运动量与较低的 CVD 发病率和死亡率密切相关。如图 4-2-2 显示，从一个久坐状态开始少量的中等强度运动时，全因死亡率的风险就会显著下降，

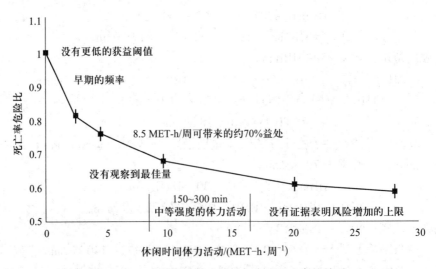

图 4-2-2　中等强度体力活动与全因死亡率的关系

随着运动量的增加，全因死亡率的风险继续下降。8.5 MET-h/ 周（相当于每周 150 min 中等强度的运动量）运动量即可带来约 70% 的健身益处，17 MET-h/ 周（相当于每周 300 min 中等强度的运动量）运动量的收益有所增加，之后随运动量增加，收益也在增多，但是增加的幅度越来越小。

运动量可以用来估算个体运动处方的总能量消耗。运动量的单位用每周梅脱分钟（MET-min/周）或每周梅脱小时（MET-h/ 周）来表示。MET-min/ 周是衡量运动能量消耗的一个指标，它将人们从事各种体力活动的总和进行标准的量化，MET-min/ 周等于体力活动的 MET 乘以进行每项活动的时间（即 MET×min），可以用每周或每天的 MET-min 来衡量运动量的大小。

千卡（kcal）是指 1 kg 水温度升高 1 ℃所需要的热量。使用 MET 来计算 kcal/min 时，需要已知锻炼者的体重，即 kcal/min ＝［MET×3.5（mL/kg/min）× 体重（kg）÷1 000］×5。通常用每周或每天活动所消耗的 kcal 作为衡量运动量的标准。并可通过下列公式计算出运动的能量消耗：

$$kcal/ 周 ＝［MET×3.5（mL/kg/min）× 体重（kg）÷1 000］×5$$

例如，某男性锻炼者，体重 70 kg，每天进行 30 min 的慢跑锻炼（约 7 METs），每周运动 3 d，那么他每周的总运动量为：

第一种计算方法：

$$7 METs×30 min×3 次 / 周 ＝630 MET-min/ 周$$

第二种计算方法：

$$（7 METs×3.5 mL×70 kg÷1 000）×5 ＝8.575 kcal/min$$

$$8.575 kcal/min×30 min×3 ＝771.75 kcal/ 周$$

也可采用公式进行能量消耗计算：

$$kcal/ 周 ＝1.05×MET-h× 体重（kg）$$

$$kcal/ 周 ＝1.05×10.5 MET-h×70 ＝771.75 kcal/ 周$$

流行病学和随机临床试验的研究结果显示：运动量与健康获益之间存在量效反应关系，健康获益随着身体活动量或运动量的增加而增加，虽然获得健康益处的运动量和最小推荐量尚不清楚，但是总运动能量消耗不少于 500～1 000 MET-min/ 周与较低的 CVD 发病率和死亡率密切相关。因此，推荐给大多数成年人的合理运动量是 ≥ 500～1 000 MET-min/ 周，即 8.5～17 MET-h/ 周。

高强度间歇性训练提高心肺耐力方案

计步器或智能手机的计步功能是一种促进身体活动的有效工具，并且可以通过每天行走的步数来估算运动量。人们经常提到的"每天步行 10 000 步"是指每天所有走动的步数，即日常生活中的各种速度走动步数的总和，每天达到 5 400～7 900 步就可以满足中等强度身体活动的推荐量。因此，建议大多数人若想每天达到中等强度运动量，步数至少为 7 000 步。为了达到每天 7 000 步的目标，人们可以考虑使用以下方法估算运动总量：① 以 100 步 /min 的速度步行，相当于中等强度的运动；② 每天走 1.3～1.5 km，相当于走了 2 000 步；③ 每天以中等强度步行 30 min，相当于走 3 000～4 000 步。如果为了维持正常体重，男性需要每天步行 11 000～12 000 步，女性需要 8 000～12 000 步。目前，使用计步器或智能手机的计步功能估算运动量存在潜在的误差，因此最可行的做法是将步行速度与目前推荐的运动时间 / 持续时间结合使用，如以 100 步 /min 的速度每次步行 30 min，或每周以此速度步行 150 min。

（六）运动进度

运动处方的实施进阶可分为以下三个阶段：

1. 适应阶段

适应阶段是锻炼者从无规律运动到逐渐形成规律运动的过程，这一过程主要强调锻炼者对运动的适应性。适应阶段通常为 1～4 周，多数人为 1～2 周。在此阶段采用循序渐进的原则，以降低心血管事件和发生肌肉、骨骼损伤的风险，并可增加锻炼者对运动的适应性和依从性。此阶段强调人体对运动方式、运动时间、运动强度的适应；以较低强度、较少频率、较短运动时间开始。对于身体活动不足的人，推荐以低到中等强度开始运动，然后根据锻炼者的适应情况，逐渐增加运动时间、增加运动频率，然后增加运动强度。若改变运动方式，因动用的肌群不同，应再从低强度、短时间和低频率开始。运动后轻度疲劳，休息后疲劳缓解或消失是对运动量适应的表现。运动中出现明显呼吸困难、胸痛、头晕、异常疲劳或肌肉关节疼痛应停止运动。运动后疲劳持续存在，休息后未能有效缓解，甚至出现明显的肌肉酸痛、疼痛或损伤，应休息数天后再开始运动。当锻炼者无法耐受现有运动量时，应降低运动量。

2. 提高阶段

随着规律锻炼时间的延长，锻炼者从运动中的获益逐渐显现，此阶段是机能状态不断提升的过程，此阶段通常为1~5个月。在这一阶段采用超量负荷的原则，即在一个人通常的体力活动水平基础上新增加体力活动量。健康收益及骨骼、肌肉和关节受伤的风险与这两个级别之间的差距大小直接相关。在不同时间段中，通过调整FIT中的某一项逐渐增加运动量，同时观察锻炼者对调整后运动处方的适应性表现，并在观察到锻炼者适应后再进行下一次调整，通常每个月调整一次运动量。

此阶段调整运动量时主要考虑：① 初始体力活动水平；② 锻炼者的目标与需求；③ 有无医学禁忌证或身体限制，以及需强调或避免的活动类型。

专业人员在制订运动处方的FITT-V原则中，需要遵循循序渐进的原则，避免短时间内大幅度增加FITT-V中的任意一项，将运动中的风险（如肌肉酸痛、损伤、过度疲劳、过度训练等）降到最低。同时，专业人员在调整运动处方时，需要密切监控锻炼者的反应，观察锻炼者是否发生了因为运动量增加而产生的不良反应，如运动后的呼吸急促、疲劳和肌肉酸痛。当锻炼者无法耐受运动方案时，应及时减少运动量。随着运动量的增加，可以观察到锻炼者不断获得运动带来的健康益处。由于各种原因，锻炼者不能或不愿意增加运动量时，有时也不必不断地增加运动量，而运动获益也可能维持在一定水平不再提高。

3. 稳定阶段

规律运动5~6个月后，人体机能相对稳定，不需要额外增加运动量，保持现有的规律运动习惯，可以维持已经获得的益处。人体机能水平越高，维持这一水平需要的运动量越大。若继续增加运动量，提高幅度较小，有可能增加运动损伤的风险。

在不同阶段，应注意观察锻炼者是否适应现有的运动处方，包括有无运动量过大或运动量不足的现象，并及时进行调整。需要注意的是，提高运动处方中的FITT-VP原则中任何一项都应该遵循循序渐进原则，避免大幅度增加FITT-VP中的任何一项。

总之，在设计运动处方的FITT-VP内容时，应充分考虑锻炼者的以下内容：① 运动目标；② 健康状态；③ 运动能力及与健康相关的身体素质；④ 日程安排；⑤ 运动和社会环境；⑥ 运动器材和设施的可用性。

提高心肺耐力运动处方的FITT-VP原则总结见表4-2-4。

表4-2-4 提高心肺耐力运动处方总结

要素	具体内容
运动方式（T）	有氧运动；大肌群（上肢、下肢、躯干）连续不断且有节奏的运动，如快走、慢跑、骑自行车、游泳、划船、越野滑雪、登楼梯和有氧舞蹈等
运动频率（F）	≥5 d/周的中等强度运动，或≥3 d/周的较大运动强度，或3~5 d/周的中等和较大强度运动组合
运动强度（I）	中等和/或较大强度运动，对于大多数健康成年人推荐的运动强度应大于或等于50%HRR

续表

要素	具体内容
运动时间（T）	中等强度有氧运动 30~60 min/ 周（150 min/ 周）或较大强度有氧运动 20~60 min/d（75 min/ 周），或对于大多数成年人每天中等和较大强度运动的组合；分段运动累计达到 150 min/ 周有氧运动量有利于心肺耐力的提高，尤其是以前久坐或身体活动不足的人群
运动总量（V）	建议目标为 500~1 000 METs-min/ 周。低于此推荐量或无法及不愿意达到这种运动量的人群来说仍然能从规律的运动中获益，但是获益程度较少。锻炼可以每天一次连续运动，也可以每天分多次完成推荐量。分段完成可能使身体状态较差的个体容易实施并有良好的依从性。高强度间歇训练可以用于心肺耐力良好的成年人
运动进度（P）	通过调整运动持续时间、频率和 / 或强度来逐渐增加运动量，直到达到期望的运动目标（维持）为止。规律运动可降低肌肉、骨骼损伤和心血管事件的风险

四、心肺耐力运动处方的目标

（一）近期目标

近期目标是指根据运动处方对象目前的健康状况、体力活动水平制订近两周或 4~8 周需要达到的运动目标，包括预期的运动强度、运动时间、运动总量及运动效果。

（二）长期目标

长期目标是指制订半年、一年，甚至更长时间的运动目标。最终的目的是使运动健身更好地融入日常生活，从根本上改变锻炼者的体质水平和身体状况，达到理想的运动效果。

五、注意事项

为了降低运动处方实施中的风险，首先应注意以下问题：① 运动前进行健康检查和评估程序；② 运动类型的多样化可能减少劳损；③ 以小强度到中等强度开始实施运动计划；④ 循序渐进地增加运动数量和质量；⑤ 关注运动对骨密度的影响；⑥ 调整行为因素，增加运动处方执行的依从性。

针对运动处方对象的实际情况应说明注意事项，主要包括以下几个方面：

（一）做好准备活动和整理活动

在开始实施运动处方前，要采用低于运动处方强度的运动进行 5~10 min 的准备活动（热身）。准备活动的主要目的是使心血管系统由安静状态逐渐适应运动状态，以避免引起心血管的不适应，甚至诱发心血管意外。同时，准备活动可以增加肌肉的血流量，使肌肉温度升高、黏滞性下降，使运动中发生肌肉、骨骼和关节损伤的风险下降。运动结束后要进行 5~10 min 低于运动处方强度的整理活动，促使肌肉中的血量回流，保持一定的回心血量和心输出量，防治因回心血量骤减导致的心肌缺血和脑缺血（图 4-2-3）。在整理活动时进行拉伸练习可以取得良好的效果。

（二）针对运动环境调整运动量

在寒冷有风或湿热环境运动时，应降低运动强度，适当减少运动量。

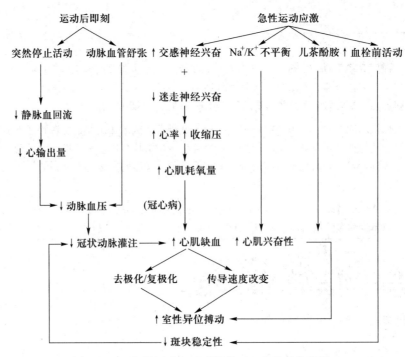

图 4-2-3 急性运动和运动骤停对心血管系统的影响

（三）运动时间与进餐时间

一般情况下，建议在餐后 1 h 开始运动，尤其是对糖尿病前期或糖尿病患者在这个时间段开始运动，可有效地降低餐后血糖的峰值，同时还减少了运动诱发低血糖的风险。若餐后即刻开始运动，可能因腹部饱胀引起不适；若餐前运动，则可能增加低血糖的风险。

（四）运动与药物的关系

若服用影响心率的药物，无论是在运动测试中还是在实施运动处方过程中应参照 RPE 监测运动强度，应告知锻炼者在运动中常见的异常反应，提醒锻炼者注意观察。

（五）其他

如遇到感冒、腹泻等疾病或疲劳不适等情况可暂停运动，休息几天，待情况好转后再循序渐进地开始运动。

六、运动处方的实施

运动处方实施过程中，每一次运动应按照训练课的形式完成，包括以下内容：

（一）热身

至少 5~10 min 小到中等强度的心肺耐力和肌肉耐力活动。

（二）训练内容

根据运动处方的具体内容，进行 20~60 min 有氧运动，或多次进行中等强度运动累计达到 20~60 min。

（三）整理活动

至少 5~10 min 小到中等强度的心肺耐力和肌肉耐力活动。

（四）拉伸

在整理活动之后进行 5~10 min 有针对性的、锻炼肌肉的拉伸，可以增加关节活动度和加速代谢产物的排出，预防肌肉酸痛，提高健身效果。

七、心肺耐力运动处方的效果评价

锻炼者按照运动处方锻炼可以收到良好的健康效益，包括即刻效益和长远效益，一般从以下几个方面进行运动处方效果的评价：

（一）运动量适宜的判断

晨脉无显著增加，睡眠状态良好，晨起后精神状态好，没有肌肉酸痛。晨脉是指清晨醒后起床前安静状态下的脉搏，是对锻炼者运动量、运动强度是否合适，是否因运动量过大出现疲劳的最简单实用的评价方法。如果晨脉值比未参加运动前高了 3~4 次 /min，应引起重视；如果晨脉值比未参加运动前高了 5 次 /min 或以上，说明运动负荷过大，运动造成的疲劳未能全部恢复，应调整运动量和运动强度；如果晨脉值逐渐下降，说明锻炼者的机能水平有所提高。

（二）主观感觉变化

同等强度下运动时费力程度下降，如刚开始步行速度达 100 步 /min 主观感觉是有些费力，经过一个月左右时间规律运动后，再以这种速度步行时的主观感觉是相对轻松，这是通过规律使运动心肺耐力提高的表现。

（三）体质健康的变化

主要观察体质健康的几个要素的变化进行评估。

（1）心肺耐力提高。可利用实验室测试、台阶试验、12 分钟跑、步行速度等推算 $\dot{V}O_2\text{max}$，进行运动前后比较；心肺耐力提高的主观感觉主要是同等负荷下运动时疲劳感减轻。经过 3~6 个月的规律运动，通常可使心肺耐力提高 10%~30%，基线水平越低的锻炼者，心肺耐力提升的比例越高，基线水平越高的锻炼者，心肺耐力提升的幅度越小。

（2）体重和身体成分变化。通过体重、BMI、生物电阻抗测身体成分、皮褶厚度变化可以观察脂肪 / 肌肉量改变。经过规律运动后，通常可能出现体重、BMI 有所下降，脂肪体重下降，瘦体重不变或增加，皮褶厚度变薄等变化，变化程度与运动量和饮食热能摄入量有关。

（3）肌肉力量和肌肉耐力提高。通过对握力、背力等指标的测量观察肌肉力量变化，通过仰卧起坐、俯卧撑等指标的测量观察肌肉耐力的变化。

（4）柔韧性和平衡能力改善。通过对坐位体前屈、背抓试验、闭眼单脚站立等指标的测量观察柔韧性和平衡能力变化。

（四）基本医学指标的变化

（1）心率。安静心率和同等负荷下心率下降，都是心肺耐力提高的相关变化。

（2）对血压的良好调节。通过一段时间的规律运动，可以使原来血压偏低的锻炼者血压有所升高甚至恢复正常，而对于高血压前期或适合运动的高血压患者，收缩压和舒张压均有所下降（详见高血压人群运动处方）。

（3）心电图。未呈现异常。

（五）血生化检查

（1）血脂。运动对血脂的总体影响需要 8 周以上的规律运动才能显现，但是有氧运动对甘油三酯的影响可产生即刻效应。总体来看，规律运动可以使总胆固醇下降、低密度脂蛋白胆固醇下降和高密度脂蛋白胆固醇升高。规律运动可以作为血脂异常的辅助治疗方法，详见血脂异常人群运动处方。

（2）血糖。规律运动对血糖的影响比较显著，对于血糖轻度异常，如糖尿病前期或早期糖尿病患者，规律运动后可使空腹血糖和餐后 2 h 血糖恢复或接近正常范围，成为主要治疗手段之一；对于病程较长或有并发症的糖尿病患者也可作为一种有效的辅助治疗方法，详见糖代谢异常人群运动处方。

（3）其他指标。通过规律运动，胰岛素、免疫指标、炎症指标、鸢尾素、内啡肽等指标也会发生良好的变化。但是，这些指标一般作为科学研究的敏感指标，而不作为心肺耐力运动处方效果的评价指标。

（六）心理状态评价

规律运动可使心理健康有良好改善，可以通过心理健康问卷、生活质量问卷进行效果评价。

八、心肺耐力运动处方案例分析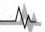

（一）初始期的心肺耐力运动处方案例（第 1~4 周）

李某，57 岁，男性，因体质逐渐减弱产生参加运动的愿望。

1. 采集相关信息

首先对李某进行体力活动现状调查，发现其除了日常生活中的体力活动之外，偶尔到公园游玩，无规律锻炼习惯。经询问得知，李某的父母及儿女均未患有心脑血管和肾疾病。李某出示的上周体检结果，无明确诊断的心血管及代谢性疾病，平时也无头晕、胸痛、胸闷、呼吸困难等不适症状。

2. 运动风险评价

李某无规律锻炼习惯，年龄 57 岁，无心血管疾病家族史、无心血管疾病的症状体征和明确诊断的疾病，上周体检结果显示：空腹血糖 5.37 mmol/L，总胆固醇 4.88 mmol/L。总体评价：参加中等强度的运动是安全的。

3. 体质测试

（1）用 YMCA 方案测心肺耐力，并进行运动中心率和血压监测，推算结果是：$\dot{V}O_2max = 24$ mL/min/kg，略低于同龄人的平均水平。运动中心率和血压无异常反应。

（2）用生物电阻抗体成分仪测体重和身体成分：身高 168 cm，体重 72 kg，BMI = 25.5 kg/m^2，体脂率 30.2%，体脂率偏高。

（3）用 30 s 臂弯举测上肢肌肉耐力：完成 14 次，属于较低水平。

（4）用 30 s 坐站试验测下肢肌力：完成 15 次，属于中等水平。

（5）用坐位体前屈测躯干和髋关节柔韧性：−2 cm，属于较低水平。

（6）用闭眼单脚站立试验测平衡能力：站立时间为 12 s，属于较低水平。

4. 总体评价

李某体质状态属于中等偏下水平，可以通过规律运动逐渐提升。

5. 制订运动处方

（1）运动目的。改善体质现状，提高心肺耐力。

（2）运动频率。第 1~2 周每周 3 次，第 3~4 周每周 4~5 次。

（3）运动强度。采用储备心率法确定靶心率，测得安静心率 76 次/min，计算过程如下：

HRmax = 207 − 0.7 × 年龄 = 167 次/min

HRR = HRmax − RHR = 167 − 76 = 91 次/min

根据李某的基本状况，计划运动强度范围：40%~50%HRR。

THR（下限）= 91 × 40% + RHR = 36 + 76 = 112 次/min

THR（上限）= 91 × 50% + RHR = 46 + 76 = 122 次/min

THR = 113~122 次/min，可以用智能手环监测运动中的心率，并进行适当调整。

（4）运动时间。第 1~2 周，每次运动 15 min；第 3~4 周每次运动 20 min。

（5）运动方式。步行。

（6）运动量。第 1~2 周的运动量：3 METs × 45min = 135 MET-min；

第 3 周的运动量：3 METs × 80 min = 240 MET-min；

第 4 周的运动量：3 METs × 100 min = 300 MET-min。

（7）运动进阶。李某目前的运动过程属于适应阶段，从低频率、短时间、中等强度下线开始，第 1~2 周，每周运动 3 次，每次 15 min，运动强度为 40%~50% HRR；第 3 周将运动时间延长至 20 min，运动频率由每周 3 次增加至 4 次，第 4 周增加 1 次运动，每次运动仍 20 min。

（8）注意事项。建议李某按照运动处方进行运动，注意选择道路平整、空气新鲜、离机动车道较远的地方运动。运动中若有不适应停止运动；运动后 1 天仍感觉疲劳应停止运动，并咨询运动处方师。

6. 回访

一周后电话回访得知李某能够按照运动处方进行运动，无不适感。建议 4 周后回到社区健身中心调整运动处方。

按照中国体育科学学会运动处方的标准化格式制订运动处方如下：

李某的运动处方（第 1～4 周）

基本信息				××××年8月8日	
姓名	李某	性别	☑男 □女	年龄	57 岁
联系电话	××××××	家庭住址		××××××	

运动前筛查结果

体力活动水平	☑严重不足 □不足 □满足		
健康筛查	身高 168 cm，体重 72 kg，体脂率 30.2%，BMI 25.5 kg/m²		
	疾病史：☑无，□高血压，□糖尿病，□心脏病，□肺疾病，□其他		
	血液指标：空腹血糖 5.37 mmol/L，总胆固醇 4.88 mmol/L		
运动风险分级	□低 ☑中 □高		
运动测试结果	最大摄氧量 24 mL/min/kg，略低于同龄人水平		
	肌肉力量与耐力	□差 ☑一般 □较好	
	柔韧性	☑差 □一般 □较好	

运 动 处 方

运动目的	改善体质现状，提高心肺耐力
运动方式	健步快走
运动强度	40%～50% 储备心率，运动中应达到和维持的心率为 112～122 次/min
运动时间	第 1～2 周每次 15 min，第 3～4 周每次 20 min
运动频率	第 1～2 周每周 3 次，第 3～4 周每周 4～5 次
周运动量	第 1～2 周的运动量：3 METs×45 min＝135 MET-min 第 3 周的运动量：3 METs×80 min＝240 MET-min 第 4 周的运动量：3 METs×100 min＝300 MET-min
运动目标	适应现有的运动处方，为下一阶段运动奠定基础
注意事项	按照运动处方进行运动，注意选择道路平整、空气新鲜、离机动车道较远的地方运动。运动中若有不适，应停止运动；运动后 1 d 仍感觉疲劳，应停止运动，并咨询运动处方师
效果评估	能够按照运动处方进行锻炼，无不适感
回访时间	第 1、2、4 周末电话回访
运动处方师	×××
机构名称	×××××

（二）提高期的心肺耐力运动处方案例（第 5～8 周）

李某经过 4 周运动后回到社区健身指导中心。在过去的 4 周中，李某能够按照运动处方完成运动量，运动中稍感吃力，运动后经休息可恢复。基本信息和运动风险评价没有变化。根据上述情况和李某体质状态，对其运动处方进行如下调整：

1. 制订运动处方

（1）运动目的。改善体质现状。

（2）运动频率。每周 5 次。

（3）运动强度。采用储备心率法确定靶心率，计划运动强度范围：40%～50%HRR，靶心率为

113～122次/min，可以用智能手环监测运动中的心率，并进行适当调整。

（4）运动时间。第5～6周，每次运动30 min；第7～8周每次运动40 min。每天的运动时间可分为两段完成。

（5）运动方式。健步快走。

（6）运动量。第5～6周的运动量：3 METs×150min＝450 MET-min；第7～8周的运动量：3 METs×200min＝600 MET-min。

（7）运动进阶。李某目前的运动过程属于提高阶段的早期，逐渐增加了每次运动时间，运动强度仍为40%～50%HRR，运动量已经达到世界卫生组织推荐运动量范围（500～1 000 MET-min）。

（8）注意事项。由于每次运动时间延长，应注意观察其运动后疲劳恢复情况。注意其每次运动前的准备活动和运动后的整理活动。

2. 回访

一周后电话回访得知李某能够按照运动处方进行运动，无不适感。建议4周后回到社区健身中心进行相关测试后调整运动处方。

按照中国体育科学学会运动处方的标准化格式制订运动处方如下：

李某的运动处方（第5～8周）

基本信息				××××年9月6日	
姓名	李某	性别	☑男 □女	年龄	57岁
联系电话	××××××	家庭住址		××××××	

运动前筛查结果	
体力活动水平	□严重不足 ☑不足 □满足
医学筛查结果	身高 168 cm，体重 72 kg，体脂率 30.2%，BMI 25.5 kg/m²
	疾病史：☑无，□高血压，□糖尿病，□心脏病，□肺疾病，□其他
	血液指标：空腹血糖 5.37 mmol/L，总胆固醇 4.88 mmol/L
运动风险分级	□低 ☑中 □高
运动测试结果	最大摄氧量 24 mL/min/kg，略低于同龄人水平
	肌肉力量与耐力 □差 ☑一般 □较好
	柔韧性 ☑差 □一般 □较好

运动处方	
运动目的	改善体质现状，提高心肺耐力
运动方式	健步快走
运动强度	40%～50% 储备心率，运动中应达到和维持的心率为 112～122 次/min
运动时间	第5～6周每次运动 30 min；第7～8周每次运动 40 min
运动频率	每周运动 5 次
周运动量	第5～6周的运动量：3 METs×150min＝450 MET-min 第7～8周的运动量：3 METs×200min＝600 MET-min
运动目标	改善体质水平，提高心肺耐力
运动进阶	李某目前的运动过程属于提高阶段的早期，逐渐增加了每次运动时间，运动强度仍为40%～50%HRR，第7～8周运动量已经达到世界卫生组织推荐运动量范围（500～1 000 MET-min），坚持运动，会明显获益

注意事项	由于每次运动时间延长，可以分段完成，应注意观察运动后疲劳恢复情况。注意每次运动前的准备活动和运动后的整理活动
效果评估	能够按照运动处方进行锻炼，运动后稍感疲劳，休息后很快恢复
回访时间	第6、8周末电话回访
运动处方师	×××
机构名称	×××××

（三）提高期的心肺耐力运动处方案例（第9～12周）

李某经过8周运动后回到社区健身指导中心。在过去的4周中，李某能够按照运动处方完成运动量，运动中稍感吃力，运动后经休息可恢复。基本信息和运动风险评价没有变化。

1. 体质测试

根据上述情况，对李某进行体质健康测试，测试结果如下：

（1）用YMCA方案测心肺耐力，并进行运动中心率和血压监测，$\dot{V}O_2max = 26.0\ mL/min/kg$。与第一次测试结果比较，略有提高，相当于同龄人的平均水平。运动中心率和血压无异常反应。

（2）用生物电阻抗体成分仪测体重和身体成分：身高168 cm，体重70 kg，$BMI = 24.8\ kg/m^2$，体脂率28.4%。

（3）用30 s臂弯举测上肢肌肉耐力：完成15次，属于较低水平。

（4）用30 s坐站试验测下肢肌力：完成17次，属于中等水平。

（5）用坐位体前屈测躯干和髋关节柔韧性：–2 cm，属于较低水平。

（6）用闭眼单脚站立试验测平衡能力：站立时间为15 s，属于较低水平。

2. 总体评价

本次测试显示，李某心肺耐力水平略有提高，体脂率略有下降，其他指标变化不大。李某存在的主要问题仍是体质状态属于中等偏下水平，可以通过规律运动逐渐提升。

3. 制订运动处方

根据李某本次测试结果和体质状态对其运动处方进行调整如下：

（1）运动目的。改善体质现状。

（2）运动频率。每周运动5次。

（3）运动强度。采用储备心率法确定靶心率，李某安静心率为73次/min；计划运动强度范围：45%～55% HRR，根据上述计算过程得知，李某的靶心率为114～124次/min，可以用智能手环监测运动中的心率，并进行适当调整。

（4）运动时间：第9～12周每次运动40 min，每天的运动时间可分为两段完成。

（5）运动方式。在步行的基础上，每周进行两次上肢哑铃练习：选取5磅重哑铃，进行3组练习，每组重复12～15次。两次力量练习间隔2～3天。

（6）运动量：第9～12周的有氧运动量：3.5 METs × 200 min = 700 MET-min。

（7）运动进阶。李某目前的运动过程步入提高阶段的中期，将运动强度调整为45%～55% HRR，有氧运动量已经达到700 MET-min，达到世界卫生组织推荐量范围（500～1 000 MET-min）。每周增加两次中等强度的上肢力量练习，以增加上肢肌肉力量和肌肉耐力。

（8）注意事项。由于运动强度略有增加，并增加了两次上肢力量练习，应注意观察其运动后疲劳恢复情况。注意每次运动前的准备活动和运动后的整理活动。

4. 回访

一周后电话回访得知，李某能够按照运动处方进行运动，无不适感。建议 4 周后回到社区健身中心进行相关测试后调整运动处方。

按照中国体育科学学会运动处方的标准化格式制订运动处方如下：

李某的运动处方（第 9~12 周）

基本信息					××××年10月4日
姓名	李某	性别	☑男 □女	年龄	57 岁
联系电话	××××××	家庭住址		××××××	

运动前筛查结果

体力活动水平	□严重不足　□不足　☑满足
医学筛查结果	身高 168 cm，体重 70 kg，体脂率 28.4%，BMI 24.8 kg/m²
	疾病史：☑无，□高血压，□糖尿病，□心脏病，□肺疾病，□其他
	血液指标：空腹血糖 5.37 mmol/L，总胆固醇 4.88 mmol/L
运动风险分级	□低　☑中　□高
运动测试结果	最大摄氧量 = 26 mL/min/kg，较前一次测试提高，略低于同龄人水平
	肌肉力量与耐力　　□差　☑一般　□较好，较前一次测试略有提高
	柔韧性　　☑差　□一般　□较好，较前一次测试略有提高

运 动 处 方

运动目的	改善体质现状，提高心肺耐力
运动方式	健步快走 + 上肢哑铃练习
运动强度	有氧运动强度：45%~55% 储备心率，运动中应达到和维持的心率为 114~124 次/min 力量练习：选取 5 磅重哑铃，每次进行 3 组练习，每组重复 12~15 次。两次力量练习间隔 2~3 d
运动时间	每次健步快走 40 min
运动频率	有氧每周运动 5 次，力量练习每周 2 次，2 次练习之间间隔 2 d
周有氧运动量	3.5 METs × 200 min = 700 MET-min
运动目标	改善体质水平，提高心肺耐力
运动进阶	李某目前的运动过程步入提高阶段的中期，将运动强度调整为 45%~55% HRR，有氧运动量已经达到 700 MET-min，达到世界卫生组织推荐量范围（500~1 000 MET-min）。每周增加两次中等强度的上肢力量练习，以增加上肢肌肉力量和肌肉耐力
注意事项	由于运动强度略有增加，并增加了 2 次上肢力量练习，应注意观察其运动后疲劳恢复情况。注意每次运动前的准备活动和运动后的整理活动
效果评估	能够按照运动处方进行锻炼，运动后稍感疲劳，休息后很快恢复。在同等强度下运动或进行体力活动时稍感轻松
回访时间	第 12 周末电话回访
运动处方师	×××
机构名称	×××××

王正珍

第三节 力量运动处方

　　肌肉力量是人体一切活动之本，任何身体素质都是通过一定的肌肉工作方式来实现的，提高肌肉的功能（包括肌肉力量、肌肉耐力和爆发力）对各个人群都是非常重要的。很多研究表明，肌肉力量的增加对降低慢性病发生率、改善身体成分、提高骨密度、增进运动能力都有明显的作用。另有研究显示，进行力量练习不仅可以预防和减轻抑郁、焦虑，还可以增强活力和缓解疲劳。

　　力量运动处方是根据锻炼者的健康、体力及心血管功能状况，结合其锻炼目标、运动能力、生活习惯和个人喜好等个性化特点，以处方的形式来确定力量练习的种类、方法、运动强度和运动量等要素，并明确指出在力量练习时应该注意的事项。力量运动处方是指导锻炼者进行合理力量练习、提高肌肉功能的主要方式，不同性别、年龄和身体条件的人群需要不同的力量运动处方。根据使用的器械不同，力量运动处方分为抗阻力量运动处方和功能性力量运动处方两种。在制订力量运动处方时，首先要明确锻炼目标，同时要遵循特定的制订原则，才能为锻炼者制订出合理的力量运动处方。

　　锻炼者依据力量运动处方进行力量练习，既可确保安全，又具有科学性和针对性，还可让锻炼者做到目标明确、计划清晰，并能看到锻炼前后自身的变化，从而达到最佳的健身效果。

一、制订力量运动处方的目的

　　一个合理的力量运动处方可以帮助锻炼者达到以下目标：
　　（1）保持正确身体姿势及改善身体形态。
　　（2）增加肌肉力量，改善肌肉功能。
　　（3）管理、缓解及改善各种代谢引起的慢性疾病。
　　（4）减少运动中损伤风险，增加对人体关节、内脏的保护能力。
　　（5）促进生理机能与健康，提高生活质量，减缓衰老。
　　（6）增强身体适应能力，缓解疲劳。
　　（7）提高某项运动项目的表现。
　　（8）提高自信，增加正能量，减少精神压力和焦虑。

二、制订力量运动处方的基本原则

　　力量锻炼是一种运动，因此，在制订力量运动处方时，要依据运动训练和运动生理学的最基本规律和原则。

（一）安全性原则

　　安全性原则是制订任何运动处方时首先要考虑的因素，这就要求要最先排除锻炼者的运动风险，了解锻炼者的家族史、疾病史、损伤史、身体能力和运动经历等，采用和安排的锻炼计划、练习方法、运动器械都要安全可靠，避免力量锻炼过程中出现安全问题。在力量运动处方制订时要设计热身和整理部分，避免运动损伤和过度疲劳。

（二）适应性原则

适应性原则是指人体会对外界的刺激产生适应，正向的刺激会带来积极的反应，而负向的刺激会带来消极的适应。

（三）系统性原则

依据人体的生理适应原则，力量锻炼应该有明确的目标，有计划性，并能够持续稳定地进行，否则机体难以将单次的力量锻炼效果长久地保持下来。

（四）循序渐进原则

循序渐进原则是指锻炼的次数、时间、强度、运动量都应该逐渐提高，而不能直接超越锻炼者当前的身体适应能力。

（五）超负荷原则

由于肌肉会对所受到的刺激产生适应，因此要增加肌肉力量或肌肉围度，训练时的负荷一定要超出锻炼者所习惯的负荷才能不断提高。

（六）可逆性原则

力量锻炼应该养成习惯，持之以恒、定时进行，如果肌肉长期得不到正向的刺激，力量和围度都会逐渐下降。

（七）针对性原则

制订力量运动处方时要有针对性，因为没有可以普适任何锻炼者的力量运动处方，因此需要针对锻炼者的不同需求和不同身体条件，以及充分考虑锻炼者的锻炼目标、健康状况、运动能力、日程安排、生活习惯、个人喜好和运动场所等因素设计不同的力量运动处方。

（八）全面性原则

在制订力量运动处方时一定要考虑到人体是一个整体，应该全面发展人体的肌肉力量，而不能只注重发展部分肌肉力量，因为这有可能会导致人体的平衡性被打破，产生肌肉力量失衡，引发身体姿态异常、关节活动障碍等系列问题。

（九）多样化原则

在制订力量运动处方时要考虑练习方式、练习强度、练习器械的多样性，一方面可以给肌肉更加全面的锻炼，另一方面可以提高锻炼者的练习兴趣，使其可以更好地坚持力量练习。

（十）平衡发展原则

在制订力量运动处方时，要考虑人体的平衡，同时要考虑到各种身体素质之间的平衡，如主动肌、稳定肌和拮抗肌之间的平衡关系，肌肉力量和柔韧性之间的平衡关系，锻炼和恢复之间的平衡关系等。

三、力量运动处方的特点

一份合理的力量运动处方可以帮助锻炼者快速提高肌肉力量或力量耐力水平，同时避免运动损伤发生。合理的力量运动处方具有以下几个特点：

（一）目的性强

合理的力量运动处方应该有明确的长期目标和近期目标，运动处方的制订和实施都应围绕这些目标来进行。

（二）计划性强

合理的力量运动处方，力量锻炼的安排应有较强的计划性，结构清晰完整，便于锻炼者在执行运动处方的过程中长期坚持。

（三）科学性强

合理的力量运动处方的制订和实施过程应严格按照运动医学、人体科学、运动训练学等学科的要求进行，具有较强的科学性。按运动处方进行锻炼，能在较短的时间内取得较明显的健身和康复效果。

（四）针对性强

合理的力量运动处方应根据每一个锻炼者的具体情况制订和实施，具有很强的针对性，锻炼效果明显。

（五）普及面广

合理的力量运动处方不宜过于复杂，应简明易懂，容易被大众所接受、收效快，这样便于推广，产生积极的社会效益。

四、力量运动处方的制订

制订力量运动处方应具备严格、系统的思路，符合运动训练学的基本规律和原则，要考虑多方面的影响因素，在遵从基本原则的基础上，需要充分发挥个人的经验和智慧，为锻炼者设计出最合理的力量运动处方。制订力量运动处方可以按照 7 个步骤进行，如图 4-3-1 所示。

力量锻炼者基本
信息调查表

图 4-3-1 制订力量运动处方的 7 个步骤

（一）建立信任关系

在运动训练学中有一条原则叫"主动参与"原则，力量运动处方的主体是锻炼者，不论运动处方如何完美，如果没有锻炼者的主动参与，那么也不可能产生很好的锻炼效果。在制订力量运动处方时，首先需要了解锻炼者的锻炼目标、锻炼动机、目前身体状况、锻炼经历、疾病史、损伤史、生活习惯、日常作息、营养偏好和个人喜好等情况，并且在力量运动处方执行过程中，还要根据锻炼者实际效果反馈进行适时调整，这一系列工作都需要运动处方师和锻炼者建立良好的信任关系。如果运动处方师没有与锻炼者建立良好的信任关系，没有形成良性互动，那么很可能获得的信息不是最真实的，这样在制订力量运动处方时就有可能出现偏差，甚至产生无法预期的消极后果。例如，锻炼者本身有膝关节伤病，在制订力量运动处方时锻炼者没有告诉运动处方师，那么在力量运动处方中如果安排了大量的下肢练习动作，久而久之就有可能加重锻炼者膝关节的伤病。

（二）锻炼需求分析

通过合理的力量运动处方，可以帮助锻炼者提高肌肉力量、肌肉耐力或爆发力，达到提高生活质量、改善身体形态、提高运动表现、实现对慢性疾病的控制、延缓衰老、保持精力充沛等目标。不同的锻炼者锻炼目标不尽相同，年轻的锻炼者大多数倾向于塑形或提高运动表现，而年龄较大的锻炼者一般更倾向于提高生活质量，实现对慢性疾病的控制等。

在确定力量运动处方的目标时，一方面要充分考虑锻炼者自身的需求，另一方面运动处方师应从锻炼者填写的问卷以及与其沟通交流中获得信息，从而帮助锻炼者确定一个合理的锻炼规划。

规划中应包括最终双方认可的锻炼目标、达到目标所需的时间、实现目标需要付出的条件、如何具体执行以及最后的预期结果。可以先根据锻炼者的情况设定一个长期目标，然后再分解为若干个短期目标，逐步实现。例如，身材瘦弱的锻炼者的长期目标是希望通过力量锻炼为自己打造一个健美的身材，那么首先可以设定一个为期 8 周的短期目标，在这个期间内帮助锻炼者学习基本的负重练习技术和进行基础力量练习，然后再利用 8 周时间帮助其实现增加 2~3 kg 肌肉的目标，依次顺延。

运动处方师必须了解锻炼者的需求，同时要以专业的角度判断目标的可行性，既要做到满足锻炼者的需求和个人偏好，又要做到进行科学地引导，协助锻炼者制订出合理的锻炼目标。

（三）运动风险筛查

运动风险筛查方法见第三章第七节功能性动作筛查。

（四）选择锻炼方式

选择锻炼方式包括选择锻炼类型、组合方法与动作顺序、锻炼器材三个方面。

1. 选择锻炼类型

锻炼类型是指针对锻炼目标所选择的力量练习种类，包括稳定性力量练习、力量耐力练习、增加肌肉围度练习、最大肌肉力量练习、爆发力练习等。不同的锻炼种类，在设定力量运动处方的关键变量时会有很大区别。一般的锻炼种类选择可按照以下步骤进行（图4-3-2）：

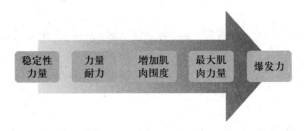

图4-3-2　锻炼类型的发展步骤

在实际选择锻炼种类时，要综合考虑锻炼者的力量锻炼经验、目前力量水平、锻炼最终目标等因素，不一定每个步骤都要进行，如果锻炼者并非专业运动员，可以不进行最大力量练习，而直接进行爆发力练习，但是通过最大力量练习后，爆发力会提高得更加明显。例如，一个成年人希望提高弹跳的高度，应该按照以上锻炼种类的步骤一步一步实现爆发力的提高；而一个老年人如果只希望改善日常生活质量，那么他只需要进行稳定性力量和力量耐力练习就可以，即使其想提高一些爆发力，也不需要进行增加肌肉围度和最大力量的练习，直接用较轻的重量进行爆发力练习即可。

2. 选择练习组合方法与动作顺序

力量练习组合方法与动作顺序的选择会直接影响到运动处方的效果，动作顺序安排方法很多，组合方式也很灵活。在安排练习动作顺序和组合方法时，要依据锻炼目标，充分考虑某一练习动作对另一练习动作的完成质量与对技术的影响。不同的动作顺序决定了如何进行组合方法。在制订力量运动处方时，应根据锻炼者的锻炼目标、每周锻炼频率、每次锻炼时间长短、力量锻炼经验等确定选择何种组合方法。比较常用的组合方法有重点与辅助练习组合方法、练习部位交替组合方法、练习动作交替组合方法、循环式组合方法、超级组合与强化组合方法等，每种方法各有侧重。

（1）重点与辅助练习组合方法。

对于一般锻炼者来说，重点练习是指多关节复合性的力量练习，如深蹲、引体向上等，因为这些练习会动用到多个关节和多组肌肉，练习的功能性较强，可以承受较大的负荷，所以训练效率高，是制订力量运动处方时首先要考虑的力量练习方式；而单关节练习由于练习的肌肉较少，功能性较低，所以一般作为辅助性练习。

如果在一个运动处方中涉及多种锻炼方法和练习动作，一般情况下应该遵循以下几个原则：① 先进行爆发力练习再进行一般力量练习。由于在进行爆发力练习时需要神经高度紧张、肌肉快速发力完成动作，可避免疲劳和高质量地完成练习。② 先进行多关节复合性练习再进行单关节辅助性练习。由于多关节复合性练习更具备功能性，属于重点练习内容，另外如果先进行单关节的力量练习，会引起局部肌肉疲劳，将影响到多关节复合性练习的质量，甚至可能会增加运动风险。③ 先进行力量练习再进行稳定性练习。由于在力量练习时需要稳定肌参与，如果先进行大量稳定性练习，有可能会引起稳定肌的疲劳，在力量练习中增加运动风险。

（2）练习部位交替组合方法。

在一个力量运动处方中会涉及全身多部位的练习，一般建议根据练习重点部位交替进行，如上肢练习的几组动作结束后，接着进行下肢力量练习，这样安排可以让锻炼者的局部肌肉能够更好地恢复，此种方法特别适合力量练习经验不足的锻炼者。运动员或长期进行力量练习的锻炼者，可以在一组上肢力量练习后，紧接着安排一组下肢力量练习，如此交替进行，这样，可以在单位时间内进行更多的力量练习，同时也可以提高力量练习负荷强度。

（3）练习动作交替组合方法。

有时根据锻炼目标，力量运动处方可能会以上肢或下肢的练习为主，这时往往无法以练习部位进行组合，而会以练习动作交替的形式进行组合。例如，下肢的主要动作形式是下蹲和硬拉，上肢的主要动作形式是推和拉，如制订以上肢练习为主的运动处方时，即可进行一个上肢推的动作（卧推、负重俯卧撑等），再进行一个上肢拉的动作（引体向上、坐姿划船等）。对于力量练习经验较少的锻炼者，可以在完成几组上肢推的动作后，再进行上肢拉的练习；而对于力量练习经验丰富的锻炼者，可以完成一组上肢推的练习后紧接着进行一组上肢拉的练习，这可减少训练时间，提高训练效率。

（4）循环式组合方法。

循环式组合方法是将多种力量练习组合在一起，进行完一项力量练习后进行短暂休息甚至没有休息就开始进行下一项力量练习的方法。循环练习主要是为了发展力量耐力，一般每个练习安排的负荷不大。循环力量组合一般安排 4~8 个练习动作，每个练习一般完成 10~20 次，或依据时间来设定，如每个练习进行 20 s，一般进行 2~6 组循环，每组循环之间可以安排 1~3 min 间歇，也可以不安排间歇。间歇时间长，可以让锻炼者达到恢复，保证下一组循环练习时动作质量更高；不休息或休息时间短是为了让锻炼者的力量耐力和能量代谢系统得到更多的刺激。因此，在安排循环力量组合练习内容时，应充分考虑锻炼者的运动能力、力量经验和恢复情况，针对运动能力不足的锻炼者可适当安排一些以自身体重为阻力、轻负荷的练习，而运动员或力量经验丰富的锻炼者适宜安排负荷较大的力量练习，以达到更好的锻炼效果。

3. 选择锻炼器材

可进行力量练习的器材非常多，普通力量锻炼者最常用的器材或阻力主要分为 4 类，分别是自身体重、固定力量器械、自由重量器械和功能性训练器材。这 4 类器材的阻力各有特点，在制订运动处方时可根据锻炼者的目的、训练经验和运动水平选择不同的锻炼器材，使运动处方多样化，从而更全面地发展锻炼者各方面的能力，也可以使锻炼者更多地体会到力量锻炼的乐趣。以下是每类器材的特点说明。

（1）自身体重（图 4-3-3）。

自身体重可提供最方便的阻力，非常适用于初学者，具有很高的功能性，运动风险小，在进行力量锻炼的同时还可以练习到生活或运动中需要的稳定性。通过自身体重的练习，锻炼者能够学会如何在各个平面、各种姿势下更好地掌控自己的身体，以获得更好的神经肌肉协调能力和本体感觉。

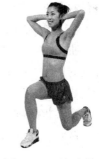

图 4-3-3　自身体重

自身体重的缺点是完成某些动作时负荷过小，不利于肌肉围度的增长和力量的提高。

（2）固定力量器械（图 4-3-4）。

使用固定力量器械进行锻炼，大部分器械将人体固定，仅允许练习的部位进行肌肉收缩，因此使用固定力量器械比较安全，便于调节重量，练习动作也易于掌握，比较适合初学者或力量水平较弱的锻炼者。

固定力量器械的缺点是打破了人体正常活动的规律，对稳定肌没有任何作用，也无法有效提高神经肌肉效率，缺乏功能性。而人体的日常活动和运动都是在多平面、多方位条件下的功能性动作，需要更多的本体感觉参与。

（3）自由重量器械（图 4-3-5）。

自由重量器械一般特指杠铃和哑铃，由于其便于进行负荷计量，是可以在多平面进行练习的力量练习器材。使用自由重量器械进行力量练习，

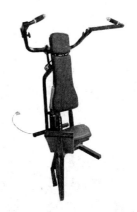

图 4-3-4　固定力量器械

特别是采用站姿进行多关节复合性力量练习时，不仅可以锻炼到这些动作的主动肌，同时也可以锻炼到稳定肌，提高核心稳定系统、动态关节稳定性和本体感觉，对提升锻炼者的运动表现非常有效。

自由重量器械的缺点是对锻炼者的练习动作质量要求较高，在进行练习前需要首先进行动作的学习，许多动作还需要同伴保护，安全性相对较低，有一定的运动损伤风险。

（4）功能性训练器材。

功能性训练器材花样繁多，各有特点，而且新的器械层出不穷。这里只介绍几种最常用的器材：

① 壶铃（图4-3-6）：壶铃是锻炼中经常使用的一种器械，一端为球形重物，一端为手柄，由于两端是不对称的，因此在使用壶铃进行力量练习时，需要募集更多的肌纤维，特别是稳定肌。通过壶铃练习，可以有效提高神经肌肉控制能力，提高功能性力量和爆发力，改善身体灵活性、稳定性与协调性，并且在练习过程充满挑战和乐趣。壶铃的缺点是对锻炼者能力要求较高，需要首先进行动作学习，存在一定的运动损伤风险。

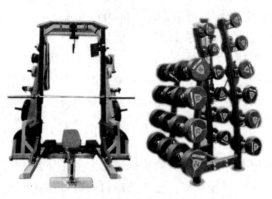
图4-3-5 自由重量器械

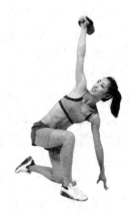
图4-3-6 壶铃

② 药球（图4-3-7）：药球是最常用的功能性训练器材之一，一般由橡胶制成，有的弹性非常好，有的手感柔软，人性化程度很高，不同习惯的锻炼者都可以找到适合自己的型号。药球适合安排在各个人群的力量运动处方中，可以设计非常多的功能性锻炼方法，并很好地发展锻炼者的肌肉力量、肌肉耐力、爆发力和协调性。由于使用药球进行爆发力练习时可以抛掷出去，不需要进行离心阶段的用力，因此是非常好的爆发力练习设备，且受伤风险很小。

③ 悬吊器材（图4-3-8）：悬吊器材携带灵活方便，可提供很好的不稳定支撑。悬吊器材练习方法多样，极具挑战性，可以进行全身各个部位的力量练习，并根据身体位置、杠杆长度对动作难度进行调整，尤其对身体稳定性和核心力量训练效果非常明显。

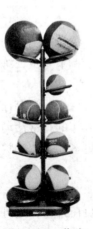
图4-3-7 药球

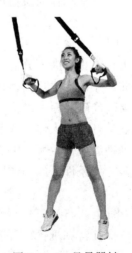
图4-3-8 悬吊器材

④ 弹力带（图 4-3-9）：弹力带种类很多，是功能性练习中最常用的器械之一。弹力带携带方便，可以随时随地进行各种形式的力量练习，方法变化无穷，可以模拟各种运动方式，有效提高锻炼者的肌肉力量、肌肉耐力、本体感觉和核心稳定性。另外，弹力带在受伤人群的康复锻炼上也应用非常多。

⑤ 瑞士球（图 4-3-10）：瑞士球的应用非常广泛，主要用于提供不稳定支撑平面，可以很好地锻炼平衡性、稳定性和本体感觉。瑞士球和其他器材组合，可以设计出非常多的练习方法。

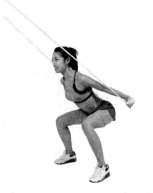
图 4-3-9 弹力带

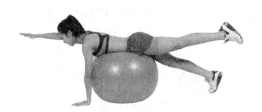
图 4-3-10 瑞士球

⑥ 可进行力量锻炼的生活物品：由于家庭居住条件有限，很多健身爱好者无法在家里购置很多的体能锻炼器械，因此可以利用居家常见的生活物品作为力量训练的器材。

a. 矿泉水瓶（图 4-3-11）：矿泉水是生活中最常见的物品之一，瓶装矿泉水或整箱矿泉水都可作为日常力量训练的物品，而且矿泉水瓶重量固定，便于抓握，可以非常方便地进行各种力量练习。

b. 洗衣液桶（图 4-3-12）：每个家庭基本都会有大桶的洗衣液，一般每桶洗衣液重 3~6 kg，有比较舒适的把手，因此是比较合适的力量练习配重的替代品。洗衣液桶可以进行大部分的哑铃力量练习，可以让锻炼者在家里随时随地进行力量锻炼。

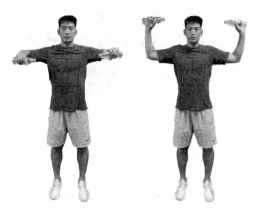
图 4-3-11 利用瓶装矿泉水进行力量练习

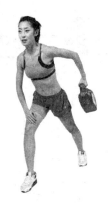
图 4-3-12 利用洗衣液桶进行力量练习

c. 背包（图 4-3-13）：每个家庭都会备有大小各异的背包。背包比较适合进行负重练习，而且背包中放置不同物品也可以调整整体的重量，不论进行深蹲类结构性的力量练习，还是进行平板支撑类的核心练习，背包都是非常方便和舒适的配重。

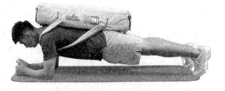
图 4-3-13 利用背包进行力量练习

d. 椅子（图4-3-14）：椅子是每个家庭最普及的物品，利用椅子可以进行各种力量练习，如上下台阶、利用椅背进行双臂臂屈伸、利用椅面进行反向平板支撑等。

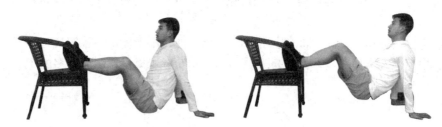

图4-3-14　利用椅子进行力量练习

e. 书（图4-3-15）：家中的书和杂志也是很好的配重，特别是字典或精装专著。利用手边这些常见的书籍可以进行多样化的力量练习，如负重深蹲、过顶推举和伐木等。

（五）选择练习动作

选择练习动作包括选择力量练习动作和安排力量练习顺序两个方面。

图4-3-15　利用书进行力量练习

1. 选择力量练习动作

力量练习动作成百上千，每个练习都有自身特点，如何帮助锻炼者选择更加适合自身的力量练习动作，取决于运动处方师自身的经验和对力量锻炼的理解程度。在动作选择上，应尽量围绕锻炼者的主要目标，选择更能达到其目标的练习。整体而言，建议以多关节复合性动作（图4-3-16）为主，即同时调动多个关节和肌群参与的练习动作，如深蹲、硬拉、卧推和引体向上等。但根据具体情况，如针对增加肌肉围度的锻炼者，也可以选择单关节动作（图4-3-17），如肱二头肌弯举和俯卧屈腿等。

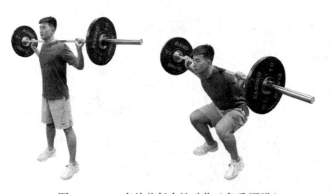 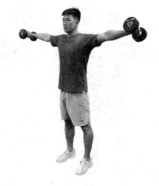

图4-3-16　多关节复合性动作（负重深蹲）　　图4-3-17　单关节动作（哑铃侧平举）

在选择力量练习动作时，要考虑锻炼的全面性原则和多样化原则。肌肉力量不平衡会对身体姿态产生影响，增加运动损伤风险。因此，为避免肌肉力量失衡，在运动处方中应全面考虑人体肌肉力量的发展，不可只注重对部分肌肉的锻炼。

2. 安排力量练习顺序

安排力量练习顺序时，如果都是力量练习，应优先考虑多关节复合性动作，因为这些练习负重较大，动用肌肉较多，需要较高的神经强度和能量输出，因此，应尽量在锻炼者精神状态比较好的时候进行，然后再进行单关节、小肌群的练习。

如果运动处方中既有爆发力练习，又有一般力量练习，那么首先要安排爆发力练习，然后再安排一般力量练习。

安排力量练习顺序时，还应注意以下情况：相邻的两个动作一般不要刺激相同的肌群；上肢动作和下肢动作应轮流安排；屈伸动作、推拉动作应轮流安排；人体薄弱环节（如肩胛内收肌、臀中肌等）应注重单独强化；在进行较大负重的练习时，应先安排一组较轻重量的练习，将肌肉预先激活，避免损伤。

（六）设定关键变量

为锻炼者设定力量练习的各个关键变量是制订运动处方的核心内容，也最能体现运动处方师的水平。在实际制订力量运动处方时，为了使锻炼者获得理想的锻炼效果，应严格按照FIRST-VR原运动频率（frequency）、运动强度（intensity）、重复次数（repeat）、练习组数（set）、间歇时间（time）、运动总量（volume）、重复节奏（rhythm）（图4-3-18）。

1. 运动频率

每周身体每个部分应该进行多少次力量锻炼并不是一个定式，而是根据锻炼者的锻炼目标、年龄、健康状况、力量锻炼经验、运动习惯等多因素综合考虑的。在制订力量运动处方时，如果锻炼者希望提高力量水平或增加肌肉围度，建议锻炼者每周对每个大肌群进行2~3次力量锻炼；如果只是保持现有的锻炼水平，建议每周对每个大肌肉群进行1~2次力量锻炼。对于初学者和体质较弱的锻炼者应适当减少运动频率，建议每周对全身进行2次力量锻炼；但是对于有经验的锻炼者，每周进行力量锻炼的次数应更多，如达到5~6次。

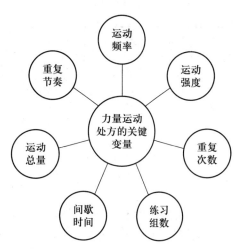

图4-3-18　力量运动处方的关键变量

2. 运动强度

运动强度是力量运动处方的核心要素，也是要优先考虑的重要变量。运动强度是指锻炼者在进行力量练习时的负重、动作速度或动作难度。在选用不同锻炼器材时，确定负荷强度的方法不同。

（1）自由重量（杠铃、哑铃、壶铃）和机械阻力器材。

自由重量和机械阻力器材都可以直接通过数据明确训练负荷，在锻炼者的目标是发展基础力量能力时，制订运动处方时可按照以下基本原则进行：

- 力量锻炼初学者以60%~70%1RM（中等到较大强度）提高力量。
- 有经验的力量锻炼者以85%~100%1RM（较大-大强度）提高力量。
- 锻炼者以70%~85%1RM增加肌肉围度。
- 老年人以40%~50%1RM（低到较低强度）为起始强度提高力量。
- 久坐人群以40%~50%1RM（低到较低强度）为起始强度提高力量。
- 以<50%1RM（低到中等强度）增加肌肉耐力。
- 老年人以20%~50%1RM提高爆发力。

当锻炼者有增肌、提高爆发力等特殊力量练习需求时，可以参照表4-3-1和表4-3-2确定负荷强度。

表 4-3-1　训练目标与力量重复次数序列表

RM	≤2	3	4	5	6	7	8	9	10	11	12	13	14	15	16	17	18	19	≥20
训练目标		Strength					Strength				Strength					Strength			
		*Power				Power					Power					Power			
		Hypertrophy					Hypertrophy					Hypertrophy					Hypertrophy		
		Muscular endurance					Muscular endurance						Muscular endurance					

注：Strength，力量；Power，爆发力；Hypertrophy，肌肉围度；Muscular endurance，肌肉耐力。

表 4-3-2　力量练习强度与重复次数对应表

训练目标	负荷 /%1RM	目标重复次数 / 次
力量	85~100	1~6
爆发力	50~75	1~6
增肌	70~85	6~12
肌肉耐力	50~70	12~20

（2）功能性训练器材（弹力带、实心球、瑞士球、平衡垫、悬吊等）。

使用功能性训练器材进行力量练习时的负荷强度，很难按照自由重量的计算方式进行设定，只能以练习次数、器械重量、动作难度、动作质量等来设定负荷强度。使用功能性训练器材进行力量练习时，如果是双侧同时进行练习，次数一般可安排在 10~20 次；如果是单侧进行练习，建议每侧次数在 8~10 次。练习时，如果锻炼者无法按照要求高质量地完成 10 次练习，那么应减轻负重或降低动作难度；如果锻炼者能够轻松完成 20 次以上的练习次数，就应增加负重或动作难度，使锻炼者仍能维持 10~20 次的高质量练习。

3. 重复次数

重复次数是指锻炼者在每组力量练习完成动作的次数。力量练习的强度和重复次数呈负相关，力量练习的强度越大，锻炼者能够重复的次数越少。运动处方师应时刻牢记，各个运动变量之间都是相互依存、相互联系的。特定的练习强度和重复次数对应产生特定的训练适应。因此，根据锻炼者锻炼目标和锻炼阶段，以下为通常推荐的根据力量负荷强度设定的练习重复次数：

- 发展稳定性力量和肌肉耐力选择 50%~70%1RM 负荷强度，重复次数为 12~20 次。
- 增加肌肉围度的力量练习选择 75%~85%1RM 负荷强度，重复次数为 6~12 次。
- 增加肌肉力量选择 85%~100%1RM 负荷强度，重复次数为 1~6 次。
- 提高爆发力可选择 50%~75%1RM 负荷强度，重复次数为 1~6 次。

对于特殊人群，需要考虑其生理特点，如针对青少年不宜进行负荷过大的力量练习，建议使用自身体重或较轻负荷，一般重复次数在 12~20 次；对于中老年建议以重复 10~15 次的负荷提高力量。

4. 练习组数

练习组数与锻炼目的、锻炼强度、运动水平等有密切关系。练习组数是指每个运动处方中设定的锻炼者完成某一项力量练习的组数，每组练习是由一定的重复次数构成，一般两组练习之间应有一定的间歇时间。练习组数设定与锻炼目标、锻炼强度有关，是运动量的重要影响因素之一。推荐不同强度的练习组数如下：

- 发展稳定性力量和肌肉耐力选择 50%~70% 1RM 负荷强度，重复次数为 13~20 次，进行 2~3 组。
- 增加肌肉围度的力量练习选择 70%~85% 1RM 负荷强度，重复次数为 7~12 次，进行 3~5 组。
- 增加肌肉力量选择 85%~100% 1RM 负荷强度，重复次数为 1~6 次，进行 4~6 组。
- 提高爆发力可选择 50%~75% 1RM，重复次数为 1~6 次，进行 3~6 组。

设定练习组数时，要充分考虑锻炼者的身体承受能力，对于老年人或初学者，仅做一组力量练习也是有效的。

5. 间歇时间

间歇时间是指每组练习之间的休息时间，这是很重要的变量，会影响到力量锻炼的最终效果。间歇时间的安排基于人体生理学的基础，与肌肉内能源物质的恢复速度有关。设定组间间歇时间需要考虑的因素包括锻炼者的锻炼目的、力量锻炼经验、运动能力、练习负荷强度和恢复能力等。不同力量练习安排的推荐组间间歇时间如下：

- 发展稳定性力量和肌肉耐力的练习组间间歇时间一般为 30~60 s。
- 增加肌肉围度的练习组间间歇时间一般为 60~90 s。
- 增加肌肉力量的练习组间间歇时间一般为 3~5 min。
- 发展爆发力的练习组间间歇时间一般为 3~5 min。

以上只是一般推荐的组间间歇时间，根据锻炼者的实际情况可以适当进行调节，对于青少年、老年人或初学者可以适当延长间歇时间，保证每组的动作质量。

6. 运动总量

运动总量受以上 5 个变量的影响。运动总量可以是一次力量锻炼的量，也可以是一个阶段力量锻炼的量。合理安排运动总量，对于锻炼者产生积极适应和预防伤病都非常重要。设定运动总量时，要综合考虑锻炼目标、锻炼阶段、负荷强度、年龄、运动能力、身体功能、恢复能力和伤病等情况，如果希望为锻炼者制订一份合理的运动处方，必须要认真考虑合适的、有计划性的、较长时期的运动总量。

对运动总量影响最大的因素是运动强度和锻炼时长，运动总量与运动强度呈负相关，当运动强度提高时，运动量要适当减少，否则锻炼者会出现过度疲劳或恢复不佳，不利于力量锻炼效果的体现。

锻炼时长是指每次力量练习开始到结束的时间。锻炼时长与练习种类、练习数量、练习组数、重复次数、重复节奏、间歇时间等有直接关系。锻炼时间越长，运动总量越大。锻炼时间过短，可能对锻炼者不能产生足够的刺激，训练效果不明显；锻炼时间过长，可能会运动量过大，使锻炼者产生过度疲劳，引起激素或内分泌方面的负面影响，同样会降低训练效果。锻炼时长要考虑锻炼者的身体状态、训练目标和恢复情况，一般推荐锻炼时间为 30~60 min。青少年、老年人、体弱者或初学者可适当减少每次锻炼时长，控制在 20~40 min，而体质强健者、有长期力量锻炼经验者可适当延长时间，最长可为 60~90 min。机体对运动总量的适应见表 4-3-3。

表 4-3-3　机体对运动总量的适应

较高锻炼量（低/中等强度）	较小锻炼量（高强度）
增加肌肉横截面积	提高爆发力
提高肌肉耐力	提高肌肉力量
间接改善血液中血脂浓度	提高神经肌肉的募集效率
提高基础代谢率	提高肌纤维之间的同步性

7. 重复节奏

重复节奏是指每次练习动作的完成速度，这是一个很重要的变量，重复节奏的调节会影响到力量锻炼的效果。设定重复节奏时，要考虑锻炼目标、运动强度、练习次数和间隔时间等因素。在确保安全的前提下，推荐不同练习目的的重复节奏如下：

（1）发展稳定性力量和肌肉耐力，需要较慢的重复节奏。

（2）增加肌肉围度的力量练习，需要中等速度的重复节奏。

（3）增加肌肉力量的练习，需要锻炼者用尽量快的速度完成，虽然由于负重比较大，实际速度并不是很快。

（4）发展爆发力的力量练习，需要锻炼者用最快的速度完成。

力量运动处方中各关键变量（FIRST-VR）之间的相互关系见表4-3-4。

表4-3-4 力量运动处方中各关键变量之间的相互关系

关键变量	肌肉耐力	增肌	肌肉力量	爆发力
运动频率（F）	2~3次/周	3~6次/周	3~6次/周	2~3次/周
运动强度（I）	低—中 50%~70% 1RM	中 70%~85% 1RM	高 85%~100% 1RM	低—中—高 50%~75% 1RM
重复次数（R）	13~20次	7~12次	1~6次	1~6次
练习组数（S）	2~3组	3~5组	4~6组	3~6组
间歇时间（T）	30~90 s	60~90 s	3~5 min	3~5 min
运动总量（V）	中—高	高	低	低
锻炼节奏（R）	中速	慢速—中速	慢速	快速

（七）计划递进方式

循序渐进是力量锻炼的一个重要原则，因此，运动处方也应根据锻炼者能力的变化不断递进。计划递进是指运动处方师通过调节运动处方中的关键变量（如增加负荷、动作难度或增加组数、每组次数等）不断提高锻炼者锻炼效果的过程。

锻炼者一旦对执行的运动处方产生适应后，进步效果就不会很明显，这时需要对运动处方中的关键变量进行调节，这也是体现一名运动处方师水平的重要方面。对于力量锻炼，如果锻炼者的阶段目标没有改变，最重要的是调节力量运动强度。随着力量运动强度的增加，锻炼者的神经肌肉系统会重新产生应激，进一步提高锻炼的效果。如果阶段目标发生改变，就需要重新设定关键变量，以达到新的力量锻炼阶段目标。例如，锻炼者在前一个阶段以增肌为主，进行4周练习以后，肌肉围度有了一定提高，在下一个阶段锻炼者希望提高最大力量时，就应该增加练习运动强度，减少练习次数，增加练习间歇时间，减少训练总量，降低锻炼节奏，以达到对锻炼者最大力量的有效刺激。

五、力量运动处方案例分析

（一）缺乏训练经验者的力量运动处方案例

1. 基本情况

王女士，办公室职员，女性，33岁，之前未进行过系统的力量锻炼，只是偶尔进行一些慢跑和羽毛球运动，现在希望进一步增进健康水平，尝试进行一些力量锻炼，但对力量锻炼的效果抱有迟疑态度，不知道自己是否适合进行力量锻炼，同时也担心力量锻炼导致肌肉过大，体形难看。

2. 制订运动处方的思路

（1）建立信任关系。

首先运动处方师要和王女士进行沟通，了解她之前的身体状况和力量锻炼经验，消除她对于力量锻炼认识的误区，让她了解到合理的力量锻炼可以帮助女性增加活力、延缓疲劳、塑造优美体形，使其明白进行适宜的力量锻炼可以帮助她进一步提高羽毛球运动水平。当双方能够比较深入沟通，已建立起相互信任的关系，就可以进一步了解王女士的锻炼需求和生活方式，帮助其更合理地规划锻炼。

（2）锻炼需求分析。

建立信任关系后，运动处方师要进一步了解王女士的锻炼需求。运动处方师了解到王女士感觉自己做家务很容易感到疲劳，经常会出现腰酸背痛的情况，工作的时候精力也不好，她希望通过系统的锻炼来改善生活质量。同时了解到王女士喜欢打羽毛球，但水平有限，球很难打到后场。

通过沟通，运动处方师建议王女士在习惯的有氧锻炼的基础上，每周可以进行2~3次自身体重的力量练习和一些轻器械的功能性力量练习。前两个月以提高基础力量、改善生活质量为锻炼目标，随着对力量锻炼的适应和肌肉力量的逐渐增强，8周后可进行一些快速的力量练习，以提高羽毛球的击打距离。

（3）运动风险筛查。

在制订力量运动处方之前，运动处方师首先对王女士进行了FMS测试，以判断王女士是否存在运动损伤风险。测试得分见表4-3-5。

王女士得分为16分，在测试过程和排除性测试动作中没有出现疼痛。从测试得分上看，王女士左右侧没有发现明显的不对称，各项测试都没有低于2分，说明王女士的整体功能动作质量较好，没有明显的运动损伤风险，可以进行有氧运动和一般力量练习。

表4-3-5 王女士 FMS 测试得分

（单位：分）

深蹲	过栏架步			前后分腿蹲			肩部灵活性			主动直膝抬腿			躯干稳定性俯卧撑	转动稳定性			总分
	左侧	右侧	得分	左侧	右侧	得分	左侧	右侧	得分	左侧	右侧	得分		左侧	右侧	得分	
2	2	2	2	2	2	2	3	3	3	3	3	3	2	2	2	2	16

（4）选择锻炼方式。

根据王女士的主诉，了解到其力量锻炼经验不足，身体健康。运动处方师建议其在最初6周进行力量耐力的练习，采用较轻的负荷，让肌肉逐渐产生适应，而不至于反应过大，影响其正常生活和工作。通过跟王女士交流得知其家务较多还要照顾孩子，王女士更愿意在家里进行锻炼，家里有哑铃、弹力带、瑞士球等小器械。根据王女士目前的身体状况和力量锻炼经验，运动处方师为其选择了最基本的重点动作与辅助动作相结合的练习方法。

（5）选择锻炼动作。

根据王女士的力量基础，运动处方师为其选择了深蹲、跪姿俯卧撑、站姿划船（弹力带）等比较简单的练习方法进行力量锻炼，让王女士先发展基础力量。

（6）设定锻炼变量。

根据王女士身体条件、生活习惯和时间安排，为其设定了具体的锻炼变量，见表4-3-6。

表4-3-6 力量运动处方中各锻炼变量的设定

关键变量	肌肉耐力	备注
运动频率（F）	3次/周	建议每次练习后至少休息一天
运动强度（I）	低—中	每项练习能够按照质量要求完成15次左右
重复次数（R）	13~20次	在保证动作质量的前提下完成尽可能多的次数，如果完成次数超过20次，就需要适当增加负荷，如果不能完成13次，那么应适当减轻负荷或降低难度
练习组数（S）	2~3组	建议前两周每个练习进行两组，避免身体出现过大反应，影响正常生活和工作；第三周开始每组练习进行三组
间歇时间（T）	30~90 s	建议60 s
运动总量（V）	中—高	最初适应期建议选择中等运动量
锻炼节奏（R）	中速	动作速度选择中等

（7）运动计划进阶。

如果王女士在完成该计划时肌肉反应过大，建议适当减掉两个项目，或每个动作先进行两组。如果做完力量锻炼后，第二天肌肉反应很小，那么建议适当增加每个练习数量或通过运动负荷、难度。6周后再为王女士制订新的力量锻炼计划，选择更大的负荷或更难的一些练习。

3. 运动处方的制订

根据和王女士的沟通情况，结合其力量锻炼经验、生活习惯和锻炼条件，为其制订第一个阶段的6周力量锻炼计划，建议她每周进行三次练习，根据身体适应情况适当调整运动强度和组数、次数。

王某的运动处方

基本信息				××××年3月8日	
姓名	王某	性别	□男 ☑女	年龄	33岁
联系电话	××××××	家庭住址		××××××	

运动前筛查结果

体力活动水平	☑严重不足 □不足 □满足		
健康筛查	身高 <u>163</u> cm，体重 <u>58</u> kg，体脂率 <u>23.2</u>%，BMI <u>21.8</u> kg/m²		
	疾病史：☑无，□高血压，□糖尿病，□心脏病，□肺疾病，□其他		
运动风险分级	☑低 □中 □高		
运动测试结果	心肺功能	☑低 □中 □高	
	肌肉力量与耐力	☑差 □一般 □较好	
	柔韧性	□差 □一般 ☑较好	

续表

锻炼目标：对力量锻炼的身体适应，增加大肌肉群的基础力量和力量耐力				
锻炼周期：6周				
锻炼频率：3~4次，每次锻炼后至少休息24 h				
注意事项：（1）所有动作要保证质量；（2）锻炼前进行5~10 min热身；（3）锻炼后进行10 min静态牵拉；（4）根据身体适应情况动态调整负荷和难度；（5）随时与运动处方师保持沟通				

练习项目	负荷或难度	组数/组	次数或时间	间歇时间/s
深蹲	自身重量	3	15~20次	60
跪姿俯卧撑	自身重量	3	15~20次	60
硬拉	2×3 kg哑铃	3	15~20次	60
站姿划船	弹力带	3	15~20次	60
平板支撑	自身体重	3	30~60 s	60
侧向平板支撑	自身体重	3	30~60 s	60
仰卧挺髋	自身体重	3	30~60 s	60
效果评估	按照力量运动处方进行锻炼后，6周后再次进行力量测试：跪姿俯卧撑从开始的8个增加到15个，平板支撑从开始的35 s增加到68 s，侧向支撑从开始的左侧22 s、右侧26 s，增加到左侧40 s、右侧42 s，力量锻炼取得了较好的效果			
回访时间	前两周每周一次电话回访，了解其身体反应及坚持锻炼的情况，身体反应良好时可以按照计划增加负荷和练习次数，否则降低运动负荷和次数；三周后再次进行测试和评价，调整运动处方			
运动处方师	×××			
机构名称	×××××			

　　运动处方师首先教给王女士每个练习的正确动作，对动作要点进行反复强调，并帮助王女士进行了动作纠正。建议王女士先按照计划进行，每次锻炼前要进行5~10 min的热身，前两周每个练习完成两组，从第三周开始每个动作完成三组，然后根据身体适应情况再随时调整。运动处方师与王女士通过微信建立良好的互动模式，王女士在锻炼过程中随时将锻炼完成情况、身体适应情况报告给运动处方师，运动处方师则根据王女士完成的实际情况及时帮助王女士动态调整锻炼安排。

（二）有训练经验者的力量运动处方案例

1. 基本情况

张先生，自由职业者，40岁，经常进行力量锻炼，练习动作都比较熟悉，但由于之前锻炼不够系统，力量增加不明显，肌肉形态也不够发达，现在张先生希望通过合理的运动处方帮助他进行更加科学的力量锻炼，同时增加肌肉围度，使体形更加健美。

2. 制订运动处方的思路

经过FMS筛查，得分为17分，张先生没有明显的运动损伤风险，可以进行正常的力量锻炼。

3. 运动处方的制订

根据与张先生的沟通情况，结合其力量锻炼经验、生活习惯和锻炼条件，为其制订8周的力量锻炼计划，建议他每周进行 4 次练习，根据身体适应情况适当调整运动强度和组数、次数。

张某的运动处方

基本信息					××××年8月24日
姓名	张某	性别	☑男 □女	年龄	40 岁
联系电话	××××××	家庭住址		××××××	

运动前筛查结果	
体力活动水平	□严重不足　□不足　☑满足
健康筛查	身高 182 cm，体重 85 kg，体脂率 20.6 %，BMI 25.6 kg/m²
	疾病史：☑无，□高血压，□糖尿病，□心脏病，□肺脏疾病，□其他
运动风险分级	√低　□中　□高
运动测试结果	心肺功能　　　　□低　☑中　　□高
	肌肉力量与耐力　□差　□一般　☑较好
	柔韧性　　　　　□差　☑一般　□较好

锻炼目标：增加力量，提高肌肉围度

锻炼周期：8 周

锻炼频率：4 次，两份计划交替进行

注意事项：（1）所有动作要保证质量；（2）动作节奏保持慢速，进行向心和离心用力的时候都要控制动作速度，不可利用惯性；（3）锻炼前进行 10~15 min 热身；（4）锻炼后进行 10~15 min 静态牵拉；（5）根据身体适应情况动态调整负荷和难度；（6）锻炼后要注意增加饮食中蛋白质的含量，或补入适量的蛋白粉；（7）随时与运动处方师保持沟通

周一、周四力量运动处方

练习项目	负荷或难度	组数/组	次数或时间	间歇
深蹲	10 RM	4	10 次	90 s
卧推	10 RM	4	10 次	90 s
仰卧负重挺髋	10 RM	4	10 次	90 s
悬吊倾斜式上拉	自身体重	4	10 次	90 s
单腿硬拉	适宜重量壶铃	3	每侧 10 次	60 s
单臂弯举	适宜重量哑铃	3	每侧 10 次	60 s
器械背肌伸展	适宜重量	3	15 次	60 s
跪姿核心力量训练轮练习	自身体重	3	15 次	60 s

周二、周五力量运动处方

练习项目	负荷或难度	组数/组	次数或时间	间歇
硬拉	10 RM	4	10 次	90 s
引体向上	10 RM	4	10 次	90 s
负重弓箭步	适宜重量哑铃	4	10 次	90 s
负重俯卧撑	适宜重量杠铃片	4	10 次	90 s
单腿下蹲	适宜重量配重	3	每侧 10 次	60 s
站姿伸臂下压	适宜重量配重	3	10 次	60 s
瑞士球仰卧挺髋	自身体重	3	15 次	60 s
瑞士球俯撑屈膝收腹	自身体重	3	15 次	60 s

续表

效果评估	按照力量运动处方的锻炼后，4 周后再次进行力量测试：体重由 85 kg 降为 82 kg，体脂率由 20.6% 降为 17.8%，BMI 由 25.6 kg/m² 降为 24.7 kg/m²，1 RM 卧推力量由 70 kg 增加到 80 kg，1 RM 深蹲力量由 100 kg 增加到 120 kg，引体向上最大次数由原来的 6 次提高到 9 次。整体上看，力量锻炼取得了较好的效果
回访时间	前两周每周一次电话回访，了解身体反应及坚持锻炼的情况，身体反应良好可以按照计划增加负荷和练习次数，否则降低运动负荷和次数；4 周后再次进行力量测试和评价，调整运动处方
运动处方师	×××
机构名称	×××××

由于张先生有一定的力量锻炼经验，大部分动作都比较熟悉，运动处方师对每个动作再次强调动作要点，并对张先生之前存在问题的练习动作进行了纠正。为了让张先生的力量练习负荷更加精确，运动处方师为张先生进行了深蹲、硬拉、卧推、仰卧挺髋等几个重点练习动作的 1 RM 测试，帮助张先生确定了初始负荷。建议张先生按照计划进行，两份计划交替进行，各有侧重，从而对身体各部位主要肌群都能产生较明显的刺激。力量练习时，宜采用慢速节奏，进行向心动作和离心动作时都要控制速度，不可利用惯性完成动作，并根据身体适应情况随时调整负荷。运动处方师与张先生通过微信建立了良好的互动模式，张先生在锻炼过程中随时将锻炼完成情况、身体适应情况反馈给运动处方师，运动处方师则根据张先生完成的实际情况及时帮助其动态调整锻炼安排。

（三）老年人的力量运动处方案例

1. 基本情况

赵先生，退休人员，70 岁，之前缺乏系统锻炼，体质比较虚弱，能正常行走，但动作迟缓。赵先生希望通过合理的运动处方帮助其更加科学地进行力量锻炼，增强体力，改善生活质量。

2. 制订运动处方的思路

经过 FMS 筛查，赵先生没有出现疼痛，但整体得分不高，仅得 11 分，坐姿弯举 14 次（30 分），坐站测试 12 次（25 分）。

3. 运动处方的制订

根据和赵先生的沟通情况，结合其力量锻炼经验、生活习惯、锻炼条件，为其制订 8 周的力量锻炼计划，建议他每周进行 3~4 次练习，并根据身体适应情况适当调整锻炼负荷和组数次数。

赵某的运动处方（一）

基本信息					××××年6月1日
姓名	赵某	性别	☑男　□女	年龄	70 岁
联系电话	××××××	家庭住址	××××××		

运动前筛查结果	
体力活动水平	☑严重不足　□不足　□满足
健康筛查	身高 170 cm，体重 72 kg，体脂率 24.3%，BMI 24.9 kg/m²
	疾病史：☑无，□高血压，□糖尿病，□心脏病，□肺脏疾病，□其他
运动风险分级	☑低　□中　□高

续表

	心肺功能	☑低　□中　□高
运动测试结果	肌肉力量与耐力	□差　☑一般　□较好
	柔韧性	□差　☑一般　□较好

锻炼目标：增加关节稳定性，提高基础力量

锻炼周期：前4周

锻炼频率：3~4次

注意事项：（1）所有动作要保证安全；（2）动作节奏保持慢速；（3）锻炼前进行10~15 min热身；（4）锻炼后进行10~15 min静态牵拉；（5）根据身体适应情况动态调整负荷和难度；（6）增加柔韧性练习；（7）合理饮食，多吃水果、蔬菜；（8）随时与运动处方师保持沟通

练习项目	负荷或难度	组数/组	次数或时间	间歇
椅子坐站练习	自身体重	2	10次	90 s
坐姿弯举	两只3 kg哑铃	2	10次	90 s
扶墙提踵	自身重量	2	10次	90 s
墙壁俯卧撑	自身体重	2	10次	90 s
仰卧挺髋	自身体重	3	10次	90 s
半程平板支撑	自身体重	3	30 s	90 s

效果评估	按照力量运动处方的锻炼后，4周后再次进行FMS筛查和体质测试：FMS评分达到14分，手臂弯举测试达到20个（70分），椅子坐站测试达到16个（60分），力量锻炼取得了较好的结果
回访时间	前两周每周一次电话回访，了解其身体反应及坚持锻炼的情况，身体反应良好可以按照计划增加负荷和练习次数，否则降低运动负荷和次数；4周后再次进行力量测试和评价，调整运动处方
运动处方师	×××
机构名称	×××××

赵某的运动处方（二）

基本信息　　　　　　　　　　　　　　　　　　　　　　　　　××××年7月4日

姓名	赵某	性别	☑男　□女	年龄	70岁
联系电话	××××××	家庭住址		××××××	

运动前筛查结果

体力活动水平	□严重不足　☑不足　□满足
健康筛查	身高 <u>170</u> cm，体重 <u>71</u> kg，体脂率 <u>24.0</u>%，BMI <u>24.6</u> kg/m²
	疾病史：☑无，□高血压，□糖尿病，□心脏病，□肺脏疾病，□其他
运动风险分级	□低　☑中　□高
运动测试结果	心肺功能　　☑低　□中　□高
	肌肉力量与耐力　□差　☑一般　□较好
	柔韧性　　　□差　☑一般　□较好

锻炼目标：增加关节稳定性，提高基础力量

锻炼周期：后4周

续表

锻炼频率：3~4 次 / 周，每次锻炼后至少休息 24 h

注意事项：（1）所有动作要保证安全；（2）动作节奏保持慢速；（3）锻炼前进行 10~15 min 热身；（4）锻炼后进行 10~15 min 静态牵拉；（5）根据身体适应情况动态调整负荷和难度；（6）增加柔韧性练习；（7）合理饮食，多吃水果、蔬菜；（8）随时与运动处方师保持沟通

练习项目	负荷或难度	组数 / 组	次数或时间	间歇
扶椅下蹲	自身重量	3	10 次	90 s
坐姿上举哑铃	两只 3 kg 哑铃	3	10 次	90 s
扶墙后伸腿	自身体重	3	每侧 10 次	90 s
坐姿平拉弹力带	自身体重	3	10 次	90 s
仰卧交替抬腿	自身重量	3	每侧 10 次	60 s
俯卧交替抬腿	自身体重	3	每侧 10 次	60 s
效果评估	按照力量运动处方的锻炼后，4 周后再次进行 FMS 筛查和体质测试：FMS 评分达到 15 分，手臂弯举测试达到 24 个（90 分），椅子坐站测试达到 19 个（85 分），力量锻炼取得了较好的结果			
回访时间	前两周每周一次电话回访，了解其身体反应及坚持锻炼的情况，身体反应良好可以按照计划增加负荷和练习次数，否则降低运动负荷和次数；4 周后再次进行力量测试和评价，调整运动处方			
运动处方师	×××			
机构名称	×××××			

运动处方师为赵先生制订了 8 周的力量运动处方，前 4 周为适应阶段，后 4 周为提高阶段。运动处方师首先教授赵先生每个练习的正确动作，反复强调了动作要点，并帮助赵先生进行了动作纠正。建议赵先生先按照计划进行，每次锻炼前要进行 5~10 min 的热身，前 4 周动作非常简单，很多姿势以卧姿、坐姿和扶墙辅助为主，每个练习完成两组。从第 5 周开始提高了训练的难度，每个动作完成三组。运动处方师每周进行电话回访，赵先生将锻炼完成情况、身体适应情况反馈给运动处方师，运动处方师则根据赵先生完成的实际情况及时帮助其动态调整锻炼安排。

闫　琪

第四节　柔韧性运动处方

体质水平及运动能力的高低在很大程度上取决于柔韧性水平，柔韧不足或柔韧障碍直接关系到身体功能的正常。制订柔韧性运动处方，首先要了解柔韧性的测试方法和评估方法，同时要熟知影响柔韧性的各种关键因素。

一、柔韧性的意义

1. 对普通大众的意义

对普通人而言，柔韧性不可或缺，但在锻炼中常常被忽略。柔韧性对于健康的重要意义如下：

（1）降低关节压力，促进日常生活功能性能力。

（2）舒缓工作压力和疲劳，增进身心健康。

（3）改善姿势，如纠正上交叉、下交叉综合征，减少慢性疼痛（五十肩、下背痛等）。

（4）促进平衡能力发展。

2. 对运动员而言

（1）有利于力量、速度、耐力等运动表现的发挥。

（2）对技术的掌握和提高有促进作用，使技术动作显得轻巧灵活，更加协调和准确。

（3）可防止和降低运动损伤的易发性，特别是肌肉拉伤，延长运动寿命。

（4）增加美感和表现力。

（5）可提高运动的效果及运动成绩。

二、决定柔韧性的因素

影响柔韧性的因素比较多，所以不可能通过单一的测试来评估整个身体的柔韧性，也不可能用一种手段来解决柔韧性的问题。决定柔韧性好坏的因素主要有以下几个方面：

（1）关节的构造和关节的类型。

（2）结缔组织，包括筋膜、韧带、肌腱或关节囊。

（3）关节周围组织的体积大小。

（4）体力活动水平。

（5）运动过程中对抗肌之间协调性。

（6）压力及肌肉张力。

（7）身体的控制能力，如核心稳定性。

（8）年龄。

（9）怀孕及性别。

（10）损伤。

（11）身体温度。

三、柔韧性运动处方的制订

（一）建立信任关系

柔韧性的干预动作多涉及肢体的接触，因此，运动处方师务必要做到表情具有亲和力，治疗具有有效性，才能跟运动处方对象建立良好的信任关系，为后续逐步改善其柔韧性打好基础。

（二）柔韧性运动处方具体方式

1. 肌筋膜松解

肌筋膜松解即对覆盖于肌肉表面的深筋膜进行松解和梳理，从而达到放松肌肉及筋膜、提高关节活动幅度的目的。肌筋膜松解多采用泡沫轴、痛点球、按摩棒等工具进行，利用人体自身体重将身体的某一部分置于泡沫轴或痛点球之上，通过对此特定部位施加压力从而达到放松的目的。

在肌筋膜松解实践操作过程中，很多练习者在前几周出现的疼痛感比较强烈，但是经过一段时间的适应练习后，疼痛感会逐渐降低。具体操作如下：

（1）下肢。

① 臀部肌群松解：

成坐姿，将泡沫轴置于臀部下方，双臂撑于身体后方，背部平直。双手推地带动身体移动，使泡沫轴在臀部范围滚动。在肌肉酸痛点上停留一定时间，完成动作至规定时间（图4-4-1）。

进阶练习：左小腿置于右腿膝关节上方，身体向左侧倾斜，保持整个左侧臀部在泡沫轴上，前后滚动（图4-4-2）。

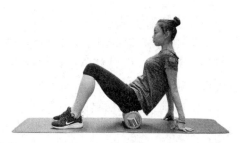

图4-4-1　臀部肌群松解

② 股后肌群（腘肌）松解：

成坐姿，将泡沫轴置于大腿后侧下方，双臂撑于身体后方，背部平直。双手推地带动身体移动，使泡沫轴在膝关节后方至大腿根处来回滚动（图4-4-3）。

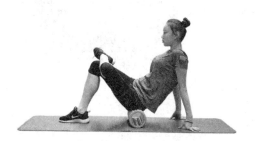

图4-4-2　臀部肌群松解进阶练习

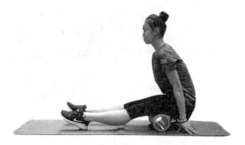

图4-4-3　股后肌群（腘肌）松解

③ 大腿外侧肌群（阔筋膜张肌、髂胫束）松解：

成右侧卧姿，将泡沫轴放于右腿外侧的下方，右肘撑于地面，左手放于身前撑地维持平衡。右腿伸直，左腿屈膝屈髋置于身体前方。左腿蹬地带动身体移动，使泡沫轴在大腿外侧来回滚动（图4-4-4）。对侧相同。

进阶练习：两腿并拢，躯干和肩部发力带动身体来回滚动（图4-4-5）。

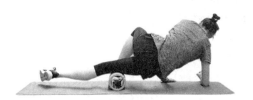

图4-4-4　大腿外侧肌群（阔筋膜张肌、髂胫束）松解

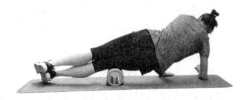

图4-4-5　大腿外侧肌群（阔筋膜张肌、髂胫束）进阶练习

④ 大腿前侧肌群（股四头肌）松解：

成俯卧姿，将泡沫轴放于右腿前侧的下方，双肘撑于地面。右腿伸直，左腿屈膝屈髋置于身体左侧。左腿蹬地带动身体移动，使泡沫轴在大腿前侧来回滚动（图4-4-6）。对侧相同。

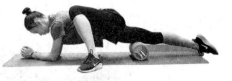

图4-4-6　大腿前侧肌群（股四头肌）松解

进阶练习1：两腿并拢置于泡沫轴上，来回滚动（图4-4-7）。

进阶练习2：将左腿放于右腿上方，增加右腿的压力，来回滚动（图4-4-8）。对侧相同。

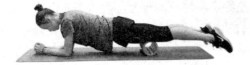
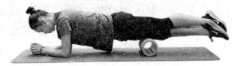

图 4-4-7　大腿前侧肌群进阶练习 1　　　　　　图 4-4-8　大腿前侧肌群进阶练习 2

⑤ 大腿内侧肌群松解：

成俯卧姿，左腿外展，将泡沫轴放于左腿内侧靠近膝关节的下方，双肘撑于地面。右腿伸直，脚尖支撑地面。双臂和躯干带动身体左右移动，使泡沫轴在大腿内侧来回滚动（图 4-4-9）。对侧相同。

⑥ 小腿三头肌松解：

成坐姿，将泡沫轴放于右小腿的下方，左腿搭在右腿上方，双臂撑于身体后方。双手推地带动身体移动，使泡沫轴在小腿后侧来回滚动（图 4-4-10）。对侧相同。

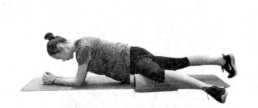
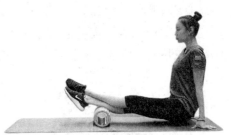

图 4-4-9　大腿内侧肌群松解　　　　　　图 4-4-10　小腿三头肌松解

（2）躯干及上肢。

① 颈部后侧肌群（枕下肌群、斜方肌、肩胛提肌、颈最长肌、头夹肌、颈夹肌、头半棘肌、颈半棘肌、多裂肌、回旋肌）松解：

成仰卧姿，将泡沫轴放于颈部下方，然后头慢慢左右转动。若感觉不明显，可以屈膝屈髋，双手合十在胸前，转头时双手和身体一起左右转动。需要注意的是，速度要慢（图 4-4-11）。

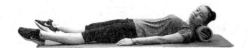
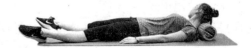

图 4-4-11　颈部后侧肌群松解

② 上背部松解：

成仰卧姿，双腿屈膝，将泡沫轴放在上背部的下方，双手放于头后（不要发力抱头），腹部收紧。双腿蹬地发力带动身体移动，臀部抬离地面，使泡沫轴从中背部至肩部来回滚动（图 4-4-12）。

③ 下腰背松解：

成仰卧姿，双腿屈膝，将泡沫轴放在中背部的下方，双手放于头后（不要发力抱头），腹部收紧。双腿蹬地发力带动身体移动，臀部抬离地面，使泡沫轴从中背部至臀部以上来回滚动（图 4-4-13）。

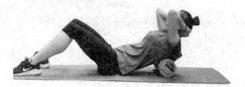
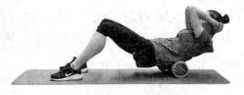

图 4-4-12　上背部松解　　　　　　图 4-4-13　下腰背松解

④ 肱二头肌松解：

成俯卧姿，左臂伸直侧平举置于泡沫轴上，右手撑地，右手撑起身体带动身体移动，使泡沫轴从肘关节至肩关节间来回滚动（图4-4-14）。如做这个动作感觉困难，可以退阶为俯身跪姿。

⑤ 肱三头肌松解：

成俯卧姿，将泡沫轴置于双臂的下方，利用身体和肩关节向上发力，使泡沫轴在肘关节和肩关节之间来回滚动（图4-4-15）。如做这个动作感觉困难，可以退阶为侧卧姿。

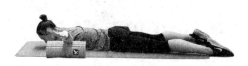 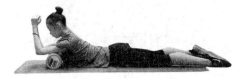

图4-4-14　肱二头肌松解　　　　　　　　　　　图4-4-15　肱三头肌松解

⑥ 背阔肌松解：

成左侧卧姿，将泡沫轴放在左侧腋窝下，左臂伸直放于身体正上方，右腿弯腿撑地，左腿伸直，同时右手撑地。右腿蹬地发力使臀部离开地面，泡沫轴从下腰背的一侧至腋窝来回滚动（图4-4-16）。对侧相同。

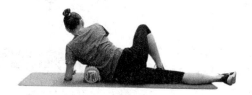 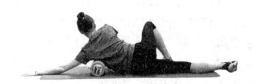

图4-4-16　背阔肌松解

注意事项：每处肌肉激活的时间一般为30～60 s，如果某处肌肉感觉特别酸痛，在该处多停留5～10 s，直到疼痛程度有所下降。在滚泡沫轴时，保持正常呼吸频率，不要憋气，疼痛时，可用深呼吸进行调节。

2. 动态拉伸

动态拉伸是指主动的全关节活动范围的活动，一般为有节奏、速度和幅度逐渐加大、多次重复一个动作的拉伸。动态拉伸的主要特征是动作剧烈。运用该方法时，用力不宜过猛，幅度一定要由小到大，先做几次小幅度的预备拉长，然后加大幅度，以避免拉伤。每个练习重复5～10次（重复次数可根据专项技术需要而增加）。动态拉伸由一整套大幅度动作组成，比静态拉伸运动强度要大，一般放在静态拉伸之后，可为锻炼、训练或比赛做准备。动态拉伸能够刺激某些特殊关节、神经系统的活动，通过这些活动，使肌肉和关节为接下来的激烈运动做好热身准备。

动态拉伸的目的，是通过完成某些特定运动来增加肢体的活动范围。它是介于静态拉伸和竞赛之间的过渡阶段。

主动的动态拉伸方法是靠自己的力量拉伸，被动的动态拉伸方法是靠同伴的帮助或借助外力负重的拉伸，但外力应与锻炼者被拉伸的可能伸展能力相适应。

动态拉伸的具体方法：

（1）提膝走。

身体自然站立，膝关节微屈，一腿支撑，另一只脚离地并向上弯腿至胸前，双手抱住膝关节（图4-4-17）。尽量将左膝拉向胸前，同时收紧支撑腿的臀肌，然后换腿练习，重复完成3～6次。可以在原地练习，也可以向前边走边进行。

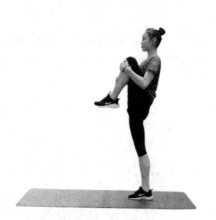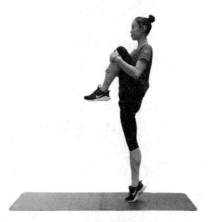

图 4-4-17　提膝走

（2）斜抱腿上提。

身体自然站立，然后抬起右腿，盘膝在体前，将右手放于膝下，左手放于脚踝下，两手同时发力，右膝向左肩方向发力，慢慢伸展，同时左腿的臀部收紧（图 4-4-18）。换腿重复完成 3~6 次。可行进间练习，也可原地进行练习。

（3）弓箭步转体。

身体自然站立，然后左脚向前成弓步，在保持弓箭步的基础上，双手直臂合十位于胸前，然后向上、向后伸展，回到胸前，保持右手不动，左手在水平面向左后伸展，同时眼睛随着左手伸展方向转动（图 4-4-19）。回到胸前，换右手。换腿交替练习，重复完成 3~6 次。可以行进间练习，也可原地进行练习。

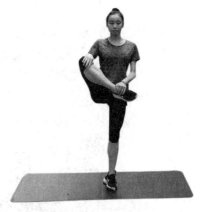

图 4-4-18　斜抱腿上提

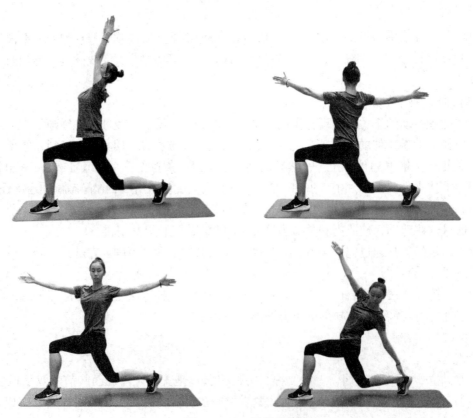

图 4-4-19　弓箭步转体

（4）侧弓步拉伸。

身体自然站立，后背保持正直，双手抱于胸前，右脚位置不变，左腿向左跨出，屈膝屈髋下蹲，膝关节不超过脚尖，然后右脚脚跟保持不离地，脚尖外展冲向正上方，继续下蹲（图4-4-20）。换腿进行练习，重复完成3~6次。

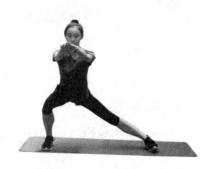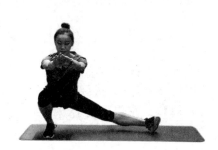

图4-4-20　侧弓步拉伸

（5）后撤步下蹲转体。

身体自然站立，双手在体前自然抬起，与肩同高，然后右脚作为支撑脚，左脚向右后方后撤一步，随后下蹲，躯干向右侧旋转摆动（图4-4-21）。站起换边进行练习，重复完成3~6次。可以行进间练习，也可以原地进行练习。

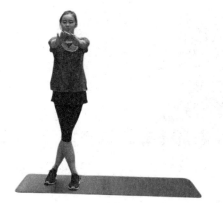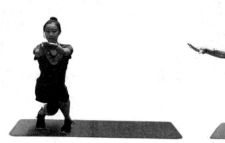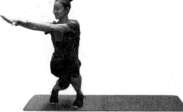

图4-4-21　后撤步下蹲转体

（6）虫爬。

身体自然站立，双手放于体侧，双腿保持直立在原地，躯干做体前屈，双手撑地，两手交替向前爬行至俯卧撑姿势（男性可过头）。两脚在保持直立状态下并拢交替向前移动，在移动过程中，脚后跟努力踩地，移动至最初体前屈位置，继续向前爬行（图4-4-22）。重复完成3~6次。可以行进间练习，也可以原地进行练习。

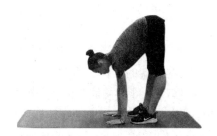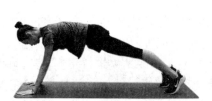

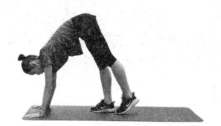
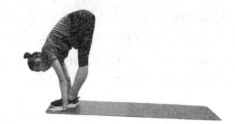

图 4-4-22 虫爬

（7）燕式平衡。

起始姿势以自然姿势站立，双手放于身体两侧，两手侧平举，右脚作为支撑脚，左腿与躯干以髋为轴，身体向前、向下（图 4-4-23）。换腿交替进行，重复完成 3~6 次。可以行进间练习，也可以原地进行练习。

（8）伟大拉伸。

身体自然站立，双手放于体侧，右脚向前成弓步，左手向前撑地，右肘碰右脚内侧，之后右手尽可能向左上方转动，之后将手臂收回落于右脚外侧，双手保持撑地将臀部推起，两腿伸直（图 4-4-24）。换腿进行练习，重复完成 3~6 次。可以行进间练习，也可以原地进行练习。

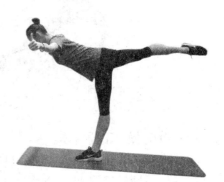

图 4-4-23 燕式平衡

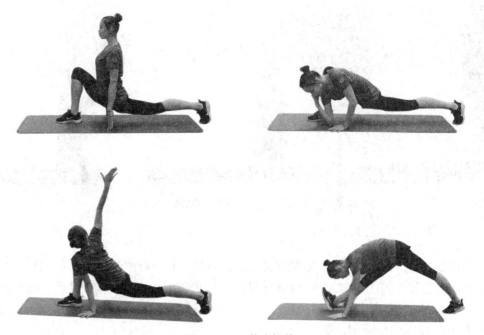

图 4-4-24 伟大拉伸

3. 摆动式拉伸

摆动式拉伸又称为弹性伸展，是通过积极的肌肉用力和弹性运动有节奏、速度较快、幅度转动加大、多次重复来完成的一种拉伸活动，包含一个在活动幅度末端的回弹，而不是在末端保持不动。例如，双手扶墙，单腿站立维持平衡，离地腿大幅度左右摆动，可以拉伸到内收肌和阔筋膜张肌，或站立时做前摆腿动牵拉大腿后群拉伸。每次重复中，结束姿势都比上一个动作伸展程度更大。

弹性伸展在过去常用于准备活动前的热身，对于增加身体的温度、增加肌肉间的血流量和后续的专项准备有很大帮助。但由于速度较快、动作较突然，它可能会伤害到肌肉或结缔组织，特别是存在旧伤时。弹性伸展常引发牵张反射，阻止相应肌肉的放松，导致伸展失效，因此运用该方法时不宜过猛，幅度应由小到大。弹性伸展一般不应作为首选练习，大腿后侧或下背部有伤时一定不能使用。

4. 静力拉伸

静力拉伸是在一定时间里，缓慢地将肌肉、肌腱、韧带拉伸到一定活动范围、保持静止不动状态的伸展活动。静力拉伸的主要特征是动作缓慢并停留一定时间。静力拉伸练习是目前较理想的伸展练习方法，与动力性伸展练习相反，静力拉伸练习要求肢体缓慢伸展，使拉伸者着重体会肌肉被拉长的过程。这种方法由于拉伸缓慢不会激发牵张反射，可减少或消除超过关节伸展能力的危险性，防止拉伤。在进行静力拉伸时，当时间足够长，会激活高尔基腱器使肌肉放松，更有利于拉伸。但不足之处在于，长时间的静力拉伸可能会使神经兴奋性下降，肌肉的温度降低，使肌肉力量下降，从而影响运动表现力。

静力拉伸有两种形式，即主动性伸展和被动性伸展。主动性伸展要求拉伸者始终依靠自身力量完成练习，并保持 15~20 s；被动性伸展是指在自己练习的同时，需要借助外力或有一定拉伸技巧的伙伴。

在做静力拉伸运动时：① 每一个动作保持 20~60 s；② 重复动作 2~3 次；③ 每周练习 5~7 次；④ 做全身性的伸展运动。

做伸展运动时，要顺应身体状况，如果感到疼痛，应立刻停止练习。做伸展运动时，肌肉会有被牵拉感，但不是疼痛感或不适感。

静态拉伸的具体方法：

（1）臀部肌群拉伸。

方法 1：成坐姿，右腿在前，大腿小腿折叠小于或等于 90°（90° 最佳），躯干挺直，两手支撑，然后躯干向前趴，保持 15~30 s。双手向左，继续保持 15~30 s；双手向右，保持 30~60 s（图 4-4-25）。换左腿进行练习，休息，重复 3~4 次。

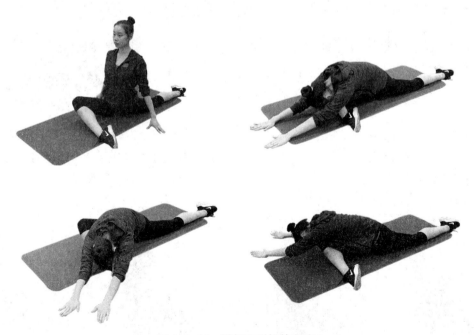

图 4-4-25 臀部肌群拉伸方法 1

方法 2：成仰卧姿，右腿弯曲，左腿膝关节上方置于右脚踝关节以上，双手抱住大腿并发力，保持 30~60 s（图 4-4-26）。换边进行练习。休息，重复 3~4 次。

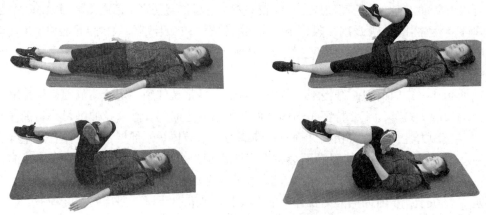

图 4-4-26　臀部肌群拉伸方法 2

（2）大腿前侧肌群（股四头肌）拉伸。

成侧卧姿，头可枕在下方的手臂上，左腿保持不动。右手抓住右脚脚背，躯干保持不动，右手向后上方发力，牵拉大腿前侧（图 4-4-27），保持 30~60 s。换边继续拉伸。休息，重复 3~4 次。

（3）大腿后侧肌群（腘肌）拉伸。

方法 1：成坐姿，两脚并拢伸直，然后双手向前够（坐姿体前屈）（图 4-4-28），保持 30~60 s。休息，重复 3~4 次。

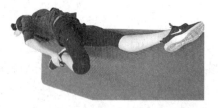

图 4-4-27　大腿前侧肌群（股四头肌）拉伸

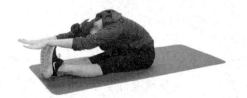

图 4-4-28　大腿后侧肌群（腘肌）拉伸方法 1

方法 2：在方法 1 的基础上弯曲左腿，左脚底正对右腿内侧，右手置于右腿外侧进行支撑，躯干向前倾，左手置于右脚上（图 4-4-29），保持 30~60 s。换边进行练习。休息，重复 3~4 次。

（4）大腿外侧肌群拉伸。

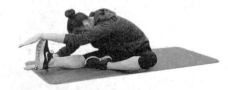

图 4-4-29　大腿后侧肌群拉伸方法 2

成坐姿，两脚并拢伸直，两手放于身后支撑，左腿屈膝放于右膝关节外侧，右手臂顶住左膝外侧，身体向左旋转的同时右臂发力（图 4-4-30），保持 30~60 s。休息，重复 3~4 次。

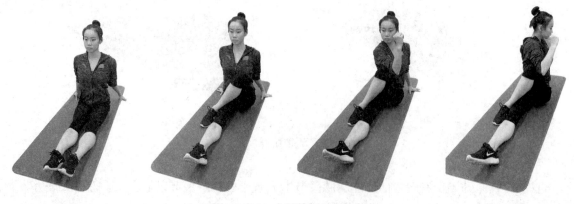

图 4-4-30　大腿外侧肌群拉伸

（5）大腿内侧肌群拉伸。

成单腿左右跪姿，右腿膝关节内侧着地，左腿伸直，两手放于体前支撑。保持两脚位置不动，重心向后，保持30~60 s，然后重心向前，手臂同时向前移动，保持30~60 s（图4-4-31）。换边进行练习。熟悉这个动作后，可以将左脚脚尖离地，继续拉伸。休息，重复3~4次。

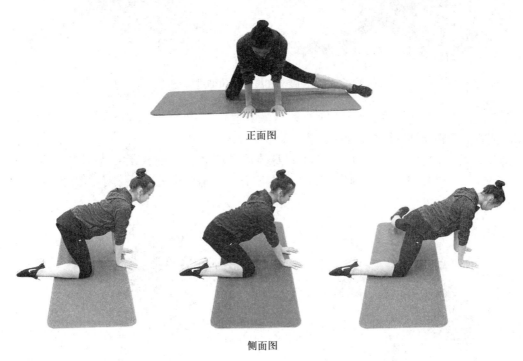

正面图

侧面图

图4-4-31　大腿内侧肌群拉伸

（6）腰部和腹股沟拉伸。

成坐姿，两腿弯曲、脚底相对，上身坐直，然后弯腰双手努力向前伸，有拉伸感后保持30~60 s，保持正常呼吸（图4-4-32）。休息，重复3~4次。

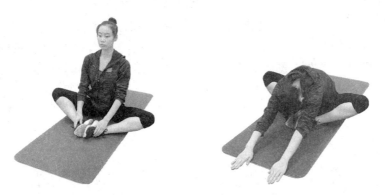

图4-4-32　腰部和腹股沟拉伸

进阶练习：坐姿，两腿伸直并分开120°~170°，然后弯腰双手努力向前伸，腹股沟的被牵拉感会更明显一点，保持15~30 s（图4-4-33）。休息，重复3~4次。

（7）侧腰和腿部后侧拉伸。

成坐姿，两腿伸直并分开120°~170°，身体向右侧屈，右手放于右脚脚尖，勾脚，保持30~60 s（图4-4-34）。换边进行练习。休息，重复3~4次。

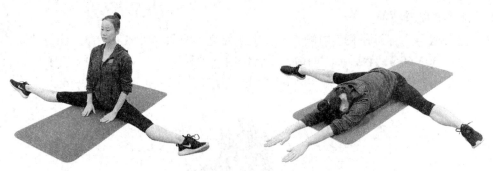

图 4-4-33　腰部和腹股沟拉伸进阶练习

（8）侧腰、背阔肌和腘肌拉伸。

成坐姿，两腿伸直并分开 120°～170°，身体向右侧屈，左手放于右脚脚尖，脚放松，保持 30～60 s（图 4-4-35），感觉由左侧腰部以上到左肩有牵拉感。换边进行练习。休息，重复 3～4 次。

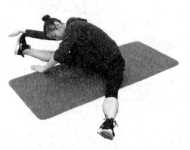

图 4-4-34　侧腰和腿部后侧拉伸

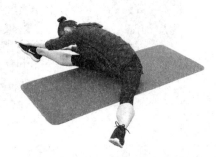

图 4-4-35　侧腰、背阔肌和腘肌拉伸

（9）肱三头肌拉伸。

成坐姿，左臂屈肘置于头后，右手放于左侧肘关节，发力方向向下，保持 15～30 s（图 4-4-36）。换边进行练习。休息，重复 3～4 次。

（10）三角肌后束拉伸。

成坐姿，上身挺直，将左手置于右手小臂内侧，转体，同时右臂发力向后拉，保持 15～30 s（图 4-4-37）。换边进行练习。休息，重复 3～4 次。

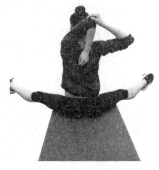

图 4-4-36　肱三头肌拉伸

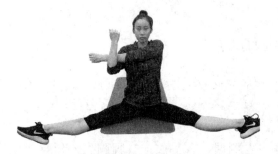

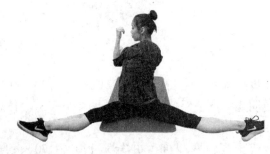

图 4-4-37　三角肌后束拉伸

（11）三角肌前束、中束拉伸。

成坐姿，左手屈肘置于身体后方，右手抓住左侧肘关节处，发力方向向右，保持15~30 s（图4-4-38）。换边进行练习。休息，重复3~4次。

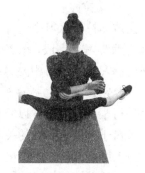

图4-4-38　三角肌前束、中束拉伸

（12）小腿三头肌拉伸。

成站姿，双腿前后开立，距离为两脚到两脚半。双手叉腰，重心慢慢向前平移，后面脚的脚后跟不要离开地面，感觉小腿有牵拉感后保持30~60 s（图4-4-39）。换边进行练习。休息，重复3~4次。

（13）腹部拉伸。

成俯卧姿，两脚分开，两手撑起身体，感觉腹部有牵拉感，保持30~60 s（图4-4-40）。休息，重复3~4次。注意：如腰部有疼痛感，则要停止或减小上半身撑起的角度。

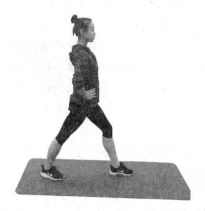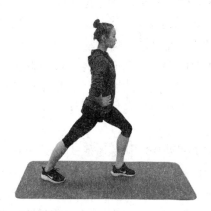

图4-4-39　小腿三头肌拉伸

进阶练习1：在上一动作的基础上抬头，保持15~30 s（图4-4-41）。休息，重复3~4次。

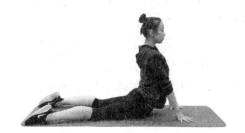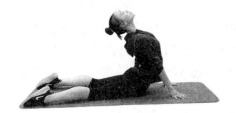

图4-4-40　腹部拉伸　　　　　　　　　图4-4-41　腹部拉伸进阶练习1

进阶练习2：在抬头的基础上，将身体撑离地面，保持15~30 s（图4-4-42）。休息，重复3~4次。

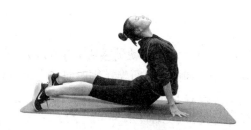

图4-4-42　腹部拉伸进阶练习2

5. 被动拉伸

在被动拉伸练习中，练习的最后部分必须借助外力完成。被动拉伸练习一般由一名同伴或一名教练协助练习者完成。在练习中，当练习者感到疼痛时，要停止施加外力。被动拉伸练习的好处，是强调练习者在练习中要尽量放松对抗的肌肉群，即拉长的肌肉群。在拉伸练习中，练习者与协助者之间要密切合作，协助练习的同伴或教练员必须要小心，并担负起一定责任，如教练员应该辅助队员进行柔韧性练习，以防止伤害事故，同时练习者一定要掌握必要的技巧，以保证安全。被动伸展运动对于提高练习者的关节活动范围特别有效。被动拉伸的注意事项有：

（1）练习者动作应缓慢，进行动作时有所控制。

（2）被动拉伸给予的是肌肉微微拉紧的感觉，并非疼痛感。

（3）练习者自己应掌握好拉伸的度，并非多多益善。

（4）练习者和协助者应及时交流，保证拉伸运动的安全和适量。

6. PNF 拉伸

神经肌肉本体感觉促进法也称 PNF 拉伸，最初用于小儿麻痹康复，20 世纪 70 年代后期开始应用到竞技体育领域用以发展运动员的柔韧素质。它主要是通过增加肌肉的张力和活动来放松肌肉，增加肌肉柔韧性，是被动拉伸运动的一种高级形式。PNF 拉伸包括被动的拉伸运动和主动的肌肉收缩活动，它需要同伴协助完成。这种方法能够促进肌肉的放松，因而相较于其他拉伸方法有特别的优势。其缺点是需要同伴的协助，不能自己完成，同时，需要有专门的知识支撑。它既可以在练习的热身阶段使用，也可以在放松恢复阶段使用；既可以作为一般性柔韧性练习手段，又可以作为专门性柔韧性练习手段。

PNF 在训练实践中，从练习形式上看和静态拉伸方法相似，但在机理上有着本质的不同。PNF 的生理学理论依据是利用反牵张反射达到使肌肉放松的目的。肌肉做等长收缩，会对肌肉产生强烈的刺激，肌肉中的腱梭会将信号传入中枢神经，反射性地使肌肉放松，导致反牵张反射的产生。也就是说，被牵拉肌肉的主动收缩能抵消所产生的牵张反射，其收缩后放松加大，再者就是拮抗肌的收缩也可以加大主动肌的放松。

PNF 拉伸由三种肌肉活动来促进肌肉的被动拉伸。在肌肉的被动拉伸之前，有肌肉的等长收缩和向心收缩，可以引起自身抑制反应。等长收缩就是保持、挺住，向心收缩就是收缩、缩短，这两种肌肉工作方式在被动拉伸中使用，可获得本体感受性的抑制。在 PNF 拉伸过程中，包含被动拉伸和静态拉伸，后面把这种肌肉工作方式叫作放松。PNF 拉伸有三种类型的技术，分别是静力保持—放松技术，收缩—放松技术，收缩—放松，外加对侧主动肌收缩技术。

所有的 PNF 拉伸技术都分为三个时相。第一时相是一个被动拉伸，持续 10 s，这在三种技术中都是一样的。第二时相的肌肉活动是不同的，其工作方式体现在名称上。第三时相仍旧是一个被动拉伸，持续时间一般为 30 s。

（1）静力保持—放松技术。

静力—放松技术先进行被动拉伸 10 s，使运动员感到中等程度的不适。同伴施加使练习者髋关节屈的外力，这时练习者要用力对抗这种外力，保持腿的位置不变，进行一种等长收缩（静力），保持 6 s；然后练习者腿部放松，进行被动拉伸，保持 30 s。最后的拉伸由于自身抑制机制被激活，拉伸的幅度有明显增加。

（2）收缩—放松技术。

收缩—放松技术也是从被动拉伸开始，使运动员感到中等程度的不适，持续 10 s，然后练习者对抗同伴施加的使髋关节屈的外力，用力伸髋，进行全范围的向心收缩，随后练习者放松腿部，进行髋关节屈的被动拉伸，持续 30 s。由于激活了自身的抑制作用，拉伸幅度大于第一次被动拉伸的幅度。

（3）收缩—放松，外加对侧主动肌的收缩技术。

该技术的前两个时相与收缩—放松技术完全相同，但在第三个时相，除了被动牵拉外，对侧肌肉收缩，增加牵拉力量。也就是说，在等长收缩之后，髋关节进行主动的屈，使髋关节活动范围进一步增加。这种技术不仅激发了交互抑制作用（屈肌收缩抑制了伸肌），还激活了自身抑制作用，因而拉伸幅度加大。收缩—放松，外加对侧主动肌的收缩技术是最有效的 PNF 拉伸技术，因为这种方法不仅利用了本体感受性作用，同时还利用了自身抑制作用。

7. 主动分离式拉伸

主动分离式拉伸是先将目标肌肉独立开来，在牵拉目标肌肉之前先收缩目标肌肉的拮抗肌，然后对目标肌肉进行 1.5～2 s 的牵拉，重复 8～12 次。其生理学机制是运用了主动肌和拮抗肌的交互抑制使拉伸幅度增加，1.5～2 s 的持续时间避免了牵张反射的产生以致限制拉伸幅度，10 次左右的重复次数是为了增加目标肌肉的血液循环和气体代谢，进而促进肌肉的快速恢复。另外，在进行拉伸时要保持深呼吸，通过深呼吸能够让目标肌肉的紧张程度降低，从而提升拉伸效果。

主动分离式拉伸一般需使用辅助工具，如毛巾、牵拉绳等，步骤如下：

（1）收缩反向肌肉群以达到拉伸姿势。

（2）用手、绳子或毛巾来辅助拉伸。

（3）拉伸到轻度紧张状态。

（4）保持 2 s 拉伸后放开。

（5）回到开始动作，放松 2 s。

（6）重复以上动作，每次拉伸 2 s，一组重复 8～12 次，做 1～2 组。

8. 神经拉伸

神经拉伸实际上属于神经松动术的一种技术，通过拉伸动作产生神经组织与周边组织的相对活动，从而达到治疗目的。

（三）设置运动处方变量

1. 柔韧性练习的目的和方式

柔韧性练习应当针对机体主要的肌肉肌腱单元，包括肩带、胸部、颈部、躯干、腰部、臀部、大腿前后和脚踝。具体的柔韧性练习方式包括肌筋膜松解、关节松动、摆动式拉伸、动态拉伸、静态拉伸。静态拉伸又包括主动静态拉伸和被动静态拉伸、PNF 拉伸、主动分离式拉伸和神经拉伸。

2. 柔韧性练习的量（运动时间、重复次数和运动频率）

练习者进行拉伸练习时，当感觉到肌肉轻微紧张后，应该保持这一姿势 10～30 s，此时即可达到提高 ROM 的目的。延长拉伸的时间只对老年人更有益，如果老年人将拉伸时间延长到 30～60 s，可以获得更大的 ROM。建议所有年龄段的人在进行 PNF 练习时，首先进行 3～6 s 的低到中等强度的收缩（即 20%～75% 最大随意收缩），紧接着由同伴进行辅助拉伸 10～30 s。根据练习者的需要，每个柔韧性练习都应该重复 2～4 次，累计达到 60 s。例如，练习者可以拉伸 2 次，每次 30 s，也可以拉伸 4 次，每次 15 s。按照上述指南制订的拉伸计划，大多数人 10 min 左右即可完成。柔韧性运动处方的 FITT-VP 原则总结详见表 4-4-1。初始运动者与经常运动者的柔韧性运动处方对照表见表 4-4-2。

表 4-4-1　柔韧性运动处方的 FITT-VP 原则

类型	运动频率 （次数）	运动强度 （费力程度）	运动时间 （次数或时间）	运动方式 （主动、被动）	运动总量 （总时间）
肌筋膜松解	5～7	有点吃力	8～12 次 / 部位	自主进行	15 min
动态拉伸	5～7	比较轻松	5～10 次 / 动作	自主进行	10 min

续表

类型	运动频率（次数）	运动强度（费力程度）	运动时间（次数或时间）	运动方式（主动、被动）	运动总量（总时间）
摆动拉伸	2~3	轻松	5~10 次 / 动作	自主进行	10 min
被动拉伸	2~3	吃力	10 s/ 动作	被动进行	10 min
PNF 拉伸	1~2	吃力	30 s/ 动作	被动进行	10 min
主动分离式拉伸	2~3	比较吃力	8~10 次 / 动作	自主进行	10 min
静态拉伸	5~7	轻松	20~60 s/ 动作	自主进行	20 min

表 4-4-2　初始运动者与经常运动者的柔韧性运动处方对照表

水平	肌筋膜松解	动态拉伸	摆动拉伸	被动拉伸	PNF 拉伸	主动分离式拉伸	静态拉伸
初始运动者	++	++	+	+	+	+	++
经常运动者	+++	++	++	++	+++	+++	+

注：+ 表示参与程度。

3. 设置柔韧性运动处方变量示例

（1）初始运动者柔韧性运动处方。

开始阶段为第 1~4 周，选取不适的位置进行干预，以肌筋膜松解和静态拉伸为主，这种组合容易控制且相对比较安全有效，先用泡沫轴对紧张的身体部位进行按摩滚压，每个部位按摩 10 次左右，达到松解肌肉筋膜的目的，然后进行静态拉伸，这样不容易激发牵张反射，也不需要专门的人员辅助。每周至少 2~3 次，每个肌群至少 4 次，每次每个动作持续 20~60 s，重复 2~3 组。

提高阶段为第 5~8 周，选取不适的位置进行干预，肌筋膜松解、静态拉伸适当增加每组时间，组数可以先保持不变，逐渐加入动态拉伸练习，每个动作重复 5~10 次，一般安排在锻炼前进行，选择运动时使用的主要肌肉进行动态拉伸练习。每周练习的次数取决于运动次数，每次运动前都可以安排拉伸练习，运动后主要安排肌筋膜松解和静态拉伸。

高级阶段即已形成运动习惯的运动者，为第 9~12 周甚至更久，主要针对有一定运动经历、柔韧性和力量训练基础的人士。此阶段柔韧性练习的手段主要有主动分离式拉伸、摆动式拉伸，也可安排被动拉伸和 PNF 拉伸。

（2）经常运动者柔韧性运动处方

针对经常锻炼的练习者，一般按照需要和条件进行选择练习的方式。没有体能教练情况下，可以安排动态拉伸、弹震式拉伸和主动分离式拉伸，前两个可用于准备活动，主动分离式拉伸可以安排在运动前和运动后，每个动作每次拉伸 2 s，重复 8~12 次，做 1~2 组；摆动式拉伸一般安排在比较大强度的运动前，针对需要工作的肌肉进行有节奏和速度的拉伸，每个动作重复 10~15 次；在有体能教练和康复师的条件下，可以安排 PNF 拉伸，一般安排在运动后，每个动作重复 3~4 次。

（四）注意事项

（1）因柔韧素质发展较快，一旦停止练习易消退。

（2）不能急于求成，要循序渐进。特别是在同伴的协助下做被动练习时，需要小心，避免出现伤害事故的发生。

（3）充分做好准备活动，以提高肌肉温度，降低肌肉的黏性。柔韧性练习最好放在早上和运动前的准备活动中进行，在疲劳情况下不宜做柔韧性练习。

（4）运动前以动态柔韧性练习为主，整理活动以静态柔韧性练习为主。

（5）柔韧性练习应当与力量练习相结合，女性一般更应加强针对性力量训练。

（6）柔韧性练习要注意年龄特征，并要持之以恒。柔韧性随着年龄增加而下降。应从儿童少年时期开始进行系列训练，成年以后，只要坚持经常练习，已经达到的柔韧性可以保持很久。

（7）保持理想体重，以减少关节周围组织的体积，才能使已获得的柔韧性得到更好的发挥。

（8）训练结束后，应先按摩放松再牵拉。

（9）拉伸有顺序要求，一般先从身体近端开始，逐渐过渡到远端，即先拉伸大肌肉群然后再拉伸小肌肉群。

（10）拉伸应注意以整个肌筋膜链条和局部环节拉伸相结合的方式。

（11）柔韧性运动处方的有效性是建立的在准确评估基础之上的。

四、柔韧性运动处方案例分析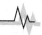

（一）柔韧性运动处方案例1

李先生，40岁，电脑程序员，久坐工作模式，无运动习惯，日常体力活动不足。柔韧性测试结果显示，立位体前屈双手够不到脚尖，柔韧性不佳。

制订柔韧性运动处方的思路：

（1）单腿立位体前屈（一条腿伸直站立，一条腿屈膝脚尖点地或踩在小凳子上）。双手触摸脚尖，交替进行测试，观察体前屈功能障碍左右是否对称，即功能障碍来源于双侧还是单侧。有可能发现两条腿柔韧性的不对称，也就是说其中一条腿的柔韧性差导致双腿立位体前屈的功能障碍，重点可先对有障碍的那条腿进行干预，改善立位体前屈水平。

（2）坐位体前屈测试。相对于立位体前屈这是非负重的姿势下体前屈测试。如果坐位双手可以摸到脚尖，则说明负重姿势下存在髋关节稳定性和／或运动控制功能障碍。在这种情况下，一般不需要特别的柔韧性练习，只需要进行核心控制训练就能改善立位体前屈水平。如果坐位体前屈仍然存在功能障碍（双手摸不到脚尖，后背没有呈现圆滑的曲线骶骨角小于80°），说明髋关节活动受限或脊柱屈曲受限，或两者情况都有。

（3）仰卧主动直腿上抬测试（FMS筛查中有详细描述）。如果可以主动抬腿70°，则进行仰卧膝触胸测试。如果主动抬腿不到70°，则进行被动抬腿，若被动能达到80°，则说明需要加强核心稳定性训练和屈髋力量训练；如果被动抬腿几乎没有改善，则说明存在后链软组织延展性问题，需要进行肌筋膜松解和拉伸，如果被动抬腿较主动抬腿有改善（改善10°或以上）但仍不能达到80°，则说明运动处方对象可能存在腘绳肌紧张、核心稳定性或屈髋力量的问题。这就需要进行全面的干预措施（肌筋膜松解、按摩、拉伸、力量训练）。

（二）柔韧性运动处方案例2

王女士，大学生，20岁，久坐生活方式，无运动习惯，日常体力活动不足，身体评估显示身体呈现圆肩驼背姿态，柔韧性测试显示胸大肌、胸小肌紧张。

制订柔韧性运动处方的思路：

（1）体质与健康特征分析。青年女性，无锻炼习惯，体力活动少，学习压力大，主要问题姿势异常，属典型上交叉综合征。

（2）运动处方的目标。改善上身不良姿势。

（3）运动方式的选择。选择静态拉伸方式。

（4）运动强度及时间制订。静态拉伸胸小肌、胸大肌，第1~3周每次每个动作拉伸20 s，进行三组。

（5）运动频率。每周至少5次。

（6）注意事项。拉伸之前，先进行胸小肌、胸大肌筋膜松解。另外，拉伸胸部紧张肌肉后，可适当加入上背部力量锻炼，效果更佳。

（三）柔韧性运动处方案例3

赵女士，40岁，职业女性，无运动习惯，柔韧性测试显示存在深蹲障碍，深蹲时翘起脚跟。

制订柔韧性运动处方的思路：

（1）体质与健康特征分析。中年女性，无锻炼习惯，主要问题为穿高跟鞋。

（2）运动处方的目标。改善踝关节背屈活动度。

（3）运动方式选择。无锻炼经验，选择简单易行的柔韧性锻炼方式。

（4）运动处方强度及时间制订。自主静态拉伸小腿三头肌，第1~3周开始阶段每次20 s，进行三组。

（5）运动频率。每天进行一次。

（6）注意事项。无论上班还是下班时间，都可以抽空进行拉伸锻炼，如果条件允许，拉伸之前可先进行足底筋膜松解，这样效果更好。

李春雷、刘　杰

思考题

1. 制订运动处方的基本原则有哪些？
2. 一个完整的运动处方应该包括哪些要素？
3. 可以从哪些方面评估运动处方的效果？
4. 简述心肺耐力运动处方的应用范围。
5. 简述规律运动提高心肺耐力的可能机制。
6. 制订力量运动处方的目标是什么？
7. 不同的力量素质训练的次序是什么？
8. 简述静态拉伸与动态拉伸的主要区别。

第五章

健康人群的运动处方

第一节　儿童青少年的运动处方

儿童青少年处于生长发育的快速阶段。科学掌握和制订儿童青少年的运动处方，可促进其健康成长，为其成年后的健康奠定良好的基础。

一、儿童青少年运动处方的特殊性

儿童青少年的体质健康水平是关系到国家发展的战略性问题，其体质的好坏更是直接关系到国民体质的未来。儿童青少年时期是个体生长发育的关键期，是经历身体发育和心理发育不断完善的过程。在这一时期，儿童青少年各器官系统逐渐发育成熟，基础动作技能得到迅速发展，身体素质得到快速提高，这些将为成年以后的体质健康以及复杂运动技能的发展奠定良好的基础。同时，由于生长发育的快速发展，不同年龄段的生长发育呈现出显著的阶段性特征，个体的发展也存在较大差异。因此，在制订运动处方的过程中，需考虑个体的年龄及不同个体的特殊性。

（一）儿童青少年生长发育的一般规律

1. 生长发育的阶段性和程序性

生长发育是一个连续的过程，由不同的发育阶段组成。根据各阶段生长发育的特点，可将儿童青少年的生长发育过程划分为 6 个年龄期：婴儿期（0~1 岁）、幼儿前期（2~3 岁）、幼儿期（4~6 岁）、儿童期（7~12 岁）、少年期（13~17 岁）和青年期（18~25 岁）。同时，生长发育具有一定的程序性，各阶段间顺序衔接，前一阶段的发育为后一阶段奠定必要的基础。任何阶段的发育出现障碍，都将对后一阶段产生不良影响。婴儿期生长发育迅速，躯干增长最快；幼儿前期为粗大动作、口头语言发育的关键时期；幼儿期生长发育速度平稳，精细动作、言语智力发展迅速；儿童期处在人生两大生长突增高峰之间，身体的形态生长和机能发育相对较慢，各器官系统进入健全稳定时期，为青春期突增打下物质基础，此时身体的正常生理弯曲，即颈曲和腰曲已形成，从事跳跃、奔跑、支撑、平衡等活动的生物学功能已初步具备；青春期（少年期和青年期）是从少年儿童向成年过渡的时期，这一时期，个体的形态、生理、素质、智力和心理发育突飞猛进，肌力大增，心肺功能显著上升，骨骼发育和钙化发展到成熟阶段，同时出现了各种性成熟变化，此时期是人一生体质水平飞跃发展、为成年健康奠定基础的关键时期。

2. 生长发育速度的不均衡性

在生长发育过程中，儿童青少年的生长速度时快时慢，呈波浪式增长。从胎儿到成年，先后出现两次生长突增高峰：第一次为胎儿 4 个月至出生后一年；第二次发生在青春发育早期，女孩比男孩早两年左右。

（二）儿童青少年身体素质发育关键期

人体形态机能发育水平的提高必然促进身体素质的自然增长。在 9 岁或 10 岁之前，随着形态、机能水平增长，如身高、体重的增长，神经系统、循环系统不断发育完善，大多数男女生身体素质会呈现快速增长的趋势。在 10 岁或 11 岁之后，个体的身体素质变化趋势呈现差异。这可能与男女进入青春期，形态、机能和身体成分发生明显差异性变化有关。这也许是导致不同身体素质之间、男女间身体素质增长趋势有所不同的原因。

男生在青春发育的早期，雄性激素分泌增多，瘦体重含量增长加快。这些变化会使得男生皮下脂肪减少，肌肉强健。这就使男生速度、力量、灵敏素质在 10 岁或 11 岁之后增长迅速。在这一趋势变化中，男生立定跳远、绕杆跑体现出敏感期特点。而女生在进入青春发育期后，尤其是青春期前期，受到雌激素分泌增加的影响，身体脂肪含量会出现大幅度增长。这是因为女性初潮来临及排卵维持需要达到临界体重，体脂率是维持月经的重要条件。

每项素质都有其特殊的敏感期。若利用该敏感期加强锻炼，可显著加速其发展。各项身体素质发展最快的年龄见表 5-1-1。

表 5-1-1　各项身体素质发展最快的年龄

身体素质	发展最快年龄 / 岁	身体素质	发展最快年龄 / 岁
平衡能力	6~8	柔韧性	10~12
模仿能力	9~12	韵律	10~12
反应速度	9~12	速度	14~16
协调性	10~12	力量	13~17
灵敏	10~12	耐力	16~18

（三）儿童青少年动作技能发展

动作发展过程是阶段性的，儿童青少年动作技能的发展可分为反射性运动阶段、初步动作阶段、基本动作阶段和专业运动阶段。

1. 反射性运动阶段

胎儿所做出的第一种运动就是反射。反射是非自主的、在大脑皮质控制下的运动，这是形成动作发展阶段的基础。通过反射运动，胎儿可以得到周围环境的信息。反射可分为原始反射和姿势反射。原始反射包括信息收集、营养获取和保护性应答，是一种最初的生存机制。没有这一机制，新生儿将不能获取足够的营养。姿势反射是第二种形式的非自主运动，是一种神经运动的形式。最初的跨步反射和爬行反射皆属于姿势反射，与之后的爬行、步行行为非常相似。

2. 初步动作阶段

婴儿出生至两岁，处在初步动作阶段。初步动作由成熟发育所决定，并且以高度可预测的顺序出现，这种顺序在正常情况下是不会被改变的。初步动作阶段可分为反射性抑制阶段和预控制阶段，分别代表动作控制的高级命令。

（1）反射性抑制阶段。刚出生时，反射主导着婴儿的行动表现，此后，婴儿的行为逐步受到大脑皮质发展的影响，导致一些反射受到抑制并且慢慢消失。在这一阶段，自主性动作很难被辨别出来，因为神经处于一个发展的初步阶段。

（2）预控制阶段。在一岁之后，婴儿的行为会变得更精确并且可以控制他们自己的行动。认知动作的快速发展，促使初步动作阶段的能力得到快速发展。

3. 基本动作阶段

儿童早期的基本动作技能是初步动作阶段自然发展的结果。这是一个发现如何呈现动静态动作及如何控制动作的阶段。最初是孤立地表现出来然后再将其整合。基本动作模式是最基本的可观察到的行为模式，跑跳等动态活动、抓扔等操作性活动和单脚平衡等静态性活动都应该在儿童早期得到发展。

除了生长发育，环境也对基本动作技能的发展起到了很重要的作用。这一时期可分为三个阶段：

（1）初期阶段。初期阶段是儿童在呈现基本动作技能上第一次以目标为导向的尝试。其动作特点是，动作顺序的不连贯性，身体动作过度夸大或受到限制及不协调，动作空间和时间的配合比较差。2~3岁的儿童，动静态动作能力及操控能力都处于初期阶段。

（2）新兴初级阶段。3~5岁的儿童，具备较好的动作控制能力和较好的协调能力，空间和时间的配合得到了提升，但是动作表现依然会有一些夸大或受限。

（3）熟悉阶段。这一阶段以动作高效的、协调的、可控制的表现为主要特征。熟悉阶段是一个成熟的基本动作技能阶段，儿童在5岁或6岁达到这一阶段。尽管一些儿童最初达到这一阶段会受到生长发育及较少的外界环境的影响，但绝大多数都需要练习、鼓励及命令促进其学习。如果不提供这样的环境机会，个体将很难达到这一阶段，并在之后的专业技能发展上呈现出有所限制。

4. 专业运动阶段

在这一阶段，运动成为一种工具应用于各种复杂的活动中。专业运动阶段依靠成熟的基本动作技能的发展。这一阶段可分为三个阶段：

（1）过渡阶段。在7岁或8岁开始进入过渡阶段。个体开始组合应用基本动作技能去呈现出在运动或娱乐中的专业运动技能。

（2）应用阶段。11~13岁（中学时期）。在这一时期，个体寻找或避免参加一些专业活动，可以使复杂的技能得到进一步的改善，同时将技能应用到更加高级的游戏或一些运动中。

（3）终身利用阶段。从14岁开始并且贯穿整个成年过程，这代表着之前所有阶段的一个终点。

（四）体力活动对儿童青少年生理功能发展的作用

1. 体力活动对心肺健康的作用

儿童青少年的体力活动与心肺健康之间确实存在关系，通过体育锻炼能促进其心肺健康。国外研究发现，即使每天看电视时间同样都大于2 h，每天进行至少60 min中等到高强度运动的男孩，其心肺能力也要优于进行同等运动强度但运动时间不足60 min的男孩。除去看电视的因素，女生结果与男生结果类似。这说明无论是男孩还是女孩，每天进行60 min以上中等到高强度运动对心肺功能均有促进作用，且参加体力活动水平越高的孩子，其心肺健康水平也越高。

2. 体力活动对肌肉力量的作用

体力活动与儿童青少年的肌肉力量关系非常显著。无论儿童、青春期前或青春期早期的青少年，每周进行2~3次的抗阻训练都能明显提高肌肉力量，对生长发育不会产生负面影响。

Malina综述了22项关于青春期前和青春期早期青少年力量训练的研究，结果均提示通过力量训练可明显提高肌肉力量。进行抗阻训练时间从6周到21个月不等，大部分维持在8~12周，每周训练2~3次。其中约一半研究报道了具体的训练强度，范围都在50%~85% 1 RM，其中以75% 1 RM最多。同时研究也指出，一旦参与者停止训练，其肌肉力量将随即下降。

3. 体力活动对身体成分的作用

身体成分包括身体脂肪和去脂体重（瘦体重）。这些数值随着年龄的增长及生长发育的变化而变化。因此，很难将体力活动对身体成分的影响从生长发育中区分开来。一项研究中考虑了身体成分变化与年龄变化的关系，结果提示，体力活动的增加可能会调节男孩在儿童期过渡到青春期时的脂肪增加。

大部分横断面研究运用了对比和回归的方法，研究对象以正常体重、超重和肥胖混合研究为主。多项研究结果显示，体力活动与BMI、体脂率、体脂量和皮褶厚度存在低到中度的相关性。尽管各种研究中使用了不同的测量和评价体力活动的方法，但结论基本一致，即青少年参加体力活动越多，特别是高强度的体力活动，脂肪量就越低。

对正常体重或超重儿童的实验研究以持续活动和耐力运动为主。虽然体力活动对超重或肥胖儿童身体成分影响的研究结果有些不同，但是大部分结果显示，通过锻炼可使超重或肥胖孩子的 BMI 和体脂率下降。体力活动对体脂率和内脏组织脂肪影响的研究较多采用连续、大量的有氧运动，其结果也较一致。仅有两项力量训练研究显示体力活动对青少年肥胖的影响甚小。

4. 体力活动对心血管功能及代谢水平的作用

青少年体力活动与心血管功能及身体代谢具有非常密切的关系，且存在某种量效关系，即体力活动水平越高，心血管功能及代谢水平越高。世界卫生组织 2010 年体力活动指南推荐：青少年每天保持至少 1 h 中等到高强度体力活动可帮助其降低患心血管疾病和 II 型糖尿病风险，体力活动的运动量或强度越大，受益越大。

体力活动可以通过增强体质、减少脂肪来影响心血管功能及代谢水平，还能预防心血管疾病和 II 型糖尿病。随机对照实验显示，体力活动可以降低全身和内脏脂肪，进而改善脂肪过多这一不健康状态。值得注意的是，体力活动降低了因脂肪过多而继发的各种疾病的发病风险。针对肥胖者的实验数据显示：持续 2~8 个月的体力活动干预可明显改善其心血管功能和代谢水平，指标包括胰岛素敏感性、血脂水平、炎性指标、血管内皮功能、心脏副交感神经活动和颈动脉内皮厚度等。其中最显著的是，体力活动能使患有血脂异常的青少年血脂指标恢复正常。

5. 体力活动对骨骼健康的作用

骨骼健康包括骨矿物含量、骨密度、骨面积、骨硬度、骨形状及韧性、骨膜周径等指标。骨负重的体力活动可提高骨矿物质含量及骨密度，特定的负重活动还可同时影响肌肉力量，且每周进行 3 次或以上的运动效果明显。运动强度则建议用中等到高强度的地面反向作用力（ground-reaction force，GRF）或以 1 RM 的百分比来衡量。

体力活动是否有成骨作用，取决于外界负荷的强度大小、负荷的动态情况、负荷承受程度以及一次负荷的持续时间。相较于有重力支撑的运动（如自行车、游泳等），从事类似于有地面反向作用力（GRF）的运动（如跑、跳）或高强度的关节应力（如举重）等身体负重的体力活动，可以通过对骨骼造成力而产生增加骨矿物质含量的效果，进而有效降低骨质疏松的发病风险。

对正处于青春期前和青春期的儿童青少年，体力活动可能对成长期骨量峰值的提高具有潜在的促进作用，而那些不运动的孩子们往往缺乏这方面的认识。无论男孩还是女孩，体力活动对骨矿物质含量产生最佳促进作用的时期是在青春期早期，女孩一般在月经初潮前期。在骨矿物含量增长敏感期（女孩 12.7 岁，男孩 14.1 岁），运动多的孩子在骨矿物含量的增长上要高于运动少的孩子。无论男孩还是女孩，体力活动都可以促进骨健康。

（五）儿童青少年期体力活动与远期健康

长久以来，儿童青少年的体力活动主要以运动和竞技运动表现为导向，但考虑到成年后的健康问题，应着重考虑体力活动的远期健康效应。

参加学校体力活动干预的肥胖儿童青少年，除了改善体质、降低空腹胰岛素水平并减少脂肪外，在暑期中虽然没有进行规律的体力活动但体重没有反弹。这个研究结果提示，规律的体力活动干预具有长期效应。WHO 建议 5~17 岁儿童青少年应每天累计至少有 60 min 中等到高强度身体活动。一项研究让青少年按照这个运动剂量执行，研究结果显示，青少年的脂肪量减少，但是其疾病风险因素并未明显改变。这可能说明青少年需要维持几年以上的正常体脂水平，才能清楚地观察到其脂肪与疾病风险因素之间的关系。几项观察及实验研究推测，如果在儿童时期即开始保持大运动量和中高强度的体力活动，并延续至成年，可以使机体维持在良好的状况，减少器官终末端损伤，降低心血管疾病和 II 型糖尿病的发病率与死亡率。

（六）当前我国儿童青少年的体质健康状况

不同个体的体质具有明显的差异性，同一个体的体质在不同的发展阶段其特点也不相同。

2001 年，我国印发了《国民体质监测工作规定》，规定国家每 5 年开展一次国民体质监测工作。然而，我国国民体质 10 年间处于明显下降的趋势。通过将《2010 年国民体质监测公报》与日本文部科学省的数据进行对比发现，日本学生体质的整体水平高于中国学生。2013 年，国家对国民体质监测进行了改革，将全国 10 个抽样城市改为了每年监测，这体现了国家对国民体质健康的关注。

二、儿童青少年运动测试与体质评估

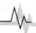

（一）身体成分

研究证明，过多的脂肪尤其是腹部脂肪与高血压、Ⅱ型糖尿病、脑卒中、冠心病和高脂血症等疾病有关。基本身体成分可以用脂肪组织和非脂肪组织在体重中的相对百分比来表示，即两种成分模式。身体成分测量可以使用实验室和场地测试，但测试结果受测试方法的复杂性和准确性的影响。

1. 体重指数（BMI）

体重指数，可用来表示身高相对体重，其计算方法是以"kg"为单位的体重除以以"m"为单位的身高的平方（kg/m^2）。体重指数在 24~28 kg/m^2 为超重，大于或等于 28 kg/m^2 为肥胖。当体重指数大于 30 kg/m^2 时，患高血压、冠心病、死亡率的风险升高与之相关。表 5-1-2 为我国儿童青少年超重、肥胖 BMI 筛查标准。

表 5-1-2　我国儿童青少年超重、肥胖 BMI 筛查标准　　　（单位：kg/m^2）

年龄/岁	男超重/BMI	男肥胖/BMI	女超重/BMI	女肥胖/BMI
7~	17.4	19.2	17.2	18.9
8~	18.1	20.3	18.1	19.9
9~	18.9	21.4	19.0	21.0
10~	19.6	22.5	20.0	22.1
11~	20.3	23.6	21.1	23.3
12~	21.0	24.7	21.9	24.5
13~	21.9	25.7	22.6	25.6
14~	22.6	26.4	23.0	26.3
15~	23.1	26.9	23.4	26.9
16~	23.5	27.4	23.7	27.4
17~	23.8	27.8	23.8	27.7
18	24.0	28.0	24.0	28.0

资料来源：中国肥胖问题工作组. 中国学龄儿童青少年超重、肥胖筛查体重指数值分类标准［J］. 中华流行病学杂志，2004，25（2）：97-101.

2. 围度

身体脂肪分布类型是预测肥胖风险的重要指标。向心性肥胖以脂肪堆积在身体躯干部分为特点（腹部肥胖），与离心性肥胖（脂肪分布在臀部和大腿）个体相比，可使高血压、冠心病和早期死亡的风险增加。用带有橡皮绳的布带尺进行测量，每一部位测量两次，并用轮流测量代替连续测量，如果两次测量值相差不到 5 mm，可取其平均值。

腰围为肋骨与髂嵴之间腰部最细处水平绕行一周的围长，可反映腹部皮下脂肪厚度、营养状况和人的体型特点，是间接反映人体脂肪状态的简易指标。臀围为臀大肌最突起处水平绕行一周的围长。臀围的大小也可以反映出人的体型特点。保持臀围和腰围的适当比例关系，对人的形体和健康有重要意义。腰臀比（WHR）是腰部围度与臀部围度的比值，是用来反映向心性肥胖的指标。健康风险随着腰臀比的增加而增长，且风险的标准因年龄的不同而不同。ACSM 指出，成年男性 WHR ≥ 0.9，女性 WHR ≥ 0.85，老年男性 WHR ≥ 1.03，女性 WHR ≥ 0.90，则患病的危险性将大大增加。

3. 骨密度

儿童青少年时期是躯体生长发育的关键期，各种身体成分都在增长。研究表明，青春期是骨矿物质沉积的关键时期，一生中有 40%～60% 的骨质是在青少年时期沉积的。个体在生长发育末期（16～25 岁），骨量和骨强度均达到一生中最高，称为峰值骨量（peak bone mass，PBM），青春期生长突增所能达到的峰值骨量是决定成年期骨骼强度的主要因素。骨密度低下与儿童青少年期骨折风险及远期骨质疏松性骨折风险相关。女性骨矿化加速过程发动时序早于男性，这与青春期体格发育的一般规律是一致的。女生 12 岁、男生 15 岁出现骨发育速度高峰，除头部、脊柱外，男女多数部位骨密度生长发育曲线出现两次交叉；儿童青少年全身骨密度与肥胖程度呈负相关，与肌肉含量呈正相关。通常使用全身骨密度 T 值判断骨密度是否正常。T 值的正常参考值在 −1 和 +1 之间，T 值低于 −1、高于 −2.5 为骨密度低下，T 值低于 −2.5 时为骨质疏松症，T 值低于 −2.5 且伴有骨折为严重骨质疏松症。

（二）心肺功能

心肺功能与大肌肉群中等至高强度的长时间运动能力相关。最大摄氧量（$\dot{V}O_2max$）是心肺功能的标准测量指标，与心脏功能密切相关。常用的运动测试方法包括场地测试和台阶试验（详见第三章第三节）。

对于监测个体运动耐受性来说，RPE 是一个有价值的指标。大多数健康受试者在 RPE 分类刻度表中达到 Brog 分级表中 18～19（非常吃力）时，即达到主观用力限度。因此，RPE 可用于监测在运动测试中向最大负荷递增的过程（RPE 评价量表见表 1-2-2）。

（三）肌肉力量和肌肉耐力

肌肉功能测试包括肌肉收缩类型、收缩速度、关节活动范围等。每一种测试结果都来源于相应的测试程序，没有一种测试能够评价全身肌肉耐力和肌肉力量。因此，为了获得能够真正用于评价随时间变化的生理适应性的可靠数据，受试者应该参加一些使用熟悉的器材运动，并遵循特定的运动方案。此外，在进行肌肉功能测试之前应进行适当的热身运动，这可以提高肌肉温度、增加局部血流，并促进心血管对运动的适应性。

1. 肌肉力量

肌肉力量是指施加在某块特定肌肉或者肌群的外力，通常用抗阻这一术语表示。通常，1 次最大重复值（1 RM），即在正确姿势和一定规则下全关节活动范围所遇到的最大阻力值，已成为动态力量的评价标准。一般上身肌肉力量的有效测量方法包括卧推或坐姿杠铃推举的 1 RM 值，下身肌肉力量的有效测量方法包括蹬腿或伸腿的 1 RM 值。

2. 肌肉耐力

肌肉耐力表示某肌肉群在一定时间完成重复收缩以引起肌肉充分疲劳的能力，或保持最大收缩能力在特定百分比的持续时间。如果测量在一定阻力下总的重复次数，其结果表示绝对肌肉耐力；如果在试验前后分别测量 1 RM 的特定百分比（例如 70%1 RM）的重复次数，其结果表示相对肌肉耐力。简单的场地测试，如仰卧起坐测试或连续、无间歇俯卧撑的最大数量，可分别用来评价腹部肌肉群或上身肌肉群的耐力。

（四）柔韧性

柔韧性在某些运动项目（如跳水、体操）和日常活动能力中都非常重要。因此，保持所有关节的柔韧性有助于完成运动。相反，当某项运动使关节活动角度超出已经限定的关节活动范围时，会导致组织损伤。实验室通常用关节活动范围量化柔韧性，用度数表示。这种测试的常用仪器包括多种量角器、电动量角器和测量尺等。

肌肉力量、耐力训练和柔韧性训练均会对骨骼产生一定的应力，如拉力、剪切力。应力是骨骼生长发育最重要的因素之一，可以促进骨密度沿着合理的力线方向发展，促进钙质的沉积，如果仅仅单方面的补充激素类物质和钙质而减少应力，骨骼生长发育在一定程度上将会受到影响。应力的大小取决于力量耐力训练的强度，因此，选择合理训练强度至关重要。

（五）身体姿态评估

1. 站立姿势评估

最常用和最有用的站立姿势评估是从侧面观察，其参考线是额状线，起点是外踝稍前的位置与通过此点的地面垂线一致。观察正面和后面的参考线为正中矢状线，开始于两足中点通过骨盆正中和头中间（表 5-1-3）。

表 5-1-3 站立位时理想位置

身体部位	站立位理想姿势
足部	足弓是拱形结构，纵弓与第三足趾的夹角为 10° 左右，脚平行时，承重是在中间弓和两足中间
膝和下肢	前面观为髌骨，侧面观没有膝屈曲或伸展
髋、骨盆和脊柱（后面观）	脊柱无侧屈，髋关节无旋转，肩左右高度一致
髋、骨盆和脊柱（侧面观）	脊柱 4 个生理弯曲明显，不应该有过度的屈曲出现（颈椎、腰椎前屈，胸椎和尾椎后屈）
胸、肩、上肢	在呼气过程中胸骨有上下起伏，上肢放松于肢体两侧，掌心向内，肘部在前臂处微屈，肩左右平齐，无旋转，肩胛骨位于脊柱两侧旁开 4 寸（约 13.33 cm）
头	头既不向前，也不向后。颧骨位于与锁骨相同的垂线上

2. 不同部位运动时的姿势评估

（1）肩关节姿势评估。

肩关节复合体由肩关节、肩胛胸壁关节、肩锁关节和胸锁关节构成。肩胛骨在肩部运动中扮演着重要角色，其运动主要由胸锁关节完成，胸锁关节有三个运动方向：使肩胛骨上提或下降、使肩胛骨内收或外展、使肩胛骨上回旋或下回旋。肩胛骨的 7 个运动包括上提、下降、后倾、上回旋、下回旋、前伸和后缩，具体运动表现见表 5-1-4。

表 5-1-4 肩关节运动表现与评估

运动	表现与评估
上提	运动中肩胛骨位置会些许上提，这与斜方肌的活动有关。运动结束后，肩胛骨会恢复到原来位置。如果在运动结束时，肩胛骨过度下降，则需要考虑斜方肌的不同部位激活比率问题，也就是肌肉协调性
下降 / 后倾	在肩关节完成屈曲运动时，肩胛骨会随着肩关节屈曲而产生下降 / 后倾，伴随肩胛骨运动至极限位置时，脊柱会有微小的运动。但是如果胸椎过度后凸，会造成肩胛骨过度前伸，从而限制肩关节活动度
上回旋	在肩关节外展过程中，肩胛骨会随着肩关节的外展而产生上回旋运动，肩胛骨在上回旋约至 120° 时停止运动。在肩关节外展 180° 时，肩胛下角位于胸腔冠状面中线上，肩胛骨内侧缘向上转动约 60°，此时肩胛骨轻微下沉、外展和后倾
下回旋	在肩关节由外展 180° 位置开始进行内收运动时，肩胛骨会随着肩关节的内收产生下回旋，肩关节内收至 90° 时，该过程肩关节下降 1°，肩胛骨也随着下回旋 1°；肩关节内收 30°～90° 时，肩关节下降 2°，肩胛骨下回旋 1°，此时肩胛骨已回归中立位
前伸	肩胛骨紧贴胸廓壁绕垂直轴向前滑动，滑动过程中，肩胛骨应时刻紧贴胸廓壁，如果在滑动时出现肩胛下角和内侧缘的抬离（翼状肩），考虑前锯肌肌力不足
后缩	屈肘 90° 时，肩关节进行外旋运动，在开始 35° 范围内肩胛骨不会后缩；如果此时肩胛骨出现后缩，表明菱形肌紧张 / 过度激活或肩关节旋转控制不佳

资料来源：JANE JOHNSON. 姿势评估：治疗师操作指引［M］. 张钧雅，等译. 台北：合记图书出版社，2014.

（2）脊柱姿势评估。

脊柱解剖学形态：脊柱的柱状结构是形成躯干的主要结构，在身体动态和静态姿势中占有很大的作用。脊柱运动有 4 个方向：屈曲、伸展、侧屈、旋转。

① 屈曲：日常生活中最常见的运动之一，运动来自腰椎和骨盆，腰椎和骨盆的集合运动称为"腰椎-骨盆节律"。最大腰椎屈曲角度为 30°～50°。

② 伸展：伸展的功能性活动不需要太大的活动范围，最大腰椎伸展范围为 25°。许多腰椎过度伸展的问题是由于屈髋肌和腰肌紧张造成的。

③ 侧屈：正常的腰椎侧屈角度可达到指尖到膝水平，大约 25°，胸椎侧屈角度一般为 7° 左右。

④ 旋转：旋转角度在腰椎被限制时一般为不超过 15°，最大躯干旋转发生在胸椎，范围一般是 35°～50°。

（3）骨盆、髋、膝。

骨盆、髋、膝的解剖学结构：通过骨盆带和髋关节以及膝关节的动态活动，下肢可获得很大的活动度。理想的或正常的骨盆位置和耻骨联合是在一个垂面上。

① 髋关节：理想的髋关节位置可以看到测试图线通过髋关节中心后方的位置。常见的两种偏差是偏角和倾角，偏角是股骨颈和大转子横轴的夹角，倾角是股骨颈和股骨长轴的夹角，倾角一般为 125°，偏角一般为 15°。

② 膝关节：正常的膝关节位置侧面观线会通过其轴心的稍前方。膝关节屈和过伸都会导致其结构变化，过伸导致的结构变化更加明显，结构或位置变化可造成膝内扣或膝外翻。

（六）动作能力评估

动作能力的发展伴随人的一生，并影响人生活的方方面面，是人生活中不能缺少的技能。儿童青少年时期动作能力的发展，不仅仅对其社会适应能力有一定程度的影响，更对其身体素质的发展、认知能力的提高以及神经系统的发育有着积极和重大的影响。现阶段，对动作能力的评估主要有 TGMD-2、BOT-2 和 MABC-2 这几种方式，但这些测量评价工具在研究适用性、研究目的等方向均有一定的差异。

粗大动作发展测试（test of gross motor development，TGMD-2）主要针对 3～15 岁的儿童青少年的粗大动作发展状况进行定性评估。TGMD-2 由身体移动能力和目标控制能力两个部分组成，强调在测试中对动作过程的评价。TGMD-2 包含 6 个连贯的动作测试，测试需要 15～20 min。该测试方法对儿童粗大动作的发展加入了定性评价，但其缺乏对精细动作的评价。

布尼氏动作熟练度测验（Bruininks-Oseretsky test of motor proficiency，BOT-2）针对的人群主要是动作缺陷儿童及具有残障问题的儿童。该测试包含 4 个方面，分别是体能、精细动作、粗大动作和常模数据，同时在该测试中，评估测试者不需要是专业人员。但其不足之处是没有包含对 3～6 岁学龄前儿童的测试，同时国内对该测试适用性的相关研究较少。

儿童标准运动协调能力评估测试第二版（movement assessment battery for children，MABC-2）由英国最大的教育心理测试开发及出版商 Pearson 出版，面向 3～16 岁儿童青少年，评价他们的动作能力发展，尤其是动作协调能力的发展。MABC-2 的测试分为 3～6 岁、7～10 岁和 11～16 岁三个年龄层，针对每一年龄层测验难度不同。MABC-2 包含手部精细操作能力（manual dexterity）、手眼协调能力（aiming and catching）以及动静态平衡能力（balance），共有 8 个测试项目，完成一次完整的测验需要 30 min 左右。

（七）儿童青少年运动测试与体质评估注意事项

通常，成年人运动测试的标准也适用于儿童青少年，但是儿童青少年运动时的生理反应与成年人不同，因此需要注意以下事项：

（1）运动测试通常是为了临床或健康检查，除非儿童青少年有健康问题，一般没有必要进行。

（2）运动测试计划应当依据正在进行的测试以及儿童青少年的功能能力制订。

（3）测试前，儿童青少年应熟悉测试计划及过程，以缓解压力，成功完成测试。

（4）相比成年人，儿童青少年在自化心理上的发育还不够成熟，测试中需要有经验的测试人员给予额外的鼓励和支持。

三、儿童青少年体力活动指南与运动处方制订

（一）儿童青少年体力活动指南

现阶段，我国已有多个大范围儿童青少年体力活动调查，数据显示，我国儿童青少年达到 60 min 体力活动推荐量的比例较低。与此相对应的是，我国学龄儿童青少年的心肺功能素质及各项力量、耐力素质持续下降，而肥胖检出率持续上升。已有研究证实，小学生的每天体力活动水平和体育运动参与情况与体质水平密切相关，这表明体力活动不足可能是导致体质水平下降的一个重要因素。基于体力活动对于儿童青少年的健康益处，世界主要国家和世界卫生组织均提出了针对学龄儿童青少年的体力活动指南，具体内容见表 5-1-5。

表 5-1-5 世界主要国家和世界卫生组织针对儿童青少年的体力活动指南

国家 / 组织	年龄段	体力活动推荐量
世界卫生组织	5~17 岁	每天中高强度体力活动至少达到 60 min；强壮肌肉的体力活动及强壮骨骼的体力活动至少 3 次 / 周
美国	6~17 岁	每天中高强度体力活动至少达到 60 min；作为其组成部分，中高强度有氧耐力活动、强壮肌肉的体力活动以及强壮骨骼的体力活动至少 3 次 / 周
英国	5~18 岁	每天中高强度体力活动至少 60 min 至数小时；强壮肌肉的体力活动及强壮骨骼的体力活动至少 3 次 / 周；尽量减少长时间静坐
中国	6~17 岁	每天至少累计达到 60 min 的中高强度身体活动，包括每周至少 3 d 的高强度身体活动和增强肌肉力量、骨骼健康的抗阻活动；每天屏幕时间限制在 2 h 内，鼓励儿童青少年更多地动起来

综上所述，从公共卫生的角度出发，世界卫生组织《关于身体活动有益健康的全球建议》中提倡 5~17 岁儿童青少年每天要保证 60 min 中等到高强度的体力活动，且其中 3 d 有较高强度体力活动，并包括有利于强健骨骼、肌肉的运动。并且指出，60 min 只是健康获益的基本推荐量，60 min 以上可获得更多的健康效益。对于 0~5 岁的儿童，美国健康与体育教育协会（America-Society of Health and Physical Educators，SHAPE）中的运动与体育教育协会（National Association for Sport and Physical Education，NASPE）发布了 0~5 岁儿童的体力活动指南，称为"Active Start"。该指南指出婴幼儿期应通过日常体力活动促进健康相关体质和动作技能的发展。对 0~1 岁婴儿的活动，指南也给出了指导性建议，并建议 1~3 岁幼儿每天至少累计参加 30 min 有组织的体力活动，3~5 岁儿童每天累计参加 60 min 有组织的体力活动，除睡眠外，每次静坐时间不应超过 60 min。该指南与《2008 年美国体力活动指南》和世界卫生组织《关于身体活动有益健康的全球建议》中 5~17 岁儿童青少年体力活动指南共同构成生长发育期人群的体力活动指导性文件（表 5-1-6）。

表 5-1-6 儿童青少年体力活动类型与活动举例

体力活动类型	活动举例
中等强度有氧运动	积极的娱乐活动，如徒步、滑旱冰、滑板运动 骑自行车 快步走 跳舞
高强度有氧运动	活跃的游戏，包括跑步和追逐游戏 武术 跑步 运动，包括足球、游泳、乒乓球等
肌肉强化训练	拔河等游戏 俯卧撑以及改良后的俯卧撑 抗阻训练，使用自身体重或使用弹力带 仰卧起坐 利用公共体育设施进行肌肉强化训练
骨强化训练	游戏，如跳房子 单脚跳 跳绳 运动，篮球或排球运动

儿童青少年体力活动指南的特点：

（1）运动时间多于成年人，每天至少60 min，多动多获益。

（2）减少静坐少动时间，尤其是看电视、用电脑的时间，＜120 min/d。

（3）运动强度可适当增大，每天20 min剧烈运动。

（4）注意敏感期的素质发展（柔韧性、灵敏、平衡、协调性、力量、耐力）。

（5）设计儿童体力活动计划应注意发展运动技能与养成锻炼习惯并重。

（6）注意劳逸结合，合理作息，注重营养。

（二）儿童青少年运动处方的制订

在制订运动训练计划时，应考虑到运动处方对象的年龄、个人目标、体能、健康状态以及可以使用的运动设备。可以向所有成年人提供多种多样的提高体质的运动，以促进其有氧能力、肌肉力量或改善其健康状况、预防运动风险等。但对于儿童青少年来说，运动处方的目的在于促进其生长发育，或是针对其诉求制订相对应的运动处方以促进其能力的发展。对于不同形式的运动，儿童青少年可根据其兴趣选择适合自己的运动。

1. 运动处方实施的基本内容

运动处方有不同的种类，但不同的运动处方均需具备构成运动处方的基本要素。一个完整、科学的运动处方必须要遵循FITT原则。

2. 儿童青少年运动处方

儿童青少年运动处方指南列出了用最少的体力活动来获得多种健康相关的体质方案：

运动频率：每周至少3~4 d，最好每天运动。

运动强度：中等强度（显著增加呼吸、排汗和心率的体力活动）到较高强度（急剧增加呼吸、排汗和心率的体力活动）。

运动时间：中等强度运动30 min/d，较高强度运动30 min/d，累积运动时间60 min/d。

运动项目：多种有趣并适合儿童青少年成长的活动，如散步、游戏、跳舞、跑步、球类运动和肌肉及骨骼力量练习。

3. 不同类型运动项目的运动指南

不同类型的运动项目有其独特的特点，对于不同类型的运动项目，有其相对应的运动指南。相比于成年人通过运动处方来规避运动风险，改善健康状况，儿童青少年可发展自己感兴趣的运动项目来提高自身身体素质，促进生长发育。

（1）有氧运动。

运动频率：每天。

运动强度：中等到较大强度，至少3 d包括较大强度运动。

运动时间：每天至少60 min。

运动方式：有趣、与发育相适应的有氧体力活动，如跑步、健步走、游泳、跳舞和骑自行车。

（2）肌力训练。

肌力训练包括肌肉力量训练、肌肉耐力训练及肌肉爆发力训练，抗阻训练为肌力训练最常见的一种方式，针对每组不同的训练次数发展不同的能力。一般来说，3~5次较多发展儿童肌肉爆发力，8~12次较多发展儿童肌肉力量，15次以上较多发展儿童肌肉耐力。对于儿童青少年来说，推荐肌肉力量及肌肉耐力的训练。同时，在设计儿童青少年抗阻训练项目时，都应该考虑到热身和放松、运动顺序、训练强度和运动量、训练的休息间隔、重复速度、训练频率和运动项目变化这7项。美国运动医学学会提出儿童青少年抗阻训练指南如下：

① 提供合格的指导和监督；

② 确保运动环境安全，没有危险因素；

③ 开始每个训练之前，进行 5~10 min 的动态热身；

④ 从相对轻松的负荷开始，专注于正确的练习技巧；

⑤ 上肢和下肢力量训练，每次 1~3 组，每组 6~15 次；

⑥ 增强腹部和下背部区域的肌肉锻炼；

⑦ 关注肌肉的对称发展及关节周围的肌肉平衡；

⑧ 各种各样的上肢和下肢的爆发力训练，每次 1~3 组，每组 3~6 次；

⑨ 根据需要、目标和能力，合理地改进训练计划；

⑩ 随着力量的增强，逐渐增加阻力（5%~10%）；

⑪ 用强度较低的体操动作或静态拉伸进行放松；

⑫ 在每个训练环节中倾听运动处方对象的需求；

⑬ 每周进行 2~3 次抗阻力练习；

⑭ 使用个性化的锻炼日志来检测进程；

⑮ 通过系统的改变训练计划来保持运动项目的新鲜性和挑战性；

⑯ 用健康的营养、适当的水分以及充足的睡眠来优化表现和恢复；

⑰ 来自教练和家长的支持与鼓励有助于保持兴趣。

（3）灵敏训练。

① 短跑的起跑、球场上的灵活快速反应等都属于灵敏性训练。

② 灵敏训练一般放在耐力练习的前面进行，效果较好。

③ 各种游戏、各种起跑、疾跑、听信号变向跑、急起急停、三点横跨、各种跑的专门练习和辅助练习以及全面的身体训练都能促进灵敏素质的发展。

（4）柔韧性训练。

① 柔韧性的提高有助于减少运动损伤发生的可能性。

② 年龄越小，越容易通过训练提高柔韧性。

③ 柔韧性的训练方法有压腿、踢腿、摆腿、压踝、提踝、挺髋、送髋、转髋、转腰、弯腰、转肩压肩、压腕、点头摆头等，训练时可根据不同的训练目的有选择地运用。

4. 运动负荷大小的判断

（1）测量心率和观察运动后的主观感觉。小学生适宜负荷：平均心率 110~120 次 /min，初中生平均心率在 130 次 /min 左右。

（2）通过每天测量心率检查运动负荷是否合适。具体方法：每天早晨清醒后，安静地躺在床上，测量心率。如果心率比前一天高出 12 次 /min，说明运动负荷过大，需要适当减少运动强度；如果心率变化不大，说明负荷量正常，可以维持同样的运动强度。

（3）如果心率逐渐降低，说明仍然具有一定的潜力，可以适当增加负荷量，但负荷量的增加要循序渐进。

心率测量与健身心率范围计算（参见表 4-1-1）：

$$最大心率 = 220 - 年龄$$

例如：年龄 = 15 岁

$$最大心率 = 220 - 15 = 205 次 /min$$

健身心率范围：

$$最大心率 \times 0.50 = 103 次 /min（下限值）$$

$$最大心率 \times 0.90 = 185 次 /min（上限值）$$

按每分钟心率分三级：< 120 次 /min，1 级（负荷过小）；120～200 次 /min，2 级（负荷适宜）；> 200 次 /min，3 级（负荷过大）。

也可用靶心率公式进行计算：

$$靶心率 =（220 - 年龄 - 安静心率）\times（60\% \sim 80\%）+ 安静心率$$

如果运动后第二天，出现了下列现象中的 1～2 项，也表明运动负荷过大：

① 感觉软弱无力，精神不振；

② 不想参加原本非常喜爱的运动项目；

③ 头痛、胸痛、头晕；

④ 失眠；

⑤ 食欲减退，容易口渴；

⑥ 运动时排汗量异常增加，而且出现夜间出汗现象。

5. 制订儿童青少年运动处方的注意事项

（1）儿童青少年可以安全地实施有指导和监督的抗阻训练。一般成年人耐力训练的指导方针也适用于儿童青少年。每个动作应重复 8～15 次，达到中度疲劳，且只有当儿童青少年可以保质保量地完成预定的重复次数时，才可以增加阻力或负荷。

（2）由于儿童青少年体温调节系统发育不成熟，应在适当的温度和湿度环境下运动。

（3）超重或身体不灵活的儿童青少年可能不能保证每天运动 60 min，因此，需要通过增加体力活动的频率和时间来达到这个目标。

（4）对于有疾病或生理缺陷的儿童青少年，如气喘、糖尿病、肥胖等，应根据其身体状态、症状及功能能力制订运动处方。

（5）儿童青少年应努力减少静坐少动的活动（如看电视、网上冲浪、玩视频游戏），并加强有益于终身体力活动和体质的活动（如散步、骑自行车）。

四、儿童青少年运动处方案例分析

（一）肥胖青少年运动处方案例

王某，女，16 岁，学生，久坐少动的生活模式，无运动习惯，日常体力活动严重不足，运动风险评估为中等。体质测试结果显示，肥胖（BMI = 27.6 kg/m²），肌肉力量一般，柔韧性一般。

制订运动处方的思路：

（1）运动处方对象体质与健康特征分析。该运动处方对象正处于青春期刚结束不久，没有锻炼习惯，体力活动少，运动风险处于中等。存在的主要问题：青少年女性，重度肥胖；喜食甜食、油腻食物，喜喝稀汤、饮料，不愿食纤维素多的食物，暴饮暴食，经常吃零食，饭后静卧，缺乏运动，夜间进食；无心肺系统疾病。

（2）运动处方的目标。减轻体重，提高心肺耐力，改善糖脂代谢。

（3）运动方式选择。应采用有节律的动力性有氧运动，如快走、慢跑、有氧操、水中游泳等；力量训练课选择仰卧起坐、俯卧撑等，也可利用哑铃等器械进行练习。

（4）运动强度及时间制订。由于该患者没有运动锻炼的习惯，运动能力较差，肌肉关节比较僵硬，心肺负荷较大，因此初始运动量要小，之后逐步增加。前期由于刚开始进行锻炼，时间可控制在 30 min 左右；适应后，运动时间保持在 40～60 min。

（5）运动频率。运动持续时间与运动强度有关，每周运动频率可根据强度大小进行适当的调节，通常为每周 3～6 次。一般晚餐前 2 h 锻炼比其他时间进行锻炼更能有效减少脂肪。

（6）注意事项。运动处方的制订要充分考虑个人的锻炼目的、兴趣爱好及身体状况，选择患者感兴趣的运动项目。由于患者年龄较小，自控能力不足，需要家长进行监督，同时需要对饮食以及患者的生活方式进行控制。运动减肥要持之以恒，短时间不会达到目的，需要长期坚持，为了避免单调，可以变换运动种类。

按照中国体育科学学会运动处方的标准化格式制订运动处方如下：

王某的运动处方

基本信息					××××年4月13日
姓名	王某	性别	□男　☑女	年龄	16岁
联系电话	××××××	家庭住址		××××××	

运动前筛查结果	
体力活动水平	☑严重不足　□不足　□满足
健康筛查	身高 160 cm，体重 70.6 kg，体脂率 44.3%，腰围 81 cm 疾病史：☑无，□高血压，□糖尿病，□心脏病，□肺脏疾病，□其他 血液指标：空腹血糖 7.3 mmol/L，总胆固醇 4.5 mmol/L 血压 126/70 mmHg，安静心率 60 次/min
运动风险分级	□低　☑中　□高
运动测试结果	心肺功能　　☑低　　□中　　□高 最大力量　　□较差　☑一般　□较好 肌肉耐力　　☑较差　□一般　□较好 柔韧性　　　☑较差　□一般　□较好

运 动 处 方	
运动目的	减轻体重，提高心肺耐力，改善糖脂代谢
运动方式	有节律的动力性有氧运动，如快走、慢跑、有氧操、水中游泳等；控制饮食，调整饮食习惯
运动强度	运动中最适心率为 146~175 次/min
运动时间	初始锻炼者控制在 30 min 左右，适应后，时间调整为 40~60 min
运动频率	每周 3~6 次
周运动量	每周共 5~8 h
运动目标	养成运动习惯，减轻体重，提高心肺耐力
注意事项	1. 考虑个人的锻炼目的、兴趣爱好，在处方实施的过程中根据具体情况进行调整；2. 要循序渐进，初始运动量要小，以后逐步增加；3. 运动的同时，结合饮食控制和改变生活方式
效果评估	运动 3 个月后进行回访，再次进行体质测试，体重变为 65 kg，心肺功能和肌肉力量得到了较大的提高，通过运动取得了较好的效果
回访时间	在运动处方实施前期，每周进行电话回访，了解身体反应及坚持锻炼的情况。身体反应良好时，可以按照计划增加锻炼的时间和强度，否则应及时进行调整，减缓运动量。2~3 个月后再次进行体质评价，调整运动处方
运动处方师	×××
机构名称（章）	×××××

（二）纠正儿童青少年姿态不良运动处方案例

赵某，男，14岁，学生，久坐少动的生活模式，无运动习惯，运动风险评估为低等。体质测试结果显示，体重正常（BMI = 21.7 kg/m²），身体姿态异常，肌肉力量一般，柔韧性较差。

制订运动处方的思路：

（1）运动处方对象体质与健康特征分析。该患者是一名初中生，中学生是脊柱侧弯病症中较常见的一类群体，发生脊柱侧弯的学生大多处于初期病理阶段。该患者通过评估，Cobb角为18°，尚处于脊柱侧弯的轻度阶段，可通过运动措施进行预防和矫正。健康筛查显示，该患者没有心血管疾病及相关疾病的影响因素，但体育活动较少，经综合评价，运动风险处于较低水平。存在的主要问题：背部不对称，背部的一侧局限性隆起，进行前屈试验，弯腰后背部两侧不对称；Cobb角18°，有背部疼痛感。

（2）运动处方的目标。减轻背部疼痛，对侧弯的脊柱进行矫正。

（3）运动方式的选择。可采取球类运动进行锻炼，以增加脊柱的灵活性。同时需对脊柱周围肌群进行核心稳定性训练，增加脊柱的稳定性。

（4）运动强度及时间制订。根据锻炼者的具体身体情况而定，可采用中等强度的训练，当出现不适症状时，应及时停止。运动时间保持在60 min左右或以上。

（5）运动频率。运动持续时间与运动强度有关，每周运动频率可根据强度大小进行适当的调节，通常为每周3～6次。一般晚餐前2 h锻炼较其他时间段进行运动锻炼更能有效减少脂肪。

（6）注意事项。运动处方的制订要充分考虑个人的锻炼目的、兴趣爱好以及身体状况，选择患者感兴趣的运动项目。在日常生活中，由于患者每天要长时间进行学习，患者自身要有意识地主动控制身体保持良好的姿势，在学习间隙注意放松，避免会对脊柱产生长时间压力的行为。由于该患者正处于生长发育的快速发展期，家长应注意对其营养的补充。

赵某的运动处方

基本信息					××××年7月17日
姓名	赵某	性别	☑男 □女	年龄	14岁
联系电话	××××××	家庭住址		××××××	

运动前筛查结果				
体力活动水平	□严重不足 ☑不足 □满足			
健康筛查	身高 <u>169</u> cm，体重 <u>62</u> kg，腰围 <u>81</u> cm，BMI <u>21.7</u> kg/m²			
	疾病史：☑无，□高血压，□糖尿病，□心脏病，□肺脏疾病，□其他			
	血液指标：空腹血糖 <u>6.3</u> mmol/L，总胆固醇 <u>3.5</u> mmol/L			
	血压 <u>115/70</u> mmHg，安静心率 <u>63</u> 次/min			
运动风险分级	☑低 □中 □高			
运动测试结果	心肺功能	☑低	□中	□高
	最大力量	☑较差	□一般	□较好
	肌肉耐力	□较差	☑一般	□较好
	柔韧性	☑较差	□一般	□较好

运 动 处 方	
运动目的	减轻背痛，改善体态，提高生活质量
运动方式	中等强度运动训练，如球类运动、核心稳定性训练、牵拉

续表

运动强度	运动中最适心率为 148~177 次 /min
运动时间	60 min 左右
运动频率	每周 3~6 次
周运动量	每周共 5~8 h
运动目标	改善身体姿势异常，预防脊柱畸形；减轻背痛，增强脊柱周围核心肌力
注意事项	患者要合理安排作息时间，日常生活要有规律，有意识地控制身体保持良好的姿势，运动时要避免运动损伤，同时要注意营养的补充。此外，要避免对脊柱产生长时间压力的行为
效果评估	运动 3 个月后进行回访，患者背部力量增强，肌力平衡，活动范围增大，背部疼痛减轻，生活质量明显提高
回访时间	在运动处方实施前期，每周进行电话回访，了解身体反应及坚持锻炼的情况。身体反应良好时，可以按照计划增加锻炼的时间和强度，否则应及时进行调整，减缓运动量。2~3 个月后再次进行体质评价及脊柱侧弯评价，调整运动处方
运动处方师	×××
机构名称（章）	×××××

（三）特殊发育类型儿童青少年运动处方案例

熊某，男，15 岁，学生，久坐少动的生活模式，无运动习惯，运动风险评估为低等。体质测试结果显示，身高较矮，体重超重（BMI = 23.5 kg/m²），骨龄发育年龄与实际年龄差距较大，肌肉力量、肌耐力和柔韧性较差。

制订运动处方的思路：

（1）运动处方对象体质与健康特征分析。该患者是一名初中生，身高突增开始较早，身高增幅猛，但结束年龄也早，故生长期较短，因此属于早熟型。该患者没有心血管疾病及相关疾病的影响因素，但体育活动较少，经综合评估，运动风险处于较低水平。存在的主要问题：身高与同龄人相比较矮，骨龄与实际年龄差距较大；超重；肌肉力量、肌肉耐力和柔韧性较差；体力活动不足。

（2）运动处方的目标。提高患者的身体机能状态，减轻体重，提高身体的运动能力，促进身高再次发展。

（3）运动方式的选择。增加身高的体育锻炼应是适宜的全面锻炼，可多进行悬吊、跳跃类运动，其中，弹跳类运动效果最为显著，如跳绳、跳橡皮筋、蛙跳、纵跳、跳高及伸手摸高等。还可进行牵引、拔长、伸展运动，如悬垂、引体向上、拉韧带、踢腿、压腿等。通过这类运动，使关节充分伸展，肌肉、韧带拉长，脊柱拉伸，从而促进脊椎骨的生长。

（4）运动强度及时间制订。应根据锻炼者的具体身体情况而定，可采用中等强度进行训练，当出现不适症状时，应及时停止。初始锻炼时，时间控制在 30 min 左右，适应后，时间可调整为 40~60 min 或以上。

（5）运动频率。运动持续时间与运动强度有关，每周运动频率可根据强度大小进行适当的调节，通常为 3~6 次 / 周。

（6）注意事项。运动处方的制订要充分考虑个人的锻炼目的、兴趣爱好及身体状况，选择患者感兴趣的运动项目。体育锻炼应循序渐进，在宽松、快乐的氛围下进行，逐渐增加运动量和运动强度，激发患者长高的愿望，促使其持之以恒。指导者帮助孩子保持良好的精神状态会促进其生长发育，有益于身体长高。注意营养的补充，应多吃与骨骼发育关系最密切的食物，注意补充钙、蛋

白质、维生素 D、维生素 A、维生素 C 等。保证充足的睡眠时间，最好睡硬床，枕头的高度低于
5 cm，以利于身体的伸展。保持正确的体姿、体态，这对脊柱的正常发育有很大作用。

熊某的运动处方

基本信息					测试时间：2018 年 4 月	
姓名	熊某	性别	☑男 □女	年龄	15 岁	
联系电话	××××××	家庭住址	××××××			

运动前筛查结果

体力活动水平	□严重不足 ☑不足 □满足
健康筛查	身高 <u>170</u> cm，体重 <u>68</u> kg，BMI <u>23.5</u> kg/m² 疾病史：☑无，□高血压，□糖尿病，□心脏病，□肺脏疾病，□其他 骨龄：<u>16.4</u>，骨龄减年龄：<u>2.6</u>

身高体重变化趋势		2013 年 4 月	2014 年 4 月	2015 年 4 月	2016 年 4 月	2017 年 4 月	2017 年 11 月	2018 年 4 月
	身高（cm）	131.4	137.9	142.8	154.5	159.4	164.3	169
	体重（kg）	35.6	40.4	44.7	52.5	57.3	65.7	67.3

运动风险分级	☑低 □中 □高		
运动测试结果	心肺功能	□低 ☑中 □高	
	最大力量	☑较差 □一般 □较好	
	肌肉耐力	□较差 ☑一般 □较好	
	柔韧性	☑较差 □一般 □较好	

运 动 处 方

运动目的	提高患者的机能状态，减轻体重，提高身体运动能力，促进身高再次发展
运动方式	可采取多种类型的体育运动，增高最有效的手段是弹跳类运动；还可进行一些牵引、拔长、伸展运动等
运动强度	中高强度的运动
运动时间	初始锻炼者控制在 30 min 左右，适应后，时间调整为 40~60 min 或以上
运动频率	每周 3~6 次
周运动量	每周共 5~8 h
运动目标	增加体力活动水平，减轻体重，增高
注意事项	1. 在宽松、快乐的氛围中完成练习，循序渐进，患者本身要有长高的强烈愿望，指导者帮助孩子保持良好的精神状态会促进其生长发育，有益于身体长高；2. 注意营养的补充，应多吃与骨骼发育关系最密切的食物，补充钙、蛋白质、维生素 D、维生素 A、维生素 C 等；3. 保证充足的睡眠时间，最好睡硬床，枕头的高度低于 5 cm，以利于身体的伸展；4. 保持正确的体姿、体态，这对脊柱的正常发育有很大影响

续表

效果评估	运动 3 个月后进行回访，体重降低，体力活动水平明显提高，肌肉力量和肌肉耐力得到发展
回访时间	在运动处方实施前期，每周进行电话回访，了解身体反应及坚持锻炼的情况，身体反应良好时，可以按照计划增加锻炼的时间和强度，否则应及时进行调整，减缓运动量。2~3 个月后再次进行体质评价，调整运动处方
运动处方师	×× ×
机构名称（章）	×× × × ×

李红娟

第二节　成年人的运动处方

本节从健康维护的角度，以提升与身体健康相关的体质为目的，介绍成年人运动处方的相关内容。

一、成年人运动的益处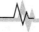

（一）成年人面临的健康风险

对于成年人来说，生活和工作均存在巨大的压力，这使得很多成年人疏于锻炼。由此，看起来健康的成年人，其实也面临着很多的问题和潜在的风险。

1. 肌肉量逐年递减

人体肌肉量大约在 20 岁时达到峰值，此时肌肉大约占人体体重的 40%。此后，肌肉以每年 1% 的比例递减。肌肉不仅维持人体基本的生活能力，对于维持健康也有很重要的作用。肌肉可以促进静脉血回流至心脏，肌肉减少不利于血液循环；肌肉有保护骨骼和关节的功能，肌肉减少会造成关节不稳，引发关节疼痛，肌肉较少者遇到外力冲击极易造成骨折；肌肉是体内最大的葡萄糖储存库及最大的葡萄糖消耗工厂，肌肉萎缩、功能减退会影响血糖的调节；肌肉减少还能造成人体基础代谢降低，极易造成能量过剩而导致肥胖。

2. 脂肪堆积、体重逐渐增加

人体基础代谢在 25 岁左右达到最高水平，随后逐年降低，每十年约下降 5%~10%。随着年龄的增加，即使食物摄取量与年轻时一样，也会由于基础代谢能量消耗的减少而导致能量过剩，最终引发肥胖。肥胖是万病之源，随着 BMI 的增加，人群全因死亡风险显著增加。肥胖与心血管疾病、糖尿病和恶性肿瘤等慢性非传染性疾病的发生密切相关。因此，肥胖是慢性疾病预防和控制的重点内容之一。

3. 心肺功能逐渐减弱

人体心肺功能在 30 多岁达到最高水平，随后会随着年龄的增加呈现非线性下降，在 45 岁以后下降速度更快。心肺功能减弱对于健康的影响是很严重的。美国连续几十年的追踪研究表明：心肺功能是健康的第一要素。心肺耐力差在心血管疾病死亡和全因死亡率的影响因素中居于首位；心肺耐力是空腹血糖受损和 II 型糖尿病的重要风险因素；心肺耐力与肺癌、乳腺癌死亡率呈负相关。

4. 血管逐渐硬化

年龄是动脉僵硬度最主要的影响因素。随着年龄的增加，人体大动脉血管壁内膜中层厚度增厚（20~60 岁，每年约增加 1.8~3.4 μm），大动脉的顺应性降低，血管硬化程度增加。动脉硬化的危害大，又具有隐匿性，轻中度的可能完全没症状，容易让人掉以轻心。而严重的动脉血管硬化会导致很多疾病：脑动脉硬化会导致脑梗死或脑出血，还有血管性老年痴呆；颈动脉硬化会导致急性脑血管出血；主动脉硬化会导致主动脉夹层、腹动脉瘤；冠状动脉硬化会导致冠心病，严重者引起心梗；肾动脉硬化会引起肾衰竭，甚至尿毒症；外周动脉硬化会造成下肢缺血疼痛、间歇跛行，重则坏死截肢；眼底动脉硬化会导致眼底出血、视力下降。

5. 肩颈腰疼痛

约 75% 的人在某段时间内会受到腰背痛的影响。肩、颈部和腰部出现疼痛、感觉异常、运动受限（强直）、无力或不稳固，并伴有相应的压痛点及僵直的症状，严重影响着人们正常的工作和生活。通常 30 岁后肩颈腰痛患病率明显增高，高峰年龄为 41~55 岁。究其原因，主要是随着机体衰退，导致肌肉韧带松弛、骨质疏松、骨质增生有关；而久坐、不正确的姿势会造成局部负荷过重，运动不足、过度疲劳、慢性损伤等因素则致使肌力衰退、血液循环障碍等。

6. 骨质流失

通常骨密度在 30~40 岁达到峰值，40 岁以后，骨量以每年 0.2%~0.5% 的速度逐年递减。女性停经后的一段时间是骨转换明显增加、骨质流失最快的时期。近年来，随着体力劳动的减少，骨量减少的现象在逐渐年轻化。骨质流失到一定程度即可导致骨质疏松，骨质疏松及其引起的骨折会使患者的生活质量下降、寿命缩短。骨质疏松已成为全球仅次于心脑血管疾病的慢性非传染性疾病。有效减少和延缓骨质疏松的发生，是预防骨折发生的重要手段。

要削弱上述这些潜在的危险，最好的应对策略就是开始科学的运动健身。

（二）成年人运动的益处

经常参加中等到较大强度的健身运动对成年人的健康有很多益处：

（1）降低全因死亡率，降低心血管疾病死亡风险。

（2）降低心脏病、II 型糖尿病发生，降低血脂异常的风险，预防高血压。

（3）降低结肠癌、乳腺癌、膀胱癌、子宫内膜癌、食管癌、肾癌、肺癌和胃癌的发生风险。

（4）有助于减控体重，防止反弹。

（5）有助于缓解工作和生活的压力，缓解紧张、焦虑和抑郁情绪，改善睡眠和生活质量。

（6）有助于改善骨骼健康，减少骨质疏松和骨折。

（7）有助于改善身体功能。

（8）有助于促进社会交往和社会融合。

总之，多参加运动健身的成年人比较少运动的人更健康，患上各种慢性疾病的概率也更低，能够更好地完成日常工作和家务，并不会感到过度疲劳。

二、成年人运动前的准备

成年人运动前的准备包括基本情况调查、运动前的健康筛查与风险评估以及体质测试与评价三部分。

（一）基本情况调查

基本情况调查包括个人基本信息调查和体力活动水平调查两部分。

1. 个人基本信息调查

个人基本信息调查包括个人基本社会信息调查和基本医疗信息调查（表5-2-1）。

表5-2-1　个人基本信息调查表

个人编号							
姓名			性别	1男　2女□	出生日期		年　月　日
身份证号码					工作单位		
本人电话			联系人姓名		联系人电话		
常住类型	1户籍　2非户籍□			民族	1汉族　2少数民族□		
血型	1A型　2B型　3O型　4AB型　5不详　□						
文化程度	1没上过学　2小学　3初中　4高中/技校/中专　5大学及以上　6不详　□						
职业	1国家机关、党群组织、企业、事业单位负责人　2专业技术人员　3办事人员和有关人员　4商业、服务业人员　5农、林、牧、渔、水利业生产人员　6生产、运输设备操作人员及有关人员　7军人　8不便分类的其他从业人员　□						
婚姻状况	1未婚　2已婚　3丧偶　4离婚　5未说明婚姻状况　□						
医疗费用支付方式	1城镇职工基本医疗保险　2城镇居民基本医疗保险　3新型农村合作医疗　4贫困救助　5商业医疗保险　6公费　7自费　8其他　□						
药物过敏史	1无　有：2青霉素　3磺胺　4链霉素　5其他　□						
个人疾病史	1无　2高血压　3糖尿病　4冠心病　5慢性阻塞性肺疾病　6恶性肿瘤　7脑卒中　8重性精神疾病　9结核病　10肝炎　11其他法定传染病　12其他 □确诊时间　　年　　月/　□确诊时间　　年　　月/　□确诊时间　　年　　月/ □确诊时间　　年　　月/　□确诊时间　　年　　月/　□确诊时间　　年　　月/						
家族史	1无　2高血压　3糖尿病　4冠心病　5慢性阻塞性肺疾病　6恶性肿瘤　7脑卒中　8重性精神疾病　9结核病　10肝炎　11其他　□						
	父亲		□确诊时年龄　　岁 □确诊时年龄　　岁 □确诊时年龄　　岁		母亲	□确诊时年龄　　岁 □确诊时年龄　　岁 □确诊时年龄　　岁	
	兄弟姐妹		□/□/□/□/□		子女	□/□/□/□	
遗传病史	1无　2有　疾病名称：						

2. 体力活动水平调查

体力活动水平调查采用国际体力活动问卷（见第二章第三节）进行调查和评价。

为了便于在下一步的运动处方制订时有针对性地提供个人喜欢、易于坚持的运动项目，在进行体力活动状况调查时，也应进行喜爱运动项目的调查：

你喜欢且容易坚持的运动项目（最多选3项）：□□□

①步行、跑步；②游泳；③体操、跳绳、舞蹈类；④各种球类；⑤太极拳、太极剑、太极扇类；⑥健身路径类；⑦武术、气功类；⑧登山、爬楼类；⑨骑车类；⑩抗阻力量类；⑪其他。

（二）运动前的健康筛查与风险评估

本节提供的运动处方主要用于运动风险较低的普通成年人，因此，在开具处方之前的健康筛查与风险评估是必不可少的。

具体健康筛查与风险评估的方法见第二章第一节和第四节。

（三）体质测试与评价

体质测试与评价可以客观准确地了解运动处方对象的身体素质状况，针对性地开具运动处方，提供必不可少的数据和准确的信息，因此，在开具运动处方之前，运动处方对象必须要进行体质测试与评价。

测试的主要指标有基本医学指标（安静血压、安静心率）、身体形态（身高、体重、腰围、臀围、胸围）、身体成分（体脂率）、身体素质（纵跳、握力、仰卧起坐、俯卧撑、坐位体前屈、闭眼单足站）、心肺耐力、骨密度、动脉血管弹性、功能性动作筛查（FMS）等。具体测试方法见第三章。

最后三项指标可以根据工作的软、硬件条件酌情添加。

三、成年人身体活动指南与运动处方制订

（一）成年人身体活动建议

成年人应该全天都处于多动少坐的状态，多动有利于健康。

WHO及美国运动医学学会等机构都对成年人身体活动提出如下建议：

（1）成年人每周至少应进行150 min中等强度有氧运动，或每周至少75 min较大强度体力活动，或中等和较大强度相结合的运动。

（2）为获得更多的健康益处，应将中等强度体力活动时间增加至每周300 min，或将较大强度体力活动时间增加至每周150 min。

（3）有氧运动每次至少持续10 min。

（4）每周至少有两天进行大肌群参与的强壮肌肉活动。

（二）成年人运动处方的制订

运动处方的主要作用是提高身体素质、减少危害健康的风险、提供科学的健身方法。但是要想取得好的效果、减少运动带来的伤害，在为成年人制订运动处方时，就要遵循安全性、全面性、专门性、个性化、循序渐进等基本原则（具体见第四章第一节）。

这里介绍为没有慢性疾病的普通成年人开具运动处方的相关内容，其目的是维护健康、预防疾病。因此，制订运动处方的总体目标是：在提高健康的核心要素——心肺功能的基础上，均衡发展各方面身体素质，并做好体重控制。

开具运动处方时，根据运动处方对象的体力活动情况、个体身体素质状况，将运动处方对象分为几类，综合考虑重要性、依从性、安全性和效果的显著性这几方面的因素，其运动处方制订的主

要思路是：

（1）对于体力活动水平较低、没有锻炼习惯的运动处方对象，首先从提升心肺功能的有氧运动处方开始，再逐步增加力量练习。

（2）对于有一定运动习惯，但有明显身体素质弱项的人，依据专门性原则，针对体质监测中较弱的身体素质，制订相应的运动方案。例如，心肺功能较差者，重点制订提升心肺功能的处方；肌肉少而体重超标者，重点制订增肌减脂的运动方案。

（3）对于有良好锻炼习惯、身体素质各方面没有明显弱项的人，可以依据全面性原则，制订进一步提高心肺耐力和力量素质的处方，使不同的身体部位都得到锻炼，不同的身体素质都得到发展。由于工作方式和生活方式的改变，近些年的国民体质监测结果显示，国人的力量素质呈现出连年下滑的趋势。因此，对于有锻炼习惯的人，应特别注意提高其力量素质。

四、成年人健身运动处方

从维护健康的角度考虑，成年人的锻炼方式应该多样化，不同身体机能要全面发展，既要提高心肺功能，也要提高肌肉力量、柔韧性和反应能力。

多种练习在同一天进行时，有氧练习排第一，抗阻练习排第二，柔韧性和灵敏练习放在最后。

（一）提高心肺耐力

心肺耐力作为体力活动水平的一个客观生理指标，与各人群全死因死亡率及心血管疾病死亡率高度相关，其对健康和寿命的影响已经超过高血压、高胆固醇、糖尿病、肥胖等危险因素，是体质健康的核心要素。因此，在设计运动处方时，在没有禁忌证的前提下，要通过进行更多的练习，最大幅度地提高最大摄氧量。

1. 运动处方原则

（1）运动频率。要提高心肺耐力，健康成年人每周可以进行 3~5 d 的有氧运动。心肺耐力的提高并不会随着锻炼次数的增多而线性增加：每周运动超过 3 d，心肺耐力提高的趋势有所减缓；如果每周运动超过 5 d，心肺耐力提高就会出现平台效应。因此，要想获得较好的锻炼效果，至少每周运动 3 次，最多 5 次即可。

运动频率的确定还需要根据锻炼时的强度进行调整：进行中等强度的有氧练习可以每周 5 d；而进行较大强度有氧运动，可以每周 3 d；或每周 3~5 d 中等和较大强度相结合的运动。

如果每天都进行相同的、较大强度运动，长期的积累有可能造成骨骼或肌肉的损伤。如果有每天进行运动的习惯，建议训练计划中要包括多种运动模式，如跑步、游泳、骑车和打球交替进行，尽可能使身体的不同部位或不同肌群受到锻炼，防止因某一部位的局部负荷过重而导致运动损伤。

（2）运动强度。对于所有人来说，相对于低强度练习，高强度练习能更大幅度地提高最大摄氧量。但是，提高心肺耐力的运动强度应该根据运动处方对象的情况而确定。对于无锻炼习惯、运动能力较低者，只要进行较低强度（55%~65%HRR）的有氧运动就可以提高其心肺耐力；对于一般健康成年人，建议进行中等强度（65%~75%HRR）的有氧运动；对于有锻炼习惯、运动能力较强的运动处方对象，需要高强度练习才能大幅度地提高其最大摄氧量，建议进行较大强度（60%~90%HRR）的有氧练习。

确定运动强度时，还应该考虑采用的锻炼模式是持续训练还是间歇训练。虽然一般人很难在 85%HRR 的强度下坚持长时间的持续运动，但是在间歇训练中却可以采用 85% 以上的高强度运动进行有氧练习。近些年兴起的高强度间歇性训练就是以大于无氧阈或最大乳酸稳态的负荷强度（一般在 80%~95%HRmax），进行多次持续时间为几秒到几分钟的练习，且每两次练习之间安排使练习者不足以完全恢复的静息或低强度练习的训练方法。

性别也是影响运动强度选择的一个因素。低到中等强度的有氧练习都可以使女性提高心肺耐力；而男性则需要进行相对较大强度的有氧运动，才能有效地提高心肺功能。

特别需注意的是，高强度练习存在着心血管及运动系统损伤的风险。因此，长期久坐不动的运动处方对象应该以低、中等强度开始练习，经过一段时间的适应后，再逐步提高到高强度练习。

（3）运动持续时间。每天进行 30~60 min 中等强度的有氧运动（每周不少于 150 min）；或每天进行 20~60 min 较大强度的运动（每周不少于 75 min），或中等和较大强度运动相结合的运动。

（4）运动方式。以提高心肺耐力为目的的有氧运动，需要选择那些有节律的、大肌群参与的运动方式，如步行、骑车、游泳、广场舞、慢跑、有氧健身操、爬台阶、椭圆机练习、篮球、网球和羽毛球等，常见提高心肺耐力的运动类型可参考表 4-2-1。

2. 常用锻炼方法

提高心肺耐力的锻炼方法多种多样，但每一个心肺耐力运动处方都应包括准备活动、主要练习和放松整理活动这几个部分。

推荐的运动处方应根据运动处方对象的锻炼习惯、运动基础、个人爱好、身体素质等具体情况选择不同的锻炼方法。通常运动处方对象坚持锻炼 4~6 周后，应该适度增加练习的强度。可以采用原来的锻炼方法适当提高速度，也可以变换练习的方式；运动能力较低者，经过几个月的锻炼后，随着其身体素质的改进和运动能力的提高，也可以由较低级别的练习过渡到更高级别的练习。

（1）初级锻炼。主要适用于刚开始运动者，或已进行其他的运动而希望再有更多的练习作为补充者。一般来说，强度不宜太大，心率一般控制在 65%~85%HRR。下面介绍的练习方法，个体运动时，可以根据自身的心率反应对速度作适当的调整，运动的持续时间也可以长于推荐的 30 min。

① 平地休闲走：休闲走的速度可以根据自身的能力来调整，通常的配速是 10~18 min/km，也可以根据心率反应来调整自己的步行速度。

② 坡道健身走：这是平地休闲走的升级版，强度略大于平地休闲走（坡道健身走的配速一般为 8~9.5 min/km）。选一段坡度不超过 5° 的坡道，上、下坡往返走。上坡时，加速摆臂，保持挺胸；下坡时，调节步伐，轻松下坡走。

③ 平地公路骑车：选择道路平坦、环境优美、车辆较少的地段进行骑车锻炼。原地准备活动 5 min 后，开始骑行。在平坦的地方开始逐渐增加蹬车速度，用鼻子呼吸，骑行 20~25 min 后，减慢骑行速度，心率逐渐下降。停止后，进行下肢牵拉。骑行时，注意交通安全。

④ 跑步机变速走：5 min 准备活动后，逐渐提高走的速度，采用"快走 3 min 加慢走 2 min"循环的办法，反复进行。快走的速度控制在感觉到呼吸逐渐急促但能够说话的程度，共进行 20~25 min（快速走的速度可以前后几次相同，也可以最后两次快于前面几次）。然后逐渐减慢步速，调整呼吸，心率逐渐下降，结束后进行下肢牵拉。

⑤ 椭圆机锻炼：椭圆机锻炼的优势在于它是一种对下肢无冲击性的锻炼方式，不会给下肢关节造成额外负担，加上上肢的协同动作可以消耗更多的能量。准备活动后，上下肢协同活动，踏动脚踏板向前转动 10 min，再踏动脚踏板向后转动 10 min。练习过程中，躯干尽量正直，保持脊柱中立，腹肌收缩。

⑥ 室内骑健身功率车：在功率车上缓慢、轻松地蹬车 5 min，进行热身活动；随后适当增加自行车的阻力，2~3 min 后感觉到心跳和呼吸加快，但是能说话，以此阻力和速度保持匀速蹬车 20 min。最后，逐渐降低踏蹬速度和阻力到接近热身时的速度，调整呼吸，逐渐停止。结束后，下车做拉伸运动。

⑦ 划船器运动：坐上划船器，以每分钟划 8~10 次的频率，进行热身运动 5 min。然后逐渐

增加每分钟划船的次数。最终保持的速度要感觉到呼吸加快，但是能说话。保持这个速度，练习20～25 min。保持腹肌收紧，背肌用力，把手拉向肩部，腿用力蹬，直至腿完全伸直。最后放松，每分钟划8～10次，逐渐停止。

（2）中级锻炼。这类练习是为有一定锻炼基础的人而设定的，运动时的心率高于初级锻炼，锻炼强度可以控制在60%～85%HRR。同样，可以根据运动处方对象的心率反应，调整锻炼的速度。

① 连续坡道健身走：选择一条缓和的坡道进行锻炼，速度以在30 min内走完3 km为宜。完成5 min准备活动后，开始连续5 min上坡加5 min下坡走的循环运动模式。上坡走时，加快摆臂，保持速度，主观感觉呼吸急促到说话有点困难。下坡走时，逐渐减慢步伐，使心率逐渐下降。停止后做拉伸。

② 跳绳：完成5 min原地踏步、徒手活动等准备活动后，开始双脚、左右脚交替等方式原地跳绳15～20 min，随后做5 min边跑边跳。最后，逐渐放慢跳的速度，再用徒手跳、原地踏步等作为放松整理活动。

③ 水中走跑：水中走跑运动对于游泳技能没有要求，即使是不会游泳的人也可以进行这项运动。水有浮力，能减轻体重对于下肢关节的压力，因此，在水中运动特别适合体重较大者或是下肢关节受伤者。人在水中活动时，各个方向都会受到水的阻力，因此身体各部位肌肉都能得到锻炼。水中运动时的阻力随着动作速度的增快和与水对抗面积的增大而增加，因此，可以根据自身的能力进行自我调控。

建议在齐肩深的水里进行练习，注意脚要接触池底。热身：在泳池里来回走动，走时双臂下垂放在水中，在身体前后用力摆动。正式练习：在水中交替做慢跑、高抬腿跑、前踢腿走、原地分腿跳等动作，同时手臂或上下压水或向下方出拳，运动过程中感觉呼吸急促说话困难。最后，轻松慢跑，逐渐放慢速度来回走，手臂在水下自然摆动。

（3）高级练习。这类练习是为那些有良好锻炼基础的人而设定的，锻炼强度可以达到85%～95%HRR甚至更高。由于锻炼强度较大，因此必须在运动前做好身体评估，确保运动处方对象能承受此种练习。

① 跑步：准备活动后采用持续匀速跑或几个"6+2"变速跑（快速跑6 min+慢速度跑2 min），跑步速度要达到主观感觉呼吸急促、说话困难。

② 跑步机陡坡走：热身，坡度为0°，正常速度走3 min，后2 min增加步频，以增加强度。开始正式练习时坡度增至1°，保持先前的步速行走，每3 min坡度增加0.5°，至坡度达到3.5°后走3 min，开始降低坡度到3°，随后每2 min降低0.5°。放松，坡度降为0°，放慢速度走，直到呼吸恢复正常。

3. 注意事项

提高心肺耐力的练习，应该注意运动后的牵拉、放松，预防运动损伤的发生。这类运动一般都是反复重复相同动作的周期性运动，如跑步、走路、骑车。在一次运动中，腿部的肌肉往往会收缩数千次，如果运动结束后不拉伸参与运动的肌肉，久之容易导致损伤。

（二）增肌强骨

肌肉力量的增加对于维持健康有着重要的意义。提高肌肉力量可以增加基础代谢率，改善身体成分，降低血糖水平，提高胰岛素的敏感性，降低高血压前期到一期病人的血压，减少关节韧带受损的风险。增加肌肉力量的抗阻训练，还可以同时增加承重骨的骨密度，从而可以预防、减缓骨质的流失。所以，进行抗阻练习既可以增加肌肉力量，也可以增强骨质，预防骨质疏松。

1. 运动处方原则

（1）运动频率。每个大肌群训练 2~3 d/周，并且同一肌群的两次练习之间应该至少间隔 48 h。例如，可以一次训练课锻炼上下肢和躯干所有的大肌群，每周只锻炼 2~3 d；也可以每天进行力量练习，周一和周四练上肢，周二和周五练下肢，周三和周六练腰腹，保证同一肌群每周两次练习之间至少间隔 48 h。

（2）运动方式。增加肌肉力量的练习方式有很多种。按照是否使用器械，可以分为器械练习和徒手练习。器械练习是使用外加重块式或空气阻力式器材等进行练习，如卧推、杠铃深蹲等。徒手练习又称自由重量练习，如原地蹲起、俯卧撑等。使用器械练习可以定量控制练习的负荷，且多数练习技术动作相对简单，但受器械限制，锻炼不太方便。徒手练习可以随时随地进行锻炼，但是练习负荷相对难以量化，且若要达到一定的练习效果，对于技术动作的要求相对较高，需要进行专门指导。

按照所练动作涉及的解剖结构，可分为多关节练习和单关节练习。多关节练习能在一套动作中锻炼两个或多个关节的肌群，如高位下拉锻炼肘、肩等多个关节及其周围的背阔肌、肱桡肌、三角肌、斜方肌、大圆肌、胸大肌、肱二头肌和肱三头肌。单关节练习主要锻炼一个关节周围的肌肉，如肱二头肌弯举主要锻炼肱二头肌、肱肌、肱桡肌。通常单关节练习安排在多关节练习之后进行。

（3）运动负荷。运动负荷的制订应该考虑几个方面的因素：练习的目的、运动处方对象的基础、锻炼习惯。原则上，以提高力量和肌肉体积为目的的练习，选用的负荷为 80%1 RM；以增加肌肉耐力（长时间做相同动作的能力）为目的的练习，采用的负荷不超过 50%1 RM。初学者以 60%~70%1 RM 的负荷进行力量练习，力量增长的效果最好；有训练习惯者，采用 80%1 RM 的负荷，能获得最佳的力量增长效果。

学习某一个动作时，初学者练习的初期，建议采用中等强度（50%~60%1 RM 或更少）先学习动作技术。对于体能较弱以及没有锻炼习惯的久坐人群，由于其肌肉和肌腱都比较纤弱，容易发生损伤，所以建议在开始阶段采用 40%~50% 1 RM 的负荷练习。

负荷调整的原则是，当运动处方对象在连续两次训练课中每一组都能比规定完成的次数多做两次时，就可以增加练习的负荷了。通常下肢练习负荷每次增加 10% 左右，上肢练习负荷每次增加 5% 左右。

如果肌肉力量和体积已经达到预期的目标了，或运动处方对象只是希望维持肌肉力量，则没有必要进一步增大负荷量，只需要维持原有的练习继续训练即可。

（4）运动量（练习组数和重复次数）。进行抗阻练习时，每个肌群都应练习 2~4 组（初学者练习 1 组也能增加肌肉力量和体积），两组之间休息 2~3 min。锻炼 4 组的效果要好于锻炼 2 组。可以用同一个动作练习 2~4 组，也可以用动员同一肌群的不同动作共同完成。注意：用同一肌群做不同动作练习时，各个动作练习加起来的总组数是 2~4 组。同一个动作练习的好处是简单、易掌握；不同动作练习的好处是动作多样化，防止长期训练可能产生的枯燥感。

抗阻练习每组动作的重复次数和强度成反比，练习的负荷越大，能够完成的重复次数就越少。这里所说的重复次数是指尽力完成所能够完成的次数，而非有能力继续做，却主动终止所完成的次数。例如，练习者最多能负重练习 15 次，而只做了 8 次就停止了，那么锻炼效果就不好。

总体说来，抗阻练习每组练习的重复次数主要取决于锻炼的目的：以增加肌肉力量和肌肉体积为目的，每组练习中动作的重复次数是 8~12 次（采用的负荷是 80%1 RM）。以增加肌肉耐力为目的，每组练习重复的次数是 15~25 次（采用的负荷不超过 50%1 RM），增加肌肉耐力的练习组数以不超过 2 组为宜。

力量训练的顺序是，大肌肉群练习先于小肌肉群，多关节练习先于单关节练习，高强度练习先于低强度练习或上、下身的旋转练习。

建议在使用较重负荷的核心训练中加入 2~3 min 的休息时间。对于辅助练习，1~2 min 休息时间即可。

2. 常用锻炼方法

（1）20 min 肌肉力量练习。练习目标是增加肌肉力量及肌肉体积。可以在健身房做器械练习，也可以进行徒手练习。参考以下动作组合，每个动作做 10~12 次，两个动作之间可以适当休息：持哑铃横冲式练习—持哑铃台阶练习—俯卧撑—10 s 引体向上—箭步跳—单臂上拉—卧推——悬挂抬腿—侧屈上举—持哑铃箭步蹲起（图 5-2-1 至图 5-2-7）。

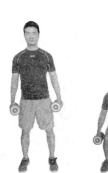

图 5-2-1　持哑铃横冲式练习

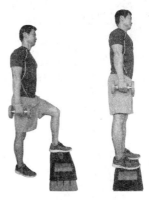

图 5-2-2　持哑铃台阶练习

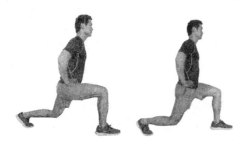

图 5-2-3　箭步跳

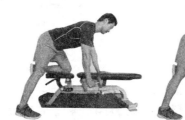

图 5-2-4　单臂上拉

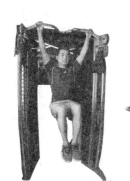

图 5-2-5　悬挂抬腿

图 5-2-6　侧屈上举

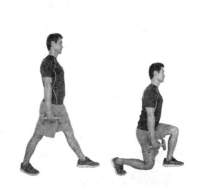

图 5-2-7　持哑铃箭步蹲起

（2）20 min 肌肉耐力练习。练习目标是增加肌肉耐力。除了按照要求时间完成静态练习以外，还要完成一定的动态练习，每个动态动作做 15~25 次：20 s 平板支撑—20 s 侧向单手屈臂支撑—蹲跳—侧屈上举—持哑铃台阶练习—俯卧撑—负重单脚提踵—持哑铃箭步走—背部伸展—持哑铃自由下蹲（图 5-2-8 至图 5-2-13）。

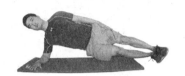

图 5-2-8　侧向单手屈臂支撑

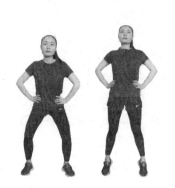

图 5-2-9　蹲跳

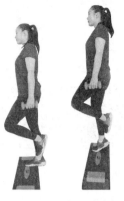

图 5-2-10　负重单脚提踵

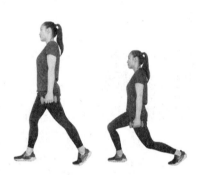

图 5-2-11　持哑铃箭步走

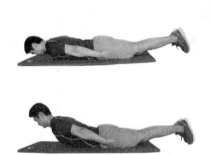

图 5-2-12　背部伸展

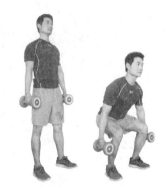

图 5-2-13　持哑铃自由下蹲

3. 注意事项

（1）注意练习时技术的规范化。进行抗阻练习时，技术规范可以起到两方面的作用：第一，锻炼目标肌肉；第二，预防损伤的发生。初学者进行练习时，一定要有专业人员进行指导。

（2）明确练习的参与肌群，防止过度负荷。抗阻练习的动作多样，有时看起来不相同的动作，其主要工作的肌群都是相同的（如卧推和臂屈伸都可以锻炼胸肌），如果不清楚这点，每个不同的动作各做 4 组，那么主要的工作肌肉承担的负荷就会过大，容易导致损伤。

（3）避免肌肉练习失衡。肌肉失衡指的是反复练习相同的肌肉，使这些肌肉越来越强，而没有练习的肌肉越来越弱。肌肉失衡也容易导致损伤。因此，在进行抗阻练习时，应该同时练习主动肌与拮抗肌，如大腿前部的股四头肌和大腿后部的腘绳肌，胸部和背部的胸肌和背肌。

（三）减脂控重

体重管理是普通成年人健康维护过程中的重要任务。体重管理的核心是做好减脂控重，而减脂控重的关键就是通过合理营养（详见第一章第三节和第六章第三节）和加强运动来调控身体能量及物质代谢平衡，形成良好行为和生活方式，最终达到并保持理想体重。

体重控制的目标是减少身体的脂肪含量。运动在减脂控重上有其独特的功效：促进新陈代谢，促进脂肪的代谢，进而消耗掉多余的脂肪；阻止脂肪形成，运动使肌肉对血液内游离脂肪酸和葡萄糖利用率增高，减少了脂肪的堆积；改善心血管系统功能，改善呼吸功能，调节消化系统功能等。

体重超重者可通过适度控制饮食和加强运动进行减重，每月减重的速度控制在体重的 5% 左右为宜，这样既不会影响健康，也不易引起反弹。

1. 运动处方原则

（1）运动频率。每周运动 5 d 以上，最好每天运动。

（2）运动强度。进行跑步、游泳、骑车等长时间持续性有氧运动，强度在 65%~85%HRR（参见表 1-2-2）。对于无锻炼习惯、运动能力较低者，运动强度可以在这个强度范围内偏低一些；对于一般健康成年人，运动强度可以相对高一些。在能力允许的范围内，持续运动的强度越大，消耗的能量就越多。

近年来研究表明，高强度间歇性运动能获得减脂控重的较好效果。高强度间歇性运动的强度一般在 80%~95%HRmax，大于 90%HRmax 强度的间歇性运动减脂控重效果相对更好些。建议先进行持续性耐力练习，以逐步适应运动刺激，待适应后再逐步开展高强度间歇性训练，并且遵循循序渐进的原则，逐渐增加强度。由于高强度间歇性训练方案采用的运动强度较大，对于无锻炼习惯者、高龄人群和慢性病患者仍然具有危险性，因此，在采用此方案锻炼前，应该先进行体检，征得医生的同意后方可进行。

（3）运动持续时间。中等强度有氧运动，每天进行 50~60 min 或更长时间，但原则上不宜超过 120 min。体质状态良好、有一定锻炼习惯者可以适当延长锻炼时间，但应注意不能连续数日运动持续时间在 120 min 左右，否则容易引起疲劳积累，导致运动损伤，甚至造成过度疲劳。

高强度间歇训练每组运动 5 s~8 min，多组重复，组间安排短时间间歇休息或低强度练习，组间练习加间歇的总时间控制在 20~60 min。

（4）运动方式。可选择大肌群参与的运动方式，如步行、骑车、游泳、广场舞、跑步、有氧健身操、爬台阶、椭圆机练习、篮球、网球、羽毛球等。

2. 常用锻炼方法

（1）所有提高心肺耐力的练习方法都可以用于减脂控重的练习，尽量将练习时间延长到 50~60 min。此外，每周可增加 2~3 次肌肉力量练习，通过增加肌肉的质量提高基础代谢率，提高减脂控重的效果。

（2）高强度间歇性训练。几种易操作的高强度间歇性训练的方法见表 5-2-2。

表 5-2-2 高强度间歇性训练方法

运动方式	运动强度/时间	间歇强度/时间	重复组数
跑步	$90\%\dot{V}O_2max$ /1~1.5 min	休息 /2~3 min	8 组
跑步	85%~95%HRmax /4 min	50%~70%HRmax /3 min	4 组
骑车	90%HRmax /60 s	休息 /60 s	10 组
骑车	75%~90%HRmax /30~60 s	50%HRmax /3~3.5 min	6 组
椭圆机练习	80%~85%HRmax /30 s	积极恢复 /1.5 min	10 组
有氧抗阻练习（立卧撑、开合跳、俯卧爬山、立卧撑跳）	20 s	10 s	8 组
游泳	$85\%\dot{V}O_2max$ 游 200 m	$55\%\dot{V}O_2max$ 游 100 m	3~5 组

3. 注意事项

由于高强度间歇训练的运动强度较大，为了防止运动损伤，在进行运动时要监控心率的变化情况。可以利用运动心率表、运动手环等设备监控运动中的心率，或在运动结束时测量即刻脉搏。如果心率超过预设目标高限的 5~10 次 /min，则应适度减小运动强度。如发现运动中心率异常升高或下降，应及时终止运动。

（四）保护肩部、颈部、腰部

肩部、颈部、腰部的不适与疼痛是久坐人群常见的症状。究其原因，是由于久坐，上身长时间保持一种姿势，肩部、颈部、腰部缺乏正常活动，易致关节僵硬；颈部慢性劳损造成颈椎退行性改变；肩部、颈部、腰部肌肉萎缩对关节的保护作用减弱，关节稳定性下降等。这些都会引起肩部、颈部、腰部出现疼痛和僵硬等症状。针对肩部、颈部、腰部出现的问题，对于那些非骨关节问题的病痛，解决方法是进行柔韧性练习和力量练习。

1. 柔韧性练习

（1）运动处方的原则。

柔韧性练习可以提高关节的活动度（ROM），提高韧带的稳定性。

运动频率：至少每周 2~3 次，每天练习效果最好。

运动强度：拉伸达到拉紧或轻微不适的状态。

运动持续时间：每个动作坚持 10~30 s，每个练习持续 2~4 次，每个练习的总时间为 60 s。

练习类型：颈部、腰部以静态拉伸为多，肩部可做静态拉伸和动态拉伸。

（2）常用柔韧性练习方法。

① 肩部和颈部拉伸：在最大伸展位置保持 5~15 s 后慢慢还原。每个方向做两次。可拉伸头部、颈部、肩部肌肉，改善肩部和颈部的紧张状态，有利于防治颈椎病、肩部损伤（图 5-2-14 至图 5-2-17）。

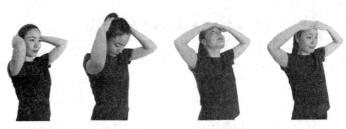

图 5-2-14 颈部肌肉拉伸

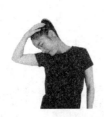 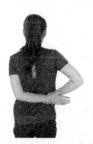 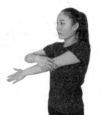

图 5-2-15 肩胛提肌拉伸　　图 5-2-16 肩前部肌肉拉伸　　图 5-2-17 肩后部肌肉拉伸

注意事项：交感神经型、椎动脉型颈椎病患者以及颈椎间盘突出症患者禁止进行该动作。做动作时，尽量避免弯腰和挺腹，而且动作幅度不宜过大。

② 腰背部拉伸：在最大伸展位置保持 5～15 s 后慢慢还原。每个动作做两次。该套动作主要拉伸腰部肌肉，缓解腰部和背部的紧张，消除背部疼痛（图 5-2-18）。

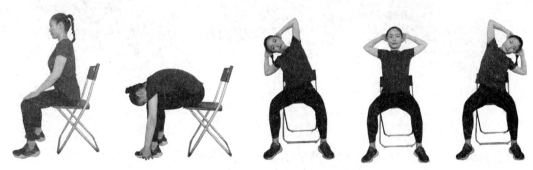

图 5-2-18　腰背部拉伸

注意事项：腰部损伤者、腰椎间盘突出患者禁止进行该套动作。拉伸时，腰腹部有牵拉感即可，动作幅度不宜过大。

2. 力量练习

（1）运动处方的原则。

肩部、颈部、腰部没有不适症状的人进行力量练习，可以增强肩部、颈部、腰部的肌肉，预防伤病；已有伤病者选择适当的动作练习可以缓解不适。

运动频率：每周 2～3 次。

运动量：练习者可根据自身的实际情况，选择 3～4 个或 5～6 个动作，每次练习 2～3 组。

练习类型：颈部、腰部不适者做相应部位的静态练习较适宜，肩部不适者可做多种静态和动态练习。

（2）常用锻炼方法。

① 肩部练习。肩部力量练习可以纠正肩关节周围肌肉力量的不对称、不平衡，加强肩袖肌肉力量，从而起到保护肩关节、预防疼痛和损伤的作用。

a. 直立飞鸟（图 5-2-19）：每次练习 3～5 组，10～15 次为宜，组间休息 45～90 s。若有肩痛，外展动作应避免疼痛。

b. 俯卧抬臂（图 5-2-20）：手臂抬离地面 5 cm 左右，保持抬起姿势 15～30 s，每次练习 3～5 组，组间休息 45～90 s。

c. 俯卧撑：每次练习 3～5 组，大于 10 次为宜，组间休息 45～90 s。

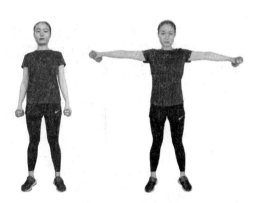

图 5-2-19　直立飞鸟

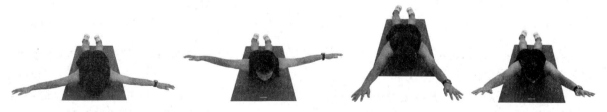

图 5-2-20　俯卧抬臂

d. 外旋练习（图 5-2-21）：每次练习 3～5 组，大于 10 次为宜，组间休息 45～90 s。

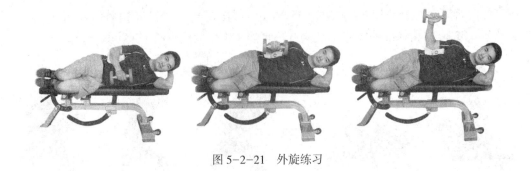

图 5-2-21　外旋练习

e. 直臂后伸（图 5-2-22）：每次练习 3~5 组，10~15 次为宜，组间休息 45~90 s。

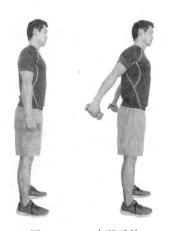

图 5-2-22　直臂后伸

f. 单臂支撑（图 5-2-23）：每次练习 3~5 组，单侧大于 6 次为宜，组间休息 45~90 s。

注意事项：练习时量力而行，动作从易到难，循序渐进增加难度。肩部急性损伤者、肩关节疼痛患者不要做该套动作。

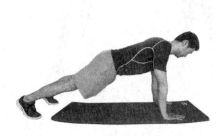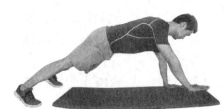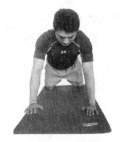

图 5-2-23　单臂支撑

② 颈部练习。做颈部前屈、后伸、左右侧屈抗阻运动，锻炼颈部肌肉。4 个动作顺序进行，共做 3~5 组，每个动作持续 10~15 s。

③ 腰腹部练习。初学者可选择俯桥、侧桥、仰桥、俯卧打水等练习，开始练习时可以适当缩短动作的持续时间，每周练习次数控制在 1~2 次。待熟练后，可增加重复次数和持续时间，并适当增加难度。能力提高后，可增加直腿慢放和"超人"练习这两个动作，并逐渐增加次数和组数。

a. 俯桥（平板支撑）：每次保持 20~60 s，重复 3~5 次。

注意事项：肘关节不适者慎练。

b. 侧桥（图 5-2-24）：保持此姿势 20~60 s，换另一侧。重复 3~5 次。

c. 仰桥（图 5-2-25）：屈腿仰卧，臀部收缩并向上抬起至身体平直，保持 10~20 s，慢慢回到起始位置。重复 3~5 次。

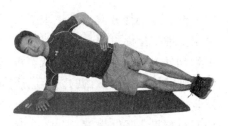

图 5-2-24　侧桥

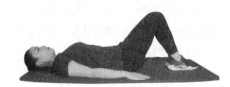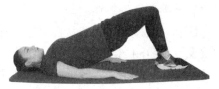

图 5-2-25　仰桥

d. 俯卧打水（图 5-2-26）：俯卧位，抬高一侧手臂和对侧腿（左手和右腿，右手和左腿），保持该姿势 2 s，回到起始位置。换另一侧手臂和对侧腿。每次 3~5 组，每组 20~30 次。

e. 直腿慢放（图 5-2-27）：呈仰卧位，每次 3~5 组，每组 20~30 次。

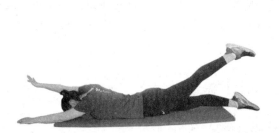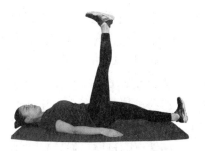

图 5-2-26　俯卧打水　　　　　　　　图 5-2-27　直腿慢放

f. "超人"练习（图 5-2-28）：双手撑地，双膝跪地，慢慢抬高一侧手臂和对侧腿至与地面平行，保持 1~2 s。回到起始位置，换另一侧手臂和对侧腿，每次 3~5 组，每组 20~30 次。

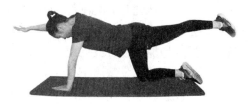

图 5-2-28　"超人"练习

五、运动处方效果评估

运动处方效果评估是进行科学健身和激励运动处方对象坚持运动的重要环节，可以在运动初期以及运动处方执行一个阶段后开展。

成年人运动处方效果评估应该包括运动处方对象主观感觉、简单生理学指标测量、运动处方对象依从性调查、体力活动问卷、体质测试与评估等多种指标或环节。

运动初期的效果评估，主要目的是对运动处方本身的合理性和依从性进行评估。应该在开始执行运动处方的第一周或第二周结束时进行。通常采用运动处方对象主观感觉询问和简单生理学指标测试的方式，对运动处方的运动强度、运动频率和运动技术的安全性进行评估，为运动处方微调提供依据。运动处方对象的主观感觉应包括运动强度、疲劳感及其他运动技术或安全性方面的问题；简单生理学指标可以采用基础心率、运动中心率、血压等，客观观察运动处方对象的身体反应。如果运动处方对象的主观感觉或客观生理学指标没有达到运动处方预设的目标，则应及时调整处方，以达到锻炼目标。微调的内容包括运动强度、持续时间和练习频率。例如，运动处方对象持续几日感觉锻炼后第二天很疲劳，或晨脉高于平时的基础心率10%，则表明运动处方对象锻炼负荷过大，应及时减量、降低强度。

阶段性的效果评估应根据运动处方设定的目的，根据运动引起不同身体素质发生变化的时间周期，选择合适的时间进行评估。心肺耐力和力量素质的效果评估可以在运动2~3个月后进行，运动对于骨质影响的效果评估一般在运动半年以上进行。阶段性的效果评估与运动初期的评估指标不同，通常对运动处方对象进行锻炼依从性调查、体力活动问卷、体质测试与评估等多项测试，以验证运动处方的效果。体质测试与评估时，应特别关注与评估目标相关的敏感指标，如减脂运动处方的效果评估应关注"体脂率"是否降低，心肺耐力运动处方效果评估应关注"最大摄氧量"的变化等。合理地应用这些评估结果，客观反映运动处方的效果，有利于科学制订下一步的运动处方，从而进一步获得更好的锻炼效果。

六、成年人运动处方案例分析

（一）强心、减脂、控重运动处方案例

张某，50岁，机关工作人员，久坐工作的生活模式，无运动习惯，日常体力活动不足，运动风险评估为中等。体质测试结果显示，体重超重（BMI = 26.8 kg/m²），心肺功能差（台阶指数43.9），闭眼单足站7 s，肌肉力量一般，柔韧性一般。

制订运动处方的思路：

（1）体质与健康特征分析。中年男性，无锻炼习惯，体力活动少、运动风险中等。主要问题：体重超重、心肺功能等身体素质都较弱。

（2）运动处方的目标。提高心肺耐力，同时减脂控重。

（3）运动方式选择。因身体素质较弱，特别是心肺功能较差，本人又无锻炼习惯，因此，从低强度有氧运动开始锻炼，所选择的运动方式以最容易实施的走路为佳，使其逐渐形成运动习惯。

（4）运动强度及时间制订。第一周低中速度步行，使其适应并能坚持运动；第二周提高步行速度，并延长每次步行时间；第三周大步快走，每次步行60 min；第四周坚持第三周的速度及时间。随后可适度增加速度，或采用中速与高速交替走的办法。适应两个月左右后，可增加坡道健身走。

（5）运动频率。每周至少5次。

（6）注意事项。因张某既往无运动习惯，因此前几周要加强回访，及时解决运动中的问题，鼓励其坚持运动，预防运动损伤，使其逐渐养成每日运动的习惯是前两个月的主要任务。

张某的运动处方

基本信息					××××年×月×日
姓名	张某	性别	☑男 □女	年龄	50岁
联系电话	××××××	家庭住址		××××××	
运动前筛查结果					
体力活动水平	☑严重不足 □不足 □满足				

续表

健康筛查	身高 175 cm，体重 82 kg，体脂率 25.6%，BMI 26.8 kg/m²		
	疾病史：☑无，□高血压，□糖尿病，□心脏病，□肺脏疾病，□其他		
	血液指标：空腹血糖 5.37 mmol/L，总胆固醇 4.88 mmol/L		
运动风险分级	☑低 □中 □高		
运动测试结果	心肺功能	☑低 □中 □高	
	肌肉力量与耐力	□差 ☑一般 □较好	
	柔韧性	□差 ☑一般 □较好	
运 动 处 方			
运动目的	减脂控重，提高心肺耐力		
运动方式	健步快走；减少主食，控制高脂膳食的摄入		
运动强度	65%~75%HRmax		
运动时间	每次 50~70 min		
运动频率	每周 5 次		
周运动量	每周运动 5~8 h		
运动目标	养成运动习惯，干预 3 个月体重减少 3 kg，心肺功能提高 10% 左右		
注意事项	1. 第一周低中速度（90~100 步/min）步行，使其适应并能坚持每天 30~50 min 运动；第二周提高步行速度（100~120 步/min），每次步行时间为 50~60 min；第三周大步快走（120~130 步/min），每次步行 60 min；第四周坚持上周速度，每次步行 60~70 min，随后可适度增加速度（130~140 步/min）或采用中速（120 步/min 左右）与高速（140 步/min 以上）交替走的办法。8 周后可增加坡道健身走 2. 以上的速度调整方案是一般的原则，应该根据运动处方对象身体反应情况灵活掌握：按照规定的速度和时间运动后第二天不感觉特别疲劳，则可按照处方的计划进行；如果运动后次日感觉很疲劳，或晨脉比平时高 10%，则应适当减少运动量和运动强度。如果能够连续几日较轻松地完成训练计划，则可以提高速度，延长运动时间 3. 注意适度控制饮食，主食较原来减少 1/4~1/3，减少肉类摄入，多食蔬菜（建议水煮、凉拌、生食），注意控制烹饪用油		
效果评估	运动 3 个月后再次进行体质测试：体重由 82 kg 降至 78 kg，台阶指数由 43.9 至 49.1，闭眼单足站由 7 s 增至 28 s，运动取得了较好的结果		
回访时间	前两周每周一次电话回访，了解身体反应及坚持锻炼的情况，若身体反应良好，可以按照计划增加走步的速度和时间，否则延缓运动强度调整的速度。2~3 个月后再次进行体质评价，调整运动处方		
运动处方师	×××		
机构名称	×××××		

（二）增肌、强心运动处方案例

赵某，34 岁，轻体力劳动者（理发师），每周健身房跑步一次（1~2 h），日常体力活动不足。体质测试结果显示，体型偏瘦、肌力较差、心肺功能一般（台阶指数 55.2）。

制订运动处方的思路：

（1）参与者体质与健康特征分析。年轻男性，有锻炼的意识、但属于典型的"周末战士"，总体运动量不大，平常缺乏规律运动，运动风险等级低。主要问题：体型偏瘦、肌力较差，心肺功能一般。

（2）运动处方的目标。增肌、强心。以有氧练习为基础，力量练习为重点。

（3）运动方式的选择。有氧练习以跑步机练习或户外跑为主；力量练习以徒手加简单器械（哑铃、单杠）练习为主，以利于随时随地开展锻炼。

（4）运动强度及时间制订。由于赵某有一定的锻炼基础，因此本运动处方的有氧运动强度设定在中级练习的强度范围，即 60%~80%HRR（参见 1-2-2）。以 60%HRR 开始运动，以后每两周强度增加 5%HRR，到第 9 周达到 80%HRR。每次练习 30~40 min，总运动时间控制在 1 h 左右。力量练习采用 10 个动作组合训练法，以锻炼全身的肌肉，每个动作做 10~12 次，两个动作之间间歇2 min 左右。

（5）运动频率。力量练习每周 3 次，隔日进行；有氧练习每周 3~5 次。

（6）注意事项。推荐的力量练习以徒手加轻器械为主，因此要特别注意动作技术的规范化，使目标肌肉得到锻炼，并预防损伤的发生。由于处方中包括力量训练和有氧练习，运动的总量大于曾经的体力活动量，因此运动处方对象要加强自我监控。可以测试晨脉和运动后心率，及时了解自身对于运动处方的适应情况，以防过度疲劳的发生。

赵某的运动处方

基本信息					××××年6月18日
姓名	赵某	性别	☑男 □女	年龄	34 岁
联系电话	××××××	家庭住址		××××××	

运动前筛查结果	
体力活动水平	□严重不足 ☑不足 □满足
健康筛查	身高 173.4 cm，体重 59 kg，BMI 19.6 kg/m²
	疾病史：☑无，□高血压，□糖尿病，□心脏病，□肺脏疾病，□其他
运动风险分级	☑低 □中 □高
运动测试结果	心肺功能　□低　☑中　□高
	肌肉力量与耐力　☑差　□一般　□较好
	柔韧性　□差　☑一般　□较好

运 动 处 方	
运动目的	增加肌肉力量及肌肉的体积，提高心肺功能
运动方式	一、力量练习 慢跑 10 min，原地做操，做好准备活动 肌肉力量练习 20 min：持哑铃横冲式练习—持哑铃台阶练习—俯卧撑—10 s 引体向上—箭步跳—单臂上拉—卧推—悬挂抬腿—侧屈上举—持哑铃箭步蹲起 牵拉整理放松 10 min 二、有氧练习 热身后，跑步机或户外慢跑 10 min；逐渐提速到目标速度，跑 30~40 min，最后逐渐降速，结束后做好牵拉放松

续表

运动强度	一、力量练习 肌肉力量练习每个动作做 10~12 次；第 1 周可以不持哑铃，徒手做，每个动作做 10 个；第 2~4 周 5 kg 哑铃，每个动作做 10~12 个；第 5 周后，视反应情况逐渐增加哑铃的重量。每个动作能完成 12 个，全套完成较轻松时，即可增加哑铃重量 二、有氧练习 控制心率在 60%~80%HRR 第 1~2 周 60%HRR， 第 3~4 周 65%HRR， 第 5~6 周 70%HRR， 第 7~8 周 75%HRR， 第 9~10 周 80%HRR
运动时间	每次 50~60 min
运动频率	力量练习每周 3 d，隔日进行；跑步每周 3~5 d
周运动量	每周 5~6 h
运动目标	提高肌肉力量 10%~15%，心功能增加 5%
注意事项	1. 力量练习注意动作的准确性，第 1 周和第 2 周可以进行徒手练习，这两周的关键是学会正确的动作，防止损伤发生 2. 运动后特别要注意做好肌肉的牵拉放松，以防肌肉疲劳累积，造成损伤 3. 以上的强度调整方案是一般的原则，应该根据自我身体反应情况灵活掌握：按照规定的速度和时间运动后，第二天不感觉特别疲劳，则可按照处方的计划进行；如果运动后次日感觉很疲劳，或晨脉比平时高 10%，则应适当减少运动量和强度。如果能够连续几日较轻松地完成训练计划，则可以增加力量练习的哑铃重量或跑步的速度 4. 可在运动后 1 h 内，摄入蛋白粉，以助于肌肉的生长
效果评估	锻炼 2 个月后再次进行体质测试：台阶指数由 55.2 至 58.4，握力由 36.6 至 43.8，纵跳由 32.4 至 40
回访时间	每个月进行一次电话回访，了解参与者身体反应及坚持锻炼的情况，若身体反应良好，可以按照计划增加运动强度，否则延缓运动强度调整的速度。2~3 个月后再次进行体质评价，调整运动处方
运动处方师	×××
机构名称	×××××

（三）强心、控重运动处方案例

李女士，29 岁，企业白领，久坐生活模式，每周走路 3~4 d、每次 30~40 min，日常体力活动中等，身体素质一般。体质测试显示，台阶指数 52.6，BMI 24.1 kg/m^2。

制订运动处方的思路：

（1）体质与健康特征分析。年轻女性，虽有锻炼习惯，但运动强度不大；体力活动中等，运动风险等级低。主要问题：体重稍超重，心肺功能一般。

（2）运动处方的目标。强心、控重。通过提高运动强度以进一步提高心肺耐力，同时减控体重。

（3）运动方式的选择。因其有走路锻炼的习惯，故可以继续用走路的方式，提高走路的强度进行锻炼，同时可以穿插较易实施的其他运动，如跳绳、跑步等。

（4）运动强度及时间制订。由于李女士有一定的锻炼基础，所以本处方的强度设定在中级练习的强度范围，即 60%~85%HRR。第 1~2 周 60%HRR，使其适应新的运动方式并能坚持运动，以后每两周强度增加 5%HRR，到第 11 周达到 70%~85%HRR。由于强度大于曾经的日常体力活动量，故前两周每次练习时间为 20 min，使其能够适应并接受此方案；第 3~6 周练习时间为 30 min；此后可适度增加运动时间，运动总时间控制在 1 h 左右。

（5）运动频率。每周 5~6 次。

（6）注意事项。由于增加了运动强度，建议李女士加强自我监控，可以测试晨脉和运动后心率，及时了解自身对于运动的适应情况，以防过度疲劳的发生。

李某的运动处方

基本信息					××××年7月18日
姓名	李某	性别	□男 ☑女	年龄	29 岁
联系电话	××××××	家庭住址		××××××	

运动前筛查结果	
体力活动水平	□严重不足 ☑中等 □满足
健康筛查	身高 161.0 cm，体重 62.5 kg，BMI 24.1 kg/m²
	疾病史：☑无，□高血压，□糖尿病，□心脏病，□肺脏疾病，□其他
运动风险分级	☑低 □中 □高
运动测试结果	心肺功能　　　□低 ☑中 □高
	肌肉力量与耐力　□差 ☑一般 □较好
	柔韧性　　　　□差 ☑一般 □较好

运 动 处 方	
运动目的	提高心肺耐力
运动方式	坡道折返走跑（"5 min 爬坡 + 5 min 下坡"循环走，上坡时加速摆臂，保持速度，下坡时注意控制速度）。通过改变爬坡的速度和选择不同坡度的山坡，改变运动的强度 跳绳、5 min 原地踏步徒手活动后，开始双脚、左右脚交替等方式原地跳绳 15~20 min，随后做 5 min 边跑边跳活动。可以通过改变跳绳的速度来改变运动强度 坡道折返走跑与跳绳隔日交替进行
运动强度	心率 60%~85%HRR 第 1~2 周 60%HRR，第 3~4 周 60%~65%HRR，第 5~6 周 65%~70%HRR，第 7~8 周 70%~75%HRR，第 9~10 周 70%~80%HRR，第 11~12 周 70%~85%HRR，此后即可维持此强度
运动时间	第 1~2 周 20 min，第 3~6 周 30 min，第 7~12 周 40 min
运动频率	每周 5~6 次
周运动量	每周运动 3.5~6 h
运动目标	提高心肺功能 5%~10%，体重减轻 2~3 kg
注意事项	1. 每次坡道折返走跑与跳绳前、后，都要进行 10~15 min 的平地走，作为准备活动和整理活动 2. 以上的强度调整方案是一般的原则，应该根据自我身体反应情况灵活掌握：按照规定的速度和时间运动后，第二天不感觉特别疲劳，则可按照处方的计划进行；如果运动后次日感觉很疲劳，或晨脉比平时高 10%，则应适当减少运动量和强度。如果能够连续几日较轻松地完成训练计划，则可以提高坡道走跑的速度或延长运动时间 3. 注意适度控制饮食，减少肉类摄入，多食蔬菜（建议水煮、凉拌、生食），注意控制烹饪用油
效果评估	锻炼 3 个月后再次进行体质测试：台阶指数由 52.6 提高到 58.7，BMI 由 24.1 kg/m² 降至 23.1 kg/m²。锻炼效果良好

续表

回访时间	每个月一次电话回访，了解其身体反应及坚持锻炼的情况，若身体反应良好，可以按照计划增加运动强度，否则延缓运动强度调整的速度。2~3个月后再次进行体质评价，调整运动处方
运动处方师	×××
机构名称	×××××

盛　蕾

第三节　老年人的运动处方

衰老是每个人必然经历的人生过程。随着年龄的增长，人的身体结构和功能会发生改变，更易遭受疾病的侵蚀。有规律的运动会从多个方面改善生理机能，降低慢性疾病的风险，延缓衰老，提高老年人的生活质量。

一、老年人运动的益处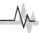

（一）衰老过程中人体的变化

人体生理结构和功能的增龄性衰退不可避免。在衰老过程中，人体会在各个方面发生改变，并逐渐影响老年人的日常生活和身体功能。有氧能力和肌肉功能的降低是生理衰老的典型特征，这种增龄性退化使得老年人在进行中等到较大强度运动时需要比年轻人付出更大的努力。另一方面，身体成分的改变是衰老的另一个标志。中年以后，脂肪逐渐增加，肌肉逐渐流失，进一步增加了老年人罹患心血管疾病和代谢性疾病的风险（表5-3-1）。

表5-3-1　衰老过程中人体的变化

变量	典型变化	功能意义
肌肉力量和爆发力	40岁以后等长、向心、离心力量下降，65~70岁以后下降速度加快，下肢力量比上肢力量下降快，爆发力比力量下降快	力量下降增大老年人功能障碍和死亡风险
平衡和活动性	感觉、动觉、认知功能的变化改变了生物力学特征，而生物力学和环境的变化对平衡和移动不利	平衡能力的降低增加了对跌倒风险的恐惧，进而导致运动参与降低
灵敏和关节活动度	70岁以上髋关节、膝关节、踝关节灵活度显著下降，尤其是女性，肌肉和软组织弹性降低	灵敏和柔韧性下降导致受伤、跌倒、背痛的风险增加
心血管和心脏功能	最大心率、储备心率、心输出量降低，运动开始时心率提升变慢，左心室射血分数降低，心率变异性降低	决定了衰老过程的运动水平

变量	典型变化	功能意义
体液调节	口渴感下降，肾脏对钠和水的重吸收能力降低，全身水含量降低	易脱水，降低运动时的耐受力
身高	40~50 岁后身高每 10 年降低 1 cm，60 岁以后降低幅度增加（女性＞男性），弯腰，驼背	脊柱变化影响了移动性和日常生活能力
身体成分	30~50 岁后体重稳步增加，身体脂肪在 30~50 岁之间增加，尤其是腹部和内脏脂肪，男性更明显，70 岁后脂肪减少；30~70 岁之间瘦体重每 10 年降低 2%~3%。40 岁以后肌肉重量下降，65~70 岁后急剧下降	内脏脂肪增加了心血管系统和代谢性疾病的风险，肌肉减少降低了力量，并与胰岛素抵抗和肌无力有关
骨密度	20 岁左右骨量达到峰值，40 岁以后骨密度每年降低 0.5%，更年期后女性降低 2%~3%	骨质缺乏（低于年轻人 1~2.5 个标准差）导致骨折风险增高

资料来源：Wojtek J.Chodzko-Zajko. ACSM's Exercise for Older Adults［M］. Lippincott Williams & Wilkins, 2014.

（二）运动对老年人身心的促进作用

经常进行体育锻炼可以延缓慢性疾病的发展，减轻增龄性退化，延长老年人的寿命。有氧运动可以改善老年人的心血管功能，降低血压和血脂，对多种慢性疾病均有明显的改善作用；抗阻训练可以提高老年人的肌肉力量，改善身体成分；平衡训练可提高老年人的灵活性，预防跌倒，提高日常生活能力。

运动不仅对老年人的生理功能和慢性疾病等方面具有良好的影响，对心理指标也有显著的效益。定期参与运动对老年人的整体心理健康和良好行为均具有促进作用。规律的体育运动会降低临床抑郁症和焦虑症的风险，降低老年人患痴呆和认知能力衰退的风险。有氧训练可以提高记忆力，注意力和反应能力，抗阻训练可以改善抑郁，提高幸福感（表 5-3-2）。

表 5-3-2　老年人运动的身心益处

身体益处	心理益处
改善有氧能力	增强心理幸福感（情绪健康、自我认知、身体健康和整体认知）
改善心血管功能	提高健康生活质量
改善身体成分	改善抑郁
改善骨骼、肌肉健康	改善认知能力
改善平衡能力	
改善柔韧性	
改善身体功能和日常生活活动能力	

（三）老年人身体活动推荐

世界卫生组织 2010 年发布的《关于身体活动有益健康的全球建议》中，针对 65 岁以上的老年人有如下建议：

对于该年龄组的老年人，身体活动包括在日常生活、家庭和社区中的休闲时间活动、交通往来（如步行或骑车）、职业活动（如果仍然从事工作的话）、家务劳动、玩耍、游戏、体育运动或有计划的锻炼。

为增进心肺、肌肉、骨骼和功能性的健康，减少慢性非传染性疾病、抑郁症和认知功能下降等风险，建议如下：

（1）老年人应每周完成至少 150 min 中等强度有氧身体活动，或每周至少 75 min 较大强度有氧身体活动，或中等和较大强度两种活动相当量的组合。

（2）有氧活动每次应该至少持续 10 min。

（3）活动能力较差的老年人每周至少应有 3 d 进行增强平衡能力和预防跌倒的活动。

（4）每周至少应有 2 d 进行大肌群参与的增强肌肉力量的活动。

（5）由于健康原因不能完成所建议身体活动量的老年人，应在能力和条件允许范围内尽量多活动。

总之，接受上述身体活动建议和积极进行身体活动所获得的效益要远大于可能发生的危害。就每周 150 min 中等强度身体活动的推荐量而言，骨骼肌肉系统的损伤并不常见。在以人群为基础推行"建议"时，为减少骨骼肌肉系统损伤的风险，应鼓励循序渐进，从相对适中的身体活动量开始，逐渐向较大身体活动量过渡。

二、老年人运动前的准备

运动前的准备包括基本情况调查、运动前健康筛查和健康评估三部分。

（一）基本情况调查

基本情况调查包括个人信息调查、体力活动水平调查和医学情况调查三部分。

1. 个人信息调查

运动处方的制订需满足个性化及系统化的需求，因此，采集个人信息有利于后面的运动评估及干预。个人基本信息记录表包括姓名、性别、出生日期、身份证号码、本人联系电话、紧急联系人及电话、职业、文化程度、婚姻状况、血型、药物过敏史、家族遗传史和医疗费用支付方式等内容。

2. 体力活动水平调查

老年人进行适宜的运动能够有效地保持或提高其健康水平，降低疾病发病率，延缓衰老，提高生活质量和心理健康水平。为了确保运动方案的安全性和科学性，在制订运动频率和强度前，应先采用体力活动量表对老年人体力活动水平进行客观评估和调查。

如果您计划参加更多的运动，请先回答表 5-3-3 老年人体力活动量表（PASE）的 11 个问题，回答问题时最好依据您的真实情况，并计算 PASE 得分来评估体力活动水平（表 5-3-4）。

表 5-3-3 老年人体力活动量表（PASE）

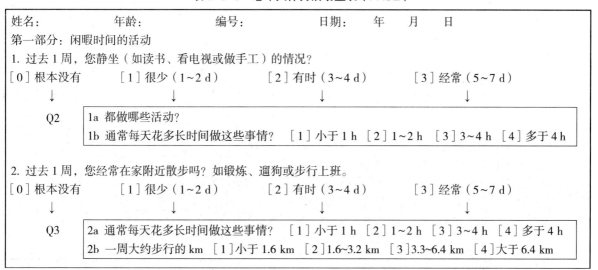

姓名： 年龄： 编号： 日期： 年 月 日
第一部分：闲暇时间的活动
1. 过去 1 周，您静坐（如读书、看电视或做手工）的情况？
[0] 根本没有　　　　[1] 很少（1~2 d）　　　　[2] 有时（3~4 d）　　　　[3] 经常（5~7 d）
↓　　　　　　　　↓　　　　　　　　↓　　　　　　　　↓
Q2　1a 都做哪些活动？ 1b 通常每天花多长时间做这些事情？　[1] 小于 1 h　[2] 1~2 h　[3] 3~4 h　[4] 多于 4 h
2. 过去 1 周，您经常在家附近散步吗？如锻炼、遛狗或步行上班。
[0] 根本没有　　　　[1] 很少（1~2 d）　　　　[2] 有时（3~4 d）　　　　[3] 经常（5~7 d）
↓　　　　　　　　↓　　　　　　　　↓　　　　　　　　↓
Q3　2a 通常每天花多长时间做这些事情？　[1] 小于 1 h　[2] 1~2 h　[3] 3~4 h　[4] 多于 4 h 2b 一周大约步行的 km　[1] 小于 1.6 km　[2] 1.6~3.2 km　[3] 3.3~6.4 km　[4] 大于 6.4 km

续表

3. 过去 1 周，您需要爬几个楼层（1 个楼层大约 10 级台阶）？

［1］少于 1 层　　　　　［2］少于 2 层　　　　　　　［3］少于 4 层　　　　　　　　［4］多于 4 层

4. 过去 1 周，您参加小强度体育活动的情况？如太极拳、钓鱼、瑜伽、高尔夫等。

［0］根本没有　　　　　［1］很少（1~2 d）　　　　　［2］有时（3~4 d）　　　　　［3］经常（5~7 d）

　　　↓　　　　　　　　　↓　　　　　　　　　↓　　　　　　　　　↓

Q5

| 4a 通常是什么活动？ |
| 4b 通常每天花多长时间做这些事情？　［1］小于 1 h　［2］1~2 h　［3］3~4 h　［4］多于 4 h |

5. 过去 1 周，您参加中等强度体育活动的情况？如打网球、乒乓球、跳舞等。

［0］根本没有　　　　　［1］很少（1~2 d）　　　　　［2］有时（3~4 d）　　　　　［3］经常（5~7 d）

　　　↓　　　　　　　　　↓　　　　　　　　　↓　　　　　　　　　↓

Q6

| 5a 通常是什么活动？ |
| 5b 通常每天花多长时间做这些事情？　［1］小于 1 h　［2］1~2 h　［3］3~4 h　［4］多于 4 h |

6. 过去 1 周，您参加较大强度体育活动的情况？如慢跑、骑自行车、单人拍网球、游泳等。

［0］根本没有　　　　　［1］很少（1~2 d）　　　　　［2］有时（3~4 d）　　　　　［3］经常（5~7 d）

　　　↓　　　　　　　　　↓　　　　　　　　　↓　　　　　　　　　↓

Q7

| 6a 通常是什么活动？ |
| 6b 通常每天花多长时间做这些事情？　［1］小于 1 h　［2］1~2 h　［3］3~4 h　［4］多于 4 h |

7. 过去 1 周，您是否参加专门的肌肉力量锻炼？如举重、俯卧撑等。

［0］根本没有　　　　　［1］很少（1~2 d）　　　　　［2］有时（3~4 d）　　　　　［3］经常（5~7 d）

　　　↓　　　　　　　　　↓　　　　　　　　　↓　　　　　　　　　↓

Q8

| 7a 通常是什么活动？ |
| 7b 通常每天花多长时间做这些事情？　［1］小于 1 h　［2］1~2 h　［3］3~4 h　［4］多于 4 h |

第二部分：家务活动

8. 过去 1 周，您是否参加了轻体力家务劳动？如洗碗、扫地等。

［1］无　　　　　　　　　［2］有

9. 过去 1 周，您是否参加了重一点家务劳动？如擦地板、擦窗户、搬运东西等。

［1］无　　　　　　　　　［2］有

10. 过去 1 周，您是否参加了以下活动？

1 是　　　　　　　　　　0 否

a. 家庭修理工作，如修电器等。	1	0
b. 修剪花木，扫雪或扫落叶。	1	0
c. 养花浇水。	1	0
d. 照料他人，如小孩、配偶或其他成年人。	1	0

第三部分：工作相关活动

11. 过去 1 周，您是否参加了有偿劳动或当志愿者？

［1］无　　　　　　　　　［2］有

　　　　　　　　　　　　　　↓

| 11a 每周参加有偿劳动或志愿工作的时间：　　　小时 |
| 11b 以下哪种描述最恰当地表达了您的工作情况？ |
| （1）经常坐着，轻度的上肢活动（如办公室工作，售票员等）。 |
| （2）经常坐着或站着，只需要少量的走动（如收银员等）。 |
| （3）经常跑动，需要搬运一些重物（如邮差、女服务员等）。 |
| （4）经常跑动，需要搬运相当的重物（如伐木工人，建筑工人等）。 |

表 5-3-4 PASE 得分表

PASE 活动情况	时间	权重	PASE 得分
肌肉力量锻炼 *	h/d	30	
较大强度体育活动 *	h/d	23	
中等强度体育活动 *	h/d	23	
低强度体育活动 *	h/d	21	
站 / 走的工作 *	h/d	21	
散步	h/d	20	
修剪花木、扫雪或扫落叶		36	
照料他人		35	
家庭修理		30	
重家务活		25	
轻家务活		25	
养花浇水		20	
PASE 总得分			

* 计算过去 1 周的平均情况

1 = 过去 1 周参加了活动

0 = 过去 1 周未参加活动

3. 医学情况调查

老年人如果定期参加体检，请在调查基本情况时收集最近一次的医学体检报告。

（二）运动前健康筛查

老年人进行运动前健康筛查的目的：第一，减少损伤或其他不良事件的发生，如骨骼肌拉伤、跌倒或心血管问题，同时获得身体活动的最大效益；第二，确定医疗问题后，考虑老年人运动的安全性和最大好处，可以适当修改运动的项目；第三，确定运动计划可能涉及的功能限制。

老年人的运动前健康筛查包括自我筛查和专业筛查两部分。其中，自我筛查仍可以使用修订的体力活动调查问卷（rPAR-Q）。但是，该问卷用于老年人时，只是提出了参与体力活动的禁忌证，并没有提供合适的体育活动项目指南。推荐老年人采用运动与筛查问卷（the exercise and screening for you，EASY）进行运动前筛查。专业筛查问卷可遵循 ACSM 推荐的医学筛查流程，并推荐进行跌倒风险筛查。自我筛查问卷是对整体的健康问题进行调查，专业筛查则是进行更加详细的心血管功能和平衡能力方面的评估，排除运动过程中可能存在的风险。通过这些筛查与评估，可以进一步确定老年人应该进行哪一种体力活动，有利于制订老年人个性化的运动处方。

1. 采用 EASY 问卷进行自我筛查

EASY 问卷是专门为筛查任何年龄老年人运动前风险而发明的，包括年龄较大的老年人。在开始运动之前，应考虑常见的健康问题，从而指导个人进行合适的体力活动。EASY 问卷与 rPAR-Q 问卷在如何指导个人选择体力活动方面存在明显的不同。

在填写 EASY 问卷时，应依据实际情况填写，亦可由相关工作人员根据表格的内容以询问的方式进行填写，但要保证所填信息的准确性。EASY 问卷可较系统地评估体力活动，在开始阶段体力活动能力可能处于较低水平，EASY 问卷通过询问一些系统的问题，可以有效地评估渐进过程中的体育锻炼效果，从而得到更科学的反馈（表 5-3-5，表 5-3-6）。

表 5-3-5　运动与筛查问卷（EASY 问卷）

对于大多数人来说，特别是初始体力活动方案处于较低水平的人群，随着时间的推移，其运动量需逐渐增加。EASY 问卷可以帮助运动处方对象、医护人员、运动专家进行体力活动风险评估。通过 EASY 问卷，可以保证运动处方对象目前及未来的运动方案安全、有效。

请仔细阅读以下每一个问题，根据自己身体状况，如实回答是或否。完成这个表格，将使您明白在开始新的锻炼计划时您应该怎么做。

以下问题请回答是或否：

1. 您 1 周有 2 次及以上心痛或胸痛吗（注：左侧的严重胸痛可能是一个需要立即就医的警告信号）？

2. 您 1 周有 2 次及以上感到头晕或严重的眩晕吗？

3. 您在过去的 4 周内有被告知血压高吗？存在收缩压大于 180 mmHg 或舒张压大于 100 mmHg 的情况吗？

4. 您最近有骨骼、关节或肌肉的问题引起的（1 周至少 5~7 d）在背部、腿部、手臂、肩部、颈部或其他部位的疼痛吗？

5. 您是否每周至少有 2 次会感觉非常疼痛，以至于您想采取一些措施来缓解症状（服用药物或使用热疗、冰疗或其他治疗）？

6. 您在进行像步行上山、上楼或铺床之类的活动时会感觉气短吗？

7. 您曾 1 周跌倒过 2 次及以上吗？

8. 为什么您想要开始运动计划？是否有上述没有被提到的身体病痛？

　　如果所有的问题都回答"否"。恭喜您！您的活动计划安全且有助于身体和精神健康。为了最大限度地减少潜在风险，我们鼓励您复习一下锻炼中的安全提示，并注意需要减少或中止活动的征兆或症状。

　　如果您对一个或多个问题回答"是"。如果您目前 1 周有几天或更多时间进行一项体育活动或锻炼计划，并且在进行这些运动时，没有出现相关的健康问题，那么仍可自由地继续目前的活动。但为了您锻炼的安全，建议请复习一下锻炼的安全提示。如果您最近身体状况发生了改变，请咨询医护人员，以确定您将要开始的运动方案是否对您有益，或您是否需要一个更适合您目前状况的方案。请使用接下来部分的内容为您与医护人员、物理治疗师或运动专家一起制订一个适合您的锻炼计划。

表 5-3-6　EASY 附加问卷

EASY 问题	附加问题	可选择的运动
1. 您 1 周有 2 次及以上心痛或胸痛吗？	① 症状是否已经存在了很长时间？ ② 使用药物时症状会缓解吗？ ③ 疼痛与行走、举重或其他任何类型的体育活动有关吗？	医学评估之后可准备开始运动： 可承受的渐进活动如下： ① 以一个舒适的节奏行走，距离逐渐增加； ② 在一个轻松的水平举重，逐渐增加能承受的力量； ③ 进行平衡和柔韧性练习
2. 您 1 周有 2 次及以上感到头晕或严重的眩晕吗？	① 症状是否已经存在很长时间？ ② 症状与行走、举重或其他任何类型的体育活动有关吗？	医学评估可准备开始： 可承受的渐进活动如下： ① 以一个舒适的节奏行走，距离逐渐增加； ② 在一个轻松的水平举重，逐渐增加能承受的力量； ③ 进行平衡和柔韧性练习

续表

EASY 问题	附加问题	可选择的运动
3. 您在过去的 4 周内有被告知有高血压吗? 收缩压大于 180 mmHg 或舒张压大于 100 mmHg 吗?	① 您服用降压药了吗? ② 自从使用药物后,血压检查是否在正常范围?	一旦您的收缩压小于 180 mmHg,舒张压小于 100 mmHg,您可以开始锻炼计划。
4. 您目前 1 周有 2 次及以上疼痛严重的骨、关节、肌肉问题吗? 以至于您想要做些处理来减轻(服药或使用热疗、冰疗或其他治疗)。	您是否因为这些问题引起疼痛、僵硬或行走困难?	① 如果您没有与骨骼关节问题相关的症状,您可以开始锻炼。 ② 如果您有相关疼痛,继续到第 5 项。
5. 您 1 周至少有 2 次会感到严重疼痛吗? 以至于想做些什么来减轻它(服药或使用热疗、冰凉或其他治疗)。	① 不进行缓解会增加其中任何部位的疼痛吗? ② 举起任何一种重量,会增加在其中任何部位的疼痛吗?	① 避免从事在坚硬地面上行走的运动项目。 ② 避免抗阻运动活动(举重或使用弹力带),这会增加疼痛。 ③ 与您的医护人员或运动教练讨论运动项目的选择。这些选项可能包括游泳锻炼或使用适当的健身器材。 ④ 进行平衡和灵活性的练习。
6. 您在进行像步行、上山、上楼、铺床之类的活动时会感觉气短吗?	您是否在过去几周刚刚察觉?	经医学确诊并治疗处理后,可准备开始运动: 可承受的渐进活动如下: ① 以一个舒适的节奏行走,距离逐渐增加。 ② 在一个轻松的水平举重,逐渐增加能承受的力量。 ③ 进行平衡和柔韧性练习。
7. 您曾 1 周跌倒过 2 次及以上吗?	① 请提供关于何时,什么情况下跌倒的细节。 ② 检查跌倒是否造成任何严重的伤害。	① 从椅子操开始。 ② 进行锻炼活动时,尽量有人在场。 ③ 进行平衡和下肢力量练习。
8. 为什么您会想要开始运动计划? 您是否有上述没有被提到的身体病痛?	请提供与运动相关的身体或心理健康问题的细节。	除非您的医护人员要求,您应该避免任何特定的活动: 可耐受的渐进活动如下: ① 以一个舒适的节奏行走,距离逐渐增加。 ② 在一个轻松的水平举重,逐渐增加能承受的力量。 ③ 进行平衡和柔韧性练习。

资料来源:Wojtek J.Chodzko-Zajko. ACSM's Exercise for Older Adults [M]. Baltimore (MD): Lippincott Williams & Wilkins,2014.

2. 跌倒风险评估

随着年龄增长,老年人肌肉力量、平衡能力、感知觉等功能下降,使得活动时跌倒风险增加,并极大阻碍了老年人进行体力活动的积极性。因此,在开始运动前进行跌倒风险筛查是必要的。可采用 Hendrich II 跌倒风险评估量表进行老年人的跌倒风险评估(表 5-3-7)。

表 5-3-7 Hendrich Ⅱ 跌倒风险评估量表

风险因素	风险值	分数
迷茫 / 迷失方向 / 冲动	4	
抑郁症状	2	
改变消除	1	
头晕 / 眩晕	1	
性别（男性）	1	
服用任何抗癫痫药（抗惊厥药物）：卡马西平、双丙戊酸钠、乙苯妥英、乙琥胺、非氨酯、磷苯妥英、加巴喷丁、拉莫三嗪、甲苯妥英、甲琥胺、甲氧嘧啶、苯巴比妥、苯妥英、普里米酮、扑痫酮、托吡酯、丙戊酸	2	
服用任何苯二氮䓬类药物：阿普唑仑、氯氮草、氯硝西泮、氯草酸钾、地西泮、氟西泮、哈拉西泮、劳拉西泮、咪达唑仑、奥沙西泮、替马西泮、三唑仑	1	
站立行走测试 测试如果无法评估，可选择监测活动水平的变化，评估其他风险因素，并在患者图表上记录日期和时间		
能在单步移动中不失去平衡	0	
起立，一次成功	1	
多次尝试，但成功	3	
在测试期间没有帮助无法起立；如果无法评估，请在患者图表上记录日期和时间	4	
（5分或5分以上＝高风险）	总分	

（三）健康评估

老年人在运动前充分了解自己的健康状况非常重要。无论受试者年龄如何，都应该把其当前的体质水平作为初始评估的一部分，并以此作为基础，对如何实施和如何进阶提出建议。同样，阶段性地评估老年人体质水平有助于明确衰老和运动干预的作用，并追踪其改善效果。老年人的健康评估分为功能性体质评估和健康体质评估两部分。

1. 功能性体质评估

对于老年人来说，功能性体质评估可以作为健康体质专业人员的指南，以确定老年人功能性体质水平。一旦完成了功能性体质评估，健康体质专业人员可以针对老年人生理障碍，延缓功能受限和预防过早形成残疾等方面进行更加精确的体力活动训练。

功能性体质评估包括进行日常生活活动能力（activities of daily living，ADL）的相关测试，工具性日常生活活动能力（instrument activities of daily living，IADL）的测试。日常生活活动能力和工具性日常生活活动能力对照顾自己和实现生活自理非常重要，但对于大多数有体力活动的老年人来说，这个测试并不能很好地衡量有氧耐力或神经肌肉力量。因此，功能性体质测试主要适用于静坐少动及年老体弱的人（超过 85 岁）。对于后一人群，特别是功能性体质评估可以通过 ADL 和 IADL 提供客观的数据来了解其生活自理能力（表 5-3-8，表 5-3-9）。

表 5-3-8　老年人日常生活活动能力（ADL）评估表

日常生活活动能力（ADL）
每一项选择最接近的活动描述即可

活动名称	活动描述	分值
洗澡 得分：	能独立洗澡； 仅在搓背、清洗私处需要帮助； 清洗残疾肢体时需要帮助	1
	在进出浴盆、淋浴需要帮助； 身体多处均需要他人帮助清洗； 洗澡时需要全程护理	0
穿衣 得分：	可独立从壁橱和抽屉里拿衣服并穿衣，可能在系鞋带时需要帮助	1
	在穿衣时部分或完全需要他人帮助	0
上厕所 得分：	可独立完成上厕所所有步骤	1
	进出厕所需要他人搀扶； 无法移动，需要使用便盆； 擦拭清理私处需要他人帮助	0
移动能力 得分：	独立完成卧位、立位、坐位的转换	1
	完成卧位、立位、坐位的转换需要他人帮助	0
排尿、排便能力 得分：	可控制排尿和排便	1
	大小便失禁	0
吃饭 得分：	可独立进食	1
	吃饭需要他人帮助或需肠外喂养	0

总得分：分值：0~6分（分值越高，独立性越高）

表 5-3-9　老年人工具性日常生活活动能力（IADL）评估表

工具性日常生活活动能力（IADL）
每一项选择最接近的活动描述即可

活动名称	活动描述	分值
使用电话/手机等能力 得分：	独立操作电话/手机，查找并拨打号码等； 记得几个常用的紧急电话（110，120等）； 可以接电话/手机但不会打电话/手机	1
	基本不会用电话/手机	0
购物 得分：	独立处理购物需求，购物单	1
	仅能独立完成在小商店中的购物； 购物时需要他人陪同； 完全不能去购物	0
做饭 得分：	独立准备足够食材、做饭	1
	在提供食材的情况下可做充足的饭菜； 仅能加热饭菜； 需要他人给做饭	0

续表

活动名称	活动描述	分值
家务 得分：	独自做家务活或有时需要帮助（沉重的物品）； 仅能进行轻微的家务劳动（洗碗、整理床铺）； 可进行轻量级的家务劳动，但无法保持清洁度； 能做家务劳动，但做家务劳动时均需要他人帮助	1
	不能参加任何的家务劳动	0
洗衣服 得分：	可以独立完成洗衣； 清洗小件物品	1
	衣物完全由他人清洗	0
出行方式 得分：	独立乘坐公共交通或自己开车； 乘坐出租车； 乘坐公共交通需要有人陪同	1
	乘坐出租车时需要有人陪同； 从未出行	0
负责自己的药物 得分：	能够准时正确地服用自己的药物	1
	需要他人帮助提前准备好药物才能正确服用； 不能够自行用药	0
管理财务 得分：	独立管理财务事宜（预算、支票、支付租金、账单、银行），并能管理开支； 管理日常采购，但需要银行和采购方面的帮助	1
	不能管理财务	0

总得分：
女性：0（独立生活能力差）~8分（独立生活能力强）（分值越高，独立性越高）
男性：0（独立生活能力差）~5分（独立生活能力强）（分值越高，独立性越高）

2. 健康体质测试

健康体质测试是运动处方制订过程中的一个关键环节，测试目的主要包括：了解运动处方对象自身健康状况、体力活动水平与同年龄、同性别人群标准健康状况之间的差距；为制订个性化的运动处方提供参考依据；收集基础与干预后数据，对运动处方对象参与运动项目后的效果进行评价，并与标准值进行对比；根据测试结果，制订合理、可行的健身目标，以激励健身者积极参与体育锻炼。

健康体质测试的内容主要包括心肺耐力、身体成分、肌肉力量和肌肉耐力、柔韧性、平衡等（图5-3-1，图5-3-2）。

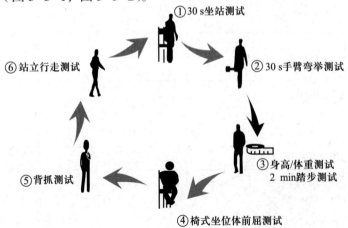

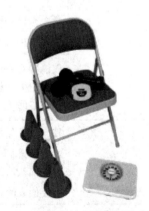

图 5-3-1　老年人健康体质评估流程图　　　　图 5-3-2　老年人健康体质评估主要器材

（1）30 s 坐站测试（图 5-3-3）。

目的：评估下肢力量。

设备：直背椅（座椅高度 43 cm），秒表。

流程：

① 让参与者坐在椅子的中间部分，双脚平放在地面上，双臂在胸前交叉；

② 听到"开始"口令后，让参与者起身呈完全站立的姿势，然后再恢复到完全坐姿状态；

③ 让参与者热身，进行 1 或 2 次站立，检查姿势是否正确，然后进行正式测试；

④ 得分为 30 s 内完成站立的次数。

（2）30 s 手臂弯举测试（图 5-3-4）。

目的：评估上身力量。

设备：没有扶手的直背或折叠椅，秒表，女性 2.3 kg 哑铃、男性 3.6 kg 哑铃。

流程：

① 让参与者坐在直背椅上（稍偏向优势上肢一侧），双脚平放在地上；

② 参与者应手握重物垂放身体一侧，与地板垂直，以横握姿势抓握重物；

③ 让参与者重复 1~2 次手臂弯举动作进行热身，确认姿势正确，进行一次测试实验；

④ 听到"开始"口令后，让参与者完成整套动作，将重物推起，在 30 s 内完成的次数越多越好。在弯曲阶段，手掌应旋向上，然后在伸展时返回到横握姿势。在整个测试过程中，上臂必须保持不动；

⑤ 得分为 30 s 内完成手臂弯举的总次数。

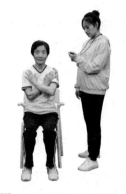 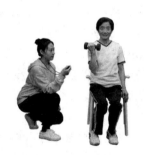

图 5-3-3　30 s 坐站测试　　　　图 5-3-4　30 s 手臂弯举测试

（3）身高 / 体重测试。

目的：测量身高和体重，再确定体重指数（BMI）。

$$BMI = 体重（kg）/ 身高的平方（m^2）$$

设备：200 cm 卷尺，直尺（或其他平面物体，用以标记头顶位置），体重秤。

流程（身高）：

① 将卷尺垂直贴到墙上，使零点恰好在地板上方；

② 让参与者背靠墙站立，后脑和卷尺呈一条直线；

③ 在参与者的头顶放一把直尺，使它水平延伸到卷尺刻度位置；

④ 卷尺上标记的 cm 数即为参与者的身高；

⑤ 如果参与者穿鞋测量，要从测得的身高值中减去 0.5 cm 或更多，具体减去多少要根据实际情况做出最佳判断。

流程（体重）：

① 让参与者将身上所有厚重的衣物脱下，但是鞋可以穿着；

② 测量参与者的体重，并取体重秤所示重量，减去鞋子的重量（0.5~1 kg）。

（4）2 min 踏步测试（图 5-3-5）。

目的：有氧耐力测试。

设备：计数器，秒表，卷尺，绳子，胶带。

流程：

① 为了确定踏步高度，用胶带标记参与者一条腿髌骨和髂嵴点之间的中点（前面突出的髌骨），参与者可以从髌骨和髂嵴点的中间拉一条绳子，然后将绳子折叠过来即得中点；

② 可将胶带移动到墙上或过道中，以此作为标准，确定正确的踏步高度；

③ 听到"开始"口令后，参与者开始原地踏步，两膝关节都必须抬到正确的高度；

④ 得分为 2 min 内完成的完整踏步次数（只计数右膝达到目标高度的次数）。

（5）椅式坐位体前屈（图 5-3-6）。

目的：评估下肢（主要是腘绳肌）的柔韧性。

设备：座椅高度为 43 cm 的折叠椅，椅子不能向前倾倒，也不得向后滑（须靠墙摆放），长度为 45 cm 的直尺。

流程：

① 让参与者坐在椅子的前缘。大腿根部的折叠处应与椅子座位的前缘对齐；

② 将优势腿在臀部前方伸直，脚后跟平放在地板上，踝关节屈曲向上 90°。另一条腿弯曲，稍偏向外侧，脚跟放在地板上（优势腿是在练习试验中得分高的那条腿）；

③ 双手交叠中指对齐，让参与者从髋关节慢慢向前倾，尽量用手伸至脚趾尖或手指伸过脚趾尖；

④ 让参与者先练习两次，然后进行两次测试，记录得分到最近的 1 cm。如果没有伸至脚趾头的中点，将得分记为负数（−）；如果中指能够伸过脚趾尖的中点，那么将得分计为正数（+）；

⑤ 伸直腿的膝关节必须保持挺直。

（6）背抓测试（图 5-3-7）。

目的：评估上身（肩关节）的柔韧性。

设备：45 cm 直尺。

流程：

① 让参与者将一只手从肩膀向下伸触及后背，另一只手臂从后腰向上伸，尽量触及后背中部；

② 让参与者练习这个测试，以便确定其优势位置（从肩膀向下伸的优势手）；

③ 进行两次练习作为热身运动，再进行两次测试，然后测量两手中指间的距离；

④ 记录得分到最近的 1 cm。负数（−）得分代表双手中指未能相互触及，正数（+）得分代表双手中指交叠，即为最好得分。

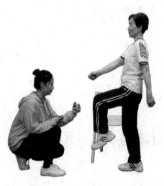

图 5-3-5 2 min 踏步测试

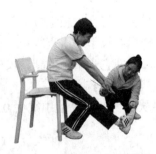

图 5-3-6 椅式坐位体前屈

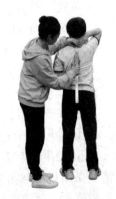

图 5-3-7 背抓测试

（7）2.4 m 折返步行测试（2.4 m 绕行测试）（图 5-3-8）。

目的：评估灵活性或动态平衡。

设备：座椅高度为 43 cm 的折叠椅，秒表，卷尺，圆锥体（或类似的标记物）。

流程：

① 让参与者坐到椅子的中央，双手放在大腿上，一只脚稍靠前，身体稍前倾；

② 听到"开始"口令后，参与者从椅子上站起来，尽量快速地走，绕过 8 英尺（2.4 m）远处的圆锥体（从圆锥体的最远边开始测量），然后返回坐到椅子上；

③ 计时者必须在听到"开始"口令之时按下秒表，并在参与者返回并落座在椅子上的一瞬间按停秒表；

④ 练习一次，然后进行两次测试。得分为两次测试中成绩最好的一次，记录得分到最近的 1/10s。

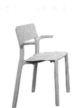
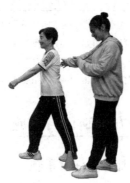

图 5-3-8 2.4 m 折返步行测试

可根据以下标准对老年人的体质水平进行评分（表 5-3-10，表 5-3-11）。

表 5-3-10 女性体质评估各项指标的标准分值范围*

测试项目	年龄/岁						
	60~64	65~69	70~74	75~79	80~84	85~89	90~94
30s 坐站测试 / 个	12~17	11~16	10~15	10~15	9~14	8~13	4~11
30 s 手臂弯举测试 / 个	13~19	12~18	12~17	11~17	10~16	10~15	8~13
2 min 踏步测试 / 个	75~107	73~107	68~101	68~100	60~90	55~85	44~72
椅式坐位体前屈测试 /cm	−0.5~+5.0	−0.5~+4.5	−1.0~+4.5	−1.5~+3.5	−2.0~+3.0	−2.5~+2.5	−4.5~+1.0
背抓测试▲/cm	−3.0~+1.5	−3.5~+1.5	−4.0~+1.0	−5.0~+0.5	−5.5~0.0	−7.0~−1.0	−8.0~−1.0
8 英尺站立行走测试 /s	6.0~4.4	6.4~4.8	7.1~4.9	7.4~5.2	8.7~5.7	9.6~6.2	11.5~7.3

表 5-3-11 男性体质评估各项指标的标准分值范围*

测试项目	年龄/岁						
	60~64	65~69	70~74	75~79	80~84	85~89	90~94
30 s 坐站测试 / 个	14~19	12~18	12~17	11~17	10~15	8~14	7~12
30 s 手臂弯举测试 / 个	16~22	15~21	14~21	13~19	13~19	11~17	10~14

续表

测试项目	年龄 / 岁						
	60～64	65～69	70～74	75～79	80～84	85～89	90～94
2 min 踏步测试 / 个	87～115	86～116	80～110	73～109	71～103	59～91	52～86
椅式坐位体前屈测试 /cm	−2.5～+4.0	−3.0～+3.0	−3.0～+3.0	−4.0～+2.0	−5.5～+1.5	−5.5～+0.5	−6.5～−0.5
背抓测试▲ / cm	−6.5～+0.0	−7.5～−7.0	−8.0～−1.0	−9.0～−2.0	−9.5～−2.0	−9.5～−3.0	−10.5～−4.0
8 英尺站立行走测试 /s	5.6～3.8	5.9～4.3	6.2～4.4	7.2～4.6	7.6～5.2	8.9～5.5	10.0～6.2

注：* 标准分值范围指的是各个年龄组的中间 50%（介于第 25 个百分位数和第 75 个百分位数之间）。如果得分高于平均值，那么视为得分高于该年龄组的正常范围，而如果得分低于平均值，那么视为得分低于该年龄组的正常范围。▲得分四舍五入到接近的 0.5 英寸（约 1.27 cm）。

资料来源：Roberta E. Rikli, C. Jessie Jones. Senior Fitness Test Manual［M］. 2nd ed. Champaign: Human Kinetics, 2013.

三、老年人运动处方的制订与实施

（一）制订老年人运动处方的注意事项

制订运动处方的意义在于使运动处方对象进行有计划、有目的的科学健身，达到增强体质、预防和控制慢性疾病的效果。老年人运动处方的制订也需遵循普通人运动处方制订的原则，即需注重安全性、有效性、个性化、全身性、可行性、专门性、循序渐进性和周期性原则。同时，老年人运动处方需要关注老年人群的特点。

为防止运动过程中半途而废，需要为每名老年人提供多种运动选择以便适应个体差异，使每个人都可以以一种积极的状态来实施，并且能够适应和保持这种状态。

计划应包含 4 个部分：热身部分、体能训练部分（包含耐力、抗阻、神经肌肉训练和某个体育运动项目）、放松整理部分和柔韧性练习部分。ACSM 指南建议热身和放松 5～10 min，体能训练 20～60 min，柔韧性练习 10 min。由于老年人身体功能调动较慢，其热身时间可延长一些，主要的体能训练部分结束后的放松整理可以让身体调整到初始的状态。当训练时间不够时，人们常常会忽略热身、放松整理或柔韧性练习的部分。但是，考虑到运动处方对象的安全和身体健康等诸多因素，上述 4 个部分应包含在一个完整的训练计划内。

每一个运动处方都应该包括执行该运动处方时应注意的事项，包括但不局限于以下几点：

（1）根据运动处方对象的具体情况做好运动风险的提示与医务监督。

（2）根据运动处方对象的个人情况确定最佳运动时间段（早晨、下午、晚上）。

（3）适当充分的运动前热身及运动后的放松拉伸。

（4）根据运动处方对象的个人情况给出终止运动的指征。

（5）服装、场地、环境的要求。

（6）饮食配合，为了更好地达到预期目标，几乎所有的运动处方在执行时都应该辅助以饮食调整。

（7）微调整。运动处方师对运动处方进行任何调整都应该监控运动处方对象的反应，观察其是否发生了因运动量增加而产生的不良反应，如过度疲劳、严重的肌肉酸痛、关节疼痛、肌肉拉伤等。若运动处方对象无法耐受运动计划时，应及时调整运动计划，降低运动量，避免出现骨骼、肌肉损伤，心血管问题和肺部损伤等。

（二）老年人运动处方的制订原则

运动处方与普通的体育锻炼不同，具有很强的针对性和很明确的目的性，因此，在制订运动处方时，应首先明确运动目的，根据运动目的制订出合理的运动处方。老年人常见的运动目的包括提高心肺耐力、控制体重、增加肌肉力量、提高平衡能力、预防跌倒和提高独立生活能力等。

老年人健康体质训练部分与成年人相比，包含相同的四要素（FITT）：运动频率（frequency）、运动强度（intensity）、运动时间或持续时间（time）以及运动类型（type）。应用 FITT 的内容可以为不同的人量身定制训练计划。FITT 原则能够以一种安全有效的方式来提高运动总量。成年人和老年人在应用这些指南时有一定差异。在老年人训练计划的初始阶段，运动强度和持续时间可能需要更低和更短一点，FITT 各个部分的进阶都应比成年人更慢，且应针对有慢性疾病的对象制订个性化的训练计划，如果锻炼者由于身体状态的原因不能完成所建议的活动量，则应鼓励他们在能力范围内多进行活动，以避免形成静坐少动的生活方式（图 5-3-9）。

> 运动频率：对于中等强度的运动，每次至少持续 10 min，每天累计至少 30 min 或达到 60 min（效果更佳），每周累计 150~300 min；或每天至少进行 20~30 min 较大强度的运动，每周累计运动 75~150 min，相当于中等和较大强度运动的结合。
>
> 运动强度：5~6 级为中等强度，7~8 级为较大强度（RPE 量表 1~10 级）。
>
> 运动时间（持续时间）：中等强度的运动，每次至少持续 10 min，累计至少 30 min；或较大强度的运动，连续进行至少 20 min。
>
> 运动类型：保持正确的运动模式避免关节遭受过度压力。步行是最常见的耐力训练。水中练习和健身单车或踏步机更适合于关节承重受限的人群。

图 5-3-9　老年人耐力运动的 FITT 概要

1. 运动频率

有氧运动建议隔天一次，对老年人来说，克服体重的移动就是有氧运动，每周 3~5 d 中等强度和较大强度交替进行。力量训练建议每周至少两次，间隔时间至少 48 h。

2. 运动强度

合适的运动强度对于锻炼者的安全和健康十分重要，尤其是老年人群。合理控制老年人体育运动的强度是一项特殊的技术挑战，因为老年人常用的处方药可能会影响运动中的心率反应。ACSM 指南推荐老年人使用 Brog 10 级 RPE 量表（参见表 6-8-2），因其简单易学，且可用于多种类型运动的强度监控。体力消耗是全身的主观感觉，它与个体体能水平、环境条件和整体的疲劳状况等因素相关，在 Brog 标准中，0 相当于静坐时体力消耗，10 相当于力竭，中等强度的体力消耗等级为 5~6，而较大强度等级则为 7 或以上。锻炼者应学会使用此量表来评估自己的运动强度，并应用于训练中，尤其是训练计划的初期。合适的运动强度可使锻炼者运动受益最大化，并降低风险。

老年人进行有氧运动的强度应能够给予心肺、肌肉、骨骼足够的应激，但负荷不能过大。由于 65 岁以上人群的最大心率波动很大，建议采用 50%~70% 的 HRR 来监控运动强度。有医学问题的锻炼者需要使用保护措施。

老年人进行力量练习时，推荐每组包含 8~10 个动作，重复次数 10~15 次，针对所有主要的大肌肉群，RPE 达到 5~8（完成有一点困难）。初学者应适当降低运动负荷。

3. 运动时间

老年人运动时间推荐为 30~60 min/ 次，150~300 min/ 周。有些老年人可能无法持续运动 20 min，可以考虑在一天之内完成几个 10 min。出于安全考虑，进阶时应增加时长而不是增加强度。

4. 运动类型

老年人运动不能对关节产生过多的压力，对有膝关节炎等相关疼痛的人来说，水中练习是一种帮助减轻症状的方法。此外，有氧步行、阻力训练、打太极拳等都可以减少膝关节炎的疼痛。运动应该是设施便利、方便进行和感到快乐的，可以考虑选择步行、原地骑行、水下运动、游泳和登台阶等。如果个人想减少其跌倒的风险，那么运动处方应该包括平衡训练以及下肢肌肉力量训练。

体力活动计划一旦建立（包括运动处方和目标），并且计划已经开始，锻炼者必须学习如何坚持下去。随着时间的推移，连续地增加锻炼是提高身体健康的关键，可以通过逐步增加运动频率、运动时间和运动强度完成。

虽然很少有研究表明体力活动与风险显著相关，但许多老年人担心运动可能会使他们的身体状况恶化，如关节炎或心血管疾病，因此，他们不愿意锻炼。与药物一样，运动也有副作用。副作用可能就是实际做某种运动时的相关感觉，如行走时的呼吸急促、运动后可能发生的症状以及一天运动后肌肉酸痛。一旦出现这些感觉，老年人应知道如何预防和治疗。也应该懂得这些都是常见的问题，通常不会造成严重的后果。还应告诉他们出现这些副作用后应减少定期运动。为了进一步确保锻炼活动安全，应给老年人提供安全提示，这些安全提示是 EASY 工具的一部分，可让老年人知道何时开始自己的活动计划可能不安全，何时应该停止锻炼，以及在活动结束时什么期望比较正常（表 5-3-12）。

表 5-3-12 运动开始的 EASY 安全须知

运动前要时常考虑的安全提示：

● 热身：在运动前进行 5~10 min 的低到中等强度的热身。

● 在练习前、练习中、练习后适当喝一点水。

● 在户外运动时，评价所在的环境是否安全：如交通情况、路面情况、天气情况以及有无陌生人。

衣着要求：

● 穿纤维面料的衣服，有利于吸汗并及时清除汗水，穿舒适的鞋子。

● 不要穿橡胶或塑料衣服，这些服装会使汗水留在皮肤上，使身体过热。

● 在户外运动时请涂抹防晒霜。

何时需要立即停止运动的安全须知：

如果出现下列情况，请马上停止运动：

● 在胸部、颈部、肩部或手臂上有疼痛或压迫感。

● 感到头晕或恶心。

● 直冒冷汗。

● 肌肉抽筋。

● 在脚、脚踝和腿部以及其他关节感到急性疼痛（不只是隐性的、持续的疼痛）。

● 如果喘不过气，请放慢运动。锻炼时，适宜的状态应该是能够谈话，而不是气喘吁吁。

以下情况不适宜进行运动：

● 一顿大餐后 2 h 内不做剧烈运动。

● 当出现发热和（或）肌肉疼痛时请不要运动。

● 如果收缩压大于 200 mmHg，舒张压大于 100 mmHg，请不要运动。

续表

- 如果休息时的心率大于 120 次 /min，请不要运动。
- 如果运动关节（如膝关节、脚踝）出现红、热、痛时，请不要运动。
- 如果关节疼痛或肿胀，请停止运动。如果不适感一直持续，应对其经常进行评估。
- 如果出现一些新的症状，如胸部、腹部或关节疼痛，手臂、大腿或关节肿胀，休息时呼吸困难，休息时胸闷，医护人员未对其进行评估，请不要运动。

资料来源：Wojtek J.Chodzko-Zajko. ACSM's Exercise for Older Adults［M］. Baltimore（MD）：Lippincott Williams & Wilkins, 2014.

（三）老年人不同类型运动处方案例分析

1. 老年人耐力运动

ACSM 已经证实，有氧耐力运动有助于心肺耐力的改善，这种运动由大肌群参与，是连续、有节奏性的训练。耐力运动通常是为了促进心血管的健康，此外，根据所选的运动类型和强度，它也能增强肌肉力量并改善老年人的平衡能力与灵活性。在美国，心血管疾病仍然是导致死亡的首要原因，因此，保持心脏健康是其训练计划的一个重要目标。

规律的耐力运动训练（endurance exercise training，EET）还可以降低由于不良的生活方式所引起的疾病风险，如 II 型糖尿病和某些癌症。规律的耐力运动常被推荐用于改善这类及其他一些常见的健康问题。坚持有氧运动也有助于增加家庭日常生活及自我照顾的能力，这些能力的下降会导致丧失独立生活能力或增加对他人照顾的依赖。

散步、休闲运动等许多活动都可以促进心血管健康。ACSM 指南将各种耐力活动进行了划分，以便老年人根据自己的情况进行选择，具体可参考表 4-2-1。

表 4-2-1 中，A 类运动包含老年人通常可以完成的耐力性运动，如步行、骑单车。对于负重活动不耐受的老年人来说，骑单车是个理想选择。步行与骑行几乎不需要培训，且对装备要求不高，许多社区都有安全可用的室内外场地供人们散步和骑单车。相比那些技能类的运动，A 类运动的强度更容易控制，尤其是对于初级练习者。不管锻炼水平如何，保持合适的运动强度是耐力运动计划安全性和有效性的保证，并在运动初期尤为重要。锻炼者有氧能力的提高和对自身运动能力极限的掌握，可保证耐力运动安全且有效。

当前，A 类的水中练习开始流行。水中练习非常适合身体灵活性存在问题的人群，水的浮力可减轻身体重量，消除运动中跌倒的风险。水温能舒缓及减少许多由于运动造成的身体不适感。有证据表明，水中练习可以提高有氧能力，增强下肢肌肉力量，并改善膝或髋关节骨性关节炎患者的关节活动度。

A 类的慢舞是一种有趣且快乐的耐力运动。近期的研究显示，健康老年人通过跳舞可改善耐力、下肢肌肉功能、柔韧性、平衡能力、步态及灵敏。

老年人进行 B 类到 D 类的耐力运动可依据个人健康状况、体能水平、技能水平及兴趣来选择。个人可以选择一项运动或挑战多种项目。选择新运动项目时，定期对运动强度进行监测尤为重要，因为项目的改变会使得锻炼者完成时更费力。增加练习动作的复杂性有助于改善平衡能力、灵活性以及肌肉功能或关节活动度。有良好体能基础的老年人可进行此类较大强度的耐力运动和休闲运动。

耐力运动应避免那些可能由于过度受力而导致骨骼或关节损伤的运动，或是锻炼者有较高跌倒或损伤风险的运动。需注意的是，运动项目及运动强度的选择完全取决于运动背景和体能水平，而不是年龄（图 5-3-9）。

改善心肺耐力的运动处方案例

王某，女，67 岁，汉族。无不良生活嗜好，有规律锻炼，平时会进行太极拳及八段锦练习，每次练习约 1 h，未接受其他锻炼干预。无个人疾病史，无家族遗传病史，无过敏史。EASY 问卷筛查有骨关节疼痛，敷药可控制，运动低风险。体质测试结果显示，体重正常（BMI=24.3 kg/m²），肌肉力量、关节柔韧性以及平衡能力均优于同龄人正常水平，心肺耐力有待进一步提高。运动前已签署知情同意书，自愿接受运动处方干预。

制订运动处方的思路：

（1）体质与健康特征分析。女性，有规律锻炼习惯，日常生活活动能力以及工具性日常生活能力良好。主要问题：心肺耐力有待进一步提高。

（2）运动处方的目标。改善和提高心肺耐力，维持并适当增加其他体质水平。

（3）运动方式选择。身体素质较好，肌肉力量、关节柔韧性以及平衡能力均优于同龄人正常水平，本人有锻炼习惯，因此，选择中等强度与较大强度相结合的有氧运动，所选择的运动方式为本人平常运动中的太极拳、健步走以及改善上肢力量的胸推、墙式俯卧撑，改善下肢力量的蹲起、单腿弓步，改善上肢柔韧性的肩部和上臂拉伸运动、胸部拉伸运动，改善下肢柔韧性的小腿拉伸运动、大腿前侧拉伸、髋关节拉伸，改善平衡能力的 Z 字走、提踵。

（4）运动强度及时间制订。干预时间为 12 周。心肺耐力：太极拳每周不少于 5 d，按照个人习惯每天 60~90 min；健步走 30 min，一开始没有速度要求，尽可能减少休息时间和完成尽可能多的路程，熟悉两周后要求在 30 min 内走完 3 km 以上距离。其他身体素质：中等强度，可以说话不能唱歌，微微出汗。热身（快走）：5~10 min；力量练习：20 min（每个动作重复 12 次，共两组）；柔韧性练习：10 min。

（5）运动频率。心肺耐力：中等强度（如太极拳）每周不少于 5 d，较大强度每周 3~5 次。其他身体素质：每周 3 次以上。

（6）注意事项。王某有运动习惯，且除心肺耐力外，其他身体素质优于同龄人正常水平，但由于其不熟悉运动处方中的某些运动方式，因此，前几周要加强回访，及时解决运动中的问题，鼓励其按照运动处方坚持科学运动，熟悉并掌握各类运动方式，提高心肺耐力。

王某的运动处方

基本信息					××××年9月29日
姓名	王某	性别	□男　☑女	年龄	67岁
联系电话	××××××	家庭住址		××××××	

运动前筛查结果	
体力活动水平	□严重不足　□不足　☑满足
健康筛查	身高 157.4 cm，体重 60.2 kg，BMI 24.3 kg/m²
	疾病史：☑无，□高血压，□糖尿病，□心脏病，□肺脏疾病，□其他
	血液指标：空腹血糖 － ，总胆固醇 －
运动风险分级	☑低　□中　□高
运动测试结果	心肺功能　　　　□低　☑中　　□高
	肌肉力量与耐力　□差　□一般　☑较好
	柔韧性　　　　　□差　□一般　☑较好

运 动 处 方	
运动目的	改善和提高心肺耐力，维持并适当增加其他体质水平
运动方式	1. 心肺耐力：太极拳、健步走；2. 上肢力量：胸推、墙式俯卧撑；3. 下肢力量：蹲起、单腿弓步；4. 上肢柔韧性：肩部和上臂拉伸运动、胸部拉伸运动；5. 下肢柔韧性：小腿拉伸运动、大腿前侧拉伸、髋关节拉伸；6. 平衡能力：Z 字走、提踵

续表

运动强度	心肺耐力：中等强度与较大强度相结合；其他身体素质：可以说话不能唱歌，微微出汗
运动时间	心肺耐力：太极拳每周不少于 5 d，按照个人习惯每天 60~90 min；健步走 30 min。其他身体素质：热身（快走）5~10 min；力量练习 20 min；柔韧性练习 10 min
运动频率	心肺耐力：中等强度（如太极拳）每周不少于 5 d，较大强度每周 3~5 次。其他身体素质：每周 3 次以上
周运动量	每周运动 8~11 h
运动目标	干预 3 个月心肺功能提高 20%，其他身体素质维持或提高 10% 左右
注意事项	1. 太极拳按照个人习惯每天练习 60~90 min；健步走 30 min，一开始没有速度要求，尽可能减少休息时间和完成尽可能多的路程，熟悉两周后要求在 30 min 内走完 3 km 以上距离。在进行其他身体素质练习的时候要进行热身 2. 在实际训练过程中，应该根据自我身体反应情况灵活掌握：按照规定的速度和时间运动后第二天不感觉特别疲劳，则可按照处方的计划进行；如果运动后次日感觉很疲劳，或晨脉比平时高 10%，则应适当减少运动量和运动强度。干预 4 周后进行体质测试，根据测试结果适当调整运动量和运动强度 3. 如果有下列情况，马上停止运动：在您的胸部、颈部、肩部或手臂上有疼痛或压迫感；感到头晕或恶心；直冒冷汗；肌肉抽筋；在脚、脚踝和腿部以及其他关节感到急性疼痛（不只是隐性的、持续的疼痛）；如果喘不过气，请放慢运动；在锻炼时适宜状态应该是能够谈话，而不是气喘吁吁 4. 以下情况不适宜进行运动：一顿大餐后 2 h 内不做剧烈运动；出现发热和（或）肌肉疼痛时请不要运动；如果收缩压大于 200 mmHg，舒张压大于 100 mmHg，请不要运动；如果休息时的心率大于 120 次/min，请不要运动；如果运动关节（如膝关节、脚踝）出现红、热、痛时，请不要运动；如果关节疼痛或肿胀，请停止运动。如果不适感一直持续，应对其经常进行评估；如果出现一些新的症状，如胸部、腹部或关节疼痛，手臂、大腿或关节肿胀，休息时呼吸困难，休息时胸闷，医护人员未对其进行评估，请不要运动
效果评估	运动处方干预三个月后再次进行体质测试：多项身体素质均得到了提升，心肺耐力水平提高了 15.4%，达到优于同龄人标准，实现了较大的改善。通过运动取得了较好的效果
回访时间	前两周每天进行微信回访，了解身体反应、锻炼的情况、对运动方式的掌握情况，若身体反应良好，可以按照计划进行，否则减小运动强度；一个月后再次进行体质评价，调整运动处方，并每周进行电话微信回访，了解锻炼情况
运动处方师	×××
机构名称	×××××

2. 老年人抗阻运动

抗阻运动训练（resistance exercise training，RET）指运动过程中使用肌肉对抗阻力来保持位置、移动物体或控制物体快速复位。抗阻运动是发展成年人肌肉力量、肌肉耐力和肌肉爆发力最有效的方法，上述三种肌肉能力对于身体最佳功能表现和参与许多休闲活动而言都至关重要。肌肉力量随着年龄增长而产生退行性变化，包括肌肉功能，因而，抗阻运动是老年人群运动计划的重要部分。表 5-3-13 指出了肌肉功能的定义和举例。为保持身体的灵活性与功能，建议抗阻运动包括渐进性力量训练和负重体操。

表 5-3-13　肌肉功能的定义和举例

分类	定义和评估	实例
肌肉力量	有限次数内完成的最大发力，可用 1~10 次来测量	移动或举起物体
肌肉耐力	一段时间内持续发力的能力。分为两类： （a）在一段时间内保持静态位置 （b）反复完成较低强度动作，可用疲劳之前举起重物的次数来评价	搬梯子：手臂和背部肌肉一段时间内的静态收缩 爬梯子：要求腿部肌肉反复收缩
肌肉爆发力	迅速发力的能力。肌肉力量和肌肉收缩速度是决定爆发力的两个因素 爆发力表现了速度和力量的交互作用，因此较难测评 掷球距离或次最大重量的举起速度可用于评估爆发力	移动中击打网球：蹬地时移动脚的速度 不借助扶手抱起小孩并从椅子上起来：下肢肌群短时间快速发力

　　力量和爆发力，特别是下肢力量，在 40 岁后开始下降，65 岁后则下降得更多。个体可以通过定期抗阻运动来延缓这种退行性改变。肌肉能力的部分丧失是不可避免的，就像顶级运动员无论怎样保持高强度抗阻运动都无法维持巅峰水准。而对于老年人群来说，抗阻运动是帮助其恢复肌肉力量非常有效的途径，尤其对于年老体弱或那些之前久坐不动的人群。研究显示，抗阻运动可适度改善老年人群的步行速度、坐位到站立的时间及长时间行走的能力。爆发力训练则有助于改善其日常生活的活动能力。

　　随着衰老，肌肉力量与速度的共同衰退会导致肌肉爆发力明显下降。将传统的抗阻运动与爆发力抗阻运动相比较：前者可以发展肌肉力量，而后者则可改善平衡能力、椅子上坐起的时间和步速。由此可知，在抗阻运动中，阻力负荷与动作速度对于身体功能的影响非常重要。

　　抗阻运动能针对性地发展上述三种肌肉能力的某一种，而多数练习和日常体力活动通常是综合性的骨骼肌功能锻炼。如：

　　（1）同样是携带 20 kg 的行李箱，只能提起最重 30 kg 的人会比能提 40 kg 的人更易疲劳（肌肉耐力）。如果腿部力量较强能轻松承受体重，那么爬楼梯会更容易（及更安全）。随着阻力的增加，重复次数会减少，疲劳会来得更快。

　　（2）使用锤子需要重复性小力量（肌肉耐力），用锤子钉钉子则需要快速挥锤（爆发力）。挥动重锤时更易疲劳，因为每次击打所需力量占当时最大力量的比例逐渐增加。

　　（3）跌倒时，伸展手臂支撑住身体需要强有力的手臂肌肉（力量），但手臂必须快速移动（爆发力）以在倒地前快速反应来承受力量。对于防止受伤，手臂的快速移动和足够的力量这两种能力都必不可少。

　　肌肉对抗阻力收缩是有效抗阻运动的基础，阻力可以是提升重物、拉弹力带、移动身体等多种方式，个人可根据自身喜好、体能水平和预算来选择合适的抗阻运动种类（表 5-3-14，图 5-3-10）。

表 5-3-14　不同类型抗阻运动的优点和局限

类型	优点	局限	实例
自身体重	① 方式多样 ② 成本低 ③ 练习方式同日常生活活动	① 阻力负荷难以改变 ② 体重过大或受伤者难以完成 ③ 依靠自身体重来发展全身所有主要肌群有一定挑战性	① 坐位起立（手臂有限的支撑协助） ② 卷腹或俯卧撑 ③ 侧抬腿（站位或卧位）

续表

类型	优点	局限	实例
组合力量器械	① 动作可控 ② 负荷重量能更好的保持 ③ 负荷重量容易调整，易学易练 ④ 群体训练可增进社会交往	① 启动和修改训练计划应遵循指南 ② 使用训练器械的费用高 ③ 器械的初始设置与使用存在一定难度 ④ 并非所有器械均可进行负荷的微小调整 ⑤ 多数器械为对称训练设计而不适合受伤者	① 气泵阻力（空气或水压力等） ② 健身中心常用器械
自由重量器械	① 可模仿身体功能性活动 ② 训练环境要求不高 ③ 坐位和站位都可进行 ④ 可进行单侧训练	① 必须提供器材使用的安全指南 ② 配置不同重量的费用 ③ 握力较小或受伤可能会有抓握困难 ④ 训练动作对所有肌群的覆盖性不足	① 哑铃和杠铃 ② 踝关节和腕关节负重 ③ 家用容器、灌装水或沙子
弹力带和弹力管	① 练习动作多样 ② 坐位和站位都可进行 ③ 成本相对较低，但须定期检查材料是否裂开或老化	① 阻力负荷与力量进展监测较困难 ② 需要一组弹力管基于管材、长度、握柄等因素决定阻力大小 ③ 需注意手腕形状和扭伤风险	① 不同握柄的弹力带 ② 带手柄的橡胶管 ③ 可一端固定于承重结构的弹力管（带）
水中练习	① 适合具有某些疼痛症状的人群（关节炎或纤维性肌痛） ② 群体训练可增进社会交往 ③ 可通过水深调控关节受力	① 训练强度依赖于主体感觉 ② 难以评估力量进展 ③ 需要泳池设施 ④ 穿泳衣引起不适 ⑤ 对水的恐惧	① 泡沫浮力器材 ② 腿和手臂阻力

> **运动频率**：每一组肌群（胸部、肩部、腹部、背部、臀部、腿部和手臂），每周至少两次，两次训练间至少间隔 48 h。一次有效的抗阻训练后，肌肉需要一天的恢复期，因此，建议抗阻训练每周安排 2~3 次且隔日进行。如果选择每天训练，应将训练的身体部位合理分配，让训练的肌群有一天的恢复时间（如周一、周三、周五练腿部，周二、周四练上身）
>
> **运动强度**：在 0~10 级的 RPE 量表中，选择中等强度（5~6 级）到较大强度（7~8 级）之间。正确的阻力负荷可能需要一些时间才能确定，锻炼者应学会通过 RPE 量表进行适当的调整。目标是在此强度每组连续完成 8~12 次重复
>
> **运动类型**：渐进式重量训练或负重健身操（主要肌群 8~10 个动作）包括爬楼梯和其他力量训练
>
> **运动总量**：训练总量可通过增加负荷（目标 2~3 组，加大负荷在 7~8 级 RPE 强度仍能完成 8~12 次）或增加额外练习（仍需要保证训练后一天的恢复期）

图 5-3-10　老年人群抗阻训练的 FITT 概要

3. 老年人平衡和跌倒预防

（1）平衡训练的概念。平衡是指在静态或动态动作中保持身体控制的能力。较好的平衡能力是身体感觉与身体动作的快速整合以及良好的判断能力和反应控制能力，预判反应在动作发生前已经产生。反应控制指当平衡受到干扰时快速矫正的能力，如在地毯上绊到脚后快速恢复步行或在露台

结冰地面滑倒时抓住栏杆。将平衡训练纳入老年人的整体训练计划，能在安全和系统的前提下通过训练来建立预判和反应控制的储备能力。平衡能力与生俱来，然而进入老年后会受损或下降，平衡能力不好，可能导致严重的后果。

（2）老年人的平衡训练。肌肉无力与曾经跌倒的经历是跌倒的两大预警。曾经跌倒的经历（尽管之后再未跌倒）会导致跌倒恐惧，这种恐惧心理也会增加跌倒风险。因而，许多老年人会通过减少活动来降低跌倒风险，但这也会导致运动量不足而引发力量、平衡及活动能力的进一步下降。谨慎的做法是在老年人体力活动计划中加入力量、平衡、步态及稳定性训练以保持功能与预防跌倒。

许多的疾病会损害平衡能力，如帕金森症、低血压、前庭功能紊乱或偶尔因某些药物的副作用等。感觉能力、运动能力、认知能力等相关的平衡能力会随年龄增加而出现退化，进而导致坐下、站立和移动过程中运动生物力学的改变。上述因素加上环境限制会对平衡和灵活性产生负面影响，导致静态坐姿的维持或移动的困难以及对环境影响因素的认知困难。因此，专家建议那些经常性跌倒或行动不便者及所有出现功能下降的老年人都应进行平衡锻炼。

灵活性是生理功能在多个方面的综合体现，是各种功能的综合，包括平衡、肌肉力量、肌肉耐力、爆发力、柔韧性以及心肺耐力。灵活性是老年人积极进行独立生活的基本保证。灵活性在生活中无处不在，包括位置的变化（上下床、使用自动扶梯、坐入汽车后座等）、环境中的移动（步行、爬楼梯或上下看台等）、目的性的活动（旅行、园艺、与孩子玩耍等）。由于老年人身体功能的下降和跌倒风险的增加，因此，将平衡与灵活性训练纳入老年人体力活动计划非常重要。

平衡训练分类较明确，但是尚没有最佳的训练方式。目前，建议不同水平的老年人均完成一套具有一定挑战性，在锻炼的过程中可能会失去平衡或产生不稳定感，但仍在身体可控范围内的训练内容。下表为平衡训练的目标、难度分级、训练举例以及与日常生活活动的关系（表5-3-15，图5-3-11）。

太极拳包括头部和颈部各个方向的缓慢且持续的转动，上肢运动与身体重心转换的配合，眼睛与手移动的配合，双脚支撑与单脚支撑的转换等动作，可以有效地改善平衡能力。与健康体质一样，平衡训练中每个练习的强度和难度都需循序渐进，这样才能取得良好的效果。同一动作的简单重复对身体的刺激效应会逐渐降低，因此，训练内容与难度都需要根据实际情况不断调整。

表5-3-15 平衡训练与日常生活活动的关系

训练目标	训练（难度）分级	平衡和功能的相关性	日常实例
逐渐减少支撑以增加难度	① 双脚与肩同宽站立 ② 双脚并拢站立 ③ 单脚站立 ④ 半串联站立（后脚趾与前脚后脚跟内侧相触） ⑤ 串联站立（前脚跟和后脚脚趾相连成一条直线）在地板或平衡木上直线行走	不经常活动的老年人在小支撑面上很难保持重心	① 大步行走 ② 脚跟着地 ③ 踏上踏下路边 ④ 跨过人行道上的裂缝（需要一定时间的单脚支撑）
有重心变化的动态动作	① 行走—停下—继续走 ② 行走—停下—后退走—继续走 ③ 对角线跨步—手臂向外上方摆动—返回、抛接球	不需主动意识的身体自稳系统功能来完成身体的自由移动	① 人群中随意移动避免碰撞他人 ② 弯腰捡起掉落的物件

续表

训练目标	训练（难度）分级	平衡和功能的相关性	日常实例
稳定肌群的训练	① 脚跟站立—脚趾站立 ② 脚固定站立下的身体前后左右倾斜 ③ 体前持球做大幅度"8"字形旋转，太极云手	所有肌群自动化地协调工作以保持平衡	① 身体前倾拿起重物 ② 踮脚从高处取物件
减少有助于保持平衡的感觉输入	减少支撑的平衡挑战 ① 抓紧固定物 ② 轻扶固定物 ③ 单手扶 ④ 手指扶 ⑤ 双手悬浮于固定物上方	触觉提供很强的感觉输入	行走时不使用扶手或辅助装置
	减少视觉辅助： ① 保持头部固定，将视线从房间一侧移至另一侧 ② 聚焦移动中的物体 ③ 闭眼站立练习	将视线固定在静止的物体上有助于保持平衡	行走时视线移动或与他人眼神交流
	减少前庭输入： ① 注视某一物体同时移动头部位置 ② 抬头看天花板	移动头部或感到眩晕时会减少前庭感觉的输入	向上下左右看
	减少脚踝和足部的感觉输入： 泡沫垫、半圆轴、滚动板、平衡盘、训练垫上行走	下肢的感受器与足部位置密切相关	草地、岩石、斜坡上行走

资料来源：美国运动医学学会. ACSM 运动测试与运动处方指南［M］. 8 版. 王正珍，等译. 北京：人民卫生出版社，2010.

运动频率：每周 2~3 d，也可依据个人喜好经常进行平衡练习。

运动强度：尚无具体建议。如果平衡训练难度超过个体能力，可予以辅助支撑，如果能轻松完成则难度偏低。单脚支撑平衡的难度分级：(a) 扶墙能勉强抬起单脚且保持时间短；(b) 双手胸前交叉平稳站立；(c) 单腿站立并能从身体的左侧向右侧移动健身球。

运动类型：多样化训练包括：(a) 逐渐提高支撑面的难度；(b) 重心不稳状态下的动态动作；(c) 稳定肌群的训练；(d) 减少感官输入辅助。

注意事项：如果群体练习时缺乏专业人士一对一的协助，锻炼者必须保证能够自我监控和保证安全，每个人都应了解自己的能力水平，循序渐进地增加训练难度。训练时，需随时提供稳固的支撑（椅子、柜台或人力辅助）以保证安全。

图 5-3-11 老年人群平衡训练的 FITT 概要

改善老年人平衡能力预防跌倒的运动处方案例

丁某，女性，70 岁，汉族。长期定居某养老机构，无规律运动，由护工照护，日常活动较少。EASY 问卷筛查有高血压，其余均为否，低运动风险。个人疾病史为高血压，家族史为父亲心脏病、母亲高血压，无过敏史。体质测试结果显示，体重正常（BMI=22.3 kg/m²），体脂率偏高（35.3%），左右下肢肌肉含量偏低。

制订运动处方的思路：

（1）体质与健康特征分析。老年女性，既往无锻炼习惯，日常活动较少，低运动风险。主要问题：下肢力量差，平衡能力水平低，跌倒风险较高。

（2）运动处方的目标。增强下肢肌肉力量，维持、增加其他体质健康水平，提高平衡能力，预防跌倒。

（3）运动方式选择。因本人无锻炼习惯，但运动风险低，因此选择中等强度的运动。所选择的运动方式为椅子操、毛巾操，改善下肢力量的坐起练习（抱臂）、扶椅抬脚（单手扶椅）、提踵练习（单手扶椅）、坐姿蹬腿（弹力带），改善上肢柔韧性的展臂调息（回环）、双臂绕环（屈臂）、坐姿侧曲（双臂交叉）、坐姿转体（展臂），改善核心力量的腿部侧展（单手扶椅），改善心肺耐力的健步走。

（4）运动强度及时间制订。干预时间为 12 周。第一阶段：学习椅子操（15~20 min），强化功能性椅子操动作，形成健身习惯，以坐起练习、扶椅抬腿提高下肢力量。第二阶段：引进毛巾与弹力带，增加上、下肢力量，注意放松。第三阶段：根据情况增加负荷，使用磅数更高的弹力带（如 36 磅）。长期：以练习毛巾操与弹力带操为主，减少椅子操练习，形成合适的练习习惯。全面增强并维持体质水平，预防跌倒，形成健康生活。其中，热身 5 min，基础椅子操学习 15~20 min，强化椅子操学习 5~10 min，整理运动 5~10 min。

（5）运动频率。每周两次教学指导（周一、周四），其余时间个人单独练习，保证每周三次以上练习。

（6）注意事项。因丁某无运动习惯，且下肢力量差，跌倒风险高，因此，前几周要加强回访，及时解决运动中的问题，学会椅子操等运动方式，形成运动习惯。之后根据情况，适当增加练习，形成适合自己的运动习惯。

丁某的运动处方

基本信息					××××年9月13日
姓名	丁某	性别	□男 ☑女	年龄	70 岁
联系电话	××××××	家庭住址	××××××		

运动前筛查结果	
体力活动水平	☑严重不足 □不足 □满足
健康筛查	身高 143.6 cm，体重 45.6 kg，体脂率 35.3%，BMI 22.3 kg/m²
	疾病史：□无，☑高血压，□糖尿病，□心脏病，□肺脏疾病，□其他
	血液指标：空腹血糖 － ，总胆固醇 －
运动风险分级	☑低 □中 □高
运动测试结果	心肺功能 □低 ☑中 □高
	肌肉力量与耐力 ☑差 □一般 □较好
	柔韧性 □差 □一般 ☑较好

运 动 处 方	
运动目的	增强下肢肌肉力量，维持、增加其他体质健康水平，提高平衡能力，预防跌倒
运动方式	椅子操、毛巾操，下肢力量：坐起练习（抱臂）、扶椅抬脚（单手扶椅）、提踵练习（单手扶椅）、坐姿蹬腿（弹力带）；上肢柔韧性：展臂调息（回环）、双臂绕环（屈臂）、坐姿侧曲（双臂交叉）、坐姿转体（展臂）；核心力量：腿部侧展（单手扶椅）；心肺耐力：健步走

续表

运动强度	中等强度,心率在 100~130 次/min,能说话微气喘
运动时间	每次 55~70 min
运动频率	每周两次教学指导(周一、周四),其余时间个人单独练习,保证每周三次以上练习
周运动量	每周运动 3~4 h
运动目标	养成科学运动习惯,干预三个月后增强下肢肌肉力量,维持、增加其他体质健康水平,提高平衡能力
注意事项	1. 第一阶段:学习椅子操(15~20 min),强化功能性椅子操动作,形成健身习惯,以坐起练习、扶椅抬腿提高下肢力量。第二阶段:引进毛巾与弹力带,增加上、下肢力量,注意放松。第三阶段:根据情况增加负荷,使用磅数更高的弹力带(如 36 磅)。长期:以练习毛巾操与弹力带操为主,减少椅子操练习,形成合适的运动习惯 2. 在实际训练过程中,应该根据自我身体反应情况灵活掌握:按照规定的速度和时间运动后第二天不感觉特别疲劳,则可按照处方的计划进行;如果运动后次日感觉很疲劳,或晨脉比平时高 10%,则应适当减少运动量和强度。干预 4 周后进行体质测试,根据测试结果适当调整运动量和运动强度 3. 如果有下列情况,马上停止运动:在胸部、颈部、肩膀或手臂上有疼痛或压迫感;感到头晕或恶心;直冒冷汗;肌肉抽筋;在脚、脚踝和腿部以及其他关节感到急性疼痛(不只是隐性的、持续的疼痛);如果喘不过气,请放慢运动;锻炼时,适宜的状态应该是能够谈话,而不是气喘吁吁 4. 以下情况不适宜进行运动:一顿大餐后 2 h 内不做剧烈运动;出现发热和(或)肌肉疼痛时请不要运动;如果收缩压大于 200 mmHg,舒张压大于 100 mmHg,请不要运动;如果休息时的心率大于 120 次/min,请不要运动;如果运动关节(如膝关节、脚踝)出现红、热、痛时,请不要运动;如果有关节疼痛或肿胀,请停止运动。如果不适感一直持续,应对其经常进行评估;如果出现一些新的症状,如胸部、腹部或关节疼痛,手臂、大腿或关节肿胀,休息时呼吸困难,休息时胸闷,医护人员未对其进行评估,请不要运动
效果评估	运动三个月后再次进行体质测试:综合平衡指数上升了 23.1%,跌倒风险下降,上肢力量提高了 44.4%。运动取得了较好的结果
回访时间	前两周每天进行回访,了解身体反应、锻炼的情况、对运动方式的掌握情况,若身体反应良好,可以按照计划进行,否则减小运动强度。一个月后再次进行体质评价,调整运动处方,并每周进行回访,了解锻炼情况
运动处方师	×××
机构名称	×××××

4. 老年人柔韧性训练

柔韧性训练(flexibility exercise training,FET)是以特定的身体姿势或位置来伸展关节周围的肌肉和肌腱。建议老年人进行定期规律的柔韧性训练或拉伸,并把它作为整个锻炼计划的一部分,以保持或改善关节活动度(ROM)。柔韧性训练时,在特定的身体位置或姿势下牵拉关节周围的肌肉和肌腱,建议每一个位置拉伸至感到适度的不适感,而非疼痛,并保持一定时间。如果为了增加特定关节的活动度,则需针对该关节进行训练。

将柔韧性训练纳入整体训练计划中,训练计划的内容不会发生大的改变,但是训练计划的效果却会发生很大的变化,老年人的关节活动度可以通过柔韧性训练得到提高。

在一堂训练课中,应等到肌肉温度升高后再进行柔韧性训练。ACSM 指南建议,柔韧性训练可以在 5~10 min 的热身或放松练习后进行，此时肌肉温度适宜，采用正确训练方式即可获得最佳训练效果。对于那些经常参加需要肌肉力量和（或）爆发力的休闲活动，或经常进行力量与爆发力训练的人，柔韧性训练可作为基础练习。柔韧性训练应以缓慢可控制的练习开始，进而进行大幅度关节活动度的练习。由于受伤或其他障碍，身体各关节的活动度可能不一样，因此，应根据个体具体情况进行训练。建议在一次训练课中，针对某个部位进行练习并达到感觉到肌肉发热的程度，尤其是对于希望改善的节段或全部关节活动度的老年人群。

老年人最适宜的拉伸方式是持续性拉伸或静态性拉伸。动态拉伸则对于经常参加相对更大强度的耐力、力量、平衡与灵活性训练的人群更有效。神经肌肉本体感觉促进法（proprioceptive neuromuscular facilitation，PNF）通过肌肉交替性的伸展与收缩来改善肌肉的功能，虽然在某种程度上可以促进力量发展，但 PNF 拉伸需要额外的培训、辅助设备和（或）他人的协助才能进行，因此在实践中较少采用，尤其是身体虚弱人群。

不同类型的静态拉伸可以增加所训练关节的活动度。ACSM 指南建议重点训练如颈肩部、背部、腰部、骨盆、臀部、腿部等部位的主要肌肉群。拉伸训练方法的选择基于多个因素，包括日常的体育活动水平、各个关节的活动度。拉伸的体位包括站立、坐在椅子或地面上、躺在桌子或地面上。个人的偏好及下蹲到地面并站起来的能力差别可能会限制训练种类的选择。

老年人也可通过瑜伽和太极拳练习来提高身体柔韧性。许多健身中心和社区会提供这类课程来指导人们学习与练习。尽管这类练习已非常普遍，但与其他形式的柔韧性训练相比，这类练习对于老年人群的影响有待进一步了解。最近的一项研究对比了经过一年的练习后，太极拳与传统柔韧性训练的练习者在身体功能包括关节活动度指标的改变情况，结果表明，两组练习者的身体柔韧性都有改善，而传统柔韧性训练对于上半身柔韧性的改善更为显著。老年人群柔韧性训练的 FITT 概要见图 5-3-12。

> **运动频率**：至少 1 周 2 次
> **运动强度**：5~6 级的中等强度（0~10 级 RPE）
> **运动时间（持续时间）**：静态拉伸 15~60 s，重复至少 4 次，共计练习约 10 min
> **运动类型**：任何可保持或增加柔韧性的练习，主要肌群的静态拉伸要优于弹振式拉伸

图 5-3-12　老年人群柔韧性训练的 FITT 概要

5. 老年人"全能"训练计划

前几部分阐述了耐力、抗阻、柔韧性、平衡及灵活性的专项训练计划。一般老年人需要经常进行各个专项的训练以达到并保持最佳的训练效果。"全能"训练计划将健康体质的各项素质整合为一组训练内容，且进行强度分级以适合不同体质水平的人。具备团队训练与指导老年人经验的专业健身人员可以在各种场所为老年人制订与执行有效的训练计划。

全能训练计划的优势在于将健康体质全部素质进行整合训练、科学的训练指导、控制合适的训练强度。应该选择有利于参与者增进社会交往、获得额外鼓励、变得活跃并保持积极性的场地来进行团队训练。不足之处包括以下几方面：① 为了满足多数成员的需求而选择的训练强度未必是个体的最佳选择；② 相比全能训练计划，某些参与者可能更适合进行专项素质的训练；③ 这种团队训练的模式可能对那些希望独自训练的人不具有吸引力。

全能训练计划能为老年人提供一个转变与保持运动积极性的可行性选择。参与者应对全能训练计划进行评估，了解各个训练环节、指导者及训练场所是否适合自己。许多人已经成功地通过参加团队的全能训练计划建立起自身体质的自信，且能继续开展独立的训练计划（表 5-3-16）。

表 5-3-16 老年人群全能训练计划案例

训练内容	持续时间 /min	练习类型
热身	10	关节活动度、坐姿的低强度有氧练习
耐力	10	站姿体操、有氧和行走练习
平衡和灵活性	10	专项平衡训练
抗阻训练	10	弹力带、自由重量
放松	10	缓慢的太极拳动作
柔韧性	10	全身拉伸

改善老年人"全能"素质的运动处方案例

陈某，男，75 岁，汉族。无不良生活嗜好，有规律锻炼。PASE 量表得分 168 分，Paffenbarger 得分 1 140 分。个人疾病史为高血压，无家族遗传病史，无过敏史。EASY 问卷筛查有高血压、骨关节疼痛，运动风险中等。体质测试结果显示，体重正常（BMI=23 kg/m²），肌肉力量、心肺耐力、平衡能力处于同龄人正常水平，肩关节柔韧性较差。

制订运动处方的思路：

（1）体质与健康特征分析。老年男性，有规律锻炼习惯，存在高血压和骨关节疼痛、运动风险中等。主要问题：肩关节柔韧性较差。

（2）运动处方的目标。改善肩关节柔韧性，提升力量素质及整体体质水平。

（3）运动方式选择。因身体素质较好，肌肉力量、心肺耐力、平衡能力处于同龄人正常水平，肩关节柔韧性较差，本人有锻炼习惯，运动风险中等。因此建议选择低到中等强度运动，如改善上肢力量的弹力带弯举、弹力带侧平举、弹力带半程弯举、弹力带提拉，改善下肢力量的蹲起、侧踢、单腿弓步，改善柔韧性的侧平举划圈、扩胸运动、颈部拉伸、耸肩沉肩、双手背勾。

（4）运动强度及时间制订。干预时间 10 周。力量素质：低到中等强度（40%～50%1 RM）。其他身体素质：中等强度，可以说话不能唱歌，微微出汗；热身 5 min，柔韧性练习 10 min，拉伸 5 min。

（5）运动频率。力量素质练习：每周 4 次。其他身体素质练习：每周 3 次以上。柔韧性练习每日 1 次。

（6）注意事项。因陈某有运动习惯，运动风险中等，肩关节柔韧性较差，因此，前几周要加强回访，及时解决运动中的问题，鼓励其坚持运动，防止运动损伤，熟悉并掌握各类运动方式。

陈某的运动处方

基本信息				××××年8月13日	
姓名	陈某	性别	☑男 □女	年龄	75 岁
联系电话	××××××	家庭住址		××××××	

运动前筛查结果

体力活动水平	□严重不足 □不足 ☑满足
健康筛查	身高 <u>168</u> cm，体重 <u>65</u> kg，BMI <u>23</u> kg/m²
	疾病史：□无，☑高血压，□糖尿病，□心脏病，□肺脏疾病，□其他
	血液指标：空腹血糖 — ，总胆固醇 —
运动风险分级	□低 ☑中 □高

续表

运动测试结果	心肺功能	□低 ☑中 □高
	肌肉力量与耐力	□差 ☑一般 □较好
	柔韧性	☑差 □一般 □较好

运 动 处 方

运动目的	改善肩关节柔韧性，提升力量素质及整体体质水平
运动方式	慢跑，上肢力量：弹力带弯举、弹力带侧平举、弹力带半程弯举、弹力带提拉，下肢力量：蹲起、侧踢、单腿弓步，柔韧性：侧平举划圈、扩胸运动、颈部拉伸、耸肩沉肩、双手背勾
运动强度	力量素质：低到中等强度（40%~50%1 RM）。其他身体素质：中等强度，可以说话不能唱歌，微微出汗
运动时间	热身 5 min，柔韧性练习 10 min，力量练习 10 min，拉伸 5 min
运动频率	力量训练每周 4 次，其他身体素质练习每周 3 次以上，柔韧性练习每日 1 次
周运动量	每周运动 5~8 h
运动目标	养成运动习惯，干预 3 个月体重减少 3 kg，心肺功能提高 10% 左右
注意事项	1. 运动前进行热身，防止受伤，由于运动风险中等，因此选择低到中等强度（40%~50%1 RM）的力量练习，其他身体素质练习也选择中等强度，之后根据自身情况减少或增加强度 2. 在实际训练过程中，应该根据自我身体反应情况灵活掌握：按照规定的速度和时间运动后第二天不感觉特别疲劳，则可按照处方的计划进行；如果运动后次日感觉很疲劳，或晨脉比平时高 10%，则应适当减少运动量和强度。干预 4 周后进行体质测试，根据测试结果适当调整运动量和运动强度 3. 如果有下列情况，马上停止运动：在胸部、颈部、肩部或手臂上有疼痛或压迫感；感到头晕或恶心；直冒冷汗；肌肉抽筋；在脚、脚踝和腿部以及其他关节感到急性疼痛（不只是隐性的、持续的疼痛）；如果喘不过气，请放慢运动；锻炼时，适宜状态应该是能够谈话，而不是气喘吁吁 4. 以下情况不适宜进行运动：一顿大餐后 2 h 内不做剧烈运动；当出现发热和（或）肌肉疼痛时请不要运动；如果收缩压大于 200 mmHg，舒张压大于 100 mmHg，请不要运动；如果休息时的心率大于 120 次 /min，请不要运动；如果运动关节（如膝关节，脚踝）出现红、热、痛时，请不要运动；如果出现关节疼痛或肿胀，请停止运动。如果不适感一直持续，应对其经常进行评估；如果出现一些新的症状，如胸部、腹部或关节疼痛，手臂、大腿或关节肿胀，休息时呼吸困难，休息时胸闷，医护人员未对其进行评估，请不要运动
效果评估	运动 10 周后再次进行体质测试：力量、耐力和柔韧性能明显提高，力量素质提高 8.3%，耐力素质提高 4.2%，上肢柔韧素质提高 159.1%。运动取得了较好的结果
回访时间	前两周每天进行微信回访，了解身体反应、锻炼的情况、对运动方式的掌握情况，若身体反应良好，可以按照计划进行，否则减小运动强度；两周后再次进行体质评价，调整运动处方，并每周进行电话微信回访，了解锻炼情况
运动处方师	×××
机构名称	×××××

邱俊强

第四节 女性特殊生理时期的运动处方

女性不同特殊生理时期所采用的运动处方具有差异性，经前期综合征和月经期应以舒缓放松为目的时以低、中强度有氧运动为主；备孕期间应以提高体质水平和预防肥胖的运动为主；怀孕期间应以增强腹部肌肉和预防肥胖的运动为主；产后康复应以增强腹部和盆底肌力的运动为主；更年期应以预防焦虑抑郁、骨质疏松和肥胖的运动为主。不同生理时期的女性参加运动，除了能获得一般的运动益处外，还可以减少疲劳感、更好地控制体重和提高生活质量。

女性生命过程中要经历月经期、妊娠期、分娩、绝经、更年期等特殊生理状态和时期。不同的时期，其生理机能有不同的变化，可能影响到女性的正常生活和健康状况。针对女性的特殊生理时期制订科学合理的运动处方，进行适宜的运动，将有助于改善其机能状态，提高生活质量，促进健康水平。

一、女性特殊生理时期运动处方的制订原则

女性特殊生理时期运动处方的制订仍然需遵循安全性、个性化、系统性和循序渐进的原则，详细内容参见第四章第一节。但在制订女性不同特殊生理时期（经前期、月经期、备孕期、妊娠期、产后恢复期及更年期）的运动处方时，均应首先进行健康筛查、运动风险评估和医学检查，并明确告知其运动的禁忌证及终止运动的标准。

二、女性经前期综合征的运动处方

（一）经前期综合征生理机能特点

经前期综合征（premenstrual syndrome，PMS）是一种妇科常见的疾病，是指在月经前周期性发生的影响妇女日常生活和工作，涉及躯体、精神及行为的一系列症候群，严重者会影响生活质量，月经来潮后，症状自然消失。经前期综合征的主要临床表现可归纳为三类：一是躯体症状，表现为头痛、乳房胀痛、腹部胀满、肢体浮肿、体重增加、运动协调功能减退；二是精神症状，表现为激怒、焦虑、抑郁、情绪不稳定、疲乏以及饮食、睡眠、性欲改变；三是行为改变，表现为思想不集中、工作效率低、意外事故倾向、易有犯罪行为，甚至自杀意图。

（二）经前期综合征运动处方的制订流程

1. 健康筛查

主要目的是了解女性经前期综合征患者的体力活动水平，初步评估运动的风险，判断患者是否需要进行运动测试和测试时医务监督的力度。通过对以上信息的收集，为运动处方的制订提供参考。

2. 运动风险评估与医学检查

对于运动风险评估结果为低危的女性经前期综合征患者，需结合其体力活动水平为其设计运动强度。对于中危或高危女性经前期综合征患者，首先应明确其运动处方的运动强度必须从低强度开

始，循序渐进，其次应通过临床检查明确造成其运动风险的主要问题及程度，从而为制订运动处方提供参考，也可作为运动干预效果的评价指标。

3. 运动测试

运动测试的主要目的是为运动处方的制订确定负荷依据，对患者进行有氧能力（心肺耐力）、肌肉力量、柔韧性和平衡能力的测试，为后期"呼吸引导练习—伸展运动—有氧运动训练"联合训练法的制订提供依据。

4. 运动处方的要素

（1）运动强度。女性经前期应进行较低强度或中等强度运动，低强度：57%～64% HRmax，中等强度：64%～76%HRmax（参见表1-2-1，表1-2-2）。

（2）运动方式。在月经期前一周左右，开始出现经前期综合征相关症状时，建议患者进行呼吸模式训练（即呼吸引导式练习），该练习训练强度小，易于掌握并有助于后期训练的进行。训练时，可结合进行运动强度稍大的伸展练习和有氧运动锻炼，从而全面调整女性经前期身心健康。训练强度循序渐进，训练时间根据患者实际情况加以调整。

（3）运动时间。呼吸模式训练3～5 min/次，每天3次；每次进行伸展练习或有氧锻炼30～40 min，可交替进行。

（4）运动频率。在月经期前一周左右，每周练习3～5 d。

（5）运动周期。一般实施运动处方3～4个周期后，若经前期综合征症状有明显改善，可适时调整运动处方，增加周运动量；若症状未有改善甚至持续加重，应在临床医生指导下重新进行健康筛查、医学检查以及运动测试，并有针对性地修订运动处方。

（三）实施经前期综合征运动处方的注意事项

（1）热身。运动开始前先进行5～10 min慢走和拉伸。

（2）整理活动。有氧运动后进行5～10 min的拉伸；静力性运动后进行锻炼部位的拉伸。

（3）静力性运动锻炼与有氧运动锻炼可独立或联合运动，每次运动时间不小于30 min。运动强度、负荷从低阶至高阶循序渐进，一个阶段结束后，可根据测试指标情况在专业人员指导下调整该处方。

（4）运动时注意配合呼吸，并且可以配合音乐节奏。

（5）运动中出现下列情况需停止运动：运动中出现主观上的不耐受，拒绝训练；运动中出现中等程度呼吸困难、头晕、恶心、心绞痛或任何心脏区域的不适；运动中出现明显的肌肉痉挛、不适感或疼痛。运动后锻炼的部位出现一定的酸胀感是锻炼的正常现象，一般持续48～72 h即可自行消退。

（6）合并急性疾病（如严重感冒、发热、腹泻等情况）发病期间应停止运动。

（四）经前期综合征运动处方案例分析

雷某，20岁，大学生。月经史：4 16/33～35。经前期综合征症状较为明显，平日有运动习惯但不规律，运动风险评估为低风险。妇科彩色多普勒超声检查结果显示无器质性病变。

制订运动处方的思路：

（1）体质与健康特征分析。在经前期时出现烦躁易怒、失眠、紧张、压抑以及头痛、乳房胀痛、颜面浮肿等经前期综合征症状。

（2）运动处方的目标。缓解经前期综合征症状，平稳过渡至月经期。

（3）运动方式选择。呼吸导引练习联合静力运动及有氧运动锻炼。

（4）运动强度设定。中低强度，RPE 评分 11~13 分、57%~64%HRmax 的强度开始训练，强度逐渐递增，最高强度建议不超过 76%HRmax。

（5）运动时间。呼吸导引练习建议每天三次，而静力运动和有氧运动建议每天 20~30 min，根据患者情况，酌情加减。

（6）注意事项。因经前期综合征症状包括躯体、心理症状及情绪反应，可能对个人生活质量产生影响，因此建议采用联合运动模式，包括呼吸导引练习、静力性运动及有氧运动等，并且可根据喜好，选择音乐配合运动。

雷某的运动处方

基本信息					××××年8月13日
姓名	雷某	性别	☐男　☑女	年龄	20 岁
联系电话	×××× ×	家庭住址	×××× × ×		

运动前筛查结果	
体力活动水平	☐严重不足　☑不足　☐满足
健康筛查	身高 <u>161</u> cm，体重 <u>52</u> kg，BMI <u>20.1</u> kg/m²
	疾病史：☑无，☐高血压，☐糖尿病，☐心脏病，☐肺脏疾病，☐其他
	血液指标：空腹血糖 —，总胆固醇 —
运动风险分级	☑低　☐中　☐高
运动测试结果	心肺功能　　　　☐低　☑中　☐高
	肌肉力量与耐力　☐差　☑一般　☐较好
	柔韧性　　　　　☐差　☑一般　☐较好

运动处方			
运动目的	缓解烦躁、易怒、失眠、紧张、压抑以及头痛、乳房胀痛、颜面浮肿等经前期综合征症状		
运动类型	呼吸导引练习	静力性运动锻炼	有氧运动锻炼
运动方式	无极式站桩或六字诀	瑜伽、太极拳、健身气功等	健身走、健身跑、健身舞、游泳、乒乓球、羽毛球等
运动强度	RPE11~13；57%~64%HRmax	RPE12~13；64%~76%HRmax	RPE12~13；64%~76%HRmax
运动时间	3~5 min/ 次，3 次 /d	20~30 min/d	20~30 min/d
运动频率	3~5 d/ 月经期前一周	2~3 d/ 月经期	2~3 d/ 月经期
运动周期	3~4 个月经周期		
运动目标	缓解或消除躯体、心理症状，减少对个人日常生活、人际交往、生活质量的影响，并使治疗的副反应尽可能最小		
注意事项	1. 热身：运动开始前先进行 5~10 min 慢走和拉伸 2. 整理活动：有氧运动后进行 5~10 min 的拉伸；静力性运动后进行锻炼部位的拉伸 3. 静力性运动锻炼与有氧运动锻炼可独立或联合运动，每次运动时间不小于 30 min。运动强度、负荷从低阶至高阶循序渐进，一个阶段结束后，可根据测试指标情况在专业人员指导下调整该处方		

注意事项	4. 运动时注意配合呼吸，并且配合音乐节奏 5. 运动中出现下列情况需停止运动： 运动中出现主观上的不耐受，拒绝训练；运动中出现中等程度呼吸困难、头晕、恶心、心绞痛或任何心脏区域的不适；运动中出现明显的肌肉痉挛，不适感或疼痛；运动后，锻炼的部位出现一定的酸胀感为锻炼的正常现象，一般持续 48~72 h 后即可自行消退 6. 合并急性疾病（如严重感冒、发热、腹泻等情况）发病期间应停止运动
效果评估	1. 患者主观感受良好，经前期运动参与体验较为愉悦； 2. VAS 疼痛视觉模拟评分表得分有所下降； 3. SAS 焦虑自评量表得分低于 50 分或较运动前相比有所下降； 4. 体质健康测试各项指标平稳或有提升； 5. 根据测试结果，可酌情调整运动方案
回访时间	每个月经周期一次电话回访，3~4 个月后再次测试指标，调整运动处方
运动处方师	×××
机构名称	×××××

三、女性月经期的运动处方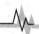

（一）月经期女性生理机能特点

从青春期开始，女性的子宫内膜开始发生周期性脱落，同时伴有阴道流血，此过程称为月经，月经的周期性变化称为月经周期。女性月经周期以月经来潮第一天为起始，到下次月经开始为止，其形成和调节是由下丘脑—垂体—卵巢系统经神经内分泌实现的，通过中枢神经系统的调控形成一个封闭式的自动反馈系统。女性的月经从青春期开始，伴随其整个生育年龄，主要受遗传因素控制，营养、体重等也会对月经产生重要影响。女性月经的正常与否有赖于下丘脑—垂体—卵巢轴的协调，协调失衡通常会导致月经失调。月经失调是妇科最常见疾病，临床常见的月经失调有功能失调性子宫出血、闭经、痛经、经前期紧张综合征等，从青春期到围绝经期均可发病。

痛经是中青年女性最常见的症状之一，可分为原发性痛经和继发性痛经。原发性痛经表现为月经经行前后或经期下腹及腰部有疼痛、坠胀感，疼痛可放射至下背部，伴有腰骶部酸胀不适、腿部酸胀无力等症状，严重者经行小腹及腰骶疼痛难忍、面色苍白、恶心呕吐、手足凉感，甚至以恶心晕厥为主症。前者一般在初潮后的 6 个月至两年内出现，经妇科检查生殖器无明显器质性病变。继发性痛经约于月经来潮稳定之后发生，多与生殖器的器质性病变有关，如生殖器炎症、子宫肌瘤、子宫肌腺症、子宫内膜异位症等。在黄体期出现周期性的以躯体和精神症状为特征的综合征称为经前期综合征，月经来潮后，症状自然消失。经前期综合征及痛经均会不同程度地影响学习与生活。

原发性痛经是妇科常见疾病，多见于青春期未婚女性，本病妇科检查无阳性体征，无盆腔器质性病变，属于功能性疾病，呈周期性发作，且发病率高。运动锻炼是药物、针灸、饮食、心理等方法外的另一种治疗原发性痛经的有效方法，逐渐引起人们的重视。研究表明，运动锻炼能有效改善痛经女大学生子宫缺血、缺氧情况，减轻痛经症状，提高体质水平，调节情绪状态。从生理学角度分析，月经期可以参与体育活动，合适的运动处方制订能够缓解原发性痛经症状，可以改变经期健身的盲目性和不良的健身习惯，制订科学治疗痛经的运动处方，有助于促进女性良好健身习惯的养成，并提高健康水平。

（二）月经期女性运动处方的制订流程

月经期女性运动处方的制订可参阅经前期综合征运动处方的流程，但在运动处方的要素方面有其特殊的要求：

（1）运动强度。女性月经期运动方案应维持在较低强度水平，即57%~64%HRmax。

（2）运动方式。采用有氧运动锻炼配合瑜伽或中医传统导引术，同时辅以呼吸模式训练的联合运动方式，有利于全面提升女性月经期的身心健康水平。在月经期每天建议患者进行呼吸模式训练（即呼吸引导式练习），训练强度小，易于掌握并有助于后期训练的进行。在月经期每天或隔天建议进行运动强度稍大的伸展练习和有氧运动锻炼，训练强度循序渐进，训练时间根据患者实际情况加以调整。

（3）运动时间。身体健康、具有良好运动习惯的女性建议呼吸模式训练6~10次/min，10~15 min/d；伸展练习20~30 min/次，有氧运动锻炼30~40 min/次。原发性痛经或经期小腹疼痛、腰骶部酸胀不适、下背部疼痛及腿部酸胀无力症状者，应减少运动时间，建议伸展练习10~20 min/次，有氧运动锻炼20~30 min/次。

（4）运动频率。呼吸模式训练3~5次/月经期，伸展练习2~3次/月经期，有氧运动锻炼2~3次/月经期。

（5）运动周期。每一个月经周期，可根据个体的身心状况和症状实施个体化运动处方。3~4个月经周期后，应再次进行健康筛查、运动风险评估和运动测试，适时调整运动处方。

（三）制订与实施月经期女性运动处方的注意事项

（1）月经来潮前三天，以轻柔、舒缓、放松的拉伸运动为主。在运动过程中，要防止对腹腔施压，勿抬腿过高。主观感觉疲劳或发现出血量突增或暴减，应立即停止运动。

（2）经期第4~5 d，身体开始恢复，可开始做健身走等有氧运动。注意不要做一些球类和负重较大的运动。

（3）一个阶段结束后，可根据测试指标情况在专业人员指导下调整运动处方。

（4）禁止参加剧烈、震动太大及竞争激烈的运动，如跳远、跳高、100 m跑、踢足球和打篮球等运动；也不宜做俯卧撑、哑铃等会让腹压增加的力量性锻炼，防止经期流血太多或子宫移位；避免参加各种水中运动。

（5）出现下列情况需停止运动：运动中出现主观上的不耐受，拒绝训练；运动中出现中等程度呼吸困难、头晕、恶心、心绞痛或任何心脏区域的不适；运动中出现明显的肌肉痉挛、不适感或疼痛。

（6）合并急性疾病（如严重感冒、发热、腹泻等情况）发病期间应停止运动。

（7）经期紊乱、中度以上痛经、内生殖器炎症者应停止运动。

（四）月经期女性运动处方案例分析

1. 月经期女性运动处方案例1

吴某，19岁，大学生。月经史：平素月经规律，5 15/27~29。平日无规律运动习惯，运动风险评估为低风险。妇科彩色多普勒超声检查结果显示无器质性病变。

制订运动处方的思路：

（1）体质与健康特征分析。月经期无明显不适症状，平日无规律运动习惯。

（2）运动处方的目标。平衡神经系统，加快血液循环，促进经血排出。

（3）运动方式选择。呼吸导引练习联合伸展练习和有氧运动锻炼。

（4）运动强度设定。月经期强度宜控制在较低范围，即RPE评分11~12分、57%~64%HRmax。

（5）运动时间。呼吸导引练习建议每天三次，而伸展练习和有氧运动建议每天30~40 min，根据患者情况，酌情加减。

（6）注意事项。严格注意经期体育卫生和运动禁忌。帮助其树立正确的运动理念和方式，鼓励其坚持运动，养成良好运动习惯。

吴某的运动处方

基本信息					××××年5月26日
姓名	吴某	性别	□男 ☑女	年龄	19岁
联系电话	××××××	家庭住址		××××××	

运动前筛查结果

体力活动水平	□严重不足 ☑不足 □满足		
健康筛查	身高 155 cm，体重 51 kg，BMI 21.2 kg/m²		
	疾病史：☑无，□高血压，□糖尿病，□心脏病，□肺脏疾病，□其他		
	血液指标：空腹血糖 _，总胆固醇 _		
运动风险分级	☑低 □中 □高		
运动测试结果	心肺功能	□低 ☑中 □高	
	肌肉力量与耐力	□差 ☑一般 □较好	
	柔韧性	□差 ☑一般 □较好	

运 动 处 方

运动目的	平衡神经系统，加快血液循环，促进经血排出，缓解下腹坠胀，乳房胀痛，情绪低落等经期不适症状。适用于身体健康、平日无规律运动的女性		
运动类型	呼吸导引练习	伸展练习	有氧运动锻炼
运动方式	六字诀或卧躺顺腹式呼吸	冥想瑜伽、二十四式简化太极拳、形意拳、形意舞、形体操	散步、超慢跑、健身走
运动强度	RPE11~12；57%~64%HRmax	RPE11~12；57%~64%HRmax	RPE11~12；57%~64%HRmax
运动时间	3~5 min/次，早晚各一次/d	10~20 min/d	20~30 min/d
运动频率	3~5 d/月经期	2~3 d/月经期	1~2 d/月经期
运动周期	3~4个月经周期		
运动目标	适应性训练，逐步适应推荐的运动模式，收缩和放松腹肌、骨盆肌，缓解经期不适		
注意事项	1. 经期到来前三天，以轻柔、舒缓、放松的拉伸运动为主；在运动过程中，要防止对腹腔施压，勿抬腿过高。主观感觉疲劳或发现出血量突增暴减，应立即停止运动 2. 经期第4~5 d，身体开始恢复，可开始做健身走等有氧运动。注意不可做一些球类和负重较大的运动		

注意事项	3. 一个阶段结束后，可根据测试指标情况在专业人员指导下调整该运动处方 4. 禁止参加剧烈、震动太大以及竞争激烈的运动，如跳远、跳高、100 m 跑、踢足球和打篮球等运动；也不宜做俯卧撑、哑铃等会让腹压增加的力量性锻炼，防止经期流血太多或子宫移位；避免参加各种水中运动 5. 出现下列情况需停止运动：运动中出现主观上的不耐受，拒绝训练；运动中出现中等程度呼吸困难、头晕、恶心、心绞痛或任何心脏区域的不适；运动中出现明显的肌肉痉挛，不适感或疼痛 6. 合并急性疾病（如严重感冒、发热、腹泻等情况）发病期间应停止运动 7. 经期紊乱、中度以上痛经、内生殖器炎症者应停止运动
效果评估	1. 患者主观感受良好，经前期运动参与体验较为愉悦； 2. SAS 焦虑自评量表得分低于 50 分； 3. 体质健康测试各项指标平稳或有提升； 4. 根据测试结果，可酌情调整运动方案
回访时间	每个月经周期一次电话回访，3~4 个月后再次测试指标，调整运动处方
运动处方师	×××
机构名称	×××××

月经期女性运动
处方案例 3

2. 月经期女性运动处方案例 2

王小姐，26 岁，医院护士。月经期小腹疼痛不适。月经史：平素月经较规律，5 16/30~37。未婚、未生育。平日无规律运动习惯，运动风险评估为低风险。妇科彩色多普勒超声检查结果显示无器质性病变。

制订运动处方的思路：

（1）体质与健康特征分析。妇科彩超显示无器质性病变，原发性痛经，月经期小腹疼痛不适明显，平日无规律运动习惯。

（2）运动处方的目标。加快血液循环，促进经血排出，缓解小腹疼痛不适。

（3）运动方式的选择。呼吸导引练习联合腹部放松练习和有氧运动锻炼。

（4）运动强度设定。强度宜控制在较低范围，即 RPE 评分 12~14 分，57%~64%HRmax。

（5）运动时间。呼吸导引练习建议每天三次，而伸展练习和有氧运动建议每天 30~40 min，根据患者情况，酌情加减。

（6）注意事项。严格注意经期体育卫生和运动禁忌，动作练习宜轻柔缓慢。

王某的运动处方

基本信息				×××× 年 1 月 20 日	
姓名	王某	性别	□男 ☑女	年龄	26 岁
联系电话	××××××	家庭住址		××××××	

运动前筛查结果

体力活动水平	□严重不足　☑不足　□满足
健康筛查	身高 156 cm，体重 49 kg，BMI 20.1 kg/m²
	疾病史：☑无，□高血压，□糖尿病，□心脏病，□肺脏疾病，□其他

续表

运动风险分级	☑低　□中　□高		
运动测试结果	心肺功能	□低　☑中　□高	
	肌肉力量与耐力	□差　☑一般　□较好	
	柔韧性	□差　☑一般　□较好	

运 动 处 方

运动目的	加快血液循环，促进经血排出，缓解小腹疼痛不适。适用于身体健康、经期小腹轻度疼痛且无器质性病变的女性		
运动类型	呼吸导引练习	腹部肌肉收缩、放松练习	伸展练习
运动方式	六字诀或卧躺顺腹式呼吸	仰卧腹部被动加压或俯卧腹部垫枕	冥想瑜伽、形意拳、形意舞、形体操、办公室体操
运动强度	RPE12~14；57%~64%HRmax	RPE12~14；57%~64%HRmax	RPE 12~14；57%~64%HRmax
运动时间	3~5 min/次，早晚各一次/d	每组5~10 min，组间休息30~60 s，小腹疼痛不适时适用	10~20 min/d
运动频率	3~5 d/月经期	3~5 d/月经期	2~3 d/月经期
运动周期	3~4个月经周期		
运动目标	逐步适应推荐的运动模式，腹部肌肉得到放松，腹部疼痛不适得到缓解		
注意事项	1. 在运动的过程中，幅度应较轻，防止对腹腔施压。主观感觉疲劳或发现出血量突增暴减，应立即停止运动 2. 腹部疼痛明显缓解且身体耐受时，可逐步开始轻柔舒缓的伸展练习；经期第4~5天，身体开始恢复，可开始做健身走等有氧运动。注意防止一些球类及负重较大的运动 3. 一个阶段结束后可根据测试指标情况在专业人员指导下调整该运动处方 4. 禁止参加剧烈、震动太大以及竞争激烈的运动，如跳远、跳高、100 m跑、踢足球和打篮球等运动；也不宜做俯卧撑、哑铃等会让腹压增加的力量性锻炼，防止经期流血太多或子宫移位；避免参加各种水中运动 5. 出现下列情况需停止运动：运动中出现主观上的不耐受，拒绝训练；运动中出现中等程度呼吸困难、头晕、恶心、心绞痛或任何心脏区域的不适；运动中出现明显的肌肉痉挛、不适感或疼痛 6. 合并急性疾病（如严重感冒、发热、腹泻等情况）发病期间应停止运动 7. 经期紊乱、中度以上痛经、内生殖器炎症者应停止运动		
效果评估	1. 患者主观感受良好，经前期运动参与体验较为愉悦 2. VAS疼痛视觉模拟评分表得分有所下降 3. SAS焦虑自评量表得分低于50分或较运动前相比有所下降 4. 体质健康测试各项指标平稳或有提升 5. 彩色多普勒能量图（CDE）结果未见异常 6. 根据测试结果，可酌情调整运动方案		
回访时间	每个月经周期一次电话回访，3~4个月后再次测试指标，调整运动处方		
运动处方师	×××		
机构名称	×××××		

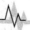

四、女性孕前期（备孕期）运动处方

（一）孕前期（备孕期）女性身体机能特征及调整

1. 女性最佳生育年龄

女性生育期一般自 18 岁左右开始，历时约 30 年。一般来说，女性最佳生育年龄为 25~29 岁，35 岁以上的孕妇为高龄孕妇。在 25~29 岁这一时期，女性身体发育完全成熟，卵子质量高，在这一时期怀胎生育，分娩危险小，胎儿生长发育好，早产、畸形儿和痴呆儿的发生率最低。若 20 岁以前怀孕生育，胎儿与发育中的母亲争夺营养，对母亲健康和胎儿发育都不好。而随着年龄的增长，卵泡在卵巢中积存的时间过长，致使染色体发生老化，出现衰退。年龄越大，遗传物质发生突变的机会也随之增多，导致先天愚型和各种畸形儿的产生。

2. 孕前调整

（1）调理饮食。在饮食方面，建议准备怀孕的女性在日常生活饮食上必须注重五大类营养的均衡摄取，且可以补充一些营养素，如叶酸对于胎儿神经管的发育有很大帮助。另外，尽量少吃腌渍的食物，如酱瓜、臭豆腐等，避免食用高盐、高油、辛辣的食物。对于有高血糖倾向的女性，一些含糖量较高的食物，在孕前最好尽量少吃，以避免发展成糖尿病患者。

（2）舒缓压力。由于生活忙碌、紧张，再加上工作和家庭的压力，不仅容易导致女性神经衰弱、身体机能下降，还会影响性欲及性腺激素的分泌，甚至使毛细血管循环减少，造成不孕。因此，如果健康检查证实身体及生殖器官没有异常，建议准备怀孕的女性放松心情或去度假，以释放平时的紧张与压力。

（3）远离危险。研究显示，孕妇若长期处在有害的环境下，胎儿发育容易产生缺陷，甚至造成流产。因此，想要怀孕的女性，应尽量避开在有害环境（如辐射区、废气排放地区）停留。

（4）避免用药。使用药物也会对胎儿产生影响，所以，若在用药期间或停药后不久的时候有怀孕的打算，应该先征求妇产科医师的意见，确认近期所使用的药物不会影响胎儿后，才可以怀孕。

另外，在停止服用避孕药之后，有些人很快就会恢复月经周期，但有些人可能因为服用避孕药的时间过长，内分泌长期受到抑制，无法立刻排卵。此时，可在妇产科医师的帮助下服用药物来帮助正常排卵，以达到顺利受孕的目的。由于避孕药对胎儿也会产生不良影响，因此，最好在停用避孕药 6 个月之后，或是等卵巢功能恢复，月经周期连续两三个月都正常之后，再准备怀孕。

3. 如何顺利受孕

想要顺利受孕，"排卵"是关键，只有排卵规律，女性才能掌握排卵期，提高受孕概率。除此之外，顺利受孕还与以下生理因素有关：

（1）输卵管通畅，且没有炎症。

（2）子宫颈没有炎症，这样精子才能顺利穿过子宫颈。

（3）子宫内膜必须够厚，这样才能让受精卵顺利着床。

由于女性比较敏感细腻，因此，心理因素对受孕的影响也不可忽视，生活环境的变动、心情是否愉快、工作压力等，都可能影响排卵的规律性，从而降低受孕的概率。

（二）孕前期（备孕期）女性运动处方制订及注意事项

1. 运动目的

女性产后恢复水平与妊娠前的身体功能水平直接相关，为了提高妊娠期女性的健康水平以及提高产后恢复的状态，根据备孕阶段女性易呈现少动、超重甚至肥胖、慢性腰背痛、核心力量薄弱、心肺耐力低下以及错误的身体姿势等问题，设计针对性的运动处方，旨在减重、发展肌肉与心肺耐力、加强盆底肌力量和核心稳定性、防治慢性腰背痛及改善身体姿势，为女性拥有健康的妊娠阶段做好积极的准备。

2. 注意事项

（1）无器质性生殖系统疾病，如有则应到医院就医。

（2）在沟通过程中进行一定的心理疏导，缓解紧张情绪，提高受孕信心。

（三）孕前期（备孕期）女性运动处方案例分析

1. 孕前期（备孕期）女性运动处方案例 1

张女士，31 岁，教师，久坐工作的生活模式，无运动习惯，日常体力活动不足，运动风险评估为低危。体质测试结果显示，体重正常（BMI=23.1 kg/m²），心肺功能中等（台阶指数 54），肌肉力量一般，柔韧性良好。

制订运动处方的思路：

（1）体质与健康特征分析。青年女性，无锻炼习惯，体力活动少、运动风险低危。主要问题：心肺功能、肌肉力量有待增强。

（2）运动处方的目标。提高心肺耐力，提高肌肉力量。

（3）运动方式选择。因身体素质一般，无锻炼习惯，因此从低强度有氧运动开始锻炼，所选择的运动方式以易实施的快走或慢跑开始，逐渐增加跳绳、有氧操，丰富运动的多样性、趣味性，使其逐渐形成运动习惯。

（4）运动强度及时间制订。第一周中快走，使其适应并能坚持运动；第二周慢跑；第三周慢跑 + 跳绳；第四周慢跑 + 跳绳或有氧操。之后逐渐增加运动强度。

（5）运动频率。每周至少三次。

（6）注意事项。因张女士既往无运动习惯，因此前几周要加强回访，及时解决运动中的问题，鼓励其坚持运动，防止运动损伤，使其逐渐养成每天运动的习惯。

张某的运动处方

基本信息					××××年7月15日
姓名	张某	性别	□男 ☑女	年龄	30 岁
联系电话	×××××	家庭住址		×××××	

运动前筛查结果	
体力活动水平	☑严重不足 □不足 □满足
健康筛查	身高 <u>168</u> cm，体重 <u>65</u> kg，BMI <u>23.1</u> kg/m²
	疾病史：☑无，□高血压，□糖尿病，□心脏病，□肺脏疾病，□其他
	血液指标：空腹血糖 <u>－</u>，总胆固醇 <u>－</u>
运动风险分级	☑低 □中 □高
运动测试结果	心肺功能 □低 ☑中 □高
	肌肉力量与耐力 □差 ☑一般 □较好
	柔韧性 □差 □一般 ☑较好

运 动 处 方

运动目的	提高心肺耐力，提高肌肉力量
运动方式	快走、慢跑或跳绳、有氧操
运动强度	由低逐渐增加，50%$\dot{V}O_2$max；心率在靶心率范围，即140~170次/min
运动时间	30~60 min/次
运动频率	3~4次/周
周运动量	每周运动1.5~4 h
运动目标	养成运动习惯，心肺功能提高10%左右，增强肌肉力量
注意事项	1. 第一周中快走（100~120步/min），使其适应并能坚持运动；第二周慢跑（40%$\dot{V}O_2$max）；第三周慢跑+跳绳（50%$\dot{V}O_2$max）；第四周慢跑+跳绳或有氧操（50%$\dot{V}O_2$max）。之后逐渐增加运动强度 2. 以上的速度调整方案是一般的原则，应该根据自我身体反应情况灵活掌握：按照规定的速度和时间运动后第二天不感觉特别疲劳，则可按照处方的计划进行；如果运动后次日感觉很疲劳，或晨脉比平时高10%，则应适当减少运动量和运动强度。如果能够连续几日较轻松地完成训练计划，则可以提高速度、延长运动时间
效果评估	运动三个月后再次进行体质测试：体重由65 kg降至61 kg，台阶指数由54至58。运动取得了较好的结果
回访时间	前两周每周一次电话回访，了解身体反应及坚持锻炼的情况，若身体反应良好，可以按照计划增加走步的速度和时间，否则延缓运动强度调整的速度。2~3个月后再次进行体质评价，调整运动处方
运动处方师	×××
机构名称	×××××

2. 孕前期（备孕期）女性运动处方案例2

江女士，26岁，久坐工作的生活模式，无运动习惯，日常体力活动不足，运动风险评估为低危。体质测试结果显示，体重超重（BMI=25.1 kg/m^2），心肺功能较差（台阶指数48），肌肉力量一般，柔韧性一般。

制订运动处方的思路：

（1）体质与健康特征分析。青年女性，无锻炼习惯，体力活动少，运动风险低危。主要问题：体重超重，心肺功能有待增强。

（2）运动处方的目标。提高心肺耐力，同时减脂控重。

（3）运动方式选择。因身体素质一般，无锻炼习惯，因此从低强度有氧运动开始锻炼。运动方式：江女士希望参加趣味性的运动，选择羽毛球运动。

（4）运动强度及时间制订。由低逐渐增加，心率在60%~70%HRmax，30~60 min/次。

（5）运动频率。每周4~5次。

（6）注意事项。因江女士既往无运动习惯，因此，前几周要加强回访，及时解决运动中的问题，鼓励其坚持运动，预防运动损伤，使其逐渐养成每日运动的习惯。

江某的运动处方

基本信息				××××年6月26日	
姓名	江某	性别	□男 ☑女	年龄	26岁
联系电话	××××××	家庭住址		××××××	

<table>
<tr><th colspan="6" align="center">运动前筛查结果</th></tr>
<tr><td>体力活动水平</td><td colspan="5">☑严重不足 □不足 □满足</td></tr>
<tr><td rowspan="2">健康筛查</td><td colspan="5">身高 <u>161</u> cm，体重 <u>65</u> kg，BMI <u>25.1</u> kg/m²</td></tr>
<tr><td colspan="5">疾病史：☑无，□高血压，□糖尿病，□心脏病，□肺脏疾病，□其他</td></tr>
<tr><td>运动风险分级</td><td colspan="5">☑低 □中 □高</td></tr>
<tr><td rowspan="3">运动测试结果</td><td colspan="5">心肺功能　　　　☑低 □中 □高</td></tr>
<tr><td colspan="5">肌肉力量与耐力　□差 ☑一般 □较好</td></tr>
<tr><td colspan="5">柔韧性　　　　　□差 ☑一般 □较好</td></tr>
</table>

<table>
<tr><th colspan="2" align="center">运 动 处 方</th></tr>
<tr><td>运动目的</td><td>降低患肥胖症的风险，提高肥胖并发症患者的健康水平</td></tr>
<tr><td>运动方式</td><td>羽毛球</td></tr>
<tr><td>运动强度</td><td>由低逐渐增加，心率在 60%~70%HRmax</td></tr>
<tr><td>运动时间</td><td>30~60 min/次</td></tr>
<tr><td>运动频率</td><td>每周 4~5 次</td></tr>
<tr><td>周运动量</td><td>每周运动 2~5 h</td></tr>
<tr><td>运动目标</td><td>养成运动习惯，干预三个月体重减少 3 kg，心肺功能提高 10% 左右</td></tr>
<tr><td>注意事项</td><td>1. 逐渐增加运动强度
2. 根据自我身体反应情况调整运动强度：运动后第二天应不感觉特别疲劳；如果运动后次日感觉很疲劳，或晨脉比平时高 10%，则应适当减少运动量和运动强度</td></tr>
<tr><td>效果评估</td><td>运动三个月后再次体质测试：体重由 65 kg 降至 60 kg，台阶指数由 48 至 53。运动取得了较好的结果</td></tr>
<tr><td>回访时间</td><td>前两周每周一次电话回访，了解身体反应及坚持锻炼的情况，若身体反应良好，可以按照计划增加走步的速度和时间，否则延缓运动强度调整的速度。2~3 个月后再次进行体质评价，调整运动处方</td></tr>
<tr><td>运动处方师</td><td>×××</td></tr>
<tr><td>机构名称</td><td>×××××</td></tr>
</table>

3. 孕前期（备孕期）女性运动处方案例3

周某，女，27 岁，久坐工作的生活模式，无运动习惯，日常体力活动不足，运动风险评估为低危。体质测试结果显示，体重超重（BMI=24 kg/m²），心肺功能一般（台阶指数 55），肌肉力量较差，尤其是核心肌力，柔韧性一般。

制订运动处方的思路：

（1）体质与健康特征分析。青年女性，无锻炼习惯，体力活动少，运动风险低危。主要问题：肌肉力量不足，尤其是核心肌力有待增强。

（2）运动处方的目标。提高核心肌力。

（3）运动方式的选择。平板支撑。

（4）运动强度及时间制订。每次支撑至不能坚持。

（5）运动频率。每天。

（6）注意事项。平板支撑的姿势正确，保持呼吸节律性，避免憋气。

周某的运动处方

基本信息					××××年2月11日	
姓名	周某	性别	☐男 ☑女		年龄	27岁
联系电话	××××××	家庭住址		××××××		

运动前筛查结果

体力活动水平	☑严重不足　☐不足　☐满足		
健康筛查	身高 162 cm，体重 63 kg，BMI 24 kg/m²		
	疾病史：☑无，☐高血压，☐糖尿病，☐心脏病，☐肺脏疾病，☐其他		
运动风险分级	☑低　☐中　☐高		
运动测试结果	心肺功能	☐低　☑中　☐高	
	肌肉力量与耐力	☑差　☐一般　☐较好	
	柔韧性	☐差　☑一般　☐较好	

运 动 处 方

运动目的	发展核心肌肉稳定性
运动方式	平板支撑
运动强度	每次平板支撑至不能坚持
运动时间	20~30 min
运动频率	每天，静力性力量训练时，肌肉达最大用力后，保持10 s左右，每组2~3次，每天重复5~10次
周运动量	每周运动2~5 h
运动目标	适应性训练，逐步适应推荐的运动量，核心区肌肉的稳定性及力量增强
注意事项	保持呼吸节律性，避免憋气（高血压等心血管疾病患者慎用）
效果评估	运动三个月后平板支撑时间明显延长
回访时间	前两周每周一次电话回访，了解其身体反应及坚持锻炼的情况
运动处方师	×××
机构名称	×××××

五、女性妊娠期的运动处方

（一）妊娠期女性生理机能特点

妊娠期是女性的生理过程，为适应胎儿生长发育需要，妊娠期母体生殖、血液循环、呼吸、内分泌、泌尿、消化等系统会发生一系列变化，分娩或停止哺乳后可恢复至妊娠期前生理状态。例如，妊娠期间会发生生理性的胰岛素抵抗（insulin resistance，IR），且迁延期较长，可从妊娠中期开始直至分娩，这有助于胎儿的营养供应。与此同时，孕妇体内的胎盘分泌大量激素以满足胎儿的生长需要，但这阻碍了循环胰岛素发挥作用，加重IR。因此，在妊娠过程中，孕妇对胰岛素的需求会提高三倍以上，若胰腺β细胞分泌的胰岛素量无法满足需要时则会导致高血糖，即妊娠期糖尿病（gestational diabetes mellitus，GDM）。GDM会对孕妇及其后代的健康造成近期以及远期的不良影响。因此，GDM的防治极为重要。

研究表明，中等及较高强度运动对孕妇具有健康效益，孕妇在整个妊娠过程中从事规律运动，不仅体重过度增加的发生率较低，其患GDM及妊娠高血压疾病的风险也较低。还有证据显示，有氧运动及抗阻训练能明显减少GDM患者的胰岛素用量。因此，重视妊娠期的运动及体育卫生对于确保孕妇健康和胎儿的正常发育至关重要。根据妊娠期女性易呈现超重肥胖、高血糖等特点，制订针对妊娠期女性的运动处方，旨在减重、加强盆底肌力量、防治妊娠期糖尿病与高血压疾病、改善不良妊娠结局（图5-4-1）。

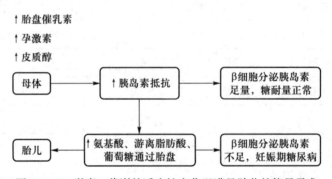

图5-4-1　激素—代谢的适应性变化以满足胎儿的能量需求

（二）制订与实施妊娠期女性运动处方的注意事项

（1）孕妇在运动前后应分别做5～10 min准备活动和全身放松活动，可进行四肢各关节及颈、腰部的伸展训练。

（2）有氧运动强度。靶心率（THR）=[（年龄预计最大心率－安静心率）×靶强度]＋安静心率。

例如：一位25岁的孕前少动孕妇在妊娠中期进行规律运动的强度为60% HRR，若其安静心率为90次/min，那么60%HRR =（220－25－90）×0.6＋90＝153次/min。因此，该患者进行有氧运动的靶心率为153次/min。

（3）运动时注意配合呼吸，在抗阻运动发力时保持呼气状态，不宜进行正压腿。

（4）运动时应着装宽松、充分补水，勿在高温高湿环境下运动。运动过程中，可添加其他娱乐因素，如听音乐或与其他孕妇共同运动，以提高运动坚持性。

（5）避免做易对腹部造成损伤的运动（户外骑车、潜水等），避免不稳定姿势以防跌倒，运动后留意子宫收缩引起的疼痛，加重时应立即就医。

（6）妊娠期间的运动绝对禁忌证包括严重的心脏病、限制性肺病、宫颈功能不全（宫颈内口松弛症/环扎术）、多胎妊娠、妊娠中晚期出血、妊娠 26 周后胎盘前置、早产、胎膜破裂、妊娠高血压疾病。

（7）出现下列情况需停止运动：阴道出血、用力时呼吸困难、头晕、头痛、胸痛、肌无力、小腿疼痛或肿胀、早产阵痛、胎动减少、羊水渗漏。

（8）在妊娠中晚期不宜以仰卧位姿势运动，因为胎儿体重压迫腹腔静脉，会减少静脉回流和心输出量。

（三）妊娠期女性运动处方案例分析

1. 妊娠期健康女性运动处方案例

饶某，女，24 岁，公司工作人员，久坐工作的生活模式，无运动习惯，日常体力活动不足，运动风险评估为中等。体质测试结果显示，体重未超重（BMI=21.9 kg/m^2），心肺功能差（台阶指数 42.1），闭眼单足站 5 s，肌肉力量一般，柔韧性一般。

制订运动处方的思路：

（1）体质与健康特征分析。青年女性，无锻炼习惯，体力活动少、运动风险较低。主要问题：不敢从事运动锻炼，心肺功能等身体素质都较弱。

（2）运动处方的目标。提高心肺耐力，同时减脂控重。

（3）运动方式选择。因身体素质较弱，特别是心肺功能较差，本人又无锻炼习惯，因此从低强度有氧运动开始锻炼，所选择的运动方式以最容易实施的快走或游泳为宜，使其逐渐形成运动习惯。

（4）运动强度及时间制订。前三周低速运动，使其适应并能坚持运动；第 4~9 周逐渐提高强度，并延长每次运动时间；第 10~26 周较高强度运动，每次运动 45 min；第 27~40 周可适度降低强度，坚持运动至分娩。

（5）运动频率。每周至少三次。

（6）注意事项。因饶某既往无运动习惯，因此前几周要加强回访，及时解决运动中的问题，鼓励其坚持运动、防止运动损伤，使其逐渐养成每日运动的习惯。

饶某的运动处方

基本信息					××××年5月2日
姓名	饶某	性别	□男　☑女	年龄	24 岁
联系电话	××××××		××××××		

运动前筛查结果	
体力活动水平	□严重不足　☑不足　□满足
健康筛查	身高 159 cm，体重 55.5 kg，体脂率 23.2%，BMI 21.9 kg/m^2
	疾病史：☑无，□高血压，□糖尿病，□心脏病，□肺脏疾病，□其他
	血液指标：空腹血糖 4.33 mmol/L，总胆固醇 5.20 mmol/L
运动风险分级	☑低　□中　□高
运动测试结果	心肺功能　☑低　□中　□高
	肌肉力量与耐力　□差　☑一般　□较好
	柔韧性　□差　☑一般　□较好

续表

运 动 处 方

运动目的	避免卧床静养等少动生活方式，妊娠期间规律运动（有氧＋抗阻）以降低罹患妊娠期糖尿病、妊高压等概率，促进妊娠妇女健康的同时改善不良妊娠结局
运动类型	有氧运动 / 肌肉力量训练

	有氧运动	肌肉力量训练
运动方式	负重性运动（快走、慢跑、舞蹈） 非负重性运动（首选游泳、水中有氧运动、蹬功率自行车）	瑜伽、普拉提、弹力带训练
运动强度	妊娠早期：35%~50%HRR 妊娠中期：60%HRR 主观感觉：有点吃力到非常吃力，RPE 12~16	小负荷、多重复次数，最大可重复次数（RM）＝15 主观感觉：有点吃力到非常吃力，RPE 12~16
运动时间	孕前少动者：15~45 min/次	8~12 次/组，每组间歇 3~4 min，共三组
运动频率	3~7 次/周，尽可能多次	2~3 d/周，不宜连续两天进行
周运动量	无医学或产科并发症的孕妇在妊娠过程中坚持运动，每周至少 150 min	
运动目标	适应性训练，逐步适应推荐的运动量，维持较理想的体脂百分比、血糖和血压，最终实现较良好的妊娠结局	

运动强度栏内表格：

妊娠阶段（周）	%HRR
孕前少动者	
1~3	35~39
3~6	45~55
6~9	60
10~26	60
27~40	45

注意事项	1. 实施运动处方须征得产科医生的同意，遵循持之以恒，循序渐进的原则 2. 所有孕妇在运动前后应分别做 5~10 min 准备活动和全身放松活动，可进行四肢各关节及颈、腰部的伸展训练 3. 运动时注意配合呼吸，在抗阻运动发力时保持呼气状态，不宜进行正压腿 4. 运动时应着装宽松、充分补水，勿在高温高湿环境下运动。运动过程中，可添加其他娱乐因素，如听音乐或与其他孕妇共同运动，以提高运动坚持性 5. 避免易对腹部造成损伤的运动（户外骑车、潜水等），避免不稳定姿势以防跌倒，运动后留意子宫收缩引起疼痛加重时应立即就医 6. 出现下列情况需停止运动：阴道出血、用力时呼吸困难、头晕、头痛、胸痛、肌无力、小腿疼痛或肿胀、早产阵痛、胎动减少、羊水渗漏 7. 在执行运动处方的过程中如有任何疑问可随时与运动处方专业人员联系，运动中如有不适，请停止运动并及时反馈，以防用力过度 8. 注意适度控制饮食，主食较原来减少 1/4~1/3，减少肉类摄入，多食蔬菜（建议水煮、凉拌、生食），注意控制烹饪用油
效果评估	1. 以医院妇产科提供的产科检查项目为基础 2. 在第 24 周、28 周、分娩前各测试一次糖代谢指标 [空腹血糖、餐后两小时血糖（2 hPBG）、糖化血红蛋白（HbA1C）、空腹胰岛素]

效果评估	3. 在运动处方干预前、干预后各测试一次脂代谢指标（总胆固醇、甘油三酯、高密度脂蛋白胆固醇、低密度脂蛋白胆固醇；其次血清内几个指标能否测试请临床医生向被试建议，主要包括血清脂联素、内脂素、铁蛋白、炎症因子、肿瘤坏死因子） 4. 母婴妊娠过程及结局情况 （1）产妇不良事件：妊娠期糖尿病、妊娠期高血压、产程时间、剖宫产、子痫前期、产后出血、羊水过多、胎膜早破等，记录发生情况； （2）新生儿情况：新生儿体重、早产儿、巨大儿、新生儿窒息、胎儿窘迫、新生儿低血糖等，记录发生情况
回访时间	每周一次电话回访，了解身体反应及坚持锻炼的情况，若身体反应良好，可以按照计划增加强度和时间，否则延缓运动强度调整的速度
运动处方师	×××
机构名称	×××××

2. 妊娠期超重/肥胖女性运动处方案例

黄女士，28岁，工作人员，久坐工作的生活模式，无运动习惯，日常体力活动不足，运动风险评估为较低。体质测试结果显示，体重超重（BMI=31.4 kg/m²），心肺功能差（台阶指数41.7），闭眼单足站4 s，肌肉力量一般，柔韧性一般。

制订运动处方的思路：

（1）体质与健康特征分析。青年女性，无锻炼习惯，体力活动少，运动风险较低。主要问题：不敢从事运动锻炼，心肺功能等身体素质都较弱。

（2）运动处方的目标。提高心肺耐力，同时减脂控重。

（3）运动方式选择。因身体素质较弱，特别是心肺功能较差，本人又无锻炼习惯，因此从低强度有氧运动开始锻炼，所选择的运动方式以最容易实施的快走或游泳为宜，使其逐渐形成运动习惯。

（4）运动强度及时间制订。前三周进行低速运动，使其适应并能坚持运动；第4~9周逐渐提高强度，并延长每次运动时间；第10~26周进行较高强度运动，每次运动45 min；第27~40周可适度降低强度，坚持运动至分娩。

（5）运动频率。每周至少三次。

（6）注意事项。因黄女士既往无运动习惯，因此前几周要加强回访，及时解决运动中的问题，鼓励其坚持运动，预防运动损伤，使其逐渐养成每日运动的习惯。

黄某的运动处方

基本信息 ××××年5月10日

姓名	黄某	性别	□男 ☑女	年龄	28岁
联系电话	××××××	家庭住址		××××××	

运动前筛查结果

体力活动水平	☑严重不足　□不足　□满足
健康筛查	身高 <u>158</u> cm，体重 <u>78.3</u> kg，体脂率 <u>30.6</u>%，BMI <u>31.4</u> kg/m²

续表

健康筛查	疾病史：☑无，□高血压，□糖尿病，□心脏病，□肺脏疾病，□其他	
	血液指标：空腹血糖 6.27 mmol/L，总胆固醇 4.39 mmol/L	
运动风险分级	☑低　□中　□高	
运动测试结果	心肺功能　　　　　☑低　□中　　□高	
	肌肉力量与耐力　　□差　☑一般　□较好	
	柔韧性　　　　　　□差　☑一般　□较好	

运 动 处 方

运动目的	避免卧床静养等少动生活方式，妊娠期间规律运动（有氧＋抗阻）以降低罹患妊娠期糖尿病、妊高压等概率，促进妊娠妇女健康的同时改善不良妊娠结局	
运动类型	有氧运动	肌肉力量训练
运动方式	负重性运动（快走、慢跑、舞蹈） 非负重性运动（首选游泳、水中有氧运动、蹬功率自行车）	瑜伽、普拉提、弹力带训练
运动强度	妊娠早期：35%～50%HRR 妊娠中期：60%HRR 主观感觉：有点吃力到非常吃力，RPE 12～16 妊娠阶段（周）　　　　%HRR 孕前少动者 1～3　　　　　　　35～39 3～6　　　　　　　45～55 6～9　　　　　　　60 10～26　　　　　　60 27～40　　　　　　45	小负荷、多重复次数，最大可重复次数（RM）＝15 主观感觉：有点吃力到非常吃力，RPE 12～16
运动时间	孕前少动者：15～45 min/次	8～12次/组，每组间歇 3～4 min，共三组
运动频率	3～7次/周，尽可能多次	2～3 d/周，不宜连续两天进行
周运动量	无医学或产科并发症的孕妇在妊娠过程中坚持运动，每周至少 150min	
运动目标	适应性训练，逐步适应推荐的运动量，维持较理想的体脂百分比、血糖和血压，最终实现较良好的妊娠结局	
注意事项	1. 实施运动处方须征得产科医生的同意，遵循持之以恒、循序渐进的原则 2. 所有孕妇在运动前后应分别做 5～10 min 准备活动和全身放松活动，可进行四肢各关节及颈、腰部的伸展训练 3. 有氧运动强度：%HRR=［（220－年龄－安静心率）×% 系数］＋安静心率 例如：一位 25 岁超重或肥胖的孕妇在妊娠期开始规律运动的强度为 35%HRR，若其安静心率为 90 次/min，那么 35% HRR=（220－25－90）×0.35＋90＝127 次/min。因此，该患者开始有氧运动的适宜心率为 127 次/min（监测桡动脉 10 s 脉搏数 ×6 即为心率） 4. 运动时注意配合呼吸，在抗阻运动发力时保持呼气状态，不宜进行正压腿 5. 运动时应着装宽松、充分补水，勿在高温、高湿环境下运动。运动过程中，可添加其他娱乐因素，如听音乐或与其他孕妇共同运动，以提高运动坚持性	

注意事项	6. 避免进行易对腹部造成损伤的运动（户外骑车、潜水等），避免不稳定姿势以防跌倒，运动后留意子宫收缩引起疼痛加重时应立即就医 7. 出现下列情况需停止运动：阴道出血、用力时呼吸困难、头晕、头痛、胸痛、肌无力、小腿疼痛或肿胀、早产阵痛、胎动减少、羊水渗漏 8. 在执行运动处方的过程中，如有任何疑问可随时与运动处方师联系，运动中如有不适，请停止运动并及时反馈，以防用力过度 9. 注意适度控制饮食，主食较原来减少 1/4～1/3，减少肉类摄入，多食蔬菜（建议水煮、凉拌、生食），注意控制烹饪用油
效果评估	1. 以医院妇产科提供的产科检查项目为基础 2. 在第 24 周、第 28 周、分娩前各测试一次糖代谢指标（空腹血糖、餐后两小时血糖、糖化血红蛋白、空腹胰岛素） 3. 在运动处方干预前、干预后各测试一次脂代谢指标（总胆固醇、甘油三酯、高密度脂蛋白胆固醇、低密度脂蛋白胆固醇；其次血清内几个指标能否测试请临床医生向被试建议，主要包括血清脂联素、内脂素、铁蛋白、炎症因子、肿瘤坏死因子） 4. 母婴妊娠过程及结局情况 （1）产妇不良事件：妊娠期糖尿病、妊娠期高血压疾病、产程时间、剖宫产、子痫前期、产后出血、羊水过多、胎膜早破等，记录发生情况 （2）新生儿情况：新生儿体重、早产儿、巨大儿、新生儿窒息、胎儿窘迫、新生儿低血糖等，记录发生情况
回访时间	每周一次电话回访，了解身体反应及坚持锻炼的情况，若身体反应良好，可以按照计划增加强度和时间，否则延缓运动强度调整的速度
运动处方师	×××
机构名称	×××××

3. 妊娠期糖尿病患者运动处方案例

谢女士，27 岁，企业工作人员，久坐工作的生活模式，无运动习惯，日常体力活动不足，运动风险评估为较低。体质测试结果显示，体重未超重（BMI=21.8 kg/m^2），心肺功能差（台阶指数 43.3），闭眼单足站 5 s，肌肉力量一般，柔韧性一般。

制订运动处方的思路：

（1）体质与健康特征分析。青年女性，无锻炼习惯，体力活动少、运动风险较低。主要问题：不敢从事运动锻炼，心肺功能等身体素质都较弱。

（2）运动处方的目标。提高心肺耐力，同时减脂控重，避免不良妊娠结局。

（3）运动方式的选择。因身体素质较弱，特别是心肺功能较差，本人又无锻炼习惯，因此从低强度有氧运动开始锻炼，所选择的运动方式以最容易实施的快走或游泳为宜，使其逐渐形成运动习惯。

（4）运动强度及时间制订。确诊为妊娠期糖尿病患者后前一周低速运动，使其适应并能坚持运动；第二周开始逐渐提高强度，并延长每次运动时间；妊娠晚期以中等强度运动，每次运动 45 min，坚持运动至分娩。

（5）运动频率。每周至少三次。

（6）注意事项。因谢女士既往无运动习惯，因此前几周要加强回访，及时解决运动中的问题，鼓励其坚持运动，预防运动损伤，使其逐渐养成每日运动的习惯。

谢某的运动处方

基本信息					××××年5月17日
姓名	谢某	性别	□男 ☑女	年龄	27岁
联系电话	××××××	家庭住址		××××××	

运动前筛查结果

体力活动水平	☑严重不足　□不足　□满足		
健康筛查	身高 156 cm，体重 53 kg，体脂率 24.4%，BMI 21.8 kg/m²		
	疾病史：☑无，□高血压，□糖尿病，□心脏病，□肺脏疾病，□其他		
	血液指标：空腹血糖 5.46 mmol/L，总胆固醇 5.08 mmol/L		
运动风险分级	☑低　□中　□高		
运动测试结果	心肺功能	☑低　□中　□高	
	肌肉力量与耐力	□差　☑一般　□较好	
	柔韧性	□差　☑一般　□较好	

运 动 处 方

运动目的	规律运动（有氧＋抗阻）能有效提高妊娠期糖尿病患者的血糖控制能力，避免超重妊娠期糖尿病患者过早接受胰岛素治疗，在促进妊娠妇女健康的同时改善不良妊娠结局	
运动类型	有氧运动	肌肉力量训练
运动方式	负重性运动（快走、慢跑、舞蹈） 非负重性运动（首选游泳、水中有氧运动、蹬功率自行车）	瑜伽、普拉提、弹力带训练
运动强度	妊娠中期：60%HRR 妊娠晚期：45%HRR 主观感觉：有点吃力到非常吃力，RPE 12~16 妊娠阶段（周）　　　　%HRR 孕前少动者 　1~3　　　　　35~39 　3~6　　　　　45~55 　6~9　　　　　60 　10~26　　　　60 　27~40　　　　45	小负荷、多重复次数，最大可重复次数（RM）=15 主观感觉：有点吃力到非常吃力，RPE 12~16
运动时间	孕前少动者：15~45 min/次 积极运动者：30~45 min/次	8~12次/组，每组间歇 3~4 min，共三组
运动频率	3~7次/周，尽可能多次	2~3 d/周，不宜连续两天进行
周运动量	无医学或产科并发症的孕妇在妊娠过程中坚持运动，每周至少 150 min	
运动目标	适应性训练，逐步适应推荐的运动量，维持较理想的体脂百分比、血糖和血压，最终实现较良好的妊娠结局	
注意事项	1. 实施运动处方须征得产科医生的同意，遵循持之以恒、循序渐进的原则 2. 所有孕妇在运动前后应分别做 5~10 min 准备活动和全身放松活动，可进行四肢各关节及颈、腰部的伸展训练 3. 运动时注意配合呼吸，在抗阻运动发力时保持呼气状态，不宜进行正压腿	

续表

注意事项	4. 运动时应着装宽松、充分补水，勿在高温、高湿环境下运动。运动过程中，可添加其他娱乐因素，如听音乐或与其他孕妇共同运动，以提高运动坚持性 5. 避免进行易对腹部造成损伤的运动（如户外骑车、潜水等），避免不稳定姿势以防跌倒，运动后留意子宫收缩引起疼痛加重时应立即就医 6. 出现下列情况需停止运动：阴道出血、用力时呼吸困难、头晕、头痛、胸痛、肌无力、小腿疼痛或肿胀、早产阵痛、胎动减少、羊水渗漏 7. 在执行运动处方的过程中如有任何疑问可随时与运动处方师联系，运动中如有不适，请停止运动并及时反馈，以防用力过度 8. 注意适度控制饮食，改变进餐顺序（主食放在最后，且较原来减少 1/3～1/2），减少肉类摄入，多食蔬菜（建议水煮、凉拌、生食），注意控制烹饪用油
效果评估	1. 以医院妇产科提供的产科检查项目为基础 2. 在第 28 周、分娩前各测试一次糖代谢指标（空腹血糖、餐后两小时血糖、糖化血红蛋白、空腹胰岛素） 3. 在运动处方干预前、干预后各测试一次脂代谢指标（总胆固醇、甘油三酯、高密度脂蛋白胆固醇、低密度脂蛋白胆固醇）；其次血清内几个指标能否测试请临床医生向被试建议，主要包括血清脂联素、内脂素、铁蛋白、炎症因子、肿瘤坏死因子） 4. 母婴妊娠过程及结局情况 （1）产妇不良事件：妊娠期糖尿病、妊娠期高血压疾病、产程时间、剖宫产、子痫前期、产后出血、羊水过多、胎膜早破等，记录发生情况 （2）新生儿情况：新生儿体重、早产儿、巨大儿、新生儿窒息、胎儿窘迫、新生儿低血糖等，记录发生情况
回访时间	每周一次电话回访，了解身体反应及坚持锻炼的情况，若身体反应良好，可以按照计划增加强度和时间，否则延缓运动强度调整的速度
运动处方师	×××
机构名称	×××××

六、女性产后恢复的运动处方

（一）女性产后身体功能特点

　　女性在妊娠期间会发生一系列身体改变，生理和解剖结构的变化与神经肌肉系统和肌肉骨骼系统内发生的病理变化密切相关。这些变化严重影响了女性的姿势、关节、肌肉、韧带和其他软组织，造成产后相对于产前明显的身体功能改变。例如，在怀孕期间出现子宫明显扩大、腹直肌分离和尿失禁等病症。在许多产后女性中，子宫和骨盆韧带的松弛可能会导致腰痛。妊娠期部分内分泌激素的增加也会影响产后身体功能。

　　1. 孕期部分内分泌激素增加影响产后女性身体功能

　　（1）雌激素。在怀孕期间，雌激素主要由胎盘产生，并导致较怀孕前水平增加 30 倍。雌激素在整个月经周期中有同样的效果，如增加子宫、乳房和其他生殖结构的大小，子宫的大小可从 60 g 增加到 1 kg，每个乳房可能增加 500 g。雌激素对骨盆和周围关节的韧带有松弛作用。

　　（2）松弛素。松弛素是一种与糖皮质激素受体结合的肽类激素。当受到人绒毛膜促性腺激素（human chorionic gonadotropin，HCG）刺激时，黄体分泌松弛素在怀孕的前三个月将达到峰值水平并保持增加，直到分娩几天后。松弛素抑制子宫收缩，软化宫颈。在怀孕期间分泌过多的雌激素、松弛素可以导致骨盆和其他关节的韧带松弛。由于雌激素和松弛素对骨盆韧带的联合作用，随着子宫重量的增加，将会对骨盆和腰椎等关节产生更多的压力。

（3）孕激素。孕激素可引起全身平滑肌松弛，包括子宫和胃肠道，而胃肠道运动能力下降常常导致便秘，并伴随子宫静脉扩张和静脉阻塞，增加静脉曲张（包括痔疮）的风险。激素变化会增加流向生殖结构的血液量，因此外生殖器和会阴会变得水肿、不适，这些情况可能延续到产后。

2. 认知功能降低

绝大多数女性通常在怀孕的第二个月至第三个月开始出现注意力不集中的情况，这个时期孕妇的记忆力也会逐渐下降，尤其是对事件的回忆能力显著下降。但这并不是焦虑、抑郁或睡眠障碍等原因造成的，一般在产后 3 个月内可恢复到正常水平，这种现象称为"妊娠记忆障碍"。虽然用"妊娠记忆障碍"来描述 80% 的孕妇在怀孕时认知功能所发生的变化，但对于认知功能降低的原因并没有明确的解释。除了记忆问题，怀孕期间孕妇的选择性注意力水平也会下降，分娩后 8 个月，选择性注意力逐渐恢复至健康者的水平。

3. 呼吸模式改变

在怀孕期间，基础代谢率和耗氧量较产前增加了 20%。由于孕酮在呼吸系统中的作用，过度的肺通气会使二氧化碳量减少 25%，并使氧分压增加。呼吸增加主要是由于潮气量的增加而不是呼吸频率的增加。膈肌的被动升高可导致肺容量和剩余体积减小。在怀孕 5 个月后，轻度运动可能会导致呼吸困难，经过整个孕期，膈肌被动升高使大脑皮质形成了记忆，进一步造成呼吸模式不自主的改变，表现在呼吸过程中呼气时胸廓下沉不足、吸气时胸廓打开不足等方面。

4. 盆底肌功能障碍

盆底肌力量在产后发生明显变化，与妊娠有关的生物力学应激、激素影响和手术创伤都会导致妊娠期和产后尿失禁。产后部分女性会出现尿频、尿急、尿不尽的症状，频繁的排尿是由于子宫扩张引起的膀胱压力增大造成的，女性的膀胱在经历生产之后会产生一次性排尽能力下降的现象，部分女性产后会出现尿不尽的情况，进而增加了泌尿系统感染的风险。盆底结缔组织的重要组成成分是弹性纤维，女性盆底由多层肌肉和筋膜组成，赋予组织器官弹性。弹性蛋白作为构成弹性纤维的主要组成部分，参与组成细胞外基质。弹性纤维的重塑及其相关成分的变化对维持女性盆底结构和功能的完整起着非常重要的作用。分娩时产道的扩张以及难产、胎儿头围偏大、产程延长、产钳操作等可使盆底肌纤维产生不同程度的损伤，受到不可避免的牵拉，膀胱尿道后角发生改变，部分尿道横纹肌神经调控作用减弱甚至暂时性丧失。盆底肌支持组织减弱，盆底肌强度下降，不仅容易导致产后尿失禁，还伴有尿急、尿痛，盆底肌张力的改变可能会造成兴奋点的敏感下降，进而影响产后性生活质量。

5. 腹直肌分离

在怀孕后期，腹直肌和白线由于严重的软组织松弛而受到明显的生物力学压力。腹直肌起自耻骨肌和耻骨嵴，止于剑突和第 5~7 肋软骨。白线是由外腹和内腹的腱膜纤维和横腹肌间的腱膜形成的胶原状结构。白线将前腹壁的全部长度从剑突延伸到耻骨联合。在肚脐上的白线通常 2 cm 宽，而在肚脐下面的白线离腹直肌更近，两个肌肉的肌腹间的白线只有 1 cm 的距离。随着子宫的增大，进入腹腔，在怀孕的第二阶段和第三阶段，白线的压力似乎越来越大。据猜测这种压力不仅是来自日益增长的子宫生物力学的影响，也是由于母体激素如雌激素和松弛素的"软化效应"，腹直肌肌腹之间的白线因怀孕后期腹部扩大导致分离，长期的被拉长状态，加上部分女性身体恢复状况不好，会造成产后腹直肌分离。

（二）制订与实施女性产后恢复运动处方的注意事项

（1）热身。运动开始前先进行 5~10 min 慢走（心率保持在 83~98 次 /min）。

（2）整理活动。有氧运动后进行 5~10 min 的拉伸，抗阻运动后进行锻炼部位的拉伸。

（3）在执行运动处方的过程中，如有任何疑问可随时与运动处方师联系，运动中如有不适，请停止运动并及时反馈。

（4）急性疾病期（如严重感冒、发烧、腹泻等情况）暂停运动，疾病控制后再继续。

（5）运动时注意配合呼吸，在抗阻运动发力时保持呼气状态。

（6）出现下列情况需停止运动：训练中出现主观上的不耐受，拒绝训练；训练中出现中等程度呼吸困难、头晕、恶心、心绞痛或任何心脏区域的不适；训练中出现明显的肌肉痉挛，不适感或疼痛；运动后锻炼的部位出现一定的酸胀感为锻炼的正常现象，一般持续 48 h 左右即可自行消退。

（7）顺产产妇产后检查无异常者，产后 6 周可以开始进行有氧运动；剖宫产产妇产后检查无异常者，产后 8~10 周可以开始进行有氧运动。

（8）运动初期，从目标心率下限的强度开始，循序渐进逐渐增加。尤其是孕前无运动习惯的产妇、哺乳水平低下 BMI 或体脂百分比显示体重过轻或重度肥胖者，应更加慎重地制订运动强度。

（9）有以下情况者，需咨询医生，并相应降低运动强度，在健康中心专门人员监控下进行有氧运动：① 危险分层中危及以上人群；② 漏尿或其他产后盆底功能障碍者。

（10）若孕前有良好运动习惯，且产后恢复良好者，可以适当增加运动强度。

（三）产后恢复运动处方案例分析

余某，女，32 岁，生产一次，久坐的工作模式，平时无运动习惯。基础测试结果显示：身高：156.5 cm；体重：68 kg；臀围：91.5；腰围：89 cm；BMI：27.8 kg/m²；体脂：25.1%。骨盆静态评估结果：站立位骨盆前倾，左低右高。呼吸测试结果显示：耸肩式呼吸，左右侧胸廓打开不对称。身体姿态评估结果显示：双侧斜方肌、肩胛提肌张力高。

（1）基础测试结果分析。青年女性，平时无每周锻炼的习惯，体脂率高，身体素质差。主要问题：稍肥胖，肩颈不适，骨盆稳定性差，脊柱控制能力差。

（2）运动处方目标。减脂塑性，纠正呼吸模式，增强腹部核心稳定能力。

（3）运动方式的选择。主要以垫上运动为主，第一周先从呼吸模式纠正开始，引导患者进行横向呼吸，第二周至第五周慢慢加入耐力运动和有氧运动，第六周之后更多训练偏向于动态稳定控制能力。在训练过程中，根据患者的训练情况逐渐从低阶过渡到高阶运动，从仰卧位的训练过渡到站立位的训练，以有氧运动为主，降低体脂率，控制体重，塑造身体线条，养成良好的运动习惯。

（4）运动频率。3~5 d/ 周。

（5）注意事项。加强回访，关注腰痛的改善程度，即时反馈训练的效果。

余某的运动处方

基本信息				××××年 12 月 12 日
姓名	余某	性别	女	年龄	32 岁
联系电话	××××××	家庭住址		××××××

运动前筛查结果	
体力活动水平	严重不足
健康筛查	身高 156.5 cm，体重 68 kg，体脂率 25.1%，BMI 27.8 kg/m²，腰围 89 cm，臀围 91.5 cm
	疾病史：☑无，□高血压，□糖尿病，□心脏病，□肺脏疾病，□其他
	血液指标：空腹血糖 _，总胆固醇 _

续表

运动风险分级	□低 　□中 　☑高			
评估结果	骨盆静态评估结果：站立位骨盆前倾，左低右高 呼吸测试结果显示：耸肩式呼吸，左右侧胸廓打开不对称 身体姿态评估结果显示：双侧斜方肌、肩胛提肌张力高			
产后女性减脂运动处方				
运动目的	提高总体热量燃烧，提高心肺功能			
预期目标	适应性训练，逐步适应推荐的运动量，体脂率下降			
运动类型	呼吸模式训练	核心肌耐力运动	变速有氧运动	柔韧性练习
运动方式	横向呼吸	腹壁训练、平板支撑、胸部抬起、百次拍击、长驱席卷	变速跑、变速单车、变速游泳	美人鱼伸展
运动强度	主观感觉很轻松到尚且轻松	主观感觉很轻松到尚且轻松，RPE 9~11	HR：114~133 次/min；主观感觉：尚且轻松到有些吃力，RPE 12~13	主观感觉拉紧或轻微不适状态
运动时间	6~10 次/min，10~15 min/d	3~4 组，每组 10~12 次，组间休息 30 s~60 s	30~40 min/d	伸展 8~10 s，左右交换为一组，10 次/组，每组间歇 5~8 s，共 3 组
运动频率	3~5 d/周	3~5 d/周	3~5 d/周	3~5 d/周
运动周期	12 周			
测试指标	体重、体脂肪、腰臀比、身体质量指数、体脂百分比			
注意事项	1. 急性疾病期（如严重感冒、发烧、腹泻等情况）暂停运动，疾病控制后再继续 2. 训练中出现主观上的不耐受，拒绝训练；训练中出现中等程度呼吸困难、头晕、恶心、心绞痛或任何心脏区域的不适；训练中出现明显的肌肉痉挛、不适感或疼痛 3. 运动后锻炼的部位出现一定的酸胀感为锻炼的正常现象，一般持续 48 h 左右可自行消退 4. 注意控制饮食，主食较原来减少 1/3，减少肉类摄入，多吃蔬菜水果；控制烹饪用油			
效果评估	运动三个月后再次进行基础测试，体重由 68 kg 降低到 62 kg，臀围由 91.5 cm 减少到 88 cm，腰围由 89 cm 降低到 85 cm，BMI 由 27.8 kg/m² 降低到 25.5 kg/m²，体脂由 25.1% 降低到 23.4%。运动减脂效果较好			
回访时间	年　　月　　日			
运动处方师	×××			
机构名称	×××××			

产后恢复运动处方案例拓展

七、女性更年期综合征的运动处方

（一）女性更年期综合征和生理机能特点

更年期是 45~55 岁的女性从中年过渡到老年的重要时期。更年期女性由于神经系统、身体免疫系统以及性腺的变化，导致该时期女性身体机能产生巨大变化，从而给她们的生理和心理造成了较大的影响，伴随而来会出现一系列症状，主要表现为月经紊乱、新陈代谢功能下降、性腺功能衰退、面色潮红、失眠多梦、焦虑恐惧、忧郁多疑、易烦易怒、心悸胸闷等症状，即"更年期综合征"或"绝经期综合征"。它是多数女性在绝经期会出现的相关症状，同时身体各种机能水平不断下降。主要特征是卵巢功能持续衰退、雌激素水平逐渐下降，呈现出较明显的身体机能特点。

（1）生理方面。女性更年期是自生育旺盛的性成熟期逐渐过渡到老年期的一段转折时期，女性在更年期的生理变化表现为大脑的某些功能下降、内分泌系统功能降低，卵巢功能逐渐衰退或丧失，月经周期由紊乱逐渐发展到绝经。尤其值得注意的是，由于更年期女性的大脑、下丘脑、肾上腺及自主神经系统的功能失调，会引发一系列的症状。

（2）心理方面。女性更年期综合征是由于雌性激素分泌下降导致自主神经功能紊乱而出现的一系列症状。由此导致心理上的变化因个人差异，每个人出现的症状轻重不同，对于大部分女性而言，变化是缓慢且不明显的，可以自然过渡。但有些女性的变化非常明显，会出现紧张、焦虑、恐惧、忧伤、抑郁、多虑、敏感、情绪不稳定等症状，严重的可以影响生活和工作，甚至会发展为更年期疾病，如紧张性高血压、神经性衰弱、冠心病、糖尿病等多种疾病。

（3）社会行为方面。更年期女性机体的调节能力减退、抵抗力下降，导致她们的体力、精力和社会适应性都会相对下降，有些女性的更年期综合征会先后持续近两年左右，在这期间的行为表现为神经过敏、少言寡语、离群自闭、特立独行、厌恶社交、对家人情绪变化莫常、对工作缺乏信心。

更年期相关症状还表现在：皮肤内层血管时常有胀痛感，手足冰冷、手指总会出现有蚂蚁叮咬的感觉，指趾、腿部容易发生抽筋的现象。与此同时，更年期综合征较严重的患者还会出现记忆力减退、离群自闭、抑郁、感觉异常、大小便失禁等状况。

综上可知，由于神经系统、身体免疫系统及性腺的变化，使该时期女性的生理、心理以及身体机能都发生了较大的变化。女性更年期综合征运动处方的制订和实施的目的是为了使患者的症状减缓或改善，使机体性能有所提高。大量研究证实，运动对改善和缓解女性更年期综合征有积极作用，但运动引起的一些风险也不容忽视，因此必须对更年期女性做好健康筛查和运动风险评估，并在运动处方中纳入注意事项和安全防范措施。

（二）制订与实施女性更年期综合征运动处方的注意事项

（1）热身。运动开始前先进行 5～10 min 慢走、关节活动操（HR：83～98 次/min）。根据处方目的，选择有针对性的热身内容和方式，克服女性更年期常见的身体倦怠、离群自闭状态，激发运动热情，做好锻炼的身体准备，避免运动损伤。

（2）整理活动。有氧运动后，做 5～10 min 的呼吸调整与拉伸；抗阻运动后，进行锻炼部位的拉伸。

（3）力量练习时要小负荷、多次数，侧重于维持肌力平衡和保持身姿挺拔。

（4）运动时注意配合呼吸，可以采用腹式呼吸和冥想。在抗阻练习发力时不能憋气，保持呼气状态。

（5）音乐的曲目选择不同的韵律和节奏交替进行，控制运动中最高心率为 50%～60%HRR，播放音量＜60 dB，既愉悦身心又不扰民。所选健身器械要适合中年女性的身心特点，小重量、便于携带、色彩鲜亮、利于坚持。

（6）女性更年期的新陈代谢速率下降，建议采用限制总热量的均衡膳食；可少食多餐，不能缺餐；有条件者可运动后少量补充一些复合维生素、矿物质等；控制高能量饮料摄入量，并及时补充水分。

（7）急性疾病期（如严重感冒、发烧、腹泻等情况）。发病期间暂停运动，疾病控制后再继续。运动处方实施期间要做到早睡早起，劳逸结合，保持充足的睡眠，既有利于运动疲劳的恢复，又有助于尽快形成运动适应以及身体机能与代谢系统的适应。

（8）出现下列情况需停止运动：训练中如果出现主观上的不耐受，拒绝训练；训练中出现中等程度呼吸困难、头晕、恶心、心绞痛或任何心脏区域的不适；训练中出现明显的肌肉痉挛、不适感或疼痛。运动后锻炼的部位有一定的酸胀感为锻炼的正常现象，一般持续 48 h 左右可自行消退。

（9）运动初期，从目标心率下限的运动强度开始，循序渐进地逐渐增加强度。尤其是更年期综合征的女性以及 BMI 或体脂百分比显示体重过轻或重度肥胖者，运动强度的增加应更慎重；若有良好运动习惯，且综合征恢复良好者，可以适当增加运动强度。

（三）女性更年期综合征运动处方案例分析

胡某，女，49，文职人员，长期静坐少动、无运动习惯，日常体力活动不足，运动风险评估为低等。体质测试结果显示，体脂率为 30.8%，体重正常（BMI = 22.5 kg/m^2），心肺功能优秀（台阶指数 67），闭眼单足站 10.2 s，肌肉力量一般（握力 23.6 kg），柔韧性差（坐位体前屈 7 cm）。更年期综合征中度（Kupperman 指数 23），中度焦虑（SAS 自评 56 分）。

制订运动处方的思路：

（1）体质与健康特征分析。中年女性，无锻炼习惯，体力活动少、运动风险低等。主要问题：平衡能力、肌肉力量、柔韧性等身体素质都较弱，同时心理处于抑郁状态。

（2）运动处方的目标。建立有节奏的体力活动和运动习惯，提高身体素质；增加自信心，舒缓心情，改善抑郁心理状态。

（3）运动方式选择。因身体素质较弱，特别是平衡能力较差，本人缺乏运动能力，因此从低至中等强度有氧运动开始锻炼，所选择的运动方式以集体练习形式的广场舞为主，锻炼身体，激发生命活力，促进其身心健康。

（4）运动强度及时间制订。第一周低中速度健步走，使其适应并能坚持运动；第二周提高步行速度，并延长每次步行时间；第三周每次锻炼 60 min；第四周坚持上周速度、内容及时间。随后可适度增加速度，或开始羽毛球、或广场舞，以复合练习的方式，采用低与中等强度交替练习的办法。待两个月左右适应后，可保持中等运动强度，呼吸模式练习可以随时进行。

（5）运动频率：每周至少 5 次。

（6）注意事项：因胡某既往无运动习惯，因此前几周要加强回访，及时解决运动中的问题，鼓励其坚持运动，防止运动损伤，关注其心理变化，引导其主动参与集体性的运动，养成运动习惯和保持运动兴趣，并加强呼吸模式的练习，以调整气息通畅、心平气和、情绪稳定。

胡某的运动处方

基本信息					××××年10月16日
姓名	胡某	性别	□男 ☑女	年龄	49 岁
联系电话	××××××	家庭住址	××××××		

运动前筛查结果	
体力活动水平	□严重不足 ☑不足 □满足
健康筛查	身高 155 cm，体重 54 kg，体脂率 30.8%，BMI 22.5 kg/m^2
	疾病史：☑无，□高血压，□糖尿病，□心脏病，□肺脏疾病，□其他
	血液指标：空腹血糖 3.32 mmol/L，总胆固醇 3.28 mmol/L

续表

运动风险分级	☑低　□中　□高		
运动测试结果	心肺功能	□低　☑中　□高	
	肌肉力量与耐力	□差　☑一般　□较好	
	柔韧性	☑差　□一般　□较好	

运　动　处　方

更年期综合征运
动处方案例拓展

运动目的	激发运动热情，建立有节奏的运动或者周期性运动		
预期目标	提高心肺能力；缓解压抑和沮丧的心理状态，避免情绪失控，保持心情愉快，感到活动的活力比安静的状态好		
运动类型	冥想训练	有氧运动	拉伸练习
运动方式	腹式呼吸	健步走、羽毛球、广场舞	瑜伽拜日式
运动强度	主观感觉很轻松到尚且轻松	强度达到40%~60%HRR、心率为117~135次/min，主观感觉尚且轻松，RPE 12~13	主观感觉很轻松
运动时间	10 min/d 早晚各一次	第一周低中速度健步走30 min，使其适应并能坚持运动；第二周提高步行速度，并延长每次步行时间；第三周每次锻炼30~50 min；第四周坚持上周速度、内容及时间，随后可适度增加速度，可以结合羽毛球，或者广场舞，40~50 min，以复合练习的方式，采用低与中等强度交替练习的办法。待两个月左右适应后，可保持中等运动强度锻炼40~60 min/d	伸展10~15 s，3次/组，每组间歇5~8 s，共2~3组
运动频率	7 d/周	3~5 d/周	3~5 d/周
运动周期	12周		
测试指标	心率、血压、SAS焦虑自评量表、Kupperman指数		
注意事项	1. 广场舞：练习动作不能过于复杂而增加心理负担；选择动感、有活力的曲目，激发练习热情 2. 热身：运动开始前先进行5 min的关节活动操（HR：83~98次/min），运动后在音乐伴奏下进行整理活动；有氧运动后进行5~10 min的拉伸练习 3. 曲目选择不同速度和节奏的音乐交替进行，播放音量<60 dB，不扰民 4. 运动时注意配合呼吸，保持自然呼吸，主动调节气息通畅，保持情绪稳定 5. 注意饮食清淡，减少肉类摄入，多食蔬菜和水果（建议水煮、凉拌、生食），可以多食用安神补气的食物		
效果评估	运动三个月后再次进行体质测试：闭眼单足站由10.2 s增至30.1 s。Kupperman指数降至16，SAS焦虑自评分由56分降至45分，改善为轻度。运动取得了较好的结果		

续表

回访时间	前两周每周一次电话回访，了解身体反应及坚持锻炼的情况，若身体和情绪反应良好，可以按照计划增加运动强度和时间，否则延缓运动强度调整的速度。2~3个月后再次进行体质评价，调整运动处方
运动处方师	×××
机构名称	×××××

丁海丽、裴　钰、尚画雨、汪敏加、闫　虹

思考题 ◀

1. 青少年运动处方制订需要注意哪些问题？
2. 青少年运动处方的要素有哪些？
3. 青少年运动处方的特点是什么？
4. 青少年运动测试与体质评估的内容是什么？
5. 成年人体质测试与评价的主要指标有哪些？
6. 成年人提高心肺耐力运动处方制订的具体原则是什么？
7. 老年人运动前筛查的工具有哪些？
8. 如何评估老年人的功能性体质？
9. 如何制订老年人预防跌倒的运动处方？
10. 老年人开始运动之前的安全须知有哪些？
11. 女性月经期制订运动处方的注意事项有哪些？

第六章

常见心血管及代谢性慢性疾病人群运动处方

🔍 **各节目次索引**

第一节 运动与慢性疾病防治概述

慢性疾病是严重威胁我国居民健康的一类疾病，已成为影响国家发展的重大公共卫生问题。慢性疾病的发生和流行与经济、社会、人口、行为、环境等因素密切相关。随着我国工业化、城镇化、人口老龄化进程不断加快，居民生活方式、生态环境、食品安全状况等对健康的影响逐步显现，慢性疾病发病率、患病率和死亡人数不断增多，广大群众患慢性疾病负担日益沉重。慢性疾病影响因素的综合性、复杂性决定了防治任务的长期性和艰巨性。

一、慢性疾病概述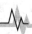

（一）慢性疾病的概念

慢性疾病全称为慢性非传染性疾病（non-communicable chronic disease，NCD），是指一类起病隐匿、病程长且病情迁延不愈、缺乏明确的传染性生物病因证据、病因复杂或病因尚未完全确认的疾病的概括性总称。慢性疾病是一种长期存在的疾病状态，表现为逐渐的或进行性的器官功能减退。随着年龄的增长，慢性疾病发病率逐年上升，老年人是慢性疾病的高发人群。但是近年来的数据显示，慢性疾病发病率呈现低龄化趋势。

慢性疾病主要指以心脑血管疾病（如高血压、冠心病、脑卒中等）、糖尿病、恶性肿瘤、慢性阻塞性肺部疾病（如慢性支气管炎、肺气肿等）、精神异常和精神病等为代表的一组疾病，具有病程长、病因复杂、健康损害和社会危害严重等特点。除了遗传因素和环境因素以外，身体活动不足和缺乏锻炼、不合理饮食和吸烟等不良生活习惯是慢性疾病发生的主要危险因素。

《柳叶刀》杂志慢性非传染性疾病行动小组和国际慢性非传染性疾病联盟建议采取以下5项重点行动作为应对慢性非传染性疾病危机的策略：领导力、预防、治疗、国际合作与监测、报告和可评估，并实施5项重点干预措施：加快烟草控制、减盐、健康饮食和体力活动、减少有害饮酒以及基本药物与技术的广泛普及。

（二）慢性疾病的流行病学特点

1. 中国慢性疾病患病率和死亡率迅速增加

慢性疾病的发生是人一生中各类风险因素不断累积的结果。目前，我国高血压病的患病率和糖尿病的患病率增加迅速。1959年、1979年、1991年、2002年和2012年的全国性高血压抽样调查显示，15岁及以上人群高血压患病率分别为5.1%、7.7%、13.6%、17.7%和24.0%，其标准化患病率分别为5.1%、7.5%、9.4%、12.3%和18.0%。1994年（25~64岁人群）、2000年（35~74岁人群）、2007年（20岁及以上人群）、2011年和2013年糖尿病患病率分别为2.5%、5.5%、9.7%、11.6%和10.9%。2010年，我国居民前5位死因分别是恶性肿瘤、脑血管病、缺血性心脏病、慢性阻塞性肺疾病和伤害，恶性肿瘤、脑血管病和心脏病死亡率分别较1990年升高了1.5倍、1.6倍和2.4倍。2004—2010年，我国恶性肿瘤、心脑血管疾病及糖尿病的死亡率年平均增长速度分别为1.62%、2.64%和2.35%，慢性阻塞性肺疾病死亡率呈下降趋势（-1.99%）。我国18岁以及居民年龄标准化高血压患病率分别为20.5%、25.1%和30.7%，超重率分别为24.3%、27.7%和31.0%，肥胖率分别为 7.5%、8.1% 和 12.6%。近年来，我国居民年龄标准化高血压患病率、超重率、肥胖率的年增长速度分别为 7.0%、4.1% 和 9.0%。

慢性疾病的高发为个人、家庭和社会带来了沉重的经济负担，至 2017 年数据显示，慢性疾病占所有疾病负担的 69%，国务院在 2019 年 7 月发布的《健康中国行动（2019—2030 年）》中指出，心脑血管疾病、癌症、慢性呼吸系统疾病、糖尿病等慢性疾病导致的负担占总疾病负担的 70% 以上，成为制约健康预期寿命提高的重要因素。

2. 慢性疾病在死因构成中所占比例增大

近年来，全球不同收入水平国家慢性疾病的死因构成均呈下降趋势，但中国却呈现上升趋势。我国人群慢性疾病死亡构成占总死亡构成从 1990—1992 年的 76.5%，到 2004—2005 年的 82.5%，到 2010 年的 85.3%，20 年上升了 10 个百分点；到 2017 年为 86.9%，到 2019 年为 70%。

3. 中国慢性疾病相关危险因素流行现状及趋势

慢性疾病发生发展过程受到多种因素的影响，影响我国慢性疾病发生发展且控制效果不佳的主要因素是吸烟率和体力活动不足。

（1）男性吸烟率处于世界前列。

当前，我国男性吸烟率位列世界第 14 位。2004 年、2007 年和 2010 年，我国 18~69 岁男性年龄标准化吸烟率分别为 58.7%、58.2% 和 54.0%，男性吸烟率居世界前列，近年来降幅不明显。

（2）体力活动不足及其对慢性疾病的影响。

随着我国经济的快速发展，人们的生活方式发生了很大变化，致使各种形式的体力活动普遍减少。体力活动不足增加了许多慢性疾病的发生风险，如冠心病、Ⅱ型糖尿病、乳腺癌和结肠癌，并使期望寿命缩短。我国居民体力活动不足的比例位列世界第 15 位。根据 2014 年全民健身活动状况调查公报数据，经常参加体育锻炼的人数百分比较低，20~39 岁年龄为 13.7%，30~39 岁年龄组为 12.4%，40~49 岁年龄组为 14.9%，50~59 岁年龄组为 18.0%，60~69 岁年龄组为 18.2%。这组数据说明，有 80% 以上的成年人未达到经常参加体育锻炼的标准（每周至少三次中等强度的运动，每次至少 30 min）。

研究表明，9% 的过早死亡是由体力活动不足所导致的。2008 年，在全球范围内的 5 700 万例死亡中，有 530 万人是由于体力活动不足导致的。即便体力活动不足的情况不能很快完全消除，若能将原有体力活动不足人数减少 10% 或 25%，那么每年也会分别减少约 53.3 万和 130 万例死亡。体力活动不足是世界范围内的重要公共卫生问题，减少或消除这个不健康的行为将会大幅度改善健康状况。如果体力活动不足的情况得以消除，那么全世界人口的平均期望寿命将延长 0.68 岁（0.41~0.95 岁）。通过规律运动，增加生活中的体力活动，减少久坐行为可以提升全民健康素质，降低高危人群发病风险，提高患者生存质量，减少可预防的慢性疾病发病、死亡和残疾，起到预防、延缓、治疗和逆转慢性疾病发生发展的作用。

二、慢性疾病对体质健康的影响

慢性疾病除会导致患病器官的功能下降以外，通常还会使患病机体与健康相关的身体素质明显下降，主要表现如下：

（一）最大摄氧量下降

慢性疾病患者最大摄氧量显著下降。体力活动减少是慢性疾病发生的主要原因之一，患病后，患者的体力活动进一步减少，加上疾病对心肺、血液和肌肉等系统的影响，导致慢性疾病人群心肺耐力下降。肺部、心血管和血液系统及骨骼肌的不同疾病都可能使最大摄氧量下降。阻塞性、限制性和感染性肺部疾病以及呼吸肌力量减弱、肥胖导致的胸壁增厚均会影响氧的摄入；肺栓塞或血栓形成、肺纤维化造成的肺毛细血管床减少的肺循环功能障碍也会影响氧的摄入；冠状动脉疾病、心力衰竭和其他心脏病可以使心搏出量（SV）下降，动脉粥样硬化影响血流量和血流速度、贫血使血液携带氧气能力减弱等均会影响氧的运送功能；肥胖、骨骼肌疾病和缺少锻炼可以导致骨骼肌利用氧的能力下降，引起动静脉血氧分压缩小，直接影响到最大摄氧量。心血管疾病患者普遍存在心肺耐力下降的情况。临床研究显示，心血管疾病患者运动耐量较健康人群显著下降 40%~60%，其中，心衰患者下降最明显。健康成年人（20~60 岁）的心肺耐力平均值为 10 METs，而稳定性心绞痛患者的心肺耐力大约只有 5.3 METs。发生急性心梗后，三周内患者的心肺耐力大约为 3.7 METs，射血分数尚存的心衰患者的心肺耐力为 3.3 METs，比健康成年人下降了 67%。

美国学术团体协会（ACLS）研究发现，非致命性心血管事件男性人群的心肺耐力显著低于未发病人群。当最大摄氧量低于 7 METs 时，中风的发病率会随着心肺耐力的下降而大幅度升高。低心肺耐力人口肺癌发病率是中等心肺耐力人口的两倍以上，癌症患者的心肺耐力越好，生存期越长。心肺耐力与高血压病、糖尿病、心血管疾病以及老年人的发病率、死亡率和全病因死亡率呈负相关。研究表明，卧床 10~20 d，可以使最大摄氧量下降 26.4%，从而使氧气摄入减少、运送能力下降、利用减少。

（二）身体成分改变

1. 肌肉体积、力量下降

研究表明，卧床 3 d 可使肌肉萎缩 2%。卧床或体力活动减少、营养不良、消耗增多、代谢问题都可能成为肌肉弱化的原因。另有研究表明，肌肉力量下降与糖脂代谢异常密切相关，握力低下的人糖脂代谢异常发病率高。糖尿病发病与肌肉减少有关，发病后，肌肉快速流失可加重血糖异常，而增加肌肉力量练习有助于控制血糖。

2. 脂肪增加或减少

脂肪的增加或减少与能量平衡有密切关系。肥胖人群的慢性疾病发病率显著高于非肥胖人群，患病后体力活动减少可能导致体内脂肪蓄积。相反，有些慢性疾病患者由于过度控制饮食或能量消化吸收功能下降也可能导致体内脂肪减少。

3. 骨质疏松

蛋白质、维生素 D 摄入不足及雌激素水平下降，导致体内维生素 D 生成减少，会加速骨量流失。体力活动产生的应力刺激是维持骨量的重要因素，因此，体力活动减少也可加速骨量流失。

（三）平衡能力和协调性下降

慢性疾病患者因疾病的影响，如糖尿病的末梢神经病变和糖基化物质对关节滑膜的影响，使得患者平衡能力和关节活动度下降。此外，患病后体力活动减少也会对平衡协调能力产生不良影响，从而增加跌倒的风险。

三、运动干预在慢性疾病预防和治疗中的作用

体力活动和运动在预防许多慢性疾病的发生发展中发挥着直接作用，普惠式运动指导有一定作用，但是个体化的运动处方可以针对特定疾病和特定病患进行运动干预，从而收到更好的干预效果。目前，运动科学专业人员和医生已经能够针对 50 种常见慢性疾病制订运动处方。针对慢性疾病患者制订并实施运动处方是一个典型的"体医融合"过程，可以由医生对疾病状态、药物治疗的

合理性、适宜运动量和运动中的风险进行评价，并提出运动中的注意事项，运动处方师根据医生的建议制订运动测试方案并实施，根据测试结果制订运动处方，执行实施运动处方，从而将慢性疾病患者的运动干预落到实处。慢性疾病患者的运动处方应用范围日渐广泛，从健康管理中心、社区卫生中心到大型医院，从医院康复中心、心脏康复中心到内分泌科都有应用，很多慢性疾病患者从运动中获益良多。

大量研究证明，规律运动对心血管疾病（冠状动脉、外周血管、脑血管疾病）、糖尿病、肥胖症、骨关节炎、骨质疏松、癌症（乳腺癌、结肠癌、前列腺癌）等多种与运动不足相关的慢性疾病有良好效果，能够预防延缓跌倒、衰弱、肌少症等病症，降低全因死亡率和过早死亡，对延缓衰老、提高生活质量等也起着重要的作用。

（一）预防和延缓因慢性疾病引起的生理机能衰退

1. 提高心肌供氧量

通过规律运动，能够提高心肌的供氧量。其主要原因和机制如下：

（1）提高心脏泵血功能。

通过锻炼，心脏的容积加大、心脏收缩能力提高，因而可提高心脏泵血功能，表现为心脏的每搏输出量增加，安静时心率降低及同等负荷下心率下降。心脏本身的血液供应与身体其他部位不同，只有在心脏的舒张期，血液才能经过冠状动脉流入心脏。由于在一个心动周期中，心脏收缩期所需的时间相对稳定（心室约为 0.3 s），舒张期的时间随心率的加快而明显缩短。所以，当心率加快时，心肌本身可能得到供血的时间减少，氧气供应也随之减少。通过锻炼，提高了心脏泵血功能，在相同强度的运动中心率下降，心肌得到供血的时间较长，有利于改善心肌的血液循环和氧气的供应。

（2）促进侧支循环形成。

通过长期坚持心肺耐力锻炼，可促使冠状动脉形成侧支循环，增加缺血区域的血液供应，提高心肌供氧量。在冠状动脉闭塞的情况下，侧支循环是心肌梗死面积减少的决定因素。

（3）减少冠状动脉管壁胆固醇的沉积。

由于健身锻炼对人体脂代谢有着良好调节作用，使血液中低密度脂蛋白胆固醇下降、高密度脂蛋白胆固醇升高，可以减少胆固醇在冠状动脉管壁上沉积，缓解动脉粥样硬化的进展，改善心肌血液供应。

（4）增加心肌毛细血管的密度。

通过锻炼，可加大心肌组织内毛细血管的密度和口径，改善气体交换，提高心肌对氧的摄取能力，改善心肌供氧。

（5）提高血红蛋白释放氧的能力。

在通过冠状动脉血流量不变的情况下，血红蛋白释放氧的能力提高，可改善心肌供氧状况。

以上各提高心肺供氧量的机制，可以称为心血管系统的"中心适应作用"（central adaptation effect）。中心适应作用需经过较长时间规律运动方可产生。

2. 降低心肌耗氧量

除提高心肌供氧量外，尽量降低心肌耗氧量，是冠心病运动防治的又一个机制，即心血管系统的"外周适应作用"（peripheral adaptation）。

（1）外周的节省化现象。

通过锻炼，骨骼肌的有氧代谢能力增强，如骨骼肌组织中毛细血管的数量增加、口径加大，骨骼肌细胞中线粒体的质量和数量均有改善，氧化酶的活性增强，加上骨骼肌的机械效率提高，会出现运动节省化现象，使完成同样运动负荷时，肌肉对血液供应的需求量下降，因而减轻了心脏的负担，使心肌耗氧量下降。

（2）减轻心脏的后负荷。

通过锻炼，可使神经内分泌系统得到良好的调节，交感神经兴奋性下降，血液中儿茶酚胺浓度下降，动脉血管的紧张度随之下降，使血管外周阻力减小，血压下降，从而减轻了心脏的后负荷。当进行定量负荷运动时，使心肌耗氧量下降。

（二）减少危险因素，预防心血管疾病

通过规律运动，可以减缓高血压、血脂异常、肥胖、血糖异常、久坐及吸烟等心血管疾病危险因素，延缓动脉粥样硬化的进展，有效地预防心脑血管意外的发生。

（三）对多种慢性疾病有良好干预效果

对于许多慢性疾病来说，体力活动有益于其治疗，并且体力活动是其病症治疗的推荐手段之一。研究表明，规律运动对以下病症有良好的干预效果：

（1）可以使高血压患者血压下降及降低血压不断增高的风险，降低心血管疾病死亡风险，延缓心血管疾病进展。

（2）可以使Ⅱ型糖尿病患者糖化血红蛋白、血压、体重指数和血脂等与疾病相关指标得到改善，降低心血管疾病死亡风险，延缓心血管疾病进展。

（3）可以有效地提高心脏病患者的心肺耐力，降低心血管疾病死亡风险，延缓心血管疾病进展。

（4）改善多发性硬化患者身体功能，包括步行速度和耐力，以及改善认知功能。

（5）改善癌症存活者与健康相关的生活质量，提高身体素质，降低膀胱癌、乳腺癌、结肠癌、子宫内膜癌、食管癌（腺癌）、肾癌、胃癌和肺癌等多种癌症的死亡风险，降低癌症患者全因死亡风险。

（6）减轻骨关节炎患者（膝和髋关节）疼痛，改善身体功能，改善其与健康相关的生活质量，但是推荐的体力活动水平对疾病进展没有影响。

（7）改善患有认知功能障碍或功能障碍的患者，包括多动症、精神分裂症、帕金森病和中风、痴呆患者的认知功能。

（8）改善脊柱损伤患者步行能力、肌肉力量和上肢功能。

（9）对于已经患有一种或多种慢性疾病的患者来说，如骨关节炎、高血压、Ⅱ型糖尿病、阿尔茨海默病、多发性硬化、脊髓损伤、中风、帕金森病和精神分裂症等，已经证明身体活动对其有相应的益处。

（10）规律的运动对骨健康可产生良好的作用，可预防和延缓骨质疏松症。骨钙是在不断分解与合成的过程中维持着动态平衡。运动可以通过对骨骼的机械应力作用、增加骨骼中血流量等，促进骨骼中钙的沉积，从而对骨质疏松起到防治的作用。青年时期坚持锻炼，可提高骨密度水平。随着年龄的增长，坚持锻炼可以减缓骨密度的下降速度，预防骨质疏松。

（四）缓解慢性疾病患者的症状

规律运动引起身体的一系列变化可以缓解慢性疾病患者的部分症状。以运动干预为主要内容的非药物治疗作为慢性阻塞性肺疾病（COPD）治疗的重要组成部分迅速发展，当慢性阻塞性肺疾病患者身体功能下降、生活质量下降以及心理障碍使疾病进一步复杂化时，运动干预作为严重或

非常严重疾病的补充干预措施尤其重要。规律地进行盆底运动，可以预防压力性尿失禁等膀胱症状；规律运动可以缓解更年期症状；太极拳运动可缓解纤维肌痛患者的症状及提高与健康相关的生活质量。症状得以改善的机制之一可能与运动改变 β- 内啡肽表达水平相关，其能够起到使锻炼者心情舒畅、消除疲劳、症状缓解、促进机能恢复的作用。研究发现，较长时间的节律性运动可以通过触发收缩的骨骼肌引起的机械敏感性传入神经纤维（Ⅲ组或 A-delta）增加放电活动来激活中枢系统。

（五）促进脑健康

运动对脑健康有益，包括改善认知功能、减少焦虑和抑郁风险、改善睡眠和生活质量。规律的体力活动不仅可以降低临床抑郁的风险，还可以降低患有或不伴有临床抑郁症者的抑郁症状。同时，规律的体力活动可以减轻焦虑症状，包括慢性焦虑水平及许多人不时感受到的焦虑情绪。一次中等至较大强度的身体活动也可以减轻焦虑的直接感受（状态焦虑）。有证据表明，通过规律的体力活动可以改善感知的生活质量。

使用运动处方对慢性疾病患者进行干预，可以取得良好的干预效果。慢性疾病的发生、发展受多种因素影响，但是当体力活动水平达到一定程度时，多种慢性疾病的发病率均会下降。因此，运动处方对慢性疾病的预防、延缓、逆转和治疗均具有良好作用。规律运动对慢性疾病干预的总体效应是：① 增强慢性疾病患者生理功能或延缓下降；② 良好的心理调节作用；③ 与药物的协同作用使得锻炼者减少或不增加药量，运动处方师或锻炼者应及时向医生说明规律运动后的身体变化，以供医生调整药物和药量时参考，药物的增减应遵从医嘱；④ 经济效益：减轻个人、单位和国家的医疗负担。有研究证明，科学运动可以有效地预防慢性疾病，减少40%的心脏病风险、减少27%的中风风险、减少50%的高血压发病率、减少近50%的糖尿病发病率、减少50%的乳腺癌死亡率和发病率及减少60%的结肠癌风险。

四、慢性疾病运动干预的基本要求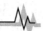

对于中、低风险或病情稳定的高风险慢性疾病患者，可以按照世界卫生组织的建议进行普惠式运动指导，即每周至少150 min 中等强度的有氧运动或较长时间的低强度运动。从事较大强度运动之前，应咨询医生或健身指导专业人员。每周可进行 2~3 次力量练习及 2~3 次柔韧性练习，适时进行平衡练习。注意增加生活中的体力活动，减少久坐时间。

对于慢性疾病患者而言，结构化的运动处方实施，效果优于普惠式指导。尽管运动处方的基本原理可以应用于伴有或不伴有慢性疾病的人群，但慢性疾病人群身体机能、代谢和结构有别于普通人群，故慢性疾病的运动处方应有别于一般人的运动处方。为了获得最大健身效益和避免健身运动中的风险，在为人群制订运动处方时，应建立在对身体活动水平、疾病状态、与健康相关的身体素质水平及临床治疗情况等熟悉的基础上，因此，制订运动处方者应具备以下专业知识、技能和能力。

（一）认识慢性疾病的基本特点

慢性疾病的基本特点包括不同慢性疾病的病因、病理机制、病理变化、临床经过及预后。了解慢性疾病的基本特点，对于了解病情、疾病的分期分级、并发症、药物治疗及效果评价以及运动的影响至关重要。

（二）掌握慢性疾病运动干预的作用

运动对慢性疾病的干预作用主要体现在：

（1）对疾病本身的作用，如缓解胰岛素抵抗的作用、增强心肌收缩力的作用。

（2）对减少心血管疾病影响因素的作用，如通过规律运动降低血压、血糖，调节血脂，减轻体重改变身体成分等。有时运动对某种疾病的作用并不明显，如运动对强直性脊椎炎无明显效果，但是此类患者通过规律运动减少了心血管疾病危险因素，使得心血管疾病的发病率和死亡率下降，提高了患者的生活质量，延长了患者的寿命。

（3）心理调整等方面的作用。

（三）慢性疾病患者的体质健康测试方法

1. 临床心肺耐力测试

在对慢性疾病患者制订运动处方之前，最好进行运动负荷测试，特别是对久坐少动或是拟采用较大强度运动的慢性疾病患者。在运动测试中，多采用对心电图、血压监护的临床心肺耐力测试，也称为症状限制性运动负荷试验。每级运动负荷递增幅度较小，如采用功率车记功计进行测试时，采用 15～25 W 递增，并仔细观察运动中的心血管反应，及时终止运动负荷试验，以保证运动中的安全。根据患者的病情和测试条件，可以选择不同的测试方案，根据测试结果更有针对性地确定适宜的运动强度和运动量。

2. 其他体质健康测试

可采用费力程度低、更加安全有效的测试方法，具体方法参见老年人的体质测量及评价方法。

（四）熟悉运动中疾病变化规律

要熟悉慢性疾病患者在运动中疾病变化的规律，主要需关注运动中的心率、血压、血液等心血管反应以及血糖变化表现出的症状或体征。例如，高血压患者运动中的血压反应，收缩压随运动强度增加而升高，正常反应是，运动强度每增加 1 MET，收缩压增加 8～12 mmHg，高血压患者的基线血压较高，若运动强度较大，可能造成运动中血压大幅度升高。有少数高血压患者对运动强度比较敏感，运动强度每增加 1 MET 可能使收缩压升高 15～20 mmHg，也有血压正常者出现此类反应，运动中血压异常升高是心血管事件的强烈预测因子，应引起充分的重视。又如，运动对血糖的影响，因运动方式、运动强度以及运动与就餐的时间不同，可能出现快速降糖效应或升高血糖的效应。掌握疾病在运动前、中、后的状态，对制订安全有效的运动处方有重要意义。

（五）掌握运动中可能出现的风险及防范措施

熟悉运动中可能出现的风险，并制订有效的防范措施可以显著减少运动中的风险，或降低运动风险的严重程度。绝大多数慢性疾病患者进行不超过推荐量的中等强度运动时是安全的。但是对于没有规律运动习惯的慢性疾病患者进行较大强度运动，或超过推荐量的运动，或运动姿势不当时，可能诱发心血管事件或使肌肉、骨骼损伤。在运动场所应针对可能出现的风险做好防范措施，如发达国家要求在任何健身场所都应备有全自动除颤仪，每位健身指导人员都应熟练掌握心肺复苏术，备有急救药物和含糖食物，运动现场的工作人员应掌握常用急救药物的使用方法等。

（六）运动与药物的相互影响

1. 运动与药物的协同作用

规律运动可以增强治疗慢性疾病药物的效果，与药物之间有良好的协同作用。例如，糖尿病患者通过规律运动可以减少胰岛素用量，有 4 项大型研究显示，糖尿病患者若在进餐后 90 min 内开始运动，采用 $50\%\dot{V}O_2max$ 运动 30 min，可减少 50% 的胰岛素用量；若运动 60 min，可减少 75% 的胰岛素用量。同样，高血压患者经过一段时间的规律运动，可以在医生指导下减少降血压药物用量或药物种类。

在一项 Meta 分析中，入组 16 项 RCT 研究对 2 004 例缺血性心脏病患者评估曲美他嗪对心肺耐力的影响，其中三项研究对 611 例患者心肺耐力进行评估，显示曲美他嗪可显著提高患者心肺耐力 1.33 METs。心肺耐力提高 1 MET，心脏病患者的总死亡率可下降 12%。运动康复及早联合曲美他嗪，可进一步提高患者心肺耐力。研究表明，单纯使用药物组心肺耐力提高 15.1%，单纯进行运动康复组心肺耐力提高 15.3%，而药物 + 运动组心肺耐力提高 25%。

2. 运动具有某些药物的治疗作用

随着人们对规律运动对健康促进作用的认识越来越深入，越来越多的研究开始探讨运动作为药物的治疗效果，如运动在糖尿病、心脏康复和中风康复等治疗中的作用。有研究表明，当将身体活动与认知行为疗法或抗抑郁药物治疗进行比较时，这些组间没有显著差异，这说明身体活动与其他常用治疗方法治疗抑郁症同样有效。Huffman 等人在对代谢综合征患者进行的双盲药物和步行数的随机对照试验中发现，规律运动对代谢综合征有明确的缓解作用。有三项实验性研究显示，习练太极拳加服用抗高血压药物对高血压病进行干预优于单独使用抗高血压药物进行降压的效果，使收缩压/舒张压降低 −9.3/−7.2 mmHg。针对太极拳、瑜伽和/或气功影响的 4 项 Meta 分析发现，收缩压的血压降低范围为 −12～−17 mmHg，舒张压降低至 −2～−11 mmHg，具有单独的抗高血压效应。但是这一类研究相对较少，还需进一步探讨这些运动的降血压效应。由此表明，体力活动是一种适度的非药物治疗方法。

3. 药物对运动的影响

慢性疾病患者服用的药物可能会对运动强度或运动效果有一定影响，因此，给慢性疾病患者制订运动处方前，应该询问患者的用药情况，并有针对性地进行处理。应特别注意以下问题：

（1）认真询问是否服用影响心率的药物。多种药物对运动中的心血管反应会产生一定的影响。高血压患者可能服用这类药物。如在服用血管扩张剂、钙通道阻滞剂、血管紧张素转换酶抑制剂和 β-肾上腺素受体阻滞剂的患者在递增运动负荷试验中心率和血压（主要是收缩压）反应会减弱，可能导致运动后血压突然降低，对这类患者应注意延长运动后的整理活动时间。服用 β-肾上腺素受体阻滞剂的患者，除了安静时和运动时血压下降以外，还存在安静时内在拟交感神经活动减少，运动时心脏选择性减少，最大运动能力下降；β 受体阻滞剂还可能会增加某些个体（尤其是注射胰岛素或服用促胰岛素分泌剂的糖尿病患者）出现低血糖的可能性并掩盖某些低血糖的表现（尤其是心悸）；β 受体阻滞剂可能减弱体温调节功能。

（2）服用利尿剂的患者可能会出现低钾血症和其他电解质紊乱、心律失常或运动测试假阳性等，可能减弱体温调节功能。

（3）抗抑郁药物可能使安静时和运动中心率上升，使安静时和运动时的血压下降。

（4）失眠患者可能服用镇静剂等，此类药物会影响运动测试和运动处方实施中的心率反应。

（5）血脂异常患者常服用降脂药，个别人可能出现肌病不良反应，如肌痛、肌炎，应注意与运动引起的肌肉酸痛加以区别。

（6）糖尿病患者常服用降糖药，若药物降糖作用与运动降糖效应叠加，可能诱发运动中或运动后低血糖，应加以防范。

（7）对于服用某些药物的锻炼者运动强度的判断，可通过标准运动负荷测试获得峰值运动 HR，作为确定运动强度的依据，若峰值运动 HR 不可用，应结合 RPE 进行判断。

（8）运动与药物减量。经过一段时间的运动干预，慢性疾病患者的病情得到较好控制，是否减少用药剂量，应遵从医嘱，患者本人和健身指导人员均不应随意调整药物。

（9）多种药物对运动中的血液动力学、心电图（ECG）、血糖和运动能力的影响可参见《ACSM 运动测试与运动处方指南》（第 10 版）。

五、可进行运动干预的慢性疾病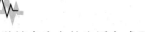

（1）针对慢性疾病前期和早期人群进行以科学健身为主的生活方式干预，不能坚持运动或效果不佳时，可结合药物治疗，如糖尿病前期和糖尿病早期、高血压前期和高血压早期、轻度肥胖等。

（2）典型的临床疾病以药物治疗为主，运动疗法为辅。对于临床疾病，尤其是较复杂的临床疾病患者，应在药物治疗、病情稳定后再开始运动干预。首先应由医师明确运动的适应证和禁忌证，再由高水平的运动处方师或医师制订运动处方。严重临床疾病可能是运动的禁忌证，如高血压 3 级，或需要在高水平医务监督下运动。

（3）认真做好运动前的风险评估，明确是否需要进一步医学检查和医务监督的力度。要明确不同级别运动处方师的权限，如药物的增减应由临床医师决定。

（4）常进行运动干预的慢性疾病主要有以下几类：

① 代谢性疾病及心血管疾病风险相关病症：糖代谢异常、脂代谢紊乱、肥胖症、高血压、代谢综合征、骨质疏松症。

② 心血管疾病：冠心病、外周动脉疾病、肺源性心脏病等。

③ 慢性阻塞性肺部疾病。

④ 神经、精神类疾病：阿尔茨海默病、帕金森病、抑郁症、焦虑症、共济失调（儿童）症等。

⑤ 多种癌症：包括癌症手术后、化疗期间和恢复期的患者。

六、慢性疾病患者运动中的注意事项

每一个慢性疾病患者的身体情况都有所不同，即便是患有同一类疾病。因此，运动处方师应从提高运动的安全性、有效性和依从性等方面考虑，认真梳理慢性疾病患者运动中的注意事项，主要包括以下几个方面：

（1）针对运动前获得的个人信息和医学检查结果进行危险分层，明确医务监督力度。疾病越复杂，医务监督水平越高。

（2）对于无运动习惯、心血管疾病风险多、有症状和体征，或已经诊断为心肺疾病者要加强运动中的医务监督，如运动中的 ECG 监测。

（3）充分认识运动中的心血管反应，包括运动中的心率、血压、心电图、血液灌流情况等。

（4）注意观察运动中的表现，鉴于治疗慢性疾病的药物会给运动中的心血管反应带来一定的影响，在观察运动中心率、血压反应的同时，要注意观察运动中的主观疲劳程度，发现异常情况要及时停止运动，并对后续的运动处方进行调整。

（5）一般注意事项。如前所述做好准备活动和整理活动。从小强度、小运动量、短时间开始，要有足够的适应期。安排好适宜的运动时间，如在早、中、晚，餐前或餐后。

（6）特殊注意事项。针对每一个患者的疾病特点、用药情况提出详细的注意事项。

（7）明确终止运动的指征。① 心肌缺血：胸部、颈部、下颌部、肩部、上肢部疼痛；② 头晕、恶心；③ 出冷汗；④ 低血糖：虚弱、饥饿；⑤ 运动系统不适：肌肉痉挛、关节、肌肉疼痛等。

七、制订慢性疾病患者运动处方的原则

在掌握不同慢性疾病的临床特征、慢性疾病运动干预的作用和运动前、中、后疾病状态的评价以及运动中疾病的变化规律后，在熟悉运动中可能出现的风险及防范措施的基础上，为慢性疾病患者制订运动处方，保证对慢性疾病运动干预的有效性和安全性。应按照普通人运动处方的基本原则，结合不同疾病患者的实际情况来制订和实施运动处方。

（1）评价慢性疾病患者的体力活动水平。

（2）用已经获得的医学检查结果对疾病状态进行评价。

（3）选择适宜的运动测试方案，如症状限制性运动负荷试验。

（4）制订运动处方，其 FITT-VP 特点如下：

F：高频率，每天运动或一天运动 2~3 次。

I：中、低强度为主，运动强度与运动自觉量表（RPE）很重要（详见表 1-2-1，表 1-2-2 和表 6-8-2）。

T：每次运动时间为 20~30 min，逐渐到 30~60 min。

T：以有氧为主，兼顾力量 + 柔韧性 + 平衡，运动方式多样化，全身与局部相结合。选择对体质和技术要求较少的运动方式，快走是最好的运动方式。

V：长期目标达到总运动能量消耗大于或等于 1 000 kcal/ 周。

P：适当延长适应期，不急于求成。在提高期，每个月心肺耐力运动量提升幅度不超过 10%，力量练习的运动量提升幅度不超过 5%。

八、运动干预效果的评价

从以下几个方面评价运动干预的效果：

（1）疾病状态。主要是从患者的症状、医生的物理检查和临床生化检查等方面对疾病状态进行评价。例如，糖尿病患者经过规律运动后，患者主观感觉改善，末梢神经病变、肾脏病变、视网膜病变进展缓慢或得到控制，血糖、糖化血红蛋白（GHb）、胰岛素水平下降都是疾病好转或稳定的表现。

（2）体质状态。通常是从与健康相关的身体素质方面进行评价，包括心肺耐力、身体成分、肌肉力量、肌肉耐力、柔韧性和平衡能力等。例如，糖尿病患者经过规律运动后，进行同等负荷时，运动心率下降，体重、体脂率下降，身体功能能力增加，表现为能够更轻松地完成生活中的身体活动等。

（3）对血糖、血压、血脂、肥胖程度等心血管疾病的风险因素进行评价。

（4）用药种类和用药量的变化。慢性疾病患者通过规律运动后，病情得到良好控制，医生可根据病情的变化调整用药种类和用药量。用药种类和用药量没有增加或减少是运动干预效果的表现之一。

（5）心理状态。慢性疾病患者通过规律运动后，抑郁或焦虑情绪得以改善，睡眠质量提高。

（6）慢性疾病患者运动的量-效关系。多数慢性疾病患者缺少规律运动，一旦开始运动就会收到一些健康效益。随着运动量的增加，收益也将逐渐增加。

① 一次 10 min 以上的中等强度运动可以收到即刻的健康效益，如对收缩压、血糖、胰岛素、认知水平、睡眠等产生良好的影响。

② 每周 60 min 中等强度的运动可获得其他健康效益。例如，以出现空腹血糖升高、高血压、甘油三酯升高、高密度脂蛋白胆固醇、腰围过大等指标中 ≥ 三项阳性为诊断代谢综合征（MS）标准，观察基线体力活动对代谢综合征的影响，发现平均每日步数每增加 2 000 步，可使代谢综合征的风险平均降低 29%。

③ 每周运动总量累计 150 min 中等强度的有氧运动，可持续降低许多慢性疾病和其他健康问题的风险。

④ 每周运动总量累计 300 min 中等强度的有氧运动，可使降低许多慢性疾病和其他健康问题的风险效应有所增加。

⑤ 每周运动总量累计超过 300 min 中等强度的有氧运动，可使降低许多慢性疾病和其他健康问题风险的效应增加幅度较小。

运动干预是一个适应面非常广泛的方法，对慢性疾病进行运动干预已在运动科学界和医学界的研究中越来越广泛和深入，包括体力活动不足与代谢健康风险的关系、运动对认知健康和神经退行性疾病进展的影响、运动在预防和治疗癌症、外周血管疾病中的重要性都已成为当今运动与慢性疾病相关研究的热点。

在慢性疾病运动干预过程中，应继续探索体力活动/运动成为第五大临床生命体征的意义，发展慢性疾病患者体力活动测量和评价及临床测量质量的研究，深入体医融合的研究和实施，加强医疗保健—健康—体质健康之间的融合，使更多慢性疾病患者的治疗方案中能够包含运动处方，推动医生/医疗保健人员成为体力活动的积极参与者、倡导者和践行者，加强对医疗保健人员、健康管理者和运动科学专业人员的培训，使他们具备良好的医学和运动科学相结合的专业背景，能够更好地在慢性疾病患者运动干预中发挥作用。

王正珍

第二节 临床运动负荷试验

运动负荷试验广泛应用于临床实践中，其中，心肺运动试验是一种客观评价心肺储备功能和运动耐力的无创性临床运动负荷试验方法。这种方法能够准确、全面地判断机体的心肺耐力水平、冠状动脉病变的程度和预后，在冠心病运动康复领域和为锻炼者制订运动处方中具有重要意义。

一、临床运动负荷试验概述

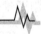

（一）临床运动负荷试验的测试意义

运动负荷试验常用于评估患者对递增有氧运动强度的耐受能力，可用于诊断、预防和治疗疾病，也可以用于体力活动咨询和制订运动处方。同时，运动负荷试验作为运动前健康筛查的一部分，可以对患者目前的健康状况做深入的评估。测试中的气体分析，对充血性心力衰竭、怀疑或确诊为限制性肺部疾病和/或不明原因劳力性呼吸困难的患者尤为重要。

1. 诊断疾病

（1）不明原因的胸痛。

（2）早期检出高危患者的隐性冠心病。

（3）了解和运动有关症状（晕厥、心悸、胸闷等）的病因。

（4）了解运动引起的心律失常。

（5）了解多支冠状动脉病变的受累血管。

2. 评估疾病

（1）评估冠心病预后。

（2）评估冠心病药物及 PCI 术后的疗效。

（3）评估冠心病 CABG 术后的疗效。

（4）评估冠心病缺血阈值、冠脉储备及心功能状况。

（5）评估抗心律失常药物的疗效。

3. 治疗疾病

指导心肌梗死后及其他心血管患者体力活动及日常活动负荷量或康复锻炼运动量。

4. 制订运动处方

评价心肺耐力、观察不同运动负荷下的心血管反应，为制订运动处方中的运动强度提供依据。

（二）临床运动负荷试验的分类

临床运动负荷试验主要有平板运动试验、心肺运动试验、同位素运动负荷试验和超声运动负荷试验，其中以前两种运动试验最常见。平板运动试验主要应用于诊断冠状动脉缺血性心脏病，如已知或可疑冠心病患者的严重程度、危险性以及预后的评价，急性心肌梗死早期危险性评估，特殊人群的体能评价以及其他心脏疾病或冠状动脉重建。心肺运动试验广泛应用于心脏康复中，如心肌梗死、PCI 术后、心功能不全等患者，目的是给予患者运动耐量的综合评估，进而为出具运动处方提供理论依据。下面主要介绍心肺运动试验：

心肺运动试验（cardiopulmonary exercise test，CPET）是给予受试者一定的运动负荷，并在此运动负荷下对心血管系统和呼吸系统各项生理指标进行监测的一项临床检测试验。心肺运动试验包括心电图运动负荷试验和气体代谢监测试验两部分。CPET 不同于一般的单纯观察心电图改变的运动试验，也不同于静态肺功能，是一种客观评价心肺储备功能和运动耐力的无创性检测方法，其综合应用呼吸气体实时监测分析技术、电子计算机和活动平板或功率车技术，实时检测在不同负荷下机体摄氧量和二氧化碳排出量的动态变化，从而客观、定量、全面地评价心肺储备功能和运动耐力，是目前世界上使用最普遍的衡量人体呼吸和循环功能水平的心肺功能检查方法之一。该试验的目的是根据运动负荷试验中获得的心脏电活动和血流动力学参数，更精确、全面地判断冠状动脉病变的程度和预后，制订合理的运动处方和安全的日常生活活动能力范围，评价康复运动效果，故在冠心病运动康复领域具有重要意义。

心肺运动试验与普通的心电图运动负荷试验不同，其更强调运动时心功能与肺功能之间的相互作用和气体的交换作用，更强调心肺功能的联合测定，更强调肺—心脏—骨骼肌群的联系，通过在不同运动负荷下测定最大摄氧量、心电图、血压和心率等指标来反映呼吸功能和心脏功能的变化，因此在临床上的应用也越来越广泛，在明确疾病诊断、病情进展和严重程度的评估、疾病预后判断及对治疗效果的评估中发挥着重要作用。

二、心肺运动试验的适应证和禁忌证

心肺运动试验对大多数人而言一般是安全的，但是对于某些个体来说，运动测试的风险可能会超过获得的益处。对这些人在决定是否应该进行运动测试时，认真细致地评价运动测试的益处与风险是非常重要的。通过对运动测试前的健康筛查和风险评估，有助于识别潜在的禁忌证，提高运动测试的安全性。

（一）适应证和应用范围

1. 适应证

（1）评价患者的运动能力。

（2）对心血管和呼吸系统疾病患者进行评定。

（3）对不明原因的呼吸困难进行病因分析。

（4）对外科手术前危险性及预后评估。

（5）评估器官移植（心脏移植、肺移植）生存潜能。

（6）为指导心脏康复和肺功能康复提供训练方案。

2. 应用范围

（1）临床医学领域。心、肺、代谢等多种疾病的诊断和鉴别诊断，生理功能评估、疾病严重程度评估，麻醉手术危险性评估，疗效评估，再入院和危机事件预测及指导预防。

（2）康复医学领域。指导运动处方的制订和康复治疗疗效评估。

（3）职业病防治。职业病患者劳动能力丧失和功能状态评估。

（4）个体化医疗和健康管理。

（二）禁忌证

根据《冠心病康复与二级预防中国专家共识》，心肺运动试验的禁忌证包括绝对禁忌证和相对禁忌证。

1. 绝对禁忌证

（1）急性心肌梗死（AMI）两天内。

（2）不稳定性心绞痛。

（3）未控制的心律失常，且引发症状或血液动力学障碍。

（4）未控制的有症状心力衰竭。

（5）高度房室传导阻滞。

（6）急性非心源性疾病，如感染、肾功能衰竭、甲状腺功能亢进。

（7）运动系统功能障碍，影响测试进行。

（8）患者不能配合。

2. 相对禁忌证

（1）左主干狭窄或类似情况。

（2）重度狭窄性瓣膜病。

（3）电解质异常。

（4）心动过速或过缓。

（5）心房颤动且心室率未控制。

（6）未控制的高血压（收缩压 > 160 mmHg 和 / 或舒张压 > 100 mmHg）。

（三）终止指征

（1）达到目标心率。

（2）出现典型心绞痛。

（3）出现明显症状和体征，如呼吸困难、面色苍白、紫绀、头晕、眼花、步态不稳、运动失调和缺血性跛行。

（4）随运动而增加的下肢不适感或疼痛。

（5）ST 段出现水平型或下斜型下降＞0.15 mV 或出现损伤型抬高≥2 mV。

（6）出现恶性或严重心律失常，如室性心动过速、心室颤动、R-on-T 室性早搏、室上性心动过速、频发多源性室性早搏和心房颤动等。

（7）运动中收缩压不升或降低＞10 mmHg；血压过高（收缩压＞220 mmHg）。

（8）运动引起室内传导阻滞。

（9）患者要求结束运动。

三、运动测试前的准备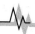

运动测试前的准备包括患者的准备、急救物品的准备和仪器的准备。

（一）患者的准备

1. 试验前的准备

（1）试验前 3 h 不能进食。

（2）试验前 8 h 禁止吸烟、饮酒和饮咖啡等

（3）试验前一天或当天禁止从事大强度运动。

（4）遵医嘱服药。

（5）患者着装舒适。

2. 填写患者的资料登记表

资料登记表包括一般资料、既往病史、运动史和服用药物情况等。

3. 签署知情同意书

向患者简要介绍心肺运动试验，告知可能存在的风险，并告知其运动测试所需时间、运动中的注意事项和获得的相关测试结果。

4. 收集基本指标

测量患者的身高、体重、心率、血压、腰围、臀围和血糖等。血糖需控制在 6～15.6 mmol/L。

5. 连接心电及血压监护

使用酒精棉球轻拭电极片放置的皮肤（胸毛较多患者首先应使用备皮刀剔除胸毛），并用细砂纸轻微打磨，贴好电极片并连接导联线，捆绑血压袖带并进行静息血压测量。

（二）急救物品的准备

进行心肺运动试验前应备齐各种急救药品和器械，如注射器、静脉穿刺针、氧气瓶（或氧气袋）、除颤仪、毛巾和气管插管设备等。

（三）仪器的准备

打开电源总开关，然后按计算机电源的开关，待机器稳定后，进行环境（室温、室压和湿度）定标、容量定标、气体定标。心肺运动试验结果是否准确，三种定标起着非常重要的作用，如气体定标直接影响无氧阈值，因此需要特别重视。

四、运动测试方案及流程

临床上，应根据患者的身体机能水平选择相应的运动测试方案。常用的运动测试方案有极量、次极量、症状限制性运动负荷试验。极量运动负荷试验很少用于冠心病患者；次极量运动负荷试验有一个预先设定的终点，通常为预测最大心率的70%~85%，或峰值心率为120次/min，或为主观设定的代谢当量（MET）水平，如5 METs。较低水平的次极量运动负荷试验常用于AMI后4~6 d的住院患者，作为早期运动康复的指导或为评价患者日常生活活动的能力提供依据。而症状限制性运动负荷试验设计为患者出现运动试验必须终止的症状和体征才停止，通常用于AMI后14 d以上的患者。

了解患者临床情况（包括既往史、目前药物服用情况等），结合相关辅助检查，对患者的运动史及运动习惯（包括运动方式、运动强度、运动时间、运动频率）等进行详细询问，以便制订合适的评估方案。

（一）运动测试方案

测试运动方式通常有功率车和跑台，功率车常采用Ramp方案，跑台常采用改良的Bruce方案。临床上现常采用功率车进行运动测试时，先录入患者的基本信息（年龄、性别、身高、体重等），机器自动计算出该患者的预计最大功率。心肺运动试验最佳蹬车时间为8~12 min，以10 min为宜，预计最大功率除以10，则计算出运动中每分钟应增加的功率。例如，患者预计最大功率为150 W，则最佳的运动递增负荷为15 W/min，直至终止运动试验。在某些临床情况下，跑台的运动方式较功率车有更多的优点，如在跑台上走或慢跑比在功率车上运动更能调动下肢大肌肉群的力量，其能达到的$\dot{V}O_2max$比功率车高5%~10%，这对那些仅在大运动负荷量下才出现异常反应的疾病（如心肌缺血）、康复训练或运动员的训练更加重要。跑台的主要缺点是难以精确定量患者运动时外界的做功量，患者的体重和行走方式对结果也有影响。相反，采用功率车进行运动，患者的体重对试验结果几乎无影响。此外，患者在跑台上运动时，如果手扶跑台的扶手，则会降低患者的做功量，从而低估患者的最大摄氧量。由于功率车的安全性和方便性，故选用功率车测试的比例较高。功率车和跑台测试指标的比较见表6-2-1。

表6-2-1 心肺运动试验不同运动方式的比较

指标	功率车	跑台
最大摄氧量（$\dot{V}O_2max$）	较低	较高
动脉血气分析的采集	容易	较难
噪声和人工伪差	较少	较多
安全性	更安全	安全性稍差
因肥胖而限制运动	较少	较多
要求腿部肌肉的协调性	较少	较多
适宜人群	运动能力异常者	运动能力正常者
使用情况	欧洲国家较多	美国较多

（二）运动测试流程

在心肺运动试验前，需要对患者进行基本评价，包括病史采集、体格检查、静息心电图、肺功能的测试等，以了解患者的健康状况并进行初步风险评估，然后根据患者的病情及检测目的选择合适的运动方式和方案。

运动心肺功能测试报告包括患者基本信息、运动方案及时间、静息心电图、血压、静息肺功能、运动中心率、血压、心电图变化和呼吸功能相关指标的变化、结论等部分。具体测试内容：

1. 静息肺功能测定

观看静息肺功能测定视频并为患者详细讲解测定过程，确保患者理解并无任何不适情况后，为其佩戴好面罩，观察面罩周围有无漏气现象，如位置不适，及时调整直至位置合适。嘱患者呼吸时口鼻同时进行，配合医生口令完成呼吸功能测定。静息功能测试结束后摘下面罩，让患者休息片刻，为蹬车运动做好准备。

2. 运动心肺功能测定

为患者佩戴好面罩，确保面罩佩戴严密，整理好导联线，绑好腰带，协助患者上仪器，调整座椅的高度，座椅高度以患者自觉合适为宜。当患者开始蹬车时，要求蹬车速度控制在 60 ± 5 r/min。蹬车过程中，严密观察患者的一般情况，询问患者 Borg 评分。

患者要求停止运动试验或达到目标心率后，嘱患者放慢蹬车速度（20~30 r/min）继续蹬车 2~3 min 后停止蹬车，结束后询问患者有无不适，协助患者从功率车上下来，休息 6~8 min，观察心率、血压是否恢复到运动前状态。

五、心肺运动试验测试指标及解读

（一）测试指标

在进行 CPET 测试中，通常会测定人体在静息、运动中及运动结束时不同时间段的心血管功能指标和肺功能相关指标。

1. 心血管功能指标

心率（静息、峰值、1 min 心率恢复）、血压（静息、峰值）和心电图。

2. 肺功能指标

摄氧量（$\dot{V}O_2$）、无氧阈（AT）、氧脉搏（$\dot{V}O_2/HR$）、呼吸交换率（respiratory exchange ratio，RER）、通气量（ventilation，VE）、氧通气当量（$\dot{V}E/\dot{V}O_2$）、二氧化碳通气当量（$\dot{V}E/\dot{V}CO_2$）、第一秒用力呼气量（FEV_1）、呼吸储备（BR）和代谢当量（MET）等参数。

（二）测试指标解读

1. 心血管功能指标

（1）心率。

在进行 CEPT 的过程中，心率是非常重要的预警指标之一。一般情况下，随着运动强度的增加，心率呈进行性增加，然而运动时，心率往往会出现以下三种情况：① 运动中及运动结束后恢复期心率上升过快，即运动时间短或达到目标心率，此类患者多见于外周阻力降低、血容量少、卧床时间较长、贫血、代谢异常。心肌梗死及冠状动脉手术后多见。② 运动中随着运动量的增加，心率增加缓慢，此类患者多见于平时经常参加体育锻炼者，其每搏输出量高，导致心率上升缓慢；另一种情况可见于由于药物如 β 受体阻滞剂，从而影响心率上升。③ 运动中心率上升受限，是心肌缺血的一种表现形式，心率反应减弱是预后不良的指标。运动结束后即刻心率与恢复期第 1 分钟末心率差值 ≤ 12 次 /min 或运动后即刻心率与运动恢复期第 2 分钟末心率的差值 ≤ 22 次 /min 为异常，是病死率预测的一个强有力因子。

（2）血压。

正常情况下，运动中收缩压通常会随着运动强度的增加而升高，$\dot{V}O_2$ 每增加 3.5 mL/kg/min，收缩压会上升 8~12 mmHg，舒张压随着运动强度的增加通常保持不变或适度下降。与静息血压相比，运动后收缩压上升较慢（< 20~30 mmHg）或下降可能由主动脉流出道梗阻、严重的左心室功能不全、心肌缺血和某些类型的药物（如 β 受体阻滞剂）引起。一般而言，运动性低血压与预后不良相关，往往提示左主干或三支血管病变。然而，无心脏病患者也可以表现出运动性低血压，可能由于脱水、降压治疗或是长时间大强度运动的直接影响。在运动后恢复阶段，由于延迟出现的运动后全身血管阻力增加与心输出量减少，也可能发生收缩压急剧下降。

（3）心律失常。

室性早搏是运动中最常见的心律失常。正常人在心率上升较快阶段可出现偶发室性早搏，常起源于右室，一般随体力活动的进展而消失。房性早搏可出现于正常或存在疾病的心脏。运动诱发的短暂房颤、房扑可出现于 1% 的个体，可见于健康人或风湿性心脏病、甲亢、心肌病和预激综合征患者。阵发性房颤和阵发性室上性心动过速在运动中是较少见的。对于心衰患者而言，CEPT 中心律失常的评估是非常有帮助的。研究证实，在运动及恢复期显著的室性异位活动与死亡率增加相关。

（4）缺血性 ST 段改变。

运动性心肌缺血最常见的表现形式为 ST 段压低，以下斜型最为常见。若运动前即有基线改变，运动中出现 ST 段压低对心肌缺血诊断的特异性将会降低。与冠状动脉疾病（coronary artery disease，CAD）发生的可能性和严重性相关的 ST 段因素主要包括 ST 段改变的程度、出现的时间、持续的时间及发生 ST 段压低的导联数目。运动恢复阶段 ST 段压低的持续时间与冠心病严重程度相关。既往无心肌梗死的患者出现运动中 ST 段抬高可以定位严重的短暂性缺血部位，反映了近端显著的血管疾病或痉挛。

2. 肺功能指标

（1）最大摄氧量（$\dot{V}O_2max$）。

健康成年人 $\dot{V}O_2max$ 为 2~3 L/min。在逐级递增的 CPET 中，当运动达到一定强度时，$\dot{V}O_2$ 出现了一个平台期，这时即使再增加运动强度，$\dot{V}O_2$ 也不会再增加，人们称此时为 $\dot{V}O_2max$。$\dot{V}O_2$ 反映了机体气体运输系统（肺、心血管、血红蛋白）和肌肉细胞有氧代谢是否正常，其中任一环节出现功能障碍（如肺部疾病、心脏病或贫血等）均可引起 $\dot{V}O_2max$ 的下降。影响 $\dot{V}O_2max$ 的因素很多，如性别（男性大于女性）、年龄（随着年龄的增长而降低）、体重（与体重成正比）、身体状况（身体状况好的高于差的）、有无规律运动（规律运动者高）、运动方式（跑台 > 下肢功率车）等。$\dot{V}O_2max$ 是确定理想运动强度的重要指标。正常值：大于预计值的 84%。

（2）峰值摄氧量（$\dot{V}O_2peak$）。

峰值摄氧量是指在 CPET 中，受试者不能维持功率继续增加而达到最大运动状态时的摄氧量，一般等同于 $\dot{V}O_2max$。它反映了患者的心肺功能以及外周运动（骨骼肌）功能，是评价心肺运动能力的金标准。在试验中，可通过直接测量来确定运动强度。特别是当运动量对心率反应不能作为运动强度的可靠指标时，这种方法最有效（如房颤）。

相对摄氧量是衡量不同个体完成同样功率负荷的运动能力和综合评价心肺功能的客观指标。表 6-2-2 是根据不同摄氧量水平进行的运动能力分级，来自美国心脏病学会和胸科协会制订的心肺功能障碍评估标准见表 6-2-3。

表 6-2-2 不同摄氧量水平的运动能力分级

运动级别	相对摄氧量 /(mL · kg⁻¹ · min⁻¹)	运动能力	备注
1	60～80	最高强度的竞技比赛：马拉松、游泳、划船等	优秀运动员
2	50～59	高强度的娱乐比赛：爬山、滑雪、踢足球等	
3	40～49	中等强度的娱乐比赛：舞蹈、滑冰等	
4	25～39	低强度的娱乐比赛：赛马、高尔夫球等	胜任日常工作
5	20～24	娱乐运动：走路（7 km/h）、骑车（14 km/h）等	
6	10～19	休闲活动：走路（5 km/h）、做家务活动等	
7	6～9	小量活动：坐着或站着做点轻微活动	

表 6-2-3 心肺功能障碍评估标准

分级	相对摄氧量 /(mL · kg⁻¹ · min⁻¹)	心肺功能障碍分级	治疗选择
1	16～20	轻度	可康复治疗
2	10～15	中度	能耐受手术
3	6～9	重度	能耐受手术，但并发症较多
4	＜6	严重	手术禁忌证

（3）无氧阈（AT）。

无氧阈是指在递增运动负荷中，组织对 O_2 的需求超过了循环所能提供的 O_2，此时有氧代谢不能满足运动肌肉的能量需求，需要动用无氧代谢来补充有氧代谢提供的能量不足，机体的代谢供能方式达到了由以有氧代谢为主向无氧代谢为主过度的临界点，但尚未发生乳酸性酸中毒时的摄氧量。它反映了心肺功能、运动耐力和机体利用氧的能力。超过无氧阈后，交感神经活性显著增加，血乳酸堆积，体内酸碱失衡，发生心脏不良事件和肌肉损伤风险明显增加。因此，通过确定无氧阈能更准确地测量运动训练强度，保证运动康复的安全性。它既可用于运动受限的诊断和鉴别诊断，还可以用于对治疗前后的功能评价及运动效果与运动耐力的评价。无氧阈法是常用的确定运动强度的方法之一，正常人：AT＞40% $\dot{V}O_2$max，一般为 50%～65% $\dot{V}O_2$max。

（4）氧脉搏（Oxygen Pulse，$\dot{V}O_2$/HR）。

氧脉搏不是直接测量的参数，用 $\dot{V}O_2$ 除以同时间的心率表示，它反映了心脏每一次搏动的氧输送量，代表心脏每次射血的供氧能力。氧脉搏等于每搏量与动静脉氧含量差的乘积，以氧耗量和心率的比值来表示，单位为 mL/beat，是评价心功能常用的指标之一，也是心脏疾病限制运动的关键生理参数，对可疑心肌缺血患者具有诊断价值。一般认为，在运动早期，心脏主要是通过每搏输出量的增加使 $\dot{V}O_2$ 增加；在运动后期，主要是通过心率的增加使 $\dot{V}O_2$ 达到最大。如果心功能不全，每搏输出量不能随着运动强度的增加而相应增加，心脏只能通过心率的增加来满足肌肉细胞对氧的需求，心率增快，氧脉搏就会减小，因此反映了心脏的储备功能下降。在 CPET 过程中，氧脉搏以线性的方式增加，达到高强度运动时将会出现平台期，若平台期提早出现，常提示每搏量受损引起的心源性运动受限。氧脉搏越高，说明心肺功能越好，效率越高。氧脉搏降低可见于贫血、高碳氧血红蛋白或严重的动脉低氧血症等动脉血氧含量减少的病症。

（5）呼吸交换率（RER）。

呼吸交换率是指肺内每分钟CO_2排出量（$\dot{V}CO_2$）与每分钟摄氧量（$\dot{V}O_2$）的比值，也称为呼吸商。当运动负荷逐渐增加，$\dot{V}CO_2$超过$\dot{V}O_2$时，RER增加。RER < 1时，表示有氧运动；RER > 1时，表示无氧运动。当机体运动达到RER > 1.1时，提示已达到最大运动量。

（6）氧通气当量（$\dot{V}E/\dot{V}O_2$）和二氧化碳通气当量（$\dot{V}E/\dot{V}CO_2$）。

氧通气当量（$\dot{V}E/\dot{V}O_2$）是指消耗1 L氧时所需的通气量，是确定无氧阈的最敏感指标。运动训练可以提高肺通气效率，降低呼吸肌耗氧量，使氧通气当量下降。

二氧化碳通气当量（$\dot{V}E/\dot{V}CO_2$）是指排出1 L CO_2时所需要的通气量，是评估运动试验结果的重要指标。二氧化碳通气当量可以评价通气效率，作为慢性心力衰竭患者预后的一个重要指标，正常值为26～30。$\dot{V}E/\dot{V}CO_2 \geqslant 35$是判断患者是否高危的阈值指标。

（7）呼吸储备（breath reserve，BR）。

呼吸储备（BR）是指运动前最大自主通气量（MVV）与最大负荷运动时通气量（$\dot{V}Emax$）之差的绝对值，或以最大负荷运动通气量（$\dot{V}Emax$）占最大自主通气量（MVV）的百分数表示。正常值为：差值 > 11，百分比 < 85%。BR降低的特点是原发性肺疾病导致患者通气受限，BR增高的特点是心血管疾病患者运动受限。

（8）代谢当量（MET）。

代谢当量是评估能量消耗的指标，可用于评价心脏功能能力和运动强度。目前，根据健康40岁70 kg男子静息$\dot{V}O_2$，计算出1 MET相当于摄入的O_2为3.5 mL/kg/min。代谢当量有助于制订运动处方、评价运动能力，可将不同运动方案的极量与次极量运动负荷标准化。有学者根据CPET中最大运动负荷时所达到的MET，作为判断心功能是否受损及其程度的指标之一。

（三）测试指标解读注意事项

CPET的主要作用是评估运动受限的原因、定量评价心肺功能，但在解释测试结果时一定要结合病史、其他实验室检查进行综合评价，排除无关因素。需要从以下几个方面排除患者是由于没有很好配合或没有努力达到最大运动负荷量：① 峰值心率没有达到预测最大心率的85%；② AT没有出现；③ 呼吸储备明显增大；④ 没有出现运动受限的其他现象，如收缩压降低、心电图出现缺血改变等。满足上述4项条件，可以考虑是由于患者配合不好的原因，并不是真正的运动受限。

六、心肺运动试验的临床应用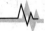

心肺运动试验能够对心脏和肺脏在运动负荷状态下同时监测心、肺功能，对心血管系统疾病和呼吸系统疾病的诊断有重要意义。

（一）在心血管系统疾病中的应用

1. 应用于慢性心力衰竭患者

CPET被认为是评价心力衰竭患者心脏功能的良好指标，可根据测试结果进行危险分层、预后预测、定量分级、运动指导和效果评价。如果$\dot{V}O_2peak < 10$ mL/kg/min，表明是心脏移植的绝对适应证（表6-2-4，表6-2-5）。同时根据峰值心率、峰值摄氧量、无氧阈等指标，可为慢性心力衰竭患者的运动强度制订参考标准。

表 6-2-4　慢性心力衰竭患者危险程度分级

危险分级	$\dot{V}O_2max/(mL \cdot kg^{-1} \cdot min^{-1})$	$\dot{V}E/\dot{V}CO_2$	RER
低危	> 18		
中危	10~18	且 < 35	
高危	10~18	且 ≥ 35	
	< 10		
极高危	< 10		≥ 1.15

表 6-2-5　根据 $\dot{V}O_2peak$ 和 AT 对心功能的分级标准

（单位：$mL \cdot kg^{-1} \cdot min^{-1}$）

分级	$\dot{V}O_2peak$	$\dot{V}O_2AT$
A	> 20	且 14
B	16~20	且 11~13
C	10~15	且 8~10
D	< 10	且 < 8

资料来源：胡大一，王乐民，丁荣晶. 心脏康复临床操作实用指南［M］. 北京：北京大学医学出版社，2017.

2. 对劳累性呼吸困难病因的鉴别

根据心肺运动试验相关指标进行心源性呼吸困难和肺源性呼吸困难的鉴别诊断，详见表 6-2-6 和表 6-2-7。

表 6-2-6　心源性呼吸困难和肺源性呼吸困难的鉴别诊断

指标	心源性	肺源性
最大摄氧量	可达正常下限	不能达到正常值
峰值摄氧量	减小	减小
无氧阈	可达正常下限	很少能达到正常值
呼吸储备	正常	下降

表 6-2-7　根据 CPET 测试指标对呼吸困难的病因进行鉴别

$\dot{V}O_2peak$	AT	BR	病因
≥85% 预测值			焦虑、肥胖或较轻的疾病
< 85% 预测值	且 < 40% $\dot{V}O_2peak$	且 ≥ 30%	心脏疾患
< 85% 预测值	且 < 40% $\dot{V}O_2peak$	且 < 30%	心脏呼吸混合型疾病
< 85% 预测值	且 ≥ 40% $\dot{V}O_2peak$	且 < 30%	呼吸系统疾病
< 85% 预测值	且 ≥ 40% $\dot{V}O_2peak$	且 ≥ 30%	组织、肌肉类疾病

（二）在呼吸系统疾病中的应用

1. 慢性阻塞性肺疾病（COPD）

目前，多采用静态肺功能评价 COPD 患者的病情。但有研究认为，COPD 是全身系统的疾病，除了通气功能受损外，会同时合并呼吸肌和周围骨骼肌能力的下降、心脏功能障碍、营养状态失调和精神因素等，均可不同程度地影响 $\dot{V}O_2max$。CPET 能够弥补静态肺功能的不足，可反映 COPD 患者运动性呼吸困难的特点，判断其运动能力，全面评估引起运动受限的原因，监测 COPD 各种治疗方案如支气管扩张剂、运动康复、肺部减容术等的效果。CPET 已经广泛应用于 COPD 的病理生理学研究、疗效评价和手术危险性评估、康复指导等。

2. 间质性肺病

CPET 能够通过观察气体交换的异常，早期有效地确定轻微的肺部疾病，这是常规检查不能做到的。在间质性肺病评估中的作用主要包括：① 发现早期的气体交换异常；② 确定血氧不足和氧疗的重要性；③ 确定潜在的运动限制因素。

七、运动负荷试验在慢性疾病人群运动处方制订中的应用

临床运动负荷试验一方面能够在常见慢性疾病诊断中起非常重要的作用，另一方面也能在慢性疾病人群运动处方制订过程中起指导性作用。

（一）运动负荷试验在健康筛查和风险评估中的应用

临床运动负荷试验中指标监测的意义：

（1）心率。

在临床运动负荷试验中，正常心率的反应是随着运动负荷的增加，每提高 1 MET 的运动强度，心率大约升高 10 次 /min。

当一位未服用 β- 肾上腺受体阻滞剂的患者，在运动负荷试验中达到了力竭状态（尽最大努力的情况），但此时的最大心率没有达到按照年龄预测的最大心率 85%，预示其心脏的变时性功能不全，与心血管疾病发病率和死亡率增加的风险呈现独立相关性。当运动后恢复期心率下降的速度太慢，在恢复期第 1 分钟末心率下降 < 12 次 /min 或第 2 分钟末下降 < 22 次 /min 时，预示与发生心血管疾病风险和死亡率风险的增加显著相关。运动后心率恢复速度不良与副交感神经系统的激活受限有关，是造成心律失常的易感因素，存在一定的运动风险。

（2）血压。

在临床运动负荷试验中，正常收缩压（SBP）的反应是随着运动负荷的增加，每提高 1 MET 的运动强度，SBP 大约升高 10 mmHg，此反应在男性中最明显。而舒张压（DBP）一般没有变化或略微下降。当出现下列情况可定义为异常 SBP 反应：

① 高血压反应：在运动中 SBP 男性 ≥210 mmHg、女性 ≥190 mmHg，认为是高血压反应。当运动达到峰值时，SBP ≥250 mmHg 或与安静状态下相比 SBP 升高量 > 140 mmHg，可以预测将来发生高血压病的可能性较大。

② 低血压反应：当运动中 SBP 不随着运动强度的增加而升高，反而出现下降并 > 10 mmHg，尤其合并有其他缺血指征时，可认为是不正常的反应，会增加发生心肌缺血、左心室功能不全或心血管疾病事件的风险。

③ 迟钝反应：在运动中 SBP 的反应比正常情况要慢一些，常见于心输出量增加能力较差的患者。

④ 运动后反应：正常情况下，运动后 SBP 能够恢复到运动前的水平或恢复到低于运动前的水

平一般需要 6 min。如果 SBP 恢复延迟与心肌缺血和不良预后有高度的相关性。

异常 DBP 反应：当运动到峰值 DBP > 90 mmHg 或运动中的 DBP 与安静状态下相比增加 > 10 mmHg 时，可认为是异常 DBP 反应，可能会发生心肌劳力性缺血。当运动中 DBP > 115 mmHg 是极度异常反应，可以作为临床运动负荷试验终止的相对指征之一。

（3）心率-收缩压乘积（rate-pressure product，RPP）。

心率收缩压乘积是指在安静或运动状态下同一时刻的心率和收缩压相乘计算出来的值。RPP 是反应心肌耗氧水平的指标，可用来估算心肌缺血的阈值。运动试验中将发生心肌缺血表现时的 RPP 作为心肌缺血阈，运动到峰值时的正常范围是 25 000~40 000 mmHg / 次 /min。

（4）心电图。

在临床运动负荷试验中监测心电图，可以发现在不同运动负荷下有无心律失常、心肌缺血等异常情况，为运动处方制订前的健康筛查和风险评估提供有力依据。

ST 段的压低或抬高是判断心肌缺血和损伤的标准。运动中 ST 段出现异常的情况主要有以下几点：

① 同一导联至少有三个连续的心动周期出现 ST 段压低或抬高才具有临床意义。

② 在 J 点后 80 ms 出现 ST 段水平或下斜型压低 ≥ 0.1 mV，是判断心肌缺血的有利证据。

③ 运动后恢复期出现明显的 ST 段压低也是心肌缺血的一个指征。

④ 在 J 点后 80 ms 出现 ST 段上斜型压低 ≥ 0.2 mV，可能预示心肌缺血，但不能确诊，只有出现心绞痛症状的情况下才有可能。

⑤ 安静状态下 ST 段压低或 T 波倒置，在运动时反而正常，可能预示运动诱发心肌缺血。此种情况如果发生在年轻人身上会认为是正常反应。

⑥ 当安静直立状态下心电图出现 ST 段压低，运动中只有出现进一步的 ST 段压低才能诊断为心肌缺血。

⑦ 当安静直立状态下心电图出现 ST 段抬高，运动中只有出现低于等电位线的 ST 段压低才能诊断为心肌缺血。

（二）运动负荷试验在运动处方制订中的应用

运动心肺试验是目前最常用的临床运动负荷试验，可以实时测试运动中的气体代谢情况，常用下述监测的气体代谢指标来制订运动强度：

1. 峰值摄氧量

可以评价受试者的心肺耐力水平，也可以用于有氧运动处方中的运动强度制订。正常情况下 $\dot{V}O_2peak > 84\%$ 预测的 $\dot{V}O_2max$，可以采用 $\dot{V}O_2R$ 的方法确定运动强度：

$$靶 \dot{V}O_2 = (\dot{V}O_2peak - \dot{V}O_2rest) \times 期望强度\% + \dot{V}O_2rest$$

2. 无氧阈

无氧阈是指机体细胞需要通过无氧代谢来增加机体能量供应时的摄氧量。此时机体在运动中会出现供氧不足，导致无氧代谢的中间产物乳酸堆积过多，达到机体缓冲系统代偿时，乳酸急剧上升。AT 的正常参考范围为 $40\%~80\%\dot{V}O_2max$。AT 在正常人群中变动很大，不经常运动的人群 AT 在 $50\%~60\%\dot{V}O_2max$，老年人在 $40\%\dot{V}O_2max$ 左右，经常运动的人群 AT 可达 $70\%~80\%\dot{V}O_2max$。在给冠心病、慢性阻塞性肺部疾病等常见慢性疾病人群制订有氧运动处方时，通常选择的运动强度（靶心率）是 AT 对应的心率范围。

王 艳

第三节　高血压人群运动处方

高血压可引起很多严重的并发症，对健康造成很大的危害，并存在着潜在运动风险。高血压运动处方主要以控制血压为目标，也是其他慢性疾病运动处方的基础处方之一，用途广泛。

一、高血压概述

（一）高血压临床诊断及分型

2018 年《中国高血压防治指南》将高血压定义为：在未使用降压药物的情况下，非同日 3 次测量诊室血压，SBP ≥ 140 mmHg 和 / 或 DBP ≥ 90 mmHg。SBP ≥ 140 mmHg 和 DBP ＜ 90 mmHg 为单纯收缩期高血压。患者既往有高血压史，目前正在使用降压药物，血压虽然低于 140/90 mmHg，仍应诊断为高血压。根据血压升高水平，又进一步将高血压分为 1 级、2 级和 3 级。

高血压分为原发性和继发性两大类。高血压是常见的心血管疾病，以体循环动脉血压持续性增高为主要表现的临床综合征。继发性高血压是继发于肾、内分泌和神经系统疾病的高血压，多为暂时的，在原发的疾病治疗好以后，高血压就会慢慢消失。

（二）原发性高血压的诊断及分型

基于目前的医学发展水平和检查手段，能够发现导致血压升高的确切病因，称为继发性高血压；反之，不能发现导致血压升高的确切病因，则称为原发性高血压。表 6-3-1 为 2018 年《中国高血压防治指南》中的高血压病分级。

表 6-3-1　2018 年《中国高血压防治指南》高血压病分级

类别	收缩压 /mmHg	舒张压 /mmHg
正常血压	＜ 120 和	＜ 80
正常高值	120 ~ 139 和（或）	80 ~ 89
高血压	≥ 140 和（或）	≥ 90
1 级高血压（轻度）	141 ~ 159 和（或）	91 ~ 99
2 级高血压（中度）	160 ~ 179 和（或）	100 ~ 109
3 级高血压（重度）	≥ 180 和（或）	≥ 110
单纯收缩期高血压	≥ 140 和	＜ 90

若患者的收缩压与舒张压分属不同的级别时，则以较高的分级为准，偶然测得一次血压增高不能诊断为高血压，必须重复测量和进一步观察。

（三）高血压对健康的危害与潜在风险

在我国，高血压病最常见的并发症是脑血管意外，其次是高血压性心脏病心力衰竭，再次是肾功能衰竭，较少见但严重的并发症为主动脉夹层动脉瘤，其起病突然，迅速发生剧烈胸痛，向背部或腹部放射，伴有主动脉分支堵塞的现象，使两上肢血压及心率有明显差别，一侧从颈动脉到股动脉的心率均消失或下肢暂时性瘫痪或偏瘫，少数发生主动脉瓣关闭不全，未受堵塞的动脉血压升高，动脉瘤可破裂入心包或胸膜腔而迅速死亡，胸部 X 线检查可见主动脉明显增宽，超声心动图计算机化 X 线或磁共振断层显像检查可直接显示主动脉的夹层或范围，甚至可发现破口，主动脉造影也可确立诊断，高血压合并下肢动脉粥样硬化时，可造成下肢疼痛、跛行。

1. 冠心病

冠心病是指冠状动脉粥样硬化性心脏病，长期的高血压可加速动脉粥样硬化的形成和发展。冠状动脉粥样硬化会阻塞或使血管腔变狭窄，或因冠状动脉功能性改变而导致心肌缺血缺氧、坏死而引起冠心病。冠心病是动脉粥样硬化导致器官病变的最常见类型，也是严重危害人类健康的常见病。

2. 脑血管病

脑血管病包含脑出血、脑血栓、脑梗塞、短暂性脑缺血发作。脑血管意外又称中风，其病势凶猛，且致死率极高，即使不致死，大多数也会致残，是急性脑血管病中最凶猛的一种。高血压患者血压越高，中风的发生率也就越高。高血压患者的脑动脉如果硬化到一定程度时，再加上一时的激动或过度的兴奋，如愤怒、突然事故的发生、剧烈运动等，会使血压急骤升高，脑血管破裂出血，血液便溢入血管周围的脑组织，此时，患者会立即昏迷，倾倒在地。

3. 高血压心脏病

高血压患者的心脏改变主要是左心室肥厚和扩大，心肌细胞肥大和间质纤维化。高血压导致心脏肥厚和扩大，称为高血压心脏病。高血压心脏病是高血压长期得不到控制的一个必然趋势，最后或可能会因心脏肥大、心律失常、心力衰竭而影响生命安全。

4. 高血压脑病

高血压脑病主要发生在重症高血压患者中。由于过高的血压超过了脑血流的自动调节范围，脑组织因血流灌注过多而引起脑水肿。临床上以脑病的症状和体征为特点，表现为弥漫性严重头痛、呕吐、意识障碍、精神错乱，严重的甚至会出现昏迷和抽搐。

5. 慢性肾功能衰竭

高血压对肾脏的损害是一个严重的并发症，其中高血压合并肾功能衰竭约占10%。高血压与肾脏损害可以相互影响，形成恶性循环。一方面，高血压引起肾脏损伤；另一方面，肾脏损伤会加重高血压病。一般到高血压的中、后期，肾小动脉发生硬化，肾血流量减少，肾浓缩小便的能力降低，此时会出现多尿和夜尿增多现象。急骤发展的高血压可引起广泛的肾小动脉弥漫性病变，导致恶性肾小动脉硬化，从而迅速发展成为尿毒症。

6. 高血压危象

高血压危象在高血压早期和晚期均可发生，紧张、疲劳、寒冷、突然停服降压药等均会导致小动脉发生强烈痉挛，导致血压急剧上升。高血压危象发生时，会出现头痛、烦躁、眩晕、恶心、呕吐、心悸、气急以及视力模糊等严重的症状。

二、运动降压的原理

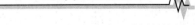

（一）运动对心脏生理结构的影响机制

许多研究表明，高血压患者病史较长，心脏作为靶器官受到损伤，出现左室肥大、功能失调，同时也是众多心脑血管疾病的导火索。而有氧运动可改善左室舒张、收缩功能，减轻左室心肌肥厚，显著增加轻度心功能不全者左室射血分数、每搏量，减少脂肪在心肌中的存积，增加心肌对缺氧的耐受，从而改善心脏功能。Haykowsky 等人的荟萃分析（Meta 分析）表明，心脏射血分数、收缩和舒张末期的体积随着时间而降低，但随着运动锻炼时间的增加而增加，心脏功能增强有利于血压恢复平稳。同时，通过运动干预可以改善血液动力学机制，显著降低血循环外周阻力。

（二）运动改变神经体液调节的机制

运动干预降压的重要因素是改善体液调节，这也是国内外研究的重点。肾素－血管紧张素系统、炎症因子、内皮素在与衰老相关的众多疾病中扮演重要角色，有学者通过动物实验证实，通过运动，可使高血压小鼠血压降低、血清血管紧张素 II 降低，抗氧化能力增强，高血压进程中胆碱酯酶相关的炎症反应减少等。当高血压患者血压降低 5~7 mmHg 时，全身血管系统顺应性增强，阻力降低 17%，血浆内的肾上腺素增加 29%，肾素变化 20%，5- 羟色胺（5-HT）、内皮细胞对血管活性物质及无机盐都有不同程度的改变。血浆心钠素（ANP）、舒血管因子前列环素（PGI2）、前列腺素（PG）、一氧化氮（NO）、中枢脑啡肽系统、体内钠代谢以及血脂代谢在运动干预降压中都有重要作用。2014 年，有学者指出小分子核糖核酸（miRNAs）在高血压的病理生理过程中起重要作用，分子机制研究将是今后的研究热点和焦点。但是，参与体液调节的激素、调节因子众多，内环境的稳定又与各组织、细胞的代谢物质，体液无机盐物质有密切关系，所以，运动干预降压是机体内环境综合作用的结果。另一个不可忽视的是神经调节，2014 年，国际最有争议的一项研究是肾动脉交感神经消融术治疗顽固性高血压，《柳叶刀》分别在 2014 年和 2015 年两期在线期刊上报道其阳性结果和阴性结果，证明了神经调节对于高血压的重要作用。动物实验结果认为，有氧运动通过增加胰岛素敏感性和提高迷走神经的兴奋性，改变压力感受器和化学感受器，降低交感神经活性，从而降低血压。运动后，大脑皮质兴奋性明显改善，皮质趋于主动性抑制过程，从而减少血压波动幅度，使血压保持平稳。最近的细胞研究结果表明，不同种族运动降压的效果不同，因此，运动降压的病理生理机制在不同种族中可能不同。高血压与肥胖有密切关系，运动锻炼最明显的变化是减轻体重，保持适当的 BMI。Meta 分析显示，体重每降低 1 kg，血压随之可降低 1.05/0.92 mmHg。

三、制订高血压人群运动处方的基本流程与实施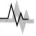

（一）健康筛查

主要目的为了解运动处方对象的体力活动水平，初步评估运动的风险，判断运动处方对象是否需要进行运动测试和测试时需要医务监督的力度等。通过对以上信息的收集，为运动处方的制订提供参考。建议选用 2014 版体力活动准备问卷（2014 PAR-Q+），该问卷适合所有年龄人群。

（二）运动风险评估与医学检查

1. 高血压患者的心脏风险评估

运动前，高血压患者应该先通过报告病史或健康风险评估进行自我筛查，从而评估运动前心脏风险。自我筛查可以通过体力活动准备问卷或体质测试前筛查问卷进行。

运动危险分层流程图详见图 6-9-1。

对于低危者来说，运动前一般不需要进行医学检查，但是对于高危者及中危者进行大强度运动时，都应该进行医学检查，听取医生的运动建议后再进行运动。

2. 高血压患者的肢体风险评估

（1）关节活动度测量。检测身体重要关节各方向的活动度，防止关节活动度受限、关节活动度不对称。

（2）静态平衡力分析。检测大脑前庭器官的平衡感受器和全身肌肉的协调能力，预防神经系统疾病和运动系统疾病。

（3）动态平衡力分析。检查惯用侧下肢柔韧性、肌力及平衡能力，防止踝关节扭伤、膝关节韧带损伤、下肢肌肉拉伤和骨盆倾斜。

（4）身体成分测量与评价。测量身体水分、脂肪和肌肉的含量，预防慢性肥胖、消化系统疾病、心血管疾病、代谢紊乱综合征的发生。

（5）足底压力测量。测量足弓指标，分析左右受力分布、检视足底压力分布，避免踝关节扭伤、蹈指外翻、肌腱炎等情况发生。

（6）精选动作功能评估。通过检测动作控制能力是否异常、基础动作模式是否对称、功能性活动范围是否正常、功能性活动是否产生疼痛，从而避免肩周炎、肩关节功能异常、颈腰椎关节病变和颈、腰椎间盘突出等伤病发生。

（三）运动测试

1. 高血压患者的运动心肺功能评估

在对高血压患者制订运动处方前，需要评估患者的运动能力和心肺功能。心肺功能评估的手段、方法有很多种，最可靠的评估手段是进行运动心肺功能测试。通过该项测试可以了解高血压患者的运动耐力、运动血压、运动中心电图及气体代谢等各项指标，为制订合理有效的运动处方、降低运动风险提供依据。临床制订运动处方时，通常要求高血压患者进行健身锻炼前进行运动负荷试验。也可以按照患者实际情况，参照以下简易的评估标准，评估患者当前运动水平：

（1）活动量不足者。每天步行不超过 5 000 步，或 < 30 min/d，< 3 d/周。

（2）活动量偏少者。每天步行 5 000~7 500 步，或 30~60 min/d，3~5 d/周。

（3）活动量较多者。每天步行 7 500~1 000，或 30~60 min/d，> 5 d/周。

（4）活动量较大者。每天步行 10 000 步以上，或 ≥ 60 min/d，> 5 d/周。

除上面介绍的简单运动评估外，常用的运动心肺试验方法有：

（1）哈佛台阶试验。该试验是一种测定心功能简易便行的测试方法。台阶速度为 30 次/min，持续 5 min，负荷后测定第 2、3、5 分钟前 30 s 的心率，将持续运动时间和三次心率结果按照公式进行计算，评定标准：< 55 为差，55~64 为中下，65~79 为中上，80~90 为良，> 90 为优。

（2）功率自行车。按照特定的运动方案，踏车的功率为瓦特（W），转速用 mm 表示。功率自行车占地小，风险低，适合体重较大、不习惯跑步或下肢不方便的患者测试。

（3）平板运动。平板运动试验，通过调节速度、坡度来改变运动负荷。平板运动最基础的测试方式为 Bruce 方案：0 级 1.0 kmph5%grade，1 级 1.7 kmph10%grade，2 级 2.5 kmph12%grade，3 级 3.4 kmph14%grade，4 级 4.2 kmph 16%grade，每级 3 min（kmph 为 km/h）。但是很多临床研究在应用过程中都进行了方案改动，更加适合需要。例如，高血压患者在使用 Bruce 方案的过程中，患者运动时间过长，调动机体功能较慢，因此制订了新的运动负荷方案。根据不同运动负荷下的心率和最大心率推算出受试者的心脏功能能力。建议在制订运动处方时，除规定安全运动强度的范围外，应相对延长较低负荷的运动时间，给予高血压患者机体充分的适应时间，防止心血管事件的发生。

2. 高血压患者的身体素质评估

（1）上肢力量。

俯卧撑：俯卧撑要求身体保持平直，使腰背肌、腹肌、腿部肌肉处于紧张状态。俯卧撑不仅能反映出一个人上肢力量的强弱，还能检测出整体力量的强弱。一个标准的俯卧撑，要让身体保持从肩部到脚踝成一条直线，双臂放在胸部位置，两手相距略宽于双肩。年轻人应按照标准要求完成动作，60岁以上老人可采取支撑式的半俯卧撑，即扶着墙或桌椅等支撑物进行。超过70岁不建议做俯卧撑。

（2）下肢力量。

平衡下蹲：下蹲练习是下肢力量的"观测点"，可检测髋关节、膝关节、臀大肌等的力量。下蹲运动简单易行，看电视、刷牙、看书时都可以进行。年轻人可双脚平直站立，双手展开与肩同宽，慢慢弯曲膝关节，直到大腿与地面平行，再慢慢回到起始的位置。50岁以上的人群可采用半蹲，让大腿与地面成100°~120°。60岁以上人群可坐在椅子上进行测试。

（3）力量。

握力强度：可以利用小型握力器在家里测试，观察握力指数。根据公式计算：握力体重指数＝握力（kg）/体重（kg）×100，即可测试握力情况。

（4）平衡功能。

闭眼单足站立：闭眼单足站立时，人仅靠大脑前庭器官的平衡感受器和全身肌肉的协调运动来维持身体重心。这个动作能测出平衡能力强弱和全身状况。单脚站立能有效锻炼大脑的协调性，每天坚持可有效预防阿尔茨海默症。

（5）柔韧性。

弯腰双手触地：人的身体构造具有非常高的柔软度，经常活动和牵拉都能增强柔韧性，但经常不动则相反。弯腰双手触地可锻炼腰腹部肌肉，拉伸到很少能活动到的背部肌肉和韧带。做动作时，要注意双腿直立，腰部往下弯，手臂及头部下垂，尝试双手触地。

多数肥胖人群平均体力活动水平低于正常体重人群，对于每周平均大强度活动少于一次或总时间少于30 min的高血压患者，需调高一级运动风险，短期（6~12周）内运动处方中不得有高强度运动内容；对每周平均中等强度活动少于两次或总时间少于40 min者，需再调高一级运动风险，建议进行运动心肺功能测试，运动处方强度建议同上；对每周低强度活动（MET值在3.3以下）少于三次或总时间少于120 min者，需再调高一级运动风险，必须进行运动心肺功能测试，且运动处方必须从低强度运动开始，循序渐进。

对于肥胖人群，有必要对其进行营养调查，以发现其日常膳食中存在的问题。在制订运动处方时，应加以提醒或给予配套的营养方案。目前暂无通用的营养调查方法，可根据运动处方工作需要自行制订。

（四）运动处方的要素

《中国高血压基层管理指南（2014年修订版）》指出：高血压患者适宜进行有氧运动。有氧运动是指中低强度、有节奏、可持续时间较长的运动形式，比高强度运动在降血压方面更有效、更安全。常见的有氧运动形式有快走、慢跑、骑自行车、秧歌舞、广播体操、有氧健身操、登山、爬楼梯等。运动的目标要从运动的时间、运动的频度和运动的强度来考量。

1. 运动强度

运动强度是单位时间内的运动量，是涉及高血压患者运动有效性重要的环节之一。掌握好运动强度，可以有效地改善和降低血压，减缓高血压病的进展。运动项目不同，反映运动强度的指标也各异。常用的评估运动强度的指标有心率、最大摄氧量、RPE以及代谢当量等。

（1）按心率确定运动强度。

用心率评定运动强度是最简便有效的方法。此外，还可以通过控制运动中的心率来掌握运动强度，也可用心率恢复的情况来决定运动间歇的长短。

① Jangmann 标准：

$$运动适宜心率 = 180（或 170）- 年龄$$

如果 60 岁以上或体质较差的中老年人则用 170 减年龄。

② 净增心率计算法：

运动后心率 - 安静时心率 = 60 次 /min，为强组；

运动后心率 - 安静时心率 = 40 次 /min，为中组；

运动后心率 - 安静时心率 = 20 次 /min，为弱组。

此法适用于心脏病、高血压、肺气肿等慢性疾病患者。

③ 运动量百分比分级法：

$$（运动后心率 - 运动前心率）/ 运动前心率 \times 100\%$$

评定：运动后净心率达 71% 以上者为大运动强度；

运动后净心率在 51%~70% 者为中等运动强度；

运动后净心率为 50% 以下者为小运动强度。

此法在运动疗法中广泛应用，尤其适用于高血压、冠心病和年老体弱者。

④ 运动后心率恢复法：

低强度：运动后 10 min，心率比运动中心率降低高于 30%~40%；

中强度：运动后 10 min，心率比运动中心率降低 20%~30%；

高强度：运动后 10 min，心率比运动中心率降低低于 20%。

⑤ Karvonen 法：

$$靶心率 =（按年龄预计的最大心率 - 安静心率）60\% + 安静心率$$

（2）按代谢当量（MET）确定运动强度。

以安静、坐位时的能量消耗为基础，表达各种活动时相对能量代谢水平，（1 MET 相当于 1 个成年人在静坐状态下每分钟的能量消耗，也表示每千克体重每分钟消耗 3.5 mL 氧的能量），也可参照不同运动项目能量消耗量表来确定。

当运动的强度为中等时有以下表现：① 主观感觉：运动中心跳加快、微微出汗、自主感觉有点累；② 客观表现：运动中呼吸频率加快、微喘，可以与人交谈，但是不能唱歌；③ 步行速度：每分钟 120 步左右；④ 运动中的心率（次 /min）=170 - 年龄；⑤ 休息后约 10 min，锻炼所引起的呼吸频率增加能明显缓解，心率也恢复到正常或接近正常。

20 世纪 50 年代，Astrand 等人就已证明，HR 与 $\dot{V}O_2$、%HR 与 %$\dot{V}O_2$max、%HR max 与 %$\dot{V}O_2$max 之间在一定范围内呈线性关系。在递增强度负荷中，心率、摄氧量均随强度的增加而增加，故 $\dot{V}O_2$max、FC、HRmax、HRR、AT 强度、MET 及 RPE 之间存在着相互对应关系：FC 即达到 $\dot{V}O_2$max 时的最大 MET；（60%~80%）HRR 相当于（50%~60%）FC，即（60%~80%）$\dot{V}O_2$max，60%~90% HRmax 相当于 50%~85%$\dot{V}O_2$max 或 HRR；阈下强度大致相当于 40%$\dot{V}O_2$max 以下的强度，阈强度为 40%~60%$\dot{V}O_2$max 的强度，阈上强度大致相当于 65%~90%$\dot{V}O_2$max 的强度。

2. 运动时间

运动时间指每次持续运动的时间。一般而言，健康成年人宜采用低强度、长时间的运动方式。根据运动负荷试验的结果来为患者制订运动处方，运动强度和时间分别参照其运动试验的表现和最大心率值，如果其运动试验中未出现异常状况，则其运动强度依据最大心率以及其平时运动状况来制订运动处方，设定运动时间；如果运动中出现运动风险事件，则按照运动风险事件时的运动强度来制订运动处方。对于提高心肺功能和最大摄氧量的耐力训练的要求与强度要求正好相反。强度越大，就越会缩短实现提高心肺功能的耐力训练。低强度、长时间的运动计划可收到与高强度、短时间一样的效果。目前推荐 20~60 min 的有氧运动，但不包括热身和结束后的整理运动。因频率的关系，如果耐力运动超过 45 min，会增加关节损伤的概率。为避免急性损伤，应在数周到一个月的周期运动后逐渐增加运动强度和时间。

健康状态较好的轻型高血压患者，采取有氧运动和少量的肌力练习相结合的运动方式，可使肌力增加和心肺功能改善，取得较好的运动效果。

前面已经提到运动产生降低血压的效果不是永久性的，运动的时间越长，产生的降压效果越佳，收缩压和舒张压降低的幅度越大。所以，高血压患者坚持运动是取得和维持降压效果的关键。运动强度、持续时间与是否经常运动和运动史的长短有很大关系，最好定期进行运动评估，由专业医生给出科学合理的运动处方。

3. 运动频率

运动频率是指每周的运动次数，加拿大运动医师提示每周 2 d 的康复锻炼可以保持机体现有的功能储备，而每周 3~4 d 的锻炼，才能提高机体的功能储备。对以健身为目的的锻炼程序，最好的安排是中等强度的运动，每次持续 20~30 min，每周以 3~4 次为宜。美国运动医学学会推荐的运动强度相对稍高，为每周 5 次，但高血压患者的运动频率每周 3~4 次即可。如果每周训练次数大于 3 次，最大摄氧量的提高会达到平台期，同时，出现运动损伤的概率会显著增加。尽管对体力不佳的患者来说，每周训练 1~2 次可能改善心肺功能，但是会引发体重的轻微降低以及对精力和耐力的影响。对于条件允许的患者来说，如果每周运动次数少于 2 次，对心肺健康的改善作用可能会非常微弱。

4. 运动方式

有氧代谢运动是通向全面身心健康的桥梁。中、小强度有氧代谢运动可以降低周围血管阻力，有利于血压下降。针对高血压人群，运动项目以节律缓慢而动作松弛的项目为宜，采用有氧、阻力、伸展及增强肌力等形式的锻炼皆可。大肌群的运动，如快走（120~140 步/min）、慢跑，既不需要任何体育设施，又不需要技术指导，故是应用最广的锻炼项目。还可以选择放松性质的运动和锻炼呼吸的运动，如放松体操、太极拳、气功等。气功对降压有一定效果，在运动过程中，身体自然放松、呼吸均匀、思想集中，可以达到调心、调身、调气和机体平衡的作用。以下介绍几种常见运动方法：

（1）快步走。

科学的行走才能达到预期的效果。有大量的研究结果证实：坚持快步走是一种易普及、最经济、最有效和无风险的有氧运动方式，可以降低和预防高血压、冠心病、糖尿病等慢性疾病。

早在 1992 年，世界卫生组织就提出了预防慢性疾病"最好的运动方式是走步"。同年，国际健身与大众体育协会（TAFISA）发起倡议设立了"世界行走日"，至今已覆盖全球 60 多个国家和地区。每年有数百万人参与其中，是目前世界上最具影响力、最大规模的行走活动。

与跑步、游泳、打篮球、打羽毛球等健身方式相比，快步走适合任何年龄层次的人，安全性更高，副作用也更小。既然是快步走，那么速度就是关键。步行速度的快慢是决定锻炼效果的关键因素，通常可分为慢速走（70~90 步/min）、中速走（90~120 步/min）、快速走（120~140 步/min）和极快速走（140 步/min 以上）。快步走时，心率为最大心率的 70% 左右，最高心率控制在 120 次/min 以下，是十分安全的。"慢走"虽然属于一种低强度的有氧运动，有利于消化功能，可延年益寿，但对心血管的一些指标没有显著的改善效果。

美国哈佛大学研究表明，以每分钟 120 步的速度步行，保持稍微费力、可谈话的程度（心跳约每分钟 120 次），每日 30~40 min，只要保持每天累计 5 000 步以上的快步走就能达到运动锻炼健身效果。刚开始练习快步走的高血压患者，行走速度可能达不到每小时 4.5 km，可以每天练习 10 min，习惯以后逐渐增加速度，循序渐进，最后的标准是每天连续快走 40 min。

快步走的动作要领：快步走的时候，身体不能屈缩，要抬头挺胸，身体适度前倾 3°~5°，放松后背，收腹收臀。手臂尽量摆大，两臂与两腿的动作协调配合，摆臂时肘部成 90°，动作幅度随步幅的变化而变化。摆腿时，屈膝前摆，以脚后跟着地迅速滚动到脚前掌，动作要柔和。加速时，可加快摆臂的动作速度，带动腿部动作，步长因人而异。步速要均匀，也可变速，但不要出现腾空。

对于老年人和体弱者来说，速度可以略微降低，每小时 4 km 左右即可。

（2）慢跑。

慢跑又称健身跑，与散步、行走一样，既不需要任何体育设施，又不需要特殊的技术指导，是人们最常用的防病健身方法之一，也是流行于世界各地的锻炼项目。

诸多医学研究显示，慢跑时的供氧量比静止时要多 8～10 倍，它能使心脏和血管得到良性刺激，可有效地增强心肺功能和耐力。通过适当的慢跑，可增强腿力，对全身肌肉，尤其对下肢关节、肌肉有明显的锻炼效果，还能减轻体重、降低血脂及血压，改善或消除高血压患者头晕头痛、失眠等症状。

适宜慢跑的高血压人群：① 高血压年轻患者；② 轻、中度高血压及临界高血压的中年患者；③ 患病前长期慢跑者。

不适宜慢跑的高血压人群：① 血压未控制好的患者；② 年龄较大或高血压伴有心脑肾并发症的患者；③ 严重心律紊乱、胸闷、心绞痛者。

慢跑的动作要领：慢跑时，正确的姿势是两手微微握拳，上臂和前臂弯曲成 90° 左右，上身略前倾，全身肌肉放松，两臂自然前后摆动，两脚落地轻快，一般应前脚掌先落地，并用前脚掌向后蹬地，以产生向上向前的反作用力，有节奏地向前跑。慢跑时，最好用鼻呼吸，如果用鼻呼吸不能满足需要时，也可口鼻并用，但嘴巴不要张得过大，应用舌尖顶住上腭，以减少冷空气对气管的刺激。呼吸的频率可随心所欲，因人而异，但不要人为地屏气。

（3）气功。

练功原则：强调"松""静""降"，以放松功为好，也可采用站桩功、强壮功和动功等。练功要求配合意念和简单的动作。

意念的部位宜低于心脏位置，如丹田、涌泉穴等。呼吸宜用顺呼吸法，不宜采用停闭呼吸法。要适当延长呼气，以提高迷走神经的兴奋性。

气功的动作要领：宜采用大幅度的有松有紧、有张有弛的上下肢及躯干的交替和联合运动，切忌长时间进行等长收缩运动。

练功频数：气功练习每次时间一般为 30～45 min，每周 4～5 次。据报道，一次练功后可使收缩压下降 2.1～2.4 kPa，舒张压也有下降。一般在练功两周左右后见效。有报告证明，一组用药物治疗血压仍未能很好控制的病例，加用气功练习后血压得到有效控制。在巩固期加用气功练习更为有效，经常练习气功，可使维持用药量减少 1/3～1/2，并使血压维持平稳。

（4）太极拳。

练功原则：高血压患者打太极拳时最重要的是注意一个"松"字，肌肉放松能反射性地引起血管"放松"，从而促使血压下降。

练功时的意念：打太极拳时要用意念引导动作，使思想高度集中，心境守静，这有助于消除高血压患者的紧张、激动、神经敏感等症状。

练功频数：太极拳强调的是长期坚持，每周 4～5 次。长期练习太极拳的老年人安静时收缩压的平均值约比同年龄组老年人低 2.7 kPa 左右。

由于太极拳动作柔和，肌肉放松且多为大幅度活动，思绪宁静从而有助于降低血压。高血压患者练完一套简化太极拳后，收缩压可下降 1.3～2.7 kPa（10～20 mmHg）。

（5）游泳。

高血压患者是否可以游泳不能一概而论。血压轻度增高，症状并不严重，既往长期游泳者是可以进行游泳练习的。而年龄偏大、中度以上高血压病、血压不稳定、波动大、患病前从不进行游泳运动者不宜游泳。

初学游泳容易造成精神紧张，会促使血压升高，因此，高血压患者在初选运动方式时，宜选择其他运动方式。高血压患者游泳一般采用运动量不大的泳姿，如仰泳、蛙泳等。自由泳、蝶泳等运动强度较大，运动时身体的摇晃与震动明显，对稳定血压不理想，所以尽量不采用。

（6）抗阻运动。

抗阻运动又称阻力训练，是一种对抗阻力的运动，主要目的是训练人体的肌肉。传统的抗阻运动有俯卧撑、哑铃、杠铃等项目。对于大众健身，进行抗阻训练的目的一般为改善体型、保持身体健康。抗阻运动的训练目的主要有三个：增加肌力及爆发力、肌肥大、肌耐力。对于大众健身，一般不进行爆发力训练，可以采用"核心→辅助"的原则安排训练。还有一种顺序相反的安排，称为"预先衰竭法"，是指有意地先做单关节动作，再做多关节动作，在健美训练里应用较多。

一般来说，以增加肌力为主要目标的训练，重量设定在 85%~90%1 RM（1~6 RM），组数安排在 2~5 组（或 3~6 组）较好，辅助训练安排在 1~3 组，爆发力训练的训练量设定基本低于肌力训练，以确保动作质量，组间休息 3~5 min。

对于以肌肥大为目的的训练，建议每个肌群做 3 个或 3 个以上的训练动作，每个训练动作 3~6 组，重量设定在 67%~85%1 RM（6~12 RM），组间休息 30~90 s。

强调肌耐力为主的抗阻训练计划，每组重复较多次数（12 次或 12 次以上），每个训练动作一般只做 2~3 组，组间休息控制在 30 s 内。

5. 运动程序

（1）热身运动。每次运动开始时，应先进行 10~15 min 的热身运动。热身运动主要包括两部分：一是低强度的有氧运动，如缓慢步行，目的是升高体温，使机体尤其是心血管系统做好准备；二是肌肉伸展和关节活动，目的是避免运动中肌肉和关节受到损伤。

（2）运动中。① 连续型：指无间歇期的连续运动；② 间断型：指运动时有间歇期。间歇时，可以完全停止运动，即被动休息，也可以进行低强度运动，即主动休息；③ 循环型：指几种运动形式交替重复连续进行；④ 间断循环型：指在循环运动中加入间歇期。

（3）整理运动。每次运动结束时，应有恢复期，使机体逐渐恢复到运动前的状态，避免由于突然停止运动而引起并发症。整理运动包括低强度有氧运动、调整呼吸、肌肉伸展、关节活动等。

（五）运动降压期间的监控与安全防护

在运动降压期间需监控中低强度运动中的心率，使运动达到运动处方的强度要求。绝大多数运动处方确定有氧运动的运动强度都以靶心率为手段。确定了靶心率范围，其运动强度也就确定了，只要运动中将心率保持在靶心率范围内，其运动强度就达到了要求，这是保证运动有效的前提。因此，有必要监测运动中心率。如无设备辅助，可以通过人工测量桡动脉心率或颈动脉心率获得运动中心率。如有运动心率表、智能手表、运动手环等，可以在设备中设定好靶心率范围，用设备帮助保持特定的运动强度。

高强度运动中也应监控心率，其作用是安全防护。尤其对于重度肥胖或运动风险程度较高者，建议运动中心率勿超过 90%HRmax。如发现运动中心率异常升高或下降，应立刻终止运动，观察是否存在运动风险。

（六）运动处方的效果评估

1. 运动干预对血管的影响

冠状动脉疾病的主要病理变化是动脉粥样硬化。动脉粥样硬化是发生在全身大中动脉内膜的病变，以内膜形成多发性纤维脂肪斑块为病变特征，使动脉壁增厚变硬、血管狭窄、血流量减少，最终导致多个器官的缺血性病变。动脉粥样硬化是因为多种心血管危险因素长期作用于人体而发生的。控制和减少冠状动脉疾病危险因素可以延缓或阻止疾病的发生发展。进行规律的体力活动或运动可以显著降低冠状动脉疾病危险因素，包括以下改变：

（1）降低安静时收缩压、舒张压。

（2）增加血清高密度脂蛋白胆固醇，降低血清甘油三酯。

（3）降低身体总脂肪，减少腹腔内脂肪。

（4）增加胰岛素敏感性、减少胰岛素需要量，改善机体葡萄糖耐量。

（5）降低血小板黏附和凝集能力，降低血液黏稠度，预防血栓形成等冠状动脉疾病的并发症。

2. 运动对心脏的影响

心肺耐力随着年龄的增加而下降，规律的体力活动或运动可以提高高血压人群的心肺耐力。主要表现为：

（1）通过对心血管中枢和呼吸功能的良好调节作用，能够减少心肌耗氧量，并且增加氧摄入量。

（2）通过增加骨骼肌毛细血管密度，改善骨骼肌代谢等机制，增加骨骼肌利用氧的能力。

（3）通过运动锻炼可以降低同等负荷运动中和安静时的心率和血压。

（4）减少运动时疾病症状或风险体征（如心绞痛、缺血性 ST 段压低、跛行）的发生率。

3. 运动降低高血压的各种危险因素的作用

运动可降低高血压的各种危险因素。主要包括：

（1）对于非高血压病人群具有显著的预防高血压发生的作用。

（2）可以降低合并其他心血管疾病，如冠状动脉疾病、中风、Ⅱ型糖尿病、骨折、结肠和乳腺癌及膀胱疾病的发生率。

（3）降低与高血压病相关的死亡率。

（4）有预防心血管事件，如心绞痛、心肌梗死等再次发生的作用。

（七）运动与药物配合的原则

1. 高血压临床常用药与运动的相互影响

高血压病的治疗是综合的，运动干预并不能解决所有的问题。因此，高血压病急性期的临床药物和手术治疗仍然是实施运动处方的前提与基础。只有在临床规范治疗的基础上进行运动处方治疗，才能取得事半功倍的临床疗效。二者非但不矛盾，它们的科学结合能达到更好的疗效，它们相互依存、相互促进、共同发展。先进的临床治疗技术为高血压病患者实施运动处方干预提供了前提条件，而运动处方的实施又可巩固和提升治疗效果，改善高血压病的长期症状，减少心血管病急性事件的再发率，提高患者生活质量，降低死亡率。

多数的药物治疗不会干扰运动处方的作用，事实上运动处方治疗能较好地调节高血压的药物治疗，可以减少药物的需要量和降低很多不良反应的发生。但是 β 受体阻滞剂，尤其是非心脏选择的 β 受体阻滞剂会减少运动的能力，即使是心脏选择的 β 受体阻滞剂也会减少心脏的输出量和最大耗氧量。依据目前的指南，应鼓励服用 β 受体阻滞剂类药物的患者多参加运动，但重要的是，要明确这些患者的最大心率和运动能力可能减少。适度运动干预的目标应依据运动负荷试验下确定的最大运动能力来制订。

2. 高血压患者用药期间运动的注意事项

降压药物以平稳降压为好，只要血压在一天当中都是稳定正常的，应该定时服药，不要因为做运动而改变。运动后不宜立刻服药，所以可运动前半小时服用。现在的研究提示，高血压患者应进行中等强度的运动。

四、制订个性化高血压运动处方的原则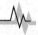

制订个性化高血压运动处方的基本原则分以下几个方面：

1. 安全性

运动干预的过程必然不同于日常的活动，往往比患者日常生活的活动量要剧烈，具有一定的风险性，因此，制订运动处方一定要遵循安全性原则，避免发生因不恰当的运动形式或强度带来的伤害，如心血管事件（心绞痛发作、猝死等）与骨关节韧带损伤等伤害。心血管病的运动治疗要严格掌握适应证和禁忌证。

2. 科学性、有效性（终身性、趣味性、多样性）

不同的患者身体状况不同，适合的运动强度、形式也各不同。推荐高血压患者应以有氧训练为主，适当辅以力量训练。为患者选取运动方式、运动强度时，一定要依据患者的自身状况而进行选择，对于无任何禁忌证的年轻高血压肥胖型患者，以消耗能量为目的，宜先进行中低强度的有氧耐力运动，适应之后再增加运动强度，同时可以辅以抗阻训练，并于一段时间之后调整运动方案，效果更加明显；而中老年又有并发症或合并症的高血压患者，最好是安排长时间、中低强度的有氧耐力运动，并且运动间隔时间不宜超过三天。医生应该鼓励无禁忌证的高血压患者，每周进行三次，总时间至少为 150 min 的中等强度有氧体力活动（40%~60%HRR）。根据运动的规律，运动产生的有益效果不是永久性的，运动的降压效果具有可逆性，如果停止锻炼，训练效果将在两周内完全消失，因此，运动锻炼必须要持之以恒，只有坚持长期锻炼，才能达到满意的降压效果。为了能使患者长期坚持运动，在运动项目的选择上应选择那些有益而又有趣的运动项目，以提高趣味性，老年人宜选择保健性和放松性的运动，如慢跑、步行、太极拳、老人健身操、健身舞和游泳等。

3. 个性化

高血压患者执行运动处方时所选择的运动方式基于每个人的健康程度和平时运动习惯。根据不同人群及其喜好，目前多种运动形式的运动处方研究广见报道，瑜伽、太极拳也受到人们喜爱，并且有着不错的降压效果。不过，最受人们喜爱和应用最广泛的当属有氧运动，即通过运用大肌肉群完成持续或间歇的运动，主要形式有走路、慢跑、快跑、自行车、游泳、跳绳等。运动方式的选择还取决于是否有相关运动设施可供使用，如体育场馆、游泳池、健身中心等。

确保运动持续进行的重要影响因素是运动方式，选择自己喜欢并能坚持的运动方式非常重要。如果说有规律的健身锻炼是一剂治疗高血压的药，那么有氧运动就是其中疗效最好的一味药。抗阻练习也是降血压健身项目中的重要组成部分，但因其风险性较大，对患者要求较高，因此在国内开展较少，但是可作为高血压病人群的辅助健身手段。有氧运动的方式多种多样，如健步走、慢跑、广场舞、游泳、骑自行车等，这些运动的基本特征是大肌群、周期性、连续不断的有氧运动。考虑到便捷、实用、经济等因素，步行、骑自行车受到医生和患者的喜爱，这两种运动方式的共同特征是能够有效地控制运动强度。健步走方便易行，可以在室内利用跑台进行，也可以利用周围环境中的跑道或便道进行。骑自行车可以在健身房内利用功率车进行，也可以在户外利用自行车进行。

对于高血压合并肥胖、运动诱发哮喘、腰痛及退行性关节病患者，游泳是一种良好的运动方法。游泳运动的强度一般都在 6 METs 或以上，如比较放松的游泳强度是 6 METs，而每分钟 45 m 速度的蛙泳是 8 METs。这种强度对一般人是中等或较大强度。对于心肺能力较弱者已经超过中等强度，因此，游泳作为强度较大的运动方式，主要适应于高血压发病前已经掌握游泳技术的轻度高血压患者。

太极拳练习是降血压的有效方式，可以每天练习 20~30 min，如二十四式太极拳，可重复 3~5 遍，每次练习前后应有准备活动和整理活动。

抗阻练习主要指循环抗阻运动，即中等负荷、持续、缓慢、大肌群、多次重复的抗阻练习，以增加肌力及心血管耐力。运动强度为 40%~50%1 RM，每节 10~30 s 内重复 10~15 次收缩，各节运动间休息 30 s，每个肌群进行 2~3 组练习，每周训练 2~3 次。逐步适应后可按 5% 的增量逐渐增加运动量。

乒乓球或羽毛球也是可供选择的运动方式，但应提醒患者运动时必须移动脚步，而不是固定在一个位置上，适当增加活动量，且单打和双打的运动量也有差异。参加这类运动时，可以用心率控制运动强度，运动中的心率不要超过 170 - 年龄，如 50 岁的高血压患者，运动中的最大心率以每分钟不超过 120 次为宜。也可以根据患者运动中的主观疲劳感觉控制运动强度，运动中的主观疲劳感觉应该是"尚轻松"至"有些费力"，不要出现"累"或"很累"的感觉。

4. 循序渐进

对于刚参加运动不久的人，不能因急于追求效果而盲目地增加运动量。尤其是在缺乏医疗监护和监测的条件下，要从低强度的运动开始，在数周内逐渐延长运动时间、加大运动强度并增加运动的种类。按照运动使机体产生的生理性反应的特点，可将运动方案分为三个阶段，即开始阶段、适应阶段和维持阶段。通过有计划地增加运动量、循序渐进，逐渐产生有利于机体的适应性反应。

5. 专业人员指导

目前，可以看到健身教练、医生、康复师都在开具运动处方，对于运动处方究竟应该由谁来制订，我国并还没有明确的规定。美国规定有处方权的人员才能够制订运动处方。他们认为，对于高血压患者而言，制订运动处方前，必须要有一定的评估，应由运动医学或心血管医生等专业人员对患者进行效益、风险评估，了解其现病史、家族史及现有主要并发症情况，调查患者的个人生活习惯、饮食营养状态、日常生活热卡消耗分析，据此判断是否适合运动治疗。在此基础上，根据运动耐力测试和心电运动试验结果制订运动处方，包括运动强度、运动时间、运动频率、运动类型和注意事项。为此，作为运动治疗的专业指导人员必须具有临床知识、运动生理学、运动生物化学、运动营养学、运动医务监督、运动损伤预防和处理等知识结构和应用技能，才能确保运动治疗的有效性和安全性。当然，依并发症不同可选择其他医生加入团队，如肾科、眼科、心理医生等人员，共同完成高血压患者的运动指导。

五、制订高血压人群运动处方的注意事项

（1）运动的适宜时间。高血压患者清晨 6：00 至上午 10：00 血压常处于比较高的水平，是心血管事件的高发时段，最好选择下午或傍晚进行锻炼。

（2）高血压患者应避免短跑、举重等短时间剧烈使用肌肉和需要屏气一蹴而就的无氧运动，这类运动会使血压升高。

（3）安静血压超过 160/100 mmHg 时不宜进行锻炼。

（4）心率自测方法。运动 5~10 min 后，自测心率 10 s 的次数乘以 6，按运动处方最佳心率及时调整运动强度；也可以借助智能手表等其他电子设备测量。

（5）在执行处方中的运动时，心率应控制在最佳心率范围内，短时间内可以轻度超出，但应及时降低运动强度以控制心率在最佳心率范围内。低于目标心率范围，不能达到锻炼目的。高于此心率范围，可能会诱发意外或造成身体损伤。

（6）在执行运动计划时，请遵医嘱服药。

（7）适当的延长热身及训练后的整理运动时间。

（8）在运动的过程中，为防止意外或危险，应有家人或他人陪同。

（9）运动中出现心慌、胸闷、头晕时，请确保与家人或朋友保持联系。

（10）如出现任何不适症状请立刻停止运动，及时就医。

（11）运动的同时要合理膳食。

六、高血压运动处方案例分析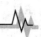

（一）高血压运动处方案例1

孙某，男，64岁，退休人员，无运动习惯，日常体力活动严重不足，运动风险评估为中等。体质测试结果显示，体重超重（BMI=26.8 kg/m²），心肺功能差，肌肉力量较差，柔韧性较差。

制订运动处方的思路：

（1）体质与健康特征分析。中年男性，无锻炼习惯，体力活动少、运动风险中等。主要问题：血压高、体重超重、心肺功能等身体素质都较弱。

（2）运动处方的目标。提高心肺耐力，同时减脂控重。

（3）运动方式选择。因身体素质较差，特别是心肺功能较弱，本人又无锻炼习惯，因此从低强度有氧运动开始锻炼，所选择的运动方式以最容易实施的走路为佳，使其逐渐形成运动习惯。

（4）运动强度及时间制订。运动中最佳心率范围128~136次/min，每次运动共计60 min。

（5）运动频率。每周至少5次。

（6）注意事项。前几周加强回访，对出现的问题及时解决，鼓励患者养成良好的运动习惯。

孙某的运动处方

基本信息				××××年6月4日	
姓名	孙某	性别	☑男 □女	年龄	64岁
联系电话	××××××	家庭住址		××××××	
运动前筛查结果					
体力活动水平	☑严重不足 □不足 □满足				
健康筛查	身高 <u>176</u> cm，体重 <u>83</u> kg，BMI <u>26.8</u> kg/m²				
	疾病史：无，☑高血压，□糖尿病，□心脏病，□肺脏疾病，□其他				
	血液指标：血生化检查：血脂四项、血糖、心肌酶（CK、CK~MB、HBD、AST）正常				
	血压 <u>158/98</u> mmHg，安静心率 <u>74</u> 次/min				
运动试验结果	方案：12-5 运动负荷试验结果：运动试验达第5级，速度5 mph，坡度14%，最大到13.5 METs，恢复3 min，运动时间共13 min 43 s，最大血压出现于13 min 35 s				
运动风险分级	□低 ☑中 □高				
运动测试结果	心肺功能	☑低	□中	□高	
	最大力量	□较差	☑一般	□较好	
	肌肉耐力	☑较差	□一般	□较好	
	柔韧性	☑较差	□一般	□较好	
运 动 处 方					
运动目的	辅助控制血压				
运动方式	快步走、游泳				
运动强度	运动中最佳心率范围128~136次/min				
运动时间	每次运动60 min				

续表

运动频率	每周 5 次
周运动量	每周共 300 min
抗阻及其他运动	进行腰背肌和下肢肌力训练，每个肌群锻炼 3 组，每组锻炼 8 次，每周锻炼 3 次
运动目标	养成运动习惯，干预 3 个月血压降低 10 mmHg，体重减少 3 kg，心肺功能提高 10% 左右
注意事项	注意做好运动前热身和运动后拉伸，尤其是运动后拉伸，可减少肌肉酸痛和运动损伤。每天最佳运动时间推荐晚餐后休息 1 h 再开始运动，其次为每日下午 3：00 左右开始运动
效果评估	运动 3 个月后再次测试：舒张压降低 10 mmHg，$\dot{V}O_2max$ 由 1 982 增长至 2 208，体重由 83 kg 降至 75 kg，运动取得了较好的结果
回访时间	前两周每周一次电话回访，了解身体反应及坚持锻炼的情况。若身体反应良好，可以按照计划增加走步的速度和时间，否则延缓运动强度调整的速度。往后每个月进行体质评价，调整运动处方
运动处方师	×××
机构名称	×××××

（二）高血压运动处方案例 2

张女士，54 岁，银行职工，无运动习惯，日常体力活动不足，运动风险评估为中等。体质测试结果显示，体重超重（BMI=29 kg/m²），心肺功能差（$\dot{V}O_2max$ 为 1 366），肌肉力量较差，柔韧性较差。

制订运动处方的思路：

（1）体质与健康特征分析。中年女性，无规律锻炼习惯，体力活动少，运动风险中等。主要问题：高血压、超重、血尿酸高、心肺功能等身体素质都较弱。

（2）运动处方的目标。干预 3 个月，体重减少 4 kg，收缩压降低 5 mmHg，心肺功能增长 10%。

（3）运动方式的选择。因身体素质较弱，特别是心肺功能较差，本人又无锻炼习惯，因此从低强度有氧运动开始锻炼，所选择的运动方式以最容易实施的走路为佳，使其逐渐形成运动习惯。

（4）运动强度及时间制订。运动中最佳心率范围 105~115 次/min，每次共运动 45 min。

（5）运动频率。每周至少 5 次。

（6）注意事项。前几周加强回访，对出现的问题及时解决，鼓励张女士养成良好的运动习惯。

张某的运动处方

基本信息					××××年7月11日
姓名	张某	性别	□男 ☑女	年龄	54 岁
联系电话	××××××	家庭住址	××××××		

运动前筛查结果	
体力活动水平	□严重不足 ☑不足 □满足
健康筛查	身高 162 cm，体重 76 kg，BMI 29 kg/m²，腰围 115.8 cm，臀围 110.8 cm
	疾病史：□无，☑高血压，□糖尿病，□心脏病，□肺脏疾病，□其他
	血液指标：UA 370.8 umol/L 偏高，血糖和血脂均正常
	血压 149/76 mmHg，心率 84 次/min

运动试验结果	方案：12-5 运动负荷试验结果：运动试验达第 4 级，速度 4 mph，坡度 12%，能量消耗最大到 10.7 METs，恢复 3 min。运动时间共 12 min 10 s，最大血压值出现于 11 min 20 s 运动终止：运动中心率达到最大心率的 69%，主诉有不适感，故终止试验		
运动风险分级	□低 ☑中 □高		
运动测试结果	心肺功能	☑低	□中	□高
	最大力量	□较差	☑一般	□较好
	肌肉耐力	☑较差	□一般	□较好
	柔韧性	☑较差	□一般	□较好

运动处方

运动目的	强调改善心血管功能，降低体重，控制血压，降低血尿酸，改善静坐少动的生活方式
运动方式	快步走、游泳
运动强度	运动中最佳心率范围 105~115 次/min
运动时间	每次运动 45 min
运动频率	每周 3 次
周运动量	每周共 135 min
抗阻及其他运动	进行腰背肌和上肢肌力训练，每个肌群锻炼 3 组，每组锻炼 8 次，每周锻炼 3 次
运动目标	干预 3 个月，体重减少 4 kg，收缩压降低 5 mmHg，体重降低 4 kg，心肺功能增长 10%
注意事项	1. 注意做好运动前热身和运动后拉伸，尤其是运动后拉伸，可减少肌肉酸痛和运动损伤。每天最佳运动时间推荐在晚餐后 1 h 再开始运动，其次为每日下午 3：00 左右开始运动 2. 饮食上减少盐的摄入，控制肉类、海鲜和动物内脏等食物的摄入
效果评估	运动 3 个月后再次测试：舒张压降低 6 mmHg，$\dot{V}O_2max$ 由 1 366 增长至 1 602，体重由 76 kg 降低至 68 kg，血尿酸降低至 350 μmol/L，运动取得了较好的结果
回访时间	前两周每周一次电话回访，了解运动处方对象身体反应及坚持锻炼的情况。若身体反应良好，可以按照计划增加走步的速度和时间，否则延缓运动强度调整的速度。往后每个月进行体质评价，调整运动处方
运动处方师	×××
机构名称	×××××

（三）高血压运动处方案例 3

王先生，79 岁，退休人员，无规律运动习惯，日常体力活动不足，运动风险评估为中等。体质测试结果显示，高血压，体重超重（BMI=24.5 kg/m²），甘油三酯（2.7 mmol/L）偏高。

制订运动处方的思路：

（1）体质与健康特征分析。老年男性，无规律锻炼习惯，体力活动少，运动风险中等。主要问题：高血压、超重、甘油三酯高。

（2）运动处方的目标。干预 3 个月，体重减少 8 kg，收缩压降低 5 mmHg。

（3）运动方式选择。本人无锻炼习惯，年纪较大，因此从低强度有氧运动开始锻炼，所选择的运动方式以最容易实施的走路为佳，使其逐渐形成运动习惯。

（4）运动强度及时间制订。运动中最佳心率范围 125～130 次 /min，每次共运动 60 min。

（5）运动频率。每周至少 5 次。

（6）注意事项。前几周加强回访，对出现的问题及时解决，鼓励王先生养成良好的运动习惯。

王某的运动处方

基本信息					××××年8月14日
姓名	王某	性别	☑男　□女	年龄	79 岁
联系电话	××××××	家庭住址		××××××	

运动前筛查结果

体力活动水平	□严重不足　☑不足　□满足			
健康筛查	身高 176 cm，体重 75.8 kg，BMI 24.5 kg/m²，腰围 85.8 cm，臀围 93.8 cm			
	疾病史：□无，☑高血压，□糖尿病，□心脏病，□肺脏疾病，□其他			
	血液指标：甘油三酯 2.7 mmol/L，偏高			
	血压 149/76 mmHg，心率 84 次 /min			
运动试验结果	方案：12-5 运动负荷试验结果：运动试验达第 6 级，速度 5.4 mph，坡度 16%，能量消耗最大到 15.2 METs，恢复 3 min，运动时间共 17 min 45 s，最大血压出现于 16 min 40 s 运动终止：运动至第 6 级时心率已达到最大心率 90%，停止运动测试			
运动风险分级	□低　☑中　□高			
运动测试结果	心肺功能	□低	☑中	□高
	最大力量	□较差	☑一般	□较好
	肌肉耐力	□较差	☑一般	□较好
	柔韧性	□较差	☑一般	□较好

运 动 处 方

运动目的	辅助控制血压
运动方式	快步走、跳操
运动强度	运动中最佳心率范围 125～130 次 /min
运动时间	每次运动 60 min
运动频率	每周 5 次
周运动量	每周共 300 min
抗阻及其他运动	进行腰背肌、腹肌和上肢肌力训练，每个肌群锻炼 3 组，每组锻炼 8 次，每周锻炼 3 次

续表

运动目标	干预 3 个月，体重减少 8 kg，收缩压降低 5 mmHg
注意事项	1. 注意做好运动前热身和运动后拉伸，尤其是运动后拉伸，可减少肌肉酸痛和运动损伤。每天最佳运动时间推荐在晚餐后 1 h 再开始运动，其次为每日下午 3：00 左右开始运动 2. 饮食上主要是减少盐的摄入，控制高脂食物的摄入以及全天总能量的平衡。一般建议限制肉类以及坚果类的摄入量，增加大叶蔬菜等膳食纤维素含量高的食物摄入
效果评估	体重由 75.8 kg 降低至 69.1 kg，收缩压由 149 mmHg 降低 137 mmHg，甘油三酯由 2.7 mmol/L 降低至 1.26 mmol/L，运动效果良好
回访时间	前两周每周一次电话回访，了解身体反应及坚持锻炼的情况。若身体反应良好，可以按照计划增加走步的速度和时间，否则延缓运动强度调整的速度。往后每个月进行体质评价，调整运动处方
运动处方师	×××
机构名称	××××

梁 辰

第四节　高脂血症与肥胖人群运动处方

　　高脂血症与肥胖是导致多种健康问题的独立危险因素，同时又与多种慢性代谢性疾病的发生、发展有着千丝万缕的关联。因此，高脂血症与肥胖人群的运动处方（减脂运动处方）虽主要以减脂为目标，但也是其他慢病运动处方的基础处方之一，用途非常广泛。

一、高脂血症与肥胖概述

（一）高脂血症临床诊断及分型

　　高脂血症也称高脂蛋白血症，是脂类营养过剩和 / 或人体脂质代谢障碍导致的血浆中脂质水平升高。临床上高脂血症的分型方法很多，最简单的可分 4 种类型：

　　（1）高胆固醇血症。血清总胆固醇（TC）＞ 5.72 mmol/L，同时甘油三酯（TG）正常。

　　（2）高甘油三酯血症。血清 TG ＞ 1.70 mmol/L，同时 TC 正常。

　　（3）混合型高脂血症。血清 TC 和 TG 均升高。

　　（4）低高密度脂蛋白血症。血清高密度脂蛋白胆固醇（HDL-C）＜ 1 mmol/L。

　　简单分类法易于理解和使用，但对高脂血症的危害没有体现。因此，许多医学机构根据其伴发（或预期）的危害制订了高脂血症的分类方法，如 1976 年 WHO 建议将高脂血症分为以下 6 种类型（表 6-4-1）：

表 6-4-1 WHO 关于高脂血症的分型

型别	脂蛋白	血脂	备注
I	CM ↑	TC ↑ TG ↑↑↑	不发或少发冠心病 易发胰腺炎
II a	LDL ↑	TC ↑↑	易发冠心病
II b	LDL ↑ VLDL ↑	TC ↑↑ TG ↑↑	易发冠心病
III	CM 及 VLDL 残粒 ↑	TC ↑↑ TG ↑↑	易发冠心病,需超速 离心后确诊
IV	VLDL ↑	TG ↑↑	易发冠心病
V	CM ↑ VLDL ↑	TC ↑ TG ↑↑	少发冠心病

鉴于高脂血症患者的分型并不稳定,常可以改变,因此,诊断中参照的分型标准应根据合并发生的其他疾病情况来制订。

(二)单纯性肥胖的诊断及分型

肥胖是指可损害健康的异常或过量脂肪累积,单纯性肥胖是指由不良生活习惯造成体重增加,同时没有显著的内分泌、代谢性疾病病因,约占肥胖总人数的95%。减脂运动处方干预主要针对的是单纯性肥胖,其他病理性原因引起的肥胖则应首先进行对因或对症治疗。

单纯性肥胖主要依据肥胖程度来诊断与分型,在进行大样本量的研究中依据的指标主要有 BMI、腰围(WC)、腰臀比(WHR)等。在开展临床治疗或科学研究中,则主要依据体脂率、内脏脂肪面积等更准确的诊断指标。具体评价标准如下:

1. BMI

WHO 推荐的肥胖诊断标准是 BMI > 30 kg/m^2,但各国通常有自己的国家标准及地区标准。中国目前成年人的 BMI 诊断标准 24~27.9 kg/m^2 为超重,≥28 kg/m^2 为肥胖。这一标准不适用于 18 岁以下青少年,青少年随年龄递减诊断肥胖的 BMI 标准值也逐渐下降。

2. 腰围和腰臀比

腰围和腰臀比均是判断体脂分布情况及预测心血管疾病等并发症风险的常用指标。腰围是目前公认的衡量脂肪在腹部蓄积程度最简单实用的指标,也是反映脂肪总量和脂肪分布的综合指标,检测肥胖症准确度高于 BMI,实用性也优于 BMI。腰围的缺点是无法区分皮下脂肪(SAT)和内脏脂肪(VAT),且不同测量者之间易产生测量偏倚,因此,目前世界各国的判定标准各异。中国用腰围诊断肥胖的标准为成年男性≥85 cm,成年女性≥80 cm;腰臀比则参考 WHO 的标准,成年男性≥0.9,女性≥0.85,可诊断为腹部肥胖。

3. 体脂量(BF)或体脂率

体脂量或体脂率是指体内脂肪的含量或脂肪占总体重的百分比,是目前国内外肥胖分型最准确的指标。比较常用的测定方法有双能 X 线吸收法(DEXA)、生物电阻抗法(BIA)、超声、皮褶厚度法等。还有一种"水下称重法"较少用,但精度很高,通常只在实验室研究中被采用。DEXA 法被认为是理论上最优的直接测量方法,但测试成本较高;BIA、超声、皮褶厚度法等均属于间接测量方法,是利用数学模型进行推算的测试方法,因此准确性也受限,且不同厂家的仪器也存在一定的误差。目前多以体脂率男性≥25%、女性≥30% 作为肥胖的判定标准。

4. 内脏脂肪面积(VFA)

内脏脂肪面积是腹型肥胖诊断的金标准,常用的测定方法有腹部 CT 检查和磁共振成像

（MRI），并且可同时测量皮下脂肪面积（SFA）。由于测试成本较高，限制了临床推广，各国腹型肥胖的诊断标准各异。中国参考 WHO 标准，VFA≥80 cm² 可诊断为腹型肥胖。

（三）高脂血症和肥胖对健康的危害与潜在运动风险

许多研究证实，高脂血症是动脉粥样硬化、高血压、冠心病、缺血性脑卒中等疾病的主要致病原因。肥胖对健康的危害除了易发上述疾病以外，还与代谢与内分泌疾病、骨关节疾病，甚至癌症的发生相关，因此与死亡率直接相关。早期的研究发现，重度肥胖者的寿命明显缩短。后来的研究发现，轻、中度肥胖也伴随着死亡率的明显上升，而消瘦的人死亡率也会上升，这就是著名的"U形"曲线。因此，在多数权威性健康指南中，建议为了保持健康，应"控制好体重"。

肥胖者进行运动会带来较明显的运动风险，特别是在呼吸系统、心血管系统、内分泌系统以及运动损伤等几个方面。

1. 呼吸系统

肥胖可影响肺通气功能，主要是限制性通气功能障碍，还可能使心肺系统长期处于超负荷状态，造成功能性损伤，易患呼吸道感染，尤其是肥胖儿童，年龄越小越易患反复呼吸道感染。

2. 心血管系统

肥胖人群血压高于正常体重人群，易发冠心病等，是潜在危险因素，甚至存在猝死风险。

3. 胰岛功能

肥胖人群急性运动后会增加胰岛素的释放量或释放时间，可能导致胰岛功能受损。

4. 氧化应激

与体重正常人群相比，相同运动强度下，随着做功量的增加，肥胖人群的氧化应激反应更强烈。

5. 横纹肌溶解综合征（RM）

横纹肌溶解综合征是由各种原因导致横纹肌细胞损伤而引起溶解的疾病。肥胖或血压过高会加大横纹肌溶解发病风险。

6. 运动损伤的潜在风险

因体重过大，肥胖人群运动损伤的主要部位是踝关节和膝关节等。

综上所述，尽管大量研究证实运动对单纯性肥胖有积极作用，但运动引起的一些风险也不容忽视，必须对肥胖人群做好健康筛查与运动风险评估，并在运动处方中纳入安全防范措施。

二、运动减脂的原理

（一）运动增强脂代谢的机制

有规律的运动锻炼，特别是有氧耐力运动，会引起脂代谢产生适应性的变化，可概括为两个方面：一方面提高利用运动中脂肪供能的能力，同时减少糖的利用；另一方面可降低血脂，减少体脂，预防心血管疾病。

1. 运动能提高运动中脂肪供能的能力

研究表明，有长期运动习惯的人与无运动习惯的人相比，在做定量负荷运动时，会更多地摄取与利用血浆游离脂肪酸，利用糖供能的比例则会减少 10% 左右。而耐力性运动的衰竭与肌糖原的耗竭有关，故提高脂肪供能能力，就减少了糖原的消耗，从而延长运动 / 工作时间，延缓疲劳的发生。其机制可能为：① 运动会导致人体血液循环和呼吸机能增强，运动时摄氧量增加，从而为增加脂肪的氧化提供了条件；② 运动还可提高神经系统和内分泌系统的调节能力，增强交感神经和肾上腺素系统对脂肪动员的积极作用，提高脂肪组织和肝脏中脂肪分解酶的活性，这些都有利于运动时脂肪的动员和分解；③ 运动锻炼可促使骨骼肌运动时摄取和利用脂代谢中间产物酮体供能的能力增强。训练水平高的人进行长时间运动时，尽管酮体生成会更多，但因骨骼肌摄取和利用酮体供能的能力较强，因而血酮水平不致过分升高。而当未经长期运动锻炼的人进行同样的运动时，血液酮体含量则急剧升高。有动物实验也发现，经过训练的鼠比未经训练的鼠腓肠肌匀浆 β- 羟基丁酸（一种酮体）代谢的速度快 2~3 倍。

2. 运动可以降低血脂

长期运动可以改善各类血脂异常升高，包括游离脂肪酸、甘油三酯、胆固醇和磷脂。体力活动对血脂的影响尤其在长时间运动中更加明显，如 30 000 m 跑后，运动员血清甘油三酯的含量比跑前平均减少 11.5%。低强度有氧运动（慢跑、爬山等）中，血浆胆固醇的减少更为明显，且可使机体胆固醇库存减少，还可使胆固醇在动脉内膜的沉积减少。研究发现，运动降低胆固醇与运动量大小成正比，运动量大，胆固醇合成减少更多，消除和转化的胆固醇也多。所以，血浆胆固醇高的人，要根据身体状况适当增加运动量。其中以坚持长跑效果最好，如果同时注意少吃含胆固醇多的蛋黄、内脏，血浆胆固醇下降更为明显。

3. 最大脂肪代谢强度

1939 年，Christensen 和 Hansen 提出运动强度的改变会导致能量代谢底物相应出现变化，具体表现为随着运动强度的增加，糖代谢也会成比例地增加，与此同时，脂肪消耗在开始阶段缓慢增加，而增加到一定程度时反而下降（图 6-4-1）。这一转折点是脂肪氧化率出现最大值的运动强度，被称为最大脂肪代谢强度或脂肪最大氧化（FATmax）强度。脂肪氧化率在跑速为 4.5~5.5 km/h 时达到最大，超过这一速度区间之后则快速下降。研究表明，以 FATmax 强度运动可有效促进脂肪代谢。FATmax 强度通常需要利用递增负荷方案及气体代谢分析仪来测定。由于气体代谢分析仪和专业跑台等设备比较昂贵，为了更好地推广普及最大脂肪氧化强度的应用，人们对利用简单指标推测 FATmax 强度的经验公式进行了研究。例如，利用 20 m 折返跑与握力成绩、年龄及体重建立回归模型，推测最大脂肪代谢强度的模型：Y（FATmax）= 0.057 × 20 m 折返跑级别 + 0.012 × 体重 − 0.010 × 年龄 + 0.004 × 握力 − 0.041。经过检验，模型具有意义，且具有 56.2% 的解释力度。

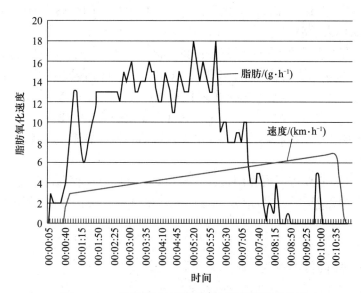

图 6-4-1 脂肪氧化速度随跑步速度递增变化图

（二）运动增强静息代谢的机制

基础代谢率（BMR）是指人体维持基本生命功能所需的最低能量，它与瘦体重和体表面积高度相关。由于BMR的测定比较困难，WHO于1985年提出用静息代谢率（RMR）代替BMR。测定RMR时，要求在进食3~4 h后测量，此时机体仍在进行着若干正常的消化活动，因此RMR的值略高于BMR。由于测试条件比BMR宽松，相差又不大（约10%），因而目前用RMR更为普遍。由于人体在安静状态下是以脂肪供能作为主要的能量来源，可占总能量消耗的90%以上，因此，保持适度较高的RMR水平有助于将体重控制在适当水平。研究表明，增龄是中老年肥胖的重要发生原因之一，其原因与中老年人群RMR明显低于青年人群，并且会随着年龄的增加而不断递减有关。

近年来许多研究者报道指出高强度间歇性训练（HIIT）和抗阻力量训练均可有效减脂，主要与这类运动能够有效提高RMR有关。一次性HIIT和力量训练就可使RMR显著升高，且有证据表明运动后RMR的升高效应可保持24 h以上。长期HIIT和力量训练则能带来RMR的稳定升高，其机制可能为：① 增加了瘦体重，主要是肌肉体积和质量的增加；② 提高了交感神经活动水平以及睾酮等激素的分泌。研究表明，长期进行高强度运动训练者血液肾上腺素、去甲肾上腺素平均水平明显高于不运动者，长期进行肌肉大力量训练有助于增加雄性激素的合成与分泌，从而提高了脂肪动员及氧化速度；③ 增加了肌肉细胞中有氧氧化酶的数量及活性，包括碳水化合物与脂类的有氧氧化酶；④ 诱导白色脂肪转化为棕色脂肪，高强度运动能够使鸢尾素（Irisin）、瘦素（Leptin）等细胞因子表达增加，不仅可使脂肪组织耗能增加，而且可引发白色脂肪棕色化。但也有些研究认为，短期运动对Irisin升高作用较明显，长期运动则对Irisin表达影响很小，且棕色脂肪本身在成年人体内占比很少，因此通过这种机制增加能量消耗的作用有限。

三、制订减脂运动处方的基本流程与实施

（一）健康筛查

主要目的为了解运动处方对象的体力活动水平，初步筛查运动的风险，判断运动处方对象是否需要进行运动测试和测试时医务监督的力度等。通过对以上信息的收集，为运动处方的制订提供参考。建议选用2014版体力活动准备问卷（2014 PAR-Q+），该问卷适合所有年龄者。

多数肥胖人群平均体力活动水平低于正常体重人群，对于每周平均大强度活动少于一次或总时间少于30 min者，需调高一级运动风险，短期（6~12周）内运动处方中不得有高强度运动内容；对每周平均中等强度活动少于两次或总时间少于40 min者，需再调高一级运动风险，建议进行运动心肺功能测试，运动处方强度建议同上；对每周低强度活动（3.3 METs以下）少于三次或总时间少于120 min者，需再调高一级运动风险，必须进行运动心肺功能测试，且运动处方必须从低强度运动开始，循序渐进。

对于肥胖人群，还有必要进行营养调查，以发现其日常膳食中存在的问题，在制订运动处方时加以提醒或给予配套的营养方案。目前暂无通用的营养调查方法，可根据运动处方工作需要自行制订。

（二）运动风险评估与医学检查

对于运动风险评估结果为低危的肥胖人群，需结合其体力活动水平为其设计运动处方运动负荷。对于中危或高危肥胖人群，首先应明确其运动处方运动强度必须从低强度开始，循序渐进，其次应通过临床检查明确造成其运动风险的主要问题及程度，如伴发脂代谢紊乱者应进行血脂检查并

判断其分型，糖代谢紊乱者应进行空腹血糖及糖耐量检查等，这些指标可为运动处方制订提供参考，也可作为运动干预效果的评价指标。

递增负荷运动心肺功能（或运动心电）测试，是评价中危和高危肥胖人群运动风险的主要测试手段，尤其是重度肥胖（体脂率＞40%）、伴发高脂血症和 / 或糖尿病 8 年以上、伴发高血压和冠心病等心血管疾病等的肥胖人群，均建议进行运动心肺功能或运动心电测试。对于运动可诱发心律失常或心电缺血性改变的患者，也并非绝对运动禁忌的指征，反而更需要运动逐渐改善病情，提高心血管功能，只是必须严格控制运动强度与运动量，并严格做好运动防护和做好合理营养搭配。

（三）运动测试

运动测试的目的主要是为运动处方的制订确定负荷依据，因此主要测试有氧能力（心肺耐力）和肌肉力量。柔韧性和平衡能力等不作为主要测试内容，但测试成绩可以作为运动处方的兼顾内容。例如，对于柔韧性差的患者，应做好运动前热身和运动后拉伸，这有助于提高柔韧性和降低运动中受伤概率。

（四）运动处方的要素

1. 运动强度

（1）中低强度。推荐 FATmax 强度，或运动中心率50%~60%HRmax，或利用经验公式来计算和设定运动靶心率，经验公式推荐 Karvonen 公式：靶心率 =（最大心率 - 安静心率）×（20%~40%）+ 安静心率。中低强度运动时，脂肪供能比例较高，随着运动强度的加大，脂肪供能比例下降，糖供能比例升高，超过中等强度后糖供能将占主导地位。因此，如果要在运动过程中消耗更多脂肪，运动强度应控制在中低强度。需注意靶心率应是一个范围而不是一个固定值，这是因为在实际操作中，很难将运动心率控制在一个固定值，因此，在跑步等动作简单的周期性运动中，心率范围上下限之间建议为 5 次 /min 左右，在健美操等动作较复杂的难美类运动中，心率范围上下限之间建议为 8~10 次 /min。

（2）高强度。高强度间歇性训练适合运动风险较低、心肺功能较差的人群。其中，高强度建议运动中心率不超过 90%HRmax。运动过程中虽然脂肪的利用率很低，但高强度运动可提升运动后恢复阶段脂肪细胞内的甘油三酯的消耗（相比于同等运动负荷的中低强度运动平均约可提高189.2 kcal/d），因此，高强度和较高强度运动对脂肪的消耗主要在运动后（包括运动间歇期）进行。

（3）力量锻炼。推荐多关节、多肌群、大强度力量锻炼。建议采用 8~20 RM 的负荷强度，可兼顾肌肉力量和肌肉耐力的发展，达到激活肌肉、提高代谢率的作用。

2. 运动方式

选择和设计运动方式的主要原则一是依据肥胖程度和运动风险级别，对于体重较大、无运动习惯及运动风险为中危和高危者，建议初始以有氧运动为主，随着体重的下降，健康和体质水平的提高，可以逐渐增加抗阻力量训练和高强度间歇训练的比例；二是选择适合的、感兴趣的、能长期坚持的运动项目；三是为了达到更多消耗脂肪的目标，建议选择大肌群、多关节参与的运动方式，如有氧操、跑步、游泳、球类运动等运动方式；四是可以多种运动方式穿插使用，设计成套运动方案，提高运动乐趣，减少枯燥感。

3. 运动时间

采用中低强度运动减脂时，由于强度较低，脂肪供能的速率也较慢，因此需要较长的时间才能达到减少脂肪的效果，每次持续运动时间在 60 min 以上减脂效果比较明显，尽管从理论上来说，运动时间越长减脂越多，但建议每次持续运动时间不超过 2 h，中间不安排休息或安排 2~3 次短暂的休息，休息时间通常不超过 5 min；采用高强度、较高强度或力量运动减脂，则 20 min 以上的运动即有效，建议每次运动时间在 40~60 min 为宜（不包括热身和拉伸放松）。不管是以上哪种运动方式，运动时间以及运动过程中的各项时长安排都需要相对精确的控制，结合阶段性效果评估去评价运动方案的合理性，进而进行调整。从实践应用来看，需根据个人运动适应能力及疲劳恢复能力来设定运动时间，以第二天感觉基本无疲劳累积为宜。

4. 运动频率

减脂运动处方每周最少应实施三次以上，也可以每天都实施。对于刚开始运动的人，建议每天运动；当锻炼了一定时间，身体产生了适应，运动能力有所提高后，可以采用每周三次或隔天运动的频率，其效果也是相当的，疲劳也不易产生。当然，以上指的均是负荷合理的运动，若持续运动过量，则有导致过度疲劳的风险。

5. 周运动量

为了达到尽快减脂的目的，理论上来说每周实施运动处方的时间越长越好，但由于每个人的体质状况不同，难以对运动量进行统一规定。从疲劳—恢复的规律来看，若运动疲劳累积的速度超过了个人恢复的速度，则可能带来过度训练问题，易出现受伤、生病及对运动产生心理厌倦的情况。因此，从安全的角度来说，不鼓励"急于求成"而进行过量的运动。通常每周进行 9 h 的低强度运动，对于大多数无严重心肺功能障碍的人来说均是能够承受的，不会产生明显的疲劳累积，甚至还能有效改善心血管功能。但如果每周高强度运动总量超过 6 h 或较高强度运动总量超过 9 h，则易产生疲劳累积，这只适用于体质良好者。

（五）运动减脂期间的监控与安全防护

1. 运动中心率监控

在运动减脂期间，需监控中低强度运动中的心率，使运动达到运动处方的强度要求。绝大多数运动处方确定有氧运动的运动强度都以靶心率为手段，确定了靶心率范围，其运动强度也就确定了，只要运动中将心率保持在靶心率范围内，其运动强度就达到了要求，这是保证运动有效的前提。因此，有必要监测运动中心率。如无设备辅助，可以通过人工测量桡动脉脉搏或颈动脉脉搏获得心率。如有运动心率表、智能手表、运动手环等，可以在设备中设定好靶心率范围，用设备帮助保持特定的运动强度。

高强度运动中也应监控心率，其作用是安全防护。尤其对于重度肥胖或运动风险程度较高者，建议运动中心率勿超过 90%HRmax。如发现运动中心率异常升高或下降，也可终止运动，观察是否存在运动风险。

2. 减脂运动处方效果监控

在使用减脂运动处方期间，建议每日记录晨起空腹体重（排净大小便，未进早餐前）来评估减脂效果。应向运动处方对象说明减脂是一定运动时间和运动强度累积出来的锻炼效果，切忌不要过分关注单次运动的减重效果，因为一个人 24 h 的体重可以有 2 kg 左右的波动，这种波动受体力活动时间、饮食及身体状态等多种因素的影响。至少要以周为单位才能看到稳定的变化，应总结每周锻炼后的锻炼效果，如体重下降幅度或最好是体脂的下降幅度，作为效果评估与运动计划调整的依据。分析效果时，需要综合考虑运动和饮食的共同影响，还要重视是否存在身体异常，如果异常问题持续出现，需要停止运动，进行有关的医学检查和生理检查，避免不合理运动导致的运动性伤害或疾病。

对一般人群而言，每周减重 0.5 kg 是身体可以接受且易于执行的减重速度。但由于个体差异，肥胖程度不同的人，在一定时期内减去体重的绝对值也会不同。因此，可以用一定时期内减重百分比来评估减重效果。例如，一个运动锻炼前体重 100 kg 的肥胖者，通过一个月的运动锻炼减去

5 kg体重，则他在这段时期内的减重百分比为5%。一般情况下，每月减重5%左右是身体可以接受且易于执行的减重速度。根据实践观察，在综合运动和饮食干预的情况下，一个月的减重速度可以达到8%~10%并且身体无不良反应。但不建议减重速度过快，一个月的减重速度最好不要超过12%。若有特殊需求，要在中短期内快速减重，最好有专人指导和提供保护，以保障减重过程中的安全和健康。

3. 安全隐患及防护措施

单纯性肥胖患者在运动中可能发生的安全隐患主要来自三个方面：一是体重过大造成肌肉韧带损伤；二是基于急于求成心理导致的过度训练；三是由于过于关注体重、过度限制饮食及饮水，导致补水补液不足而发生脱水或营养不良。

在长期运动中，肌肉和韧带发生损伤是很难避免的，肥胖者可能发生的运动损伤包括肌肉拉伤、韧带拉伤、腱鞘撕裂和腱鞘炎等多种急性和慢性损伤。造成这些损伤的原因多种多样，要避免出现运动损伤应遵循三项原则：① 合理的运动流程；② 科学的锻炼方案；③ 积极的运动热身准备和充分的拉伸恢复。

为评估运动负荷总量是否合理，及早发现并预防过度训练，可以开展晨脉和血压的监测，前面有关章节已有叙述，此处不再赘述。

过度限制饮水和饮食往往是由于运动健康与营养常识不足，因此，有必要对这类肥胖患者进行知识普及教育，使其认识到减肥或减重的目标应该是"减脂"而不是减水分和肌肉，尤其是运动造成的水分丢失往往导致血液总量下降，继而引起高血压等危害健康的问题，还可能增加运动中受伤的风险及降低运动效率，因此，在运动前、中、后均应做好补水。

（六）运动处方的效果评估

减脂运动处方的效果评估首先需要对运动处方的减脂效果进行评价，主要是是否有效降低了"体脂率"或是否有效降低了"血脂"。其次需要对处方改善健康与体质的效果进行评价，如血压、血糖、心肺功能、力量等指标是否明显改善，另外很多运动减脂案例会伴随"瘦体重"损失，依经验每个月瘦体重下降应不超过体重的3%，否则可能会给健康带来不利的影响。再次需要对减脂效果能够持续多长时间以及运动处方的可操作性、可坚持性等进行评估，一个既有效果，又不容易反弹，且能够被长期坚持的运动处方才是符合个性化要求的精准运动处方。减脂运动处方效果评价指标应能涵盖以下三方面的要求：

1. 减脂效果指标

（1）身体形态指标，如体重、BMI、腰臀比、腰围、臀围等。

（2）体脂率，如全身体脂率、全身脂肪量及腹部脂肪量等。

2. 健康指标

（1）心血管机能指标，如血压、血管硬化程度、安静心率等。

（2）代谢指标，如血糖、血脂、胰岛素抵抗、静息代谢率等。

（3）免疫指标，如超敏C反应蛋白、慢性炎症因子（如IL-6、肿瘤细胞坏死因子）等。

3. 体质指标

（1）心肺功能。如用$\dot{V}O_2max$或台阶试验、20 m折返跑（青少年）、6 min步行（老年）等评估心肺功能。

（2）力量。采用握力、俯卧撑、仰卧起坐等来评估力量。

（3）平衡能力。采用闭眼单腿站立等来评估平衡能力。

（4）柔韧性。采用坐位体前屈等来评估柔韧性。

以上指标有些简便易测，如体重、安静心率等，可以作为日常监测指标；有些指标相对易测，如围度、身体成分、血糖、血压，可以每周或每两周测试一次；其他指标相对难测或测试成本较高，可以三个月测试一次或根据疗程安排测试。合理应用这些监测指标，可以及时反馈运动处方的效果，帮助运动处方制订者及时对运动处方进行微调，尤其是及早发现运动处方效果减弱的时间点，这个时间点提示患者已产生了运动适应，需重新进行测试，调整运动处方。

许多有减重经历的肥胖者常见的一个误区是仅仅关注"体重"是否下降，这显然是不够的，那些虽然能够明显降低体重，但下降体重以水分和肌肉损失为主的减肥方法，不仅容易反弹，而且对健康会产生不利影响，有些危害甚至是不可逆的和十分危险的，应摒弃这些不科学和不安全的减脂方法，并用科学的指标综合评估减脂方法的效果。

（七）运动与药物配合的原则

临床上，降脂药物的种类繁多，但患者首先应采取控制饮食、增加运动、减轻体重等一般性措施。如果无效，才考虑药物治疗。

已经在系统使用降脂药者，在开始用运动处方减脂时应注意以下原则：

（1）所有降脂药物均有不同程度的副作用，应随着运动习惯的建立、体重的减轻和体质与健康的改善逐渐减量乃至停止使用降脂药物。患者不要随意自主调整药量，药物减量应遵从医嘱。

（2）影响胆固醇和胆汁酸经胆汁和粪便排泄的降脂药，会使胆汁中胆固醇呈饱和或过饱和状态，而易于形成结石。由于多数人在进行运动减脂的同时往往需要配合低脂饮食和低热量饮食，可能增加这类降脂药发生副作用的概率，建议开始运动减脂后停用，尤其是使用严格低脂膳食者尽量慎用。

（3）C受体阻滞剂类降脂药，可升高高密度脂蛋白，但易发生体位性低血压。如坚持使用要注意补水，尤其是出汗较多者在运动中和运动后要多补水，防止脱水。

（4）运动时还需要做好防护，以免发生意外。

四、制订个性化减脂运动处方的指导思想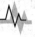

（一）原理明确

制订每个运动处方时都应该明确该运动处方的原理，这样才能为患者出具符合其健康与体质条件、符合其运动兴趣以及具有可操作性的运动方案。明确了运动处方的原理，才能够根据其优点和缺点，对配套的营养方案等进行调整，达到最佳效果。

（二）提高运动兴趣

在长期的运动减脂过程中，结构单一或机械性地重复某一个动作或几个动作，可能会导致肥胖患者出现厌烦情绪。厌烦情绪的产生，会逐渐让肥胖患者对运动产生懈怠感，导致运动强度下降，起不到减脂的效果。对于这一情况，需要及时调整锻炼计划和锻炼内容，增强运动的趣味性和挑战性。另外，选择不合理的运动方法，可能会导致肥胖患者产生挫败感，进而可能产生放弃减脂的心理。对于这一情况，一定要认真总结运动锻炼方法的合理性，切忌一味地教育和强制，导致肥胖患者丧失运动兴趣。

（三）运动负荷适宜

有些肥胖患者为了达到快速减脂的目标，单次运动时间过长或在短时间内多次运动，会给身体带来许多负面影响，轻则疲劳感强、精神不振或肌肉与软组织受伤，严重的可能导致关节严重劳损、激素水平下降、免疫力下降。因此，适量运动必须牢记于心，不能按照个人意愿过度运动。

（四）膳食营养控制

对于采用运动处方减脂人群，建议采用限制总热量的均衡膳食：

（1）饮食总量建议以 6~8 成饱为宜，以不感觉饥饿为原则，主食、肉类、蔬菜、奶类、水果都要食用，食物体积比例可为 3∶2∶3∶1∶1，忌油腻。

（2）可少食多餐，不能缺餐。

（3）有条件者运动后可少量补充一些蛋白粉、复合维生素、矿物质等。

如何在患者的减脂过程中主要减掉脂肪成分，而对于肌肉、身体水分、蛋白质、骨矿物质、无机盐不产生明显影响，是减肥过程中面临的主要问题。有研究报道，在营养干预过程中，降低总摄入热量，但提高蛋白质供能比例，保证蛋白质的摄入量，有利于瘦体重的维持，充分补充水分有利于身体水分的维持，而补充维生素和矿物质（钙、镁等）则对于骨矿质和无机盐的维持具有重要作用。结果显示，体脂肪相关指标明显下降而上述指标均未发生明显变化，说明该干预方法减掉的主要是脂肪成分，而对其他身体成分影响较小，值得推广应用。另有研究采用减少热量的均衡结构营养方式，应用营养均衡的匀浆及各种营养素搭配。结果显示，该减肥方法可以有效帮助肥胖患者减轻体重、体脂肪量，又能降低患者的血压、血脂，而肌肉量没有明显减少，且机体水分含量反而有所提升，高密度脂蛋白也有所升高，能达到理想的减肥效果，更有利于机体的健康。因此，对肥胖者予以减少总热量的均衡营养膳食，同时纠正其不良的饮食习惯并结合运动，可达到健康减肥的效果。

处于生长发育期的青少年减脂时，尤其要注意合理搭配膳食，其营养供给的基本原则是在保障生长发育所需营养的前提下，主要通过运动消耗来进行减脂。所以在实践中，需要设定合理的减脂速度，适当减少摄入总热量，营养结构可采用低脂膳食，同时保证蛋白质、碳水化合物、维生素和矿物质的足量供给。但即便膳食设计合理，也不应长期连续采用限热限油膳食，限制时间最长不应超过 3 个月，应恢复至少 1~2 个月的正常热量和均衡营养结构膳食，以保障某些营养素不至于发生缺乏而影响生长发育。

脱水是处于减脂期人群常见的营养不良问题，可导致疲劳、情绪烦躁、易感染、血压升高、中暑等症状。其发生原因表面上是日常饮水不足，实际多源自减肥者错误的营养知识及追求过快的减重速度。应告知减肥者不喝水的危害极大，及时、充足地补水才能够维持心血管系统的功能，加快新陈代谢速度，从而加速脂肪的消耗。

（五）优化生活方式

肥胖的发生原因主要有遗传因素、营养过剩和运动不足以及心理因素等。青少年肥胖与遗传有相当大的关系，若双亲中有一方肥胖，那么孩子肥胖的概率为 25%~50%；若双亲均为肥胖，那么孩子肥胖的概率为 50%~75%。这种遗传可能来自父系遗传，也可能来自母系遗传，还有可能是在遗传中引起的基因突变。多数研究者认为，肥胖为多因素遗传，也就是由多种遗传因子决定的，体重调节是由一个庞大的基因组决定的。目前比较公认的几种导致肥胖的基因突变有肥胖基因（ob 基因）突变、解偶联蛋白（UCP）基因变异、β3 受体基因突变和瘦素受体突变 4 种。当然，遗传因素只是说明了肥胖的易患性，最终导致肥胖发生的仍然还是营养过剩和运动不足等后天因素。高脂肪、高热量饮食对单纯性肥胖的发生有直接的影响，这已被动物和人体研究所证实。运动不足不仅可使能量消耗减少，促使肥胖的发生，且在肌肉组织由于胰岛素抵抗增强而直接诱发糖耐量降低，更增加了肥胖的易感性。因此，采用运动疗法和饮食控制来减轻体重，正是从根源上逆转肥胖的两个重要抓手。

对于多数肥胖者来说，采用运动处方和营养控制来减脂可能只需要进行几个月，最多1~2年，并非是常态化行为，但即便其减肥成功，体重回到正常范围，如果在今后的生活中不改变生活方式，仍然有很大的概率复发肥胖。因此，减脂运动处方和减脂膳食方案的实施其意义不仅在于治疗肥胖，更在于让减肥者学习到合理的运动和营养知识，养成运动习惯，并保持终生。

除了运动和饮食对肥胖的形成有直接影响，实际上生活方式中其他一些因素也对肥胖有着直接或间接的影响，尽管其作用可能比不上前者，但仍然对运动处方的效果有着不可忽视的影响，主要有：

（1）睡眠。运动处方实施期间应早睡早起，保证充足睡眠，不仅有利于运动疲劳的恢复，而且有助于尽快形成运动适应和身体机能与代谢系统的适应。

（2）日常饮料。建议只喝白水、矿泉水或含电解质、维生素的饮料，忌酒类、茶类、碳酸类饮料、含糖饮料等。

（3）零食。忌各种零食，尽量采用日常膳食提供全部营养。

（4）吸烟。吸烟可使血液中高密度脂蛋白下降，运动减脂期间严禁吸烟。

五、减脂运动处方案例分析

（一）减脂运动处方案例1

朱某，男，21岁，大学生。体脂率测试结果显示轻度肥胖，2014 PAR-Q+ 调查问卷结果显示运动风险为低危。但临床检查发现中度脂肪肝，安静心率偏高，血胆固醇及甘油三酯均升高，肝功谷丙转氨酶升高，蛋白尿2+，尿糖±。自述易疲劳，精力差，影响学习和生活。

制订运动处方的思路：

（1）体质与健康特征分析。青年男性，轻度肥胖、体力活动少、高脂血症混合型、中度脂肪肝，空腹血糖达到正常值上限，肝肾功能轻度受损，因此判断运动风险中危，高脂血症，肝肾功能均轻度受损。

（2）运动处方目标。患者除了肥胖合并高脂血症外，还产生了一定的肝肾功能改变以及中度脂肪肝，判断高脂血症为主要致病因素，因此短期内主要目标应是减体脂、降低血脂、改善糖脂代谢、治愈脂肪肝，一个月减重5%（6~7 kg）为正常减重目标。作为青年人，患者安静心率偏高，心肺功能不足，无运动习惯，肌肉力量相对不足，均是健康隐患，因此长期目标应通过运动提高心肺功能和肌肉力量，建立良好的运动习惯和生活方式，才能避免肥胖反弹及减少发生代谢性紊乱疾病和心血管疾病的概率。

（3）运动方式选择。因体质测试得分较低，尤其心肺功能差，又无运动习惯，自述走路超过20 min小腿肌肉就会酸痛，因此建议其从低强度有氧运动开始锻炼，低强度运动相应的运动方式均可采用。

（4）运动强度与运动时间。通过跑台递增负荷测试，为其确定了最大脂肪氧化强度。对于无运动习惯人群，必须严格遵循运动强度循序渐进提高原则，即使患者为青年及运动风险测试结果为低危，仍应从低强度有氧运动开始建立运动习惯，1~3个月后身体对运动产生适应，再采用较高或高强度运动强度。运动时间根据患者对运动抵触情绪较大的情况，建议其每天锻炼一次，每次锻炼

1~2 h，限制最低运动时间，但不限制最多完成时间，可依患者自我感受甚至心情来定，给患者较大自主权，提高其可坚持性，同时保障足够的效果，为患者建立信心。

（5）运动频率。在身体可承受范围内尽量多次锻炼。

（6）注意事项。患者无运动习惯，且自述肌肉易疲劳，因此应嘱其注意运动前热身和运动后拉伸，提高运动安全防护意识。

朱某的运动处方

基本信息					××××年7月2日
姓名	朱某	性别	☑男　□女	年龄	21 岁
联系电话	××××××	家庭住址		××××××	

运动前筛查结果	
体力活动水平	☑严重不足　□不足　□满足
健康筛查	身高 <u>183</u> cm，体重 <u>109.2</u> kg，体脂率 <u>34.2%</u>，腰围 <u>96</u> cm
	疾病史：☑无，□高血压，□糖尿病，□心脏病，□肺脏疾病，□其他
	血液指标：空腹血糖 <u>6.2</u> mmol/L，总胆固醇 <u>7.32</u> mmol/L，总甘油三酯 <u>2.92</u> mmol/L，高密度脂蛋白胆固醇 <u>1.3</u> mmol/L
	血压 <u>130/77</u> mmHg，安静心率 <u>80</u> 次/min
营养调查分析	近一周膳食调查结果：（1）总热量摄入适中；（2）蛋白质占总膳食摄入比例40%以上；（3）碳水化合物供能占比35%；（4）脂肪供能占比25%
	存在问题：（1）营养结构不合理，蛋白质摄入过多；（2）三餐不规律，常不吃早餐或晚餐；（3）加餐多，有晚睡晚起的作息习惯，爱吃夜宵
进一步医学检查	尿液检查：尿蛋白 ++，尿糖 ±
	血液检查：肝功谷丙转氨酶 78 U/L，乙肝抗原阴性
	B 超检查：脂肪肝中度
运动风险分级	□低　☑中　□高
运动测试结果	心肺功能　☑低　□中　□高
	最大力量　□较差　☑一般　□较好
	肌肉耐力　☑较差　□一般　□较好
	柔韧性　☑较差　□一般　□较好
	最大脂肪氧化强度（FATmax）心率：130~135 次/min

运 动 处 方	
运动目的	减体脂，降血脂，改善糖脂代谢
运动方式	低强度运动，如快走、慢跑、有氧操等
运动强度	运动中靶心率130~135 次/min
运动时间	每次连续运动1~1.5 h，不超过2 h
运动频率	每周6次
周运动量	每周共8~12 h
运动目标	短期：2个月内减脂8~12 kg，6个月治愈脂肪肝 长期：2~3个月低强度运动达到身体适应后，可逐渐增加高强度运动方案和力量锻炼方案，逐渐强化肌肉、强化心肺功能，改善糖脂代谢能力，养成运动习惯

续表

注意事项	1. 注意做好运动前热身和运动后拉伸，尤其是运动后拉伸，可减少肌肉酸痛和运动损伤 2. 每天最佳运动时间推荐晚餐后休息 1 h 再开始运动，其次为每日下午 3：00 左右开始运动 3. 注意适度控制饮食，主食较原来减少 1/4～1/3，减少肉类摄入，多食蔬菜（建议水煮、凉拌、生食），注意控制烹饪用油
效果评估	经过 3 个月的实施，该患者共减重 19 kg，B 超检查脂肪肝消失，血液生化检测肝肾功能指标恢复到正常值范围
回访时间	两个月后，检测项目包括身体成分、肝脏超声、血脂、肝功能、尿八项
运动处方师	×××
机构名称	×××××

（二）减脂运动处方案例 2

周女士，71 岁，退休。体脂率测试结果显示重度肥胖，2014 PAR-Q+ 调查问卷结果显示运动风险为高危。临床检查发现血压较高，血胆固醇及甘油三酯均升高，心肺功能很差。综合以上信息，判断运动风险为高危，存在较高心血管运动风险。但经递增负荷运动心电测试，未发现运动心电异常，可以承受较高强度的运动。

制订运动处方的思路：

（1）体质与健康特征分析。老年高龄，重度肥胖、体力活动不足、高脂血症混合型、高血压、轻度营养不良（热量不足导致高体脂、低瘦体重、低代谢）、体质差，判断为运动风险高。对于老年人来说，安全性最重要，心肺功能不足是老年人最重大的运动风险。

（2）运动处方的目标。降低运动风险。减脂运动尽管可以采用低强度运动进行，但通常每次运动时间较长，加上需要同时限制饮食，可能增加心肺运动风险。因此，在进行减脂运动之前，有必要先将其心肺功能提升到安全区域，再开始进行减脂。所以，减脂并非当前主要目标，目前首要任务是先提高患者心肺功能，建立基本运动适应，获得运动减脂所需的基本运动能力。

（3）运动方式的选择。HIIT 是提高心肺功能的有效方式，此高强度非绝对高强度，而是相对高强度，根据患者个体机能测试制订，在患者承受能力范围内，因此安全性有保障。加上患者没有运动心电异常，所以适合采用 HIIT 方式提升心肺功能。HIIT 的另一个优点是用时短，易于坚持，适合患者这样无运动习惯的人，在运动初期通过体验式运动来有效提高健康水平。但有较高运动风险的人群要想采用该运动方式，必须先进行递增负荷心电测试，以排除运动中心脏突发疾病风险。另外，采用四肢联动锻炼设备的原因主要是由于患者患有陈旧性膝关节损伤，采用该设备可避免膝关节受力过大发生二次损伤。

（4）运动强度及运动时间。通过递增负荷测定最大摄氧量后确定，高强度时患者心率达到 120 次 /min（90% $\dot{V}O_2max$），低强度时患者心率下降到 90 次 /min（60% $\dot{V}O_2max$）。在实际执行中，为确保安全，需采用循序渐进的强度递增方式，先降低 10% 左右的强度适应性锻炼三周，待各项健康与体质指标稳定提高后再过渡到方案强度。运动时间为每次 1 h，包括热身和拉伸活动时间。

（5）运动频率。每周三次。根据患者健康与体质特征以及日常三餐控制饮食量的情况，为其设定了每周三次的最低有效运动频次。

（6）注意事项。中老年人恢复能力较差，因此，应强调运动前的热身和运动后的拉伸，促进恢复，防止劳损和伤病发生。饮食方面暂不进行控制，以免影响恢复。

周某的运动处方

基本信息				××××年7月3日	
姓名	周某	性别	□男 ☑女	年龄	71 岁
联系电话	××××××	家庭住址		××××××	

运动前筛查结果

体力活动水平	□严重不足　☑不足　□满足
健康筛查	身高 160 cm，体重 75.9 kg，体脂率 44.3%，腰围 90 cm
	疾病史：□无，☑高血压，□糖尿病，□心脏病，□肺脏疾病，☑其他
	血液指标：空腹血糖 5.4 mmol/L，总胆固醇 5.95 mmol/L，总甘油三酯 3.54 mmol/L，高密度脂蛋白胆固醇 1.64 mmol/L
	血压 147/97 mmHg，安静心率 78 次/min
营养调查分析	近一周膳食调查结果：（1）总热量摄入不足；（2）蛋白质供能占比 20%～25%；（3）碳水化合物供能占比 55%；（4）脂肪供能占比 20%～25%
	存在问题：营养结构基本合理，脂肪类摄入过多，与习惯吃炒菜有关
进一步医学检查	肺活量 2 182 mL
	运动心电检查：运动心电无异常
	骨关节功能检查：右膝关节陈旧性内侧副韧带撕裂
运动风险分级	□低　□中　☑高
运动测试结果	心肺功能　☑低　□中　□高
	最大力量　☑较差　□一般　□较好
	肌肉耐力　☑较差　□一般　□较好
	柔韧性　☑较差　□一般　□较好
	最大摄氧量：14 mL/min/kg
	下肢平衡：闭眼单腿站立时间 5 s

运 动 处 方

运动目的	先提升心肺功能，降低血压，改善下肢力量，再减体脂和降血脂
运动方式	高强度间歇运动，采用四肢联动运动仪
运动强度	适应阶段：第 1～3 周。运动开始后，维持设备转速 60 r/min，通过增加功率方式使患者心率达到 110 次/min（80% $\dot{V}O_2$max），高强度运动 3 min；然后维持设备转速不变，通过减少功率方式使患者心率下降到 80 次/min（50% $\dot{V}O_2$max），低强度运动 3 min；重复 4 组 正式运动阶段：第 4～12 周，高强度时患者心率达到 120 次/min（90% $\dot{V}O_2$max），低强度患者心率下降到 90 次/min（60% $\dot{V}O_2$max），低强度运动 3 min；其余要求同上 改善下肢力量：通过对抗自身力量和弹力带锻炼下肢力量
运动时间	每次连续运动 24 min，加上热身和拉伸不超过 50 min
运动频率	每周 3 次，或隔天一次
周运动量	每周共 2.5～3.5 h
运动目标	短期：运动初期 3 个月内以提高心肺功能，降血压，改善体质为主，主要目标为降低运动风险 长期：3 个月左右若能达到上述短期目标，可开始中低强度减脂运动，不设定目标，以患者能完全适应的运动负荷设计运动方案

注意事项	运动初期 3 个月以提高心肺功能、肌肉力量、耐力等为主要目标，故不限饮食，但建议采用平衡膳食结构，适当增加优质蛋白摄入，进食量以不产生饥饿感为度
效果评估	经过 3 个月的实施，该患者最大摄氧量从 14 mL/min/kg 提高到 22.4 mL/min/kg，肺活量从 2 182 mL 显著升高到 2 720 mL，血压从 147/97 mmHg 下降到 137/84 mmHg，闭眼单腿站立时间从 5 s 显著升高到 15 s，表明心肺功能有了大幅度提升，身体素质也明显提高，运动风险明显降低，可以进行较长时间的减脂运动
回访时间	3 个月后，检测项目包括体成分、心肺功能、血压、血脂、平衡能力
运动处方师	×××
机构名称	×××××

（三）减脂运动处方案例 3

陈女士，47 岁，公务员。体脂率测试结果显示身体形态正常，2014 PAR-Q+ 调查问卷结果显示运动风险为低危。自述容易发胖，日常喜欢运动，如跑步、瑜伽等，以帮助自己保持体形。一个月前体检无异常，因此本案例为健康人以控制体重，减脂塑形，延缓衰老为目标制订的运动处方。

制订运动处方的思路：

（1）体质与健康特征分析。体力活动多、无健康指标异常、体质素质较好，因此判断运动风险低。

（2）运动处方的目标。加强力量和肌肉锻炼。中年女性比较注重形体，但大多喜欢柔韧性运动，如瑜伽，较忽视甚至反对力量和肌肉锻炼，应通过教育改变其错误观念，鼓励其通过肌肉锻炼维持肌肉量及代谢率。

（3）运动方式的选择。因患者日常喜欢跑步，已建立良好的运动习惯，因此可继续采用此种运动方式运动。另外，针对其平时以有氧运动和瑜伽锻炼为主、肌肉力量一般的特点，推荐其开始做一些抗阻力量运动，以提高肌肉量及代谢水平，更好地控制体重。

（4）运动强度及运动时间。因患者日常喜欢跑步，身体已达到较好的运动适应，通过增加运动量来减脂的难度较大，因此为其进行了最大脂肪氧化强度测试，通过精准化测试制订的运动强度可帮助其在进行有氧运动时更有效地减脂。8~12 RM 抗阻力量运动强度结合有氧运动，可以进一步提高减脂效率。运动时间每次 1~1.5 h，不包括热身和拉伸活动时间。

（5）运动频率。慢跑可每周 5~6 d，抗阻力量运动可每周 3 d。

（6）注意事项。在运动中应强调运动前的热身和运动后的拉伸，促进恢复，防止劳损和伤病发生。

陈某的运动处方

基本信息					××××年8月16日
姓名	陈某	性别	□男 ☑女	年龄	47 岁
联系电话	××××××	家庭住址		××××××	
运动前筛查结果					
体力活动水平	□严重不足　□不足　☑满足				
健康筛查	身高 163 cm，体重 59.5 kg，体脂率 29.0%，腰围 76 cm				
	疾病史：☑无，□高血压，□糖尿病，□心脏病，□肺脏疾病，□其他				

续表

健康筛查	血液指标：空腹血糖 5.6 mmol/L，总胆固醇 3.81 mmol/L，总甘油三酯 1.32 mmol/L，高密度脂蛋白胆固醇 1.5 mmol/L
	血压 123/67 mmHg，安静心率 58 次/min
营养调查分析	近一周膳食调查结果：（1）总热量摄入适中；（2）蛋白质供能占比 25% 左右；（3）碳水化合物供能占比 50% 左右；（4）脂肪供能占比 25% 左右 存在问题：营养结构基本合理，脂肪摄入稍多
进一步医学检查	尿液检查：正常 血液检查：血红蛋白 118 g/L，略偏低；其余指标正常
运动风险分级	□低 ☑中 □高

运动测试结果	心肺功能	□低	□中	☑高
	最大力量	□较差	☑一般	□较好
	肌肉耐力	□较差	☑一般	□较好
	柔韧性	□较差	□一般	☑较好
	最大脂肪氧化强度（FATmax）心率 123~128 次/min			

运 动 处 方

运动目的	减脂，提高肌肉力量，提高静息代谢率
运动方式	抗阻力量运动 + 慢跑
运动强度	（1）慢跑目标心率 123~128 次/min；（2）抗阻力量：每组 8~12 RM，每个动作 3 组，组间间隔 2~3 min，每次 5 个动作
运动时间	（1）单独慢跑：连续运动 1~1.5 h；（2）单独抗阻力量运动：每次 1~1.5 h（不含热身和拉伸时间）；（3）抗阻力量运动 + 慢跑：0.5 h+1 h
运动频率	建议慢跑可每周 5~6 d，抗阻力量运动可每周 3 d
周运动量	每周共 8~12 h
运动目标	短期：两个月内减脂 5 kg 为主要目标，同时肌肉保持或增长 长期：强化肌肉、强化心肺功能，提高力量，提高基础代谢率
注意事项	1. 注意做好运动前热身和运动后拉伸，尤其是运动后拉伸，可减少肌肉酸痛和运动损伤 2. 每天最佳运动时间推荐晚餐后 1 h，其次为每日下午 3 点左右 3. 饮食方面适度控制，主食较原来减少 1/4，减少肉类摄入，多食蔬菜（建议水煮、凉拌、生食），注意控制烹饪用油
效果评估	无数据，患者未回访
回访时间	自我监测身体成分为主，必要时可回访
运动处方师	×××
机构名称	×××××

（四）减脂运动处方案例 4

吴某，女，15 岁，中学生。易疲劳，学习精力差，目前在休学。希望通过运动减脂尽快恢复正常体重，同时提高心肺功能，增强体质。体脂率测试结果显示重度肥胖，2014 PAR-Q+ 调查问卷结果显示运动风险为低危。日常体力活动很少。临床检查发现安静心率偏高，心功能较差，舒张压偏高，血糖、血脂正常。体质检查发现除柔韧性较好，其余身体素质均较差。

制订运动处方的思路：

（1）体质与健康特征分析。青春期刚结束不久，重度肥胖、体力活动少、安静心率过高，心脏泵血功能明显较差，糖脂代谢系统功能良好，尚未出现糖脂代谢紊乱，因此判断为运动风险不高，运动能力明显不足，心功能不足。

（2）运动处方的目标。本患者无运动习惯，肌肉力量相对不足，因此短期目标是尽快激活其心肺和肌肉有氧代谢能力，一个月减重5%（5~6 kg）为正常减重目标。长期目标应有必要通过运动提高心肺功能和肌肉力量，建立良好的运动习惯和生活方式，才能避免肥胖反弹以及避免因代谢紊乱发生疾病和心血管疾病。

（3）运动方式的选择。低强度有氧运动方式均可采用，因为患者专门休学来减脂，时间宝贵，为了加快减脂速度，推荐其参加"高原运动减脂"，不仅可以减少长时间运动的枯燥感，而且可以利用高原低氧环境，加快减脂速度。

（4）运动强度及运动时间。由于运动能力明显较差，因此需从低强度运动开始，待身体适应性、体质提高，心功能改善后方能进行较高强度的运动。依据 Karvonen 公式为其计算相对个性化的减脂运动强度靶心率为 126 次 /min，因此设定靶心率范围为 124~128 次 /min。根据运动强度不高、患者年龄小、恢复能力强、没有学习任务，每天可运动时间长等情况，建议其每天上、下午各锻炼一次，每次 2 h。

（5）运动频率。每周 5~6 d。

（6）注意事项。为了加快减脂速度，鉴于患者年龄小、自主生活能力差，因此有必要为患者设计减脂膳食。建议采用较低热量均衡结构膳食，即能加快减脂速度，又能保障短期应用不会产生营养不良问题。患者已过了青春期，短期使用较低热量膳食不会对生长发育产生明显影响。

吴某的运动处方

基本信息					××××年2月15日
姓名	吴某	性别	□男 ☑女	年龄	15 岁
联系电话	××××××	家庭住址		××××××	

运动前筛查结果	
体力活动水平	☑严重不足　□不足　□满足
健康筛查	身高 <u>162.5</u> cm，体重 <u>91.9</u> kg，体脂率 <u>46.8</u>%，腰围 <u>99</u> cm
	疾病史：☑无，□高血压，□糖尿病，□心脏病，□肺脏疾病，□其他
	血液指标：空腹血糖 <u>3.33</u> mmol/L，总胆固醇 <u>4.21</u> mmol/L，总甘油三酯 <u>1.05</u> mmol/L，高密度脂蛋白胆固醇 <u>0.98</u> mmol/L
	血压 <u>124/96</u> mmHg，安静心率 <u>96</u> 次 /min
营养调查分析	近一周膳食调查结果：（1）总热量摄入波动较大，平均来看热量摄入偏多；（2）蛋白质占比例 40% 以上；（3）碳水化合物供能占比不到 25%；（4）脂肪供能占比约 35% 存在问题：（1）营养结构不合理，蛋白质摄入过多，碳水化合物摄入较少，脂肪摄入较多。（2）三餐不规律，偶尔暴饮暴食
进一步医学检查	心脏 B 超：每搏输出量 47 mL，每分输出量 3.3 L
运动风险分级	☑低　□中　□高
运动测试结果	心肺功能 ☑低　□中　□高
	最大力量 ☑较差　□一般　□较好

续表

运动测试结果	肌肉耐力	☑较差 □一般 □较好
	柔韧性	□较差 □一般 ☑较好

运 动 处 方

运动目的	快速减脂，改善心功能
运动方式	高原低强度运动，在青海多巴进行快走、慢跑、有氧操、球类等运动
运动强度	运动中靶心率 124~128 次 /min
运动时间	每次连续运动 2 h，每天 2 次
运动频率	每周 6 次
周运动量	每周共 24~26 h
运动目标	短期：1 个月内减脂 5 kg，心功能改善，有氧能力改善 长期：2~3 个月低强度运动达到身体适应后，可逐渐增加高强度运动方案和力量锻炼方案，培养运动习惯
注意事项	注意做好运动前热身和运动后拉伸，尤其是运动后拉伸，可减少肌肉酸痛和运动损伤；每天膳食摄入总热量为 1 600~1 800 kcal，三大热能营养素供能比例 = 碳水化合物：蛋白质：脂肪 =55%：30%：15%，不可吃零食
效果评估	经过 4 周的实施，该患者共减重 7.4 kg，体脂率从 46.8% 下降到 43.6%，腰围减少 5 cm，完成短期减脂任务；血压从 124/96 mmHg 下降到 116/64 mmHg，安静心率从 96 次 /min 下降到 79 次 /min，6 km/h 跑速下心率由 167 次 /min 减少到 136 次 /min，B 超心功能每搏输出量由 47 mL 提高到了 68 mL，每分输出量从 3.3 L/min 提高到 4.4 L/min。综合分析心功能有效提高，有氧代谢能力明显加强
回访时间	1 个月后，检测项目包括身体成分、心功能、有氧能力
运动处方师	×××
机构名称	×××××

张 漓

第五节 糖尿病人群运动处方

糖尿病在世界范围内已经成为最常见的慢性疾病之一。近年来，我国居民糖尿病的患病率逐年呈升高趋势。综合大量临床研究和报道的结果发现：运动对于成年人糖尿病具有治疗性效果，可以改善糖尿病血糖控制，增加胰岛素敏感性，降低并发症发生风险、减缓糖尿病进展。因此，参加体力活动已经成为综合治疗糖尿病的一部分。规律的持续一段时间的体育活动可以使糖尿病患者多方面获益。

一、糖尿病概述

糖尿病是一组以葡萄糖和脂肪代谢紊乱、血浆中葡萄糖水平表现异常为特征的内分泌疾病，是最常见的慢性疾病之一。目前，在世界范围内糖尿病已经成为广泛播散的疾病。大部分糖尿病患者需要药物才能达到对疾病的控制，生活方式的管理是防治糖尿病的重要措施。

（一）糖尿病的临床诊断

糖尿病的临床诊断应依据静脉血浆血糖，毛细血管血糖检测结果不作为诊断的确切依据（若无特殊提示，下面所提到的血糖均为静脉血浆葡萄糖水平值）。目前，国际通用的诊断标准是 WHO（1999 年）标准。采用的指标分别是空腹血浆葡萄糖或 75 g 口服葡萄糖耐量试验（OGTT）后的 2 h 血浆葡萄糖值。仅查空腹血糖则糖尿病的漏诊率较高，理想的是同时检查空腹血糖及 OGTT 后 2 h 血糖值。糖代谢状态分类标准及糖尿病的诊断标准见表 6-5-1 和表 6-5-2。

表 6-5-1　糖代谢状态分类标准（WHO 1999）

糖代谢分类	静脉血浆葡萄糖 /（mmol·L^{-1}）	
	空腹血糖	糖负荷后 2 h 血糖
正常血糖	＜6.1	＜7.8
空腹血糖受损（IFG）	≥6.1，＜7	＜7.8
糖耐量异常（IGT）	＜7	≥7.8，＜11.1
糖尿病	≥7	≥11.1

注：IFG 和 IGT 统称为糖调节受损，也称糖尿病前期。

表 6-5-2　糖尿病的诊断标准

诊断标准	空腹血糖 /（mmol·L^{-1}）
（1）典型糖尿病症状（烦渴多饮、多尿、多食、不明原因的体重下降） 加上随机血糖或加上（2）	≥11.1
（2）空腹血糖或加上（3）	≥7.0
（3）葡萄糖负荷后 2 h 血糖无典型糖尿病症状者，需改日复查确认	≥11.1

注：空腹状态指至少 8 h 没有进食热量；随机血糖是指不考虑上次用餐时间，一天中任意时间的血糖，不能用来诊断空腹血糖异常或糖耐量异常。

2011 年开始，WHO 建议在具备条件的国家和地区采用糖化血红蛋白（HbA1c）诊断糖尿病，诊断切点为 HbA1c≥6.5%。国内一些研究结果显示，在中国成人中 HbA1c 诊断糖尿病的最佳切点为 6.2%~6.4%。

急性感染、创伤或其他应激情况下可出现暂时性血糖增高，若没有明确的糖尿病病史，暂时性血糖增高不能诊断糖尿病，须在应激消除后复查，再确定糖代谢状态。检测糖化血红蛋白（HbA1c）有助于诊断糖尿病。

（二）糖尿病的主要类型

目前，国际通用的分类是 WHO（1999 年）分型体系。根据病因学证据可将糖尿病分为 4 大类（表 6-5-3）。由于糖尿病类型较多，病因和临床表现也较为复杂，因此本节主要涉及的是 II 型糖尿病人群的运动。

表 6-5-3 糖尿病分类

I 型糖尿病
II 型糖尿病
特殊类型糖尿病 1. 胰岛 B 细胞功能遗传性缺陷类 2. 胰岛素作用遗传性缺陷类 3. 胰腺外分泌疾病类 4. 内分泌疾病类 5. 药物或化学品所致的糖尿病类 6. 感染类 7. 不常见的免疫介导性糖尿病 8. 其他与糖尿病相关的遗传综合征
妊娠期糖尿病

（三）糖尿病对健康的危害

糖尿病是心、脑血管疾病的独立危险因素。与非糖尿病人群相比，糖尿病患者发生心、脑血管疾病的风险增加 2~4 倍。高血压是糖尿病常见的并发症或伴发病之一，血脂代谢异常是引起糖尿病血管病变的重要危险因素。

低血糖糖尿病患者在治疗过程中可能发生血糖过低现象。低血糖可导致患者不适，甚至有生命危险，也是血糖达标的主要障碍，应该引起特别注意。

（四）糖尿病并发症

1. 糖尿病酮症酸中毒（DKA）

酮体的检测推荐采用血清酮体，若无法检测血清酮体，可检测尿酮体。血清酮体 ≥ 3 mmol/L 或尿酮体阳性（2+ 以上）为 DKA 诊断的重要标准之一。

DKA 是由于胰岛素严重缺乏和升糖激素不适当升高引起的糖、脂肪和蛋白代谢严重紊乱综合征，临床以高血糖、高血清酮体和代谢性酸中毒为主要表现。I 型糖尿病有发生 DKA 的倾向，II 型糖尿病也可发生 DKA。DKA 的发生常有诱因，包括急性感染、胰岛素不适当减量或突然中断治疗、饮食不当、胃肠疾病、脑卒中、心肌梗死、创伤、手术、妊娠、分娩和精神刺激等。

2. 糖尿病肾病

慢性肾脏病（CKD）包括各种原因引起的慢性肾脏结构和功能障碍。糖尿病肾病是指由糖尿病所致的 CKD。我国有 20%~40% 的糖尿病患者会合并糖尿病肾病，现已成为 CKD 和终末期肾病的主要原因。糖尿病肾病的危险因素包括年龄、病程、血压、肥胖（尤其是腹型肥胖）、血脂、尿酸、环境污染物等。适当的有氧运动能降低血糖、血脂，提高胰岛素的敏感性和葡萄糖的利用率，起到降糖降脂的作用，同时对糖尿病患者的肾脏起到保护作用。适当的运动能降低糖尿病患者的血糖，血液浓稠度的降低对血管有保护作用，对微血管病变的肾脏也有保护作用。运动能防止糖尿病肾病纤维化的发生，耐力运动能提高糖尿病患者肾脏抗氧化酶含量，提高肾脏氧化应激，降低金属蛋白酶组织抑制物，防止肾脏纤维化，控制糖尿病恶化。运动还可以提高糖代谢功能，降低血糖，使肾脏的血液黏稠度降低，血流量也有所提高，降低糖尿病患者肾脏的纤维化。

3. 糖尿病神经病变

糖尿病视网膜病变的主要危险因素包括糖尿病病程、高血糖、高血压和血脂紊乱其他相关危险因素，还包括糖尿病合并妊娠（不包括 GDM 和妊娠期显性糖尿病）。另外，近端运动神经病变，即一侧下肢近端严重疼痛也多见，可与双侧远端运动神经同时受累，伴迅速进展的肌无力和肌萎缩。运动能缓解其症状。

4. 糖尿病性下肢血管病变

下肢动脉病变是外周动脉疾病的一个组成成分，表现为下肢动脉的狭窄或闭塞。与非糖尿病患者相比，糖尿病患者更常累及股深动脉及胫前动脉等中小动脉。其主要病因是动脉粥样硬化，但动脉炎和栓塞等也可导致下肢动脉病变，因此，糖尿病患者下肢动脉病变通常是指下肢动脉粥样硬化性病变（LEAD）。运动可以预防下肢动脉粥样硬化性病变发生，并可以改善 LEAD 患者的下肢运动功能。

二、运动对糖尿病的益处与风险

（一）运动的益处

运动在预防 II 型糖尿病方面扮演着很重要的角色。运动的即刻作用是通过增强血糖的摄取来合成糖原从而降低血糖。持续更长时间或更强运动强度的运动能使葡萄糖参与代谢的时间更长，改善 II 型糖尿病患者和糖尿病前期人群的糖耐量。

糖尿病患者体内胰岛素刺激的血糖摄取进入骨骼肌是受损的，而运动中肌肉收缩刺激血糖转运可以帮助改善胰岛素抵抗。对于 I 型糖尿病患者和使用胰岛素的 II 型糖尿病患者，运动可以使其胰岛素信号转导更敏锐；运动可以改善肌肉组织对胰岛素的敏感性，进而增强骨骼肌对胰岛素的应答；规律运动还可以降低胰岛素的需要量。

规律的运动也可以改善糖尿病人群的合并症风险进程。运动可以通过改善心血管和呼吸功能，通过减低血压、改善体重、降低血胆固醇和血红蛋白 A1c 升高等来改善 CVD 的危险因素并降低死亡率。有多项研究证明，运动可使 II 型糖尿病患者的死亡风险降低 30%~40%。

（二）运动的风险

35 岁以上者诱发运动风险的因素主要是冠心病，35 岁以下者诱发运动风险的因素主要是先天性心血管异常、心肌病理性肥厚、冠状动脉畸形。运动中可能出现的心血管病症为心绞痛、心律失常、血压过高或过低、昏厥、夹层动脉瘤、脑出血和猝死。温热环境可诱发的风险为脱水、中暑；寒冷环境可诱发的风险为刺激气管，诱发支气管痉挛和冠状动脉痉挛。

运动中，自主病变可能引起慢性不适应（即 BP 反应迟钝），摄氧量变化削弱和无汗症。进行较大强度运动时，糖尿病伴有视网膜病变的患者可能出现视网膜剥离和玻璃体积血的危险。运动可诱发低血糖，出现颤抖、虚弱、异常出汗、神经质、焦虑、口和手发麻、饥饿。高血糖症的患者往往由于多尿而引起脱水，从而引起中暑危险性增加。糖尿病患者在热环境和冷环境中体温调节机制可能受损，在运动中可发生中暑和寒冷性疾病。外周神经病变的糖尿病患者运动时可能出现足部水泡、足部溃疡。对于有肾脏病变的患者，运动后可能出现大量蛋白尿排出，增加肾脏病变的严重程度。具有已诊断或隐匿性心血管疾病的个体，在进行较大强度体力活动时，可能出现心脏猝死和／或心肌梗死的风险。

（三）运动改善糖尿病的原理

1. 运动改善血糖的机制

（1）运动增加骨骼肌摄取葡萄糖。运动会增加机体的能量消耗，减少体内脂质的蓄积，进而减少骨骼肌细胞、胰腺细胞及肝细胞中的脂质堆积，减少脂质的毒性作用，增加骨骼肌细胞摄取葡萄糖的能力。

（2）运动增加葡萄糖转运。运动可以增加骨骼肌细胞膜上葡萄糖转运载体的数量，增加葡萄糖的转运，进而增加骨骼肌对葡萄糖的摄取，改善骨骼肌细胞的胰岛素敏感性。

2. 运动改善血脂和心肺的机制

运动在改善糖尿病患者糖代谢紊乱的同时，可改善患者脂质及蛋白质代谢紊乱，进而对血糖、糖化血红蛋白、血脂等指标产生积极作用。运动可以通过改善糖尿病患者红细胞聚集指数、红细胞变形指数和血细胞比容等指标，改善血液流变性，给患者机体循环功能、心肺功能和神经功能带来益处。

三、制订糖尿病运动处方的基本流程与实施

（一）制订流程进度表

步骤	内容
门诊预约 询问病史	疾病相关病史问诊、生活方式问卷 获得一份详细病史记录，并给出评估结果
运动相关问诊 体力活动测试	1. 既往三个月和近一周内运动天数、每次运动时间、运动类型；每日非主动的体力活动情况 2. 利用体力活动记录仪记录分析体力活动
临床检查	1. 物理检查：了解是否有糖尿病相关表象特征和是否有并发症的阳性特征 2. 临床血液检查：血生化、血常规、尿液分析（尿蛋白、尿糖和尿沉渣镜检）等检查 3. 生理学及功能学评估：超声心动图、颈动脉超声、心电图、眼底、胸部X线片等；对怀疑继发性糖尿病患者，根据需要可以选择以下检查项目：肾动脉超声和造影等；对有合并症的患者，进行相应的心功能、肾功能检查
运动心肺功能测试	根据运动试验过程中血压、气体分析、心电图等功能指标变化判断心血管系统对运动的反应
评估与运动方案制订	根据上述检查制订出运动方案
运动处方时效与调整	运动三周后可以增加运动时间和强度，或评估是否继续运动或是调整下一阶段的训练

（二）制订运动处方流程中的其他内容

1. 运动风险分层

为了降低运动个体在运动中的风险，需要评估参加运动可能出现心血管急症的危险程度和运动时是否需要医疗监督，可能出现心血管急症的危险程度可根据是否存在已知的心肺疾病和代谢性疾

病、是否存在心肺疾病和代谢性疾病的症状体征及是否存在心血管疾病的危险因素，分为低危、中危和高危三层（详见第二章第四节）。

2. 运动适应证与禁忌证评估

大多数糖尿病患者是适宜运动的。但是合并有心脑血管疾病的患者需要在得出所有的检测结果后，由医生根据结果进行评估，医生要掌握慢性患者运动的绝对禁忌证和相对禁忌证。

（1）运动的禁忌证有：

① 不稳定型心绞痛发作；

② 持续的窦性心动过速（非运动状态下心率保持在 120 次 /min 以上）；

③ 未控制的房性或室性心律不齐；

④ 患者安静时 SBP≥200 mmHg 和 / 或 DBP≥110 mmHg，或直立后 BP 下降 ＞ 20 mmHg，并伴有明显症状者，则不能进行运动；

⑤ 运动中 SBP≥180 mmHg 和 / 或 DBP≥110 mmHg 也不适宜继续运动；

⑥ 未控制的心力衰竭；

⑦ 明显的动脉狭窄（主动脉瓣区 ＜ 1.0 cm^2）；

⑧ III 度房室（AV）传导阻滞且未安置起搏器；

⑨ 活动性心包炎或心肌炎；

⑩ 糖尿病合并有血管病变不能行走者或急性血栓性静脉炎、新近形成的栓塞；

⑪ 糖尿病合并增殖性视网膜病变视力严重受损、严重肾病肾功能衰竭者等。

（2）出现下列情况时暂时不宜运动，待病情好转稳定后可以参加运动：

① 糖尿病未得到有效控制、当 II 型糖尿病患者运动时血糖水平超过 16.7 mmol/L（300 mg/dL）即使没有酮体时，也应使用预警提示；

② 当血糖水平 ＜ 70 mg/dL（＜3.89 mmol/L）或自我感觉有低血糖症状时，应及时补充碳水饮料，可以在血糖调整后或在 12 h 后运动；

③ 糖尿病合并急性感染、糖尿病足等情况下应先控制病情，病情控制稳定后方可逐步恢复运动。

对患者进行问诊和评估，有助于识别潜在的禁忌证，提高运动测试的安全性。有绝对禁忌证的患者在病情稳定或进行适当治疗后才可以进行运动测试；而有相对禁忌证的患者只有在仔细评估后才可以决定能否进行测试。

3. 签署知情同意书

虽然运动对大部分人来说是安全的，但个体情况、突发情况及外界因素等都有可能产生一定的风险，获得知情同意书是重要的伦理和法律依据。医生的讲解包括运动测试和执行运动处方的过程、目的、运动测试的风险，并告知参与者可以随时退出测试是医生的职责。患者在知晓上述事项后签字，表明患者已经知情并同意接下来的测试和执行运动处方。

四、糖尿病推荐运动方案

对于大多数糖尿病患者，推荐给普通成年人的运动处方也适用于他们，可以进行的运动有有氧运动、抗阻运动和柔韧性练习。

（一）以有氧运动为主的运动方案

（1）运动频率。每周 3~7 d。

（2）运动强度。65%～85%HRmax，相当于 RPE 的 12~16（6~20 级评级），要想达到较好的控制血糖效果，多数人需要进行中等以上的运动强度（≥70%HRmax）。

（3）持续时间。可以有多种形式：多数人一次可以运动 40～60 min；不经常运动或运动能力较低的 Ⅱ 型糖尿病患者可以从一次运动至少 10 min 做起，每日 2～3 次，可以每周运动累计 150 min 中等或较大强度有氧运动；进行每周累计 300 min 的运动将对血糖控制更加有利。多项研究发现，随着运动总量的增加，身体的获益也更多。

（4）运动方式。可采取步行、慢跑、骑自行车、爬山、游泳、跳舞、打太极拳等运动方式，也可在室内进行跑步机、固定自行车等活动。大部分运动方式都是可以的，可以按照个人兴趣选择。

（5）一次运动的组合。

热身阶段：由 5～10 min 小到中等强度的有氧运动和肌肉耐力运动组成。热身阶段是开始锻炼的第一个步骤，它的作用是调节机体适应锻炼课中训练的需要。热身活动不仅可以增加关节活动度，也可降低发生损伤的风险。

训练阶段：也是运动的"正课阶段"，在这个阶段要按照当前的运动方案达到运动强度、运动方式和运动时间的要求。

整理活动：运动者在训练阶段完成后要进行 5～10 min 的整理活动。进行整理活动的目的是使运动者的 HR 和 BP 逐渐恢复到正常水平，同时消除机体在较大强度运动时肌肉产生的代谢产物。

热身活动和整理活动不能代替拉伸阶段，但运动者可以将拉伸阶段安排在热身活动或整理活动之后，也可以在使用保温袋热敷肌肉后进行拉伸。

（二）以力量训练为主的运动处方

抗阻训练对 Ⅱ 型糖尿病患者骨骼肌内代谢和骨骼肌功能具有改善作用。在进行有氧训练的同时，也应进行 2～3 d 中等强度至剧烈强度的抗阻训练。

（1）运动频率。每周 2～3 d，或在每次有氧运动后进行力量训练。

（2）运动强度。从低强度开始，一般可到 60%～80%1 RM 甚至 100%1 RM，RPE 11～15（6～20 级评级）。

（3）持续时间。以力量为主运动时可以持续 30 min 左右；如在有氧运动后进行力量训练，可以每次持续 10～20 min。

（4）力量训练锻炼的肌群。力量训练锻炼的肌群主要有胸部肌群、腹部肌群、背部肌群、腰部肌群、上肢上臂肌群、上肢前臂肌群、大腿肌群、小腿肌群、跟腱部。

上述肌群并非每次都要练到，要根据每次运动的时间及是否与有氧运动组合等选择性地进行力量练习。每组肌群选三个不同的动作，每个动作为一组，每组重复 8～12 次，每组重复 1～3 次或每个动作到达最大伸展后静力 8～10 s，重复 3～5 次。

（5）运动方式。可选择简易哑铃、器械练习、弹力带、在健身房借助牵拉器械、推举练习器械等方式对上述各部位肌群进行训练。

（三）糖尿病患者运动的注意事项

（1）运动治疗应在医师指导下进行。运动前要进行必要的评估，特别是心肺功能和运动功能的医学评估（如运动负荷试验等）。

（2）糖尿病患者可以进行有氧力量、柔韧性、平衡等运动，具体运动类型、运动强度的选择要根据患者的病情、体力活动水平和运动目的而定。初期参加运动者要遵循循序渐进原则，逐步增加运动量。

（3）运动对于糖尿病存在急性反应和慢性效果。在运动初期和一段时间后都需要进行血糖监测，以了解运动对血糖的影响及药物是否需要调整。运动者最好能够学习自测血糖，通过血糖自我监控，更精确地控制每日的热量摄入。在运动前后自测血糖，可以帮助患者了解运动后血糖的反应。

（4）运动中低血糖是参加运动的患者需要高度重视的问题，尤其是使用胰岛素、磺脲类和非磺脲类胰岛素促泌剂均可引起低血糖。接受药物治疗的糖尿病患者血糖水平 ≤ 3.9 mmol/L 就属低血糖范畴。低血糖症状包括抖动、虚弱、出汗异常、紧张、焦虑、嘴巴和手指刺痛、饥饿等。出现低血糖时，应该摄入可以快速吸收的碳水化合物，如一些易吸收的点心（20~30 g）。出现低血糖后，可在 12 h 后运动。在中等强度运动前、运动间和 1 h 后，补充全脂牛奶或运动饮料可降低糖尿病患者的低血糖风险。

（5）合并急性感染、增殖性视网膜病变、严重肾病、严重心脑血管疾病（不稳定性心绞痛、严重心律失常、一过性脑缺血发作）等情况下严禁运动，病情控制稳定后方可逐步恢复运动。

（6）糖尿病患者在最初开始运动时最好有同伴一起运动，以方便得到帮助。运动前后需补水，以预防脱水。

（7）运动时，穿上合适且舒适的裤子和鞋袜，以减少运动对脚与小腿的损伤。

（四）糖尿病合并症人群的运动

1. 糖尿病合并周围神经病变者

糖尿病合并周围神经病变是糖尿病最常见的慢性并发症之一，病变可累及中枢神经及周围神经。其发生与糖尿病病程、血糖控制等因素相关，运动的作用主要是改善原发病、控制其他危险因素，如高血压和高脂血等。

如果有皮肤的破溃、感染则应停止运动，积极治疗。如果没有急性溃疡的糖尿病患者可以参加中等强度的有氧运动。患者除了积极严格地控制高血糖、积极运动外，还应该配合其他治疗措施，如引用神经修复和神经营养药物、改善微循环和代谢紊乱治疗。同时加强足踝部护理，包括每天观察及对下肢远端的护理、选择合适的鞋袜等。运动后，建议进行小腿胫前和足部的护理，运动前要观察病预防溃疡。

2. 糖尿病合并增殖性视网膜病变

糖尿病合并视网膜病变是糖尿病最常见的微血管并发症之一。尤其是增殖期视网膜病变，是糖尿病特有的并发症，其主要危险因素包括糖尿病病程、高血糖、高血压和血脂紊乱。白内障、青光眼、视网膜血管阻塞及缺血性视神经病变等是 II 型糖尿病早发的高危人群。良好地控制血糖、血压和血脂，可预防或延缓糖尿病视网膜病变的进展。

如果病情较轻视力基本不受影响时是可以运动的，但应避免增加颈部以上眼内压力的阻抗运动。未被控制的视网膜病变患者，应避免会明显增加眼内压及出血风险的运动，可以选择在室内走步机上进行中低强度的运动。

3. 糖尿病合并肾损害者

目前没有报道表明运动对糖尿病合并肾损害者的不利影响。根据 ACSM/ADA 发布的《糖尿病运动指南（2010）》，糖尿病患者出现微量蛋白尿，甚至是进行透析期间，也鼓励患者进行运动训练，以提高运动功能和生活质量。

（五）运动与糖尿病其他治疗的关系

1. 运动与药物治疗的配合和调整

体力活动和口服降糖药物的潜在交互作用还缺乏有效研究。为了预防运动诱发的低血糖，运动前应根据血糖水平和运动强度调整碳水化合物的摄入量或药物剂量。如果单纯生活方式不能使血糖控制达标，应开始单药治疗，Ⅱ型糖尿病药物治疗的首选是二甲双胍。若无禁忌证，二甲双胍应一直保留在糖尿病的治疗方案中。不适合二甲双胍治疗者可选择 $\alpha-$ 糖苷酶抑制剂或胰岛素促泌剂。如单独使用二甲双胍治疗而血糖仍未达标，则可进行二联治疗，加用胰岛素促泌剂。上述不同机制的降糖药物可以三种药物联合使用。如三联治疗控制血糖仍不达标，则应将治疗方案调整为多次胰岛素治疗（基础胰岛素加餐时胰岛素或每日多次预混胰岛素）。采用多次胰岛素治疗时，应停用胰岛素促分泌剂。

2. 运动与医学营养治疗的配合

（1）能量。达到或维持理想体重，满足不同情况下营养需求；超重或肥胖的糖尿病患者，应减轻体重，不推荐Ⅱ型糖尿病患者长期接受极低能量（＜800 kcal/d）的营养治疗。

（2）脂肪。膳食中由脂肪提供的能量应占总能量的 20%～30%；饱和脂肪酸摄入量不应超过饮食总能量的 7%，尽量减少反式脂肪酸的摄入；单不饱和脂肪酸在总脂肪摄入达 10%～20%，多不饱和脂肪酸摄入不宜超过总能量摄入的 10%。

（3）碳水化合物。膳食中碳水化合物占总能量的 50%～65%。

（4）蛋白质摄入。肾功能正常的糖尿病患者，蛋白质的摄入量可占供能比的 15%～20%，保证优质蛋白质比例超过 1/3。

（5）饮酒。女性一天饮酒的酒精量不超过 15 g，男性不超过 25 g，每周不超过两次。

（6）膳食纤维。建议糖尿病患者达到每日推荐摄入量，即 10～14 g/1 000 kcal。

（7）钠。食盐摄入量限制在每天 6 g 以内，每日钠摄入量不超过 2 000 mg，合并高血压患者更应严格限制钠摄入量。

（8）微量营养素。糖尿病患者容易缺乏维生素 B 族、维生素 C、维生素 D 及铬、锌、镁、铁、锰等多种微量营养素，依据营养评估适量补充。长期服用二甲双胍患者应服用维生素 B_{12}，不建议长期大量补充维生素 E、维生素 C 及胡萝卜素等具有抗氧化作用的制剂。

（六）制订糖尿病运动处方的指导思想

1. 综合评估个体化

个性化运动方案强调患者的个人情况，根据个体的身体状况（健康和体能）、需要、限制、运动适应性来制订运动处方，如考虑患者的年龄、体质、运动习惯、社会、经济、文化背景、个人喜好等。在 FITT 运动原则指导下制订患者的具体运动方案，如具体到何时、何地、采用哪种运动方式、多少强度、多长时间等，可提高患者运动的积极性和依从性，全面促进患者生活质量的提高，给予其个性化量化的运动干预，使患者能够明确运动目标，从而有效控制血糖、体重指数、糖化血红蛋白等代谢指标。

2. 糖尿病教育，提高坚持运动的依从性

尽管规律运动对糖尿病患者的益处越来越受到重视，但要改变患者的体力活动方式仍然非常困难。部分原因是改变以及坚持改变生活方式是一个复杂的过程。因此，需要探索更积极有效的策略帮助糖尿病患者开始和维持运动治疗。糖尿病的教育和指导应该是长期和及时的，特别是当血糖控制较差、需调整治疗方案时，或因出现并发症需进行胰岛素治疗时，必须给予具体的教育和指导。而且教育应尽可能标准化和结构化，并结合各地条件做到"因地制宜"。

（1）集体教育。集体教育包括小组教育和大课堂教育。小组教育指糖尿病教育者针对多个患者的共同问题同时与他们沟通并给予指导，每次教育时间 1 h 左右，患者人数以 10～15 人为佳。大课堂教育指以课堂授课的形式由医学专家或糖尿病专业护士为患者讲解糖尿病相关知识，每次课时 1.5 h 左右，患者人数在 50～200 人，主要面向对糖尿病缺乏认识的患者以及糖尿病高危人群。

（2）个体教育。个体教育是指糖尿病教育者与患者进行一对一的沟通和指导，适合一些需要重复练习的技巧学习，如自我注射胰岛素、自我血糖监测（SMBG）。在制订健康教育目标时，应重视患者的参与，在方案的实施过程中，应细化行为改变的目标，重视患者的回馈，以随时对方案做出调整。

（3）远程教育。可通过手机或互联网传播糖尿病自我管理健康教育相关资讯或者在病友中开展促进活动。

3. 运动 FITT 的适宜性与渐进性

根据既往研究结果，运动（总）量由运动频率、运动强度和运动时间（持续时间）共同决定，即训练的 FIT。这几个因素可以互为变量的关系。因此，可以根据患者的具体情况进行变量因素调整，用运动量来估算运动处方的总能量消耗（EE）是否达到运动目的。例如，选择 70%HRmax 的运动强度，持续运动时间为 20~30 min；高于此强度，持续时间可为 10~15 min；低于此强度，则为 45~60 min。除了一些糖尿病的特殊情况，对大部分患者通常可鼓励其进行规律性的有一定运动强度并持续一定运动时间的体力活动。

4. 营养教育与营养控制

糖尿病是一种长期慢性疾病，患者日常行为和自我管理能力是糖尿病控制与否的关键之一，因此，糖尿病的控制不是传统意义上的治疗而是系统的管理。糖尿病自我管理教育可促进患者不断掌握疾病管理所需的知识和技能，结合不同糖尿病患者的需求、目标和生活经验进行指导。实践表明，接受糖尿病自我管理教育的患者，血糖控制优于未接受教育的患者，同时拥有更积极的生活态度、科学的糖尿病知识和较好的糖尿病自我管理行为。

在较长的时期内实施及监测糖尿病患者的营养控制行为，通过调整其饮食总能量、饮食结构及餐次分配比例，有利于控制血糖，有助于维持理想体重并预防营养不良发生，这是糖尿病及其并发症预防、治疗、自我管理以及教育的重要组成部分。

5. 综合性生活方式干预

健康教育、营养管理与合理饮食、安全有效的体力活动等应该贯穿于糖尿病人群治疗的全程。在一般人群中开展健康教育，提高人群对糖尿病防治的知晓度和参与度，倡导合理膳食、控制体重、适量运动、限盐、控烟、限酒、心理平衡的健康生活方式，可提高社区人群的糖尿病防治意识。糖尿病前期患者可通过饮食控制和运动来降低糖尿病的发生风险，并定期随访及给予社会心理支持，以确保患者的生活方式改变能够长期坚持下来。定期检查血糖，同时密切关注其他心血管危险因素（如吸烟、高血压、血脂异常等），并给予适当的干预措施。具体目标为：

（1）使超重或肥胖者 BMI 达到或接近 24 kg/m²，或体重至少下降 7%。

（2）每日饮食总热量减少 400~500 kcal（1 kcal = 4.186 kJ）。

（3）饱和脂肪酸摄入占总脂肪酸摄入的 30% 以下。

（4）中等强度体力活动至少保持在 150 min/ 周。

五、糖尿病运动处方案例分析

（一）单纯糖尿病运动处方案例

李女士，48 岁，机关工作人员，无运动习惯，日常体力活动不足，患者 4 年前诊断有 Ⅱ 型糖尿病，血液指标：空腹血糖 10.5 mmol/L，糖化血红蛋白 80%，血脂正常。体质测试结果显示，BMI：26 kg/m²，体脂率：32.1%，标准心肺耐力偏低；运动最大负荷时 HR：120 次 /min，运动风险分级为低。

制订运动处方的思路：

（1）体质与健康特征分析。中年女性，体力活动少，运动风险低。主要问题：糖尿病、心肺功能较弱。

（2）运动处方的目标。提高有氧能力，控制血糖。

（3）运动方式选择。健步快走、游泳、自行车、慢跑等。

（4）运动强度及时间制订。初期强度在 70%～75%HRmax，为中低强度；第一周低中速度步行；第三周大步快走，强度在 75%～85%HRmax，为中高强度，每次步行 60 min。

（5）运动频率。初期每周至少 3 次，以后增加到 5～7 次。

（6）注意事项。最初开始运动时，最好学习自我监测血糖，通过血糖自我监控，帮助患者理解运动后血糖的反应，以防运动时低血糖。运动时自带少量含糖（或碳酸饮料）食物，以防运动时发生低血糖。

李某的运动处方

基本信息　　　　　　　　　　　　　　　　　　　　　××××年2月17日

姓名	李某	性别	□男 ☑女	年龄	48 岁
联系电话	××××××	家庭住址	××××××		

运动前筛查结果

体力活动水平	☑严重不足　□不足　□满足		
健康筛查	身高 <u>165</u> cm，体重 <u>72</u> kg，体脂率 <u>32.1%</u>　BMI <u>26</u> kg/m²		
	疾病史：☑糖尿病，□高血压，□心脏病，□肺脏疾病，□其他		
	血液指标：空腹血糖 <u>10.5</u> mmol/L，糖化血红蛋白 <u>80%</u>，血脂正常		
运动风险分级	☑低　　□中　　□高		
运动测试结果	心肺耐力	☑偏低　□中　□高	
	肌肉力量与耐力	□差　　☑一般 □较好	

运 动 处 方

运动目的	控制血糖，提高心肺耐力
运动方式	健步快走、游泳、自行车、慢跑、划船
运动强度	初期：70%～75%HRmax 适应一段时间后：75%～85%HRmax
运动时间	每次 40～60 min
运动频率	每周 3～5 次，7 d 是目标
周运动量	每周运动 4～6 h
运动目标	血糖有所降低，心肺功能有所提高
注意事项	1. 该患者平时不爱运动，因此运动应从低强度开始 2. 患者较年轻，运动适应性强，第一周中速度（90～100 步/min）步行，第三周大步快走（120～130 步/min），每次步行 60 min。可以根据爱好选择运动方式，原则相同 3. 在最初开始运动时，最好学习自测血糖或由家人检测，通过自我监控血糖，帮助患者理解运动后血糖的反应，以防运动时低血糖

续表

效果评估	运动 3 个月后，空腹血糖、糖化血红蛋白有所下降，运动取得了较好的结果
回访时间	运动第一周复查血糖，从第二周开始每周一次电话回访。若身体反应良好，可增加走步的速度和时间。2~3 个月后再次进行评价，调整运动处方
运动处方师	×××
机构名称	×××××

（二）糖尿病合并高血压运动处方案例

吕某，男，66 岁，退休干部，糖尿病病史 10 余年，高血压病史 10 余年，有规律运动的习惯，运动方式为慢走和做操，每天约 1 h，自觉轻至中等运动强度。

查体：血压 140/70 mmHg，血生化检查：GLU 6.95 mmol/L，糖化血红蛋白 6.8%（较标准均值升高）；体质测试结果显示，BMI：24.72 kg/m^2、体脂率为 32.1%；运动心肺测试运动最大负荷时 HR：124 次 /min、BP：184/81 mmHg。

运动终止：运动实验进行到第 6 级时心电图 V_1、V_4、V_5 导联 T 波低平，疑似心肌缺血，遂终止了运动测试。运动风险分级为中等偏高。诊断 Ⅱ 型糖尿病伴发高血压。

制订运动处方的思路：

（1）该患者主要问题。有糖尿病和高血压多年，血压不稳定。

（2）运动处方的目标。控制血糖，减缓并发症进展。

（3）运动方式的选择。有氧运动可选择快走、游泳、走步机、自行车、慢跑等；力量运动可选择简易器械，如简易哑铃、弹力带，也可选择在健身房进行器械练习。

（4）运动强度及时间制订。运动心肺测试到第 6 级时出现 ST-T 改变，血压为 184/81 mmHg，因此，运动强度设定应在对应的最大心率以下，以保证运动的安全性。心脏检查未见明显异常。

（5）运动频率。每周 5~7 次。

（6）注意事项。最初开始运动时最好学习自我监测血糖，通过自我监控血糖，帮助患者理解运动后血糖的反应，以防运动时低血糖。运动时，自带少量含糖食物或碳酸饮料以备低血糖。

吕某的运动处方

基本信息					××××年7月11日
姓名	吕某	性别	☑男 □女	年龄	66 岁
联系电话	××××××	家庭住址	××××××		

运动前筛查结果				
体力活动水平	□严重不足　□不足　☑满足			
健康筛查	身高 <u>158</u> cm，体重 <u>61.7</u> kg，体脂率 <u>32.1</u>%，BMI：<u>24.72</u> kg/m^2			
	疾病史：☑糖尿病，☑高血压，□心脏病，□肺脏疾病			
	血液指标：空腹血糖 <u>6.95</u> mmol/L，糖化血红蛋白 <u>6.8</u>%（较标准均值升高）			
	眼科检查：晶状体透明，玻璃体稍浑浊，眼底未见异常			
运动风险分级	□低　☑中等偏高　□高			
运动测试结果	心肺功能	□低	☑中	□高
	肌肉力量与耐力	□差	☑一般	□较好

运 动 处 方	
运动目的	改善糖尿病、降低血压、促进血液循环增、减缓肌肉萎缩
运动方式	有氧运动与力量训练相结合 有氧运动可选择快走、游泳、走步机、自行车、慢跑等 力量运动可选择简易器械，如简易哑铃、弹力带，也可选择在健身房器械练习
运动强度	初期：50%~60%HRmax 适应一段时间后：65%~75%HRmax
运动时间	每次 50~60 min
运动频率	每周 5~7 d（7 d 是目标）
周运动量	每周运动 5~8 h
运动目标	养成运动习惯，干预 3 个月降低血糖和血压
注意事项	1. 该患者有糖尿病和高血压病史多年，平时有规律运动习惯，所以在第一周步行速度可达到 100~120 步/min，每次步行时间为 40~50 min；第二周开始步伐加快（120~130 步/min），每次步行 60 min；也可以根据爱好选择运动方式 2. 运动强度设定应在运动心肺测试出现 ST-T 改变时对应的最大心率以下，以保证运动安全性。只要强度范围在运动心肺试验心率安全阈值下即可进行 3. 运动处方对象应学习自我监控血糖，运动处方师应帮助患者理解运动后血糖的反应，以防运动时出现低血糖
效果评估	运动 3 个月后，空腹血糖、糖化血红蛋白有所下降，血压无变化，运动有效
回访时间	每两周一次电话回访，若身体反应良好，可增加走步的速度和时间；2~3 个月后再次进行评价，调整运动处方
运动处方师	×××
机构名称	×××××

（三）妊娠糖尿病运动处方案例

徐女士，28 岁，孕 25 周；无运动习惯，从有孕后多食少动，常规产检 OGTT 试验餐后 2 h 血糖 11 mmol/L，确诊妊娠期糖尿病。既往无糖尿病家族史，孕前不规律少量运动。日常体力活动不足。

血液指标：GLU 8.1 mmol/L、OGTT 餐后 2 h 血糖 11 mmol/L，BMI：25 kg/m^2，体脂率 27.2%，心肺耐力偏低，运动风险分级为低。

制订运动处方的思路：

（1）主要问题。妊娠期多食少动、血糖高。运动可以提高机体抵抗力及胰岛素敏感性。

（2）运动目标。降低血糖，提高心肺耐力，控制糖尿病、避免巨大儿，平稳度过孕期。

（3）运动强度及时间制订。孕妇心率本身就快于正常人，因此运动强度不可用简易公式计算，进行运动负荷测试可参照 RPE 量表或达到力竭对应的心率设定运动强度。运动处方对象无锻炼习惯，因此从低强度开始以有氧运动为主。

（4）运动方式的选择。可选择散步、快走、上楼梯，也可进行助产瑜伽功练习等。

（5）运动频率。每周 4~5 次。

（6）注意事项。要加强回访，及时观察胎儿情况。

徐某的运动处方

基本信息					××××年8月6日	
姓名	徐某	性别	□男 ☑女	年龄	28岁	
联系电话	××××××	家庭住址		××××××		

运动前筛查结果

体力活动水平	□严重不足　☑不足　□满足
健康筛查	身高 <u>168</u> cm，体重 <u>72</u> kg，体脂率 <u>25</u>%，BMI <u>27.2</u> kg/m^2
	疾病史：☑糖尿病，□高血压，□心脏病，□肺脏疾病
	血液指标：GLU <u>8.1</u> mmol/L，OGTT 餐后 2 h，血糖 <u>11</u> mmol/L
运动风险分级	☑低　□中等偏高　□高
运动测试结果	心肺功能　　　　☑低　　□中　　　　□高
	肌肉力量与耐力　□差　　☑一般　　　□较好

运动处方

运动目的	控制糖尿病、避免巨大儿
运动方式	散步、快走、上楼梯，也可进行助产瑜伽功练习
运动强度	50%~65%HRmax
运动时间	每次 35~50 min
运动频率	每周 4~5 d
周运动量	每周运动 4~5 h
运动目标	控制糖尿病、平稳度过孕期
注意事项	1. 避免进行球类等冲撞类运动以及滑雪、潜水和跳水等拍击类运动 2. 发生下列迹象或症状，应及时终止运动并到专科就诊：运动前呼吸困难、小腿肿痛或水肿、头痛、胸闷、早产征兆、阴道出血、羊水漏出等
效果评估	运动 1 个月后，空腹血糖、餐后 2 h 血糖均有所下降，运动有效
回访时间	运动每周复查血糖，若身体反应良好，可增加走步的速度和时间；1 个月后复诊，根据孕周和胎儿情况再次评价是否调整运动处方
运动处方师	×××
机构名称	×××××

（四）糖尿病合并周围神经病变运动处方案例

马先生，60 岁，患者有糖尿病 8 年，近 3 个月手足麻木、疼痛无力、感觉迟钝。平时不经常运动。

查体：血压 145/95 mmHg，四肢远端呈对称性手套、袜套状，痛觉、压力觉、温度觉减退，血液指标：GLU 14 mmol/L，体质测试结果显示：BMI 24 kg/m^2，体脂率 29.2%，心肺耐力偏低，运动测试最大 HR：100 次/min。诊断：糖尿病并发多发性神经炎、并发高血压。

制订运动处方的思路：

（1）运动的目的。改善原发病、促进血液循环增、预防坏疽和皮肤破溃等。

（2）运动处方目标。改善糖尿病、高血压症状，减缓疾病进展。

（3）运动方式选择。选择有氧运动与力量训练交替或结合运动较好；由于神经病变不宜耐受长时间移动（如步行、慢跑等），有氧锻炼可选择上肢功率车、走步机，可以减少由于长时间走路导致的脚部损伤。力量训练除了应加强大肌群的锻炼外，还应增加针对四肢远端周围神经病变的力量训练。

（4）运动强度及时间制订。运动心肺测试 60%～64%HRmax（<100 次 /min），因此运动强度宜在 50%～60%HRmax。

（5）运动频率。每周 3～5 d，初期也可一次 10 min。

马某的运动处方

基本信息					××××年8月12日
姓名	马某	性别	☑男 □女	年龄	59岁
联系电话	×××××	家庭住址		×××××	

运动前筛查结果	
体力活动水平	☑严重不足 □不足 □满足
健康筛查	身高 172 cm，体重 70 kg，体脂率 29.2% BMI 24.0 kg/m² （肥胖、超重）
	疾病史：☑糖尿病，☑高血压，□心脏病，□肺脏疾病
	血液指标：血生化检查：GLU14 mmol/L、血常规正常
运动风险分级	□低 □中 ☑高
运动测试结果	心肺功能 ☑低 □中 □高
	肌肉力量与耐力 ☑差 □一般 □较好

运动处方	
运动目的	改善原发病、促进血液循环增、预防坏疽和皮肤破溃等
运动方式	快走、走步机、慢跑、功率车、游泳（注意下肢皮肤）
运动强度	50%～60%HRmax
运动时间	每次 30～40 min
运动频率	3～5 d/周，初期也可 10 min/次，每天 3 次
周运动量	每周运动 ≥ 3 h
运动目标	改善糖尿病、高血压症状，减缓并发症的进展
注意事项	1. 运动处方对象除了积极严格地控制高血糖、积极运动外，还应该配合其他治疗措施，如引用神经修复和神经营养药物、改善微循环和代谢紊乱治疗 2. 加强足踝部护理，如每天观察和护理下肢远端、选择合适的鞋袜等，以预防部疮肿和溃疡 3. 最初开始运动时，最好学习自我监测血糖，通过自我监控血糖，帮助运动处方对象理解运动后血糖的反应，以防运动时出现低血糖。运动时自带少量含糖食物或碳酸饮料，以备低血糖
效果评估	运动 3 个月后再次进行测试：血糖有改善，心肺耐力时间延长，运动有效
回访时间	前两周每周一次电话回访，若身体反应良好，可以按照计划增加走步的速度和时间；2～3 个月后再次进行体质评价，调整运动处方
运动处方师	×××
机构名称	×××××

马 云

第六节 冠心病人群运动处方

冠心病是严重威胁人类健康的疾病。通过运动康复可以明显改善冠心病患者的症状及临床预后。全面科学的评估和熟练掌握运动处方的制订原则是关键。

一、冠心病概述及运动处方目标

(一) 冠心病概述

1. 冠心病的定义及临床分型

冠状动脉粥样硬化性心脏病是冠状动脉血管发生动脉粥样硬化病变而引起血管腔狭窄或阻塞，造成心肌缺血、缺氧或坏死而导致的心脏病，常常被称为"冠心病"。但是冠心病的范围可能更广泛，还包括炎症、栓塞等导致管腔狭窄或闭塞所致的心脏病。

世界卫生组织将冠心病临床分为以下 5 型：隐匿型冠心病或无症状性心肌缺血、心绞痛型、心肌梗死型、缺血性心肌病及猝死型。根据发作特点和治疗原则不同，冠心病分为稳定性冠心病及急性冠状动脉综合征。

2. 冠心病的诊断和治疗

冠心病的诊断主要依赖典型的临床症状，再结合辅助检查发现心肌缺血或冠脉阻塞的证据以及心肌损伤标志物判定是否有心肌坏死。典型胸痛多为体力活动、情绪激动等诱发，表现为心前区发作性绞痛或压榨痛，也可为憋闷感或烧灼感。疼痛从胸骨后或心前区开始，多有放射至左肩、臂，甚至小指和无名指，休息或含服硝酸甘油可缓解。疼痛也可累及颈部、下颌、牙齿、腹部等。疼痛若出现在安静状态下或夜间，多由冠状动脉痉挛所致，也称变异型心绞痛。如胸痛性质发生变化，新近出现的进行性胸痛，痛阈逐步下降，以致稍事体力活动或情绪激动甚至休息或熟睡时也可发作，疼痛逐渐加剧、变频，持续时间延长，去除诱因或含服硝酸甘油不能缓解，此时往往怀疑不稳定心绞痛。部分患者的症状并不典型，仅仅表现为心前区不适、心悸或乏力，或以胃肠道症状为主。老年患者和某些糖尿病患者可能没有疼痛。约有 1/3 的患者首次发作冠心病表现为猝死。发现心肌缺血最常用的检查方法包括常规心电图和心电图负荷试验、核素心肌显像，有创性检查有冠状动脉造影和血管内超声、光学相干断层成像技术等。

冠心病的治疗包括：① 治疗性生活方式改变：戒烟限酒，低脂低盐饮食，改变少动生活方式，增加体育运动，控制体重等；② 药物治疗：抗血栓（抗血小板、抗凝），减少心肌氧耗（β 受体阻滞剂），缓解心绞痛（硝酸酯类），调脂稳定斑块（他汀类调脂药）；③ 血运重建治疗：包括介入治疗（血管内球囊扩张成形术和支架植入术等）和外科冠状动脉旁路移植术。其中，药物治疗是所有治疗的基础，临床介入和外科手术治疗后也要坚持长期的标准药物治疗。我国冠心病患者的药物治疗多遵循国内及国际指南规范，近年来，我国心内科医生在国际药物临床试验领域的参与度逐年攀升，学术地位受到认可。冠状动脉旁路移植术（简称冠脉搭桥术，CABG）适用于严重冠状动脉病变的患者，不能接受介入治疗或治疗后复发的患者，以及心肌梗死后心绞痛，或出现室壁瘤、二尖瓣关闭不全、室间隔穿孔等并发症时，在治疗并发症的同时，可考虑施行冠状动脉搭桥术。

经皮腔内冠状动脉介入术（PCI）目前已成为冠心病患者最重要的血运重建手段。2016 年，中国《经皮冠状动脉介入治疗指南》中再次强调，稳定性冠心病以冠状动脉病变直径狭窄程度作为是否干预的决策依据。病变直径狭窄≥90%时，可直接干预；当病变直径狭窄＜90%时，建议仅对有相应缺血证据或血流储备分数≤0.8的病变进行干预。针对合并左主干和（或）前降支近段病变、多支血管病变患者，建议根据冠脉病变SYNTAX评分和SYNTAXⅡ评分评估中、远期风险，选择合适的血运重建策略；针对非ST段抬高急性冠状动脉综合征、极高危NSTE-ACS患者进行紧急冠状动脉造影，高危患者推荐早期进行冠状动脉造影；针对急性ST段抬高心肌梗死建议减少时间延误，尽早实施再灌注治疗，以降低院内死亡率。

我国PCI治疗经过30年发展，2018年PCI例数已达915 256例，并逐年增长。随着治疗策略的不断更新以及支架材料和介入技术的不断进步，PCI干预的适应证日益增多，如无保护左主干病变、慢性闭塞病变、分叉病变、长病变及开口病变等，血运重建的成功率也不断提高，极大程度地挽救了患者生命，改善了预后。

但不容乐观的是，尽管中国冠心病的临床诊治水平不断提高，但中国心血管病患病率仍处于持续上升阶段。中国心血管病患病人数现有2.9亿，其中冠心病致死率1 100万。心血管病患者占城乡居民总死亡原因的首位，农村为45.01%，城市为42.61%。据预测，今后10年心血管病患病人数仍将快速增长，心血管病负担日渐加重。如何遏制我国心血管疾病的发病率和死亡率的持续上升，推动心血管事件的"拐点"早日到来，是我国心内科医生面临的重大挑战。

（二）冠心病运动康复的临床证据

尽管在全球范围内心血管疾病仍然是第一大致死致残因素，但是自1952年以来，美国心血管疾病死亡率下降了40%以上，尤其是在1969年到2013年的40多年中，心脏病的死亡率持续稳定地下降了68%。美国疾病控制和预防中心2017年发布的年度健康报告显示，1975年至2015年间，美国总人口的平均预期寿命呈上升趋势，心血管病仅占美国死亡原因的23.4%。美国全国范围每10万人中死于心血管疾病的人数从1980年的507人降至2014年的253人。全球心内科及公共卫生领域认为，美国心血管疾病死亡率显著下降的根本原因是对于心血管疾病危险因素的控制及治疗性生活方式改变，主要贡献是"全民健身计划""全民胆固醇教育计划"的实施、高血压控制及控烟干预等。

发达国家近50年的经验表明，如不能有效控制冠心病的相关危险因素，仅单纯通过PCI和药物治疗，并不能持续有效地改善患者预后。PCI不能逆转或减缓冠状动脉粥样硬化的生物学进程，也不能消除冠心病的危险因素。Cohen的研究结果显示：PCI术后仍有约1/3患者一年后仍存在心绞痛症状并因此反复住院。而且多数冠心病患者存在的心肺耐力下降及焦虑抑郁等情况，不仅严重影响个人生活质量，也给家庭和国家带来巨大经济负担和劳动力损失。

因此，只有依靠以运动为核心的心脏康复及二级预防，综合干预患者的不良生活方式（包括指导戒烟、合理饮食、科学的运动等），控制危险因素，坚持循证药物治疗，才能使患者生理、心理和社会功能恢复到最佳状态，在延长患者寿命的同时显著提高患者的生存质量，见表6-6-1。

近年来，大量研究证据表明，运动康复可显著降低冠心病患者包括总死亡率、心脏相关死亡率、再住院率、再次血管重建发生率，减少因心肌缺血加重而出现的心绞痛发生，也可减轻心力衰竭症状，改善包括相关功能障碍和情绪异常在内的临床预后，提高日常生活质量，见表6-6-2。因此，多个国家和国际临床指南已推荐冠心病患者参与心脏康复。

表 6-6-1 开展心脏康复的意义

医疗效益	延缓冠心病发展生物学进程
	降低心血管事件风险
	降低复发率
	降低全因死亡率

续表

医疗效益	提高体质	
	改善焦虑抑郁等心理问题	
	提高日常生活质量	
经济效益	缩短平均住院日	
	增加科室和医院收入	
	有利于完善医疗资源合理分配	
	减少医疗及护理费用支出	
	降低药占比，提高费效比	
社会效益	降低残障率	
	降低社会负担	
	减少医疗纠纷	

引自：《经皮冠状动脉介入术后运动康复专家共识》。

表 6-6-2　心脏运动康复的循证医学证据

项目	内容	证据水平
心肺耐力	增加最大摄氧量	A
	提高 AT 值	A
症状	提高缺血阈值，减少心绞痛发作	A
	减轻心衰症状	A
呼吸	同一运动强度下，换气量减少	A
心脏	同一运动强度下，心率降低	A
	同一运动强度下，心脏做功（两项乘积）减少	A
	改善左心室扩张功能	B
	改善心肌代谢	B
冠状动脉	改善心肌灌注	B
	改善冠状动脉血管内皮依赖和非依赖性舒张功能	B
外周氧利用	增加最大动静脉氧浓度差	B
外周循环	降低安静和运动时外周血管阻力	B
	改善外周血管内皮功能	B
炎性反应	减少 CRP 和炎性细胞因子	B
骨骼肌	增加线粒体	B
	增加骨骼肌氧化酶活性	B
	增加骨骼肌毛细血管密度	B
	Ⅱ 型肌纤维向 Ⅰ 型肌纤维类型转变	B
冠状动脉危险因素	降低收缩压	A
	增加 HDL-C，减少甘油三酯	A
自主神经系统	降低交感神经张力	A
	增加副交感神经活性	B
	改善压力感受器敏感性	B
预后	降低冠脉事件发生率	A
	降低心衰恶化住院治疗率	A（CAD）
	预后改善（全因死亡率、心血管相关死亡率降低）	A（CAD）

注：A，证据充分；B，研究的质量很高，但报道的数量不够多；AT，无氧阈；CRP，c 反应蛋白；HDL-C，高密度脂蛋白胆固醇；CAD，冠心病。

（三）冠心病运动康复获益的机制

　　冠心病患者参与运动康复，可以通过多种机制获益，见表6-6-3。主要包括以下几点：① 对心血管系统的直接作用，主要为运动促使心肌内在收缩功能提高，心脏侧支循环形成，抑制心肌纤维化和病理性重构，使冠状动脉储备提高，延缓动脉粥样硬化进展等，这为运动改善冠心病患者心脏症状、降低急性心肌梗死发生率及死亡率、改善临床预后提供最直接的获益；② 运动同样可促进肺脏、骨骼肌、自主神经系统等的适应性改变，从而提高冠心病患者的整体心肺耐力；③ 运动康复通过改变静坐少动的生活方式，大大地促进了冠心病危险因素的控制。

表 6-6-3　运动训练使心脏康复的机制

机制	内容
中心作用	增加心肌收缩力 抑制心肌纤维化和病理性重构 促进侧支循环，抗心肌缺血效应 抑制和延缓动脉粥样硬化进展 改善 PCI 术后冠脉再狭窄
外周作用	骨骼肌适应性改善 运动肌氧利用和代谢能力改善 肌肉收缩效率提高，能耗降低 改善神经内分泌和自主神经功能 运动能力提高
危险因素控制	改善脂质、糖代谢 控制高血压 改善血液高凝状态 帮助戒烟 控制体重 改善情绪与睡眠

（四）冠心病运动处方目标

　　运动康复对于冠心病患者极为重要，终极目标是减缓或抑制动脉粥样硬化进展和恶化，减少心脏事件的发生，最终降低冠心病的再发和死亡、延长患者寿命和提高心肺耐力和生存质量。根据干预的内容，可以将运动处方的目标细分为以下几个方面：

　　（1）推动并帮助患者实施一个安全、有效、有条理的运动和日常体力活动计划。

　　（2）控制心脏相关症状，提高心脏功能储备。

　　（3）帮助患者尽快返回工作岗位和休闲活动，或根据患者的临床情况调整这些活动。

　　（4）强化治疗性生活方式改变的理念和实践。

二、冠心病人群运动风险评估及危险分层

　　如前所述，冠心病患者进行运动可以获得巨大的临床收益，但是在运动训练前必须科学全面地评估与运动相关不良事件的个体风险，才能保证运动处方的安全性。

美国心脏协会和美国运动医学学会推荐患有冠心病的人群在独立运动前应获得临床医师的许可。大量研究表明，参与运动为基础的心脏康复具有安全性。冠心病患者在运动适当的前提下，经过 784 000 h 的运动仅引发了一名冠心病患者的死亡。虽有研究提出运动可能会导致斑块破裂、血小板聚集、交感神经激活，并增加支架内血栓发生风险，但相关临床病例少见报道。Iliou 等的新近研究结果提示，PCI 术后早期开展心脏康复并不增加运动相关支架内血栓风险。

中国人民解放军总医院第一医学中心心内科心脏康复中心已完成数千例冠心病患者的运动评估和治疗，未出现一例死亡或急性心肌梗死等严重不良事件。在临床实践过程中，该团队不断总结改进，形成了标准化的 5 步运动康复评估路径，包括识别冠心病危险因素、排除运动禁忌证、评估冠心病专科情况、评估心肺耐力及运动专项能力、进行危险分层 5 部分内容，从而为个性化的运动处方制订提供了依据。

（一）识别冠心病危险因素

冠心病的危险因素是指在健康个体中发现的并与随后发生的冠心病独立相关的因素，包括可改变的和不可改变的危险因素。罹患冠心病或其他动脉粥样硬化相关性疾病时，这些可改变的危险因素仍然对疾病的进展和临床预后发挥重要作用。危险因素越多，得冠心病的概率越大，每个危险因素水平越高，患病风险越高。大量证据表明，改善生活方式或与之有关的危险因素能够降低其发生或再次发生冠心病事件的危险。识别冠心病的危险因素，不仅能够更好地识别运动康复的风险，更有助于制订个性化的运动处方。

可改变的危险因素有高血压、血脂异常（总胆固醇过高或低密度脂蛋白胆固醇过高、甘油三酯过高、高密度脂蛋白胆固醇过低）、超重 / 肥胖、高血糖 / 糖尿病；不良生活方式包括吸烟、不合理膳食（高脂肪、高胆固醇、高热量等）、静坐少动，近年来，社会心理因素也被认为参与冠心病发生发展过程。不可改变的危险因素有性别、年龄、环境及家族史。其中，年龄危险因素是指男性≥45 岁，女性≥55 岁。家族史指患者直系家属中患心肌梗死、冠脉血管重建，父亲或其他男性一级亲属在 55 岁前突然死亡，母亲或其他女性一级亲属在 65 岁以前突然死亡。吸烟指当前吸烟者或 6 个月内戒烟者，或暴露于吸烟的环境中。控烟状况评估时，要记录吸烟的状况是不吸烟、曾经吸烟或当前吸烟，明确吸烟量（包 / 日）和吸烟持续时间（年数），评估使用雪茄、烟斗、咀嚼烟草以及吸二手烟的情况，评估社会心理学等混淆因素。肥胖症指体重指数（BMI）> 30 kg/m^2，或腰围男性 > 102 cm，女性 > 88 cm。静坐少动的生活方式指至少 3 个月未参加每周至少 3 d，每天不少于 30 min 的中等强度体力活动。

血脂异常为低密度胆固醇 > 3.37 mmol/L 或低密度脂蛋白 < 1.04 mmol/L 或服用降脂药物。评估血脂状况时，需要测量空腹 TC、HDL-C、LDL-C 和 TG，按照 NCEP 标准诊断血脂水平异常的患者，应取得其详细病史以判断影响血脂水平的饮食、药物和（或）其他因素是否能被改变，评价目前的治疗和依从性，改变调脂药物治疗后定期复查血脂指标。高血压作为冠心病的危险因素时是指收缩压 ≥ 140 mmhg 或舒张压 ≥ 90 mmhg，至少在两个不同的场所测量确认，或通过服用降压药物确认。评估高血压状况时，要测量不同日静息血压 ≥ 2 次，评估最近的治疗情况和依从性，评估食盐摄入情况，评估靶器官受损的程度。评估糖尿病状况时，通过早期病史检出糖尿病患者。糖尿病患者记录相关药物类型、剂量和用法、血糖监测的类型和频率及低血糖反应病史。对所有患者测量 FBG，对糖尿病患者还要测量 HbA1c，以便监测治疗。另外，合并多支病变的冠心病患者，合并糖尿病或糖耐量代谢异常的可能性大，即使无明确糖尿病病史，也建议进行糖耐量试验进行早期诊断。另外，要评估糖尿病及糖代谢异常患者饮食情况。评估营养状况时，包括每日总热量摄入和膳食脂肪、饱和脂肪酸、胆固醇、钠盐和其他营养素的含量；评价饮食习惯，包括用餐次数、快餐、外出就餐次数和酒精摄入量；评价营养干预的目标范围，如超重、高血压和糖尿病，还有心力衰竭、肾病和其

他共存疾病。

社会心理筛查有利于把控冠心病患者的运动风险，减少不良事件发生。通常采用面谈和标准化测量方法，识别临床上表现明显的抑郁、焦虑、愤怒或敌意等心理疾病、社会孤立感、性功能障碍/失调和滥用酒精或精神调理药物情况。以下几种方式可以进行社会心理的评估：① 简单筛查问题：a. 是否睡眠不好，已经明显影响白天的精神状态或需要用药？ b. 是否心烦不安，对以前感兴趣的事情失去兴趣？ c. 是否有明显的身体不适，但多次检查都没有发现能够解释的原因？三个问题中如果有两个回答"是"，提示合并精神障碍的可能性为80%；② 应用患者自评量表进一步评估焦虑抑郁程度，通常采用广泛焦虑问卷（GAD-7 量表）或患者健康问卷 -9 项（PHQ-9 量表），其优点是患者自评，不需要心理学专业医务人员，但为提高评估准确性，对于评估时间有一定要求。若团队中有心理专业从业人员，可以应用综合医院焦虑抑郁量表（HAD）、意识模糊评定法（CAM）、汉密尔顿焦虑抑郁评价量表对患者进行评估，从而提供更专业的精神障碍评测。

（二）明确运动康复的适应证及禁忌证

冠心病患者可以进行运动训练的适应证包括医学上稳定的心肌梗死后，稳定性心绞痛，冠脉搭桥术后，PCI 术后，充血性心力衰竭代偿期。同时处于危险期的冠状动脉疾病，合并糖尿病、血脂异常、高血压、肥胖或其他疾病和情况，基于内科医生的推荐和康复小组的共识，能从有组织的运动项目和（或）耐心教导中获益的患者也适合运动康复治疗。

禁忌证包括：① 急性心肌梗死 2 d 内；② 急性主动脉夹层；③ 不稳定型心绞痛；④ 未控制的高血压（安静时，收缩压 > 180 mmHg 或舒张压 > 110 mmHg）；⑤ 直立后收缩压下降 > 20 mmHg 并伴有症状者；⑥ 严重的主动脉狭窄（如每级收缩压最大升高值 > 50 mmHg，并且主动脉瓣膜口面积 < 0.75 cm²）；⑦ 急性全身性疾病或发热；⑧ 未控制的房性或室性心律失常；⑨ 未控制的心动过速，心率 > 120 次/min；⑩ 未控制的心功能不全；⑪ III 度房室传导阻滞且未植入起搏器；⑫ 急性心包炎或心肌炎；⑬ 亚急性静脉血栓栓塞症；⑭ 急性血栓性静脉炎；⑮ 未控制的糖尿病；⑯ 严重的、可限制运动能力的运动系统异常；⑰ 其他代谢异常，如急性甲状腺炎、低血钾、高血钾或血容量不足。

（三）评估冠心病专科情况

冠心病病情复杂且多变，为患者的运动康复增加了许多不安全性，因此，在确定运动处方的各个要素时，要充分考虑到心脏疾病本身的情况，全面精准评估心血管内科专科病情。

首先是有关患者基本状况的评估，应该建立详细的运动评估病史记录。包括：

（1）现病史及既往史、心脏相关症状、明确疾病诊断、心血管病合并症和并发症、心功能 NYHA 分级、西雅图心绞痛量表、心绞痛 CCS 分级、其他系统的疾病。

（2）体格检查，包括生命体征，心肺检查，术后伤口部位，关节、神经肌肉检查。

（3）介入操作具体情况、病变特点、血运重建方式。

（4）必要的心血管辅助检查，如心电图（包括标准 12 导联静息心电图、动态心电图和运动平板试验）、超声心动图、心肌损伤标志物等；对于特殊病例，还需要进行 24 h 动态心电图、负荷超声心动图、冠状动脉造影、心肌灌注显像及心脏核磁等辅助检查进一步评估。

（5）若冠心病患者曾发生心脏事件，如猝死、急性心肌梗死、恶化性心绞痛等，要详细询问发生事件的诱因。

（6）运动史及工作史。

（7）心内科专科预后危险评估工具，如通过采用欧洲心脏危险评估系统（EuroSCORE）预测外科血运重建的死亡风险及帮助策略选择，通过采用 SYNTAX 评分系统确定 PCI 术高风险人群，从而为选择最佳治疗策略提供参考等。

（8）评估左室功能，详细采集病史是评估左室功能最简便直接的方法，另外，超声心动图、心脏核磁、心导管检查及血清脑利钠肽检测等均是评估左室功能常用的有效方法。

（9）评估冠心病及合并疾病致心律失常的危险性，主要评估工具为静息心电图、动态心电图、运动心电图、远程监测心电图对于心电波形的识别，家族心律失常病史的采集，心脏超声对心肌病变的识别等。

（10）其他特别需要关注的问题。

要仔细评估冠心病及合并疾病的用药状况：评估服用药物是否具有循证证据，是否能够改善心血管疾病患者预后及减缓临床症状、改善生活质量。同时要注意个体化调整药物剂量，包括注意药物不良反应，教育、监督、鼓励患者坚持用药，及时发现患者的心理、生理和经济问题，适当调整方案，从而提高用药的有效性、依从性及费效比。

对于血管病变复杂或心肌梗死术后的冠心病患者，建议对缺血、存活或坏死心肌的数量进行评估，其对冠心病预后及康复策略制订有重要意义。目前，对于存活心肌的影像检测手段主要有冠状动脉造影、放射性核素技术、心肌声学造影、运动负荷试验、负荷超声心动图、心脏磁共振成像和 PET 显像等。

（四）评估心肺耐力及运动专项能力

1. 心肺耐力测定

美国心脏病协会在著名的 *Circulation* 杂志上发表了其专家团队在做了大量的文献综述以后对"有氧能力"所作出的科学声明，该声明将心肺耐力定义为"第五大临床生命体征"，其主要基于以下循证医学证据：大量的科学研究证明，心肺耐力与心血管死亡和全因死亡率呈负相关。低下的有氧能力会导致罹患心血管疾病或其他疾病，乃至死亡的风险增加。有氧能力不但要比吸烟、高血压、高血脂和 II 型糖尿病能更加准确地预测因疾病而导致的死亡，还能够帮助医务人员对患者的健康风险作出更准确的划分，帮助患者通过生活方式的改变，对其疾病进行科学管理，以更大程度地降低他们患心血管及其他慢性疾病的可能。

众多研究表明，心肺耐力是心血管病患者预后的独立预测因子。一项针对 103 000 例人群的研究显示，有氧耐力较高人群较耐力低人群全因死亡率低 70%，心血管死亡率降低 56%。有氧耐力每增加 1 MET，心血管死亡率下降 13%，全因死亡率下降 15%。

心肺耐力的评估是决定运动训练的强度和康复效果的最重要因素。心肺耐力的评估有很多方法，运动处方医师应根据所在医疗机构的条件来决定采用何种方法来进行评估。常用的评估方法有心肺运动试验（CPET）、心脏平板运动试验、6 min 步行试验、2 min 踏步试验及 200 m 行走试验。对于有氧耐力较低的患者、卧床患者或病情不稳定无法耐受以上测试时，可用 30 s 椅子站立试验或 30 s 手臂弯曲屈曲试验等替代，以上测试方法都已被研究证实与 CPET 测得的最大摄氧量有较好的相关性。

医务人员对于安全性的考量导致很多冠心病患者未能进行运动负荷试验。欧美研究者对多次运动负荷试验的不良事件进行了汇总，结果显示冠心病患者进行运动负荷试验发生严重不良事件包括心肌梗死及死亡的概率低于预期，见表 6-6-4。Miller 教授研究组报道了 5 060 例高危心血管疾病患者进行心肺运动试验安全性的研究，其中 4 783 例患者完成症状限制性 CPET，占比 94.5%，仅 8 例（0.16%）发生室性心动过速，包括一例急性心肌梗死，无一例死亡。

表 6-6-4 运动负荷试验的事件报告

报告者/年份	运动方式	检查人数/人	死亡/人	心肌梗死/人
Sandberg（1961）	功率自行车	18 000	1	0
Lepeschkin（1960）	台阶试验	50 000	0	6
	台阶试验	57 000 以上	1	0
Hornsten（1968）	亚极量（功率车或平板试验）	40 000	4	2
	极量（功率车或平板试验）	5 900	2	1
Rochimus（1971）	台阶试验、功率车或平板试验	170 000	16	
Atterhog（1979）	功率车或平板试验	50 000	2	7
Stuart（1980）	台阶试验、功率车或平板试验	518 448	10	3.5/10 000
Kaltenbach（1982）	功率车	712 285	17	

心肺运动试验中，无氧阈和峰值摄氧量等相关指标是制订运动处方的重要依据。心肺耐力最精确的测定方法是最大摄氧量，即人在极限负荷运动情况下每千克体重每分钟所能吸收的氧气量（mL/kg/min）。心肺运动功能试验不仅能够帮助医务人员制订运动处方，同时可以协助冠心病的诊断：CPET 中若出现 $\Delta \dot{V}_{O_2}/\Delta WR$ 曲线上升速度减缓或氧脉搏上升曲线出现平台期，提示冠心病心肌缺血的可能性大，同时若合并峰值摄氧量 < 50% 预计值，则诊断冠心病的诊断价值更大。意大利的 belardinelli 教授团队在 1 265 例疑似冠心病患者中，以冠造为金标准，比较了 CPET，普通平板试验及负荷心肌核素扫描对冠心病的诊断价值，结果发现 CPET 的敏感性及特异性都明显高于其他两种检测方法。随访两年后，CPET 曲线阳性组终点事件发生率也明显高于阴性组（图 6-6-1）。

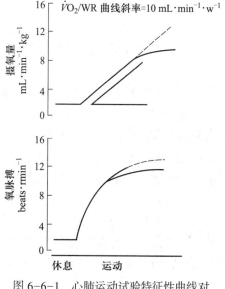

图 6-6-1 心肺运动试验特征性曲线对冠心病的诊断意义

2. 运动专项功能测定

制订运动处方时，全面考虑冠心病患者的运动专项功能，是保证运动康复效果、减少运动损伤的重要方面。中国人民解放军总医院第一医学中心心脏康复中心在临床工作中，主要进行以下运动功能的评估：

（1）身体成分评估。身高、体重、体脂、体液（水）、瘦体重指标、体重指数（BMI）、腰围、臀围和腰臀比。

（2）肌肉适能评定。最大力量（1 RM）测试及 X-RM 测试：1 RM 表示人体尽最大努力，在动作标准的情况下仅能完成一次的负荷重量。该测试可反映全身各肌群肌力，常用于健康人或低危心血管疾病患者的肌力评定。具体测试方法为：在成功抵抗某一阻力后，酌情增加 1~5 kg 重量，直至无法举起，每次测试间休息 1~5 min；XRM 测试表示人体尽最大努力，在动作标准的情况下仅能完成 X 次的负荷重量，因测试强度较小、安全性较高，常用于心血管疾病患者，X 通常为 10~15 次。

（3）徒手肌肉适能评定方法。徒手肌肉适能评定方法利用自身重量或简单工具进行，简便易行，虽不能获得最大肌力等精确数值，但能反映人体特定的功能状态，主要用于评估康复治疗效果。主要方法包括但不限于俯卧撑、30 s 手臂屈曲试验、30 s 椅子站立试验、一分钟仰卧起坐试验、2.4 m 起身行走试验、爬楼梯试验等。

（4）柔韧性适能评定。包括评估下肢、下背部柔韧性的坐椅式前伸试验，评估肩关节柔韧性的抓背试验，评估躯干核心肌群柔韧性的改良转体试验等。

（5）平衡适能评定。主要分为仪器评定法和徒手评定法，遵循难度递增原则：睁眼→闭眼，大支撑面→小支撑面，坚硬表面→柔软表面，静态→动态。

3. 日常生活活动评估

日常生活活动（ADL）通常分为躯体的 ADL 或基本的 ADL（BADL）和工具性 ADL（IADL）。BADL 是指每日生活中与穿衣、进食、保持个人卫生等自理活动和坐、站、行走等身体活动有关的基本活动。IADL 是指人们在社区中独立生活所需的关键性的较高级的技能，如家务管理、处理个人事务、照顾他人或宠物等，常常需借助各类工具方可进行。常用的 ADL 评定方法包括直接观察法（在实际生活环境中进行）和间接评定法（询问患者或家属，用于某些不便完成或不易完成的动作）。基本的 ADL 评定方法常用方法有 Barthel 指数、功能独立性评定、Katz 指数、改良 PULSES 评定量表以及修订的 Kenny 自理评定等。IADL 评定方法常用量表包括工具性日常生活活动能力量表、Frenchay 活动指数、功能活动问卷（FAQ）、快速残疾评定量表（RDRS）等。

（五）进行危险分层

科学细致的评估是做好康复决策的基础。经过识别冠心病危险因素、排除禁忌证、评估心血管专科状况及心肺运动功能、运动专项功能等多方面评估后，运动处方师应综合所有资料，结合危险分层标准来判断冠心病患者在运动训练期间可能出现的不良心脏事件风险，从而确定康复训练期间医学观察的监测等级。美国心肺康复学会（AACVPR）、美国心脏协会（AHA）等均在心脏康复/二级预防指南中给出了患者运动训练及体力活动推荐的危险分层标准。建议采用我国 2013 年发布的《冠心病康复与二级预防中国专家共识》中的危险分层标准（表 6-6-5），该分层方法主要参考了 AACVPR 2004 年版的心脏病患者危险分层标准。

运动处方师在评估过程中要牢记"个体化、全面、全程"的原则，要根据患者的实际情况进行个体化的评估。另外，要尽可能完成以上所有评估内容，最后要明确评估是要反复进行的，一次评估不是结束，还要根据患者疾病的演变和转归，反复进行康复再评估，不断调整康复策略，完善康复计划，通过合理的多模式的干预手段和措施，实现康复目标，使患者最大限度地获益。

表 6-6-5　冠心病患者进行运动康复治疗的危险分层标准

危险分层	运动或恢复期症状及心电图改变	心律失常	再血管化后并发症	心理障碍	左心室射血分数 /%	功能储备 /METs	血肌钙蛋白浓度
低危	运动或恢复期无心绞痛症状或心电图缺血改变	无休息或运动引起的复杂心律失常	AMI 溶栓血管再通，PCI 或 CABG 后血管再通且无合并症	无心理障碍（抑郁，焦虑等）	＞50%	≥7	正常
中危	中度运动（65%~75 HRmax）或恢复期出现心绞痛症状或心电图缺血改变	休息或运动时未出现复杂室性心律失常	AMI、PCI 或 CABG 后无合并心原性休克或心力衰竭	无严重心理障碍（抑郁、焦虑等）	40%~49%	5~7	正常
高危	低水平运动（＜65% HRmax）或恢复期出现心绞痛症状或心电图缺血改变	休息或运动时出现的复杂室性心律失常	AMI、PCI 或 CABG 后合并心原性休克或心力衰竭	严重心理障碍	＜49%	≤5	升高

注：低危：每一项都存在时为低危；高危：存在任何一项为高危；AMI：急性心肌梗死；PCI：经皮冠状动脉介入治疗术；CABG：冠状动脉旁路移植术。

冠心病患者在运动训练中须注意，除制订正确的运动处方和医务人员指导外，安全的运动康复还需要医学监护，如运动中的心电图及血压监护。一般而言，根据危险分层，低危患者进行运动康复时无须监护，中危患者可间断监护，对高危患者须严格连续监护。对于部分低、中危患者，可以酌情使用心率表监护心率。

三、实施与制订冠心病人群运动处方的原则

在制订冠心病患者运动处方时，其运动项目的组成与完全健康的人群基本相同，同样遵循运动处方制订的 FITT 原则，同时要考量运动总量和进阶因素。每个运动康复方案都必须是根据患者的实际情况量身订制的，既强调个体化原则，但同时也应当遵循普遍性的指导原则。

（一）冠心病人群运动处方实施的过程

经典的运动康复治疗包括准备活动、训练运动、整理放松活动及拉伸 4 部分：

1. 准备活动

多采用低强度（$<40\%\dot{V}O_2R$）到中低强度（$40\%\sim60\%\dot{V}O_2R$）水平有氧运动，持续 5～10 min。目的是放松和伸展肌肉、提高关节活动度和心血管适应性，预防运动诱发的心脏不良事件和运动性损伤。

2. 训练运动

体能训练包括 20～60 min 有氧、抗阻、神经肌肉运动和（或）相关运动。有氧运动是基础，阻抗运动和柔韧性训练是补充。

3. 整理放松活动

至少 5～10 min 低强度（$<40\%\dot{V}O_2R$）到中低强度（$40\%\sim60\%\dot{V}O_2R$）水平的心血管耐力及肌肉耐力练习。病情越重放松运动的持续时间宜越长。整理放松活动有利于运动系统的血液缓慢回到心脏，避免心脏负荷突然增加而诱发心脏事件。因此，整理放松活动是运动训练必不可少的一部分。

4. 拉伸

在热身和整理活动后进行至少 10 min 的拉伸活动。

（二）制订冠心病人群运动处方的要素及原则

1. 有氧运动

（1）运动频率。建议有氧运动每周 3～5 d，最好每周 7 d。康复治疗开始时，运动频率为每周 3 d，可逐渐增加至每周 7 d。

（2）运动强度。在一定范围内随运动强度的增加，运动所获得的心血管健康或体能益处也增加。心血管健康或体能益处的最大运动强度阈值需通过运动负荷试验获得。常用的确定运动强度的方法包括储备心率法、无氧阈法、峰值摄氧量百分数、摄氧量储备百分数、目标心率法、峰值心率法和 RPE。其中，前 4 种方法需心电图负荷试验或心肺运动负荷试验获得相关参数。推荐联合应用上述方法，尤其应结合 RPE。

① 储备心率法：此法不受药物（β 受体阻滞剂等）的影响，临床上较常用。靶心率 =（实测最大心率 - 静息心率）× 运动强度 + 静息心率。

② 无氧阈法：无氧阈水平相当于最大摄氧量的 60% 左右，此水平的运动是冠心病患者最佳运动强度，此参数需通过心肺运动试验或血乳酸阈值获得，需一定设备和熟练的技术人员。

③ 目标心率法：在静息心率的基础上增加 20~30 次 /min，体能差的增加 20 次 /min，体能好的增加 30 次 /min。此方法简单方便，但不够精确。

④ 峰值心率法：目标心率 = 年龄推测的最大心率 × 运动强度，其中，年龄推测的最大心率 = 220 − 年龄，运动强度为中等至高强度，强度范围为 50%~85%。当无法直接从运动测试中得到更准确的数据时，可用此公式计算运动强度。

⑤ RPE：多采用 Borg 评分表，通常建议患者的运动强度在 11~16 分范围内运动。这种方法适用于没有条件接收运动负荷测试，或正在使用 β 受体阻滞剂治疗，或置入双腔起搏器和频率应答起搏器的患者。

以上目标强度确定方法在冠心病患者尤其是中高危患者人群应用时要注意有机结合。若目标心率法、储备心率法及峰值心率法测得心率时，建议以无氧阈法测得心率确定运动强度。对于运动中有心肌缺血的患者，运动靶心率应设定为比诱发心肌缺血的心率少 10 次 /min。

关于高强度间歇性和持续中等强度有氧运动对于冠心病患者的收益尚无统一定论。近期有部分随机对照研究表明，高强度间歇性治疗可以提高冠心病包括心衰患者的心肺耐力，甚至有 Meta 分析报道高强度间歇性升高心肺运动耐力的程度是持续中等强度组的两倍。同时也有争论，SAINTEX-CAD 研究了 200 例冠心病患者，12 周训练后高强度间歇性及持续中等强度组峰值摄氧量无明显差异。两种有氧运动强度的运动治疗在改善心肺耐力方面的差异可能归因于研究人群及间歇训练方案的差异。高强度是否能够减少冠心病患者的终点事件、改善临床预后尚未见报道。同时，高强度间歇性运动可能带来肌肉损伤和心脏并发症，其安全性也需要进一步评价。

（3）运动时间。通常为 15~60 min，为改善心、肺功能储备，至少需要 15 min 的有氧运动，对多数心脏病患者，最佳运动时间为 20~40 min。如患者可以耐受，建议以规定的强度持续运动；对于刚发生心血管事件的患者，从 10 min/d 开始，逐渐增加运动时间，最终达到 30~60 min/d 的运动时间。明显跛行、功能储备低或体质衰弱的患者可能需要间断的运动方案，即出现症状（如跛行、疲劳或呼吸困难）时终止运动，症状消失后再开始运动直至再次出现症状，重复进行直至各段运动时间总和达到规定运动时间。

（4）运动方式。包含有节奏的大肌肉群活动，重点放在增加能量消耗以保持健康体重上。运动器械包括上肢功率计、上下肢联合功率计、直立或斜板功率计、椭圆机、划船器、台阶器及用于步行的运动平板；日常体力活动包括家务劳动、园艺和购物等。

（5）运动总量及进阶方法见表 6-6-6：

表 6-6-6　运动总量及进阶方法

功能能力（FC）≥ 4 METs					
周数	%FC	在 %FC 下的总时间 /min	运动时间 /min	间歇时间 /min	重复次数 / 次
1~2	50~60	15~20	3~10	2~5	3~4
3~4	60~70	20~40	10~20	随意	2

功能能力（FC）≥ 4 METs					
周数	%FC	在 %FC 下的总时间 /min	运动时间 /min	间歇时间 /min	重复次数 / 次
1~2	40~50	10~20	3~7	3~5	3~4
3~4	50~60	15~30	7~15	2~5	2~3
5	60~70	25~40	12~20	2	2

如果无法获得运动测试数据，可参照表 6-6-7：

表 6-6-7 为没有进行初始运动测试的心脏病患者推荐的 FITT 框架

	训练时间 HR	初始 MET 水平	监测	RPE	每级增加的 MET 数
无有意义的运动或药物负荷测试	上限为 HRrest+20 次 /min 根据 RPE、症状和体征、正常生理反应逐渐提高水平	2~4	ECG、BP、RPE 和缺血的症状或体征	11~14	1~2
有意义的药物负荷测试（缺血反应阴性）	如果 HR 增加情况良好：70%~85%HRmax；如果心率没有增加：HRrest+20 次 /min。程序与无意义的运动或药物测试描述的相同	2~4	ECG、BP、RPE 和缺血的症状或体征	11~14	1~2
有意义的药物负荷测试（缺血反应阳性	缺血阈下 10 次 /min（如果已明确），如果缺血阈没有确定，则采用无有意义的运动或药物测试的程序	2~4	ECG、BP、RPE 和缺血的症状或体征	11~14	1~2

2006 年，AHA/ACC 制订的冠心病二级预防指南推荐的运动处方和欧洲 EACPR 对于冠心病的有氧运动处方建议与以上原则相同，运动时间为 30 min/d，每周 7 d（最少每周 5 d），并在日常生活中增加体力活动。

（6）冠心病患者有氧运动处方制订及实施注意事项。

① 冠心病患者在进行有氧运动过程中要进行监测，并给予必要的指导，运动时或运动后出现以下情况，建议暂停练习：运动时自觉胸痛、呼吸困难、眩晕或诱发心绞痛；运动时心率＞130 次 /min 或心率波动范围＞30 次 /min；运动时血压升高＞200/110 mmHg，收缩压升高＞30 mmHg 或下降＞10 mmHg；运动时心电图监测 ST 段下移≥0.1 mV 或上升≥0.2 mV；运动时或运动后出现严重心律失常。

② AHA/ACC 指南还提出如出现以下特殊情况，需要及时调整运动处方：如服用 β 受体阻滞剂的个体对运动的心率反应可能较弱，而且最大运动能力也可能增高或降低。对于在运动测试后或在治疗过程中 β 受体阻滞剂服用剂量调整的冠心病患者，建议重新进行 CPET 等心肺运动功能的测试。若未重新进行测试，要严格监测运动时症状体征，记录 RPE 和心率反应，再据此重新确定靶心率。

③ 同时，服用利尿剂的冠心病患者要防止出现血容量不足、体位性低血压、钾代谢紊乱等，要严密监测运动中的血压、潜在的症状（如眩晕、黑蒙、乏力等）以及心律失常的发生。

2. 抗阻运动

（1）抗阻运动的适应证。有监督的低至中危患者，甚至高危患者需要力量进行工作或娱乐活动，特别是需要上肢力量的人；AMI 或心脏手术后至少要进行 5 周运动，其中有 4 周需要参加有医学监测的有氧耐力训练；PCI 术后进行 2~3 周有医学监测的有氧耐力训练；未经控制的心律失常、高血压、不稳定的症状等除外。

（2）运动频率。每周应对每个肌群训练 2~3 次，同一肌群练习时间应至少间隔 48 h。上肢肌群、核心肌群（包括胸部、肩部、上背部、下背部、腹部和臀部）和下肢肌群可在不同日期交替训练。

（3）运动强度。应注意训练前必须有 5~10 min 的有氧运动热身，推荐初始运动强度，上肢为一次最大负荷量的 30%~40%，下肢为一次最大负荷量的 50%~60%。通常抗阻运动的最大运动强度不超过一次最大负荷量的 80%。Borg 评分是一个简单实用的评估运动强度的方法，推荐运动强度为 11~13 分。切记运动过程中的正确呼吸方式，举起时呼气，放下时吸气，避免屏气动作。

（4）运动类型。冠心病的抗阻运动形式为一系列中等负荷、持续、缓慢、大肌群和多次重复的肌肉力量训练，常用的方法有以下三种：① 徒手运动训练，包括克服自身体质量（如俯卧撑）、仰卧蹬腿、腿背弯举、仰卧起坐、下背伸展和提踵等；② 运动器械训练，包括哑铃、多功能组合训练器、握力器、腹力器和弹力带等；③ 自制器械，包括不同重量的沙袋和 500 mL 矿泉水瓶等。运动器械训练受场地和经费限制，徒手运动训练、弹力带和自制器械训练都是同样有效的抗阻训练形式，有利于对患者在家庭或社区开展运动训练指导。

（5）运动强度。每次训练 8~10 个肌群，每个肌群每次训练 1~4 组，从一组开始循序渐进，每组 10~15 次，组间休息 2~3 min。老年人可以增加每组重复次数（如 15~25 次 / 组），减少训练次数至 1~2 组。

（6）运动时期选择。如果无禁忌证，康复早期可开始关节活动范围内的肌肉活动和 1~3 kg 重量的抗阻训练，促进患者体能尽快恢复。常规的抗阻训练是指患者能举起 ≥50% 一次最大负荷量的训练，它要求在经皮冠状动脉介入治疗后至少 3 周，且应在连续两周有医学监护的有氧训练之后进行；心肌梗死或冠状动脉旁路移植术后至少 5 周，且应在连续 4 周有医学监护的有氧训练之后进行；冠状动脉旁路移植术后 3 个月内不应进行中到高强度上肢力量训练，以免影响胸骨的稳定性和胸骨伤口的愈合。

（7）运动进阶。在患者能够适应计划（上肢 2~5 磅 / 周），且下肢能承受 5~10 磅 / 周时逐步增加。初始负荷以允许 12~15 次重复，且能轻松举起（上半身 30%~40% 最大负荷，下半身 50%~60% 最大负荷）的负荷为准，当患者能轻松举起 12~15 次时，增加 5% 负荷量，低危患者可增加到 60%~80%1 RM 负荷，重复 8~12 次。

（8）注意事项。应该对每个大肌肉群训练 2~4 次，先练大肌肉群，再练小肌肉群。

3. 柔韧性训练

训练应以缓慢、可控的方式进行，逐渐加大活动范围。每周进行 2~3 d 的拉伸，应包括全身主要大肌群肌腱。静力拉伸、动力拉伸和动态关节活动度技术都可以提高柔韧性。每个部位拉伸 6~15 s，逐渐增加到 30 s，如可以耐受则增至 90 s，期间正常呼吸，强度为有牵拉感觉同时不感觉疼痛，每个动作重复 3~5 次，总时间约 10 min。当肌肉温暖时，拉伸效果最好，因此，拉伸应该安排在体能训练的前面或后面。

4. 神经肌肉训练

建议频繁摔倒和功能缺陷的老年人及所有成年人均应进行此项运动训练，每周 2~3 次，可采用太极拳、普拉提或瑜伽等形式。

（三）运动过程中的医疗监护管理及常见不良反应的处理

在运动治疗过程中，医务人员须密切观察患者的表现，出现不适反应时，不仅能正确判断并及时处理，还要教会患者识别可能的危险信号。运动中有如下症状时应立即停止运动：胸痛，有放射至臂部、耳部、颌部、背部的疼痛，头昏目眩，过度劳累，气短，出汗过多，恶心呕吐，脉搏不规则。如上述症状在停止运动后仍存在，特别是停止运动 5~6 min 后心率仍增加，应进一步观察处理。如感到有任何关节或肌肉的不寻常疼痛，可能存在骨骼及肌肉损伤，也应立即停止运动。

有医学监护的冠心病患者出现以下情况时要立刻终止运动：

（1）DBP ≥ 110 mmHg。

（2）运动中随着负荷的增加 SBP 下降 > 10 mmHg。

（3）有运动相关症状 / 体征的严重室性或房性心律不齐。

（4）II 度或 III 度 AVB。

（5）出现对运动不能耐受的体征或症状，包括心绞痛、明显的呼吸困难及 ECG 出现缺血改变。

（四）特殊人群运动康复

75 岁及以上的高龄冠心病患者进行运动康复时，要充分考虑高龄群体的特殊性。老年患者个体差异很大，其特点是共病多，并发症多，合并用药多，药物之间的不良相互作用增多，病情往往比较复杂。同时，由于生理性的退行性改变，心肺耐力减退，运动能力下降，机体平衡性、协调能力下降，视觉、听觉功能减退。因此，高龄冠心病患者进行运动康复时，不能仅关注一个脏器，还需要兼顾全身各器官系统及其相互作用，做好多重危险因素的控制管理，以改善日常生活活动能力及生活质量为首要目标，同时做好二级预防工作，降低不良事件发生率及再住院率，改善远期预后。

运动处方的制订在依据患者基线状态下的运动能力时，也需考虑到患者功能缺陷导致的训练受限，强调被动康复以及康复工程技术的应用。肌张力障碍的患者，在进行运动训练时，应避免诱发或加重痉挛；疼痛、下肢静脉血栓、体位性低血压的患者，应密切注意症状变化。针对这一高龄人群制订运动处方时，尽量以主动运动康复为主，加强被动康复辅助训练。

特殊人群进行有氧运动一般隔天一次较适宜，各项训练可以利用间歇穿插进行，两次相隔不应超过 3 d，一周运动不宜低于 3 次。如果每次运动量较小且患者身体允许，每天坚持运动一次最理想。尤其应当重视预防心血管事件、跌倒、过度疲劳、运动损伤及骨关节劳损加重等各种意外的发生。

四、冠心病人群运动康复效果评价

（一）冠心病危险因素的控制情况

运动康复可以控制冠心病的危险因素。各危险因素控制目标为：应彻底戒烟且远离烟草环境；血压控制目标 < 130/80 mmHg；血脂控制目标为 LDL-C < 100 mg/dL，若甘油三酯 ≥ 200 mg/dL 则非 HDL-C < 130 mg/dL；体重控制目标为超重和肥胖者在 6~12 个月内减轻体质量 5%~10%，使 BMI 维持在 18.5~23.9 kg/m²；腰围控制在男性 ≤ 90 cm、女性 ≤ 85 cm；糖尿病控制目标 HbAlc < 7%。

（二）心肺运动功能及运动专项能力的改善情况

观察 CPET 中峰值摄氧量、无氧阈时摄氧量、$\dot{V}E/\dot{V}CO_2$、氧脉搏、6 min 步行试验的步行距离及其他运动功能测试的实际测得值的变化来评估运动康复治疗效果。通过身体素质、日常生活活动能力、体质、柔韧功能、平衡功能等评估指标来评估运动是否改善了冠心病患者的运动专项能力。

（三）心脏相关症状的缓解情况

通过病史、西雅图心绞痛量表来了解心绞痛等心脏症状的发作情况，包括躯体活动受限程度、心绞痛稳定状态、心绞痛发作频率、治疗满意程度和疾病认知程度等。

（四）生活质量及社会心理状态的改善情况

通过 WHOQOL-100 量表和 SF-36 生活质量量表进行评估。通过心理学标准测量量表，如 GAD-7

和 PHQ-9 分值变化来评估运动的治疗效果。

（五）冠心病临床预后的改善情况

观察运动治疗后冠心病患者急性心肌梗死发生率、非预期靶血管重建、心因性死亡率、脑中风等临床事件的发生率，同时随访再住院率、心衰发生率等均有重要的临床意义。

五、冠心病人群常用药物对运动康复效果的影响

最大摄氧量（$\dot{V}O_2\max$）是评价心肺耐力的金标准。最大摄氧量主要由三方面因素决定：心脏泵血和运输氧的能力、肺脏气体交换能力、骨骼肌代谢能力。凡能改善心脏泵血、提高气体交换和骨骼肌代谢能力的方法都可以提高心肺耐力。

β受体阻滞剂、硝酸酯类药物、CCB、伊伐布雷定和曲美他嗪等药物可增加心肌收缩力、减少心肌耗氧、减轻外周阻力、改善心肌氧的利用和扩张冠状动脉，长期应用可提高心肺耐力。但由于在刚开始使用时对心输出量及骨骼肌供血的抑制作用，在使用初期对心肺耐力会产生一定的负面影响，包括乏力和运动不耐受。评估患者心肺耐力或指导患者运动时，应考虑上述因素。

钙离子拮抗剂也是常用的抗心绞痛药物，其对心肺耐力的影响主要体现在对心脏的影响，通过降低心脏负荷、降低心肌耗氧量缓解心绞痛症状，提高心肺耐力。同时钙离子拮抗剂具有外周血管扩张作用，使用后，在运动康复时需注意低血压和体位性低血压的发生，避免让患者突然改变体位或从事其他活动。

硝酸酯类药物通过扩张冠状动脉和静脉系统降低心脏前负荷，改善心肌供血和降低心肌耗氧，发挥抗心绞痛作用，提高心肺耐力。头痛与低血压是此类药物的常见不良反应。

伊伐布雷定已被欧洲批准用于不能耐受β受体阻滞剂或经β受体阻滞剂充分治疗后窦性心律仍超过 70 次 /min 的心绞痛患者，它选择性抑制窦房结的起搏功能，减慢心率，在不影响心肌收缩力的情况下减少心肌耗氧量，从而提高心肺耐力。

他汀对心肺耐力的影响一直存在争议。既往认为，他汀治疗会对心肺耐力产生不良影响，导致骨骼肌线粒体功能障碍，使得能量供需失衡。但迄今为止样本量最大的观察他汀对肌肉功能影响的双盲临床随机对照试验、2013 年的 STOPM 研究通过关注初次使用他汀的健康人发现，与安慰剂组对照相比，接受 6 个月每天 80 mg 阿托伐他汀治疗的人群，四肢肌肉力量和 $\dot{V}O_2\max$ 的变化无显著差异。2015 年，Mayo ClinProc 发表的研究分析了 66 377 名跑步者和 12 031 名步行爱好者降脂药物的使用情况与运动量的变化，发现运动量与运动强度的减少与高胆固醇血症有关，但与是否接受他汀治疗无关。也有 37 例小样本研究发现，肥胖成年人服用辛伐他汀后心肺适应性降低。

改善心肌细胞代谢的药物有曲美他嗪和雷诺嗪。它们是通过优化心肌细胞能量代谢和氧利用效率的作用，改善心肌细胞代谢和抗缺血，同时改善心肌和骨骼肌的能量供给，从而提高心肺耐力。

六、冠心病人群运动过程中的风险管理与急救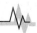

（一）冠心病人群运动康复的风险管理

保障运动安全的前提是按照前述内容进行严格全面的评估过程，做好风险管理，牢记运动终止的指征，同时熟练掌握突发事件时的应对措施。

管理运动风险时，要时刻关注患者的主观症状，需要特别注意的是识别心脏相关症状，如胸痛、胸闷、腹痛、呼吸困难等，同时监测有无中枢神经系统症状，如头晕、言语障碍、单侧肢体运

动功能异常等。关节、腰椎等运动器官或骨科相关症状也要特别注意。医务人员要严格遵守操作规范，牢记运动康复的适应证及禁忌证。

做好患者的运动安全教育也至关重要。若患者在非医疗监测下实施运动处方，一定要教育患者学会自我管理运动强度及运动处方的其他要素，客观判断用力程度，并能准确识别运动相关不良反应。告知患者及时复诊、调整运动处方也是非常重要的宣教内容。

（二）冠心病人群运动过程中的急救

心脏康复中需要考虑的突发事件包括心脏骤停、心肌梗死或心绞痛、心力衰竭急性发作以及意识障碍、休克。

1. 心脏骤停

心脏骤停是指因某种原因心脏无法保持有效循环的状态，可由心室颤动、无脉性室速、无脉性电活动及心脏静止引起。其中，心室颤动的心电图表现为大小不等、形态不同极其不规则的波形，心室丧失有效收缩。针对心室颤动，心肺复苏是最有效的急救手段。无脉性室速与普通的室速心电图相同，但丧失心脏泵血功能，无法扪及脉搏。此种情况应立即进行胸外按压和非同步性电除颤。无脉性电活动是指心电图显示除室速和室颤以外的电活动，但同样无法扪及脉搏。多由严重心脏泵血功能低下、主动脉破裂、失血性休克、重度肺栓塞、低氧血症、酸中毒、高钾血症等原因造成，此种情况宜尽快查找病因，纠正原发疾病。心脏静止是指有 P 波而无 QRS 波的状态，注意要排除导线中断、接触异常等非疾病原因，如确认是由心源性引起，推荐进行胸外按压。

2. 心肌缺血致心肌梗死或心绞痛

运动过程中严密监测，注意识别心肌缺血的不典型症状（本节第一部分有详细介绍）。另外，注意排查有无过度疲劳、脱水或高血糖引起的血液浓缩，排查有无严重贫血，每次注意询问患者是否按时服药。以上因素可能导致冠脉斑块不稳定，发生冠脉缺血事件。如出现缺血症状和 / 或心电图改变，应迅速与心内科医生联系，同时监测有无心律失常发生，并启动应急救治程序，尽快转移至心血管重症监护室或导管室进一步抢救治疗。

3. 心力衰竭急性发作

注意患者近三天体重变化情况，尿量变化，运动过程中有无呼吸困难加重、血压下降、出现复杂的室性心律失常或血氧饱和度 ＜ 90%。若出现以上变化，应立即终止运动。根据心衰加重情况，选择急救药物利尿剂、扩张血管药物和 / 或正性肌力药物，根据病情决定转入心血管重症监护室时制订下一步治疗方案。

4. 意识障碍、休克

患者运动时出现意识障碍，要警惕以下原因：动脉瘤破裂、主动脉夹层、肺栓塞、低血糖、出血性休克及体液丢失过多等。患者一旦出现意识障碍等紧急情况，应迅速进行心电监护、测血氧饱和度、快速血糖测定、给氧、开放静脉通道、联系心内科医师等，尽快明确病因，及时启动应急救治程序。

七、冠心病运动处方案例分析

（一）急性心肌梗死后早期运动处方案例

林先生，37 岁，急性下壁心肌梗死、PCI 术后两周转诊至心脏康复中心。患者两周前踢球后出现剧烈胸前区疼痛去急诊。查体：脉搏 72 次 /min，血压 113/83 mmHg，无明显阳性体征。心电图：Ⅱ、Ⅲ、aVF 导联 ST 段弓背向上抬高，心肌酶和肌钙蛋白 T 明显升高。临床诊断：急性下壁心肌梗死，经绿色通道行急诊介入检查发现前降支近段 100% 闭塞，回旋支 70% 狭窄，于前降支植入一枚支架。术后无明显胸闷胸痛，心肌酶及肌钙蛋白 T 降至正常范围内。为寻求进一步运动指导来心脏康复中心就诊。

1. 康复评估

① 年轻男性，吸烟，高脂血症及静坐少动等危险因素，其父亲因急性心肌梗死 50 岁去世；BMI：24.51 kg/m^2，腰臀比：0.87，中度焦虑抑郁；② 无康复治疗禁忌证；③ 急性下壁心肌梗死后两周，无胸痛胸闷，心电图无明显 ST 段下移或抬高，EF：54%，心肌酶及心肌损伤标记物正常；④ 心肺运动试验结果如下，试验终点：疲劳、不能坚持，静息心率：79 次/min，最大心率：134 次/min，最大摄氧量：1.4 L/min，最大千克摄氧量：19.7 mL/min/kg，达预计值：57.9%，最大运动负荷：5.6 METs，无氧阈时千克摄氧量：11 mL/min/kg，无氧阈时运动负荷：3.2 METs，$\dot{V}E/\dot{V}CO_2$：20.95，d$\dot{V}O_2$/dWR：8.5。

综合分析，患者进行运动治疗的风险为中危。

2. 运动处方的制订思路及要点

（1）关于心肌梗死后能否进行运动负荷试验。该患者为因急性心肌梗死行急诊冠脉介入术后两周，虽开通梗死相关血管，但回旋支仍残余 70% 狭窄，因此，制订运动处方前的评估程序极为重要。各国指南均推荐急性心肌梗死患者，无论是 ST 段抬高型，还是非 ST 段抬高型，心肌梗死患者均应进行运动治疗。但具体多早可以开始运动负荷试验检查，尚无大量设计严谨的研究证据支持。除日本心血管病康复指南推荐急性心肌梗死后 4 d 即可开始运动负荷试验检查以外，欧洲及美国的心脏康复相关学会并无明确推荐。本患者为急性下壁心肌梗死后两周，临床状况相对稳定，进行症状限制性心肺运动试验，无心绞痛及呼吸困难等发生，无缺血性心电图改变及心律失常发生，试验终止原因为下肢疲劳。此运动负荷试验为个性化运动处方的制订提供了精确的评估数据。

（2）关于心肌梗死后开始运动治疗的时机。在对急性心肌梗死患者制订运动处方时，何时开始运动是困扰运动处方师的主要问题。但有 Meta 分析结果表明，心梗后一周开始运动治疗，持续 6 个月，对于左室重构改善最明显。若推迟一周，要增加一个月的运动训练才能达到同样效果。

（3）运动前评估严格遵循了"识别危险因素，排除运动禁忌证，评估冠心病专科情况，测定心肺运动功能及运动专项功能，并综合以上因素进行危险分层"的临床路径，最后判定该患者进行运动治疗的危险分层为中危。

（4）患者平时为静坐少动的生活方式，同时罹患急性心肌梗死，因此在运动处方实施过程中要严格遵守循序渐进及个性化的原则。为避免运动引起心梗患者的心绞痛症状及心脏重构的负性影响，运动处方的强度确定要尤为谨慎。本病例患者服用了 β 受体阻滞剂，采用的是储备心率法来确定目标心率。有氧运动早期目标心率采用 50%HRR 强度，RPE 评分为 11~13 分。4 周后强度加至 60%~70%HRR，持续时间加至 20~30 min。

（5）患者无运动习惯，心肺耐力较差，因此建议患者逐步建立运动习惯，可在早期短时间分段运动，如每次 10~15 min，无不耐受及心脏相关症状，再逐渐滴定至目标时间及运动总量。

（6）运动处方执行过程中要包括准备活动、有氧运动及放松等多环节，这可以减少运动并发症的发生，同时保证患者的临床获益。

（7）冠心病患者在制订处方过程中要考虑到服用药物对心肺耐力的影响，并且要充分考虑到可能对运动靶心率设定的影响。尤其是心肌梗死患者的心率管理是综合治疗的重要环节，该患者静息心率偏快，为 70~85 次/min。宜尽快调整琥珀酸美托洛尔剂量，滴定静息心率至 55~65 次/min，并以滴定后的静息心率推算运动靶心率。

3. 运动处方

林某的运动处方

基本信息　　　　　　　　　　　　　　　　　　　　　　　　　　　　×××× 年 × 月 × 日

姓名	林某	性别	☑男　□女	年龄	37 岁	门诊号	
联系电话	××××××	家庭住址			××××××		
临床诊断	冠心病，急性心肌梗死演变期，PCI 术后，高脂血症			临床用药	阿司匹林，替格瑞洛，瑞舒伐他汀，琥珀酸美托洛尔，盐酸曲美他嗪		

运动前筛查结果

临床情况	☑心肌梗死　☑冠状动脉介入术后　□冠脉搭桥术后　□心绞痛　□充血性心力衰竭　□其他
运动处方目标	☑控制心脏相关症状，提高心脏功能储备　☑推动治疗性生活方式的改变 ☑帮助患者尽快返回工作岗位和休闲活动
告知内容	☑何时停止运动　☑监测设备使用　☑热身及放松　☑RPE 评分　☑运动不耐受症状 ☑器材使用　☑家庭运动
运动风险分级	□低　☑中　□高
运动测试结果	心肺运动功能　□正常　□轻度减低　☑中度减低　□重度减低 代谢当量峰值：5.6 METs　☑运动负荷试验　□其他　峰值心率：134 次 /min；运动负荷试验症状：无
	肌肉耐力　　　　□较差　☑一般　□较好
	柔韧性　　　　　☑较差　□一般　□较好

有氧运动运动处方

运动方式	中强度运动，如快走、慢跑、有氧操、跑步机、踏车等
运动强度	运动中靶心率：92~97 次 /min RPE 评分：11~13 分
运动时间	每次连续运动 20~30 min
运动频率	每周 6~7 次
周运动量	每周 120~210 min
注意事项	注意做好运动前热身和运动后拉伸，尤其是运动后拉伸，可减少肌肉酸痛和运动损伤

抗阻运动运动处方

开始时机：有医学监测的有氧运动 6 周后开始；运动频率：2~3 次 /min；运动形式：自身重量和 / 或弹力带；运动强度：6~8 组肌群，重复 10~15 次，RPE 评分：11~13 分

柔韧运动运动处方

6~8 组肌群，3~6 次 / 周

平衡运动运动处方

6~8 组肌群，3~6 次 / 周

回访时间	前两周随访，了解身体反应及坚持锻炼的情况，根据情况适当调整运动强度及时间，否则延缓调整的速度。一个月后门诊随访，再次进行体质测评，调整运动处方
运动处方师	×××
机构名称	×××××

4. 运动处方执行效果随访

患者经运动治疗后，运动耐力明显增加，活动后无胸闷气短，焦虑抑郁评分明显降低至正常范围内，养成了运动的习惯，戒烟成功。以下为心肺运动试验检测的部分指标及焦虑抑郁量表评估情况。

林先生的运动处方执行效果随访表

参数	2016-12-9	2017-3-9	2017-5-11	2017-8-3	2017-12-7
BMI/（kg·m^{-2}）	23.35	22.5	22.53	22.5	20.11
GAD-7 评分 / 分	11	5	6	2	0
PHQ-9 评分 / 分	13	5	6	6	3
峰值摄氧量 /（L·min^{-1}）	1.40	1.24	1.98	1.92	1.87
峰值千克摄氧量 /（mL·min^{-1}·kg^{-1}）	19.7	17.9	28.7	27.8	28.4
峰值心肺耐力 /（mL·min^{-1}）	5.6	5.1	8.2	8.0	8.1
峰值心率 /（次·min^{-1}）	146	176	163	160	150
峰值氧脉	9.6	7.0	12.1	12.9	10.7
无氧阈时千克摄氧量 /（mL·min^{-1}·kg^{-1}）	11.0	10.0	17.4	15.9	16.0
无氧阈时心肺耐力 /（mL·min^{-1}）	3.2	2.9	5.0	4.5	4.6
无氧阈心率 /（次·min^{-1}）	102	111	117	132	110
无氧阈时氧脉	7.7	6.2	10.3	12.9	9.6
$\dot{V}E/\dot{V}CO_2$ 斜率	20.95	23.58	22.25	23.36	20.97
d$\dot{V}O_2$/dWR	8.50	9.10	12.49	10.69	10.77
目标心率 /（次·min^{-1}）	98	110	117	126	110

（二）冠心病、陈旧性心肌梗死、心功能不全合并室壁瘤运动处方案例

宋先生，53 岁，搭桥术后 9 个月来心脏康复中心就诊。患者 2016 年 6 月 19 日因胸痛于火箭军总医院诊断为急性广泛心肌梗死，急诊冠脉造影显示前降支开口闭塞，室壁瘤，尝试介入治疗未成功，后患者持续胸闷，2017 年 1 月 6 日于阜外医院行冠脉搭桥术。入康复中心后查体：心率 78 次 /min，血压 128/76 mmHg，心电图：$V_2 \sim V_5$ ST 段略抬高，$V_4 \sim V_6$ T 波倒置。

1. 康复评估

① 53 岁男性，具有高血压、高脂血症、吸烟及静坐少动等危险因素；无肥胖及糖尿病，无焦虑抑郁；② 无运动治疗禁忌证；③ 前壁心肌梗死后 15 个月，搭桥术后 9 个月，现无明显胸痛，有活动后气短，心脏超声示室壁瘤形成，EF 40%，心肌酶及心肌损伤标记物正常；④ 心肺运动试验结果：试验终点，疲劳、不能坚持，静息心率 69 次 /min；最大心率 122 次 /min，最大摄氧量：1.39 L/min，最大千克摄氧量：18.5 mL/min/kg，达预计值：60.3%，最大运动负荷：5.3 METs，无氧阈时千克摄氧量：13.3 mL/min/kg，无氧阈时运动负荷：3.8 METs，无氧阈时心率：93 次 /min；FVC 达预计值 107%，FEV_1/FVC 达预计值 107%。经综合分析，患者进行运动治疗的风险为中危。

2. 运动处方的制订思路及要点

（1）急性心肌梗死后合并室壁瘤是心内科制订运动处方的难点。室壁瘤是指心脏出现节段性室壁运动异常、室壁运动减弱或消失，乃至反向运动，从而产生心室射血分数降低的区域。其形成会破坏心室的构型，导致收缩及舒张能力受限，恶化心肌梗死的预后，导致心绞痛、恶性心律失常等严重并发症，甚至导致死亡。血栓形成和栓塞事件：由于室壁瘤的心脏结构改变，血液湍流，发生附壁血栓的比例高达 20%~60%，死亡率和致残率较单纯心梗增高 50%。

（2）制订运动处方注意事项。室壁运动异常程度及左室扩大程度是心脏病预后及风险评估中的重要项目。心功能低下或室壁重构情况会因为运动而加重，即使绝对强度较低，仍可能相对强度过大。因此，此类患者进行运动建议将强度设至在无氧阈以下，适当把控运动时间，或将抗阻运动延迟实施。

（3）室壁瘤形成的患者启动抗阻训练的时间要谨慎把握，一旦开始进行抗阻训练后，要从低强度开始，持续时间及频率要相对减低。抗阻运动过程中控制好呼吸，避免影响心功能。

3. 运动处方

宋某的运动处方

基本信息

×××× 年 10 月 19 日

姓名	宋某	性别	☑男 □女	年龄	53 岁	门诊号	
联系电话	××××××		家庭住址		××××××		
临床诊断	冠心病，陈旧性心肌梗死，冠脉搭桥术后，高血压，高脂血症			临床用药	阿司匹林，阿托伐他汀，琥珀酸美托洛尔，氯沙坦钾，盐酸曲美他嗪		

运动前筛查结果

临床情况	☑心肌梗死 □冠脉介入术后 ☑冠脉搭桥术后 □心绞痛 ☑充血性心力衰竭 ☑其他 室壁瘤形成
运动处方目标	☑ 控制心脏相关症状，提高心脏功能储备 ☑推动治疗性生活方式的改变 ☑帮助患者尽快返回工作岗位和休闲活动
告知内容	☑何时停止运动 ☑监测设备使用 ☑热身及放松 ☑RPE 评分 ☑运动不耐受症状 ☑器材使用 ☑家庭运动
运动风险分级	□低危 ☑中危 □高危
运动测试结果	心肺功能 □正常 □轻度减低 ☑中度减低 □重度减低 代谢当量峰值：5.3 METs ☑运动负荷试验 □其他 峰值心率：122 次 /min；运动负荷试验症状：无
	肌肉耐力 □较差 ☑一般 □较好
	柔韧性 ☑较差 □一般 □较好

有氧运动处方

运动方式	中等强度运动，如快走、慢跑、有氧操、跑步机、踏车等
运动强度	运动中靶心率：88~93 次 /min RPE 评分：11~13 分
运动时间	每次连续运动 20~30 min
运动频率	每周 6~7 次
周运动量	每周 120~210 min
注意事项	注意做好运动前热身和运动后拉伸，尤其是运动后拉伸，可减少肌肉酸痛和运动损伤

续表

抗阻运动处方

开始时间：有医学监测的有氧运动6周后开始；频率：2~3次/min；形式：自身重量和/或弹力带；强度：6~8组，重复10~15次，RPE评分：11~13分

柔韧性运动处方

6~8组肌群，3~6次/周

平衡运动处方

6~8组肌群，3~6次/周

回访时间	前两周电话或APP随访，了解运动处方对象身体反应及坚持锻炼的情况，根据情况适当调整运动强度及时间，否则延缓调整的速度。1个月后门诊随访，再次进行体质测评，调整运动处方
运动处方师	×××
机构名称	×××××

4. 运动处方执行效果随访

宋某的运动处方执行效果随访表

参数	2017-10-19	2017-12-25	2018-4-25
BMI/（kg·m^{-2}）	25.2	24.53	24.6
GAD-7评分/分	1	0	0
PHQ-9评分/分	3	4	3
峰值摄氧量/（L·min^{-1}）	1.39	1.43	1.82
峰值千克摄氧量/（mL·min^{-1}·kg^{-1}）	18.5	19.6	24.8
峰值心肺耐力/（mL·min^{-1}）	5.3	5.6	7.1
峰值心率/（次·min^{-1}）	122	119	134
峰值氧脉	11.4	12.1	13.6
无氧阈时千克摄氧量/（mL·min^{-1}·kg^{-1}）	13.3	12.8	16.7
无氧阈时心肺耐力/（mL·min^{-1}）	3.8	3.7	4.7
无氧阈心率/（次·min^{-1}）	99	88	112
无氧阈时氧脉	10.0	10.6	11.9
$\dot{V}E/\dot{V}CO_2$斜率	28.34	27.31	26.54
参数	2017-1-4	2018-1-10	2018-4-25
d$\dot{V}O_2$/dWR	11.0	10.22	11.56
射血分数	40%	40%	40%
左室舒末径	62 mm	59 mm	62 mm
室壁瘤	左室心尖部 36 mm×23 mm	左室心尖部 34 mm×25 mm	左室心尖部 35 mm×23 mm

临床随访发现，患者进行运动治疗后心室重构未见明显加重。

（三）冠心病、急性前壁心肌梗死后、心肌缺血运动处方案例

李先生，53 岁，急性前壁心肌梗死、PCI 术后 2 个月来去医院心脏康复中心。两个月前诊断为急性前壁心肌梗死，急诊介入示前降支近中段 99% 狭窄，植入两枚支架，术后偶有胸闷，查体心率 75 次 /min，血压 132/68 mmHg，心电图：V1–4QS 波，Ⅱ、Ⅲ、aVFST 段下移 0.05 mv。

1. 康复评估

① 53 岁男性，心梗、PCI 术后两个月，具备高血压病、超重、吸烟及静坐少动等危险因素；② 无运动治疗禁忌证；③ 偶有胸闷，心电图下壁导联 ST 段略下移，EF 39%，心肌酶及心肌损伤标记物不高；④ 心肺运动试验：试验终点，缺血性心电图改变（患者运动中心率 99 次 /min 时开始出现 ST 段进一步下斜性压低 0.2~0.3 mv），静息心率 80 次 /min，最大心率 162 次 /min，最大摄氧量：1.76 L/min，最大千克摄氧量：22.9 mL/min/kg，达预计值：75.4%，最大运动负荷：6.5 METs，无氧阈时千克摄氧量：13.7 mL/min/kg，无氧阈时运动负荷：3.9 METs，FVC 达预计值 108%，FEV_1/FVC 达预计值 108%。综合评估，患者进行运动治疗的危险为高危。

2. 运动处方的制订思路及要点

（1）运动试验负荷试验阳性的患者无论是出现缺血性 ST 段改变，还是复杂心律失常时，制订运动处方的目标心率应设定为缺血阈值下 10 次 /min。

（2）运动试验阳性患者在进行运动训练时，要严密监测心电图变化及血压变化情况，避免缺血加重。

（3）与运动试验负荷试验阴性的患者相比较，负荷试验阳性的患者在运动处方执行过程中要更加强随访，关注运动训练后有无心绞痛或其他心脏相关症状发生。同时及时评估，调整运动处方。

3. 运动处方

李某的运动处方

基本信息　　　　　　　　　　　　　　　　　　　　　　　　　　　××××年7月10日

姓名	李某	性别	☑男　□女	年龄	53岁	门诊号	
联系电话	××××××		家庭住址		××××××		
临床诊断	冠心病，心肌梗死演变期，PCI 术后，高血压		临床用药		阿司匹林，替格瑞洛，瑞舒伐他汀，琥珀酸美托洛尔，缬沙坦钾，盐酸曲美他嗪		

运动前筛查结果

临床情况	☑心肌梗死　☑冠脉介入术后　□冠脉搭桥术后　□心绞痛　□充血性心力衰竭 □其他_____
运动处方目标	☑控制心脏相关症状，提高心脏功能储备　☑推动治疗性生活方式的改变 ☑帮助患者尽快返回工作岗位和休闲活动
告知内容	☑何时停止运动　☑监测设备使用　☑热身及放松　☑RPE 评分　☑运动不耐受症状　☑器材使用　☑家庭运动
运动风险分级	□低危　□中危　☑高危
运动测试结果	心肺功能　□正常　☑轻度减低　□中度减低　□重度减低 代谢当量峰值 6.5 METs　☑运动负荷试验　□其他 峰值心率 162 次 /min 肌肉耐力　☑较差　□一般　□较好 柔韧性　☑较差　□一般　□较好

有氧运动处方

运动方式	中强度运动，如快走、慢跑、有氧操、跑步机、踏车等
运动强度	运动中靶心率：79~89 次 /min RPE 评分：11~13 分
运动时间	每次连续运动 20~30 min
运动频率	每周 6~7 次
周运动量	每周 120~210 min
注意事项	严密控制在目标心率下运动，监测心电图缺血改变及心律失常的发生。注意做好运动前热身和运动后拉伸，尤其是运动后拉伸，可减少肌肉酸痛和运动损伤

抗阻运动处方

有医学监测的有氧运动 6 周后开始，2~3 次 /min，自身重量，弹力带，6~8 组，重复 10~15 次，RPE 评分：11~13 分

柔韧性运动处方

6~8 组，3~6 次 / 周

平衡运动处方

6~8 组，3~6 次 / 周

回访时间	前两周电话或 APP 随访，了解运动处方对象身体反应及坚持锻炼的情况，根据情况适当调整运动强度及运动时间，身体不适应时应延缓调整的速度。一个月后门诊随访，再次进行体质测评，调整运动处方
运动处方师	×××
机构名称	×××××

4. 运动处方执行效果随访

李某的运动处方执行效果随访表

参数	2017-7-10	2017-9-14
BMI/（kg·m^{-2}）	26.03	26.03
GAD-7 评分 / 分	0	4
PHQ-9 评分 / 分	5	0
峰值摄氧量 /（L·min^{-1}）	1.76	1.84
峰值千克摄氧量 /（mL·min^{-1}·kg^{-1}）	22.9	23.9
峰值心肺耐力 /（mL·min^{-1}）	6.5	6.8
峰值心率 /（次·min^{-1}）	162	138
峰值氧脉	10.9	13.3
无氧阈时千克摄氧量 /（mL·min^{-1}·kg^{-1}）	13.7	19
无氧阈时心肺耐力 /（mL·min^{-1}）	3.9	5.4

续表

参数	2017-7-10	2017-9-14
无氧阈心率/（次·min^{-1}）	123	134
无氧阈时氧脉	3.4	5.4
$\dot{V}E/\dot{V}CO_2$斜率	23.75	21.24
$d\dot{V}O_2/dWR$	11.6	13.53
目标心率	121	125

马 晶

第七节　慢性心力衰竭人群运动处方

慢性心力衰竭（心衰）是各种严重心脏疾病的最后阶段，具有发病率高、致残致死率高的特点。目前，基于临床实践，各国指南及共识明确推荐运动康复作为稳定的慢性心力衰竭患者的二级预防措施，并证实其是有效并且安全的。在慢性心力衰竭运动康复过程中，应从危险分层、康复运动方案制订、康复运动过程管理、康复效果评价、患者教育方面进行规范化，以控制运动过程风险及提高运动疗效。慢性心力衰竭运动康复以综合评估作为制订运动处方的基础，合理的实施、必要的医学监测是保证运动康复科学、安全、有效的核心。慢性心力衰竭康复是包含运动、心理、营养、药物以及对危险因素控制的综合康复。

一、慢性心力衰竭概述

（一）慢性心力衰竭的疾病概述

慢性心力衰竭是由于任何原因的初始心肌损伤引起心肌结构和功能的变化，最后导致心室泵血和/或充盈功能低下，为各种心脏病的严重阶段，其发病率高，存活率低。慢性心力衰竭是进行性的病变，一旦起始，即使没有新的心肌损害，并且临床也处于稳定阶段，仍可通过心肌重构不断发展。

慢性心力衰竭的治疗在20世纪90年代以来已有了非常值得注意的转变：从短期血流动力学/药理学措施转为长期的、修复性的策略，目的是改变衰竭心脏的生物学性质。心衰的治疗目标不仅仅是改善症状，更重要的是针对心衰发展中心肌重构的机制，防止和延缓心肌重构的发展，从而降低心衰的死亡率和住院率。

2001年，美国心脏病学院（ACC）/美国心脏学会（AHA）、欧洲心脏病学会（ESC）以及2002年中国的心衰指南都确立了以神经内分泌抑制剂为基础的治疗原则。目前，神经内分泌抑制剂如血管紧张素转换酶抑制剂（ACEI）和β受体阻滞剂、醛固酮拮抗剂仍是其基本治疗。然而，即使通过充分应用改善心衰预后的药物治疗，慢性心衰患者仍然面临生活质量低、运动能力差的问题。长期卧床、躯体疾病伴发的焦虑抑郁、血流动力学异常、肺脏通气功能下降、骨骼肌缺血萎缩和内皮功能异常均导致慢性心力衰竭的患者生活质量低下，预后不良。

（二）慢性心力衰竭运动康复的发展及获益

循证医学证据证明了慢性心力衰竭运动康复的安全性和有效性，运动康复可降低患者的病死率，减少反复住院次数，改善患者运动耐力及生活质量，降低医疗成本。慢性心力衰竭运动康复已经得到国际专业协会的推荐。2005 年，欧洲心脏病协会心脏康复和运动生理工作组和美国心脏协会下属运动心脏康复和预防分会建议，运动康复是慢性心力衰竭患者有效的二级预防措施，运动锻炼应作为心脏康复的一部分应用于稳定性心力衰竭患者。《2013 年美国心脏病学会基金会和美国心脏协会心力衰竭管理指南》把运动康复列为慢性稳定性心力衰竭患者 I A 类推荐。然而，目前我国慢性心力衰竭患者运动康复仍处于发展阶段，仅在少数地区开展，未得到大多数地区及医院的重视，慢性心力衰竭患者得不到规范的运动康复指导，反复发病、住院，增加了医疗负担，甚至出现不恰当运动引发猝死等不良事件。

进行运动康复的安全性和有效性是普遍关注的问题。研究证实，有氧运动对于慢性稳定性心力衰竭患者是安全的。循证医学证据确定的效果包括提高运动耐力、改善内皮功能、降低交感神经张力、提高骨骼肌肌力和耐力以及具有改善骨骼肌氧化酶活性等化学方面的效能。可能的效果包括提高心排出量、改善左心室重构、改善左心室射血分数（left ventricular ejection fraction，LVEF）及左心室舒张末容量，降低血浆神经激素水平，改变骨骼肌组织学特点和抗炎作用。运动康复可改善慢性心力衰竭患者病死率和住院率，改善生活质量。HF-ACTION 研究共纳入 2 331 例 LVEF＜35%的慢性心力衰竭患者，随访时间中位数为 30 个月，结果显示，运动康复降低全因死亡和住院风险的联合终点达 7%（$p = 0.13$），运动康复降低全因死亡和住院风险的联合终点达 11%（$p = 0.03$），降低心血管原因死亡和心力衰竭原因住院风险的联合终点达 15%（$p = 0.03$）。

对心力衰竭患者进行运动康复是一个难点，不正确的实施会存在风险。运动前正确且全面的评估，制订安全、有效、个体化的运动方案，能够正确实施运动处方是保证患者安全性及有效性的关键。

（三）慢性心力衰竭运动处方的目标

慢性心力衰竭运动处方的目标为安全、有效、个体化。首先，在运动处方制订及实施的过程中，应严格遵循制订原则进行评估和实施，保证在安全的范围内进行，并根据不同危险分层进行医学监护。其次，运动处方的制订要科学和合理，应使患者的功能状态得到最大程度的改善。另外，运动处方要因个人不同的疾病状态、不同的心肺耐力、不同的运动能力等情况个体化设定。对慢性心力衰竭患者进行运动康复必须结合药物、营养、心理等综合康复方法。

二、制订慢性心力衰竭运动处方的基本流程与实施

慢性心衰患者进行运动康复前应该进行综合评估，包括是否有运动的适应证及禁忌证、心肺耐力情况、运动相关系统的功能、疾病专科情况评估以及患者睡眠、心理、生活质量的评估。在综合评估的基础上进行患者运动康复的危险分层，以便针对不同风险人群采用不同的运动康复模式及不同程度的医学监测。

（一）明确运动康复的适应证及禁忌证

1. 适应证

慢性心力衰竭的运动康复主要针对稳定的纽约心脏病协会（NYHA）心功能 I~III 级患者。

2. 禁忌证

急性冠状动脉综合征早期（2 d 内）；致命性心律失常；急性心力衰竭（血液动力学不稳定）；未控制的高血压；高度房室传导阻滞；急性心肌炎和心包炎；有症状的主动脉狭窄；严重梗阻性肥厚型心肌病；急性全身性疾病；心内血栓。运动锻炼禁忌证同时包括以下情况：在过去的 3~5 d 休息或劳力时心肺耐力或呼吸困难进行性恶化；低功率运动负荷出现严重的心肌缺血（< 2 METs，或 < 50 W）；未控制的糖尿病；近期栓塞；血栓性静脉炎；新发生的心房颤动或房扑。

慢性心力衰竭运动锻炼可增加风险的情况包括：过去 1~3 d 内体质量增加 > 1.8 kg；正接受间断或持续的多巴酚丁胺治疗；运动时收缩压下降；NYHA 心功能 IV 级；休息或劳力时出现复杂的室性心律失常；仰卧位休息时心率 ≥ 100 次/min；先前存在合并症而限制运动耐力。

（二）疾病专科情况评估

1. 病史采集

病史是患者健康及疾病状况的概览，反映个体的疾病进展过程，对病史采集具有重要意义。慢性心力衰竭患者的病史应主要包括以下内容：

（1）患者的基本信息。包括姓名、性别、年龄、婚姻、职业、电话和工作单位等，以便后续开展随访工作。

（2）主诉和现病史。心血管疾病症状，包括心绞痛、气促、心悸、与运动相关的症状、粗略的日常活动耐受情况、NYHA 心功能分级；目前治疗情况，一般用药情况。

（3）既往史。包括高血压、糖尿病等心血管疾病危险因素的病史，慢性阻塞性肺疾病（COPD）等影响通气功能的呼吸系统疾病史，外伤史、手术史，运动系统及神经系统疾病史，以及上述疾病的治疗及恢复情况等。

（4）个人史。① 吸烟及饮酒情况：嗜烟程度（烟龄，支/d），是否已戒烟；饮酒年数、饮酒类型、饮酒量（酒精 g/d），是否已戒酒；② 运动史：有无运动习惯，包括具体的运动的方式、运动强度、运动频率及每次的运动时间，以便在为患者制订运动处方中的运动方式和运动强度时提供参考；③ 饮食和营养情况饮食结构、饮食嗜好（如嗜盐、嗜油、喜甜食、素食等）；④ 睡眠情况睡眠质量、有无睡眠障碍（入睡困难、多梦易醒等）及有无鼾症。

（5）精神/心理状态。是否有高心理压力、对日常生活及社会问题的表现或行动（如易怒、抑郁、焦虑、敌意或孤独）。

（6）治疗依从性。询问患者对既往医嘱的依从性情况。

2. 体格检查

心血管疾病康复医师应全面掌握一般体格检查，重点关注循环系统和呼吸系统的体格检查，也要重视神经、骨骼、肌肉功能状态。

（1）一般体格检查包括生命体征（体温、呼吸、心率、血压），发育和体型，营养状态，意识状态，面容表情，体位姿势和步态。

（2）循环系统和呼吸系统的体格检查应规范完成视、触、叩、听 4 步骤检查，重点如下：

① 气管是否居中，胸廓外观是否正常，是否存在皮损、静脉曲张，皮下有无气肿，肋间隙有无增宽、有无膨隆、吸气时有无回缩，呼吸运动是否对称，呼吸节律有无异常；

② 双肺呼吸音是否均匀对称、有无异常呼吸音、有无干湿啰音、有无胸膜摩擦音；

③ 心脏检查须注意心界大小、有无心动过缓或过速、有无节律异常、有无脉搏短绌、心音是否正常、有无额外心音、各瓣膜区有无杂音、有无心包摩擦音；

④ 有无血管杂音，如颈动脉、腹主动脉、股动脉等动脉杂音。

（3）颜面部及下肢有无水肿，糖尿病患者下肢有无皮损。

3. 实验室检查

常规实验室检查结果可提供客观数据，帮助康复医师正确全面掌握患者病情，有助于明确诊断、制订康复治疗方案及后续观察治疗效果。常规实验室检查包括血尿便常规、血脂、血糖及肝肾功能，慢性心力衰竭患者还需要检测 B 型利钠肽（BNP）或氨基末端 B 型利钠肽前体（NT-proBNP）、心肌损伤标志物（肌钙蛋白、肌酸激酶同工酶）、电解质和凝血功能等。

4. 辅助检查

（1）心电图。包括常规心电图、动态心电图和运动心电图。常规心电图可反映是否存在心律失常、心肌缺血、新发或陈旧性心肌梗死、房室肥大或电解质紊乱，是心脏疾病的基本检查项目。必要时可加做 24 h 动态心电图，有助于非持续性心律失常或心肌缺血的诊断。运动心电图可对运动中心电及血压的变化进行评估，是运动处方制订中重要的检测手段。

（2）二维超声心动图及多普勒超声。可用于：① 诊断心包、心肌或瓣膜疾病；② 定量或定性房室内径、心脏几何形状、室壁厚度、室壁运动及心包、瓣膜和血管结构，定量瓣膜狭窄、关闭不全程度，测量 LVEF、左室舒张末期和收缩末期容量；③ 区别舒张功能不全和收缩功能不全；④ 估测肺动脉压；⑤ 为评价治疗效果提供客观指标。

（三）运动风险评估与医学监测

根据患者的心功能分级、运动能力、临床表现进行危险分层，进一步确定运动的强度及运动时的医学监测程度。NYHA 心功能分级见表 6-7-1，美国心脏协会危险分层标准见表 6-7-2。

表 6-7-1　NYHA 心功能分级

分级	症状
I	活动不受限。日常体力活动不引起明显的气促、疲乏或心悸
II	活动轻度受限。休息时无症状，日常活动可引起明显的气促、疲乏或心悸
III	活动明显受限。休息时可无症状，轻于日常活动即引起显著气促、疲乏或心悸
IV	休息时也有症状，稍有体力活动症状即可加重。任何体力活动均会引起不适。如无需静脉给药，可在室内或床边活动者为IVa 级，不能下床并需静脉给药支持者为 IVb 级

引自《中国心力衰竭诊断和治疗指南（2014）》。

表 6-7-2　美国心脏协会危险分层标准

危险分级	NYHA 分级	运动能力	临床特征	监管及 ECG 监测
A	I 级	> 6 METs	无症状	无需
B	I 或 II 级	> 6 METs	心衰表现，静息状态或运动 ≤ 6 METs 时无心绞痛或心肌缺血，无静息或运动时出现阵发性或持续性室性心动过速。运动试验时收缩压适度升高，有自我调节运动强度能力	运动初期监管，ECG 及血压监测

续表

危险分级	NYHA 分级	运动能力	临床特征	监管及 ECG 监测
C	Ⅲ或Ⅳ级	< 6 METs	运动负荷小于 6 METs 时，出现心绞痛或缺血性 ST 段压低，运动时收缩压下降低于静息状态、运动时出现非持续性室速、有心源性猝死病史等可能危及生命的情况	整个运动过程需医疗监督指导及心电、血压监护，直至确立安全性
D	Ⅲ或Ⅳ级	< 6 METs	失代偿心衰、未控制的心律失常，可因运动而加重病情	不推荐以恢复活动能力为目的的康复训练

引自《美国心脏协会运动试验和训练标准》。

（四）运动能力的评估

慢性心力衰竭患者在实施运动康复前，应常规进行运动负荷试验。运动负荷试验中首选心肺运动试验（CPET）。CPET 是进行运动康复评估的金标准，可用于判断心力衰竭的严重程度和治疗效果，帮助判断预后、运动耐力测试及运动处方的制订。

1. CPET 的实施与常用指标

（1）CPET 禁忌证。

绝对禁忌证：① 急性心肌梗死（< 2 d）；② 高危不稳定性心绞痛；③ 导致血液动力学不稳定的心律失常；④ 急性心内膜炎；⑤ 严重主动脉缩窄；⑥ 失代偿的心力衰竭；⑦ 急性肺动脉血栓形成或肺栓塞；⑧ 近期发生非心脏原因可影响运动能力的疾病或可因运动而加剧病情（如感染、肾功能衰竭、甲状腺毒症）；⑨ 残疾人或不能合作者；⑩ 未获得知情同意。

相对禁忌证：① 左冠状动脉主干狭窄；② 中度狭窄的瓣膜心脏疾病；③ 电解质紊乱；④ 心动过速或心动过缓；⑤ 心室率未控制的心房颤动；⑥ 肥厚型心肌病；⑦ 不能合作的脑认知障碍者；⑧ 高度房室传导阻滞。

（2）CPET 终止运动指征。

出现以下情况需要终止运动：① 运动试验中收缩压下降超过基础血压值 10 mmHg，或伴有其他心肌缺血征象；② 出现中重度心绞痛或心肌梗死；③ 逐渐加重神经系统症状，如眩晕、共济失调或晕厥前期；④ 低灌注体征，如发绀、面色苍白；⑤ 操作障碍而难以监测心电图或收缩压；⑥ 患者要求停止运动；⑦ 持续室性心动过速；⑧ ST 段抬高 > 1 mm。

相对指征：① 运动试验中收缩压下降超过基础血压值 10 mmHg，但不伴有其他心肌缺血征象；② ST 段水平压低或下斜型压低 > 2 mm；③ 除持续室性心动过速以外的心律失常；④ 乏力、呼吸困难、下肢痉挛；⑤ 发生束支传导阻滞或心室内传导阻滞而难以与室性心动过速区别；⑥ 胸痛增加；⑦ 高血压反应（无明显症状，但收缩压 > 250 mmHg 和 / 或舒张压 > 115 mmHg）。

（3）CPET 的常用指标。

在确定慢性心衰运动处方时常需以下指标：

① 最大摄氧量（$\dot{V}O_2max$）和峰值摄氧量（$\dot{V}O_2peak$）：$\dot{V}O_2max$ 是指人体在极量运动时最大耗氧能力，代表人体供氧能力的极限水平，即当功率增加，$\dot{V}O_2$ 不增加形成的平台期。实际测试中，有的患者不能维持功率继续增加而达到最大运动状态，没有平台期出现，这种情况被称为 $\dot{V}O_2peak$，通常以 $\dot{V}O_2peak$ 代替 $\dot{V}O_2max$；

② 无氧阈（AT）值：AT 正常值 > 40%$\dot{V}O_2max$，一般是 50%~60%$\dot{V}O_2max$，影响因素基本同 $\dot{V}O_2max$。相对 $\dot{V}O_2max$ 而言，AT 更能反映肌肉线粒体利用氧的能力。由于 AT 所代表的是亚极量运动负荷，不受患者主观因素影响，因此把 AT 和 $\dot{V}O_2peak$ 结合在一起判断慢性心力衰竭患者的运动耐力；

③ 肺通气指标：CO_2 通气当量（$\dot{V}E/\dot{V}CO_2$），反映通气效率，正常值为 20~30。$\dot{V}E/\dot{V}CO_2$ 对慢性心力衰竭预后有预测价值。$\dot{V}E/\dot{V}CO_2 > 34$ 可作为心力衰竭患者高危的预测因子；

④ $\dot{V}O_2$ 与功率（WR）的关系：$\dot{V}O_2$ 与 WR 的关系常用 $\Delta\dot{V}O_2/\Delta WR$ 表示，正常值为 8.4~11 mL/min/W，反映机械能转变为化学能的效率。$\Delta\dot{V}O_2/\Delta WR < 7$ 可作为心力衰竭患者高危的预测因子；

⑤ 呼吸交换率（RER）：即 $\dot{V}CO_2/\dot{V}O_2$ 的比值。

2. 徒手 6 分钟步行试验（6 MWT）

6 MWT 易于实施，并接近日常作业，近年来被广泛应用。该试验适合中、重度心力衰竭患者，可重复试验，也适用于无条件完成运动试验的基层医院。

（1）禁忌证。① 绝对禁忌证：1 个月内发生不稳定型心绞痛或心肌梗死；② 相对禁忌证：静息心率 > 120 次 /min，收缩压 > 180 mmHg，舒张压 > 100 mmHg。

（2）场地准备。长 20~30 m 的水平封闭走廊，做出一个标记。

（3）物品准备。① 抢救备用物品：氧气、硝酸甘油、阿司匹林和除颤仪；② 操作应用物品：秒表、椅子、硬质夹板和工作记录表、血压计、脉搏血氧饱和度监测仪、心电图机和心率表。

（4）操作步骤。患者在试验前 10 min 到达试验地点，于起点附近放置一把椅子，让患者就座休息。核实患者是否有试验禁忌证，确认患者穿着适宜的衣服和鞋子。测量血压、脉搏和血氧饱和度，填写工作表。让患者站立，应用 Borg 评分对其基础状态下的呼吸困难情况做出评分。指导患者进行徒手 6 分钟步行试验，患者按要求，尽可能地持续行走，但不要奔跑或慢跑，6 min 内尽可能走长的距离，如果中途疲劳可放慢步行速度甚至暂停行走，体力恢复可尽快继续往前行走，最终用步行的距离定量运动能力。运动后即刻记录心率、血压、血氧饱和度、心电图以及 Borg 评分。

（5）6 MWT 注意事项。① 将抢救车安放在适当位置，操作者熟练掌握心肺复苏技术，能够对紧急事件迅速反应；② 出现以下情况中止试验：胸痛、不能耐受的喘憋、步行不稳、大汗、面色苍白；③ 患者测试前不应进行热身运动；④ 患者日常服用药物不能停用；⑤ 测试时，操作者注意力要集中，不要和他人交谈，不能数错者的折返次数；⑥ 为减少不同试验日期间差异，测试应在各天的同一时间点进行。

该试验简便、经济，但较 CPET 不够精确，很难区别心功能差异较小的个体。但其测定的步行试验距离与 $\dot{V}O_2peak$ 有良好的相关性，适合于无条件完成 CPET 的基层医院。

3. 肌肉适能评估

肌肉适能评估包括肌肉力量、肌肉耐力，是人体的基本素质，是影响日常生活活动能力的主要因素之一，是维持运动康复的基本条件，且与全因死亡率呈负相关。在运动康复前，应评估肌肉适能，找到合适的训练强度，避免心血管及运动系统不良事件发生，同时也为治疗效果评估提供主要指标。评估方法有徒手法肌肉适能评定和器械肌力评定。徒手法肌力评定包括握力测上肢肌群力量水平，连续座椅试验测试下肢肌群力量水平，主要测 5 次反复坐起的时间。器械肌力评定有简单的测力计及较复杂的肌力测评技术。最大肌力测试能够反映全身各肌群的肌力，但其测试的负荷较大，通常用于健康人或低危心血管疾病患者的肌力评估，对于危险分层为中至高危的心血管疾病患者或老年患者，可用 X-RM 测试法间接估算其最大肌力。X-RM 表示人体尽最大努力，在动作标准的情况下，仅能完成 X 次的负荷重量。这种方法测试强度较小，安全性相对较高。X 数值越大，测试时的重量负荷越小。需要注意的是，要根据抗阻运动禁忌证标准排除不稳定的临床情况后，再进行抗阻训练的评估。对关节不稳、骨折未愈合、严重疼痛、关节活动范围受限等患者为禁忌证。

4. 柔韧性适能及平衡适能评估

机体的柔韧性与平衡性和运动安全息息相关。尤其老年患者柔韧性及平衡能力的下降将增高运动风险。柔韧性及平衡性评估方法可依据康复中心的具体设施进行徒手法或器械测评，如评估下肢、下背部柔韧性的坐椅前伸试验，评估肩关节柔韧性的抓背试验，评估躯干核心肌群柔韧性的改良转体试验等。该试验在前章均有表述，此处不再赘述。平衡适能评定都要遵循难度递增的原则：睁眼→闭眼，大支撑面→小支撑面，坚硬表面→柔软表面，静态→动态。

（五）运动处方的要素

根据慢性心力衰竭患者的实际情况制订个体化的运动处方。运动处方的要素包括运动种类、运动强度、运动时间和运动频率，其中，运动强度是制订运动处方的重要内容，直接关系到运动的安全性和效果。运动种类包括有氧运动、抗阻运动、柔韧性运动、平衡运动。在运动处方中，应对患者要进行的每一种运动类型的强度、时间、频率、进阶进行量化。运动处方制订遵循 FITT-VP 原则，进行运动处方时，采取循序渐进的原则，逐步增加运动强度、运动时间、运动频率。

制订处方时应注意：

（1）有氧运动是运动的基础和主体；抗阻运动应建立在有氧运动的基础上，是有氧运动的有力补充；柔韧性训练及平衡性训练与运动安全相关。

（2）注意运动前的热身运动及运动后的放松运动，避免运动损伤和增加心血管适应性，避免心血管事件。热身训练多采取低水平的有氧运动，放松训练多采取低水平的有氧运动和柔韧性训练，持续 5~10 min，病情越重，热身和放松运动的持续时间应越长。

（3）根据患者病情，因人而异选择合适的运动量是关键，运动量过大有风险，过小则达不到康复效果。

（4）密切观察患者运动治疗的情况，包括自我感觉、心血管反应、治疗后反应，及时调整运动处方，酌情增加、减少甚至停止运动。

（5）运动治疗必须长期坚持。慢性心力衰竭患者运动具有一定危险性，掌握合适运动强度更是制订及执行慢性心力衰竭患者运动处方的关键。

1. 有氧运动

有氧运动是慢性心力衰竭患者运动康复的主要形式。有氧运动可改善血管内皮功能、促进抗炎、延缓动脉硬化、减少心肌重构、降低血栓栓塞风险、改善心肌缺血、降低猝死风险等。有氧运动为低至中等强度、大肌群、动力群、动力性、周期性的运动。

（1）有氧运动强度的确定方法。

① 以心率为标准确定运动强度：传统运动强度以心率来确定，传统运动目标心率是最大预测心率为 65%~75%HRmax。但由于慢性心力衰竭患者多服用 β 受体阻滞剂等药物，因此，以心率为标准作为慢性心力衰竭患者运动处方强度的制订存在一定的安全隐患。如仅能依据心率确定，建议慢性心力衰竭患者的运动目标心率从 50%~60%HRmax 开始。另一种以心率判断运动强度的方法是 HRR（HRR＝HRmax－静息心率）的百分数，范围为 40%~70%HRR，多为 60%~70%HRR。以60%HRR 为例，运动时目标心率＝静息心率＋（最大运动心率－静息心率）×0.6，针对中国慢性心力衰竭患者，建议从 40%HRR 开始，逐步递增。

② 以 $\dot{V}O_2peak$ 为标准确定运动强度：强度在 50%~80%$\dot{V}O_2peak$ 不等，其中，70%~80%$\dot{V}O_2peak$ 最为常用。对一些体力衰弱或起初不适应有氧运动的患者可选择 60%~65%$\dot{V}O_2peak$。针对中国慢性心力衰竭患者，建议从 50%$\dot{V}O_2peak$ 开始，逐步递增。

③ 以 AT 为标准确定运动强度：此水平的运动能产生较好的训练效果，同时不会导致血液中乳酸大量堆积，研究证实该方法安全有效。针对中国慢性心力衰竭患者，推荐以 AT 为标准的运动强度。此参数需要通过心肺运动试验或血乳酸阈值获得，需具有一定设备和熟练的技术人员。

④ 以 Borg 评分/RPE 为标准确定运动强度：患者根据自己感觉的疲劳程度打分，由最轻至最重分别对应 6~20 分，通常推荐在 12~14 分范围内运动。

应注意的是：建议对于慢性心力衰竭患者应结合多个运动强度的评判指标而非单一强度指标进

行综合评估以确保运动的安全性。ACSM 运动强度不同分级标准见表 1-2-2。老年患者的 RPE 参见表 6-8-2。

（2）有氧运动方式的选择。

有氧运动种类：如步行、踏车、游泳、骑自行车、爬楼梯、太极拳等。

有氧运动模式：分为连续有氧运动和间歇有氧运动两种。连续有氧运动步骤为热身运动—运动—整理运动，运动阶段平稳。间歇有氧运动的运动阶段呈运动—间歇—运动—间歇交替。连续有氧运动和间歇有氧运动均可增加 $\dot{V}O_2peak$。

（3）有氧运动时间和频率。每次运动的持续时间为 30~60 min，包括前后各 5~10 min 的热身运动和放松整理运动。针对体力衰弱的慢性心力衰竭患者，建议延长热身运动时间和放松整理运动时间。有氧运动时间应循序渐进，逐步增加有氧运动时间。有氧运动的频率建议≥5 次 / 周。

（4）运动进展。经过一段时间（6~8 周）运动后，运动耐力有所改善。这时无论运动强度和运动时间均应逐渐加强，但必须循序渐进。一般情况下运动进展可分为三个阶段：初级阶段、进展阶段和保持阶段。

（5）有氧运动的注意事项。

① 严格把握运动的适应证和禁忌证；

② 在有氧运动处方中应了解须立即停止运动的指征，如运动中无力、头晕、气短、胸痛等；

③ 运动强度的监控要严格，以保证运动处方的有效和安全；

④ 要做充分的热身运动；

⑤ 明确有氧运动要与其他临床治疗相结合。如合并糖尿病患者的运动疗法需与药物、饮食治疗相结合，以获得最佳的治疗效果。运动时间应避开降糖药物血药浓度达到高峰时间，运动前、中或后可适当增加饮食，以避免出现低血糖。

2. 抗阻运动

抗阻运动可作为有氧运动的有效补充。科学的抗阻运动锻炼并不会加重左心室重构，而且可改善肌肉收缩力、提高心力衰竭患者的亚极量运动耐力。此外，抗阻运动可直接改善心力衰竭患者骨骼肌超声结构的异常和神经-肌肉功能，而并非简单增加肌肉体积。有研究证实，有氧运动与抗阻运动结合可增加运动康复效果。提倡被列为 B 级和 C 级的慢性心力衰竭患者经过 3~4 周有氧运动后进行抗阻运动，几周至数月内逐渐增加运动锻炼强度，上肢抗阻重量从 40%1 RM 升至 70%1 RM，下肢抗阻重量从 50%1 RM 升至 70%1 RM。

（1）抗阻运动禁忌证。

① 绝对禁忌证：不稳定性冠状动脉粥样硬化性心脏病、失代偿性心力衰竭、未控制的心律失常、严重肺动脉高压、严重的有症状的主动脉狭窄、急性心肌炎、心内膜炎或心包炎、未控制的高血压（＞180/110 mmHg）、主动脉夹层、马方综合征、活动性增殖型视网膜病变，对中重度非增殖型糖尿病视网膜病变患者施行高强度抗阻运动（80%~100%1 RM）等。

② 相对禁忌证：有冠状动脉粥样硬化性心脏病的高危因素、任何年龄的糖尿病、血压控制不良（＞160/100 mmHg）、运动耐力低（＜4 METs）、骨骼肌肉限制、体内植入起搏器或除颤器等。

（2）对符合抗阻运动锻炼的稳定性心力衰竭患者，首先均应完成肌力测试，并且据此制订抗阻运动处方。抗阻运动处方同有氧运动一样，包括运动强度、运动频率、持续时间和运动方式。建议分三阶段对慢性心力衰竭患者进行抗阻训练。第一阶段为指导阶段，主要是掌握正确方法，提高肌肉间协调性；第二阶段为抗阻 / 耐力训练阶段，提高局部有氧耐力和肌肉间的协调性；第三阶段为力量训练阶段，提高肌肉的体积和肌肉间的协调性。

（3）抗阻运动种类。抗阻运动的方式多样，可借助于使用各种设备，包括哑铃、弹力带、踝部重量带、力量训练机等。做抗阻运动时，应教会患者正确的动作方法，用力时不屏气，避免 Valsalva 动作；需要训练不同的肌肉群，可采用推胸练习、肩上推举、肱三头肌伸展、肱二头肌屈曲、下背部伸展、背阔肌下拉、腹部紧缩、股四头肌伸展、腿屈曲和小腿抬高等。

（4）抗阻运动强度。强度以局部肌肉反应为标准，而不是依据心率等指标。针对局部肌肉抗阻运动强度包括%1 RM 和重复次数（Reps），%1 RM 从 40%~80% 不等。慢性心衰患者在几周至数月内，可逐渐增加抗阻训练强度。上肢：从 40%1RM 至 70%1RM，下肢：从 50%1RM 至 70%1 RM，分别重复 8~15 次，RPE < 15，并需确保每次的训练正确实施，以避免肌肉骨骼受伤。

（5）抗阻运动时间和频率。每周做 2~3 次抗阻运动。建议在患者每组训练之间休息至少 48 h，以利于肌肉恢复。

（6）抗阻训练的进展。增加阻力或重量前，先增加每一组完成的重复数量以及每次完成的组数。当患者轻松完成三组肌肉群并重复 10~15 次，重量可增加约 5%，重复次数可相应减少。最终加至 70%1 RM，重复 8~15 次。

（7）抗阻运动的注意事项。运动不应引起明显疼痛，避免 Valsalva 动作；抗阻运动前、后应做充分的准备活动和放松整理活动；运动时保持正确的身体姿势；必要时给予保护和帮助；检修器械和设备，确保安全；患者出现症状，如头晕、心悸或呼吸急促，应停止运动；在抗阻运动期间，因心率和收缩压上升，可导致每搏输出量轻微变化和心输出量适度增加，因此，对抗阻运动可能存在风险的慢性心衰患者，应监测血压和心率。

3. 柔韧性运动

柔韧性运动的作用是拉伸肌肉和韧带，增加关节活动度，预防腰背痛发生，有助于保证运动安全。老年人普遍柔韧性差，致使日常生活活动能力降低。

（1）柔韧性运动种类。柔韧性运动分为动力拉伸和静力拉伸。

（2）柔韧性运动强度。包括牵拉某关键肌肉群和肌腱的次数和持续的时间。建议对关键肌群进行柔韧性运动时牵拉 3~5 次，每次 20~30 s。

（3）柔韧性运动频率。2~3 次 / 周为宜。

（4）柔韧性运动进展。循序渐进增加肌肉群的牵拉次数。

（5）柔韧性运动的注意事项。宜根据动作的难度和幅度循序渐进、量力而行，防止拉伤。

4. 平衡运动

平衡能力是人体基本活动的能力之一，是指在不同的环境和情况下维持身体姿势的能力，可通过功能性前伸、单脚站立及器械评定等方法进行评定。平衡性功能训练可以提高和恢复平衡功能，提高维持身体姿势的能力，降低跌倒风险，减轻跌倒后果，提高日常生活能力及生活质量。平衡运动的训练方法有徒手、平衡垫、器械等。训练原则为双足至单足、睁眼到闭眼、静态至动态，强度由易到难，每次 5~10 min，2~3 次 / 周，3~5 组 /d。具体操作可详见第四章。

（六）运动过程中的医疗监护管理

（1）对于慢性心力衰竭患者而言，建议分三个阶段实施运动康复方案。

第一阶段，在心电图、血压等监护下进行，多在医院完成，根据危险分层也可进行远程监护。

第二阶段，在医务人员指导下进行，包括运动康复知识的培训、营养指导、疾病知识的培训及具有依从性的重要性，可以在医院进行。

第三阶段，为家庭运动计划，如果成功完成前两个阶段运动锻炼，未出现任何不良事件，安全性便确立，可制订家庭运动计划，电话随访或门诊随访。B 级和 C 级患者需要经过该三个阶段，A 级可直接进入第三阶段。

（2）按危险分层进行监护管理。① 无须监管及心电图、血压监护；② 运动初期监管及心电图、血压监护；③ 整个过程需要医疗监督指导和心电图、血压监护，直至确立安全性；④ 不推荐以增强适应为目的的活动，日常活动由医师确定。

（七）过程管理

慢性心力衰竭运动康复过程中同样需要对体重、心率及血压等方面进行系统管理，适时调整运动方案，保障运动安全。

（1）体重管理。运动负荷不适宜增加可能导致心功能下降、液体负荷加重，故在运动康复过程中需严密监测体重，早期发现、及时干预，必要时要减轻运动强度，配合药物治疗。

（2）心率管理。运动结合药物治疗使交感神经兴奋性降低，逆转心室重构。但影响心率药物的调整可能对运动靶心率造成影响，进而影响对运动强度的判断。如运动康复中调整降心率药物的使用，必要时要重新进行 CPET 的评估，或综合多个运动强度控制方法进行监控，以达到运动的安全性。

（3）血压管理。慢性心衰患者多联合使用 β 阻滞剂、ACEI/ARB、螺内酯等药物，对血压有一定程度的影响。在运动康复的实施过程中，应把握药物调整的时机，监测静息血压及运动血压。

（八）运动康复效果评价

1. 心肺耐力及辅助检查

（1）心肺运动试验。判断运动康复效果的依据很多。可根据 CPET 判断慢性心力衰竭患者心肺储备功能及运动耐力改善情况，同时可根据 CPET 结果调整运动处方。心肺耐力提高是运动对于心衰患者的主要获益。可出现最大摄氧量的升高，$\dot{V}E/\dot{V}CO_2$ 降低，$\Delta \dot{V}O_2/\Delta WR$ 的升高等。

（2）6 min 步行试验。6 min 步行距离 < 300 m，提示预后不良。根据美国的卡维地洛研究设定的标准：6 min 步行距离 < 150 m 为重度心衰；150~450 m 为中度心衰；> 450 m 为轻度心衰，可作为参考。通过康复运动锻炼，可提高心肺耐力、下肢力量，使 6 min 步行距离得到显著提高。6 min 步行试验与临床常用的心功能 NYHA 分级呈显著正相关，特别对 NYHA 分级中较难客观区分的 II、III 级心功能有辅助判断价值。

（3）心脏超声和实验室检查。心脏超声方面 Meta 分析表明，长期有氧运动锻炼（≥ 6 个月）能改善心衰患者的左室射血分数、心排血量、舒张末容积和收缩末容积、E/A 比值，提示对于心脏收缩功能、舒张功能和心室重构均有积极作用。实验室检查方面，对心功能指标（BNP）、RAAS 系统活性（血浆血管紧张素和醛固酮）、炎症因子（白介素 -6、肿瘤坏死因子等）等均具有良好作用。

2. 疾病专科相关症状及体征

（1）专科症状。有无活动后喘憋、不能平卧、夜间阵发呼吸困难、乏力、腹胀消化不良等心衰症状。

（2）专科体征。基础心率，心音，有无交替脉，有无肺部对称啰音、水肿、颈静脉充盈，肝颈回流征阳性，肝大，胸腹水等。

3. 生活质量及社会功能

慢性心力衰竭患者因为疾病特点往往生活质量较差。经过运动、药物、营养等综合康复，生活质量将得到较大提升。生活质量的评测一般包括综合健康、机体功能、患病情况、认知功能、情感功能、心理健康、角色功能、性功能、社会功能、精神 / 信仰等。常用的心血管病患者生活质量普适量表有世界卫生组织"生活质量量表及简表""36- 条目健康调查简表（SF-36）"和"欧洲五维健康量表（EQ-5D）"。常用的心血管病患者专用生活质量量表有"西雅图心绞痛量表（SAQ）"和"中国心血管患者生活质量评定问卷"。慢性心力衰竭患者常用量表还有"明尼苏达生活量表（MHL）"。在临床工作中，推荐选择一个普适量表和一个专用量表评估患者的生活质量。

三、制订个性化慢性心力衰竭运动处方的注意事项

（一）常用药物对运动康复的影响

药物治疗是慢性心力衰竭患者的基石。不同药物对心肺耐力的作用、机制和影响不尽相同，在给患者处方药物时，需考虑到药物对心肺耐力的影响。

β受体阻滞剂通过降低交感神经兴奋性改善心衰预后，降低猝死。通过减慢心率，减弱心肌收缩力，降低心肌耗氧，延长心脏舒张期而增加缺血心肌的血液灌注，通过血流重新分布，增加缺血区心肌的血液灌注，可提高心肺耐力，其主要不良反应为心肺耐力相关方面，如乏力、运动不耐受。评估患者心肺耐力或指导患者运动时应考虑上述因素。

利尿剂是心力衰竭治疗的一线治疗药物，服用利尿剂的患者容易出现过度疲劳和虚弱，其原因可能与酸碱或电解质失衡有关。心脏康复医师应与患者紧密接触，并定期复查血生化，这有助于发现利尿剂导致的严重的代谢或电解质异常。另外。利尿剂所导致的血容量减少，也成为运动康复中血压降低的可能诱因之一。

硝酸酯类药物是慢性心力衰竭合并冠心病患者的常用药物，该药通过扩张冠状动脉和扩张静脉系统，降低心脏前负荷，改善心肌供血和降低心肌耗氧，提高心肺耐力。头痛与低血压是此类药物的常见不良反应，长期使用会增加其耐药性。

他汀类药物是冠心病二级预防的基石，不良反应为肌痛，严重者可出现横纹肌溶解，当出现肌痛时，尽早识别、减量或换用其他药物。同时实施运动康复可导致肌酸激酶增加，当检测到肌酶增加时，应询问患者的运动情况，避免误认为是他汀的副作用。他汀类药物的肌肉副作用及其对心肺耐力是否构成影响也是近年来的热点问题，尽管尚存在争议，但现有多数结果更倾向于他汀治疗不影响服药者的有氧运动能力。

地高辛是改善慢性心力衰竭症状的药物，服用地高辛的患者出现头晕、恶心、心律失常、意识障碍时应考虑是否为地高辛中毒症状，心脏康复医师早期识别可阻止严重或致命性的后果。

将心率作为运动靶目标时，应考虑药物对心率的影响。β受体阻滞剂和非二氢吡啶类钙通道阻滞剂（CCB）可能会钝化心脏对急性运动负荷的反应能力，服药后心肌变时性和变力反应都相应下降，因此，给患者开具运动处方和监测患者运动效果时，应向患者强调运动康复时药物的服用时间和服用剂量应与运动评估前保持一致，如更改上述药物剂量或服药时间，需重新评估，并制订新的运动处方，避免仍然继续沿用原有的靶心率。

运动可引起骨骼肌血管床扩张，在服用降压药物的基础上，可能进一步增加外周血管的扩张。因此，在运动康复时使用扩张外周血管的药物需注意低血压的发生，避免让患者突然改变体位或其他活动。另外，心脏康复医师应注意调整运动强度和运动方式，运动康复时，药物的服用时间和服用剂量与运动评估前的服用方法要保持一致，尤其是β受体阻滞剂、非二氢吡啶类CCB和硝酸酯类药物，以免不同时间和剂量导致的药效不同，影响运动评估或运动锻炼效果。

（二）合并心理问题的识别与处理

慢性心力衰竭患者多合并不同程度的心理问题，抑郁和焦虑是常见的心理障碍。及时评估及处理合并的心理问题可改善慢性心力衰竭的预后，运动康复对患者的心理及睡眠有一定的有益作用。识别方法主要根据是否合并精神心理问题的核心症状，同时可使用量表进行辅助判断及评估治疗前后的效果。目前，心血管科常采用患者健康问卷-9项（PHQ-9）、广泛焦虑问卷-7项（GAD-7）、综合医院焦虑抑郁量表（HADs）、躯体化症状自评量表对患者的心理问题进行评估。这4个量表在心血管科经过效度和信度检测，有较好的阴性预测值，同时条目少、简单方便。

认知行为治疗和运动指导是目前非精神心理科医生的主要帮助手段。这些帮助手段可让患者了解疾病的发生和预后，减少误解和不了解造成的心理障碍，同时让患者了解精神心理障碍对心脏疾病发生的影响，使患者重视精神心理障碍的治疗，帮助患者正确判断其心血管疾病的严重程度，客观评价患者临床症状与心血管疾病之间的关系，不夸大疾病和症状。解释药物使用过程中的特点和注意事项，以取得患者对疾病诊断的充分理解和对治疗的积极配合。研究证实，运动在改善冠心病患者生存率的同时还能够改善患者的焦虑、抑郁症状，因此，实施运动康复对患者的心理健康具有有益的作用。对于中重度抑郁焦虑的患者必要时应加用药物治疗。

（三）膳食营养支持

慢性心力衰竭患者的营养可影响疾病的发展及患者生活质量。慢性心力衰竭患者有很多需要干预的营养相关问题，如肥胖是心衰的危险因素；心衰患者常存在贫血，加重心衰并影响预后；利尿治疗可诱发或加重高尿酸血症和痛风；10%～15%的心衰患者可出现全身组织耗竭，导致症状恶化、机能降低、住院频繁等。此外，由于心衰患者增加能量消耗10%～20%，且面临疾病原因导致进食受限，约40%的患者面临营养不良的风险。在治疗中应根据营养风险评估评分，确定进行积极的肠内肠外营养支持。

慢性心力衰竭患者的营养方案应遵循心血管疾病营养总原则：保持食物多样，谷类为主，粗细搭配；在平衡膳食的基础上，控制总能量的摄入，尽量保持理想体重；每天适量食用鱼、瘦肉、蛋清、低脂奶等以保证充足的优质蛋白质摄入；尽量减少食用肥肉、荤油、奶油、动物内脏，控制饱和脂肪酸和胆固醇的摄入；控制反式脂肪酸的摄入，保证摄入充足的单不饱和脂肪酸和多不饱和脂肪酸；控制钠的摄入量，食盐不超过6 g/d；保证充足的膳食纤维摄入，每天摄入25～30 g膳食纤维为宜；每天应摄入新鲜蔬菜和水果，以保证充足的维生素、矿物质等微量营养素的摄入。

慢性心力衰竭患者除需遵循以上总原则外，还应注意如下事项：

（1）适当的能量摄入。慢性心力衰竭患者的能量需求取决于无水肿情况下的体重、活动受限程度及心衰的程度。需要控制能量摄入过多导致肥胖，又要防止心脏疾病相关营养不良发生。一般能量摄入为25～30 kcal/kg理想体重。严重慢性心力衰竭患者，应按照临床实际情况进行相应的营养治疗。

（2）电解质平衡。根据水钠潴留和血钠水平，适当限钠，给予不超过3 g盐的限钠膳食。若使用利尿剂者，则适当放宽。监测使用利尿剂者血镁、钾问题，若出现低钾血症，应摄入含钾高的食物。若因肾功能减退，出现高钾、高镁血症，则应选择含钾、镁低的食物。

（3）液体量。慢性心力衰竭水潴留继发于钠潴留，在限钠的同时多数无须严格限制液体量。但因过多液体量会加重循环负担，推荐成人液体量为1 000～1 500 mL/d。

（4）优质蛋白质。营养处方中应保证优质蛋白质占总蛋白的2/3以上。

（5）维生素类。由于肠道功能减退、饮食摄入受限、使用强效利尿剂等原因，慢性心力衰竭患者多存在维生素B缺乏的风险，宜适当补充B族维生素，摄入较多的膳食叶酸及适量的多种维生素等。

（6）少食多餐，食物应以软、烂、细为主，易于消化。

（四）患者教育

1. 依从性教育

依从性差是慢性心力衰竭患者运动康复过程中普遍存在的问题。沟通教育是提高依从性的主要方法，医师与患者保持联系并获得信赖，对提高依从性有重要作用。借助计算机及互联网技术建立随访系统，可科学、高效率地管理患者。随访系统可提供及时沟通，提高运动康复的依从性、持续性，了解有无不良反应，督促规范药物治疗，并可及时调整治疗方案，普及运动康复等相关知识。另外，可建立专科专病的随访系统，如心脏康复门诊、心力衰竭患者俱乐部、患者教育会等，对患者进行管理。心脏获益有赖于心脏康复的系统性和连续性，选择患者更具可操作性和趣味性的院外康复训练内容，并通过多种形式持续管理，可提高患者依从性。

2. 有效性教育

为了使慢性心力衰竭患者长期获益，需要长期坚持运动康复。有效性包括药物有效性及运动有效性。药物有效性是对于某些药物使用应强调有效性，如降脂达标、控制心室重构等情况，避免盲目服药或停药。对于慢性心力衰竭患者更加应该强调对改善心力衰竭预后药物的坚持服用。运动有效性需强调基础活动和有效运动的区别，前者作为生活方式目的是改变久坐的不良习惯，后者可以作为治疗手段防病治病。

3. 安全性教育

安全性教育包括教会患者病情安全、药物安全及运动安全。其中，病情安全包含了解影响心力衰竭病情的相关诱因、知晓病情变化的早期征兆及初步处理措施；药物安全主要是知晓常用药物的不良反应，如使用利尿剂应关注电解质水平，使用控制心室重构药物组合时应关注血压耐受情况等；运动安全：运动风险和运动获益在某种程度上是有相关性的，因此，应强调定期评估调整运动方案的重要性，科学的运动方法和流程是降低运动风险的重要手段。

四、慢性心力衰竭运动处方案例分析

（一）慢性心力衰竭运动处方案例 1

宋女士，42 岁，主因阵发胸痛两年，活动后气短、乏力一年，就诊于心脏康复中心。患者近两年时有胸痛、喘憋、气短、乏力，活动后上述症状明显。2016 年 10 月，在北京某三甲医院行冠脉造影，并于前降支植入支架一枚。术后患者仍有活动后气短、乏力现象，故而来心脏康复中心诊疗。宋女士既往体健；相关辅助检查，心电图：V1-V3 导联 QS 型，胸前导联 R 波递增不良；心脏超声：LA30 mm，LV58 mm，EF34%，左室前壁运动幅度减低，二、三尖瓣轻度反流；生化指标：TNI 正常，BNP 正常，肝肾功能、电解质正常；诊断：冠状动脉粥样硬化性心脏病、PCI 术后、陈旧性心肌梗死、心功能不全、NYHA 心功能 II 级。目前用药：阿司匹林肠溶片、替格瑞洛片、瑞苏伐他汀钙片、阿替洛尔片、螺内酯片、呋塞米。康复评估结果，心肺运动试验：运动过程及恢复期未见明显 ST-T 改变及心律失常，因下肢疲劳终止试验；AT 时心率：113 次 /min；AT 时运动负荷量：66 W；AT 时代谢当量：4.3 METs；最高代谢当量 5.1 METs，测试全程心电图未见心肌缺血改变。肌肉适能及平衡、柔韧性评估方面，握力：左 28.7 kg，右 28.2 kg；体前屈 12 cm；平衡站立睁眼单足＞60 s。

制订运动处方的思路：

（1）体质与健康特征分析。中年女性，心脏超声射血分数 34%，运动受疾病症状限制，睡眠欠佳，存在一定的抑郁，运动风险高危。主要问题：心脏功能差，活动有胸闷、乏力症状，睡眠欠佳，抑郁状态。

（2）运动处方的目标。提高心肺耐力，改善睡眠、情绪状态。

（3）运动方式选择。因冠脉疾病导致运动有症状限制，心肺功能较差，既往又无锻炼习惯，因此从低强度有氧运动开始锻炼，所选择的运动方式以踏车为佳，使其逐渐形成运动习惯。

（4）运动强度及时间制订。第一个月有氧运动以短时间低强度的坐式踏车为主，暂不采用抗阻锻炼，使其适应并能坚持运动；第二个月有氧运动增加踏车阻力，并延长每次踏车时间，开始徒手抗阻训练；第三个月根据患者前两月的耐受情况，使患者达到中等强度有氧运动，抗阻训练继续采用抗阻训练或白色弹力带；第四个月有氧运动坚持上月速度及时间，随后可适度增加强度，或采用中等强度与高强度交替的间歇有氧运动方案。抗阻训练根据患者情况，逐渐增加患者可耐受的弹力带阻力。康复第一个月和第三个月后，分别重新评估患者心肺能力，及时调整运动处方。

（5）运动频率。每周 3~5 次。

（6）注意事项。因宋女士有冠心病病史，并于活动后有不适症状，因此在运动过程中需密切监护心电反应和患者症状，及时解决运动中的问题，鼓励其坚持在适度范围内运动，并防止运动损伤，使其逐渐养成每日运动的习惯是前三个月的主要任务。

宋某的运动处方

基本信息						××××年5月6日
姓名	宋某	性别	□男 ☑女		年龄	42 岁
联系电话	××××××	家庭住址		××××××		

运动前筛查结果	
体力活动水平	☑严重不足　□不足　□满足
健康筛查	身高 <u>168</u> cm，体重 <u>56</u> kg，BMI <u>19.8</u> kg/m² 疾病史：□无，□高血压，□糖尿病，☑心脏病，□肺脏疾病，□其他 血液指标：空腹血糖 <u>4.97</u> mmol/L，总胆固醇 <u>3.25</u> mmol/L
运动风险分级	□低　□中　☑高
运动测试结果	心肺功能　　　　☑低　□中　□高 肌肉力量与耐力　□差　☑一般　□较好 柔韧性　　　　　□差　☑一般　□较好

运 动 处 方	
运动目的	提高心肺耐力，同时改善睡眠、情绪状态
运动方式	功率车＋八段锦＋抗阻训练
运动强度	有氧运动初期靶心率 100~105 次/min，适应后增加至 105~113 次/min，运动时间根据疲劳程度起始 20~30 min×2 组，之后可以 30~60 min×1 组，抗阻运动可以逐渐增加重复次数至 15 REP/次，康复运动 25~36 次之后进行第二次评估
运动时间	功率车：20~30 min/d，八段锦 10~15 min/d，抗阻运动 5~10 min
运动频率	有氧运动 3~5 次/周，抗阻训练 2~3 次/周（一个月后加入）
周运动量	中等强度有氧运动 150~300 min，抗阻运动每周对每个大肌群训练 1~2 次
运动目标	养成运动习惯，提高心肺功能，3 个月心肺功能提高 10% 左右
注意事项	1. 该患者为中年女性，诊断明确，心脏超声射血分数 34%，存在一定程度上的抑郁，活动耐力差，生活质量低，属于运动康复高危组患者。通过心肺运动试验为患者制订个体化、科学的运动处方，同时联合药物、心理等干预。在医生的严密监测下进行康复治疗，实时监测并记录心率、血压、血氧水平及 Borg 评分。在运动方式上主要采取低中强度的有氧运动方式，以增加心脏的容量负荷，改善心脏功能，联合低强度阻抗训练及中医八段锦练习

续表

注意事项	2. 运动过程中应根据自我身体反应情况灵活掌握：按照规定的速度和时间运动后第二天不感觉特别疲劳，则可按照处方的计划进行；如果运动后次日感觉很疲劳，或者晨脉比平时高10%，则应适当减少运动量和强度。如果能够连续几日较轻松地完成训练计划，则可以提高速度、延长运动时间 3. 注意饮食，控制高脂饮食摄入
效果评估	1. 运动康复方面。心肺运动试验（康复两个月后）：运动过程及恢复期未见明显 ST-T 改变及心律失常，因下肢疲劳终止试验。AT 时运动负荷量：70 W，AT 时代谢当量：4.8 METs，最高代谢当量：6.1 METs，AT 时心率：125 次/min。心肺运动试验（康复 4 个月后）：运动过程及恢复期未见明显 ST-T 改变及心律失常，因下肢疲劳终止试验。AT 时运动负荷量：91 W，AT 时代谢当量：5.9 METs，最高代谢当量：7.0 METs，AT 时心率：136 次/min 2. 治疗前后心脏超声左室射血分数变化。2014 年 6 月：60%，2016 年 7 月：34%，2016 年 10 月：40%，2016 年 11 月：37%，2017 年 4 月：40%，2017 年 8 月：56% 3. 主观症状方面：患者乏力症状明显较之前缓解，自感有信心、愉快感，活动耐量增加
回访时间	前两周每周一次电话回访，了解身体反应及坚持锻炼的情况。若身体反应良好，可以按照计划增加走步的速度和时间，否则延缓运动强度调整的速度。3 个月后再次进行体质评价，调整运动处方
运动处方师	×××
机构名称	×××××

（二）慢性心力衰竭运动处方案例 2

刘女士，47 岁，主因间断胸痛 6 月余就诊。患者 6 个月前无明显诱因于夜间突发胸骨后压榨样疼痛，伴濒死感，伴大汗，症状持续不缓解，就诊医院诊断为急性前壁心肌梗死，并行冠脉造影检查提示：LAD 近段 100% 闭塞，并植入支架 1 枚。术后进行规范的冠心病二级预防药物治疗。患者仍间断发作胸痛，程度较前为轻，多因劳累诱发，持续时间 10~30 min 不等，含服速效救心丸或丹参滴丸后可缓解。4 个月前患者受凉后出现活动后喘息，平地行走 20 m 即不适，伴有夜间不能平卧，就诊医院诊断冠心病心力衰竭，药物治疗后好转出院。患者既往有高脂血症、左侧额叶脑梗死、高尿酸血症病史。相关辅助检查：（2016-9-5）心电图：II、III、AVF 导联 ST 段呈水平型压低，T 波倒置，V_1-V_4 导联 QS 型。心脏超声：① 节段性室壁运动异常；② 左心功能减低；③ 二、三尖瓣轻度反流；④ 肺动脉高压，EF50%。生化指标：TNI 正常，NT-proBNP 1 840 ng/L，肝肾功能、电解质正常。目前用药：阿司匹林肠溶片 0.1g qd，富马酸比索洛尔 5 mg qd，瑞舒伐他汀 10 mg qn，螺内酯 20mg qd。诊断：① 冠状动脉粥样硬化性心脏病、陈旧性心肌梗死、支架植入术后 NYHA 心功能 II 级；② 陈旧性脑梗死（左侧额叶）；③ 高脂血症；④ 高尿酸血症。康复评估结果：心肺运动试验，最高心率为 106 次/min，最高代谢当量 4.0 METs，AT 时心率 97 次/min，AT 时的代谢当量 3.1 METs，$\dot{V}O_2max$ 732 mL/min，$\dot{V}O_2/kg\ max$ 14.1 mL/kg/min。测试全程心电图各导联无 ST-T 明显异常改变。身体素质评估：握力左 22 kg、右 26kg；坐位体前屈 12cm；睁眼单足平衡站立 60 s。

制订运动处方的思路：

（1）体质与健康特征分析。中年女性，冠脉血运重建完全，心脏射血分数正常临界，心功能不全（NYHA 心功能分级 II 级），运动风险高危。主要问题：活动耐量低，平步 200 m 可出现喘息、疲乏。

（2）运动处方的目标。提高活动耐量，改善生活质量。

（3）运动方式选择。通过心肺运动试验评估患者心肺耐力，并制订个体化运动处方。因身体素质较弱，特别是心肺功能较差，因此从低强度有氧运动开始锻炼，所选择的运动方式以最容易实施的走路为佳，使其逐渐形成运动习惯。

（4）运动强度及时间制订。第一周低中速度步行，使其适应并能坚持运动；第二周提高步行速度，并延长每次步行时间；第三周大步快走，每次步行 30 min；第四周坚持第三周的速度及时间。随后可适度增加速度，或采用中速与高速交替走的方法。待适应两个月左右后，可增加坡道步行。

（5）运动频率。每周 3~5 次。

（6）注意事项。因该患者既往无运动习惯，因此前几周要加强回访，及时解决运动中的问题，鼓励其坚持运动预防运动损伤，使其逐渐养成每日运动的习惯是前两个月的主要任务。

刘某的运动处方

基本信息					××××年9月10日
姓名	刘某	性别	□男 ☑女	年龄	47 岁
联系电话	××××××	家庭住址		××××××	

运动前筛查结果	
体力活动水平	☑严重不足　□不足　□满足
健康筛查	身高 167 cm，体重 52 kg，BMI 18.65 kg/m²
	疾病史：□无，□高血压，□糖尿病，☑心脏病，□肺脏疾病，☑其他 高脂血症，脑梗死
	血液指标：空腹血糖 4.92 mmol/L，总胆固醇 5.12 mmol/L
运动风险分级	□低　□中　☑高
运动测试结果	心肺功能　　　　☑低　□中　□高
	肌肉力量与耐力　☑差　□一般　□较好
	柔韧性　　　　　□差　☑一般　□较好

运 动 处 方	
运动目的	提高活动耐量，改善生活质量
运动方式	健步快走为主，结合柔韧性和平衡训练
运动强度	有氧运动（热身阶段心率 75~80 次/min，运动阶段心率 92~97 次/min，恢复阶段心率 75~80 次/min）；暂不行抗阻运动（一个月后实施）；RPE 12~14 分
运动时间	有氧运动（平板运动或功率车）：热身 5~10 min，运动 20~30 min，恢复 5~10 min；八段锦：10~15 min；抗阻运动：5~10 min；平衡训练：5~10 min；柔性训练：5~10 min
运动频率	每周 3~5 次
周运动量	低中强度有氧运动 150~300 min/周； 抗阻运动每周对每个大肌群训练 1~2 次（一个月后）
运动目标	养成运动习惯，干预 3 个月体重减少 3 kg，心肺功能提高 10% 左右
注意事项	1. 该患者冠脉血运重建完全，测试中未见心肌缺血改变，存在心功能不全，活动耐量较差；康复运动应在心电监护下循序渐进，康复的开始和结束记录心率、血压、血氧及体重，运动中结合 Borg 评分，采用低中强度的有氧运动为主，时间由短到长，具体实施方面首先充分热身 5~10 min，采用热身操，活动全身关节；有氧运动选用功率踏车，前 5 次运动阶段维持心率 80~85 bpm 进行 20 min，后无不适症状可逐渐提高至心率 92~97 bpm 进行 30 min；每周 2~3 次。初期暂不做抗阻运动，患者在做规律有氧运动 12 次后，无不适症状再加入抗阻训练，前 5 次抗阻训练选用徒手训练，主要掌握动作要领，避免用力时屏气，做到发力呼气，放松吸气，之后提高强度到白色弹力带，上肢两组，6~8 次，下肢两组，6~8 次，每周两次。在患者有氧运动和抗阻运动结束后进行 10 min 肌肉关节拉伸等柔韧性训练，最后以八段锦作为整理运动

注意事项	2. 以上的速度调整方案是一般的原则，应该根据运动处方对象身体反应情况灵活掌握：按照规定的速度和时间运动后第二天不感觉特别疲劳，则可按运动处方的计划进行；如果运动后次日感觉很疲劳，或晨脉比平时高10%，则应适当减少运动量和运动强度。如果能够连续几日较轻松地完成训练计划，则可以提高速度及延长运动时间
效果评估	1. 运动心肺试验评估 心肺运动试验（康复两个月后）：运动过程及恢复期未见明显ST-T改变及心律失常，因下肢疲劳终止试验。AT时运动负荷量：56W，AT时代谢当量：4.6 METs，最高代谢当量：5.2 METs，AT时心率：108次/min，$\dot{V}O_2max$：987 mL/min，$\dot{V}O_2/kg\ max$：18.3 mL/kg/min 心肺运动试验（康复6个月后）：运动过程及恢复期未见明显ST-T改变及心律失常，因下肢疲劳终止试验。AT时运动负荷量：76 W，AT时代谢当量：5.3 METs，最高代谢当量：6.0 METs，AT时心率：107次/min，$\dot{V}O_2\ max$：1 153 mL/min，$\dot{V}O_2/kg\ max$：21 mL/kg/min 2. 治疗前后心脏超声变化

日期	时间点	EF 值	检查医院
2016 年 8 月	开始康复	50%	北京某三甲医院
2017 年 2 月	不适门诊检查	49%	北京某三甲医院
2017 年 10 月	复查	59%	北京某三甲医院

	3. 药物处方方面 继续冠心病二级预防药物治疗，改善心衰预后等 4. 心理处方及营养处方 心理量表评估：GAD-7量表3分、PHQ-9量表7分，较前明显好转。给予积极运动康复，加强病情观察，调整心态等，营养评估后给予饮食指导
回访时间	前两周每周一次电话回访，了解运动处方对象身体反应及坚持锻炼的情况。若身体反应良好，可以按照计划增加走步的速度和时间，否则延缓运动强度调整的速度。2~3个月后再次进行体质评价，调整运动处方
运动处方师	×××
机构名称	×××××

（三）慢性心力衰竭运动处方案例 3

黎先生，66岁，两年前患者无明显诱因间断出现活动后心前区疼痛，伴胸闷、气短、心悸等不适症状，休息数分钟后可缓解。后上述症状反复发作，休息及含服"硝酸甘油"不缓解，于医院就诊诊断为"急性下壁、侧后壁心肌梗死"，冠脉造影提示三支病变，并于LAD、LCX各植入支架1枚，术后规律服用冠心病二级预防药物。一年前患者再发胸痛不适，于医院就诊再次行冠脉造影检查，建议行冠脉搭桥手术，但患者选择保守治疗，现就诊于医院心脏康复中心。目前无胸闷、胸痛等明显不适。既往有阵发心房颤动、高血压、高脂血症病史。相关辅助检查：（2016-9-5）心电图：房颤，心室率77次/min，II、III、AVF、V_4~V_6导联ST段水平型压低，T波倒置。心脏超声：① 左室壁运动幅度普遍减低；② 全心增大；③ 左心功能减低；④ 二、三尖瓣轻度反流；⑤ 主动脉瓣轻度反流；⑥ 升主动脉增宽，EF30%。生化指标：TNI正常，BNP 5 920 ng/L，肝肾功能、电解质正常。目前长期用药：硫酸氢氯吡格雷75mg qd，华法林3mg qd，酒石酸美托洛尔12.5mg bid，阿托伐他汀钙片20mg qn，单硝酸异山梨酯片20mg bid，托拉塞米10mg qd，螺内酯20mg qd。诊断：① 冠状动脉粥样硬化性心脏病、陈旧性心肌梗死、支架植入术后、心房颤动、左心扩大、心功能II

级（NYHA）；②高血压病 2 级，极高危；③高脂血症。康复评估结果：心肺运动试验：AT 时的代谢当量 3.6 METs，最高代谢当量 4.9 METs，AT 时功率 60W，$\dot{V}O_2$max 1 423 mL/min，$\dot{V}O_2$/kg max 19.5 mL/kg/min。测试至功率 60 W 时，心电图始见 II、III、AVF 导联 ST 段压低，之后心电图可见 II、III、AVF 导联 ST 段持续呈水平型压低大于 0.1 mv，持续时间大于 2 min，可见室早二联律，偶见成对室早。身体素质评估，握力：左 25 kg、右 29 kg；坐位体前屈 10 cm；平衡站立睁眼单足 40 s。

制订运动处方的思路：

（1）体质与健康特征分析。老年男性，冠脉血运重建不完全，心脏射血分数低，心脏功能不全（NYHA 分级 II 级），活动耐量减少，平步 200～300 m 可出现疲乏、气短。运动风险高危。主要问题：心功能不全，活动耐量减少。

（2）运动处方的目标。提高心肺耐力，改善生活质量。

（3）运动方式选择。因身体素质较弱，特别是心肺功能较差，本人又无锻炼习惯，因此从低强度有氧运动开始锻炼，所选择的运动方式以最容易实施的走路为佳，使其逐渐形成运动习惯。

（4）运动强度及时间制订。通过心肺运动试验评估患者心肺耐力，并制订个体化运动处方。第一周低中速度步行，使其适应并能坚持运动；第二周提高步行速度，并延长每次步行时间；第三周大步快走，每次步行 20～30 min；第四周坚持上周速度及时间。随后可适度增加速度，或采用中速与高速交替走的方法。待两个月左右适应后，可增加坡道健身走。

（5）运动频率。每周 2～3 次。

（6）注意事项。因这位患者心功能降低，心肺运动中心电图阳性，结合心脏超声 EF30%，心脏康复风险为高危。因此，运动过程中应做好心电监护，及时解决运动中的问题，适量运动，避免过度劳累。

黎某的运动处方

基本信息					××××年9月4日
姓名	黎某	性别	☑男　□女	年龄	66 岁
联系电话	××××××	家庭住址		××××××	

运动前筛查结果	
体力活动水平	☑严重不足　□不足　□满足
健康筛查	身高 <u>171</u> cm，体重 <u>74</u> kg，BMI <u>25.3</u> kg/m²
	疾病史：□无，☑高血压，□糖尿病，☑心脏病，□肺脏疾病，☑其他 <u>高脂血症</u>
	血液指标：空腹血糖 <u>5.42</u> mmol/L，总胆固醇 <u>4.01</u> mmol/L
运动风险分级	□低　□中　☑高
运动测试结果	心肺功能　　　　☑低　□中　□高
	肌肉力量与耐力　☑差　□一般　□较好
	柔韧性　　　　　□差　☑一般　□较好

运 动 处 方	
运动目的	提高心肺耐力，改善生活质量
运动方式	功率车 + 快走为主，结合柔韧平衡训练
运动强度	有氧运动选用功率车，启动功率 10～15 W，进行 10～15 min，前 5 次维持 30～40 W，进行 20 min，后无不适症状可逐渐提高至 40～50 W，进行 20 min；恢复 10～15 W，进行 5～10 min，每周 2～3 次

续表

运动强度	初期暂不做抗阻运动，患者在规律有氧运动 12 次后，无不适加入抗阻训练，前 10 次抗阻训练选用徒手训练，之后改为白色弹力带，上肢两组，6~8 次，下肢两组，6~8 次，用力时呼气，放松时吸气，避免屏气动作，每周两次
运动时间	有氧运动（平板运动或功率车）：热身 10~15 min，运动 10~20 min，恢复 5~10 min；八段锦：10~15 min；平衡训练：5~10 min；柔性训练：5~10 min
运动频率	每周 2~3 次
周运动量	低中强度有氧运动 150~300 min/ 周
运动目标	养成运动习惯，心肺功能提高 10% 左右
注意事项	1. 该患者冠脉血运重建不完全，血管情况较差，测试中心电图有心肌缺血改变，心脏射血分数低，心脏功能减低（NYHA 分级 II 级），活动耐量较差，结合心电图为心房颤动，在康复训练中观察心率存在难度和偏差，故该患者采用目标强度法（缺血阈值时的目标强度）来制订运动处方，运动中全程进行心电监护观察缺血情况。强度由小到大，时间由短到长，康复的开始和结束记录心率、血压、血氧及体重，运动中结合 Borg 评分，主要采用低中强度的有氧运动 2. 以上的速度调整方案是一般的原则，应该根据自我身体反应情况灵活掌握：按照规定的速度和时间，运动后第二天不感觉特别疲劳，则可按照运动处方的计划进行；如果运动后次日感觉很疲劳，或晨脉比平时高 10%，则应适当减少运动量和运动强度。如果能够连续几日较轻松地完成训练计划，则可以提高速度，延长运动时间
效果评估	1. 心肺运动试验 心肺运动试验（康复 1 个月后）：测试至功率 65 W 时，心电图始见 II、III、AVF 导联 ST 段压低。之后心电图可见 II、III、AVF 导联 ST 段持续性水平型压低大于 0.1 mv，持续时间大于 2 min，未见室性早搏。AT 时运动负荷量：65 W，AT 时代谢当量：4 METs，最高代谢当量：5.1 METs，$\dot{V}O_2$ max：1 510 mL/min，$\dot{V}O_2$/kg max：20.1 mL/kg/min 心肺运动试验（康复 3 个月后）：测试至功率 80 W 时，心电图始见 II、III、AVF 导联 ST 段压低。之后心电图可见 II、III、AVF 导联 ST 段持续性水平型压低大于 0.1 mv，持续时间约 1 min，未见室性早搏。AT 时运动负荷量：80W，AT 时代谢当量：4.3 METs，最高代谢当量：5.6 METs，$\dot{V}O_2$ max：1 570 mL/min，$\dot{V}O_2$/kg max：20.3 mL/kg/min 2. 治疗前后心脏超声变化 表格见下 3. 主观症状方面 患者活动能力明显提高
回访时间	前两周每周一次电话回访，了解运动处方对象身体反应及坚持锻炼的情况。若身体反应良好，可以按照计划增加走步的速度和时间，否则延缓运动强度调整的速度。2~3 个月后再次进行心肺功能评价，调整运动处方
运动处方师	×××
机构名称	×××××

治疗前后心脏超声变化：

日期	时间点	EF 值	检查医院
2017 年 3 月 9 日	开始康复	30%	北京某三甲医院
2017 年 4 月 17 日	复评	26%	北京某三甲医院
2017 年 5 月 9 日	复评	40%	北京某三甲医院
2017 年 6 月 26 日	复评	47%	北京某三甲医院

姜红岩

第八节 慢性阻塞性肺疾病人群运动处方

运动受限是慢性阻塞性肺疾病（chronic obstructive pulmonary disease，COPD）患者的普遍表现。运动疗法能提高运动耐力，改善呼吸困难和生活质量，肺康复可以使COPD患者从临床症状到控制病情全方位获益。

一、慢性阻塞性肺疾病概述

（一）定义

慢性阻塞性肺疾病是一种常见的、可以预防和治疗的疾病，其特征是持续存在的呼吸系统症状和气流受限，原因是气道和或肺泡异常，通常与显著暴露于毒性颗粒和气体环境相关。炎症仍是COPD进展的核心机制，会导致肺结构性变化、小气道狭窄及肺实质破坏，最终破坏肺泡与小气道的附着，降低肺弹性回缩能力，具有较高的患病率和病死率。特征性症状是慢性和进行性加重的呼吸困难、咳嗽和咳痰。即：① 呼吸困难是最重要的症状，也是患者体能丧失和焦虑不安的主要原因；② 慢性咳嗽：常为首发，早期早晨较重；③ 咳痰：咳嗽后常咳少量黏液性痰，并在感染时量增多，常为脓性；④ 喘息和胸闷：不是特异性症状，部分患者特别是重症者有明显的喘息，胸部紧闷感常于劳力后发生，与呼吸费力和肋间肌收缩有关；⑤ 其他：较重者可能发生全身性症状，如体重下降、食欲减退、外周肌肉萎缩和功能障碍、精神抑郁和 / 或焦虑等，长时间剧烈咳嗽可导致咳嗽性晕厥，合并感染时可咯血痰。

（二）病因及病理生理

1. 环境及个人遗传因素

（1）吸烟。这是最重要的致病因素。烟草中所含焦油、氢氰酸等化学物质可直接损伤气道并使巨噬细胞吞噬功能降低，导致呼吸系统免疫功能下降，易感染、易受其他理化因素损伤。吸烟多少与COPD病情呈正相关。我国为发展中国家，经济发展迅速，人民生活水平提高明显，相应感染性疾病近年来在我国相对于改革开放前得到明显的控制。但经济水平提高致使烟草需求量增加，而感染外其他因素致病所占比例有限，因此，吸烟致COPD问题将在未来数十年内极为突出。

（2）感染。细菌、病毒、支原体是感染常见病原体，是COPD另一重要致病因素，也是COPD急性加重的重要因素。对于COPD合并器质性心脏病的老年人，感染还可诱发心衰，使病情急剧恶化。

（3）职业性烟雾、粉尘和化学物质。这些物质既可损伤气道，导致炎症及肺气肿，又可作为变应原诱发气道高反应气道痉挛，均可致与吸烟无关的COPD并诱发急性加重期。

（4）空气污染。损伤气道上皮，降低气道自净能力，增加黏液分泌。厨房油烟也有类似作用。

（5）经济状况和社会地位。流行病调查资料显示，COPD发病与社会地位、经济状况相关。这可能与所处环境污染程度、营养状况、对基础病变的治疗甚至精神因素导致的免疫功能下降有关。

（6）个人遗传因素。某些遗传因素可导致患COPD的风险。遗传性 a - 抗胰蛋白酶缺乏可致肺泡弹力纤维破坏，诱发肺气肿和气道阻塞，但在我国极为少见，在西方则相对较多。另外，气道高反应可能与遗传因素有关，COPD 可有家族遗传。

2. 病理生理

COPD 的病理学病变表现为慢性支气管炎与肺气肿的改变，病变存在于中央气道、外周气道、肺实质和肺血管。在中央气道，炎性细胞浸润表层上皮，黏液腺肥大、杯状细胞增生、黏液分泌增多。在外周气道内，慢性炎症所致气道壁损伤、修复反复发生，修复过程中气道壁胶原含量增加，瘢痕组织形成，气道重塑，重塑后气道管腔较前狭窄，且不完全可逆，引起固定的气道阻塞。肺实质改变表现为肺气肿。肉眼观可见肺过度充气而膨胀，表面灰白或苍白，偶可见突出于肺表面的肺大疱，肺大疱破裂则可致自发性气胸。肺血管改变以血管壁增厚为主，血管壁增厚始于疾病早期。内膜增厚为最早改变，继而出现平滑肌增厚、炎性细胞浸润。COPD 加重期时，平滑肌细胞、蛋白多糖、胶原增多进一步使管壁增。管壁增厚导致管腔狭窄、肺循环压力增高，因此 COPD 为慢性肺源性心脏病的最常见原因。

（三）临床经过（分级、分期及预后）

COPD 的诊断，以肺功能检查为金标准，根据临床表现、危险因素接触、体征、实验室及特殊检查综合分析后评定。凡有 COPD 相关症状并经肺功能检查，吸入支气管扩张剂后，FEV1/FVC ＜70% 且可排除其他原因所致不完全可逆气流受限者，即可诊断为 COPD。需注意的是，不可逆气流受限为诊断 COPD 的必要条件，症状、体征、危险因素接触等不是必须，但具有参考价值。确诊 COPD 后，应根据气流受限的严重程度对 COPD 进行分级，FEV1 占预计值百分比作为气流受限程度的敏感指标，作为 COPD 分级的依据，COPD 可分为 1 级、2 级、3 级、4 级，共 4 级。标准如下：1 级（轻度），吸入支气管扩张剂后，FEV1/FVC ＜70%，FEV1/FEV1% ≥80%；2 级（中度），吸入支气管扩张剂后，FEV1/FVC ＜70%，50% ≤ FEV1/FEV1% ＜80%；3 级（重度），吸入支气管扩张剂后，FEV1/FVC ＜70%，30% ≤ FEV1/FEV1% ＜50%；4 级（极重度），吸入支气管扩张剂后，FEV1/FVC ＜70%，FEV1/FEV1% ＜30% 或 FEV1/FEV1% ＜50% 伴呼吸衰竭。

COPD 分级虽然可反映气流受限的程度，但新入院患者往往不能立即完成肺功能检查或因急性加重期无法完成检查。其次，COPD 的严重程度除存在气流受限，还需其他指标综合评定，因此，需引入呼吸困难分级、急性加重次数进行分组（A、B、C、D 组），依据分组确立药物治疗的选择。最后，BMI 可反映机体一般营养状况，也能反映 COPD 全身症状（尤其是骨骼肌改变）的程度，因此在 COPD 预后及严重程度评估中具有重要意义。BMI ＜ 21 kg/m² 表明营养不良或其他因素所致体重异常减轻，常提示病情严重，死亡率较普通人高。

综上所述，FEV1/FEV1% 代表气流受限程度，呼吸困难代表症状严重程度，BMI 代表一般状况及 COPD 骨骼肌病变程度，再加上运动耐量的评估，4 方面综合分析 COPD 严重程度及预后，会更加客观准确。

此外，根据 COPD 病程、症状缓急及治疗的相应改变，可将 COPD 分为急性加重期与稳定期。急性加重期是指患者病情出现超越日常状况的持续恶化，并需改变目前治疗方案。患者在急性加重期往往表现咳嗽加重、频率增加，气短、喘息加重，痰量明显增加，合并细菌感染痰变为脓性，另可有发热等症状明显加重改变。稳定期时，患者一般症状包括咳嗽、咳痰、气短等轻微或无明显变化。

（四）主要治疗原则

（1）治疗目的。① 减轻当前症状：包括缓解症状、改善运动耐量和改善健康状况；② 降低未来风险：包括防止疾病进展、防止和治疗急性加重期及减少病死率。

（2）教育与管理。对患者进行有关COPD知识的介绍有助于患者更好地配合治疗，加强对疾病急性发作的预防，使患者掌握改善症状的方法，包括如下几个方面：① 教育、督促有吸烟史的患者戒烟，对于有吸烟史的患者，戒烟是可以有效缓解肺功能进行性降低的方式；② 使患者掌握COPD的基本知识，加强患者对疾病的了解，有助于患者日常回避危险因素，竖立治疗的信心；③ 使患者掌握一般及一些特殊的治疗方法，如吸氧及吸入支气管扩张剂、表面激素的方法；④ 教授患者自我控制病情的方法，如腹式呼吸、缩唇呼吸；⑤ 教授患者家属加强互利的方法，如协助患者排痰等。

（3）避免接触空气污染及变应源，防止着凉而引起呼吸系统感染。

（4）药物治疗。用于预防、控制症状，减少加重频率，减轻严重程度，增加运动耐量，改善生活质量，是COPD治疗的主要手段，应根据病情逐渐增加治疗。常用的稳定期治疗药物有：① 支气管扩张剂：支气管扩张剂可舒张支气管平滑肌，扩张支气管，改善气流受限，是控制COPD症状的重要措施；② 糖皮质激素：COPD稳定期规律吸入糖皮质激素，适用于FEV1 < 50% 预计值百分比即重度及以上的患者。糖皮质激素对气道慢性炎症的抑制可减少急性加重，改善生活质量，但无法阻止FEV1占预计值百分比的下降；③ 其他：COPD稳定期除支气管扩张剂及糖皮质激素外，用于对症、减少危险因素或阻断某些病理变化过程，按需使用的药物。接种疫苗可防止部分感染导致的COPD急性加重。流感疫苗根据每年预测的病毒种类制备，含灭活或无活性病毒，问世多年，效果肯定，可每年给予一次（秋季）或两次（秋、冬季）。

（5）氧疗。COPD稳定期进行长期家庭氧疗（LTOT）可提高慢性呼吸疾病患者的生存率。通过增加吸入氧浓度，改善肺换气，继而改善局部及全身缺氧状态，对血液学特征、运动耐量、局部及全身生理、精神状态均有所改善。

（6）康复治疗。康复治疗可使严重呼吸困难而很少活动的患者改善活动能力，提高生活质量，是COPD稳定期的一项重要的治疗措施，包括呼吸模式治疗、肌肉训练、营养支持、精神治疗和教育等方面。

（7）外科治疗。主要用于肺结构改变严重、内科治疗无效的严重患者，包括肺大疱切除术、肺减容术及肺移植。

二、慢性阻塞性肺疾病对体质的影响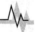

COPD是一种长期的全身性炎症反应，伴有不同程度骨骼肌肌力下降和萎缩。与同年龄健康人群相比，COPD患者的动态姿势控制更差，严重的COPD患者由于大脑长期缺氧，高级认知功能和复杂的感觉运动整合能力受损，导致其姿势控制能力下降，增加跌倒风险。同时，COPD患者屈膝、伸膝、踝背屈、跖屈峰力矩均较正常人群下降，也反映出神经肌肉因素对COPD患者姿势控制能力的影响。良好的姿势控制需要个体有良好的躯干控制能力，主要包括核心肌力的协调控制。其中，膈肌作为核心肌肉中的一部分，对于维持躯干稳定性起着至关重要的作用。但是COPD患者往往伴随着膈肌肌肉萎缩，导致其躯干的稳定性下降，姿势控制能力降低。

运动缺乏的影响，患者平时缺乏适当的运动量，且因病情波动更不愿尝试适度活动，导致体能进一步下降。慢阻肺会导致体力活动下降（包括进行性加重的呼吸困难），可定义为不能满足以下任一项条件者：① 每天至少 > 30 min 的中等强度体力活动，且≥5 d/周；② 每天20 min 的剧烈体力活动，≥3 d/周；③ 等当量活动的组合可以是：三次各10 min 的中等活动或两次各10 min 的剧烈活动。

三、慢性阻塞性肺疾病人群运动素质评估

（一）心肺耐力

运动心肺试验（CPET）主要观察指标有峰值摄氧量（$\dot{V}O_2peak$，mL/min）、每千克体重每分钟最大摄氧量（$\dot{V}O_2max$，mL/min/kg）、无氧阈（AT，mL/min）、最大代谢当量、WR、用力肺活量（FVC）、第一秒用力呼气容积（FEV1）、FEV1/FVC。

上述指标的变化与心肺功能密切相关。目前认为，CPET 的指标尤其是 AT 数据对指导 COPD 患者进行康复运动，观察干预治疗措施的效果有一定价值，因此，检测 COPD 患者 CPET 相关指标的变化，可以用来指导患者运动锻炼及观察治疗措施的效果。

（二）呼吸模式及呼吸困难程度评估

1. 呼吸模式评估

（1）患者平躺，自然放松地呼吸，评估者立于患者一侧，观察患者呼吸时的腹部及胸部，患者吸气开始于腹部还是胸部，即呼吸方式是以胸式呼吸为主还是腹式呼吸为主；观察患者在吸气肌呼气过程中胸廓及腹部活动范围的大小，即在吸气过程中是否有胸腔的上移。然后将两手分别放于患者的胸部和腹部，让患者自然地呼气、吸气，感受患者在吸气和呼气的时候胸廓和腹部扩张的幅度。如果患者在吸气过程中胸廓的活动范围较小，原因可能是患者的吸气肌无力，胸肋关节、肋椎关节活动度降低，膈肌紧张。

（2）患者平躺，评估者双手放于患者肋骨两侧，感受患者在吸气与呼气的过程中肋骨是扩张还是内缩，肋骨扩张的幅度的大小，肋骨扩张的方向是左右扩张还是向上扩张。如果患者在吸气过程中肋骨内缩，则提示患者呼吸模式错误；如果患者在呼吸过程中肋骨扩张范围不大，则提示患者膈肌无力；如果患者在吸气过程中肋骨向上扩张而非水平扩张，则提示患者在吸气的过程中有辅助呼吸肌代偿吸气。

（3）患者坐位，评估者双手分别置于患者胸腹上感受患者在呼吸过程中胸腹的活动范围。如果患者在坐位时以胸式呼吸为主、卧位时以腹式呼吸为主，则提示患者的躯干肌肉力量差（卧位时以胸式呼吸而坐位时以腹式呼吸为主，这种情况极为少见），如果患者在卧位与坐位的呼吸模式一样，则提示患者习惯于某一种呼吸方式。

（4）患者坐位，评估者立于患者身后，将两手放于患者两肩上，让患者自然呼吸，感受患者在吸气与呼气时是否有耸肩的动作。如果患者在吸气过程中有耸肩的动作，则提示患者在吸气过程中有代偿。

2. 呼吸困难程度评估

COPD 患者存在不可逆的气流受限，存在不同程度的呼吸困难，故采用 mMRC、Borg 评分量表结合 6 MWT 进行评估。

对于 COPD 患者，6 MWT 简单、方便、实用，更易被患者接受，目前已被广泛用于肺康复评价。试验对象在第三分钟时耗氧量明显增加，然后处于一个平台期。研究发现，与传统疾病严重程度指标（如肺活量）相比，用 6 MWD 预测重症 COPD 患者的死亡率更准确，而且更能反映患者的功能状况，与日常活动时间有很好的相关性，尤其是在那些运动能力减退的患者中更加突出。肺康复试验后 6 MWD 的改善情况不同，很大程度上是由于持续时间、运动频率、运动地点和运动方式不同造成的。

Borg 评分量表配合 6 MWT 应用。6 MWT 开始前，让患者阅读量表并询问患者说出呼吸困难级别，运动后重新评价呼吸困难的级别。患者凭借运动时的自身感觉（心跳、呼吸、排汗、肌肉疲劳等）来估计运动时的强度。介于 3~4 分，建议患者充分休息半小时，同时给予吸氧或外用扩张支

气管的药物，运动中减轻运动强度。超过5分以上，不建议进行运动锻炼。简易呼吸问卷 mMRC 和 Brog 评分量表见表6-8-1和表6-8-2。

表6-8-1　简易呼吸问卷 mMRC

呼吸困难评价等级	呼吸困难严重程度
0级	只有在剧烈活动时感到呼吸困难
1级	在平地快步行走或步行爬小坡时出现气短
2级	由于气短，平地行走时比同龄人慢或需要停下来休息
3级	在平地行走约100 m或数分钟后需要停下来喘气
4级	因为严重呼吸困难而不能离开家，或在穿脱衣服时出现呼吸困难

注：1. 该问卷用于评估 COPD 患者呼吸困难程度，其中分级 ≥ 2 级即为症状严重；
　　2. 该问卷源自2019 GOLD 慢性阻塞性肺疾病全球倡议。

表6-8-2　Borg 评分量表

评分	自我感觉（用力）	自我症状（呼吸）
0分	没有感觉	一点也不觉得呼吸困难
0.5分	非常非常轻	非常非常轻微的呼吸困难，几乎难以察觉
1分	非常轻	非常轻微的呼吸困难
2分	轻	轻度的呼吸困难
3分	一般	中度的呼吸困难
4分	有点用力	略严重的呼吸困难
5分	用力	严重的呼吸困难
6~8分	非常用力	非常严重的呼吸困难
9分		非常非常严重的呼吸困难
10分	非常非常用力（极限）	极度的呼吸困难，达到极限

（三）运动模式评估

1. 平衡性评估

COPD 患者伴有不同程度的骨骼肌肌力下降和萎缩，其动态姿势控制较差，严重者因大脑长期缺氧，会更进一步影响其身体平衡性，故需进行静态平衡测试（表6-8-3）。

表6-8-3　静态平衡分级标准

分级	1级	2级	3级	4级	5级
动作	单腿几乎不能平稳站立	单腿基本可平稳站立，但身体严重晃动，需要手臂张开保持平衡	单腿可平稳站立，但身体稍有晃动，偶尔需要上臂帮助	单腿可完全平稳站立，但持续时间较短	单腿可完全平稳站立，并可持续一段时间

注：测试方法：受测者自然站立，测试者发出"开始"口令后，受测者一脚提起离开地面，可以贴在另一腿上，可以悬空，不能着地；另一脚支撑，支撑脚不能有移动。从受测者脚离开地面开始计时，到受测者支撑脚移动或者悬空脚着地停止计时。

资料来源：张艺宏，徐峻华，何本祥，等. 运动机能评定理论与方法［M］. 北京：科学出版社，2018。

2. 肌肉力量评估

上肢肌肉力量采用评估双手握力为主，下肢肌肉力量则以结合多年肺康复经验，对半蹲测试进行改良，作为评估指标。具体评价标准见表6-8-4和表6-8-5。

表6-8-4 成年人握力评价标准

（单位：kg）

性别	年龄/岁	1分 非常差	2分 较差	3分 一般	4分 良好	5分 优秀
男性	20~24	29.6~36.9	37.0~43.5	43.6~49.2	49.3~56.3	>56.3
	25~29	32.6~38.3	38.4~44.8	44.9~50.4	50.5~57.6	>57.6
	30~34	32.2~38.0	38.1~44.9	45.0~50.6	50.7~57.6	>57.6
	35~39	31.3~37.2	37.3~44.4	44.5~50.2	50.3~57.7	>57.7
	40~44	30.0~36.4	36.5~43.4	43.5~49.5	49.6~56.7	>56.7
	45~49	29.2~35.4	35.5~42.4	42.5~48.5	48.6~55.4	>55.4
	50~54	27.2~32.7	32.8~40.3	40.4~46.3	46.4~53.2	>53.2
	55~59	25.9~31.4	31.5~38.5	38.6~43.9	44.0~50.7	>50.7
	60~64	21.5~26.9	27.0~34.4	34.5~40.4	40.5~47.5	>47.5
	65~69	21.0~24.9	25.0~32.0	32.1~38.1	38.2~44.8	>44.8
女性	20~24	18.6~21.1	21.2~25.7	25.8~29.8	29.9~35.0	>35.0
	25~29	19.2~21.7	21.8~26.1	26.2~30.1	30.2~35.3	>35.3
	30~34	19.8~22.3	22.4~26.9	27.0~30.9	31.0~36.1	>36.1
	35~39	19.6~22.3	22.4~27.0	27.1~31.2	31.3~36.4	>36.4
	40~44	19.1~22.0	22.1~26.9	27.0~31.0	31.1~36.5	>36.5
	45~49	18.1~21.2	21.3~26.0	26.1~30.3	30.4~35.7	>35.7
	50~54	17.1~20.1	20.2~24.8	24.9~28.9	29.0~34.2	>34.2
	55~59	16.3~19.2	19.3~23.5	23.6~27.6	27.7~32.7	>32.7
	60~64	14.9~17.1	17.2~21.4	21.5~25.5	25.6~30.4	>30.4
	65~69	13.8~16.2	16.3~20.3	20.4~24.3	24.4~29.7	>29.7

注：测试方法：受试者两脚自然分开，与肩同宽，身体直立，两臂下垂。一手持握力计全力握紧，计下握力计上的数值。如此重复测两次，取最大值。记录左右手握力值。

资料来源：张艺宏，徐峻华，何本祥，等. 运动机能评定理论与方法［M］. 北京：科学出版社，2018.

表 6-8-5　改良后的半蹲测试评价标准

（单位：个）

性别	年龄 / 岁	1分 非常差	2分 较差	3分 一般	4分 良好	5分 优秀
男性	40～49	＜13	13～17	16～20	21～25	＞25
	50～59	＜9	9～13	14～18	19～23	＞23
	60～69	＜7	7～11	12～16	17～21	＞21
	70～79	＜7	7～10	11－14	15～18	＞18
女性	40～49	＜9	9～13	14～18	19～23	＞23
	50～59	＜7	7～11	12～16	17～21	＞21
	60～69	＜7	7～10	11～14	15～19	＞19
	70～79	＜7	7～9	10～13	14～17	＞17

注：测试方法：受测者正坐于 50 cm 高的椅子上，听到测试者发出"开始"口令后，受测者迅速地站起再坐下，连续做 30 s，记录所做的次数。

资料来源：张艺宏，徐峻华，何本祥，等. 运动机能评定理论与方法［M］. 北京：科学出版社，2018.

3. 柔韧性评估

关节柔韧性，在外则表现为人的肢体关节活动范围的大小，在内反映肝脏功能的好坏。肝主筋，筋长则气顺，筋脉舒畅，气血调和。人随着年龄的增长，会出现筋缩的现象，而且年纪越大筋缩越严重，筋缩说明经络不通畅，气血循环能力弱，血不养筋。筋缩越严重，引发的疾病也就越多。针对COPD 患者主要选取双手背勾和坐位体前屈进行评估，具体评价标准见表 6-8-6 和表 6-8-7：

表 6-8-6　双手背勾评价标准

（单位：cm）

性别	年龄 / 岁	1分 非常差	2分 较差	3分 一般	4分 良好	5分 优秀
男性	40～44	−9.4～−3.8	−3.7～3.9	4.0～9.9	10.0～16.2	＞16.2
	45～49	−10.0～−4.4	−4.3～3.2	3.3～9.1	9.2～15.9	＞15.9
	50～54	−10.7～−5.6	−5.5～2.1	2.2～7.9	8.0～14.8	＞14.8
	55～59	−11.2～−6.3	−6.2～1.7	1.8～7.2	7.3～13.8	＞13.8
女性	40～44	−5.9～0.1	0.2～6.5	6.6～11.9	12.0～17.9	＞17.9
	45～49	−6.3～0.1	0.0～6.1	6.2～11.8	11.9～17.9	＞17.9
	50～54	−6.5～0.6	−0.5～5.9	6.0～11.4	11.5～17.9	＞17.9
	55～59	−6.6～0.8	−0.7～5.7	5.8～11.1	11.2～17.7	＞17.7

注：测试方法：以左侧为例，自然站立，左手握拳直臂上举，然后屈肘放于后背上，拳心贴于后背上，右手置于背后，手心朝上，然后测量两手食指第一节关节间的距离。以两手食指能碰到为零，两食指间有距离的均为负值，距离越大负值越小。

资料来源：张艺宏，徐峻华，何本祥，等. 运动机能评定理论与方法［M］. 北京：科学出版社，2018.

表 6-8-7 坐位体前屈评价标准

（单位：cm）

性别	年龄/岁	1分 非常差	2分 较差	3分 一般	4分 良好	5分 优秀
男性	20~24	−3.5~1.7	1.8~8.9	9.0~14.1	14.2~20.1	>20.1
	25~29	−5.5~0.9	1.0~7.8	7.9~13.4	13.5~19.7	>19.7
	30~34	−7.0~−0.1	0.0~6.4	6.5~11.9	12.0~18.3	>18.3
	35~39	−8.7~−2.4	−2.4~4.9	5.0~10.7	10.8~17.1	>17.1
	40~44	−9.4~−3.8	−3.7~3.9	4.0~9.9	10.0~16.2	>16.2
	45~49	−10.0~−4.4	−4.3~3.2	3.3~9.1	9.2~15.9	>15.9
	50~54	−10.7~−5.6	−5.5~2.1	2.2~7.9	8.0~14.8	>14.8
	55~59	−11.2~−6.3	−6.2~1.7	1.8~7.2	7.3~13.8	>13.8
	60~64	−12.6~−7.8	−7.7~0.9	1.0~6.7	6.8~13.1	>13.1
	65~69	−13.6~−9.4	−9.3~1.6	1.5~4.6	4.7~11.7	>11.7
女性	20~24	−2.1~2.8	2.9~9.4	9.5~14.3	14.4~20.2	>20.2
	25~29	−3.5~1.9	2.0~8.2	8.3~13.9	14.0~19.7	>19.7
	30~34	−4.0~1.6	1.7~7.9	8.0~13.3	13.4~19.2	>19.2
	35~39	−4.8~0.9	1.0~7.3	7.4~12.9	13.0~18.9	>18.9
	40~44	−5.9~0.1	0.2~6.5	6.6~11.9	12.0~17.9	>17.9
	45~49	−6.3~0.1	0.0~6.1	6.2~11.8	11.9~17.9	>17.9
	50~54	−6.5~0.6	−0.5~5.9	6.0~11.4	11.5~17.9	>17.9
	55~59	−6.6~0.8	−0.7~5.7	5.8~11.1	11.2~17.7	>17.7
	60~64	−7.5~2.0	−1.9~5.2	5.3~11.3	11.4~17.7	>17.7
	65~69	−8.2~3.1	−3.0~4.0	4.1~10.0	10.1~16.4	>16.4

注：测试方法：受测者坐于垫子上，双脚并齐前伸，脚尖回勾，上体前俯双手直臂向前伸至最大幅度停住，测试者以皮尺测量受测者指尖到脚底的距离，以手摸到脚尖为零，手离脚尖距离越大负值越小，超过脚尖为正值。

资料来源：张艺宏，徐峻华，何本祥，等. 运动机能评定理论与方法［M］. 北京：科学出版社，2018.

四、慢性阻塞性肺疾病人群运动处方的制订

（一）运动的适应证

轻度、中度、重度慢性阻塞性肺疾病患者。

（二）运动的目的

（1）增强体能。运动心肺耦联。

（2）增强运动耐力及缺氧耐受性。

（3）其他。在实现以上两个运动前，运动安全要贯穿始终，只有保证运动安全，肺康复运动的干预才可顺利进行，最终实现打破运动缺乏—呼吸困难恶性循环，缓解症状，改善健康状态，提高患者的生活质量，减缓疾病进程，减少急性加重，降低死亡率。

（三）运动处方的要素

1. 中医辨证论治个体化处方

中医强调通过辨证论治从整体上调节机体阴阳、气血平衡，与现代医学方法有着本质的不同。五脏理论是中医中极重要的内容，五脏各有特点，互相联系，相互影响，又相互克制，所有疾病均可通过特定脏器失调来阐释治疗，故医家常常通过调摄五脏来治疗各种疾病。五脏配属系统也常被应用于临床疾病诊治，人们常依据五脏所主五体，通过调摄五脏功能，补五脏不足、泄五脏有余来干预机体神经肌肉系统，预防治疗疾病。例如，通过补肺清瘀来治疗因肺气虚不能濡养皮毛、肌肤及腠理导致的硬皮病；通过调补肝气来治疗因肝气虚不能主筋导致的疲倦乏力；通过补脾健脾来治疗因脾胃气虚不能转输津液导致的肢体无力等。中医理论强调五脏六腑是互通互用的，而通过五体来调形反之也可促进各脏腑功能的调节，因此我们创新性地提出"五体养五脏"的理论，就是基于中医五脏合五体的理论，即肝合筋、心合脉、脾合肉、肺合皮、肾合骨，通过对筋、脉、肉、皮、骨的训练来提高人的肝、心、脾、肺、肾的功能。通过中医的辨证论治，尤以辨"五体"为主，从而针对患者内脏功能短板进行强化训练，使五脏功能维持在相对平衡的状态，达到调节脏腑功能的目的。同时结合现代体育强调训练人体运动功能、提高心肺能力、提高自主神经协调性等理论，制订了以锻炼"五体"为主的个体化运动处方，通过传统与现代相结合的运动功法，调摄五脏功能，从而达到治未病、强身健体等作用。通过辨证论治制订的调理肺金运动处方如下：

调理肺金，以练气之法为主。

（1）太极开合桩。动作要领：两脚并步站立，两臂自然下垂于体侧，身体中正，目视前方。左脚向左侧开步，脚尖朝前，约与肩同宽，目视前方。两臂内旋，两掌分别向两侧摆起，约与髋同高，掌心向后，目视前方。上动不停，两臂外旋，向前合抱于腹前呈圆弧形与脐同高，两掌相对，两膝同时微屈。然后，由肩膀和大臂带动小臂缓缓向两侧拉开，如抽丝状，两膝同时站直，然后两手缓缓内合，两膝同时屈膝。

（2）太极起落桩。动作要领：两脚并步站立，两臂自然下垂于体侧，身体中正，目视前方。左脚向左侧开步，脚尖朝前，约与肩同宽，目视前方。两臂内旋，两掌分别向两侧摆起，约与髋同高，掌心向后，目视前方。上动不停，两臂外旋，向前合抱于腹前呈圆弧形与脐同高，两掌相对，两膝同时微屈。上动不停，两臂内旋，两臂慢慢向前平举，与肩同高、同宽，自然伸直，肘微下垂，手心向下，指尖向前，同时缓缓吸入清气。然后，两手缓缓下降，两腿缓缓屈膝半蹲，两掌同时下按，至略高于腹部时两臂外旋至两掌相对，同时呼出浊气。

开合桩与起落桩动作要点：① 头向上顶，下颌微收，舌抵上腭，双唇轻闭，沉肩坠肘，腋下虚掩；② 起吸落呼，呼吸深、缓、细、匀。

（3）太极推收桩。动作要领：自然站立，左脚侧开半步，与肩同宽，脚尖朝前，两手手心朝上侧举至肩平，屈肘收手于肩前，展肩扩胸使两手手心朝前，两臂缓缓向前推出，两膝同时微屈，然后两臂外旋转变为掌心朝后，缓缓屈肘收掌于肩前，待两掌接近肩膀时，两小臂外旋，展肩扩胸，同时两膝缓缓站直。

动作要点：① 头向上顶，下颌微收，舌抵上腭，双唇轻闭，在向前推时背部向后靠，收掌的同时身体向前靠拢；② 两手侧举时吸气合手至胸前时呼气，展肩扩胸时吸气，前推时呼气，回收至展肩扩胸吸气。

调理肾水运动处方

调理肝木运动处方

调理心火运动处方

调理脾土运动处方

（4）拍打法。动作要领：以左手为例，用右手以肺经走向沿胸部向左手大臂、小臂内侧做拍打，再沿大肠经走向沿大臂外侧向肩膀做拍打，拍打至手臂微微泛红，以此达到疏通经络，排出体内浊气。

2. 通用运动处方（中西结合）

（1）柔韧性训练。

人体关节活动幅度及关节韧带、肌腱、肌肉、皮肤和其他组织的弹性和伸展能力，即关节和关节系统的活动范围。

① 现代柔韧性训练方法：

a. 主动或被动的静力性伸展法：缓慢地将肌肉、肌腱、韧带拉伸到有一定酸、胀和痛的感觉位置，并维持此姿势一段时间，一般认为停留 10~30 s 是比较理想的时间，每种练习应连续重复 4~6 次为好。这种方法可以比较好地控制使用力量，比较安全，尤其适合于活动少和未经训练的人，拉伸缓慢可避免拉伤。

b. 主动或被动的动力性伸展法：指有节奏的、速度较快的、幅度逐渐加大的、多次重复一个动作的拉伸方法。主动的弹性伸展是靠自己的力量拉伸，被动的弹性伸展是靠同伴的帮助或负重借助外力的拉伸。利用主动或被动的动力性伸展法进行练习时，所用的力量应与被拉伸关节的可能伸展力相适应，如果大于肌肉组织的可伸展能力，肌肉或韧带就会拉伤。在运用该方法时，用力不宜过猛，幅度一定要由小到大，先做几次小幅度的预备拉伸，再逐渐加大幅度，从而避免拉伤。

② 传统气功柔韧性训练方法（陈氏太极拳的静力练习法和动力练习法）：

a. 静力练习法：通过自身内力缓慢动作将肌肉、韧带等软组织拉伸到一定程度，保持静止不动状态的练习方法。这种方法主要是肌肉、韧带通过拉长伸展得到长时间的刺激。常用的方法有踝关节、腿部、腰部和肩部的练习。踝关节练习有跪压、侧压、靠压和仆压 4 种；腿部练习可分为正压、侧压、斜压、反压、竖压、横叉等数种；腰部练习则根据运动方式而分前俯腰、侧俯腰、吊腰和下腰 4 种；肩部练习经常采用的有正、反、侧压肩和搬肩、探踩肩多种方法。静力练习法对发展局部肌肉、韧带的伸展性有较好的作用，是练习陈氏太极拳柔韧性的主要方法。静力练习法强度小，动作幅度大，节约体能，简单易行。

b. 动力练习法：指有节奏的、速度较快的、多次重复同一动作的练习方法。特点：主动拉伸时肌肉强力变化峰值强于静力练习法。肩部练习有左右悬肩、左右拉伸肩等，腰部练习有左右转腰、侧旋腰等，腿部练习有正踢腿、侧踢脚、里合腿等多种。

柔韧性训练应按照循序渐进、逐步提高的原则进行，不要因急于求成而造成损伤。动力练习法活动强度大，练习前一定要充分做好热身活动，提高肌肉的温度，降低肌肉内部的黏滞性，从而收到良好的效果。

（2）力量训练—抗阻训练。

① 练习方式：举重物，自由负重，器械负重，气动阻力，弹力带，爬楼梯，蹲姿训练。

② 初始运动强度：给予低负荷/阻抗、高频率的方法来增强肌肉耐受性。低强度者给予 40%~50%1 RM，高强度者给予 60%~70%1 RM。

如上肢抗阻力训练：主要训练的肌群是肱二头肌、肱三头肌、胸大肌、胸小肌背阔肌、三角肌和菱形肌。采用哑铃举重的方法，采用的哑铃重量以可以反复进行 10 次，以举重而没有不适反应为准，如果患者连续两周训练没有出现关节痛、严重的肌肉酸痛、呼吸困难或手臂乏力不适，可以逐渐增加哑铃重量。每次训练前后采用 Brog 评分量表评价。

（3）有氧运动。

① 练习方式：

a. 下肢：行走（跑步机、地面行走、助步车或轮椅辅助行走）、自行车、功率自行车。

b. 上肢：臂力器、上肢上举或举重训练、踏步练习。

c. 中国元素：八段锦、太极拳、行桩等。

② 耐力训练要求：ACSM 建议，低强度活动：最大强度 30%~40%，可改善症状和 HRQOL 及日常活动。高强度活动：最大强度 60%~80%，可改善运动生理学表现。训练替代标准：Borg CR10 评分 4~6 分。ATS/ERS、AACVPR 仅建议高强度活动。锻炼之前要进行热身运动，训练后进行放松休息。

（4）灵活性训练。

灵活性训练指任何能保持和增加灵活性的肢体活动。主要包括针对各大肌群的缓慢运动或静态拉伸以及平衡训练，使全身得以拉伸的改良瑜伽并配合呼吸调节。每次拉伸至紧绷感或轻度不适感为度，采用系统性的拉伸，涉及每个主要肌 - 肌腱群（胸部、肩部、上下背肌、腹部、臀部、下肢）。

（5）呼吸训练和呼吸运动。

呼吸肌肌力影响 COPD 患者对氧的摄取。呼吸肌主要由主要吸气肌（膈肌、肋间外肌）、辅助吸气肌（胸肌、斜方肌、胸锁乳突肌、背阔肌）及呼气肌（肋间内肌和腹壁肌肉）组成。无论是腹式呼吸还是胸式呼吸，气体都是从气管到肺中，肺在密闭的胸腔中，本身没有平滑肌，不能主动地扩大和缩小，但是肺富含弹性纤维，可以被动地由胸廓的舒缩来带动肺的开合，从而产生呼吸运动。而胸廓舒缩的动力来自肌肉，即人们常说的呼吸肌，在用力吸气时，通过主要的吸气肌、辅助吸气肌的收缩使胸廓的扩大从而使肺内压降低空气进入。呼气时，膈肌和肋间外肌舒张使胸廓回位完成呼气。因此，有效地加强呼吸肌的锻炼能增大肺的扩张，从而增大氧气的摄入。呼吸肌的训练方式有侧举、上举、扩胸、卷腹等。

缩唇呼吸：缩唇呼吸可减慢呼吸频率、增加潮气容积以及改善动脉血气分析结果。缩唇口型大小和呼气流量，以使距离口唇 15~20 cm 处蜡烛火焰随气流倾斜，不致熄灭为适度缩唇呼气。方法：① 患者采取放松姿势，坐位或平躺，嘱患者紧闭嘴唇，使用鼻子慢慢地、深深地吸气；② 呼气时缩唇轻闭，中间张开像吹口哨慢慢轻轻呼出气体；③ 延长呼气时间，吸气和呼气的比例在 1 : 2 进行，慢慢地呼气达到 1 : 4 的目标。

腹式呼吸：患者平卧或站立，然后将双手分别置于上胸部和脐周围，保持腹肌放松，平静缓慢地进行腹式呼吸运动。

（6）运动干预频率、时长和周期。

运动频率：① 耐力训练：至少每周 3~5 次；② 抗阻训练：每周 2~3 次；③ 灵活性训练：每周 2~3 次。

时长/周期：① 耐力训练：每次练习时长 20~60 min，重症患者初始可先进行间歇运动，每次持续数分钟，4~12 周为一个疗程；② 抗阻训练：每组练习 8~10 个，每次 1~4 组，组间休息 2~3 min，抗阻强度、频率、次数逐步递增，10~15 次训练后可提高肌肉力量及耐力。③ 灵活性训练：每次静态拉伸持续 10~30 s，持续至 30~60 s 增加老年人获益，重复 2~4 次，4~12 周为一个疗程。

五、运动中不良事件的防范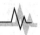

（一）运动风险评估

1. CODP 合并心血管系统疾病

（1）高风险病情。心肌梗死、不稳定心绞痛、严重心律失常、双下肢血栓风险、潜在高血压危象等。

（2）检查工具。运动心肺功能测试、双下肢血管超声、24 h 动态血压、Holter 等。

（3）量表评估：Caprini 模型血栓风险因素评估表、TIMI 危险评分量表。

2. COPD 进行心肺运动试验出现以下阳性结果不建议进行运动康复

（1）在 R 波占优势的导联，运动中或运动后出现 ST 段缺血型下移 ≥0.1 mV，持续时间＞2 min，运动前原有 ST 段下移者，应在原有基础上再下移≥0.1 mV，持续时间应＞2 min。

（2）无病理性 Q 波导联在运动中或运动后出现 ST 段弓背向上抬高≥0.1 mV，持续时间＞1 min。

（3）运动中出现典型心绞痛。

（4）运动中血压下降超过 10 mmHg 或伴全身反应，如低血压休克者。

3. 停止运动的指标

胸痛、呼吸困难（Brog 评分＞6 分）、强烈的疲劳感（Brog 评分＞6 分）、眩晕、恶心甚至呕吐、面色苍白、大汗、收缩压≥180 mmHg、SpO_2≤85%。

（二）运动不良事件及防范措施

1. 运动不良事件

骨折、跌倒、喘促、高血压、高血糖 / 低血糖、心动过速等。

2. 防范措施

（1）急救设备。除颤仪、制氧机等。

（2）急救箱。急救药备用心绞痛：硝酸酯类（消心痛）、速效救心丸、硝酸甘油。降压药：硝苯地平缓释片、卡托普利。稳定心率：倍他乐克。呼吸：外用吸入制剂（万托林、爱全乐）、布地奈德吸入剂。

（3）跌打损伤、皮肤破溃处理。酒精、碘伏、棉球 / 棒、纱布、外用 / 抹膏药、绷带、创可贴等。

（三）运动监控

1. 监控患者心率

运动时心输出量随着运动负荷的增加而增加，因此在运动实践中常常通过心率来评定患者运动负荷的高低。通常用锻炼时最大心率来控制运动负荷。公式如下：锻炼时最大心率 =（最大心率 – 安静心率）× x% + 安静心率（x%：老年人为 50%，中年人为 60%，少年人为 70%，青年人为 80%）。

2. 观察患者主观感觉

（1）Borg 评分量表（表 6-8-2）。介于 3~4 分建议患者充分休息半小时，同时给予吸氧或外用扩张支气管的药物，运动中减轻运动强度。超过 5 分以上，不建议进行运动锻炼。

（2）心率的评估比较客观，但是多数的老年人心脏功能异常，靠数据的测量已不能正确反映真实的运动负荷，因此更要注意患者的主观感受，用患者的主观感受配合锻炼时的最大心率来评估运动负荷。

在运动过程中，COPD 患者应该明显能感到心率、呼吸加快，有点出汗。心率应该比安静时心率高 20 次 /min 以上。RPE 指数应该在 13~16。运动治疗师应在 COPD 患者运动的过程中跟患者进行交流，询问患者的感受，并评估患者所承受的负荷大小。具体见表 6-8-8：

表 6-8-8 COPD 患者运动负荷综合评价参考

PRE 指数	自觉分级	其他指标	对应心率强度
6	非常非常轻松		
7			
8			

续表

PRE 指数	自觉分级	其他指标	对应心率强度
9 10	很轻松	无气喘，无出汗，可边运动，边轻松交谈	＜40% 储备心率（＜65% 最大心率）
11 12	较轻松	略气喘，无出汗，可边运动边自然交谈	50% 储备心率（70% 最大心率）
13 14	稍费力	气喘，微汗，运动时对话基本不受限	50% 储备心率（70% 最大心率）
15 16	费力	气喘，出汗，运动时对话略受限	60% 储备心率（77% 最大心率）
17 18	很费力	气喘，出汗，运动时对话困难	70% 储备心率（85% 最大心率）
19 20	非常非常费力		＞90% 储备心率（＞95% 最大心率）

3. 运动监控设备佩戴

运动手环、心电图机、血压测量仪、血糖测量、便携式心电监护等，随时监测运动过程中的心率、血压、血糖变化。

六、运动干预效果评价及机制

研究表明，一次有效的康复计划至少应该持续 6 周以上，持续的时间越长，效果越明显。另有研究显示，对慢阻肺患者运动干预 3 个月后，治疗组的心肺运动试验及 6 min 步行试验结果明显优于对照组。因此，对于运动干预效果的评估，采用 3 个月为一个评估阶段，运动前、运动 3 个月后均进行以下综合评估：

（一）心肺耐力评价

主要是有氧代谢和运动能力水平，采用运动心肺试验评估，主要观察指标：峰值摄氧量（$\dot{V}O_2peak$，mL/min）、最大摄氧量（$\dot{V}O_2max$，mL/min/kg）、无氧阈（AT，mL/min）、最大代谢当量、WR、用力肺活量（FVC）、第 1 秒用力呼气容积（FEV1）、FEV1/FVC。6 min 步行试验：重点用于评估运动能力，也可作为临床试验的终点观察指标之一，也是患者生存率的预测指标之一。

（二）呼吸困难程度

临床症状疗效评估：采用 mMRC、Borg 评分量表评估呼吸困难改善程度。

（三）平衡、肌肉力量及柔韧性评价

具体参考"运动模式评估"表格。

（四）生存质量评价

用慢性阻塞性肺疾病评估测试（CAT）量表评分，对 COPD 患者的生活质量评价，反映其疾病严重程度。

（五）心理状态评价

慢阻肺患者的心理障碍主要表现为焦虑和抑郁。研究报道，在稳定期的慢阻肺患者中，存在焦虑的患病率波动在 7%～50%，存在抑郁的患病率波动在 10%～57%；而在经历了急性加重期的慢阻肺患者中，存在焦虑的患病率为 9%～58%，存在抑郁的患病率为 19%～50%。慢阻肺患者发生焦虑的比例是普通人群的 3～10 倍。因此，对于 COPD 患者的情绪障碍也应进行评估，主要评估量表为抑郁自评量表 SDS 和焦虑自评量表。

七、运动与药物在治疗中的相互作用

（一）药物增强运动耐受性

噻托溴铵增强肺康复效果，可增加运动耐力（B 类证据）；规律和按需使用 SABA 或 SAMA 可缓解症状，联合优于单用（A 类证据）；LABA 和 LAMA 联合显著缓解呼吸困难（A 类证据），优于单用（A 类证据）；茶碱可轻度改善症状（B 类证据）。

以上几种药物均作为 COPD 患者的常规长期用药，也被推荐为增加运动耐力的药物。随着运动干预起效后，患者的活动耐力进一步提升并稳定后，也可适当减少药量。

（二）运动增强体能及缺氧耐受性

运动疗法可提高体能，减轻呼吸困难症状和肢体疲劳，改善生活质量。研究显示，中重度 COPD 患者进行耐力运动锻炼后，能减轻运动引起的乳酸性酸中毒，改善骨骼肌酶活性，提高有氧代谢能力。此外，有研究证实，运动疗法可以通过减轻肺过度充气而提高运动耐力。运动期间一个固定的呼吸周期内，由于呼吸频率降低，使呼气时间延长，从而改善呼吸形态，减轻肺过度充气。对 COPD 患者而言，呼气末肺容量的大小是决定呼吸困难的重要因素。此外，部分患者呼吸肌经过训练后，呼吸肌力量和耐力得到改善，从而使运动耐力增加。

八、运动中注意事项

运动受限是 COPD 患者的普遍表现。运动疗法能提高运动耐力，改善呼吸困难和生活质量，肺康复可以使慢阻肺患者从临床症状到控制病情全方位获益。康复前需进行量表测评、6 min 步行试验及运动肺功能等评估，要充分评估患者的运动损伤风险，必要时采用安全监控措施。患者需要进行耐力训练、抗阻训练、灵活性训练及上肢训练，各种训练的 FITT 有所不同，应该以患者个人的基础功能状态、患者症状和长期目标为依据。如果能耐受，高强度运动（持续或间歇）比低强度运动有效，尽可能进行上肢运动。对于那些持续有运动受限和呼吸困难的患者，除了药物治疗和运动外，应该进行通气肌训练。患者的运动干预效果可以从临床症状、运动能力、心理评估等方面进行评测。COPD 患者除了药物治疗外，只要没有禁忌证，都应该进行运动治疗。此外，采用适当的支气管扩张剂可以增强运动能力。当然，运动对此类患者的焦虑、恐惧和呼吸困难症状的减轻也有一定作用。

九、慢性阻塞性肺疾病运动处方案例分析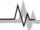

（一）慢性阻塞性肺疾病运动处方案例 1

宋先生，73 岁，慢阻肺患者，自觉身体瘦弱，不运动时呼吸正常，稍一走快即开始出现喘憋，运动耐力下降，希望通过运动提高运动耐力，减少吸入制剂的使用。

制订运动处方的思路：

（1）患者体质与健康特征分析。高龄的慢阻肺老年患者，日常活动量较少，耐力较差，容易感冒发烧，综合评估患者的运动风险为中等。对于该患者来说，长时间缺乏运动导致肺功能严重下降，是限制其运动耐力的关键。从运动安全来说，心肺功能下降也是老年人最大的运动风险。

（2）运动处方的目标。本病例主要是运动耐力不足及肺功能降低，因此，短期目标就是提升运动耐力、心肺功能，以期上述目标实现后，患者能形成良好的运动习惯，坚持长时间运动最终达到减少用药量的目的。

（3）运动方式选择。改善心肺功能最有效的方式就是持续耐力训练，提高一秒量最好的方式就是慢吸快呼的呼吸练习。结合患者的年龄及慢阻肺的疾病特点，走跑相间的训练易于使患者完成运动负荷，能让患者在可接受的范围内进行训练。这种训练方式简单，适于年龄较大或者慢阻肺重度的患者进行训练，但必须先进行心肺运动试验，以排除运动中可能出现的心肺高风险。

（4）运动强度及时间制订。通过心肺运动试验确定最大摄氧量后，具体强度依据通用的运动负荷计算方式。在实际的操作中，为了确保安全，采用循序渐进的强度递增方式，先以 70% 最大心率的强度锻炼 4 周，待患者对训练负荷产生适应后，再提高到 80% 最大心率的锻炼强度。

（5）运动频率。每周两次，两次训练中间间隔 2~3 d。

（6）注意事项。中老年人恢复能力较差，因此应强调运动前的热身和运动后的拉伸，促进恢复，防止劳损和伤病发生。

宋某的运动处方

基本信息					××××年7月21日
姓名	宋某	性别	☑男　□女	出生日期	1946 年 6 月 8 日
联系电话	××××××	家庭住址		××××××	

运动前筛查结果

体力活动水平	☑严重不足　□不足　□满足
健康筛查	身高 <u>173</u> cm，体重 <u>67</u> kg，BMI <u>22.38</u> kg/m^2 肺功能：肺活量 <u>76.6</u>%，一秒量 <u>68.9</u>%，一秒率 <u>88.8</u>%； 运动心肺试验：$\dot{V}O_2$max <u>1.07</u> L/min，占预计摄氧量的 <u>57</u>%；检查结果阴性，运动中未出现心绞痛
	疾病史：□无，□高血压，□糖尿病，□心脏病，☑肺脏疾病，☑其他 <u>轻微腰椎间盘突出</u>
	血液指标：空腹血糖 <u>4.6</u> mmol/L，总胆固醇 <u>4</u> mmol/L
运动风险分级	□低　☑中　□高

运动测试结果	心肺功能	□低 ☑中 □高
	平衡能力	□较差 ☑一般 □较好
	肌肉力量与耐力	□较差 ☑一般 □较好
	柔韧性	☑较差 □一般 □较好

运 动 处 方

运动目的	改善心肺功能，提高运动耐力，提高身体免疫力，最后逐渐减少吸入制剂的使用
运动方式	中低强度耐力练习配合呼吸练习，运动形式采用间歇慢跑
运动强度	1. 适应阶段。训练开始1~4周。运动开始后，让患者佩戴心率表在60 m一圈的走廊进行走跑间歇练习，练习过程中走半圈、跑半圈，运动过程中保持目标心率103次/min（70%最大心率），持续6圈；然后进行呼吸训练，在练习过程中先进行慢吸慢呼20次，再进行慢吸快呼练习20次，休息2~3 min，重复3组 2. 提高阶段。训练第5~12周，让患者佩戴心率表在60 m一圈的走廊进行走跑间歇练习，练习过程中走半圈、跑一圈，运动过程中保持目标心率118次/min（80%最大心率），持续6圈；然后进行呼吸训练，在练习过程中先进行慢吸慢呼20次，再进行慢吸快呼练习20次，休息2~3 min，重复3组
运动时间	每次练习训练部分连续运动48 min，加上热身和拉伸不超过70 min
运动频率	每周两次，两次训练中间间隔2~3 d
周运动量	2~2.3 h/周
运动目标	1. 短期。运动初期3个月内以改善心肺功能、提高身体素质为主，主要目标为降低运动风险 2. 长期。3个月左右若能达到上述短期目标，下一步训练以患者能完全适应的运动负荷设计运动处方，以培养患者的运动习惯，达到逐渐减少药物使用的目的
注意事项	该次运动处方以呼吸抗阻练习、耐力练习为主，注意在患者在做上举时要配合呼吸练习，上举过程中不要让患者憋气。此外，中老年人恢复能力较差，因此应强调运动前的热身和运动后的拉伸，促进恢复，防止劳损和伤病发生
效果评估	经过3个月的训练，该患者一秒量从68.9%提高到69.81%，肺活量从76.6%显著升高到79.3%，最大摄氧量从1.07 L/min提高到1.17 L/min，表明患者肺通气功能得到改善，运动耐力也明显有提高，运动风险明显降低，可以进行短时间持续性耐力训练
回访时间	3个月后，复查肺功能，进行运动心肺试验及体质测评
运动处方师	×××
机构名称	×××××

（二）慢性阻塞性肺疾病运动处方案例2

王先生，51岁，慢性阻塞性肺疾病患者，患者自觉力量较差，身体瘦弱，胃口不佳，慢走走久后即出现喘促，希望通过运动改善耐力，提高身体素质，增进食欲。

制订运动处方的思路：

（1）患者体质与健康特征分析。该患者是一名中年中度慢性阻塞性肺疾病患者，耐力稍差，能进行一些短时间耐力练习，但患者较瘦弱，自述脾胃不好，食欲不佳，结合患者的疾病情况及运动素质评估，该患者的运动风险为中等。该患者无其他疾病，肺功能下降是限制其运动耐力的关键，因此加入耐力训练，同时指导其做呼吸抗阻练习以提高呼吸肌肌力。

（2）运动处方的目标。该患者主要是运动耐力不足及胃口不佳，因此短期目标就是提升其运动耐力，提高患者的代谢率、增进其食欲。上述目标实现后，患者形成了良好的运动习惯，可长时间坚持运动，最终达到减少用药的目的。

（3）运动方式的选择。改善心肺功能最有效的方式就是持续耐力训练，提高肌肉力量最好的方式就是抗阻练习。鉴于患者的年龄及身体素质，因此在对患者制订力量练习运动处方时，应以慢速进行为主并配合呼吸练习。

（4）运动强度及时间制订。通过心肺运动试验确定 $\dot{V}O_2max$ 后，具体强度依据通用的运动负荷计算方式。在实际的操作中，为了确保安全，采用循序渐进的强度递增方式，第 1~4 周先以 70% 最大心率的强度锻炼，第 5~12 周待患者对训练负荷产生适应后，再提高到 80% 最大心率的强度锻炼。

（5）运动频率。每周两次，两次训练中间间隔 2~3 d。

（6）注意事项。运动初期 3 个月以改善心肺功能为主。在运动前应充分了解患者当日的身体状态以及天气环境对患者疾病的影响，及时调整运动方案；在运动中及时观察患者的反应及心率的变化以控制运动负荷，做好安全保障；在运动后应注意患者的恢复及患者在运动后的身体感觉。

王某的运动处方

基本信息					××××年1月17日
姓名	王某	性别	☑男 □女	出生日期	1968年5月4日
联系电话	××××××	家庭住址		××××××	

运动前筛查结果	
体力活动水平	☑严重不足 □不足 □满足
健康筛查	身高 168 cm，体重 62 kg，BMI 21.96 kg/m² 肺功能：肺活量 66%，一秒量 68%，一秒率 69% 运动心肺试验：$\dot{V}O_2max$ 0.79L/min，占预计摄氧量的 51%，运动心肺检查结果阴性，运动中未出现心绞痛 关节评估：关节正常
	疾病史：□无，□高血压，□糖尿病，□心脏病，☑肺脏疾病，□其他
	血液指标：生化均正常
运动风险分级	□低 ☑中 □高
运动测试结果	心肺功能　□低　☑中　□高
	平衡能力　☑较差　□一般　□较好
	肌肉力量与耐力　☑较差　□一般　□较好
	柔韧性　☑较差　□一般　□较好

运动处方	
运动目的	改善患者喘憋情况，增进食欲
运动方式	中低强度的耐力训练，形式呼吸抗阻练习及力量混合练习为主

续表

运动强度	1. 适应阶段：训练开始第 1~4 周。运动开始后，让患者佩戴心率表做 10 次缓慢上举（在上举过程中吸气，下落过程呼气），接着慢跑 120 m，再进行按摩腹部练习（顺时针 15 圈，逆时针 15 圈，并配合呼吸练习），最后进行 10 次慢吸快呼练习。休息 3 min，重复 3 组。运动过程中保持目标心率 105 次 /min（70% 最大心率） 2. 提高阶段：训练第 5~12 周，让患者佩戴心率表做 15 次缓慢上举（在上举过程中吸气，下落过程呼气），接着慢跑 120 m，再进行按摩腹部练习（顺时针 15 圈，逆时针 15 圈，并配合呼吸练习），最后进行 15 次慢吸快呼练习。休息 3 min，重复 3 组。运动过程中保持目标心率 120 次 /min（80% 最大心率）
运动时间	1. 第 1~4 周每次连续运动 48 min，加上热身和拉伸时间不超过 70 min 2. 第 5~12 周每次连续运动 64 min，加上热身和拉伸时间不超过 80 min
运动频率	每周两次，两次训练中间间隔 2 d
周运动量	2.3~2.7 h/ 周
运动目标	1. 短期：运动初期 3 个月内提高一秒量及肺功能，提高运动耐力，促进消化能力，增进食欲 2. 长期：提高生活质量，减少药物使用
注意事项	在运动前应充分了解患者当日的身体状态及天气环境对其身体状态的影响，以及时地调整运动方案；在运动中及时观察患者的反应及心率的变化，以控制运动负荷，做好安全保障；在运动后应注意患者的恢复及患者在运动后的身体感觉
效果评估	经过 3 个月的训练，该患者一秒量从 68% 提升到 74%，肺活量从 62% 显著升高到 66%，最大摄氧量从 0.79L/min 提高到 0.87L/min，表明患者肺通气功能得到改善，运动耐力也有明显提高，运动风险明显降低。患者自述经过 3 个月训练后运动耐力改善，能稍微慢跑，并且胃口改善，体重也有增加
回访时间	3 个月后复查肺功能，进行心肺运动试验及体质测评
运动处方师	×××
机构名称	×××××

（三）慢性阻塞性肺疾病运动处方案例 3

董先生，71 岁，慢性阻塞性肺疾病患者，平时稍有活动即感喘憋，心肺功能下降，严重限制其运动能力。患者自述从公交站平地走到医院 200 m 的距离就要休息两次才能到达。本人希望通过锻炼改善喘憋情况，提高运动耐力。

制订运动处方的思路：

（1）患者体质与健康特征分析。该患者是一名老年重度慢性阻塞性肺疾病患者，耐力差，结合患者的疾病情况及运动素质评估，该患者的运动风险为高等。该患者无其他疾病，肺功能下降是限制其运动耐力的关键。由于其肺活量、一秒量下降严重，因此该患者在运动的过程中运动负荷过大可能会造成血氧饱和度下降，造成心跳骤停、心肌衰竭等严重后果，因此在运动过程中要配备吸氧装置让患者及时地吸氧以保证氧饱和度在 90% 以上。

（2）运动处方的目标。本患者主要是运动耐力不足及心肺功能下降，因此短期目标就是提升运动耐力、改善心肺功能。上述目标实现后，患者形成良好的运动习惯，坚持长时间运动，最终达到减少用药的目的。

（3）运动方式的选择。改善肺功能最有效的方式就是持续耐力训练，提高一秒量最好的方式就是慢吸快呼的呼吸练习。但是该患者病情较重，正常的走路尚不能完成，因此对该患者的运动方式以仰卧位的下肢运动（交替屈膝）为主。这种训练方式使患者双腿处于未负重的状态下进行训练，有利于患者顺利完成训练内容，建立运动自信心。

（4）运动强度及时间制订。通过心肺运动试验确定 $\dot{V}O_2max$ 后，具体强度依据通用的运动负荷计算方式。在实际的操作中，为了确保安全，采用循序渐进的强度递增方式，先以 65% 最大心率的强度锻炼 4 周，待患者对训练负荷产生适应后，再提高到 80% 最大心率的强度锻炼。

（5）运动频率。每周两次，两次训练中间间隔 2 d。

（6）注意事项。运动处方以卧位为主，注意在从立位到坐位时由于血压变化导致的头晕，先让患者坐在垫子上稍作休息后缓慢躺下。老年患者恢复能力较差，因此应强调运动前的热身和运动后的拉伸，促进恢复，防止劳损和伤病发生。

董某的运动处方

基本信息					××××年4月26日
姓名	董某	性别	☑男 □女	年龄	71 岁
联系电话	××××××	家庭住址		××××××	

运动前筛查结果

体力活动水平	□严重不足 ☑不足 □满足
健康筛查	身高 <u>170</u> cm，体重 <u>65</u> kg，BMI 22.49 kg/m² 肺功能：肺活量 <u>51%</u>，一秒量 <u>31%</u>，一秒率 <u>49%</u> 运动心肺试验：$\dot{V}O_2max$ <u>0.69</u> L/min，占预计摄氧量的 <u>45%</u>；运动心肺检查结果阴性，运动中未出现心绞痛 关节评估：关节正常
	疾病史：□无，□高血压，□糖尿病，□心脏病，☑肺脏疾病，☑其他 <u>不详</u>
	血液指标：空腹血糖 <u>7</u> mmol/L，总胆固醇 <u>8.6</u> mmol/L
运动风险分级	□低 □中 ☑高
运动测试结果	心肺功能 ☑低 □中 □高
	平衡能力 ☑较差 □一般 □较好
	肌肉力量与耐力 ☑较差 □一般 □较好
	柔韧性 ☑较差 □一般 □较好

运 动 处 方

运动目的	改善患者喘憋情况，提高运动耐力
运动方式	中低强度耐力练习配合呼吸练习，运动形式采用仰卧位交替屈膝
运动强度	1. 适应阶段：训练开始第 1~4 周，运动开始后，让患者佩戴心率表躺在瑜伽垫上做 2 min 交替的屈膝练习，再进行 20 次慢吸慢呼练习，最后进行 20 次慢吸快呼练习。休息 3 min，重复 4 组。运动过程中保持目标心率 100 次/min（65% 最大心率） 2. 提高阶段：训练第 5~12 周，让患者佩戴心率表躺在瑜伽垫上做 3 min 交替的屈膝练习，再进行 30 次慢吸慢呼练习，最后进行 30 次慢吸快呼练习。休息 3 min，重复 4 组。运动过程中保持目标心率 122 次/min（80% 最大心率）

续表

运动时间	1. 第 1~4 周每次连续运动 48 min，加上热身和拉伸不超过 70 min 2. 第 5~12 周每次连续运动 64 min，加上热身和拉伸不超过 80 min
运动频率	每周两次，两次训练中间间隔 2 d
周运动量	2.3~2.7 h/ 周
运动目标	1. 短期：运动初期 3 个月内以提高一秒量，改善心肺功能，提高运动耐力 2. 长期：提高生活质量，减少药物使用，培养运动习惯
注意事项	在运动前应充分了解患者当日的身体状态及天气环境对其身体状态的影响，以及时地调整运动方案；在运动中及时观察患者的反应及心率的变化，以控制运动负荷，做好安全保障；在运动后应注意患者的恢复及患者在运动后的身体感觉
效果评估	经过 3 个月的训练，该患者一秒量从 31% 提升到 46%，肺活量从 51% 显著升高到 61%，最大摄氧量从 0.69 L/min 提高到 0.96 L/min，表明患者肺通气功能得到改善，运动耐力也明显有提高，运动风险明显降低。患者自述以前从公交站到医院需要休息两次才能走到，训练后不用休息就可以到达目的地
回访时间	3 个月后复查肺功能，进行心肺运动试验及体质测评
运动处方师	×××
机构名称	×××××

边永君　姚晓燕

第九节　代谢综合征人群运动处方

运动可减轻胰岛素抵抗，是治疗代谢综合征的重要手段。由于代谢综合征患者存在多病共存的情况，运动风险也偏高，因此更需要精准化的运动处方。

一、代谢综合征概述和运动处方目标

（一）代谢综合征概述

代谢综合征是一组在遗传因素与环境因素共同作用下，人体的蛋白质、脂肪、碳水化合物等物质发生代谢紊乱的病理状态，是一组复杂的代谢紊乱症候群，是导致糖尿病、心脑血管疾病的危险因素。代谢综合征也可以说是多种以代谢失调为特征的症候群的统称，通常包括腹型肥胖、高脂血和胰岛素抵抗，其中，胰岛素抵抗是目前较公认的代谢综合征的发病根源。代谢综合征的特点如下：

（1）多种代谢紊乱集于一身，包括肥胖、高血糖、高血压、血脂异常、高血黏、高尿酸、高脂肪肝发生率和高胰岛素血症，这些代谢紊乱是心脑血管病变及糖尿病的病理基础。

（2）有共同的病理基础，目前较公认的发病原因是肥胖，尤其是向心性肥胖所造成的胰岛素抵抗和高胰岛素血症。

（3）可造成多种疾病的发病风险增高，如高血压、冠心病、脑卒中甚至某些癌症，包括与性激素有关的乳腺癌、子宫内膜癌、前列腺癌以及消化系统的胰腺癌、肝胆癌、结肠癌等。

（4）有共同的预防及治疗措施，防治一种代谢紊乱，往往有利于其他代谢紊乱的防治。

（二）代谢综合征诊断标准

目前，存在多个代谢综合征的诊断标准，如世界卫生组织、国际糖尿病联盟等制定的标准。在代谢综合征的几个组分中，除肥胖外，糖尿病、高血压、血脂异常均有全世界通用的诊断标准，而肥胖的诊断不尽统一，存在人种、民族的差异。中华医学会糖尿病学分会于 2004 年提出的诊断标准适合我国人群的特性。国际糖尿病联盟的标准强调腰围在判定腹型肥胖中的重要性，并下调了血糖、血压值，旨为提前检出和干预高风险人群，对早防早治有积极的意义。

中华医学会糖尿病学分会 2004 年建议的诊断标准：

（1）超重或肥胖，BMI $\geqslant 25$ kg/m^2。

（2）空腹血糖（FPG）$\geqslant 6.1$ mmol/L（110 mg/dL）和 / 或餐后两小时血糖（2 hPG）$\geqslant 7.8$ mmol/L（140 mg/dL），或已确诊糖尿病存在治疗者。

（3）收缩压 / 舒张压 $\geqslant 140/90$ mmHg，或已确诊高血压存在治疗者。

（4）血脂异常：空腹血甘油三酯 $\geqslant 1.7$ mmol/L（150 mg/dL），和 / 或空腹血 HDL-C < 0.9 mmol/L（35 mg/dL）（男），< 1.0 mmol/L（39 mg/dL）（女）。

具备以上 4 项中的 3 项或全部者可诊断为代谢综合征。

（三）代谢综合征治疗目标

代谢综合征的治疗包括体重控制、运动干预、治疗与心脑血管疾病危险因素有关的疾病，包括药物治疗。围绕代谢综合征的诊断指征，代谢综合征治疗的主要目标是降低临床上出现动脉粥样性硬化心血管疾病（ASCVD）和Ⅱ型糖尿病的风险。代谢综合征治疗目标可以简要归纳为 4 个方面：减轻体重、减轻胰岛素抵抗、改善血脂紊乱、降低血压。

（四）代谢综合征运动处方目标

按照代谢综合征的治疗目标，通过制订与执行科学的运动处方，发挥运动对于减轻胰岛素抵抗、降压、改善糖脂代谢等多方面的作用，从而起到对代谢综合征的治疗效果。因此，代谢综合征的运动处方，应同时兼顾安全性和有效性，应更加个体化、精准化。

二、代谢综合征人群运动风险评估

代谢综合征患者存在多项心血管疾病独立危险因素，因此，运动前的运动风险评估工作不可或缺。

（一）运动风险评估内容

对于绝大多数代谢综合征患者，临床医师所掌握的病史信息已经足够对开始运动或增加运动进行安全性筛选。这些信息包括心脏、肺和代谢性疾病的病史，已知的心脏病危险因素等，尤其是要判断是否存在运动禁忌证，如不稳定性心绞痛、未控制的心律失常、严重的心脏瓣膜病或心肌病、未控制的高血压或血压超过 180/110 mmHg、血糖高于 16.7 mmol/L 或低于 4 mmol/L 以及严重的糖尿病并发症等。存在任何一项运动禁忌证，就要暂时避免做运动测试和进行运动干预。

专业筛查评估是指在开展运动干预之前，由医学或运动医学专业人员对心血管疾病危险因素进行详细的评估过程，除心电图、心脏超声、血管硬化度、身体成分分析、血液化验等临床检查外，评估项目还包括询问病史、问卷调查、除心肺功能评估外的基本运动能力评估等。

（二）运动风险评估流程（图 6-9-1）

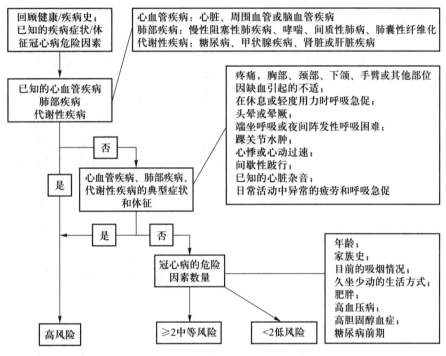

图 6-9-1 运动风险评估流程图

资料来源：Steven Jonas，Edward M.Phillips. 运动保健处方［M］. 黄力平，译. 北京：人民军医出版社，2014.

（三）运动风险分层

基于规范化的运动风险评估程序，可以将慢性疾病人群分为低危、中危和高危三个运动风险等级。运动风险分层见表 6-9-1。

表 6-9-1 运动风险分层表

风险相关因素	风险分层	
年龄	男性＜45 岁 女性＜55 岁	男性≥45 岁 女性≥55 岁

续表

风险相关因素	风险分层	
无症状，或一个危险因素	低危	中危
≥2 个危险因素	中危	中危
患有心、肺或代谢性疾病中的一种，或一种以上心、肺、代谢性疾病症状或体征	高危	高危

资料来源：王安利. 运动医学［M］. 北京：人民体育出版社，2008.

代谢综合征患者均存在较多心血管疾病危险因素。根据危险因素的不同类别，可分为运动"中危人群"（存在两个或两个以上的动脉粥样硬化危险因素）与"高危人群"（存在心血管病、肺疾病或代谢性疾病，或有一个或多个这些疾病症状的个体）。由于相当一部分代谢综合征的患者未及时做出糖尿病、冠心病等疾病诊断，有的患者对相关疾病的典型症状并不在意，因此在运动风险评估过程中应耐心细致，不能让运动"高危人群"漏网，否则可能会增加运动测试与运动指导的风险。

三、代谢综合征人群运动能力评估

运动前应该进行系统的运动能力评估，根据运动基础能力确定合理的运动方案，是保证运动安全与有效的前提，也是制订运动处方的基本依据。有氧运动能力评估适用于不存在运动禁忌证的代谢综合征患者，可根据病情需要和测试条件选择相应的评估手段。测试方式有场地测试、跑台测试、功率车测试、台阶试验等，测量指标有 $\dot{V}O_2$，METs 和 RPE 等。

（一）心肺运动试验

心肺运动试验是目前国际上普遍使用的衡量人体呼吸和循环机能水平的心肺功能检查方法。

（二）运动负荷试验

测试运动中心率、血压、对运动的主观用力感觉、心电图及直接或间接测出的最大摄氧量等指标。

1. 平板运动试验

平板运动试验是目前应用最广泛的运动负荷试验。其方法是让患者在类似跑步机的平板上走跑，根据所选择的运动方案，仪器自动调整平板的速度及坡度以调节运动负荷，直到患者心率达到次极量负荷水平，分析运动前、中、后的心电图变化以判断结果。

2. 踏车运动试验

踏车运动试验是在装有功率计的踏车上做踏车运动，以蹬踏的速度和阻力调节运动负荷大小的试验方法。运动前、中、后多次进行心电图记录，进行分析判断。这种方法的主要优点是可以根据患者的个人情况，达到各自的次极量负荷。此外，还可用于部分不适宜进行平板运动试验的患者，如患有关节炎、外周血栓性疾病的患者。

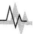

四、代谢综合征人群运动处方的制订

代谢综合征运动处方的制订要遵循三条基本原则：一是个体化。根据每个患者的具体情况，制订出既满足要求又符合个人身体客观条件的运动处方。二是安全性。运动处方对运动的要求，应保证在安全的范围内。在制订和实施运动处方时，应严格遵循各项规定和要求，确保安全。三是有效性。运动处方的制订和实施应使患者的功能状态有所改善。

（一）代谢综合征人群有氧运动处方的制订

1. 运动频率

建议每周应有 3~5 d 的有氧运动。按照不同的运动能力，推荐每周进行至少 5 次中等强度的有氧运动，或是至少 3 次较大强度的有氧运动，或是每周进行 3~5 d 中等强度和较大强度相结合的运动。对于有减肥需求者，建议每天运动，至少保证每周 5 次以上运动。

2. 运动强度

可以通过多种方法来计算运动强度，包括主观用力感觉、谈话测试、最大心率百分比、储备心率、最大摄氧量百分比、储备摄氧量、代谢当量等。

常用的有氧运动强度测试方法有心肺运动试验、运动负荷试验等，只有获得了患者在运动试验中测得的最大有氧能力，才能精确设定运动强度。为了能获得足够的生理刺激，推荐运动强度为峰值摄氧量的 50%~85%，为了检测和操作更方便，也可以使用公式"220 - 年龄"来推算最大心率，再通过相关公式计算不同运动强度所对应的心率范围，从而量化运动强度。例如，一种简便的计算方法是将最大心率的 64%~76% 作为中等强度的心率范围。结合静息心率的储备心率法计算公式计算出的心率范围，更符合个体化、精准化要求。

3. 运动时间

通常运动时间是以分钟计量，在一天内每次至少持续 10 min 的有效运动累加起来就构成一天的运动时间。如果没有减重需要，每天的有效运动时间推荐 30~60 min，每周至少达到 150 min。如果因超重或肥胖存在减重需要，鼓励做更大量的运动，每周要达到 300 min 的有效运动。

4. 运动项目

易实现的有氧运动项目往往是下肢运动为主的项目，如走步、跑步、蹬自行车、爬楼梯等。建议尽量采用全身性有氧运动项目，如游泳、划船、用健走杖行走，或借助一些全身性有氧运动器械进行运动。对于体重较大者，尽量选择对下肢关节负担较轻的运动项目。

（二）代谢综合征人群抗阻运动处方的制订

1. 运动频率

抗阻运动频率一般为每周应该对每个大肌群（如胸部、肩部、上背部、下背部、腹部、臀部和下肢）训练 2~3 次，并且同一肌群练习的时间应间隔至少 48 h。

2. 运动强度

如果具备专业测试条件，可以针对局部的大肌肉群进行最大力量测试，根据测试结果和运动目标设定运动强度。较简便易行的测试方法是，以能够重复 8~10 次动作的负荷为运动强度，重复进行 3 组，每组间休息 1~4 min。为兼顾慢性疾病患者运动的安全性，起步阶段可以在相对更低的强度下进行，逐步增加到目标强度。

3. 运动时间

一次抗阻运动锻炼需要 20~30 min。针对大肌肉群，每个动作重复 8~12 次，主要动作都完成算一组，共需完成 3 组。

4. 运动项目

有条件者可以在专业人员指导下，利用专业器械进行抗阻运动。较简便易行的运动项目是借助自身体重的抗阻运动项目，如俯卧撑。也可利用哑铃、弹力带等小型运动器械进行抗阻运动。

五、运动处方的执行与效果评价

运动处方的执行是具体落实运动处方的过程，可以通过三种不同的途径来执行：一是在运动医学专业人员监督指导下执行运动处方；二是在自我监督下执行运动处方；三是在社区卫生机构指导下执行运动处方。

（一）运动处方的执行

执行运动处方的进展速度取决于个体的健康状况、运动耐受力和运动目标。对于一般成年人来说，较合理的提高速率是在最开始的 4~6 周中，每 1~2 周将每次运动时间延长 5~10 min。进行有规律的运动 1 个月以后，在接下来的 3~6 个月，逐渐增加运动的频率、强度和 / 或时间，逐渐达到推荐的运动量和需完成的质量。运动处方中任何一项的调整，都应对运动量增加可能带来的不利影响进行监控，如果无法很好地耐受时，应降低运动量。

不同阶段的运动处方执行要点如下：

第一阶段：执行初步方案。针对之前没有做过运动或没有坚持长期运动的慢性疾病患者，这个阶段应使其容易开始，将损伤的风险降至最低，并帮助其逐渐变成规律运动，每周运动不少于 4 次，逐渐增加运动时间。在 3~4 周内，逐步达到每周总时间 100 min 左右，运动强度要接近或达到中等强度。

第二阶段：执行发展运动方案。发展运动方案一般从第三周左右开始，每周运动不少于 4 次，这一阶段运动时间要较前一阶段长，中等运动强度达到每周 150 min。此阶段一般需要实施 3 个月左右。

第三阶段：执行更高一级的运动方案。更高一级水平的运动方案开始时间根据之前的运动发展速度不同而不同，一般从第三个月左右开始，进入每周 4 次以上、累计超过 150 min 的有效运动，运动强度可稍大于中等强度。

1. 运动监测

运动处方执行过程的各个阶段，监测运动强度及有关增加运动引起各种生理改变，及时指导及调整运动处方或运动进程，是落实运动处方的关键环节。因此，运动监测在落实运动处方、保证运动计划成功实施中有着十分重要的作用。运动强度判定见表 6-9-2。

表 6-9-2　运动强度判定表

运动强度	主观测定法			客观测定法	
	谈话试验	RPE（10 级）	HRR/% $\dot{V}O_2R/\%$	最大 HR/%	代谢当量 /METs
低强度	能说或唱	<3	<40	<64	<3
中等强度	能说，不能唱	3~4	40~60	64~76	3~6
高强度	不能说话	≥5	>60	>76	>6

资料来源：Steven Jonas，Edward M.Phillips. 运动保健处方 [M]. 黄力平，译. 北京：人民军医出版社，2014.

主观疲劳感觉程度可通过运动个体的语言叙述（如我累了、这很轻松）或利用标准的量表（RPE）来进行评估。研究证实，RPE的主观评价与工作负荷、心率储备百分比（%HRR）、每分钟通气量、摄氧量及血乳酸水平高度相关。

由于心脏对运动中机体代谢活动的细微变化能很快作出反应，因此心率是评定身体状况的重要生理指标。心率作为生理指标在运动实践中常用来反映运动强度和生理负荷量，它也是反映体内代谢情况的一个非常灵敏的生理指标。实践表明，用心率控制运动强度，根据心率的变化进行实时运动调整，可以有效地提高运动处方执行效果。例如，运动全程佩戴运动心率表（或运动心率带），了解运动过程中的运动强度范围，及时调整运动节奏，可以有效控制达到运动处方要求的运动强度。

（1）现场运动监测。现场运动监控是指在运动现场，监测运动引起的各种生理反应，以及时指导或调整运动进程。尤其是对于心肺耐力较低的患者，需要在心电监护下进行运动康复。在运动现场实时监测运动者的心率、运动强度、运动量，使指导者能时时了解、跟进每个人的运动情况和身体情况，及时做出调整，防止运动意外发生。测试人员要仔细观察，并不断地与患者进行交流。患者也要知道出现不适时在第一时间告知测试人员，测试人员要询问患者的感觉及是否有任何不适状况。

（2）远程运动监测。随着互联网科技与运动健身的不断结合，出现了越来越多的智能运动应用与设备，这些产品或多或少为患者带来了便利，尤其是在远程运动监控方面。世界上许多专业运动医学和健身医学机构都建议在运动时使用心率监测设备。心率监测可以快速清楚地反映运动时身体的信息。使用心率测量仪，是保证运动健身安全和质量最方便和最准确的方法。运动过程中佩戴运动心率设备采集运动心率数据，可以长期跟踪，满足个人对运动效果长期评估的个性化管理需求。

2. 运动处方执行中的常见困难与解决方法

在运动处方执行过程中，可能会遇到各种各样的困难，从而影响运动计划的落实（表6-9-3）。

表 6-9-3　常见运动障碍及克服建议

障碍	克服建议
缺少时间	明确可用的时间：观察一周你可用的日常活动。确定出至少 3 个 30 min 你可以用来进行运动的时间 在你的日常生活中加入身体活动：如走路或骑自行车上班或购物，看电视时进行运动等 安排身体活动的时间：如午餐时间进行走步、游泳等 选择需要时间很少的活动：如跑步、爬楼梯等
害怕受伤	学习如何进行准备活动和整理活动以防损伤 学习如何进行适合于你年龄、体能水平和健康状况的适当运动 选择从事危险性最小的活动
缺少技能	选择不依赖技能的运动，如走步、慢跑等 与同等技能水平的朋友一起运动 寻找愿意教授你运动技能的朋友一起运动 参加培训班学习运动技能
天气条件	形成一套不受天气干扰的规律运动，如室内踏车、有氧舞蹈、室内游泳、健身房运动等 只将依赖天气条件的室外运动作为补充，如户外跑步、室外网球等
外出旅行	将跳绳放入旅行箱，有时间时进行跳绳运动 在大厅中散步，在旅馆中爬楼梯 居住在有游泳和运动设施的地方 在旅行当地寻找合适的场地步行

资料来源：Jonathan K.Ehrman, Paul M.Gordon, Paul S.Visich, 等. 慢性疾病运动康复［M］. 3 版. 刘洵，等译. 北京：人民军医出版社，2015.

（二）运动处方的效果评价

科学的运动可对抗多种心脑血管疾病危险因素（如肥胖、高血压、血脂异常、血糖异常、静坐少动等），延缓动脉粥样硬化，因此，运动干预可在一定程度上防治肥胖症、高血压病、高脂血症、糖尿病、冠心病及中风等慢性疾病，并在预防骨质疏松症、延缓衰老等方面发挥着重要作用。

1. 代谢综合征运动干预指标

代谢综合征运动干预指标涵盖代谢综合征相关的生理、生化指标。中华医学会糖尿病学分会提出的代谢综合征各组成成分理想的治疗目标见表6-9-4。

表6-9-4　代谢综合征各组成成分理想的治疗目标

控制项目	具体指标	目标值
血糖	糖化血红蛋白（HbA1c）	< 6.5%
	空腹血糖（FPG）	< 6.1 mmol/L
	餐后2 h血糖（2hPPG）	< 7.8 mmol/L
血压	血压值	< 125/75 mmHg
血脂	低密度脂蛋白胆固醇（LDL–Ch）	< 2.6 mmol/L
	高密度脂蛋白胆固醇（HDL–Ch）	> 1.04 mmol/L（男） > 1.3 mmol/L（女）
	甘油三酯（TG）	< 1.7 mmol/L
体重	减轻体重	5%以上

2. 代谢综合征运动干预获益

众多证据表明，在进行有氧运动和抗阻运动后，有氧代谢过程及胰岛素敏感性会有所改善（并不依赖于体重的减轻），肌肉功能和心肺功能增强，胰岛素刺激的葡萄糖处理和脂肪酸的氧化，强调了在代谢综合征的治疗过程中，运动干预的重要作用。运动干预主要获益包括：

（1）心肺耐力。低强度、长时间的身体活动和有处方的心肺功能有氧运动训练对能量代谢、体重控制和改善心脏代谢的危险因素都是有益的。中等强度、中等和短时间的有处方的心肺功能有氧运动训练对有氧适能的提高、身体成分的改善、降低心脏代谢危险因素都是有益的。

（2）肌肉力量。抗阻运动训练对力量的增长是非常重要的，它可以保持肌肉功能、瘦体重、骨密度，并可改善心脏代谢健康参数（如胰岛素敏感性、糖耐量、血脂状况）。

（3）肌肉耐力。抗阻运动训练对增加局部肌肉耐力有益，可使日常活动和体育运动中抗疲劳能力增强，腰背健康和维持姿势的能力提高。

（4）灵活性。灵活性和关节活动范围拉伸运动训练对肌肉骨骼和关节结构及腰背部的健康是必要的。

（5）身体成分。减脂可以全面改善心脏代谢功能，增强肌肉功能和提高基础代谢率。

六、运动与药物的协同作用

对于代谢综合征患者，仅简单地给予药物治疗，是无法全面控制代谢紊乱的。代谢综合征的治疗应是全方位、多手段的干预治疗模式，即早期积极筛查、早期生活方式干预、必要的药物治疗、多重危险因素和心脑血管并发症的强化干预治疗、强化的饮食、运动干预治疗及自我管理教育等。近年来，国内外许多研究证实，代谢综合征在长期、有规律、不间断的运动疗法基础上能够使药物治疗更有效，有效减缓代谢综合征任何一个阶段的病情进展和机体组织器官功能的恶化。

（一）药物治疗

代谢综合征的药物治疗主要是针对高血压、糖尿病、高脂血症、高尿酸血症与痛风、超重与肥胖的药物治疗，并对降低代谢综合征所致的急性冠脉综合征、血栓性疾病、脑卒中等病的危害有良好作用。治疗药物包括抗高血压药、抗糖尿病药、调节血脂药、抗痛风药、减重药、抗凝血药、抗血小板药等。药物治疗需要符合相应的药物治疗指征。

临床实践充分证实，代谢综合征药物治疗需要在饮食控制和运动锻炼的配合下才能取得良好的效果。

（二）以运动为重点的非药物治疗

代谢综合征的治疗除了药物治疗外，对饮食、运动等方面的生活方式进行干预也是必不可少的治疗手段，即代谢综合征需要综合治疗措施，仅仅依靠药物治疗往往不能得到满意的治疗效果。尤其是以运动为重点的非药物治疗，直接针对胰岛素抵抗这个代谢综合征的发病根源，做好运动治疗，可使代谢综合征的治疗减少用药、提高整体治疗效果，甚至可使一部分患者免于药物治疗。与药物治疗相比，运动治疗成本低廉，可免于药物的副作用，并且可获得多方面的运动受益，全面改善整体健康水平。

（三）基于运动干预效果的药物调整

对代谢综合征患者实施有效的运动干预后，体内胰岛素抵抗会得到缓解，在运动与药物的协同作用下，体重与相关生理生化指标会逐步得到改善。在血压、血糖、血脂等指标控制达标后，可适时对药物的使用进行调整。

药物调整分为减药与停药。药物调整必须在临床医生参与下、在对相关指标严密监测下进行。停药前，往往先要经过减药，即逐渐减少药物剂量，不可突然停药。减药速度要根据相关指标的监测情况与达标情况而定，不可操之过急，减药速度宁慢勿快，尤其是 β 受体阻滞剂、降压药等药物。停药需要在严密监测、成功减药的前提下进行，尤其是停药后更应加强指标监测，避免因停药造成的相关指标波动。

七、代谢综合征运动处方案例分析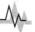

（一）代谢综合征运动处方案例1

刘女士，37岁，会计，久坐工作的生活模式，无运动习惯，日常体力活动不足，运动风险评估为中等。体质测试结果显示，达到了肥胖（BMI = 29.2），心肺功能偏低（FC 值 7.9 METs），肌肉力量一般，柔韧性一般。

制订运动处方的思路：

（1）体质与健康特征分析。中青年女性，无锻炼习惯，体力活动少、运动风险为中等。主要问题：肥胖，高血压，糖代谢与脂代谢紊乱，心肺功能等身体素质偏弱。

（2）运动处方的目标。减体脂，降血压，改善糖脂代谢，提高心肺耐力。

（3）运动方式选择。因身体素质较弱，特别是心肺功能较差，本人又无锻炼习惯，因此从中低强度有氧运动开始锻炼，运动方式可选择快走、游泳、骑车、有氧健身操中的一种或几种运动交替进行。

（4）运动强度及时间制订。按照中等强度有氧运动处方的制订原则，有效运动心率要求达到120~140 次 /min。第 1~3 周，每天有效运动时间达到 20~30 min 并逐渐延长。第 4 周开始每天有效运动时间达到 60~90 min。可在 3 个月后根据复查情况调整运动靶心率范围。考虑到代谢综合征患者的运动风险较高，短期内不推荐做高强度运动。

（5）运动频率。每周至少 5 次。

（6）注意事项。因既往无运动习惯，因此前几周要加强回访，及时解决运动中的问题，鼓励其坚持运动，预防运动损伤，使其逐渐养成良好的运动习惯。

刘某的运动处方

基本信息					××××年3月8日	
姓名	刘某	性别	□男 ☑女	年龄	37 岁	
联系电话	××××××	家庭住址		××××××		

运动前筛查结果

体力活动水平	☑严重不足　□不足　□满足		
健康筛查	身高 168 cm，体重 82.4 kg，体脂率 34.2%，BMI 29.2 kg/m²		
	疾病史：□无，☑高血压，□糖尿病，□心脏病，□肺脏疾病，□其他		
	血液指标：空腹血糖 6.68 mmol/L，总胆固醇 4.17 mmol/L		
运动风险分级	□低 ☑中 □高		
运动测试结果	心肺功能	☑低　□中　□高	
	肌肉力量与耐力	□差　☑一般　□较好	
	柔韧性	□差　☑一般　□较好	

运 动 处 方

运动目的	减体脂，降血压，改善糖脂代谢，提高心肺耐力
运动方式	中等强度有氧运动，如快走、游泳、骑车、有氧健身操等
运动强度	运动靶心率：120~140 次 /min
运动时间	每天运动 1~1.5 h
运动频率	每周不少于 5 次
周运动量	每周达到 300 min 有效运动
运动目标	短期：建立运动习惯，从低—中强度运动起步，掌握科学运动方法 长期：做中等强度有氧运动，3~6 个月减脂 4~8 kg，全面改善代谢状况，逐渐强化肌肉、强化心肺功能，心肺功能提高 10% 左右，养成长期的运动习惯

续表

注意事项	1. 每天最佳运动时间推荐在餐后 1 h 左右，尽量选择对下肢关节负担轻的运动方式 2. 第 1～3 周为适应期，在运动强度和运动时间上与达标运动相比可以略有差距，是为了保证身体的耐受性和逐步养成运动习惯。在此期间不适合盲目、大幅提高运动强度和运动时间，否则可能会因疲劳等原因影响之后的运动落实 3. 如果运动后次日感觉很疲劳，或晨脉比平时高 10%，则可适当减少运动量，注意休息 4. 注意做好运动前热身和运动后拉伸，尤其是运动后拉伸，可减少肌肉酸痛和长期的运动劳损
效果评估	经过 3 个月的运动治疗，减重 4.2 kg，腰围减少 8 cm，血压降到了正常范围，糖代谢与脂代谢全面改善，心血管功能全面提升，心肺功能提高 3 METs，养成了科学运动习惯
回访时间	前两周每三天一次电话或微信回访，了解身体反应及坚持锻炼的情况。第三周开始每周至少一次电话或微信回访。2～3 个月后再次进行体质评价，调整运动处方
运动处方师	×××
机构名称	×××××

（二）代谢综合征运动处方案例 2

刘先生，57 岁，机关干部，久坐工作的生活模式，无运动习惯，日常体力活动不足，运动风险评估为中等。体质测试结果显示，达到了肥胖（BMI=33 kg/m²），心肺功能偏低（FC 值 10.2 METs），肌肉力量一般，柔韧性一般。

制订运动处方的思路：

（1）体质与健康特征分析。中年男性，无锻炼习惯，体力活动少，运动风险高。主要问题：糖尿病，肥胖，高血压，脂代谢紊乱，心肺功能等身体素质偏弱。

（2）运动处方的目标。减体脂，降血压，改善糖脂代谢，提高心肺耐力。

（3）运动方式的选择。因身体素质较弱，特别是心肺功能较差，本人又无锻炼习惯，因此从中低强度有氧运动开始锻炼，运动方式可选择快走、游泳、骑车、有氧健身操中的一种或几种运动交替进行。

（4）运动强度及时间制订。按照中等强度有氧运动处方的制订原则，有效运动心率要求达到 100～120 次 / min。第 1～3 周，每天有效运动时间应达到 20～30 min 并逐渐延长。第 4 周开始每天有效运动时间达到 60～90 min。可在 3 个月后根据复查情况调整运动靶心率范围。考虑到代谢综合征患者的运动风险较高，短期内不推荐做高强度运动。

（5）运动频率。每周至少 5 次。

（6）注意事项。因既往无运动习惯，因此前几周要加强回访，及时解决运动中的问题，鼓励其坚持运动，预防运动损伤，使其逐渐养成良好的运动习惯。

刘某的运动处方

基本信息					××××年 5 月 8 日
姓名	刘某	性别	☑男　□女	年龄	57 岁
联系电话	××××××	家庭住址		××××××	

续表

运动前筛查结果

体力活动水平	☑严重不足　□不足　□满足
健康筛查	身高 <u>172</u> cm，体重 <u>97.7</u> kg，体脂率 <u>29.8</u> %，BMI <u>33</u> kg/m²
	疾病史：□无，☑高血压，☑糖尿病，□心脏病，□肺脏疾病，□其他
	血液指标：空腹血糖 <u>7.8</u> mmol/L，总胆固醇 <u>3.9</u> mmol/L
运动风险分级	□低　□中　☑高
运动测试结果	心肺功能　　　　□低　☑中　□高
	肌肉力量与耐力　□差　☑一般　□较好
	柔韧性　　　　　□差　☑一般　□较好

运 动 处 方

运动目的	减体脂，降血压，改善糖脂代谢，提高心肺耐力
运动方式	中等强度有氧运动，如快走、游泳、骑车、有氧健身操等
运动强度	运动靶心率：105~125 次 / min
运动时间	每天运动 1~1.5 h
运动频率	每周不少于 5 次
周运动量	每周达到 300 min 有效运动
运动目标	短期：建立运动习惯，从低中强度有氧运动起步，掌握科学运动方法 长期：做中等强度有氧运动，3~6 个月减脂 5~10 kg，全面改善代谢状况，逐渐强化肌肉、强化心肺功能，心肺功能提高 10% 左右，养成长期的运动习惯
注意事项	1. 每天最佳运动时间推荐在餐后 1 h 左右，尽量选择对下肢关节负担轻的运动方式 2. 第 1~3 周为适应期，在运动强度和运动时间上与达标运动相比可以略有差距，此阶段目的是为了保证身体的耐受性和逐步养成运动习惯。在此期间不适合盲目、大幅度提高运动强度和运动时间，否则可能会因疲劳等原因影响之后的运动落实 3. 如果运动后次日感觉很疲劳，或晨脉比平时高 10%，则可适当减少运动量，注意休息 4. 注意做好运动前热身和运动后拉伸，尤其是运动后拉伸，可减少肌肉酸痛和长期的运动劳损
效果评估	经过一年的运动治疗，减重 14.2 kg，腰围减少 15 cm，血压降到了正常范围，糖脂代谢全面改善，心血管功能全面提升，心肺功能提高 2 METs，养成了科学运动习惯
回访时间	前两周每三天一次电话或微信回访，了解运动处方对象身体反应及坚持锻炼的情况。第三周开始每周至少一次电话或微信回访。2~3 个月后再次进行体质评价，调整运动处方
运动处方师	×××
机构名称	×××××

（三）代谢综合征运动处方案例3

肖女士，50岁，编辑，久坐工作的生活模式，无运动习惯，日常体力活动不足，运动风险评估为中等。体质测试结果显示，达到了肥胖（BMI=29.2 kg/m²），心肺功能偏低（FC值7.9 METs），肌肉力量一般，柔韧性一般。

制订运动处方的思路：

（1）体质与健康特征分析。中青年女性，无锻炼习惯，体力活动少，运动风险中等。主要问题：肥胖，高血压，糖脂代谢紊乱，心肺功能等身体素质偏弱。

（2）运动处方的目标。减体脂，降血压，改善糖脂代谢，提高心肺耐力。

（3）运动方式的选择。因身体素质较弱，特别是心肺功能较差，本人又无锻炼习惯，因此从中低强度有氧运动开始锻炼，运动方式可选择快走、游泳、骑车、有氧健身操中的一种或几种运动交替进行。

（4）运动强度及时间制订。按照中等强度有氧运动处方的制订原则，有效运动心率要求达到110~130次/min。第1~3周，每天有效运动时间达到20~30 min并逐渐延长。第4周开始每天有效运动时间达到60~90 min。可在3个月后根据复查情况调整运动靶心率范围。考虑到代谢综合征患者的运动风险较高，短期内不推荐做高强度运动。

（5）运动频率。每周至少5次。

（6）注意事项。因既往无运动习惯，因此前几周要加强回访，及时解决运动中的问题，鼓励其坚持运动，预防运动损伤，使其逐渐养成良好的运动习惯。

肖某的运动处方

基本信息					××××年6月3日
姓名	肖某	性别	□男 ☑女	年龄	37岁
联系电话	××××××	家庭住址		××××××	

运动前筛查结果

体力活动水平	□严重不足 ☑不足 □满足		
健康筛查	身高 164 cm，体重 96 kg，体脂率 50.7%，BMI 35.7 kg/m²		
	疾病史：□无，☑高血压，□糖尿病，□心脏病，□肺脏疾病，☑乳腺癌		
	血液指标：空腹血糖 6.15 mmol/L，总胆固醇 3.12 mmol/L		
运动风险分级	□低 ☑中 □高		
运动测试结果	心肺功能	☑低 □中 □高	
	肌肉力量与耐力	□差 ☑一般 □较好	
	柔韧性	□差 ☑一般 □较好	

运 动 处 方

运动目的	减体脂，降血压，改善糖脂代谢
运动方式	中等强度有氧运动，如快走、游泳、骑车、有氧健身操等
运动强度	运动靶心率：110~130次/min

续表

运动时间	每天运动 1~1.5 h
运动频率	每周不少于 5 次
周运动量	每周达到 300 min 有效运动
运动目标	短期：建立运动习惯，从低中强度运动起步，掌握科学运动方法 长期：做中等强度有氧运动，3~6 个月减脂 5~10 kg，全面改善代谢状况，逐渐强化肌肉、心肺功能，心肺功能提高 10% 左右，养成长期的运动习惯
注意事项	1. 每天最佳运动时间推荐在餐后 1 h 左右，尽量选择对下肢关节负担较轻的运动方式 2. 第 1~3 周为适应期，在运动强度和运动时间上与达标运动相比可以略有差距，此阶段目的是为了保证身体的耐受性和逐步养成运动习惯。在此期间不适合盲目、大幅度提高运动强度和运动时间，否则可能会因疲劳等原因影响之后的运动落实 3. 如果运动后次日感觉很疲劳，或晨脉比平时高 10%，则可适当减少运动量，注意休息 4. 注意做好运动前热身和运动后拉伸，尤其是运动后拉伸，可减少肌肉酸痛和长期的运动劳损
效果评估	经过 3 个月的运动治疗，减重 9 kg，腰围减少 12 cm，血压降到了正常范围，糖脂代谢全面改善，心血管功能全面提升，心肺功能提高 2.5 METs，养成了科学运动习惯
回访时间	前两周每三天一次电话或微信回访，了解身体反应及坚持锻炼的情况。第三周开始每周至少一次电话或微信回访。2~3 个月后再次进行体质评价，调整运动处方
运动处方师	×××
机构名称	×××××

王维民　史艳云

思考题

1. 运动与药物的相互影响包括哪些方面？
2. 如何进行慢性疾病运动干预的效果评价？
3. 简述心肺运动试验在临床诊疗中的价值。
4. 简述心肺运动试验中测试的常用指标及意义。
5. 简述高血压患者进行运动的安全注意事项。
6. 处于青春发育期前和发育期中的肥胖青少年人群如果要运动减脂，应考虑哪些生理特点？在制订运动处方时需注意哪些问题？
7. 糖尿病患者运动中最常见的并发症是什么？如何预防？
8. 冠心病患者进行运动康复的意义是什么？运动是通过哪些机制来发挥作用的？
9. 简述慢性心力衰竭运动处方中有氧运动强度的确定方法。
10. 针对伴有或不伴有肥胖的代谢综合征患者，运动处方的区别是什么？

第七章

常见运动系统慢性疾病运动处方

第一节 颈椎病的运动处方制订

颈椎病的发病率高，严重影响患者的生活质量，运动干预是目前重要的治疗手段。本节将从颈椎病运动干预的基本原理、干预方法和自我评定等方面进行论述。

一、颈椎病运动干预的基本原理

（一）颈椎病的定义

颈椎病又称为颈椎综合征，是由于颈椎长期劳损、骨质增生或椎间盘脱出、韧带增厚，致使颈椎脊髓、神经根或椎动脉受压，出现一系列功能障碍的临床综合征。

（二）颈椎病的发病机制

1. 颈部结构

颈部结构可分为动力系统和静力系统两大部分，其中，动力系统指肌肉，静力系统包括骨骼、韧带、椎间盘等。颈部结构按局部和整体来分，局部静力系统包括 $C_{1\sim7}$ 颈椎、颈椎间盘等，整体静力系统包括颅骨、肩胛骨、锁骨、肩胛胸壁关节、肩锁关节等；局部动力系统包括颈深屈肌（颈长肌、头长肌、头前直肌、头外侧直肌）、头后肌群等；整体动力系统主要为肩颈部的肩胛提肌、斜方肌、胸锁乳突肌等。

2. 颈部结构的功能特点

颈椎负担着较大体积和重量的头颅，其灵活性较高，具有屈伸、旋转、侧屈等运动功能。因不良体姿体态等因素造成颈部肌肉急慢性损伤可使颈部动力系统失衡，使静力系统的椎体小关节、韧带、椎间盘等结构产生劳损，最终发展为颈椎病。

3. 颈椎病的发病原因

当颈部肌群由于某些原因产生功能异常时，颈部动力系统平衡遭到破坏，导致颈椎失稳，如果缺乏干预，进一步可导致静力系统遭到破坏。静力系统被破坏包括：① 颈椎间盘的最佳应力发生异常，破坏了椎间盘的形态和营养；② 前纵韧带、后纵韧带和黄韧带受应力刺激；③ 关节囊增生，软骨细胞破坏；④ 血管受牵拉痉挛，大脑、椎间盘血循受限。

4. 颈椎病不同分型的发病机制

颈椎病主要分为 5 型，分别为颈型颈椎病、神经根型颈椎病、椎动脉型颈椎病、交感神经型颈椎病、脊髓型颈椎病。不良体姿或动态活动异常都可能会引起肌肉组织损伤，肌肉短缩（拉长）痉挛，肌力减弱，颈椎动力系统平衡失调，发展为颈椎病。

（1）颈型颈椎病的发病机制。颈椎动力系统平衡失调后，颈部肌肉、韧带、关节囊、椎间盘退化变性，椎体不稳等劳损导致局部疼痛、僵硬不适症状。

（2）神经根型颈椎病的发病机制。颈部肌肉动力系统失衡导致颈椎间相对移位，上下相邻椎间切迹构成的椎间孔矢状径变小，刺激经过其间的神经根导致神经根型颈椎病的症状。

（3）椎动脉型颈椎病的发病机制。颈部肌肉动力系统失衡致使颈椎椎体相对旋转移位，穿行于横突孔中的椎动脉出现成角，椎动脉受刺激后痉挛，管腔变细，椎动脉血流量减少，导致椎动脉型颈椎病的症状。临床可有头痛、头晕，或伴恶心、耳鸣、耳聋、视物不清等症状。

（4）交感神经型颈椎病的发病机制。颈部肌肉动力系统失衡，颈椎相对移位，分布在脊神经、脊膜、小关节囊上交感神经纤维受到刺激，引起一系列交感神经反射的症状。患者有耳鸣、心律失常、肢体麻木或面部区域性麻木、肢体肿胀发凉以及汗出异常等症状。

（5）脊髓型颈椎病的发病机制。颈部肌肉动力系统失衡，颈椎椎骨间连接结构退变，如椎间盘突出、椎体后缘骨刺、钩椎关节增生、后纵韧带骨化、黄韧带肥厚或钙化，导致脊髓受压或脊髓缺血，继而出现脊髓的功能障碍。

（三）颈椎病运动干预的原理

根据颈椎病的发病机理，在动力系统失衡早期，及时地对患者开具运动处方进行干预具有重要意义。干预肌肉、调节平衡、阻断动力系统失衡、发展静力系统是治疗颈椎病的根本措施。

长期肌肉劳损后，静力性结构失稳可导致神经、血管等异常受力，从而发展为颈椎病。在这个过程中通过运动干预来阻断长期劳损的过程，是治疗颈椎病的关键。

运动干预颈椎病的目标结构为颈部动力系统，即颈部所有的肌肉，目的在于争取早期对劳损肌肉的异常状态进行纠正。

（四）颈椎病运动干预的介入时机

运动干预介入干预颈椎病的时机越早越有利。早期进行运动干预可显著改善劳损肌肉的异常状态，此时干预难度小、干预时间短，可取得满意效果，因此，早期干预是运动干预的关键。

二、颈椎病运动处方的制订

颈椎病运动干预主要针对颈部活动度不足、颈部肌力不足和颈部不良体态三个方面的常见动力系统失衡人群。

（一）以改善颈部相关肌群柔韧性为目标的运动处方

改善原因：颈部肌肉（斜方肌上束、肩胛提肌、斜角肌、枕下肌群等）紧张。

运动处方：对相关肌肉进行拉伸。

1. 斜方肌上束（图7-1-1）

部位：位于上背部的表层肌肉，归属于斜方肌肌纤维，纤维走向斜向外下方。

起点：上项线、枕外隆凸、项韧带、C_7及全部胸椎棘突。

止点：锁骨外侧1/3、肩峰及肩胛冈。

功能：上提肩部，拉拢两边肩胛骨，旋转头部，并协助头部向侧面倾斜。

运动处方：斜方肌上束拉伸训练（图7-1-2）。

动作步骤：

（1）取坐位，双脚分开略宽于肩。

（2）左手扶在左腿上或握在椅子边缘，上身向右倾斜。

（3）右手环绕头部，将头部拉伸，此时头部稍做反方向扭转运动后维持。

（4）每组维持15～30 s，每次2～3组，组间休息60 s，左右交替进行。

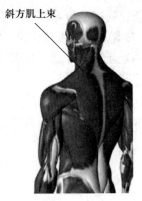

图 7-1-1 斜方肌上束

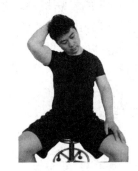

图 7-1-2 斜方肌上束拉伸训练

2. 肩胛提肌（图 7-1-3）

部位：位于颈部两侧，肌肉上部位于胸锁乳突肌深侧，下部位于斜方肌的深面，为一对带状长肌。

起点：上位颈椎横突。

止点：肩胛骨上角和内侧缘的上部。

功能：可向两侧旋转和倾斜头部，单侧收缩可上提肩胛骨并使肩胛骨下回旋，两侧同时收缩可使颈伸。

运动处方：肩胛提肌拉伸训练（图 7-1-4）。

动作步骤：

（1）取坐位，双脚分开略宽于肩。

（2）低头，头部左旋 45°，双手置于头后拉伸至有牵拉感。

（3）每组维持 15~30 s，每次 2~3 组，组间休息 60 s，左右交替进行。

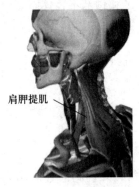

图 7-1-3 肩胛提肌

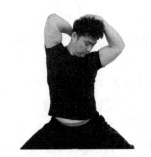

图 7-1-4 肩胛提肌拉伸训练

3. 斜角肌（图 7-1-5）

部位：分为前中后三部，位于颈部两侧、上斜方肌和胸锁乳突肌之间。

起点：颈椎横突。

止点：第 1 肋骨及第 2 肋骨上面。

功能：协助头部向两侧倾斜，协助人体用力吸气。

运动处方：斜角肌拉伸训练（图 7-1-6）。

动作步骤：

（1）取坐位，双脚分开略宽于肩。

（2）双手扶于膝部或握在椅子边缘，上身向左倾斜。

（3）头略后伸，并向左侧屈，拉伸至有牵拉感。

（4）每组维持 15~30 s，每次 2~3 组，组间休息 60 s，左右交替进行。

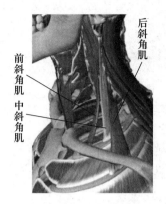

图 7-1-5 斜角肌

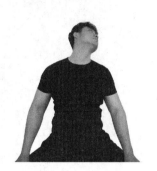

图 7-1-6 斜角肌拉伸训练

4. 枕下肌群（图 7-1-7）

部位：颈后部的脊柱区肌肉群，位于枕骨下方。

功能：将头部后靠、稳固头部、在头部活动时做适当的调整。

运动处方：枕下肌群拉伸训练（图 7-1-8）。

动作步骤：

（1）取坐位，双手十指相扣置于头后。

（2）双手拇指推压颅底，收颌，头部前伸，拉伸至有拉伸感。

（3）每组维持 15~30 s，每次 2~3 组，组间休息 60 s。

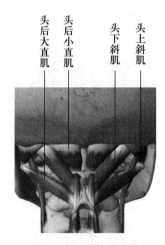

图 7-1-7 枕下肌群

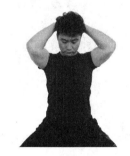

图 7-1-8 枕下肌群拉伸训练

（二）以改善颈部相关肌群力量为目标的运动处方

改善原因：

（1）颈深屈肌（颈长肌、头长肌、头前直肌、头外侧直肌）力量不足。

（2）颈部后群、侧群肌肉力量不足。

（3）颈深屈肌无力致寰枕关节不稳，颈椎屈伸运动异常（前屈无寰枕关节运动，仰卧起床时头后伸），颈深屈肌力量不足如图 7-1-9 所示。

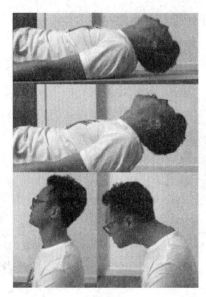

图 7-1-9　颈深屈肌力量不足图示

运动处方：相关肌肉力量训练。

1. 颈深屈肌（图 7-1-10，图 7-1-11）

部位：由颈长肌、头长肌、头前直肌、头外侧直肌组成，位于在胸锁乳突肌深面。

功能：使颅颈屈曲运动，同时维持颈段的垂直稳定性。

运动处方：颈深屈肌力量训练（图 7-1-12）。

动作步骤：

（1）取仰卧位，闭口，收下颌，头抬离瑜伽垫 1 cm。

（2）每组做至力竭，每次 2~3 组，组间休息 60 s。

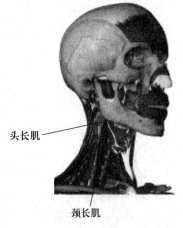

图 7-1-10　颈长肌、头长肌

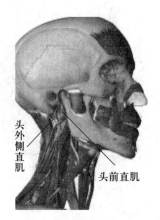

图 7-1-11　头前直肌、头外侧直肌

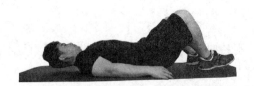

图 7-1-12　颈深屈肌力量训练

2. 颈部肌肉后群（图7-1-13）

部位：颈部肌肉后群分8层，共20块肌肉，主要包括斜方肌、菱形肌、头夹肌、颈夹肌等。

功能：使颈部后伸。

运动处方：颈部肌肉后群力量训练（图7-1-14）。

动作步骤：

（1）取跪姿，俯卧支撑，上臂与瑜伽垫成90°，颈后伸抬头至最大角度。

（2）每组做至力竭，每次2~3组，组间休息60 s。

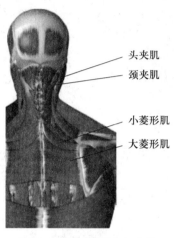

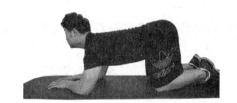

图7-1-13　颈部肌肉后群　　　　　　　　　　图7-1-14　颈部肌肉后群力量训练

3. 颈外侧肌群（图7-1-15，图7-1-16）

部位：主要包括前斜角肌、中斜角肌、后斜角肌、胸锁乳突肌等。

功能：使颈部侧屈。

运动处方：颈外侧肌群力量训练（图7-1-17）。

动作步骤：

（1）取侧卧位，使头向上微微抬起，挺胸，使颈椎维持在中立位略上。

（2）每组做至力竭，每次2~3组，组间休息60 s。

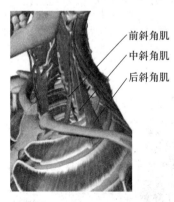
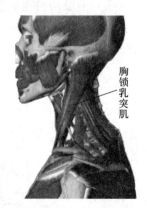
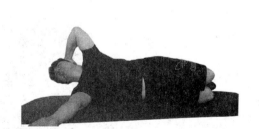

图7-1-15　前、中、后斜角肌　　　图7-1-16　胸锁乳突肌　　　　图7-1-17　颈外侧肌群力量训练

（三）以改善颈部体态不良为目标的运动处方

体态不良在现代工作生活中很常见，主要是由于长时间的低头伏案使颈肩部肌肉处于不良应力状态，形成了含胸圆肩、驼背等不良体态（图7-1-18）。

诊断要点：① 头部不自觉地前倾，呈头前位；② 双肩胛骨前伸；③ 从侧面看，耳垂线在患者肩峰前方；④ 胸椎曲度增大、后凸。

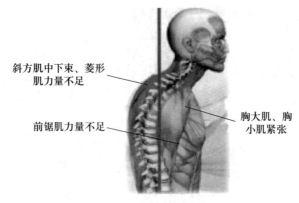

图 7-1-18　颈部常见不良体态

改善原因：肩胛带稳定性不足（前锯肌、斜方肌中下束、菱形肌力量不足），胸大肌、胸小肌紧张。

危害：失衡的动力系统、静力系统使颈部肌肉紧张疲劳、血管神经等易受应力刺激。与各型颈椎病的不适症状密切相关。

运动处方：前锯肌、菱形肌、斜方肌中下束力量训练，胸大肌、胸小肌松解。

1. 前锯肌（图 7-1-19）

部位：位于胸廓侧壁，上部为胸大肌、胸小肌覆盖。

起点：上 8 或 9 个肋骨外面。

止点：肩胛骨内侧缘和下角。

功能：拉肩胛骨向前和紧贴胸壁；下部肌束使肩胛骨下角外旋，助臂上举；当肩胛骨固定时，可上提肋骨助深呼吸。

运动处方：前锯肌力量训练—膝位推肩俯卧撑（图 7-1-20）。

动作步骤：

（1）俯卧于瑜伽垫上，双膝、双手撑地，大腿、上肢均与地面垂直，肘关节伸直。

（2）肩胛骨前伸并把躯干撑起，维持姿势。

（3）每组做至力竭，每次 2~3 组，组间休息 60 s。

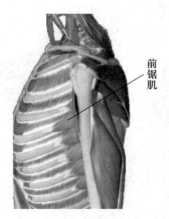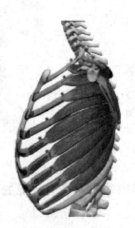

图 7-1-19　前锯肌

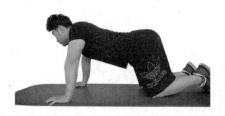
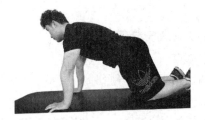

图 7-1-20 前锯肌力量训练——膝位推肩俯卧撑

2. 菱形肌（图 7-1-13）

部位：斜方肌深层。

起点：下位 2 个颈椎和上位 4 个胸椎棘突。

止点：肩胛骨内侧缘。

功能：近固定时，使肩胛骨上提、后缩和下回旋。远固定时，两侧收缩，使脊柱胸段伸。

运动处方：菱形肌、斜方肌中下束力量训练——倚墙滑动。

动作步骤：

（1）整个背部靠紧墙壁，抬头挺胸沉肩，手臂匀速向后向下。

（2）10~15 个 / 组，1~2 组，组间休息 1 min。

3. 斜方肌中下束（图 7-1-21）

部位：位于背部浅层。

起点：起于全部胸椎的棘突。

止点：肩胛冈上唇及尖端。

功能：下束收缩使肩胛骨下降，中下束同时收缩使肩胛骨向脊柱靠拢。

运动处方：菱形肌、斜方肌中下束力量训练—倚墙滑动（图 7-1-22）。

动作步骤：

斜方肌中下束动作步骤同菱形肌。

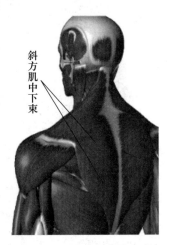

图 7-1-21 斜方肌中下束

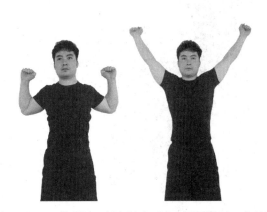

图 7-1-22 菱形肌、斜方肌中下束力量训练——倚墙滑动

4. 胸大肌（图 7-1-23）

部位：位于胸廓前上部的浅层。

起点：锁骨内侧 2/3 段、胸骨前面、第 1 ~ 6 肋软骨前面等。

止点：肱骨大结节嵴。

功能：近固定时，使肩关节屈、水平屈、内收和内旋。远固定时，拉躯干向上臂靠拢，提肋助吸气。

运动处方：胸大肌拉伸训练（图 7-1-24）。

动作步骤：

（1）墙边站立，屈肩屈肘关节 90°，身体和手臂在冠状位。

（2）缓慢向手臂相反方向旋转脚和身体，直到抬起的手臂侧胸前有拉伸感。

（3）每组维持 15~30 s，每次 2~3 组，组间休息 60 s。

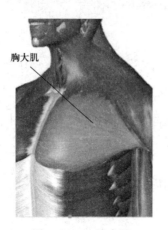

图 7-1-23　胸大肌

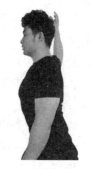

图 7-1-24　胸大肌拉伸训练

5. 胸小肌（图 7-1-25）

部位：胸大肌深面。

起点：第 3 ~ 5 肋骨。

止点：肩胛骨喙突。

功能：近固定时，使肩胛骨前伸、下降和下回旋。远固定时，提肋助吸气。

运动处方：胸小肌拉伸训练（图 7-1-26）。

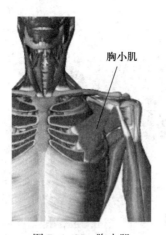

图 7-1-25　胸小肌

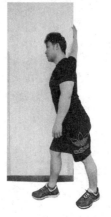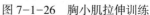

图 7-1-26　胸小肌拉伸训练

动作步骤：

（1）站立在墙边，手肘置于肩关节之上，前臂上伸。

（2）右脚向前迈步，慢慢弯曲右腿，带动上半身向前、向下倾斜，直到胸前有拉伸感。

（3）每组维持 15~30 s，每次 2~3 组，组间休息 60 s。

三、制订与实施颈椎病运动处方的注意事项

（一）制订不同分型颈椎病运动处方的注意事项与禁忌

没有一种运动疗法适合多型或各型颈椎病的防治。

在颈部肌肉力量不足、控制能力下降的情况下，颈椎的前屈、后伸、侧屈、旋转、环转等运动均可加重颈椎不稳，导致病情加重，并且在做这些运动时，颈椎相对中立位会发生较大位移，潜在加重神经根、脊髓、血管等损伤的隐患和诱发眩晕猝倒的风险。

在仅有动力系统失衡的情况下，可使用上述运动处方进行早期干预。一旦发展成为上述 5 种颈椎病时，使用静力性颈部伸屈肌群抗阻训练在激活肌肉的同时能有效增强或重建颈椎的稳定性以达到治疗目的。

（二）实施颈椎病运动处方的注意事项及终止运动的指征

1. 注意事项

每一锻炼动作针对特定肌肉或肌群，实施运动处方时需注意目标肌群的激活，循序渐进，力量由强到弱。一般情况下先做拉伸运动。

2. 终止运动的指征

（1）牵拉动作出现上肢麻木。原因：头前伸等不良体态未纠正，导致臂丛受压；或因颈肋致胸廓出口综合征。

（2）头晕。原因：加重血管、自主神经的刺激。

（3）局部剧烈尖锐疼痛。原因：局部结构异常受力引起损伤，动作不标准。

四、颈椎病运动处方的效果评估

（一）运动负荷的适应性评估

1. 心肺负荷的适应性评估

局部锻炼引起心肺负荷不适的可能性较小。

2. 局部适应性的评估

（1）如果出现局部肌肉疼痛，则视个体承受程度调整方案，降低强度。

（2）若出现头晕、上肢麻木，需排除因肌肉过度训练导致的肌肉控制能力下降、运动模式改变、局部结构受力异常等情况。

（二）颈椎病症状的改善评估

颈椎功能障碍指数量表（the neck disability index，NDI）是评估颈部功能障碍的量表，包括主观症状 4 个问题和日常生活能力评估 6 个问题，每个问题从无任何影响（计 0 分）至症状最严重（5 分），通过计算其总分来反映颈部的功能障碍严重程度，总分最低 0 分、最高 50 分。该量表在国际、国内广泛应用（表 7-1-1）。

表 7-1-1 颈椎功能障碍指数量表（the neck disability index，NDI）

患者主观症状

问题 1——疼痛强度

（0分）我我此刻没有疼痛

（1分）我此刻疼痛非常轻微

（2分）我此刻有中等程度的疼痛

（3分）我此刻疼痛相当严重

（4分）我此刻疼痛非常重

（5分）我此刻疼痛难以想象

问题 2——头痛

（0分）我完全没有头痛

（1分）我有轻微的头痛，但不经常发生

（2分）我有中度头痛，但不经常发生

（3分）我有中度头痛，且经常发生

（4分）我有严重的头痛，且经常发生

（5分）我几乎一直都有头痛

问题 3——集中注意力

（0分）我可以完全集中注意力，并且没有任何困难

（1分）我可以完全集中注意力，但有轻微的困难

（2分）当我想完全集中注意力时，有一定程度的困难

（3分）当我想完全集中注意力时，有较多的困难

（4分）当我想完全集中注意力时，有很大的困难

（5分）我完全不能集中注意力

问题 4——睡觉

（0分）我的睡眠没有问题

（1分）我的睡眠稍受影响（失眠，少于1h）

（2分）我的睡眠轻度受影响（失眠，1~2h）

（3分）我的睡眠中度受影响（失眠，2~3h）

（4分）我的睡眠重度受影响（失眠，3~5h）

（5分）我的睡眠完全受影响（失眠，5~7h）

日常生活活动能力

问题 5——个人护理（洗漱，穿衣等）

（0分）我可以正常照顾自己，而不会引起额外的疼痛

（1分）我可以正常照顾自己，但会引起额外的疼痛

（2分）我在照顾自己的时候会出现疼痛我得慢慢地、小心地进行

（3分）我的日常生活需要一些帮助

（4分）我的大多数日常生活活动每天都需要照顾

（5分）我不能穿衣，洗漱也很困难，不得不卧床

问题 6——提起重物

（0分）我可以提起重物，且不引起任何额外的疼痛

（1分）我可以提起重物，但会引起额外的疼痛

（2分）疼痛会妨碍我从地板上提起重物，但如果重物放在桌子上合适的位置，我可以设法提起它

（3分）疼痛会妨碍我提起重物，但可以提起中等重量的物体

（4分）我可以提起轻的物体

（5分）我不能提起或搬动任何物体

问题 7——阅读

（0分）我可以随意阅读，且不会引起颈痛

（1分）我可以随意阅读，但会引起轻度颈痛

续表

（2分）我可以随意阅读，但会引起中度颈痛

（3分）因中度的颈痛，使得我不能随意阅读

（4分）因严重的颈痛，使我阅读困难

（5分）我完全不能阅读

问题8——工作

（0分）我可以做很多我想做的工作

（1分）我可以做多数日常的工作，但不能太多

（2分）我只能做一部分日常的工作

（3分）我不能做日常工作

（4分）我几乎不能工作

（5分）我任何工作都无法做

问题9——驾驶

（0分）我能驾驶且没有任何颈痛

（1分）我想驾驶就可以驾驶，但有轻微颈痛

（2分）我想驾驶就可以驾驶，但有中度颈痛

（3分）我想驾驶，但不能驾驶，因有中度颈痛

（4分）因严重的颈痛，我几乎不能驾驶

（5分）因颈痛，我一点都不能驾驶

问题10——娱乐

（0分）我能从事所有的娱乐活动，没有颈痛

（1分）我能从事所有的娱乐活动，但有一些颈痛

（2分）因颈痛，我只能从事大部分的娱乐活动

（3分）因颈痛，我只能从事少量的娱乐活动

（4分）因颈痛，我只能从事很少量的娱乐活动

（5分）因颈痛，我几乎不能参与任何娱乐活动

五、颈椎病运动处方案例分析

（一）颈椎病运动处方案例

患者：叶先生，33岁。

主诉：颈部反复不适两年，加重两天。

现病史：患者两年前起伏案工作或开车时间长后感颈部僵硬、不适。受凉症状加重，偶伴头痛。在社区医院推拿后可缓解不适。两天前伏案后又感颈部僵硬不适，今日前来就诊。

既往史：无高血压、糖尿病等病史，无家族遗传病史。

过敏史：无药物过敏史。

专科检查：颈部肌肉紧张、压痛，寰枕筋膜压痛。颈部活动度无明显受限。

运动功能检查：颈部前伸、双肩胛骨前伸、胸椎后凸。斜方肌上束、肩胛提肌等紧张、压痛。余无特殊。

辅检：X片示颈椎序列变直。

诊断：颈椎病。

制订运动处方的思路：

通过训练改善患者肩颈周围肌群力量及活动度。运动处方包含肩颈肌群力量训练和柔韧性训练两个部分。颈部和肩部因功能密切相关，因此被视为肩颈功能复合体，颈部的运动处方制订必须包

含肩关节，才能达到良好效果。

叶某的运动处方

基本信息				×××× 年 8 月 13 日	
姓名	叶某	性别	☑男 □女	年龄	33 岁
联系电话	××××××	家庭住址		××××××	

运动前筛查结果

体力活动水平	□严重不足　□不足　☑满足
健康筛查	身高 <u>177</u> cm，体重 <u>56</u> kg，体脂率 <u>13%</u>，BMI <u>17.87</u> kg/m^2
	疾病史：☑无，□高血压，□糖尿病，□心脏病，□肺脏疾病，□其他
	血液指标：空腹血糖<u>正常</u>，总胆固醇<u>正常</u>
运动风险分级	☑低　□中　□高
运动测试结果	心肺功能　　　　　　□低　☑中　□高
	肌肉力量与耐力　　　□差　☑一般　□较好
	柔韧性　　　　　　　□差　☑一般　□较好

运 动 处 方

运动目的	改善肩颈部肌肉柔韧性及力量，增加局部抗负荷能力，解除症状，预防损伤加重
运动方式	肌肉柔韧性训练：放松胸大肌、胸小肌，拉伸斜方肌上束、肩胛提肌；肌肉力量训练：加强前锯肌、斜方肌中下束、菱形肌肌力
运动强度	力量训练每组 80% 1 RM 8~12 个
运动时间	柔韧性训练每个动作保持 30 s，重复 5 次，每次之间休息 10~20 s；力量训练每次每个动作 2~3 组
运动频率	柔韧性训练每周 5~7 次；力量训练每周 3~5 次
周运动量	每周运动 5~8 h
运动目标	6 周达到干预疗效
注意事项	训练出现疼痛等症状加重时需立即停止，并及时就医，了解处方动作是否执行有误，或需依据病情变化调整方案
效果评估	使用相关量表进行效果评价：1 次训练患者症状立即减轻，通过训练维持疗效；运动训练 2 周后，伏案工作后症状缓解明显，颈部抗负荷能力增强明显；通过 6 周的训练，该患者症状解除
回访时间	在运动处方执行后的第一周，进行电话回访，分别于第 1 天、第 2 天、第 4 天进行，了解训练后患处情况，此后每周一次门诊回访，评价疗效
运动处方师	×××
机构名称	×××××

（二）神经根型颈椎病运动处方案例

患者：王先生，51 岁。

主诉：颈部疼痛 5 年，加重伴左上肢疼痛麻木 3 d。

现病史：患者 5 年前无明显诱因出现颈部疼痛，疼痛呈间断性酸痛、胀痛，劳累后加重，休息后可缓解。症状加重时，患者于医院就诊，予针灸、推拿、理疗后症状可缓解。患者 3 d 前晨起时出现颈部疼痛加重，伴左上肢疼痛麻木。在社区医院推拿后症状无明显缓解，今日前来就诊。

既往史：无高血压、糖尿病等病史，无家族遗传病史。

过敏史：无药物过敏史。

专科检查：$C_4 \sim C_7$ 左侧椎旁肌压痛（＋），椎间孔挤压试验（＋），左侧臂丛神经牵拉试验（＋），颈部活动痛；因疼痛未测颈部活动度。

运动功能检查：头部被动偏向左侧，左侧前、中斜角肌紧张、压痛。

辅检：X 片示颈椎向左轻度侧弯，$C_4 \sim C_7$ 椎间隙变窄。

诊断：神经根型颈椎病。

制订运动处方的思路：

对于此型颈椎病，运动疗法是对症治疗后达到长期疗效的重要治疗手段。通过增强局部的抗负荷能力，延缓或终止疾病进程。运动处方包含肩颈肌群力量训练和柔韧性训练两个部分。

王某的运动处方

基本信息					××××年7月12日
姓名	王某	性别	☑男 □女	年龄	51 岁
联系电话	××××××	家庭住址		××××××	

运动前筛查结果	
体力活动水平	□严重不足　☑不足　□满足
健康筛查	身高 173 cm，体重 63 kg，体脂率 18.3%，BMI 21 kg/m²
	疾病史：☑无，□高血压，□糖尿病，□心脏病，□肺脏疾病，□其他
	血液指标：空腹血糖正常，总胆固醇正常
运动风险分级	☑低　□中　□高
运动测试结果	心肺功能　　　　　　　□低　☑中　□高
	肌肉力量与耐力　　　　□差　☑一般　□较好
	柔韧性　　　　　　　　□差　☑一般　□较好

运 动 处 方	
运动目的	改善肩颈部肌肉柔韧性及力量，增加局部抗负荷能力，解除症状，预防损伤加重
运动方式	肩颈周围肌群力量及柔韧性训练。急性期，以松解肌肉缓解症状为主，对左侧斜角肌、斜方肌等肌肉进行拉伸。后期，以肩颈稳定性训练，即颈深屈肌、颈部后伸肌群、肩胛带稳定肌等为主，增强肩颈肌肉力量，防止压迫加重，或恢复力学状态解除压迫
运动强度	力量训练每组 80% 1RM 8～12 个
运动时间	柔韧性训练每个动作保持 30 s，重复 5 次，每次之间休息 10～20 s；力量训练每次每个动作 2～3 组
运动频率	柔韧性训练每周 5～7 次；力量训练每周 3～5 次
周运动量	每周运动 5～8 h
运动目标	6 周达到干预疗效
注意事项	注意本症的禁忌证及注意事项，训练出现疼痛等症状加重时需立即停止，并及时就医，了解处方动作是否执行有误，需依据病情变化调整方案
效果评估	使用相关量表进行效果评价；通过 6 周的训练，该患者症状缓解明显

续表

回访时间	在运动处方执行后的第一周进行电话回访，分别于第一天、第二天、第四天进行，了解训练后患处情况，此后每周一次门诊回访，评价疗效
运动处方师	×××
机构名称	×××××

（三）椎动脉型颈椎病运动处方案例

患者：李女士，38 岁。

主诉：颈部疼痛 1 年，加重伴头晕 5 d。

现病史：患者 1 年前无明显诱因出现颈部疼痛，疼痛呈间断性酸痛、胀痛，伏案后加重，休息后可缓解。症状严重时患者于社区医院就诊，予理疗后症状可缓解。患者 5 d 前加班伏案工作后加重伴头晕。在社区医院理疗后症状无明显缓解。今日前来就诊。

既往史：无高血压、糖尿病等病史，无家族遗传病史。

过敏史：无药物过敏史。

专科检查：右侧枕下肌群压痛（＋），右侧 C_1 横突、C_2 棘突压痛（＋），旋颈试验（＋），颈部旋转活动受限。

运动功能检查：头部被动右侧旋转体位，右侧枕下肌群紧张、压痛。

辅检：X 片示寰枢椎对位关系不良；椎动脉彩超提示右侧椎动脉血流速度减慢。

诊断：椎动脉型颈椎病。

制订运动处方的思路：通过改善肩颈部肌肉柔韧性及力量，增加局部抗负荷能力，预防损伤加重。运动处方包含柔韧性训练和力量训练两个部分。

李某的运动处方

基本信息					××××年 12 月 11 日	
姓名	李某	性别	□男 ☑女	年龄	38 岁	
联系电话	××××××	家庭住址		××××××		
运动前筛查结果						
体力活动水平	□严重不足　□不足　☑满足					
健康筛查	身高 161 cm，体重 55 kg，体脂率 22.4%，BMI 21.2 kg/m²					
	疾病史：☑无，□高血压，□糖尿病，□心脏病，□肺脏疾病，□其他					
	血液指标：空腹血糖正常，总胆固醇正常					
运动风险分级	☑低　□中　□高					
运动测试结果	心肺功能	□低　☑中　□高				
	肌肉力量与耐力	□差　☑一般　□较好				
	柔韧性	□差　□一般　☑较好				
运 动 处 方						
运动目的	改善肩颈部肌肉柔韧性及力量，增加局部抗负荷能力，解除症状，预防损伤加重					
运动方式	肩颈周围肌群力量及活动度训练。急性期，以松解肌肉缓解症状为主，进行右侧枕下肌群、右侧斜角肌、斜方肌等肌肉牵拉。后期，以肩颈稳定性训练即颈深屈肌、颈部后伸肌群、肩胛带稳定肌等为主，增强肩颈肌肉力量，防止压迫加重，或恢复力学状态解除压迫					

续表

运动强度	力量训练每组 80% 1 RM 8~12 个
运动时间	柔韧性训练每个动作保持 30 s，重复 5 次，每次之间休息 10~20 s；力量训练每次每个动作 2~3 组
运动频率	柔韧性牵拉训练每周 5~7 次；力量训练每周 3~5 次
周运动量	每周运动 5~8 h
运动目标	6 周达到干预疗效
注意事项	注意本症的禁忌证及注意事项，训练出现疼痛等症状加重时需立即停止，并及时就医，了解处方动作是否执行有误，需依据病情变化调整方案
效果评估	使用相关量表进行效果评价。通过 6 周的康复训练，该患者疼痛即基本解除。关节活动度改善，患者可以完成日常的生活活动
回访时间	在运动处方执行后的第一周，进行电话回访，分别于第一天、第二天、第四天进行，了解训练后患处情况，此后每周一次门诊回访，评价疗效
运动处方师	×××
机构名称	×××××

虞亚明　何　栩

第二节　非特异性下腰痛的运动处方制订

非特异性下腰痛（nonspecific low back pain，NLBP）是常见病、多发病，运动干预是目前治疗非特异性下腰痛的主要手段。本节将从非特异性下腰痛运动干预的基本原理、干预方法和自我评定等方面进行论述。

一、非特异性下腰痛运动干预的基本原理

（一）非特异性下腰痛的定义

非特异性下腰痛指后背、腰骶部疼痛或有不适感。它既指症状，也被称为一种综合征，而不是疾病的名称。本病发病率高，是全球主要的医疗负担，数据统计显示全世界有 70%~85% 的成年人在一生中曾患过非特异性下腰痛，而非特异性下腰痛约占下腰痛的 90 %。非特异性下腰痛常被诊断为腰肌劳损、腰背筋膜炎、急性腰扭伤、腰三横突综合征、梨状肌综合征、骶髂关节紊乱等。由于非特异性下腰痛没有明确的病理、解剖诊断，治疗多采用患者教育、非药物治疗等。

（二）非特异性下腰痛的发病机制

1. 腰部结构

腰部结构分为静力系统及动力系统。静力系统即骨骼、韧带、椎间盘，其包括局部结构（腰椎、腰椎间盘、椎间小关节、棘上韧带）和整体结构（骨盆）。动力系统即肌肉，其包括局部结构（多裂肌、腰大肌、髂肌、腰方肌）和整体结构（腹直肌、腹内外斜肌、腹横肌、臀大肌、腘绳肌）。

2. 腰部结构功能特点

（1）负担重。脊柱是一个具有支持和运动功能的整体，其中腰椎是活动最多、负重最大的部分。

（2）功能要求高。腰椎是人体力学传导的核心枢纽，无论是上肢的投掷、负重，还是下肢的蹬踏、跳跃，都需要腰部的力量传递。

（3）易于劳损。因不良体姿体态等因素造成腰部肌肉急慢性损伤可使腰部动力系统失衡，使静力系统的椎体小关节、韧带、椎间盘等结构产生劳损。

3. 发病机制

动力系统失衡与静力系统破坏相互影响。

（1）动力系统失衡。腰部肌群功能异常破坏了动力系统平衡，引起静力系统失稳。

（2）静力系统破坏。① 腰椎间盘最佳应力发生异常，破坏了椎间盘的形态和营养；② 棘上、棘间韧带应力刺激；③ 关节囊增生，软骨细胞破坏；④ 骶髂关节退变。

4. 腰部疾病的发展演变

长期不良体姿会引起肌肉组织损伤，肌肉短缩（拉长）痉挛、肌力减弱，腰椎动力系统平衡失调导致腰部动力结构失衡进一步发展成静力结构劳损，此时可引起非特异性下腰痛或腰椎间盘突出症、腰椎峡部裂、腰椎滑脱等。

（三）非特异性下腰痛运动干预的目标

在动力系统失衡早期，及时开具运动处方进行干预，是治疗非特异性下腰痛的根本措施。运动干预的目标就是进行动力系统的干预，从肌肉的局部和整体结构出发，以治疗、缓解和预防非特异性下腰痛。

（四）非特异性下腰痛运动干预的介入时机

按照时间来分，通常把疼痛时间在4周以内的腰痛称为急性腰痛，疼痛时间在4~12周的称为亚急性腰痛，疼痛时间在12周以上的称为慢性腰痛。急性期：可在疼痛非加重状态下做臀肌、腘绳肌、腰大肌等肌肉的拉伸。慢性期：是全面改善腰部功能，实施运动处方的最佳时机。

二、非特异性下腰痛运动处方的制订

非特异性下腰痛运动干预主要针对以下三个方面常见动力系统失衡。

（一）腰部活动度不足

评估方法：

（1）腰椎前屈。嘱患者弯腰并力图以手触地，记录屈曲度数，并注意脊柱的形态。正常情况下从直立位到屈曲的活动度约为45°。

（2）腰椎伸展。嘱患者腰尽量向后弯曲，并在患者后面固定其两侧骨盆与髋关节，以检查其腰部伸展度。正常的伸展度约35°。

（3）腰椎侧屈。检查者在患者后面固定其两侧骨盆与髋关节，嘱患者分别向左右侧弯腰，以检查脊柱向两边的活动度。正常情况下每侧活动度约为30°。

（4）旋转。检查者固定患者两侧骨盆与髋关节，嘱患者肩部分别向左右旋转，正常躯干旋转度每侧约为45°。躯干的旋转包括胸椎和腰椎的活动。

改善原因：腰部相关肌肉（腰方肌、髂腰肌、竖脊肌、臀大肌、腘绳肌、股直肌）紧张。

运动处方：对相关肌肉进行拉伸。

1. 腰方肌（图7-2-1）

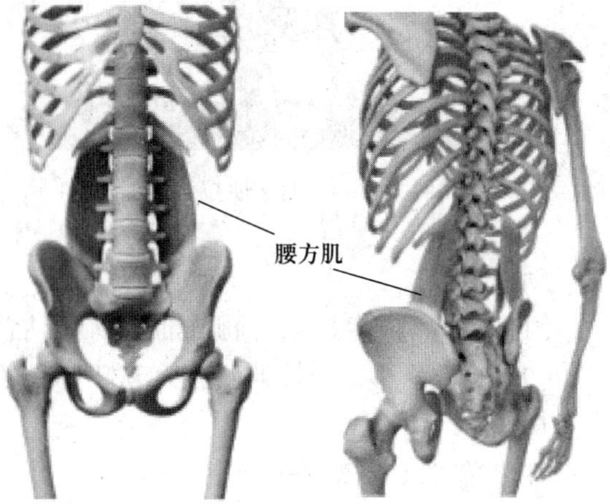

部位：位于腹后壁，在脊柱两侧。

起点：髂嵴后份。

止点：第12肋、第1~4腰椎横突。

功能：骨盆为定点时，使脊柱做同侧侧屈运动；肋骨为定点时，使骨盆抬升。

运动处方：腰方肌拉伸（图7-2-2）。

动作要领：

（1）上身垂直，分腿坐在垫子上。

（2）左手上举，上臂尽可能贴近耳旁，右手放在左侧骨盆。

（3）身体向右侧倾，左手尽量向右下压。

（4）15~30 s/组，对侧交换，2~3组/次，组间休息60 s。

2. 髂腰肌（图7-2-3）

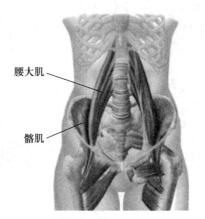

图 7-2-1 腰方肌

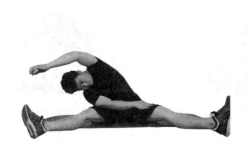

图 7-2-2 腰方肌拉伸训练

图 7-2-3 髂腰肌

部位：由髂肌和腰大肌组成。

起点：髂肌起于髂窝，腰大肌起于腰椎体侧面及横突。

止点：股骨小转子。

功能：若髂骨固定，它的功能与腰大肌相同；若股骨固定，两侧的肌肉同时起作用，则会使骨盆前倾。

运动处方：髂腰肌拉伸训练（图7-2-4，图7-2-5）。

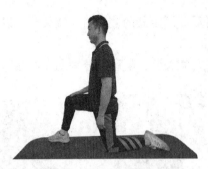
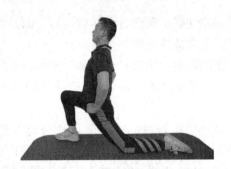

图 7-2-4　髂腰肌拉伸训练起始　　　　　　图 7-2-5　髂腰肌拉伸训练结束

动作步骤：

（1）弓步，腰背挺直，前腿屈曲近 90°，右手置于前腿膝关节保持稳定，后腿往后，小腿贴于垫上。

（2）重心前移，使拉伸侧髋关节打开幅度增加，15~30 s/ 组，对侧交换，2~3 组 / 次，组间休息 60 s。

3. 竖脊肌（图 7-2-6）

部位：位于脊柱棘突两侧、斜方肌和背阔肌深面。

起点：骶骨背面、髂嵴后部和腰椎棘突。

止点：肋骨、椎骨及颞骨乳突等。

功能：下固定时，一侧收缩，使脊柱向同侧屈；两侧收缩，使头和脊柱伸。上固定时，使骨盆前倾。

运动处方：竖脊肌拉伸训练（图 7-2-7，图 7-2-8）。

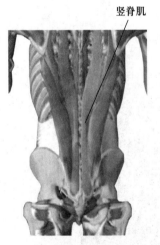
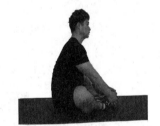
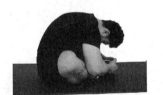

图 7-2-6　竖脊肌　　　图 7-2-7　竖脊肌拉伸训练起始　　　图 7-2-8　竖脊肌拉伸训练结束

动作步骤：

（1）双膝分开，坐于垫上，双肘于双膝中间，双手往外抱于踝关节外侧。

（2）身体向前弯曲，肘关节尽量碰到垫上。每组保持 15~30 s，每次 2~3 组，组间休息 60 s。

4. 臀大肌（图 7-2-9）

部位：位于臀部肌的浅层。

起点：髂骨翼外面和骶骨背面。

止点：股骨臀肌粗隆及髂胫束。

功能：维持人体直立，髋关节后伸。

运动处方：臀大肌拉伸训练（图 7-2-10，图 7-2-11）。

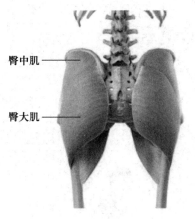

臀中肌 ——

臀大肌 ——

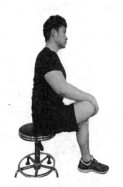

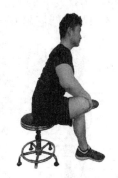

图 7-2-9 臀大肌　　　　　图 7-2-10 臀大肌拉伸训练起始　　　　图 7-2-11 臀大肌拉伸训练结束

动作步骤：

（1）取坐位，腰背挺直，拉伸侧屈髋屈膝置于对侧大腿上方。

（2）重心前移，向前俯身，每组维持 15~30 s，对侧交换，每次 2~3 组，组间休息 60 s。

5. 腘绳肌（图 7-2-12）

部位：大腿后侧的肌群，包括半腱肌、半膜肌、股二头肌长头。

起点：坐骨结节。

止点：止于腓骨头、胫骨内侧髁后面、胫骨上端内侧。

功能：伸髋和屈膝。

运动处方：腘绳肌拉伸训练（图 7-2-13，图 7-2-14）。

动作步骤：

（1）取坐位，腰背挺直，拉伸侧腿伸直，腰背挺直。

（2）重心前移，向前俯身，每组维持 15~30 s，对侧交换，每次 2~3 组，组间休息 60 s。

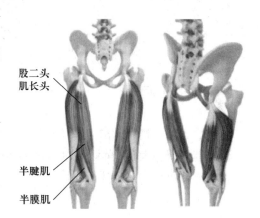

股二头肌长头

半腱肌

半膜肌

图 7-2-12 腘绳肌

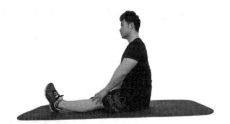

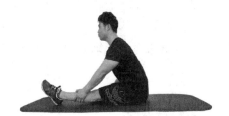

图 7-2-13 腘绳肌拉伸训练起始　　　　　图 7-2-14 腘绳肌拉伸训练结束

6. 股直肌（图 7-2-15）

部位：是股四头肌的一部分，位于大腿前侧。

起点：髂前下棘。

止点：胫骨粗隆。

功能：屈髋，维持人体直立。

运动处方：股直肌拉伸动作步骤（图 7-2-16，图 7-2-17）。

动作步骤：

（1）弓箭步，上身挺直，右腿在前，膝关节屈 90°。

（2）左腿膝关节跪于垫上，右手放在右腿上以维持身体平衡。

（3）左膝关节屈曲，左手握住左侧脚踝，将小腿拉近大腿。每组维持 15~30 s，对侧交换，每次 2~3 组，组间休息 60 s。

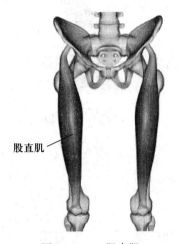 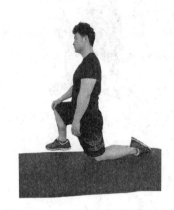 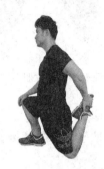

图 7-2-15　股直肌　　　　图 7-2-16　股直肌拉伸训练起始　　　图 7-2-17　股直肌拉伸训练结束

（二）腰部肌力不足

评估方法：腰肌因缺乏锻炼或肌肉训练不足，或因伤病影响，可表现为肌肉体积缩小，肌力较弱，不能承受较大负荷而易劳损。腰部肌肉力量评估可采用徒手评估或等长、等速肌力测试仪。具体评估方法可见本书前述。

改善原因：腹肌（腹直肌、腹横肌、腹内外斜肌）、竖脊肌、多裂肌肌力不足（激活不足）。

运动处方：相关肌肉力量训练。

1. 腹直肌（图 7-2-18）

部位：腹前壁正中线两侧。

起点：耻骨联合与耻骨嵴。

止点：胸骨剑突及第 5~7 肋软骨前面。

功能：上固定时，两侧收缩，使骨盆后倾；下固定时，一侧收缩，使脊柱向同侧屈；两侧收缩，使脊柱屈。

运动处方：腹直肌力量训练（图 7-2-19，图 7-2-20）。

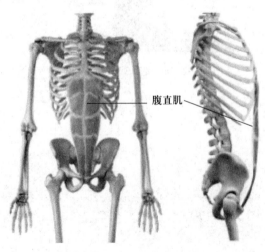

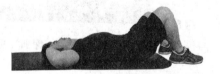

图 7-2-19　腹直肌力量训练起始

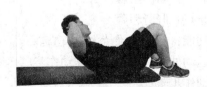

图 7-2-18　腹直肌　　　　　　　　　　图 7-2-20　腹直肌力量训练结束

动作步骤：

（1）完全放松仰卧于地板上，双手放于头后，屈膝成 90°，脚平放在地面上。

（2）收缩肩部，腹部用力抬起上半身，至肩胛骨下角离开地面后稍做停顿。

（3）上身缓慢恢复到原位。15～20 个 / 组，每次 2～3 组，组间休息 5 min。

2. 腹横肌（图 7-2-21）

部位：腹内斜肌深面。

起点：下 6 对肋软骨内面，胸腰筋膜、髂嵴和腹股沟韧带外侧 1/3。

止点：白线。

功能：维持腹压。

运动处方：腹横肌力量训练（图 7-2-22）。

动作步骤：

（1）取俯卧位，双肘弯曲支撑在地面上，肩部和肘关节垂直于地面，双脚尖踩地。

（2）身体离开地面，躯干伸直，头部、肩部、髋部和踝部保持在同一平面。

（3）腹肌收紧，盆底肌收紧，脊椎延长，目视地面，保持均匀呼吸。15～20 个 / 组，每次 2～3 组，组间休息 5 min。

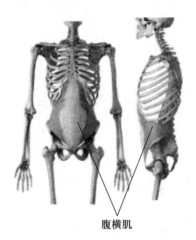

图 7-2-21　腹横肌

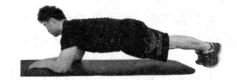

图 7-2-22　腹横肌力量训练

3. 腹内斜肌（图 7-2-23）

部位：腹外斜肌深面。

起点：胸腰筋膜、髂嵴和腹股沟韧带外侧 1/2。

止点：白线。

功能：上固定时，两侧收缩，使骨盆后倾；下固定时，一侧收缩，使脊柱向同侧屈和回旋；两侧收缩使脊柱屈。

4. 腹外斜肌（图 7-2-24）

部位：腹前外侧部浅层。

起点：下 8 位肋骨外面。

止点：髂嵴前部、腹股沟韧带及白线。

功能：上固定时，两侧收缩，使骨盆后倾；下固定时，一侧收缩，使脊柱向同侧侧屈和向对侧回旋；两侧收缩可使脊柱屈及降肋助呼气。

运动处方：腹内、外斜肌力量训练（图 7-2-25，图 7-2-26）。

动作步骤：

（1）完全放松仰卧于垫上，双手放于头后，屈膝成 90°，脚平放在地面上。

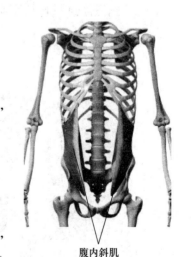

图 7-2-23　腹内斜肌

（2）收缩肩部，腹部用力抬起上半身，至肩胛骨下角离开地面，肘关节向对侧膝关节靠拢后稍做停顿。

（3）上身缓慢恢复到原位，15~20个/组，每次2~3组，组间休息5 min。

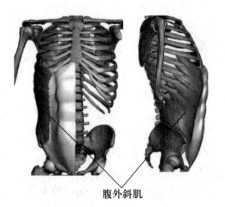

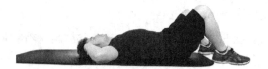

图7-2-25　腹内、外斜肌力量训练起始

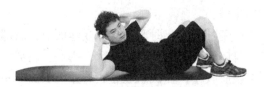

腹外斜肌

图7-2-24　腹外斜肌

图7-2-26　腹内、外斜肌力量训练结束

5. 竖脊肌

见本节前面内容。

6. 多裂肌（图7-2-27）

部位：位于椎骨后面，分布于骶骨与枢椎之间。

起点：各个横突。

止点：上4个椎体的棘突侧面。

功能：能够保持椎体与椎间盘之间有序的排列。

运动处方：竖脊肌、多裂肌力量训练（图7-2-28，图7-2-29）。

动作步骤：

（1）完全放松俯卧在垫上，手臂向前方伸直，双腿向后伸直。

（2）收紧腹部，右上肢、左下肢同时向上抬起离开地面。

（3）稍微停顿一下，回到原始位置。15~20个/组，对侧交换，每次2~3组，组间休息5 min。

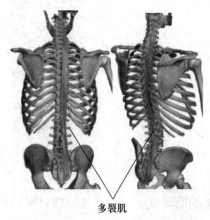

图7-2-28　竖脊肌、多裂肌力量训练起始

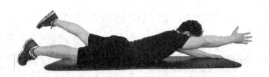

多裂肌

图7-2-27　多裂肌

图7-2-29　竖脊肌、多裂肌力量训练结束

7. 臀大肌

见本节前面内容。

运动处方：臀部力量训练（图7-2-30，图7-2-31）。

动作步骤：

（1）完全放松仰卧于垫上，双手放于身体两侧，屈膝成90°，脚放在地面上。

（2）腹部用力将下腰部抬起（收紧臀部并上抬腰部）使膝、髋、肩成一条直线，稍做停顿。

（3）上身缓慢恢复到原位。15~20个/组，每次2~3组，组间休息5 min。

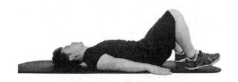
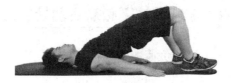

图7-2-30　臀部力量训练开始　　　　　图7-2-31　臀部力量训练结束

（三）腰部不良体态——以腰曲增大为例（图7-2-32）

评估方法：可从侧面观察，或利用腰椎侧位片测量腰骶角评估。

改善原因：腹肌、臀肌无力、髂腰肌紧张。

危害：腰椎曲度过大，加大滑脱椎间小关节损伤可能。

运动处方：髂腰肌拉伸训练，腹直肌、腹横肌力量训练，臀部力量训练。

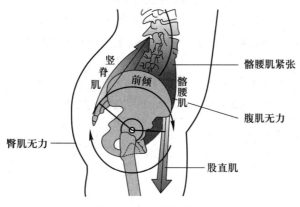

图7-2-32　腰曲增大

三、制订与实施非特异性下腰痛运动处方的注意事项

（一）制订非特异性下腰痛运动处方的注意事项与禁忌

（1）不诱发局部病理性疼痛或神经刺激。

（2）必须掌握训练要领，注意对目标肌群的激活。

（3）腹肌必须先启动，髋关节保持稳定。

（4）滑脱或小关节损伤者慎做平板支撑。

（二）实施非特异性下腰痛运动处方的注意事项及终止运动的指征

1. 注意事项

力量训练时，出现局部疼痛，需排除因肌肉过度训练导致的肌肉控制能力下降、运动模式改变、局部结构异常受力等情况。

2. 终止运动的指征

牵拉时出现下肢神经根刺激症状需立即停止或改变动作。

四、非特异性下腰痛运动处方的效果评估

（一）运动负荷的适应性评估

1. 心肺负荷的适应性评估

局部锻炼引起心肺负荷不适的可能性较小。

2. 局部适应性的评估

（1）如果出现局部肌肉疼痛，则视个体承受程度调整方案。

（2）若出现下肢麻木、局部疼痛，需排除因肌肉过度训练导致的肌肉控制能力下降、运动模式改变、局部结构异常受力。

（二）非特异性下腰痛症状的改善评估

Oswestry 功能障碍指数（oswestry disability index，ODI）在观察保守治疗效果和脊柱外科方面应用非常广泛，可有效评估下腰痛的状态。该量表共包括 9 个项目，每个项目有 6 个备选答案，分值在 0～5 分，所有选项得分相加后除以 10，9 项最高得分为 45 分，所得结果的百分比为实际量表得分（表 7-2-1）。

表 7-2-1 Oswestry 功能障碍指数

1. 疼痛的程度（腰背痛或腿痛）

☐无任何疼痛

☐有很轻微的痛

☐较明显的痛（中度）

☐明显的痛（相当严重）

☐严重的痛（非常严重）

☐痛得什么事也不能做

2. 日常活动自理能力（洗漱、穿脱衣服等活动）

☐日常活动完全能自理，一点也不伴腰背或腿痛

☐日常活动完全能自理，但引起腰背或腿痛加重

☐日常活动虽然能自理，由于活动时腰背或腿痛加重，以致小心翼翼、动作缓慢

☐多数日常活动能自理，有的需要他人帮助

☐绝大多数的日常活动需要他人帮助

☐穿脱衣物、洗漱困难，只能躺在床上

3. 提物

☐提重物时并不导致疼痛加重（腰背或腿）

☐能提重物，但导致腰背或腿痛加重

□由于腰背或腿痛，以致不能将地面上的重物拿起来，但是能拿起放在合适位置上的重物，如桌面上的重物

□由于腰背或腿痛，以致不能将地面上较轻的物体拿起来，但是能拿起放在合适位置上较轻的物品，如放在桌面上的物品

□只能拿一点轻东西

□任何东西都提不起来或拿不动

4. 行走

□腰背或腿痛，但一点也不妨碍走远路

□由于腰背或腿痛，最多只能走 1 000 m

□由于腰背或腿痛，最多只能走 500 m

□由于腰背或腿痛，最多只能走 100 m

□只能借助拐杖或手杖行走

□不得不躺在床上，排便也只能用便盆

5. 坐

□随便多高椅子，想坐多久就坐多久

□只要椅子高矮合适，想坐多久就坐多久

□由于疼痛加重，最多只能坐 1 h

□由于疼痛加重，最多只能坐 30 min

□由于疼痛加重，最多只能坐 10 min

□由于疼痛加重，一点也不敢坐

6. 站立

□想站多久就站多久，疼痛不会加重

□想站多久就站多久，但疼痛有些加重

□由于疼痛加重，最多只能站 1 h

□由于疼痛加重，最多只能站 30 min

□由于疼痛加重，最多只能站 10 min

□由于疼痛加重，一点也不敢站

7. 睡眠

□半夜不会被痛醒

□有时晚上会被痛醒

□由于疼痛，最多只能睡 6 h

□由于疼痛，最多只能睡 4 h

□由于疼痛，最多只能睡 2 h

□由于疼痛，根本无法入睡

8. 社会活动

□社会活动完全正常，决不会因为这些活动导致疼痛加重

□社会活动完全正常，但是这些活动会加重疼痛

□疼痛限制剧烈活动，如运动，但对参加其他社会活动没有明显影响

□由于疼痛限制了正常的社会活动，以致不能参加某些经常性的活动

□由于疼痛限制参加社会活动，只能在家从事一些社会活动

□由于疼痛，根本无法从事任何社会活动

9. 旅行（郊游）

□能到任何地方去旅行，腰背或腿一点也不痛

□可以到任何地方去旅行，但会导致腰背或腿痛加重

□由于受疼痛限制，外出郊游最多不超过 2 h

□由于受疼痛限制，外出郊游最多不超过 1 h

□由于受疼痛限制，外出郊游最多不超过 30 min

□由于疼痛，除了到医院，根本就不能外出郊游

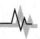

五、非特异性下腰痛运动处方案例分析

（一）非特异性下腰痛运动处方案例

患者：刘女士，34 岁。

主诉：腰部反复疼痛两年，加重两个月。

现病史：患者于两年前无明显原因久坐后、搬重物时感到腰部疼痛，休息后可自行缓解，就诊摄 X 片、CT 检查后诊断为 L_5 峡部裂、L_5 轻度前移。两个月前，患者自行锻炼"平板支撑"后腰痛逐渐加重。

既往史：无高血压、糖尿病等病史，无家族遗传病史。

过敏史：无药物过敏史。

专科检查：腰椎曲度增大，腰椎旁肌肉紧张略压痛，L_5 略叩痛，棘旁深压痛，无下肢放射性疼痛。双直腿抬高阳性（腰部疼痛），余（−）。

辅检：腰部 MRI 检查，L_5 椎体向前滑脱（I°），余（−）。

运动功能检查：骨盆前倾，髂腰肌紧张，臀肌力弱，腹肌力弱。

诊断：L_5 椎体滑脱。

制订运动处方的思路：

L_5 峡部裂、L_5 椎体 I° 向前滑脱，通过腹肌、臀肌力量训练，改善腰椎曲度，可给予腰椎稳定，有效改善症状，防止滑脱加重。

刘某的运动处方

基本信息					××××年7月7日
姓名	刘某	性别	□男 ☑女	年龄	34 岁
联系电话	××××××	家庭住址		××××××	

运动前筛查结果				
体力活动水平	□严重不足　□不足　☑满足			
健康筛查	身高 162 cm，体重 58 kg，体脂率 28.1%，BMI 22.1 kg/m²			
	疾病史：☑无，□高血压，□糖尿病，□心脏病，□肺脏疾病，□其他			
	血液指标：空腹血糖正常，总胆固醇正常			
运动风险分级	☑低　□中　□高			
运动测试结果	心肺功能	□低	☑中	□高
	肌肉力量与耐力	□差	☑一般	□较好
	柔韧性	□差	□一般	☑较好

运 动 处 方	
运动目的	增强腹肌、臀肌力量，改善腰曲增大，缓解症状，使腰椎滑脱趋势延缓或停止
运动方式	腰臀周围肌群力量及拉伸训练。①肌力训练：腹肌、臀肌肌力训练；②拉伸训练：髂腰肌拉伸训练，使腰椎滑脱趋势延缓或停止
运动强度	力量训练每组 80% 1 RM 8~12 个
运动时间	拉伸训练每个动作保持 30 s，重复 5 次，每次之间休息 10~20 s；力量训练每次每个动作 2~3 组

续表

运动频率	拉伸训练每周5~7次；力量训练每周3~5次
周运动量	每周运动5~8 h
运动目标	6周达到干预疗效
注意事项	患者在骨盆前倾状态下做平板支撑，未启动腹肌、臀肌，加大腰椎曲度，使症状加重。注意此症的禁忌证及注意事项，训练出现疼痛等症状加重需立即停止，并及时就医，了解处方动作是否执行有误，或需依据病情变化调整方案
效果评估	使用相关量表进行效果评价。通过6周的康复训练，该患者疼痛即基本解除。关节活动度改善，患者可以完成日常的生活活动
回访时间	在运动处方执行后的第一周进行电话回访，分别于第一天、第二天、第四天进行，了解训练后患处情况，此后每周一次门诊回访，评价疗效
运动处方师	×××
机构名称	×××××

（二）腰肌慢性损伤运动处方案例

白先生，31岁。

主诉：腰痛1+年，加重1周。

现病史：1年前患者因搬重物时出现腰部疼痛，休息后缓解，患者未予重视，期间腰痛时重时轻，1周前因久坐患者腰痛加重，活动受限，为求进一步诊治前来我院。

既往史：无高血压、糖尿病等病史，无家族遗传病史。

过敏史：无药物过敏史。

专科检查：骨盆前倾、髂腰肌紧张（＋）、股四头肌紧张（＋）、腘绳肌紧张（＋）；腹肌激活不足、臀肌激活不足；弯腰疼痛VAS评分6分；步行疼痛VAS评分4分。

辅助检查：腰部MRI显示无明显异常。

诊断：腰肌慢性损伤。

制订运动处方的思路：

腰部肌肉慢性损伤和错误的力学机制相关。加强腰部肌肉力量，增强稳定性，拉伸紧张的肌肉，增加灵活性，可有效解除腰肌疼痛。

白某的运动处方

基本信息					××××年7月24日
姓名	白某	性别	☑男 □女	年龄	31岁
联系电话	××××××	家庭住址		××××××	
运动前筛查结果					
体力活动水平	□严重不足 ☑不足 □满足				
健康筛查	身高172 cm，体重65 kg，体脂率13.3%，BMI 21.9 kg/m²				
	疾病史：☑无，□高血压，□糖尿病，□心脏病，□肺脏疾病，□其他				
	血液指标：空腹血糖正常，总胆固醇正常				

运动风险分级	☑低　□中　□高		
运动测试结果	心肺功能	□低　□中　☑高	
	肌肉力量与耐力	□差　☑一般　□较好	
	柔韧性	☑差　□一般　□较好	
运 动 处 方			
运动目的	加强腰部肌肉力量，增强腰部稳定性，拉伸紧张的肌肉，增加腰部灵活性，解除腰肌疼痛		
运动方式	腰臀周围肌群力量及拉伸训练。①肌力训练：腹肌、臀肌肌力训练；②拉伸训练：髂腰肌拉伸训练		
运动强度	力量训练每组 80% 1 RM 8~12 个		
运动时间	拉伸训练每个动作保持 30 s，重复 5 次，每次之间休息 10~20 s；力量训练每次每个动作 2~3 组		
运动频率	拉伸训练每周 5~7 次；力量训练每周 3~5 次		
周运动量	每周运动 5~8 h		
运动目标	6 周达到干预效果		
注意事项	注意本症的禁忌证及注意事项，训练出现疼痛等症状加重时需立即停止，并及时就医，了解处方动作是否执行有误，需依据病情变化调整方案		
效果评估	使用相关量表进行效果评价。通过 6 周的训练，该患者症状缓解明显		
回访时间	在运动处方执行后的第一周进行电话回访，分别于第一天、第二天、第四天进行，了解训练后患处情况，此后每周一次门诊回访，评价疗效		
运动处方师	×××		
机构名称	×××××		

（三）脊柱侧弯、双下肢不等长运动处方案例

患者：李某，男，15 岁。

主诉：腰痛 2 年，加重 1 周。

现病史：患者 2 年前久坐后感到腰痛，活动后可自行缓解。1 周前踢足球后腰痛加重，行走不适，卧位长期保持一种姿势疼痛加重。

既往史：8 年前右胫腓骨骨折，保守治疗痊愈。

过敏史：无药物过敏史。

专科检查：脊柱侧弯（腰椎左胸椎右凸），右侧腰椎椎旁肌肉紧张、压痛明显，右侧臀肌压痛明显，骨盆左倾。

辅助检查：双下肢全长拼接片显示右下肢较左下肢长约 2 cm。

诊断：脊柱侧弯、双下肢不等长。

制订运动处方的思路：

李某因儿童时期右胫腓骨骨折导致右下肢较左下肢长约 2 cm，这是脊柱侧弯的原因。腰痛急性期为肌肉代偿疲劳所致，拉伸局部肌肉解除肌痉挛，垫鞋垫恢复双下肢等长，待脊柱侧弯自行恢复情况稳定后，再进行下一步脊柱侧弯运动锻炼。

李某的运动处方

基本信息					××××年4月8日
姓名	李某	性别	☑男　□女	年龄	15岁
联系电话	××××××	家庭住址		××××××	

运动前筛查结果

体力活动水平	□严重不足　□不足　☑满足
健康筛查	身高 171 cm，体重 62 kg，体脂率 11.2%，BMI 21.2 kg/m²
	疾病史：☑无，□高血压，□糖尿病，□心脏病，□肺脏疾病，□其他
	血液指标：空腹血糖正常，总胆固醇正常
运动风险分级	☑低　□中　□高
运动测试结果	心肺功能　　　　　□低　☑中　□高
	肌肉力量与耐力　□差　☑一般　□较好
	柔韧性　　　　　　□差　□一般　☑较好

运 动 处 方

运动目的	增强腹肌、臀肌力量，改善腰椎曲度，缓解症状，使腰椎滑脱趋势延缓或停止
运动方式	腰臀周围肌群力量及拉伸训练（臀肌、腰方肌、内收肌、股四头肌拉伸）
运动强度	力量训练每组80% 1 RM 8~12个
运动时间	拉伸训练每个动作保持30 s，重复5次，每次之间休息10~20 s；力量训练每次每个动作2~3组
运动频率	拉伸训练每周5~7次；力量训练每周3~5次
周运动量	每周运动5~8 h
运动目标	6周达到干预疗效
注意事项	1. 康复护具：鞋垫 2. 注意本症中的禁忌证及注意事项，训练出现疼痛等症状加重时需立即停止，并及时就医，了解处方动作是否执行有误，需依据病情变化调整方案
效果评估	使用相关量表进行效果评价。患者于第一个月和第三个月后复查，腰痛明显缓解，腰曲异常基本解除，胸椎侧弯有所改善
回访时间	在运动处方执行后的第一周进行电话回访，分别于第一天、第二天、第四天进行，了解运动后患处情况，此后每周一次门诊回访，评价疗效
运动处方师	×××
机构名称	××××

虞亚明　何　栩

第三节　慢性肩关节疼痛的运动处方制订

本节主要从慢性肩关节疼痛运动干预的基本原理、干预方法和自我评定等方面进行论述。核心知识点在于运动处方的制订及运动处方的效果评估。

一、慢性肩关节疼痛运动干预的基本原理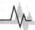

（一）慢性肩关节疼痛的常见原因

慢性肩关节疼痛在骨科门诊及运动医学门诊非常常见，普通人群中肩关节运动损伤发生率大约为12%。在肩关节疼痛中，慢性肩关节痛的常见原因分别为肩周炎、肩关节撞击综合征和肩袖损伤。

（二）慢性肩关节疼痛的发病机制

1. 肩周炎的发病机制

肩周炎的主要发病机制为炎性改变导致疼痛，如果不进行早期有效的活动和功能锻炼，软组织容易发生废用性痉挛、缩短、粘连，从而限制正常的肩关节活动。

任何有关盂肱关节附近结构的炎性改变，如肩峰下滑囊炎、岗上肌腱炎、钙化、撕裂以及肱二头肌腱长头肌腱炎的病理变化，均可成为肩周炎的诱发原因。

现以肱二头肌腱长头肌腱炎为例，其余病理变化导致的肩周炎发病机制以此类推。肩关节的退行性病变是发病的结构基础，结节间沟内骨质增生、骨纤维管变浅变窄、肱二头肌腱鞘肿胀肥厚、管腔积液，形成狭窄性腱鞘炎，影响肌腱在腱鞘内正常滑动，从而导致局部疼痛、关节活动受累。如能在急性炎症表现期，进行适当合理的治疗，消除炎性病变，即可早期治愈，不再继续发展。如未能进行有效治疗，其炎性病变可蔓延扩散，侵犯至关节囊滑膜、韧带及肌腱袖等附件软组织，发生肿胀、渗液。久之，则逐渐程度不等地加深肱二头肌长头肌腱和腱管的退行性病变，且由于腱鞘肥厚与骨纤维变窄、渗液机化，产生粘连，即成为慢性狭窄性腱鞘炎，并使周围其他肌腱相继受累，影响关节活动。有的患者害怕关节疼痛，不敢进行功能锻炼和有效活动，致使关节滑膜、关节囊、韧带、肌腱袖均与肱骨头发生早期粘连，尤其与喙肱韧带在结节间沟的前侧发生痉挛、缩短、粘连有关，这些症状限制了肱骨外旋，同时引起大圆肌、喙肱肌、肱二头肌腱短头，甚至大、小菱形肌均产生反射性痉挛，使盂肱关节的活动完全丧失。肩部肌肉逐渐萎缩，失去收缩功能，使盂肱关节完全处于僵硬而呈冻结状态。

2. 肩关节撞击综合征的发病机制

肩关节撞击综合征的主要发病机制为狭窄的关节间隙和（或）内容物体积的增大导致活动时产生挤压、撞击。

（1）肩关节撞击综合征的分类。

广义的肩关节撞击综合征包括以下三型：① 肩峰下撞击综合征，发生于肩峰下间隙，即由喙肩弓和肱骨头上部、肱骨大结节形成的间隙，以冈上肌腱损伤为主；② 喙突下撞击综合征，发生于喙突下间隙（由喙突和肱骨小结节形成），可损伤肩胛下肌腱、喙肱韧带和肱二头肌长头腱等结构；③ 内撞击综合征，发生于冈上肌腱、冈下肌腱和关节盂（唇）后上方之间。狭义的肩关节撞击综合征指的是肩峰下撞击综合征。

（2）造成肩关节综合征的因素。

① 肩峰、喙突形态的变异，喙肩韧带增厚，肩锁关节退变等均可导致关节间隙狭窄。肩峰有三种形态：I 型（平坦状）、II 型（弯曲状）、III 型（钩状），I 型和 III 型肩峰发生撞击征的概率较大。肩袖结构损伤后出血水肿、滑囊炎症肿大、喙肱韧带肥厚和肱二头肌长头腱脱位等均可导致内容物体积的增大。

② 运动方式不当，如过度重复的肩关节旋转活动，使肩袖等结构在喙肩弓下来回移动，最终将导致相关结构的炎症改变，产生撞击征。例如，反复的上举运动容易造成肩峰下撞击，过度的肩前屈内旋可产生喙突下撞击，肩外展、后伸、最大程度外旋时，后上方的关节盂唇和冈上肌、冈下肌的关节侧可发生内撞击。

③ 肩关节不稳可以导致肱骨头前上方移位程度的加大，也可以诱发撞击征的发生。这一发病机制主要见于长期进行过顶运动的人群，如投掷、游泳、技巧等项目的运动员。由于关节反复处于活动度的极限状态，牵拉关节囊、韧带造成松弛，继发肩袖和肩胛带肌肉的疲劳和微损伤，导致关节不稳。冈上肌无力或部分断裂时，由于其对抗三角肌向上牵拉肱骨的作用减弱，出现肩峰下撞击征。在肩前后向不稳，肩前屈内旋时，肱骨头前方移位的加大可以引起喙突下撞击征。肩外展、外旋时，肱骨头的前方移位可能造成肩袖后方和关节盂后上方盂唇的内撞击。

3. 肩袖损伤的发病机制

肩袖损伤的主要发病机制为撞击学说，肩关节是个活动非常灵活的关节，可进行大范围的运动，长期的磨损积累可能是其容易损伤的原因之一。

肩袖肌腱与周围组织之间的空隙本来就非常狭小，当肩峰形状改变、肩锁关节和肩袖周围韧带下骨质增生都会使肩峰下的空间更加狭窄，同时不正常的肩胛骨和肱骨的运动、姿势上的异常、肩袖和肩胛周围肌肉的薄弱、胸小肌和肩胛后部组织延展性下降等因素都是导致肩袖损伤的内在解剖因素。

（三）慢性肩关节疼痛运动干预的原理

1. 肩周炎的运动干预

肩周炎运动干预的意义在于给予肌肉等软组织一定的应力牵张，松解关节粘连，改善关节活动范围，增强本体反馈机制，减轻疼痛。

肩周炎的主要病理变化是肩关节周围肌肉、肌腱、滑囊和关节囊的软组织发生慢性炎症，并形成关节内广泛粘连。肩关节周围的肌肉、肌腱、关节囊和滑囊等软组织主要由胶原纤维构成，当肩痛时肩关节活动受限，这些软组织在缺乏应力牵张的条件下有自行收缩的倾向，造成关节挛缩。

肩周炎的运动干预原理在于给予一定的应力牵张，使纤维组织延长，并使关节腔内滑液流动增快，增加关节软骨和软骨盘无血管区营养供给。故运动干预可达到缓解疼痛，松解关节粘连，改善关节活动范围，增强本体反馈机制，使肩关节功能恢复正常的目的。

2. 肩关节撞击综合征的运动干预

肩关节撞击综合征运动干预的意义在于改善关节活动度，扩大肩峰下间隙，增强肩关节周围肌肉力量，以及改善肩关节肌肉的协调能力。

肩关节撞击综合征的主要病理变化在于：当手臂抬起，肩峰下的空间（肩峰的前边缘和肱骨头之间间隙）变窄；任何能够导致进一步收窄间隙的而且具有撞击倾向的肌腱便会引起炎症反应，导致撞击综合征的发生。也可以通过骨结构变化引起，如肩峰骨刺（从肩峰骨突起），在肩锁关节引起骨关节炎、骨刺等，然后导致肩峰的形状变化，造成撞击，同时增厚的喙肩韧带或钙化也会造成撞击。肩袖肌肉由于受伤或训练强度的过大，甚至功能丧失可能导致肱骨前移，也会造成撞击产生炎症。肩峰下滑囊的增厚也可能导致撞击。

运动干预可改善盂肱关节活动范围，增强肱骨头在肩外展时向下的滑动性，并扩大肩峰下间隙。通过运动疗法还可以增强肩周肌力，改善肌肉对肩部运动的控制能力、协调能力及稳定能力，改善肌肉和韧带的柔韧性及改善肩关节和肩带骨的运动模式，重建正确的肩关节机制和柔韧性，重建肩部正常的运动模式，以增强和巩固疗效，从而避免或减轻盂肱关节在运动过程中所引发的撞击。

3. 肩袖损伤的运动干预

肩袖由冈上肌、冈下肌、肩胛下肌和小圆肌组成，在受到损伤时，局部渗出炎症因子刺激神经末梢引发疼痛感，疼痛导致肌痉挛又对肌骨骼附着处的软组织产生牵拉性刺激，进一步使疼痛加重。

肩袖肌群主动训练可使肱骨头与肩峰之间的间隙恢复到正常位置，从而提高肩关节活动度。该训练也可对冈上肌、冈下肌、小圆肌等肩袖肌群进行肌力锻炼，肌力的增强有助于提高肩关节的稳定性，从侧面增强斜方肌、大圆肌的肌群力量。

肩袖损伤患者由于疼痛出现关节的活动度不足或活动不正确，导致肩胛肌肉（特别是冈上肌、冈下肌、菱形肌、肩胛提肌）萎缩。肩胛肌肉的失用和废用性萎缩可导致肩关节一系列生物力学和运动学改变。慢性肩袖损伤患者，恰当使用运动拉伸疗法，能够恢复肩胛肌肉柔韧性。对肩胛肌肉进行相应的肌肉控制训练，包括神经肌肉协调训练和特定肌肉（中下斜方肌和前锯肌）耐力与肌力训练，能够进一步提高对肩袖损伤的治疗效果。肩袖损伤患者多主诉背部有明显沉重感，体检多可发现患侧肩胛骨周围软组织粘连、肩胛胸壁关节的粘连、肩胛肌肉呈条索样改变、肌肉和肌腱纤维短缩、肌肉废用性萎缩。故针对肩胛肌肉进行的拉伸、抗阻肌力训练、稳定性训练和本体感觉训练等手段对于肩袖损伤的治疗具有重要的意义。

（四）慢性肩关节疼痛运动干预的介入时机

（1）肩关节功能异常即介入。可预防肩关节结构损伤，预防肩周炎、肩关节撞击综合征、肩袖损伤的发生。

（2）肩周炎。冻结期以肩关节活动度训练为主，恢复期以肩关节力量及控制训练为主。

（3）肩关节撞击综合征、肩袖损伤。急性期或肩袖肌腱断裂期不是运动干预的最佳介入时期。

二、慢性肩关节疼痛运动处方的制订

慢性肩关节疼痛运动干预主要针对以下两个方面的常见动力系统失衡：肩关节活动度不足、肩关节肌力及控制不足。

（一）以改善肩关节相关肌群柔韧性为目标的运动处方

改善原因：肩部肌肉（肩胛提肌、胸大肌、胸小肌、背阔肌、冈下肌等）紧张可导致肩关节活动范围受限，并可缩小肩关节间隙，间接影响肩关节周围肌肉对肩部运动的控制能力、协调能力及稳定能力。改善肌肉和韧带的柔韧性及改善肩关节和肩带骨的运动模式，重建正确的肩关节机制和柔韧性，以及重建肩部正常的运动模式，以增强和巩固疗效。

运动处方：对相关肌肉进行拉伸。

1. 肩胛提肌

详见本章第一节。

2. 胸大肌

详见本章第一节。

3. 胸小肌

详见本章第一节。

4. 背阔肌（图 7-3-1）

部位：在背的下半部和胸的后外侧。

起点：下 6 个胸椎棘突、全部腰椎棘突、髂嵴后部。

止点：肱骨小结节嵴。

功能：伸展、内收、内旋肱骨，攀爬时拉起肢体，并可辅助吸气。

运动处方：背阔肌拉伸训练（图 7-3-2）。

动作步骤：

跪姿屈臂转体。每组维持 15~30 s，每次 2~3 组，组间休息 60 s，再进行下一组练习。

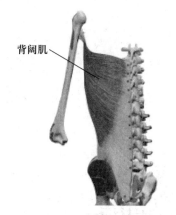

图 7-3-1　背阔肌

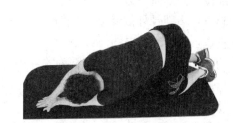

图 7-3-2　背阔肌拉伸训练

5. 冈下肌（图 7-3-3）。

部位：冈下窝内。

起点：肩胛骨冈下窝。

止点：肱骨大结节。

功能：使肩关节旋外。

运动处方：冈下肌拉伸训练（图 7-3-4）。

动作步骤：

跪姿叉腰对侧手辅助牵拉。每组维持 15~30 s，每次 2~3 组，组间休息 60 s，再进行下一组练习。

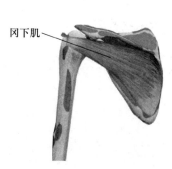

图 7-3-3　冈下肌

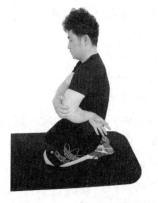

图 7-3-4　冈下肌拉伸训练

（二）以改善肩关节相关肌群力量为目标的运动处方

改善原因：肩胛带肌力不足，肩胛肌肉的失用和废用性萎缩可导致肩关节一系列生物力学和运动学改变，再加上上述肌肉柔韧性不足，可导致肩肱节律异常、肩胛胸壁关节稳定性下降、肱骨头在关节盂中滚动—滑行功能失衡等功能异常。

运动处方：相关肌肉力量训练。

1. 前锯肌

详见本章第一节。

2. 菱形肌

详见本章第一节。

3. 斜方肌中下束

详见本章第一节。

4. 冈下肌、小圆肌（肩关节外旋肌）

（1）冈下肌。

见本节前面内容。

（2）小圆肌（图7-3-5）。

部位：冈下肌下方。

起点：肩胛骨外侧缘上2/3背面。

止点：肱骨大结节。

功能：与冈下肌协同使上臂外旋并内收。

运动处方：肩关节外旋肌力量训练（图7-3-6）。

动作步骤：

弹力带抗阻外旋。10~15个/组，每次1~2组，组间休息1 min，再进行下一组练习。

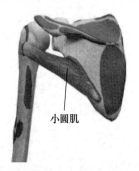

图7-3-5 小圆肌

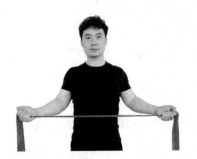

图7-3-6 肩关节外旋肌力量训练

5. 大圆肌、肩胛下肌（肩关节内旋肌）

（1）大圆肌（图7-3-7）。

部位：小圆肌的下方。

起点：肩胛骨下角背面。

止点：肱骨小结节嵴。

功能：肩关节旋内、肩关节内收、肩关节后伸。

（2）肩胛下肌（图7-3-8）。

部位：肩胛骨前面。

起点：肩胛下窝。

止点：肱骨小结节。

功能：使肩胛关节内敛和旋内。

运动处方：肩关节内旋肌力量训练（图7-3-9）。

动作步骤：

弹力带抗阻内旋。10~15个/组，每次1~2组，组间休息1 min，再进行下一组练习。

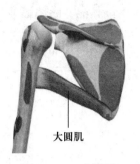 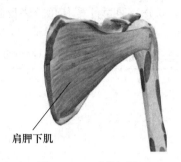 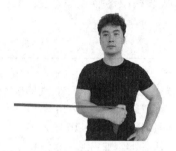

图7-3-7　大圆肌　　　　　图7-3-8　肩胛下肌　　　　　图7-3-9　肩关节内旋肌力量训练

三、制订与实施慢性肩关节疼痛运动处方的注意事项

（一）制订慢性肩关节疼痛运动处方的注意事项与禁忌

必要时建议进行肩关节 MRI 检查，如果发现典型肩袖损伤的异常 MRI 信号，应诊断为肩袖损伤。若无明显肩袖损伤的 MRI 信号，可排除肌腱断裂，以避免与肩周炎混淆误诊。

（二）实施慢性肩关节疼痛运动处方的注意事项及终止运动的指征

1. 注意事项

每一锻炼动作针对特定肌肉或肌群，实施运动处方时需注意对目标肌群的激活。应严格按照所指定的运动处方进行训练，循序渐进，力量由强到弱，以达到应用运动处方取得良好治疗效果的目的。

2. 终止运动的指征

常见需终止运动的指征为牵拉动作出现上肢麻木。原因：臂丛受压，或因颈肋导致胸廓出口综合征。

四、慢性肩关节疼痛运动处方的效果评估

（一）运动负荷的适应性评估

1. 心肺负荷的适应性评估

局部锻炼引起心肺负荷不适的可能性较小。

2. 局部适应性的评估

（1）如果出现局部肌肉疼痛，则视个体承受程度调整方案，降低强度。

（2）若出现上肢麻木，需排除因肌肉过度训练导致的肌肉控制能力下降、运动模式改变、局部结构受力异常等情况。

（二）慢性肩关节疼痛的改善评估

肩关节疼痛与功能障碍指数（shoulder pain and disability index，SPADI）近年来广泛应用于肩关节的功能评估（表 7-3-1）。SPADI 在多个国家得到了广泛的验证，并已翻译成多种语言版本。SPADI 评分方法为：13 个问题由患者回答填写，每个项目最低分为 0 分，代表无痛；最高分为 10 分，代表极限疼痛无法忍受。量表总计 130 分。通过计算其总分来反映肩关节的功能及障碍程度。

表 7-3-1　肩关节疼痛与功能障碍指数（SPADI）

1. 疼痛亚量表得分
请描述过去一周内如下情况时的疼痛程度：
（1）疼痛最严重时（0~10 分）
（2）患侧卧位时（0~10 分）
（3）从高处够物时（0~10 分）
（4）触摸颈后部时（0~10 分）
（5）牵拉患侧时（0~10 分）

2. 功能障碍亚量表得分
请描述过去一周内完成如下活动困难程度：
（1）自己洗头（0~10 分）
（2）清洁背部（0~10 分）
（3）穿套头衫（0~10 分）
（4）扣好前面有纽扣的衬衫（0~10 分）
（5）穿短裤（0~10 分）
（6）将物体放到高处时（0~10 分）
（7）提起 4.5 kg 重物（0~10 分）
（8）从裤子后袋中取物（0~10 分）

五、慢性肩关节疼痛运动处方案例分析

（一）肩关节撞击综合征运动处方案例

患者：宋女士，45 岁。

主诉：右肩疼痛不适伴活动受限 4 个月。

现病史：4 个月前无明显诱因感右肩疼痛不适伴活动受限，疼痛以肩峰周围及三角肌为主。疼痛以夜间更为严重，患侧卧位疼痛加重，当上臂外展到 60°~80° 时，出现明显疼痛，有时可感觉到肩关节被"物"卡住而不能继续上举，肩关节活动多后上述症状明显，休息后略有缓解，所以患者就诊于当地骨科医院，给予口服"布洛芬胶囊"，外用"消痛贴膏"及理疗治疗，患者自觉症状无明显改善。患者为求进一步治疗，希望进行运动处方疗法。

既往史：无。

自发病以来，患者饮食、精神、睡眠良好，二便正常，体重无明显增加及下降。

体格检查：肩关节无明显肿胀畸形，右肩峰下、肱骨大结节略压痛，肱二头肌长头腱鞘走行区无压痛，冈上下肌、大小圆肌局部略压痛，肩痛弧征（＋），肩峰撞击试验（＋），Neer 征（＋），杜加森征（－），搭肩试验（－），吹号试验（－），Lift off（－），恐惧试验（－），Speed 征（－），患肢末端血运感觉良好。

辅检：肩关节平片提示 Ⅱ 型肩峰，肩关节退行性改变。

诊断：右肩峰下撞击综合征。

制订运动处方的思路：

通过训练改善患者肩关节周围肌群柔韧性、肩关节活动度、肩关节周围肌群的神经控制，使肩关节恢复良好的运动轨迹，纠正撞击模式。运动处方包含肩关节活动度练习、柔韧性练习和力量训练三部分。

宋某的运动处方

基本信息					××××年9月2日
姓名	宋某	性别	□男 ☑女	年龄	45岁
联系电话	××××××	家庭住址	××××××		

运动前筛查结果	
体力活动水平	□严重不足 □不足 ☑满足
健康筛查	身高 165 cm，体重 52 kg，体脂率 22.3%，BMI 19.1 kg/m^2
	疾病史：☑无，□高血压，□糖尿病，□心脏病，□肺脏疾病，□其他
	血液指标：空腹血糖正常，总胆固醇正常
运动风险分级	☑低 □中 □高
运动测试结果	心肺功能 □低 ☑中 □高
	肌肉力量与耐力 □差 ☑一般 □较好
	柔韧性 □差 ☑一般 □较好

运 动 处 方	
运动目的	使肩关节恢复良好的运动轨迹，纠正撞击模式
运动方式	1. 关节活动度练习：站立位用健肢引导患肢进行辅助性的肩关节前屈、外旋、内旋和外展运动；2. 柔韧性练习：①胸大肌拉伸，②右侧斜方肌牵拉；3. 力量训练：①肩关节外旋肌群（冈下肌和小圆肌），②肩关节俯卧位水平外展（三角肌后束和菱形肌）
运动强度	力量训练每组 80% 1 RM 8~12 个
运动时间	柔韧性练习每个动作保持 30 s，重复 5 次，每次间歇 10~20 s；力量训练每次每个动作 2~3 组
运动频率	柔韧性练习每周 5~7 次；力量训练每周 3~5 次
周运动量	每周运动 5~8 h
运动目标	6 周达到干预疗效
注意事项	运动中出现疼痛等症状加重需立即停止，并就医，了解处方动作是否执行有误，或需依据病情变化调整方案
效果评估	使用相关量表进行效果评价。通过 6 周的康复训练，该患者疼痛即基本解除。关节活动度改善，患者可以完成日常的生活活动
回访时间	在运动处方执行后的第一周进行电话回访，分别于第一天、第二天，第四天进行，了解训练后患处情况，此后每周一次门诊回访，评价疗效
运动处方师	×××
机构名称	×××××

（二）肩袖损伤运动处方案例

患者：谭先生，69 岁。

主诉：左侧肩关节疼痛 4 个月加重，伴活动受限 7 d。

现病史：患者 4 个月前不慎扭伤左肩，感左肩疼痛，伴有无力感，休息后症状不缓解。肩外侧疼痛较严重，前屈、外展时疼痛加剧，"过顶位"活动疼痛，就诊于当地医院，并行 MRI 检查，提示左冈上肌腱异常信号，肱二头肌腱长头异常信号，肩关节退行性改变。当地医院给予口服"洛索洛芬钠片"，60 mg bid，外用"消痛贴膏"tid，局部痛点封闭治疗，患者自觉症状无明显缓解，并逐渐出现静息痛和夜间痛。遂患者为求进一步治疗，行运动处方治疗。

自发病以来，患者饮食、精神、睡眠良好，二便正常，体重无明显增加及下降。

既往史：胆囊切除术后。

体格检查：左肩关节未见明显肿胀，皮温不高。肩关节周围广泛压痛。ROM：120/40/T10。GT 压痛明显，Hawkins sign（＋），Jobe 试验（＋），0 度外展（＋），吹号试验（－），Lift off（－）。恐惧试验（－），Speed 征（－），患肢末端血运感觉良好。

辅检：肩关节 X 片提示 II 型肩峰。肩关节 MRI 提示左冈上肌腱异常信号，肱二头肌腱长头异常信号，肩关节退行性改变。

诊断：左侧肩袖损伤，胆囊切除术后。

制订运动处方的思路：

通过训练改善患者肩关周围肌群柔韧性、肩关节活动度、肩关节周围肌群的神经控制，使肩关节恢复良好的运动轨迹。运动处方包含肩关节活动度练习、柔韧性练习和力量训练三部分。

谭某的运动处方

基本信息					××××年 9 月 29 日
姓名	谭某	性别	☑男 □女	年龄	69 岁
联系电话	××××××	家庭住址		××××××	

运动前筛查结果	
体力活动水平	□严重不足　□不足　☑满足
健康筛查	身高 167 cm，体重 46 kg，体脂率 16.2%，BMI 16.49 kg/m²
	疾病史：□无，□高血压，□糖尿病，□心脏病，□肺脏疾病，☑其他
健康筛查	血液指标：空腹血糖正常，总胆固醇正常
运动风险分级	☑低　□中　□高
运动测试结果	心肺功能　　　　□低　☑中　　□高
	肌肉力量与耐力　□差　☑一般　□较好
	柔韧性　　　　　□差　☑一般　□较好

运 动 处 方	
运动目的	使肩关节恢复良好的运动轨迹，纠正肩袖损伤模式
运动方式	1. 关节活动度练习：①钟摆练习，②肩关节主动活动度练习；2. 柔韧性练习：①胸大肌拉伸，②左侧斜方肌牵拉；3. 力量训练：①肩关节外旋肌群（冈下肌和小圆肌），②上肢平举练习（三角肌中束和冈上肌）
运动强度	力量训练每组 80% 1 RM 8~12 个

续表

运动时间	柔韧性练习每个动作保持 30 s，重复 5 次，每次间歇 10~20 s；力量训练每次每个动作 2~3 组
运动频率	柔韧性练习每周 5~7 次；力量训练每周 3~5 次
周运动量	每周运动 5~8 h
运动目标	6 周达到干预疗效
注意事项	运动出现疼痛等症状加重时需立即停止，并就医，了解是否为处方动作执行有误，需依据病情变化调整方案。患者侧平举练习在前两周为徒手练习，在第三周时改用 1 kg 哑铃进行负重练习，患者可以在无痛条件下完成该动作
效果评估	使用相关量表进行效果评价。通过 6 周的康复训练，该患者疼痛即基本解除。关节活动度改善，患者可以完成日常的生活活动
回访时间	在运动处方执行后的第一周进行电话回访，分别于第一天、第二天、第四天进行，了解训练后患处情况，此后每周一次门诊回访，评价疗效
运动处方师	×××
机构名称	×××××

（三）冻结肩运动处方案例

患者：王女士，51 岁。

主诉：左侧肩关节疼痛伴活动受限两月余，加重 7 d。

现病史：患者两月前无明显诱因出现左肩疼痛，伴有无力感，为持续性钝痛，以夜间痛为主，左肩上举及旋后功能受限，穿衣活动困难，休息后症状略有缓解，就诊于当地医院，并行 MRI 检查。当地医院给予口服"美洛昔康片"，60 mg bid，外用"巴布膏"tid，肩关节理疗，关节内穿刺注射药物治疗（具体药物名称及计量不详），患者自觉经上述治疗后症状无明显缓解，遂为求进一步治疗，行运动处方治疗。

自发病以来，患者饮食、精神、睡眠良好，二便正常，体重无明显增加及下降。

既往史：阑尾切除术后。

体格检查：左肩关节未见明显肿胀，肩关节周围广泛压痛，肩关节前屈 40°，外展 50°，后伸 30°，Hawkins sign（-），Jobe 试验（-），0 度外展（-），吹号试验（-），Lift off（-）。恐惧试验（-），Speed 征（-），患肢末端血运感觉良好。

辅检：肩关节 MRI 提示肩关节积液，退行性改变。

诊断：左侧冻结肩，阑尾切除术后。

制订运动处方的思路：

以改善关节活动度为主要目的。

王某的运动处方

基本信息					××××年11月18日
姓名	王某	性别	□男 ☑女	年龄	51 岁
联系电话	××××××	家庭住址		××××××	

运动前筛查结果			
体力活动水平	□严重不足	□不足	☑满足

健康筛查	身高 <u>163</u> cm，体重 <u>52</u> kg，体脂率 <u>21.2%</u>，BMI <u>19.57</u> kg/m²
	疾病史：□无，□高血压，□糖尿病，□心脏病，□肺脏疾病，☑其他
	血液指标：空腹血糖<u>正常</u>，总胆固醇<u>正常</u>
运动风险分级	☑低 □中 □高
运动测试结果	心肺功能 □低 ☑中 □高
	肌肉力量与耐力 □差 ☑一般 □较好
	柔韧性 □差 ☑一般 □较好

运 动 处 方

运动目的	改善关节活动度
运动方式	肩关节活动度练习
运动强度	疼痛能承受状态下最大力量
运动时间	钟摆练习：逆时针和顺时针方向各环转 20 圈；爬墙练习：每次练习 3 组，每次重复 10 个；双上肢吊杆训练：坚持 30 s 左右，复位放松 30 s，再重复进行，20 个左右为一组
运动频率	钟摆练习：每天进行 2~3 次；爬墙练习：每天进行 2 次；双上肢吊杆训练，每天进行 2~3 组
周运动量	每周运动 5~8 h
运动目标	6 周达到干预疗效
注意事项	运动出现疼痛等症状加重时需立即停止，并就医，了解是否为处方动作执行有误，需依据病情变化调整方案。患者在初期进行练习时，会感觉疼痛明显，难以完成练习，因而在每次练习前对患处进行 20 min 左右热敷，然后对肩关节周围肌肉进行按摩、推揉 10 min 左右再进行练习。患者进行两周练习后，关节活动度有改善，患者感觉进行爬墙练习后效果较为明显，且容易进行。因此，在运动处方实施后期，增加爬墙练习的训练量，由每天 2 次改为每天 3 次。每组重复 15~20 次至感到肩部有轻微酸痛感为宜
效果评估	使用相关量表进行效果评价。通过 6 周的康复训练，该患者疼痛已基本解除。肩周炎的功能锻炼最常见的误区是怕痛不运动。治疗肩周炎的原则为：活动，活动，再活动。因为只有活动锻炼才能把肩关节粘连的韧带、软组织一点一点打开。在进行锻炼时，想"解冻"冻结的肩关节，势必要经受一些痛苦，至少要坚持 6 周有效锻炼，疼痛才能有所缓解，必要时还要配合热疗、热敷，增加局部血液循环，以便取得更好的效果
回访时间	在运动处方执行后的第一周进行电话回访，分别于第一天、第二天、第四天进行，了解训练后患处情况，此后每周一次门诊回访，评价疗效
运动处方师	×××
机构名称	×××××

周敬滨 高奉

第四节　慢性肘关节疼痛的运动处方制订

慢性肘关节疼痛是一个复杂的临床问题。其病因多种多样，病理机制复杂，正确的诊断与评估是治疗慢性肘关节疼痛的第一步。对于肌腱炎症或肌腱病导致的慢性肘关节疼痛，运动处方能对部分患者取得不错的疗效。本节就慢性肘关节疼痛的原因展开分析，探讨如何筛选适合运动处方治疗的人群，并对运动处方的制订进行理论分析及实例讨论。

一、慢性肘关节疼痛运动干预的基本原理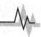

（一）慢性肘关节疼痛的常见原因

肘关节是一个由肱尺关节、尺桡关节、肱桡关节组成的复杂关节。导致肘关节疼痛的原因有很多，如打网球、高尔夫球动作不当等导致的劳损，肘关节骨折、滑膜炎、骨关节炎等。为便于区分与诊治，临床上按照疼痛发生的部位将疼痛分为前方疼痛、后方疼痛、外侧疼痛、内侧疼痛（表7-4-1）。值得注意的是，临床上患者的疼痛部位并不绝对局限于某个区域，可因损伤的程度范围扩大，甚至引起全肘关节的疼痛。

表 7-4-1　慢性肘关节疼痛的原因

前方疼痛	后方疼痛	内侧疼痛	外侧疼痛
前关节囊拉伤	鹰嘴滑囊炎	高尔夫球肘	网球肘
肱二头肌肌腱病	鹰嘴应力性骨折	肘管综合征	骨软骨损伤
痛风	骨关节炎	尺侧副韧带损伤	滑膜皱襞
关节内游离体	肱三头肌肌腱病		后外旋转不稳定
骨关节炎			桡管综合征
旋前圆肌综合征			
类风湿性关节炎			

（二）慢性肘关节疼痛的发病机制

肘关节是一个铰链关节，但也有前臂旋前和旋后的能力。这种特殊的结构，使得肘关节易患慢性疾病，尤其是因反复活动导致劳损性疾病，如高尔夫球肘、网球肘、投掷肘等。不过，每种疾病的发病也有其独特的发病机制。了解这些发病机制，有助于医生和治疗师鉴别这些疾病，选择合适的治疗方法和把握正确的治疗时机。其中，最常见的慢性肘关节疼痛病为网球肘和高尔夫球肘。

1. 网球肘

网球肘即肱骨外上髁炎，是桡侧腕短伸肌和伸肌总腱的退行性疾病。同高尔夫球肘类似，好发于网球等需要用力背伸肘腕关节的运动爱好者，但临床上更常见于非运动人群。患者常常在患肢相应运动负荷增加时发病，或产生于长期反复的劳损。病因有内因、外因和创伤性病因三类。① 内因，主要包括：肩胛带和盂肱关节的力量不足；盂肱关节活动受限，如肩关节背伸受限；打网球时的动作和技术不规范，如在反手时重心转变不当、接球时腕背伸增加、上肢姿势不当等。此外，还有热身、休息和恢复不足，全身状态较差。② 外因。外因主要和运动器械相关，包括：拍柄绷带的尺寸不合适，球拍线的张力过高，球拍线的弹力或柔软性不足，球拍或其他有手柄的运动器械的手柄尺寸不合适。③ 创伤性病因，主要包括：活动量增加引起的不适增多，反复微创伤和血管受压。组织学上表现为：肱骨外上髁桡侧腕短伸肌和伸肌总腱出现退行性改变，伴肉芽组织增生、肌腱微撕裂、成纤维细胞聚集、血管增生、胶原纤维紊乱、病变组织内正常炎性细胞（巨噬细胞、淋巴细胞、中性粒细胞）减少。超声影像方面显示，病变区域可能出现钙化、肌腱内撕裂、肱骨外上髁皮质形态改变、伸肌总腱增厚及信号异常。

2. 高尔夫球肘

高尔夫球肘即肱骨内上髁炎，好发于高尔夫、美式足球、球拍类运动、箭术、保龄球、举重、标枪投掷等运动的爱好者或运动员。因为在投掷过程中，摆臂末期和加速期肘关节都会受到强烈的外翻力作用，投球手或过肩投掷运动的运动员易患此类疾病，所以，也称之为"投掷肘"。高尔夫球运动中，损伤发生在向后挥杆的顶点到恰好要打击到球的过程中。值得注意的是，超过90% 的病例都不是与运动相关的，如建筑和管道类的高负荷工作也可能是患该病的危险因素。本症基本的病理变化是慢性反复的腕屈肌群和旋前圆肌离心或向心抗阻运动导致血管成纤维性改变；反复运动导致肌腱内微损伤，产生继发性肌腱病。旋前圆肌和桡侧腕屈肌是最常累及的肌肉，同时，尺侧腕屈肌和指浅屈肌也可能受累。本症虽然叫做肱骨内上髁炎，但通常没有骨的炎症。在反复运动导致肌腱内微损伤的过程中，肌腱胶原纤维会发生重塑，增加基质的黏液变性，胶原纤维强度下降，有时还可观察到坏死或钙化。胶原纤维的强度减弱，使得肌腱更易发生损伤，导致瘢痕形成和肌腱增厚。

（三）慢性肘关节疼痛运动干预的原理

以网球肘和高尔夫球肘为例，两者的治疗方式分为保守治疗和手术治疗。保守治疗方法有很多，运动疗法是其中之一。合理地运用和推广运动干预，能够有效缓解患者的症状和改善肘关节功能，改善疾病进展，减少止痛药物或其他药物的使用。

1. 网球肘的运动干预

网球肘是一个自限性疾病，部分患者在经过长期的观望疗法——不进行特殊干预，疼痛、肘关节功能都能得到显著改善。不过，仍有很多患者需要其他干预手段进行治疗。目前，单独应用任何一种治疗方式治疗网球肘都存在局限性。

Kjaer. M 认为，网球肘急性期时，由于局部炎症的发展，适宜进行休息、采用非甾体类消炎药及局部糖皮质激素注射治疗。不过，网球肘常常症状持续或复发，继而变为慢性，超过20% 的患者一年后仍有症状。在慢性期，目前组织学研究没有发现导致疼痛的直接病理变化，因此，针对疼痛，治疗方式多种多样。

网球肘患者的主要困扰是患肘的疼痛和上肢功能的受损，尤其是抓持东西的能力受损。运动可以产生机械性的痛觉减退。同时，对相应受损肌腱的拉伸、力量训练，能够改善上肢功能。近年来，许多研究表明，运动疗法能有效改善网球肘患者的疼痛和患肢功能，这些运动疗法包括离心运动、向心运动、等长收缩运动和拉伸运动。

2. 高尔夫球肘的运动干预

同网球肘一样，高尔夫球肘是一个自限性疾病。虽然它发病相对较少，但治疗很困难。临床研究表明，运动能够改善高尔夫球肘患者的疼痛及患肢功能，这些运动包括离心运动或其他力量训练、拉伸运动。对于运动员来说，动力链训练也应同时进行。

（四）慢性肘关节疼痛运动干预的介入时机

Cook 和 Purdam 认为，肌腱病的治疗应该在不同时期采用不同策略。同大多数肌腱病类似，网球肘和高尔夫球肘都可分为急性期和康复期。急性期往往意味着突然出现的患肢不适，因此，要求患者休息、减轻运动负荷，同时，配合抗炎止痛及维持关节活动度的活动。相反，在康复期，应利用运动的痛觉减轻效应，针对疾病造成的肌腱力量受损，进行合理的运动，并配合一些理疗方式进行强化治疗。

二、慢性肘关节疼痛运动处方的制订

网球肘和高尔夫球肘的发病机制相似，治疗的主要目标都是减轻急性期症状，恢复累及肌肉、肌腱的功能，预防复发。运动疗法方面，主要的治疗原则是维持关节活动度、减轻关节疼痛、恢复肌肉柔韧性及力量。虽然两者受累的肌肉完全不同，但在完成很多动作时，相关肌肉都可能参与，因此，制订运动处方时需要严格区分，同时有些运动也可以交叉运用。

（一）以改善肘关节相关肌群柔韧性为目标的运动处方

局部活动开始前，可以进行 15~20 min 的有氧运动进行热身，这样既可以提高上肢的血流循环，同时，做拉伸锻炼时疼痛可能也会减轻。

1. 手指肌群柔韧性提高运动

网球肘和高尔夫球肘都累及参与手指活动的肌肉，因此，运动康复时手指的活动也是必要的。手指拉伸活动：将五指张开，利用对侧的手指，对掌使手指张开至极限，保持住。建议每小时拉伸20 s。另外，可以进行握拳拉伸活动：将前臂置于桌面，手背向上，腕关节背伸，五指张开，然后并拢，10 次为一组，每天 4~5 组。拉伸活动中，轻度疼痛是允许的。还有另一种握拳拉伸的方式：患肢上臂靠在门框上，前臂旋后，拇指向上，对侧手拇指和食指分开，食指桡侧及虎口抵住患肢前臂近端，用力向上推，由于放松了桡侧伸肌腱群，此时进行握拳拉伸，应该是全程无痛的。

2. 腕关节柔韧性提高运动

由于网球肘累及的肌腱是从腕关节背侧跨过腕关节，高尔夫球肘累及的肌腱是从腕关节掌侧跨过关节，因此二者柔韧性运动的方向相反。网球肘需要掌屈腕关节，适度合并旋前（拉伸锻炼后，不引起持续疼痛或疼痛加重），可以用对侧手辅助（图 7-4-1），维持 20~30 s，5~10 次为一组，每天两组。高尔夫球肘需要背伸腕关节，可以用对侧手辅助（图 7-4-2），维持 20~30 s，5~10 次为一组，每天两组。

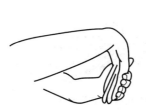

图 7-4-1　掌屈腕关节

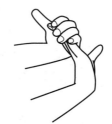

图 7-4-2　背伸腕关节

3. 肘关节柔韧性提高运动

虽然网球肘和高尔夫球肘受累肌腱位置有差异，但是患者可能表现为多个方向的活动受限，因此，部分拉伸方式适于两种疾病。

（1）Solveborn 网球肘拉伸法。收缩前臂伸肌 10 s，放松 2 s，拉伸 15~20 s。3~5 次为一组，每天两组。

（2）拨肱桡肌。将患肢置于一个软垫上，屈肘30°~45°，对侧食指和中指触摸疼痛肌腱，垂直肌腱方向，在肘关节远端位置反复摩擦推动肌腱。在疼痛能忍受的情况下每天尽量做够5 min。每次活动结束后，疼痛应在30~60 s消失。如果做活动后疼痛加重，应停止该项活动，进行冰敷和休息。

（3）桡侧肌纤维被动按摩。将一筋膜球或网球置于患肢桡侧肌下方，屈肘30°~60°，使网球在前臂桡侧伸腕肌处反复滚动起到被动按摩作用（图7-4-3）。在疼痛能忍受的情况下每天尽量做够5 min。每次活动结束后，疼痛应在30~60 s消失。如果做活动后疼痛加重，应停止该项活动，进行冰敷和休息。

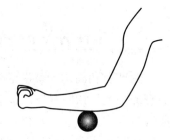

图7-4-3 桡侧肌纤维被动按摩

（4）垂臂拉伸。站立位，上臂下垂，极度屈肘，前臂旋后，然后放松，让前臂随重力下垂。10次为一组，每天4~5组。若拉伸后症状加重，应停止该项活动。

（5）屈肘拉伸。上臂下垂，极度屈肘，前臂旋前或旋后，对侧手握在患侧前臂远端，辅助患肢进一步屈曲，然后放松。10次为一组，每天4~5组。

（二）以改善肘关节相关肌群力量为目标的运动处方

肌肉力量的锻炼除了能够改善患者的上肢功能外，还有改善疼痛、预防肌腱病再发生的作用。因此，对于合并或不合并上肢部分肌力弱的患者，运动治疗中都有以改善肘关节相关肌力量为目标的运动处方。肌肉力量锻炼根据肌肉收缩过程中长度的变化可分为向心运动、等长运动和离心运动。单独离心运动、单独向心运动、离心运动结合向心运动、离心运动结合向心运动及等长运动治疗网球肘都能取得一定疗效。研究发现，单独离心运动的疗效优于单独向心运动，离心运动结合向心运动及等长运动的疗效优于离心运动结合向心运动和单独离心运动。高尔夫球肘单独使用运动疗法治疗的报道较少，不过多数在结合或不结合其他治疗的报道中使用的是离心运动。

1. 网球肘

网球肘的主要受累肌肉是桡侧腕短伸肌和指伸肌总腱（图7-4-4）。肌肉力量的训练主要围绕这两条肌肉展开。有效的网球肘运动锻炼方式有很多，离心运动是方便实施且普遍认可的锻炼方式，以下是部分适用于网球肘的离心运动的锻炼方法：

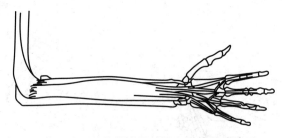

图7-4-4 桡侧腕短伸肌和指伸肌总腱

（1）改良Curwin和Stanish运动。患者肘、腕关节无负荷热身，2~3 min；静态牵拉15~30 s，重复3~5次；前臂伸肌离心运动，屈肘0°~90°，5次为一组，做三组；静态牵拉15~30 s，重复3~5次。每天做一次。

（2）屈腕运动。患侧肘关节伸直旋前位置于桌面或床面，腕关节伸出床或桌边缘主动屈曲至最大角度，握拳；另一侧手置于患侧手背，缓慢向下压患侧腕关节，同时患侧伸腕对抗，计数30 s屈腕至最大。

（3）伸腕肌离心训练。患侧肘关节屈至 90° 旋前位置于桌面或床面，腕关节伸出床或桌边缘，握拳持 10% 1 RM 的哑铃，另一侧手将患侧腕维持在背伸位置，对侧手松开后，患侧腕缓慢进行掌屈，计数 15 s 屈腕至最大（图 7-4-5）。

2. 高尔夫球肘

高尔夫球肘的主要受累肌肉是腕屈肌群（图 7-4-6）和旋前圆肌。肌肉力量的训练主要围绕这些肌肉展开。高尔夫球肘的有效锻炼方式也有很多，以离心运动为主。

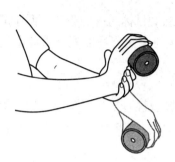

图 7-4-5　伸腕肌离心训练

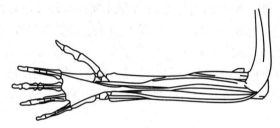

图 7-4-6　腕屈肌群

（1）橡胶棒伸腕运动。患肢握紧橡胶棒一端最大限度屈腕，对侧手握住另一端按照患肢伸腕的旋转方向扭转橡胶棒，直至最大角度，患肢缓慢地将肘关节伸直旋后位伸腕至最大（计时约 5 s 的时间）。休息 60 s，15 次为一组，每天做三组。

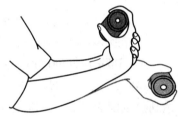

（2）屈腕肌离心训练。患肢肘关节屈 90° 旋后位置于桌面或床面，腕关节伸出床或桌边缘，握拳持 10% 1 RM 的哑铃，另一侧手将患侧腕维持在掌屈位置，对侧手松开后，患侧腕缓慢进行背伸，计数 15 s 伸腕至最大（图 7-4-7）。

图 7-4-7　屈腕肌离心训练

三、制订与实施慢性肘关节疼痛运动处方的注意事项

（一）制订慢性肘关节疼痛运动处方的注意事项与禁忌

1. 注意事项

（1）肘关节慢性疼痛的病因很多，应逐步排查。运动处方的治疗范围主要适用于内、外髁炎或其他肌腱病，对其他原因引起的慢性肘关节疼痛进行单纯运动治疗的研究报道较少。当合并其他损伤时，运动处方可能无效，如网球肘合并桡侧副韧带损伤，高尔夫球肘合并尺侧副韧带损伤，应视患者情况，甚至需要直接手术干预。

（2）方式。无论是针对柔韧性还是肌肉力量的运动处方，方法都有很多。相同的运动方式，由于运动强度、运动频率（每周 3~7 d）、单组次数（5~15 次）、每日组数（1~3 组）、处方周期（4 周~3 个月）不同，运动处方都可能不同。同多数运动处方类似，兴趣是保证运动处方正确实施的重要因素。因此，个性化设计很重要。社会心理学研究表明，患者需求和患者期望并不等同，让患者参与到运动处方的设计中，能够提高患者对运动处方的满意程度。对于有运动需求的患者，如继续打网球、高尔夫、棒球等运动，需考虑进行动力链锻炼。因为无论挥拍／杆击球，还是过肩投掷，都需要下肢、腰腹、肩肘腕关节的协同作用，需要对动力链的每个环节做好评估，针对训练，整体提高。

2. 禁忌

网球肘和高尔夫球肘的运动处方治疗无绝对禁忌。但对于有骨折病史、脱位病史、患肘手术史、颈椎病及严重的肘关节骨关节炎的患者，进行运动处方治疗时需谨慎。

（二）实施慢性肘关节疼痛运动处方的注意事项及终止运动的指征

1. 注意事项

每一锻炼动作针对特定肌肉或肌群，实施运动处方时需注意对目标肌群的激活，循序渐进，力量由弱到强。单个运动处方的治疗周期往往较长，可能持续 4 周至 3 个月不等。通常症状在施行 4~6 周后开始改善。因此，如果 6 周无效则需要重新评估。

2. 终止运动的指征

运动期间出现症状加重、骨折、脱位、尺侧副韧带损伤或撕脱性骨折、肘关节骨软骨损伤、肘管综合征、桡管综合征、尺神经炎时，需停止处方运动，重新评估，调整处方或改用其他治疗方法。

四、慢性肘关节疼痛运动处方的效果评估

（一）运动负荷的适应性评估

1. 心肺负荷的适应性评估

局部锻炼引起心肺负荷不适的可能性较小。

2. 局部适应性的评估

疼痛方面：运动开始时，患肢疼痛为轻度疼痛以下。活动度方面：与对侧比较，在活动度没有达到全范围活动前，强调柔韧性训练。力量训练时：寻找最大无痛力量，也可按能完成 10 次单个动作的最大负荷进行训练。

（二）慢性肘关节疼痛的改善评估

运动处方治疗的改善评估相较其他治疗方式的评估有所差异，除了治疗前的评估和治疗结束的评估，还需要至少一次的中期评估来验证处方的有效性，同时为进一步调整处方提供信息。评估方式有基本病史方面的问诊评估、查体评估，还有功能评分的量化评估。不过有时运动处方预期小于 4~6 周时，中期评估可以进行简化，甚至删减，因为通常症状改善时间通常为训练后 4~6 周以上。病史方面主要是简单的主诉是否改善，是否有新发症状。查体主要检查关节活动度和患肢肌力。量化评估通常选用 1~2 个量表即可。常用的肘关节量表如下：

VAS（visual analogue scale），即视觉模拟评分法，是最直接简单的疼痛量化评估方法，即直接询问患者的疼痛状况。由于患者的疼痛情况随着治疗可能从持续疼痛逐渐变为间断疼痛或者特殊动作诱发疼痛，一般以一周以来最疼痛的那次感觉进行打分，治疗中通常选用 4~6 周中的一天。如果第 4 周或第 5 周评估时疼痛无改善，需第 6 周时再次评估。

其他常用的肘关节功能评估方法有：Mayo 肘关节功能评分标准、肱骨外上髁炎评估问卷、DASH（disability of arm，shoulder and hand questionnaire）评分表（表 7-4-2 至表 7-4-4）。

表 7-4-2　Mayo 肘关节功能评分标准

Mayo 肘关节功能评分标准	
疼痛（45 分）	
无疼痛	45
轻度疼痛：偶尔疼痛	30
中度疼痛：偶尔疼痛，需服止痛药，活动受限	15
重度疼痛：丧失活动能力	0
运动功能（20 分）	
运动弧在 100° 以上	20
运动弧在 50°~100°	15
运动弧在 50° 以下	5
稳定性（10 分）	
稳定：没有明显内外翻不稳	10
中度不稳：内外翻不稳 < 10°	5
明显不稳：内外翻不稳 > 10°	0
日常活动（25 分）	
梳头	5
吃饭	5
个人卫生	5
穿衬衣	5
穿鞋	5
最高得分	100

优 = 90 分以上；良 = 75~89 分；中 = 60~74 分；差 < 60 分

表 7-4-3　肱骨外上髁炎评估问卷

一、患侧手肘疼痛（0~10 分为准则，给出自己疼痛分值，0 分为无痛，10 分指疼痛程度难以忍受）

1. 当休息时（除睡眠）	0	1	2	3	4	5	6	7	8	9	10
2. 当重复使用患肢时	0	1	2	3	4	5	6	7	8	9	10
3. 当疼痛最轻微时	0	1	2	3	4	5	6	7	8	9	10
4. 当最痛时	0	1	2	3	4	5	6	7	8	9	10
5. 当提着超市购物袋时	0	1	2	3	4	5	6	7	8	9	10

二、患肢的功能

A. 指定动作（0~10 分为准则，给出自己困难程度，0 分指没有任何困难，10 分指不能用患肢做指定动作）

6. 扭开门锁	0	1	2	3	4	5	6	7	8	9	10
7. 随身携带购物包或公文包	0	1	2	3	4	5	6	7	8	9	10
8. 抬起一杯水来饮	0	1	2	3	4	5	6	7	8	9	10
9. 扭开一个罐子	0	1	2	3	4	5	6	7	8	9	10
10. 拉起裤子	0	1	2	3	4	5	6	7	8	9	10
11. 拧干毛巾	0	1	2	3	4	5	6	7	8	9	10

B. 日常活动（0~10 分为准则，给出自己困难程度，0 分指没有任何困难，10 分指不能做到该活动）

12. 个人活动（如沐浴更衣）	0	1	2	3	4	5	6	7	8	9	10
13. 日常家务（如打扫）	0	1	2	3	4	5	6	7	8	9	10
14. 日常工作（在职） 或日常生活（无工作）	0	1	2	3	4	5	6	7	8	9	10
15. 休闲或体育活动时	0	1	2	3	4	5	6	7	8	9	10

注：无痛为"0"，最痛为"10"，中间表示不同程度的疼痛。

疼痛分量表（5 项）最佳分数 = 0，最差分数 = 50；功能分量表中指定动作（6 项）的最佳分数 = 0，最差分数 = 60；日常活动（4 项）的最佳分数 = 0，最差分数 = 40。

功能分量表 =（指定动作 + 日常活动）/2，最佳分数 = 0，最差分数 = 50。

总分 = 疼痛分量表 + 功能分量表（最佳分数 = 0，最差分数 = 100）。

表 7-4-4　DASH 评分表

A 部分				
	活动能力			
项目	无困难	有点困难	明显困难但能做到	很困难	不能
---	---	---	---	---	---
1. 拧开已拧紧的或新的玻璃瓶盖	1	2	3	4	5
2. 写字	1	2	3	4	5
3. 用钥匙开门	1	2	3	4	5
4. 准备饭菜	1	2	3	4	5
5. 推开一扇大门	1	2	3	4	5
6. 将物品放入头部上方的小柜子里	1	2	3	4	5
7. 繁重的家务劳动（擦地板、洗刷墙壁）	1	2	3	4	5
8. 花园及院子的劳动（打扫卫生、松土、割草等）	1	2	3	4	5
9. 铺床	1	2	3	4	5
10. 拿购物袋或文件箱	1	2	3	4	5
11. 搬运重物（超过 5 kg）	1	2	3	4	5
12. 更换头部上方的灯泡	1	2	3	4	5
13. 洗发或吹干头发	1	2	3	4	5
14. 擦洗背部	1	2	3	4	5
15. 穿毛衣	1	2	3	4	5
16. 用刀切食品	1	2	3	4	5
17. 轻微体力的业余活动（打牌、织毛衣等）	1	2	3	4	5
18. 使用臂部力量或做冲击力的业余活动（使用锤子、打高尔夫球、网球等）	1	2	3	4	5
19. 灵活使用臂部的业余活动（如羽毛球、壁球、飞盘）	1	2	3	4	5
20. 驾驶、乘坐交通工具	1	2	3	4	5
21. 性功能	1	2	3	4	5

A 部分					
项目	活动能力				
	无困难	有点困难	明显困难但能做到	很困难	不能
22. 影响您同家人、朋友、邻居以及其他人群社会交往的程度	1	2	3	4	5
23. 影响您的工作或其他日常活动的程度	1	2	3	4	5
B 部分					
项目	症状严重程度				
	无	轻微	中度	重度	极度
24. 休息时肩、臂或手部疼痛	1	2	3	4	5
25. 活动时肩、臂或手部疼痛	1	2	3	4	5
26. 肩、臂或手部麻木、针刺样疼痛	1	2	3	4	5
27. 肩、臂或手部无力	1	2	3	4	5
28. 肩、臂或手部僵硬	1	2	3	4	5
29. 肩、臂或手部疼痛对睡眠的影响	1	2	3	4	5
30. 肩、臂或手部功能障碍使您感到能力下降，缺乏自信	1	2	3	4	5

注：DASH 值计算方法是将 A、B 两部分所有的数字相加，然后按以下公式计算：

DASH 值 = A、B 两部分值总和 −30（最低值）/1.2。

DASH 值为 0 时，表示上肢功能完全正常，DASH 值为 100 时，表明上肢功能极度受限。

五、慢性肘关节疼痛运动处方案例分析

（一）网球肘运动处方案例 1

患者：李女士，61 岁。

主诉：左肘疼痛 9 个月。

现病史：9 个月前无明显诱因感左肘疼痛，疼痛范围主要位于肘关节外侧，严重时向前臂延伸，休息时较轻，握门把手、提起东西、拧毛巾等动作时加重。就诊于当地医院，诊断为网球肘，建议休息，减少患肢活动，同时予泰诺，按需服用，每次一片，最少用药间隔 6 h。患者左上肢"休息"1 月余后功能无明显改善，恢复活动后症状如前，为求进一步治疗再次就诊，予运动处方疗法。

既往史：双侧上肢无外伤及手术史，对侧上肢无不适及功能受限。

体格检查：左肘关节无明显肿胀，肱骨外上髁压痛，轻后伸受限，屈曲—后伸 140°～0°，对侧屈曲—后伸 140°～5°。用力抓握试验（+），桡侧腕伸肌试验或抗阻背伸中指试验（+），Mills 征或抗阻腕背伸试验（+），被动屈腕试验（+），肘被动外翻挤压试验（−）。患肢末端血运好，感觉较对侧无差异。

辅助检查：肘关节超声指伸肌总腱增厚。

诊断：网球肘。

制订运动处方的思路：

通过运动改善患者肘关节周围肌群柔韧性、力量，使肘关节恢复良好的运动模式，解除致炎力

学机制。运动处方包含肘关节、腕关节、手指肌群柔韧性练习和前臂肌肉力量训练两部分。

李某的运动处方

基本信息					××××年7月18日	
姓名	李某	性别	□男 ☑女	年龄	61岁	
联系电话	××××××	家庭住址		××××××		

运动前筛查结果		
体力活动水平	□严重不足　□不足　☑满足	
健康筛查	身高 162 cm，体重 51 kg，体脂率 21.7%，BMI 19.4 kg/m²	
	疾病史：☑无，□高血压，□糖尿病，□心脏病，□肺脏疾病，□其他	
	血液指标：空腹血糖正常，总胆固醇正常	
运动风险分级	☑低　□中　□高	
运动测试结果	心肺功能	□低　☑中　□高
	肌肉力量与耐力	□差　☑一般　□较好
	柔韧性	□差　☑一般　□较好

运 动 处 方	
运动目的	改善患者肘关节周围肌群柔韧性、力量，使肘关节恢复良好的运动模式，解除致炎力学机制
运动方式	1. 柔韧性提高运动：①手指肌群柔韧性提高运动：手指伸展拉伸，握拳拉伸；② 腕关节柔韧性提高运动；③肘关节柔韧性提高运动；2. 肌肉力量加强训练：① 改良 Curwin 和 Stanish 运动；②前臂伸肌离心运动
运动强度	力量训练每组 80% 1 RM 8~12 个
运动时间	柔韧性训练每个动作保持 30 s，重复 5 次，每次间歇 10~20 s；力量训练每次每个动作 2~3 组
运动频率	柔韧性训练每周 5~7 次；力量训练每周 3~5 次
周运动量	每周运动 5~8 h
运动目标	6 周达到干预疗效
注意事项	初期，预计 1~2 周，以柔韧性提高运动为主，允许轻度疼痛，但需注意疼痛程度无增加趋势。待肘、腕关节能全范围无痛无负荷主动活动后，逐渐转变为以加强肌肉力量训练为主。加强肌肉力量训练从改良 Curwin 和 Stanish 运动逐步调整为单纯前臂伸肌离心运动的一种——屈腕运动。运动中出现疼痛等症状加重时需立即停止，并及时就医，了解处方动作是否执行有误，或需依据病情变化调整方案
效果评估	使用相关量表进行效果评价。治疗 6 周后进行评估，患者肘关节疼痛较前减轻，休息时几乎无痛，但提重物和用力拧毛巾时仍有轻度疼痛。查体肱骨外上髁无明显压痛，活动范围与对侧相同，特殊查体除 Mills 征以外均转阴性。VAS 评分，治疗前为 7，治疗后为 2。肱骨外上髁炎评估问卷结果考虑治疗有效，继续治疗有益
回访时间	在运动处方执行后的第一周进行电话回访，分别于第一天、第二天、第四天进行，了解训练后患处情况，此后每周一次门诊回访，评价疗效
运动处方师	×××
机构名称	×××××

（二）网球肘运动处方案例 2

患者：孙先生，42 岁。

主诉：右肘疼痛 3 个月。

现病史：3 个月前无明显诱因感右肘疼痛，疼痛范围位于肘关节外侧，休息时无症状，打高尔夫时疼痛。就诊于当地医院，诊断为肌肉劳损，建议休息，停止高尔夫运动。患者 1 月前再次恢复高尔夫球运动，恢复活动后症状如前，为求进一步治疗再次就诊，予运动处方疗法。

既往史：无。

体格检查：右肘关节无明显肿胀，肱骨外上髁压痛，无明显活动受限，屈曲—后伸 140°～10°，对侧屈曲—后伸 140°～10°。用力抓握试验（－），桡侧腕伸肌试验或抗阻背伸中指试验（＋），Mills 征或抗阻腕背伸试验（＋），被动屈腕试验（－），肘被动外翻挤压试验（－）。患肢末端血运好，感觉较对侧无差异。

辅助检查：肘关节超声显示指伸肌总腱增厚。

诊断：网球肘。

制订运动处方的思路：

通过运动改善患者肘关节周围肌群柔韧性、力量，使肘关节恢复良好的运动模式，解除致炎力学机制。运动处方包含肘关节、手指肌群柔韧性练习和前臂肌肉力量训练两部分。

孙某的运动处方

基本信息					××××年8月12日
姓名	孙某	性别	☑男 □女	年龄	42 岁
联系电话	××××××	家庭住址	××××××		

运动前筛查结果	
体力活动水平	□严重不足 □不足 ☑满足
健康筛查	身高 <u>174</u> cm，体重 <u>65</u> kg，体脂率 <u>21.08%</u>，BMI <u>21.4</u> kg/m²
	疾病史：☑无，□高血压，□糖尿病，□心脏病，□肺脏疾病，□其他
	血液指标：空腹血糖<u>正常</u>，总胆固醇<u>正常</u>
运动风险分级	☑低 □中 □高
运动测试结果	心肺功能 □低 ☑中 □高
	肌肉力量与耐力 □差 ☑一般 □较好
	柔韧性 □差 ☑一般 □较好

运 动 处 方	
运动目的	改善患者肘关节周围肌群柔韧性、力量，使肘关节恢复良好的运动模式，解除致炎力学机制
运动方式	肘关节、腕关节、手指肌群柔韧性练习和前臂肌肉力量训练
运动强度	力量训练每组 80% 1 RM 8～12 个
运动时间	柔韧性训练每个动作保持 30 s，重复 5 次，每次间歇 10～20 s；力量训练每次每个动作 2～3 组
运动频率	柔韧性训练每周 5～7 次；力量训练每周 3～5 次
周运动量	每周运动 5～8 h
运动目标	6 周达到干预疗效

注意事项	患者为网球肘康复期，应以加强肌肉力量训练为主。肌肉力量加强训练为单纯前臂伸肌离心力量训练。力量训练负荷逐渐增加，到第四周时更换下一级橡胶棒。运动出现疼痛等症状加重需立即停止，并及时就医，了解处方动作是否执行有误，需依据病情变化调整方案
效果评估	治疗6周后进行评估，患者肘关节疼痛较前减轻，休息时仍无痛，推杆时从疼痛变为无痛，远球时偶有不适。查体肱骨外上髁无明显压痛，活动范围与对侧相同，特殊查体均转阴性。VAS评分、肱骨外上髁炎评估问卷结果显示治疗有效，继续治疗有益
回访时间	在运动处方执行后的第一周进行电话回访，分别于第一天、第二天、第四天进行，了解训练后患处情况，此后每周一次门诊回访，评价疗效
运动处方师	×××
机构名称	×××××

（三）高尔夫球肘运动处方案例

患者：张先生，49岁。

主诉：右肘疼痛8周。

现病史：8周前无明显诱因感右肘疼痛，疼痛范围位于肘关节内侧，休息时减轻，工作时如拧螺丝等加重。就诊于当地医院，考虑为高尔夫球肘，建议休息，减少工作量，予布洛芬口服，按需服用，1片/次。患者因工作需求工作量，不能很好休息，症状控制不佳，布洛芬对症效果不佳。为求进一步治疗再次就诊，予运动处方疗法。

既往史：既往无高血压、糖尿病、冠心病病史。患者为工人，无特殊体育需求，右利手，体型中等，双侧上肢无外伤及手术史。对侧上肢无不适及功能受限。

体格检查：右肘关节无明显肿胀，肱骨内上髁压痛，无明显活动受限，屈曲—后伸140°～10°，对侧屈曲—后伸140°～10°。用力抓握试验（−），抗阻屈腕试验（＋），肱骨内上髁（＋），前臂内侧（＋），被动伸腕试验（−），肘被动外翻挤压试验（−）。患肢末端血运好，感觉较对侧无差异。

辅助检查：肘关节超声显示未见明显异常。

诊断：高尔夫球肘。

制订运动处方的思路：

通过运动改善患者肘关节周围肌群柔韧性、力量，使肘关节恢复良好的运动模式，解除致炎力学机制。运动处方包含肘关节、腕关节、手指肌群柔韧性练习和前臂肌肉力量训练两部分。

张某的运动处方

基本信息					××××年11月7日
姓名	张某	性别	☑男 □女	年龄	49岁
联系电话	××××××	家庭住址		××××××	

运动前筛查结果	
体力活动水平	□严重不足 □不足 ☑满足
健康筛查	身高 175 cm，体重 64 kg，体脂率 8.8%，BMI 20.8 kg/m²
	疾病史：☑无，□高血压，□糖尿病，□心脏病，□肺脏疾病，□其他
	血液指标：空腹血糖正常，总胆固醇正常

续表

运动风险分级	☑低　□中　□高		
运动测试结果	心肺功能	□低　☑中　□高	
	肌肉力量与耐力	□差　☑一般　□较好	
	柔韧性	□差　☑一般　□较好	

运 动 处 方

运动目的	改善患者肘关节周围肌群柔韧性、力量，使肘关节恢复良好的运动模式，解除致炎力学机制
运动方式	1. 肌肉力量加强训练：橡胶棒伸腕运动；2. 柔韧性提高运动：手指肌群柔韧性提高运动，肘关节柔韧性提高运动
运动强度	力量训练每组80% 1 RM 8~12个
运动时间	柔韧性训练每个动作保持30 s，重复5次，每次间歇10~20 s；力量训练每次每个动作2~3组
运动频率	柔韧性训练每周5~7次；力量训练每周3~5次
周运动量	每周运动5~8 h
运动目标	6周达到干预疗效
注意事项	患者为高尔夫球肘康复期，应以加强肌肉力量训练为主。肌肉力量加强训练为单纯前臂伸肌离心力量训练。由于运动期间，患者症状控制不佳，到第四周时，加用局部超声波治疗3.3 Mhz，1.2 W/cm^2，10 min每次，隔天1次，共10次。运动出现疼痛等症状加重时需立即停止，并及时就医，了解处方动作是否执行有误，需依据病情变化调整方案
效果评估	治疗6周后进行评估，VAS评分、DASH评分结果显示治疗有效，继续治疗有益
回访时间	在运动处方执行后的第一周进行电话回访，分别于第一天、第二天、第四天进行，了解训练后患处情况，此后每周一次门诊回访，评价疗效
运动处方师	×××
机构名称	×××××

周敬滨　高　奉

第五节　腕关节慢性伤病的运动处方制订

腕关节慢性伤病最常见的有腕管综合征和腕三角软骨盘慢性损伤。多为长期重复某一动作，如使用鼠标、使用手机、骑自行车或做俯卧撑等原因导致。本节将从腕关节慢性伤病运动干预的基本原理、干预方法以及自我评定等方面进行论述。

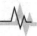

一、腕关节慢性伤病运动干预的基本原理

（一）腕关节慢性伤病的常见原因

1. 腕管综合征的常见原因

腕管综合征（CTS）是正中神经在腕管内被卡压而产生正中神经的感觉或运动功能障碍的一组症状与体征。本病好发于中年人，女性多见。腕管是一条狭窄的纤维管道，位于腕的掌侧，4 条指浅屈肌腱、4 条指深屈肌腱、踇长屈肌腱及正中神经穿行于腕管。一般认为，CTS 的发生与腕管直径变小或管内容物增加所导致的有效横断面积的减少，即压力增加有关。急性压力增加主要发生于骨折或非骨折性腕损伤，而慢性压力增加主要由腕部用力及重复运动，如用力和重复屈伸、侧向运动以及长时间维持于某一受力姿势所致。这些运动和姿势可增加腕管压力，从而损伤管内正中神经。

2. 腕三角软骨盘慢性损伤的常见原因

腕三角软骨盘慢性损伤由跌倒时手掌撑地、腕关节过度背伸、前臂旋前或向尺侧偏斜等扭转挤压的暴力所致，此时软骨盘挤压于尺骨和三角骨及月骨之间而发生破裂或撕脱。腕部做过多的支撑固定动作时，也会因反复背伸、旋转挤压引起软骨的慢性损伤，多发生于体操、篮球、排球运动员及手腕活动量较多的劳动者。腕三角软骨盘慢性损伤是骨伤科门诊的常见病和多发病。

（二）腕关节慢性伤病的发病机制

1. 腕管综合征的发病机制

腕管是一个由腕骨和屈肌支持带组成的骨纤维管道。前者构成腕管的桡、尺及背侧壁，后者构成掌侧壁。腕管顶部是横跨于尺侧的钩骨、三角骨和桡侧的舟骨、大多角骨之间的屈肌支持带。正中神经和屈肌腱由腕管内通过，尽管腕管两端是开放的入口和出口，但其内组织液压力却是稳定的。无论是腕管内的内容物增加，还是腕管容积减小，都可导致腕管内压力增高，从而引起正中神经卡压症状。

2. 腕三角软骨盘慢性损伤的发病机制

腕三角纤维软骨盘由纤维软骨构成，其形状类似等腰三角形，顶端附于尺骨茎突深面，部分与尺侧副韧带相连，基底附于桡骨下端的尺切迹，掌面背侧与腕关节的滑膜相连，是桡尺下端两骨相互拉紧联系的主要结构，由于解剖上的特殊性，无论前臂进行旋前还是旋后活动，均可使桡尺骨的远端趋向分离，软骨盘在旋前位和旋后位时都处于紧张状态，如果范围过大就会造成损伤。

（三）腕关节慢性伤病运动干预的原理

可通过增强腕关节周围肌肉力量来减少正中神经及三角软骨盘的挤压，进而减轻症状。

（四）腕关节慢性伤病运动干预的介入时机

急性期：在急性炎症期可采用等长肌力训练。等长肌力训练即一种静力性肌力训练方法。

稳定期：在炎症稳定期可采用综合运动疗法。

二、腕关节慢性伤病运动处方的制订

（一）涉及的肌肉

桡侧腕伸长肌、桡侧腕伸短肌、尺侧腕伸肌、指伸肌、小指伸肌、桡侧腕屈肌、尺侧腕屈肌、掌长肌等。

（二）运动干预的实施原则

可进行桡侧腕屈肌、尺侧腕屈肌、掌长肌牵拉及肌力训练，也可进行桡侧腕伸长肌、桡侧腕伸短肌、尺侧腕伸肌牵拉及肌力训练。其中，腕三角软骨盘慢性损伤主要练习腕关节尺侧肌力，腕管综合征可进行神经—肌腱滑行练习。

（三）干预方案

（1）腕关节柔韧性训练，详见本章第四节。
（2）手指肌群柔韧性训练，详见本章第四节。
（3）腕关节相关肌群力量训练，详见本章第四节。
（4）神经—肌腱滑行练习。患者肩颈部处于中立位，肘关节旋后90°，与桌面垂直。肌腱滑行练习内容包括：① 伸直：手指指端指向天花板；② 钩状：手指弯曲成钩状指向掌心；③ 拳状：握拳，大拇指轻靠在拳头一侧；④ 桌面状：掌指关节屈曲90°，指间关节伸直，大拇指轻靠在食指桡侧；⑤ 平拳状：握拳，近节指骨关节伸直，大拇指轻靠在拳头一侧。神经滑行练习内容包括：① 手腕处于中立位，轻握拳（大拇指置于拳头外侧）；② 手腕处于中立位，伸指；③ 伸指伸腕，使手成背伸状，手指并拢；④ 大拇指外展；⑤ 前臂旋后；⑥ 保持上述姿势，对侧手指轻轻按压该拇指。

三、制订与实施腕关节慢性伤病运动处方的注意事项

（一）制订腕关节慢性伤病运动处方的注意事项与禁忌

（1）不诱发局部病理性疼痛或神经刺激。
（2）必须掌握训练要领，注意目标肌群的激活。

（二）实施腕关节慢性伤病运动处方的注意事项及终止运动的指征

（1）牵拉时，出现神经刺激症状需立即停止或改变动作。
（2）力量训练时，出现局部疼痛需排除因肌肉过度训练导致的肌肉控制能力下降、运动模式改变、局部结构异常受力。

四、腕关节慢性伤病运动处方的效果评估

（一）运动负荷的适应性评估

1. 心肺负荷的适应性评估

局部锻炼引起心肺负荷不适的可能性较小。

2. 局部适应性的评估

疼痛方面：运动开始时，患肢疼痛为轻度疼痛以下；活动度方面：与对侧比较，在活动度没有达到全范围活动前，强调柔韧性训练；力量训练时：寻找最大无痛力量，也可按能完成 10 次单个动作的最大负荷去进行训练。

（二）腕关节慢性伤病症状的改善评估（表 7-5-1）

表 7-5-1 Mayo 腕关节功能评分标准

	评分标准	实际得分
1. 疼痛（0~25 分）		
无痛	25	
轻度或偶尔疼痛	20	
中度疼痛但可耐受	15	
剧烈疼痛不可耐受	0	
2. 功能状态（0~25 分）		
恢复正常工作	25	
可做有限工作	20	
可活动但不能工作	15	
因疼痛不能活动	0	
3a. 活动范围（与健侧对比，0~25 分）		
100%	25	
75%~99 %	20	
50%~74 %	10	
25%~49%	5	
0~24%	0	
3b. 活动范围（仅检查患手，0~25 分）		
超过 120°	25	
91°~120°	20	
61°~90°	10	
30°~60°	5	
少于 30°	0	
4. 握力（与健侧对比，0~25 分）为健侧的		
100%	25	
76%~100%	20	
51%~75%	10	
26%~50%	5	

续表

	评分标准	实际得分
0~25%	0	
		总分：
5. 旋转（附加）	填写角度	
旋前	左侧：	右侧：
旋后	左侧：	右侧：

注：优，90~100分；良，80~89分；可，60~79分；差，小于60分。

五、腕关节慢性伤病运动处方案例分析

（一）腕关节慢性伤病运动处方案例

患者：吴某，女，17岁。

主诉：右腕尺侧疼痛30 d。

现病史：患者30 d前运动时手触地导致右腕尺侧疼痛，未做特殊处理，来院就诊。

既往史：无特殊。

过敏史：不详。

体格检查：右腕部皮温略高，皮色微红，右腕尺侧压痛，腕三角软骨挤压试验阳性，右腕活动受限。

诊断：右腕三角软骨盘损伤。

制订运动处方的思路：

通过运动改善患者腕关节周围肌群柔韧性、力量，使腕关节恢复良好的运动模式，解除致炎力学机制。运动处方包含腕关节、手指肌群柔韧性练习和腕关节相关肌群肌力训练（尤其是尺侧肌群肌力运动）两部分。

吴某的运动处方

基本信息						××××年11月17日
姓名	吴某	性别	□男 ☑女		年龄	17岁
联系电话	××××××	家庭住址		××××××		
运动前筛查结果						
体力活动水平	□严重不足　□不足　☑满足					
健康筛查	身高 <u>182</u> cm，体重 <u>72</u> kg，体脂率 <u>22.1</u>%，BMI <u>21.7</u> kg/m²					
	疾病史：☑无，□高血压，□糖尿病，□心脏病，□肺脏疾病，□其他					
	血液指标：空腹血糖<u>正常</u>，总胆固醇<u>正常</u>					
运动风险分级	☑低　□中　□高					
运动测试结果	心肺功能		□低　☑中　□高			
	肌肉力量与耐力		□差　☑一般　□较好			
	柔韧性		□差　☑一般　□较好			

续表

运 动 处 方

运动目的	改善患者腕关节周围肌群柔韧性、力量，使腕关节恢复良好的运动模式，解除致炎力学机制
运动方式	柔韧性提高运动：手指肌群柔韧性提高运动，腕关节柔韧性提高运动。腕关节肌肉力量加强训练：尺侧肌群肌力训练
运动强度	力量训练每组 80% 1 RM 8~12 个
运动时间	柔韧性训练每个动作保持 30 s，重复 5 次，每次间歇 10~20 s；力量训练每次每个动作 2~3 组
运动频率	柔韧性训练每周 5~7 次；力量训练每周 3~5 次
周运动量	每周运动 5~8 h
运动目标	6 周达到干预疗效
注意事项	运动出现疼痛等症状加重时需立即停止，并及时就医，了解处方动作是否执行有误，或需依据病情变化调整方案
效果评估	使用相关量表进行效果评价
回访时间	在运动处方执行后的第一周进行电话回访，分别于第一天、第二天、第四天进行，了解训练后患处情况，此后每周一次门诊回访，评价疗效
运动处方师	×××
机构名称	×××××

（二）腕关节三角软骨损伤运动处方案例

患者：袁先生，25 岁。

主诉：右腕伤痛 20 d。

现病史：患者 20 d 前打网球时不慎致右腕损伤，未做特殊处理，来院就诊。

既往史：无。

过敏史：不详。

体格检查：右腕皮温略高，皮色微红，右腕尺侧压痛、活动受限，腕三角软骨挤压试验阳性。

诊断：右腕三角软骨盘损伤。

制订运动处方的思路：

通过运动改善患者腕关节周围肌群柔韧性、力量，使腕关节恢复良好的运动模式，解除致炎力学机制。对于网球运动爱好者或专业运动员，还需加强肩关节稳定性、核心稳定性，增强整体运动能力。运动处方包含腕关节、手指肌群柔韧性练习和腕关节相关肌群肌力训练（尤其是尺侧肌群肌力运动）两部分。

袁某的运动处方

基本信息					××××年1月7日
姓名	袁某	性别	☑男 □女	年龄	25 岁
联系电话	××××××	家庭住址		××××××	
运动前筛查结果					
体力活动水平	□严重不足 □不足 ☑满足				

续表

健康筛查	身高 <u>178</u> cm，体重 <u>71</u> kg，体脂率 <u>14.3</u>%，BMI <u>22.4</u> kg/m²		
	疾病史：☑无，□高血压，□糖尿病，□心脏病，□肺脏疾病，□其他		
	血液指标：空腹血糖<u>正常</u>，总胆固醇<u>正常</u>		
运动风险分级	☑低 □中 □高		
运动测试结果	心肺功能	□低 ☑中 □高	
	肌肉力量与耐力	□差 ☑一般 □较好	
	柔韧性	□差 ☑一般 □较好	

运 动 处 方

运动目的	改善患者腕关节周围肌群柔韧性、力量，使腕关节恢复良好的运动模式，解除致炎力学机制。对于网球运动爱好者或专业运动员，加强肩关节稳定性、核心稳定性，增强整体运动能力
运动方式	柔韧性提高运动：手指肌群柔韧性提高运动，腕关节柔韧性提高运动；腕关节肌肉力量加强训练：尺侧肌群肌力运动，肩关节稳定性运动，核心稳定性运动
运动强度	力量训练每组 80% 1 RM 8~12 个
运动时间	柔韧性训练每个动作保持 30 s，重复 5 次，每次间歇 10~20 s；力量训练每次每个动作 2~3 组
运动频率	柔韧性训练每周 5~7 次；力量训练每周 3~5 次
周运动量	每周运动 5~8 h
运动目标	6 周达到干预疗效
注意事项	运动出现疼痛等症状加重时需立即停止，并及时就医，了解处方动作是否执行有误，需依据病情变化调整方案
效果评估	使用相关量表进行效果评价。康复期禁止做支撑等易引起腕关节疼痛的动作
回访时间	在运动处方执行后的第一周进行电话回访，分别于第一天、第二天、第四天进行，了解训练后患处情况，此后每周一次门诊回访，评价疗效
运动处方师	×××
机构名称	×××××

（三）腕管综合征运动处方案例

患者：李先生，38 岁。

主诉：右腕疼痛 1 月余。

现病史：患者 1 月前长时间重复同样的动作后出现右腕疼痛，未做特殊处理，来院就诊。

既往史：无。

过敏史：不详。

体格检查：右腕皮温、皮色正常，腕管试验阳性，Tinel 征阳性，右腕活动受限。

诊断：右腕管综合征。

制订运动处方的思路：

通过运动改善患者腕关节周围肌群柔韧性、力量，使腕关节恢复良好的运动模式，解除致炎力学机制。运动处方包含腕关节、手指肌群柔韧性练习、腕关节相关肌群肌力训练（尤其是尺侧肌群肌力运动）和神经-肌腱滑行练习三部分。

李某的运动处方

基本信息					××××年8月13日
姓名	李某	性别	☑男 □女	年龄	38 岁
联系电话	××××××	家庭住址		××××××	

运动前筛查结果

体力活动水平	□严重不足　□不足　☑满足		
健康筛查	身高 180 cm，体重 73 kg，体脂率 15.0%，BMI 22.5 kg/m²		
	疾病史：☑无，□高血压，□糖尿病，□心脏病，□肺脏疾病，□其他		
	血液指标：空腹血糖正常，总胆固醇正常		
运动风险分级	☑低　□中　□高		
运动测试结果	心肺功能	□低 ☑中 □高	
	肌肉力量与耐力	□差 □一般 ☑较好	
	柔韧性	□差 ☑一般 □较好	

运 动 处 方

运动目的	改善患者腕关节周围肌群柔韧性、力量，使腕关节恢复良好的运动模式，解除致炎力学机制
运动方式	柔韧性提高运动：手指肌群、腕关节柔韧性提高运动；腕关节肌肉力量加强训练：尺侧肌群肌力运动；神经–肌腱滑行练习
运动强度	力量训练每组 80% 1 RM 8~12 个
运动时间	柔韧性训练每个动作保持 30 s，重复 5 次，每次间歇 10~20 s；力量训练每次每个动作 2~3 组
运动频率	柔韧性训练每周 5~7 次；力量训练每周 3~5 次
周运动量	每周运动 5~8 h
运动目标	4 周达到干预疗效
注意事项	运动出现疼痛等症状加重时需立即停止，并及时就医，了解处方动作是否执行有误，或需依据病情变化调整方案
效果评估	使用相关量表进行效果评价。康复期禁止做支撑等易引起腕关节疼痛的动作
回访时间	在运动处方执行后的第一周进行电话回访，分别于第一天、第二天、第四天进行，了解训练后患处情况，此后每周一次门诊回访，评价疗效
运动处方师	×××
机构名称	××××

张挥武　刘蓓

第六节 髋关节慢性伤病的运动处方制订

弹响髋、髋关节撞击综合征好发于跑跳类运动的参加者，通过运动干预可有效延缓髋关节的磨损退变。本节将从髋关节慢性伤病的运动干预原理、干预时机、干预方法以及自我评定等方面进行论述。

一、髋关节慢性伤病运动干预的基本原理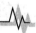

（一）髋关节慢性伤病（弹响髋、髋关节撞击综合征）的致病机制

1. 弹响髋的致病机制

弹响髋传统意义上来说是由于髂胫束后缘增厚，滑过大转子时产生弹响，其发病原因较多，依病变发生部位不同，可以分为关节内型和关节外型两种。关节内型主要发生于髋臼后缘骨折或关节游离体，其特点主要是疼痛剧烈，并伴有功能障碍。关节外型主要发生于：一是髂胫束及周围障碍造成滑动障碍，使髂胫束肥厚、索状瘢痕形成、紧张度增加，形成慢性持续性损伤，Schaberg 通过解剖学、放射学的研究认为，弹响髋现象牵连到髂胫束、髂腰肌肌腱、小转子等因素，髂胫束及周围肌肉的肥厚、索状瘢痕形成使髂胫束紧张，在大转子滑动时形成滑动障碍，有时可致臀大肌、股骨嵴附近肌肉阔筋膜张肌前缘索状瘢痕形成；二是大转子滑囊异常，如滑囊、绒毛结节性骨膜炎；三是骨性异常，如股骨大转子形态异常、股骨外伤致转子下骨折、骨折后畸形、股骨过长相对而言使髂胫束紧张。

2. 髋关节撞击综合征的致病机制

髋关节撞击综合征即股骨髋臼撞击综合征（FAI）。目前众多临床证据表明，股骨头髋臼之间的撞击是早期骨性关节炎发生的致病因素之一。FAI 多因股骨头形态异常、股骨头颈偏心距减少、髋臼后倾和股骨颈前倾过小或髋臼前缘过度突出引起。

FAI 根据临床和影像学表现分为两类：钳形撞击和凸轮形撞击。钳形撞击是髋臼过度覆盖股骨头造成，表现为髋关节变深或髋臼后倾，反复摩擦使关节盂唇内形成腱鞘囊肿或盂唇边缘发生骨化，由此髋臼过度覆盖股骨头进一步加重；凸轮形撞击则是由于股骨头形态异常，股骨头相对于股骨颈后移造成头颈凹陷相对不足，当运动时，尤其是屈曲运动时，股骨头进入髋臼内的半径增大，非球形的股骨头与髋臼前缘撞击，由此而产生的剪切力使髋臼软骨和软骨下的骨质均发生磨损而导致的，严重时软骨头可从盂唇中撕裂而出，同时受累盂唇也与周围正常组织分离。

（二）髋关节慢性伤病运动干预的原理

弹响髋主要是由髂胫束紧张所致，可通过髂胫束的松解来缓解症状。髂胫束的紧张目前认为是髋外展肌的肌力不足所致，增强髋外展肌的力量可调节骨盆、下肢力学状态，从根本上治疗弹响髋。

髋关节撞击综合征主要是由于髋臼过度覆盖股骨头或股骨头形态异常造成。早期髋关节撞击综合征患者由于股骨髋臼病理改变较轻，可通过增强髋关节周围肌肉力量来减少髋臼缘和股骨头颈部的机械接触，进而减轻症状。

（三）髋关节慢性伤病运动干预的介入时机

1. 弹响髋运动干预的介入时机

急性期：在急性炎症期可采用等长肌力训练。等长肌力训练即一种静力性肌力训练方法。

稳定期：在炎症稳定期可采用综合运动疗法。

2. 髋关节撞击综合征运动干预的介入时机

早期及时进行运动干预缓解症状，延迟由于撞击引起的临床症状发展。

当发现骨盆平片里出现股骨头颈联合处前上缘骨性突起、非圆形的股骨头等特征性表现，结合症状、体征，基本可做出早期正确的诊断。

二、髋关节慢性伤病运动处方的制订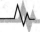

髋关节慢性伤病涉及的肌肉可分为局部肌肉和整体稳定肌肉。局部肌肉包括髂胫束、臀大肌等肌肉；整体稳定肌肉包括腰臀部的臀中肌、腰方肌、腹直肌、腹内外斜肌、竖脊肌以及骨盆相关的肌肉。

运动干预的实施原则：

（1）局部。可进行髂胫束、股四头肌、髂腰肌的牵拉。

（2）整体。在进行测试评估后，针对性地进行骨盆部核心稳定训练，及相应的对造成髂胫束、臀大肌过度代偿受累的整体运动功能、运动模式不足（如下肢步态异常等）的干预。

（一）改善髋关节相关肌群柔韧性为目标的运动处方

1. 髂胫束（图7-6-1）

髂胫束部位：起自髂嵴前份的外侧缘，其上分为两层，包裹阔筋膜张肌，并与之紧密结合不宜分离。下部的纵行纤维明显增厚呈扁带状，后缘与臀大肌肌腱相延续，下端附着于胫骨外侧髁、腓骨头和膝关节囊。实际上髂胫束是阔筋膜张肌与臀大肌相结合的腱。

功能：拉紧阔筋膜张肌；屈曲、外展和内旋髋关节；侧屈骨盆；稳定膝关节外侧。

运动处方：

（1）拉伸阔筋膜张肌（髂胫束）（图7-6-2）。取站立位，腰背挺直，双下肢交叉、脚尖向前，拉伸侧下肢置于后方同时膝关节伸直，另一下肢置于前方，同时膝关节弯曲。骨盆不动，重心向拉伸对侧倾斜。每组维持20 s，左右交替每次5组，组间休息60 s。

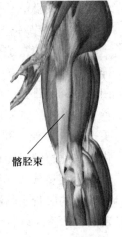

髂胫束

图7-6-1 髂胫束

（2）拉伸臀大肌，详见本章第二节。

（3）髂胫束泡沫轴放松（图7-6-3）。取侧卧位，被放松侧下肢在下，用泡沫轴进行来回滚压。每组滚压10次，滚压10组，组间休息60 s。

2. 股四头肌（图7-6-4）

股四头肌部位：起于髂前下棘髋臼上缘、股骨粗线内外侧唇和股骨体的前面，经髌骨及髌韧带止于胫骨粗隆。

功能：伸膝。

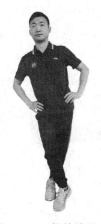
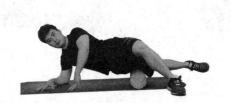
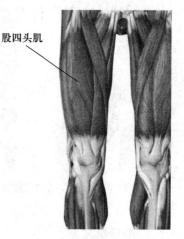

股四头肌

图 7-6-2 拉伸髂胫束　　　图 7-6-3 髂胫束泡沫轴放松　　　图 7-6-4 股四头肌

运动处方：拉伸股四头肌（图 7-6-5，图 7-6-6）。

动作步骤：

（1）弓箭步，上身挺直，右腿在前，膝关节屈 90°。

（2）左腿膝关节跪于垫上，右手放在右腿上或扶固定物以维持身体平衡。

（3）膝关节屈曲，左手握住左侧脚踝，将小腿拉近大腿（或由他人被动固定牵拉）。

（4）每组维持 15~30 s，每次 2~3 组，组间休息 60 s。

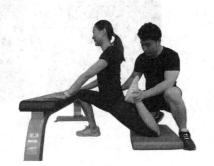
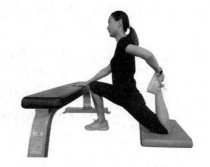

图 7-6-5 股四头肌被动拉伸　　　　　图 7-6-6 股四头肌主动拉伸

3. 髂腰肌

柔韧性改善运动处方，详见本章第二节。

4. 腰方肌（图 7-6-7）

腰方肌部位：位于腹后壁，在脊柱两侧。

起点：第 12 肋骨下缘和 5 块腰椎横突髂嵴的后部。

止点：髂嵴上缘。

功能：骨盆为定点时，使脊柱做同侧侧屈运动；肋骨为定点时，使骨盆抬升。

运动处方：腰方肌拉伸（图 7-6-8）。

动作步骤：

（1）上身垂直，分腿坐在垫子上。

（2）左手上举上臂尽可能贴近耳旁，右手放在左侧骨盆。

（3）身体向右侧倾，左手尽量向右下压。

（4）对侧交换每组 15~30 s，每次 2~3 组，组间休息 60 s。

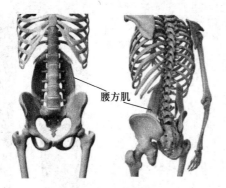

图 7-6-7　腰方肌

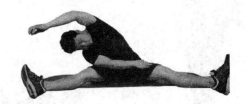

图 7-6-8　腰方肌拉伸

5. 腘绳肌

腘绳肌拉伸，详见本章第二节。

（二）改善髋关节相关肌群力量为目标的运动处方

1. 臀中肌（图 7-6-9）

臀中肌部位：起于髂骨翼外面，止于股骨大转子。

功能：近端固定时使大腿外展，远端固定时一侧收缩使骨盆向对侧倾，双侧收缩时稳定骨盆。

运动处方：臀中肌肌力训练（图 7-6-10，图 7-6-11）。

动作步骤：

（1）完全放松侧卧于地板上，膝关节伸直；或站立位，单脚支撑。

（2）外展非支撑侧下肢到最大高度，注意骨盆保持稳定。

（3）每组 15~20 个，每次 2~3 组，组间休息 5 min。

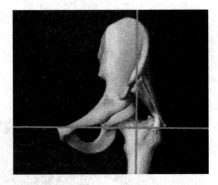

图 7-6-9　臀中肌

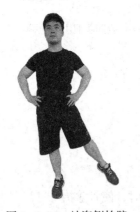

图 7-6-10　站姿侧抬髋

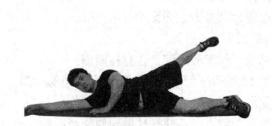

图 7-6-11　侧卧抬髋

2. 臀大肌

相关力量训练详见本章第二节。

三、制订与实施髋关节慢性伤病运动处方的注意事项

（一）制订髋关节慢性伤病运动处方的注意事项与禁忌

（1）不诱发局部病理性疼痛或神经刺激。

（2）必须掌握训练要领，注意目标肌群的激活。

（二）实施髋关节慢性伤病运动处方的注意事项及终止运动的指征

（1）牵拉时出现下肢神经根刺激症状，需立即停止或改变动作。

（2）力量训练时出现局部疼痛，需排除因肌肉过度训练导致的肌肉控制能力下降、运动模式改变、局部结构异常受力。

四、髋关节慢性伤病运动处方的效果评估

（一）运动负荷的适应性评估

1. 心肺负荷的适应性评估

局部锻炼引起心肺负荷不适的可能性较小。

2. 局部适应性的评估

（1）如局部肌肉疼痛，视个体承受程度调整方案。

（2）下肢麻木、局部疼痛，需排除因肌肉过度训练导致的肌肉控制能力下降、运动模式改变、局部结构异常受力。

（二）髋关节慢性伤病症状的改善评估

Harris 评分是一个广泛应用的评价髋关节功能的方法，满分 100 分，90 分以上为优良，80～89 分为较好，70～79 分为尚可，小于 70 分为差（表 7-6-1）。

表 7-6-1 Harris 髋关节功能评分标准

1. 疼痛的程度
□无任何疼痛（44）
□有轻微的疼痛（40）
□轻微，偶尔服止痛药（30）
□轻微，常服止痛药（20）
□重度，活动受限（10）
□不能活动（0）
2. 功能
（1）步态
A. 跛行
□无（11）
□轻度（8）
□中度（5）
□重度（0）

□不能行走（0）

B. 行走时辅助

□不用（11）

□长距离用一个手杖（7）

□全部时间用一个手杖（5）

□拐杖（4）

□2个手杖（2）

□2个拐杖（0）

□不能行走（0）

C. 行走距离

□不受限（11）

□1 km 以上（8）

□500 m 左右（5）

□室内活动（2）

□卧床或坐椅（0）

（2）功能活动

A. 上楼梯

□正常（4）

□正常，需扶楼梯（2）

□勉强上楼（1）

□不能上楼（0）

B. 穿袜子，系鞋带

□容易（4）

□困难（2）

□不能（0）

C. 坐椅子

□任何角度坐椅子，大于 1 h（5）

□高椅子坐 30 min 以上（3）

□坐椅子不能超过 30 min（0）

□上公共交通（1）

□不能上公共交通（0）

3. 畸形

具备下述 4 条：

A. 固定内收畸形 < 10°

B. 固定内旋畸形 < 10°

C. 肢体短缩 < 3.2 cm

D. 固定屈曲畸形 < 30°

4. 活动度

□210° ～300°（5）

□160° ～209°（4）

□100° ～159°（3）

□60° ～99°（2）

□3° ～59°（1）

□0° ～29°（0）

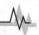

五、髋关节慢性伤病运动处方案例分析

（一）髋关节撞击综合征运动处方案例 1

患者：张某，女，16 岁。

主诉：右大腿疼痛半月。

现病史：半月前患者无明显诱因出现右大腿疼痛，患者长期从事排球训练。

既往史：无。

过敏史：不详。

体格检查：右髋关节内旋疼痛，4 字试验（＋），双下肢末梢血运及感觉正常。

辅检：X 射线显示患者右髋发育欠佳。

诊断：右髋关节撞击综合征。

制订运动处方的思路：

患者右髋关节发育不良，跑跳等运动会导致髋关节撞击，局部损伤，肌肉紧张。通过运动改善患者髋关节周围肌群柔韧性，使之解痉，缓解疼痛；通过增强髋关节周围肌肉力量，使髋关节得到保护，预防损伤加重。运动处方包含髋关节肌群柔韧性练习和力量训练两部分。

张某的运动处方

基本信息					××××年9月21日
姓名	张某	性别	□男 ☑女	年龄	16 岁
联系电话	××××××	家庭住址		××××××	

运动前筛查结果	
体力活动水平	□严重不足　□不足　☑满足
健康筛查	身高 <u>166</u> cm，体重 <u>56</u> kg，体脂率 <u>18.1</u>%，BMI <u>20.3</u> kg/m²
	疾病史：☑无，□高血压，□糖尿病，□心脏病，□肺脏疾病，□其他
	血液指标：空腹血糖<u>正常</u>，总胆固醇<u>正常</u>
运动风险分级	☑低　□中　□高
运动测试结果	心肺功能　　　　□低　☑中　□高
	肌肉力量与耐力　□差　☑一般　□较好
	柔韧性　　　　　□差　☑一般　□较好

运 动 处 方	
运动目的	改善患者髋关节周围肌群柔韧性、力量，使其恢复正确力学模式，延缓磨损退变
运动方式	柔韧性提高运动：髂腰肌、髂胫束、股四头肌拉伸；肌肉力量提高运动：臀大肌、臀中肌肌力训练
运动强度	力量训练每组 80% 1 RM 8~12 个
运动时间	柔韧性训练每个动作保持 30 s，重复 5 次，每次之间休息 10~20 s；力量训练每次每个动作 2~3 组
运动频率	柔韧性训练每周 5~7 次；力量训练每周 3~5 次
周运动量	每周运动 5~8 h
运动目标	6 周达到干预疗效

续表

注意事项	初期，预计 1~2 周，以柔韧性提高运动为主，允许轻度疼痛，但需注意疼痛程度无增加趋势。待髋关节无痛无负荷主动活动范围加大后，逐渐转变为以肌肉力量加强运动为主。运动出现疼痛等症状加重情况需立即停止，并及时就医，了解处方动作是否执行有误，或需依据病情变化调整方案
效果评估	使用相关量表进行效果评价。治疗 6 周后进行评估，患者症状缓解明显，可恢复运动训练
回访时间	在运动处方执行后的第一周进行电话回访，分别于第一天、第二天、第四天进行，了解训练后患处情况，此后每周一次门诊回访，评价疗效
运动处方师	×××
机构名称	×××××

（二）髋关节撞击综合征运动处方案例 2

患者：聂先生，46 岁。

主诉：右髋疼痛 3 周。

现病史：3 周前患者无明显诱因出现右髋疼痛。

既往史：无。

过敏史：无。

体格检查：右腹股沟中点轻压痛，4 字试验（+），双下肢末梢血运及感觉正常。

辅检：彩超示右髋积液，MRI 显示患者右髋撞击征象。

诊断：右髋关节撞击综合征。

制订运动处方的思路：

通过运动改善患者髋关节周围肌群柔韧性，使之解痉，疼痛缓解；通过增强髋关节周围肌肉力量，使髋关节得到保护，预防损伤加重。运动处方包含髋关节肌群柔韧性练习和力量训练两部分。

聂某的运动处方

基本信息					××××年9月24日
姓名	聂某	性别	☑男 □女	年龄	46 岁
联系电话	××××××	家庭住址		××××××	

运动前筛查结果		
体力活动水平	□严重不足 □不足 ☑满足	
健康筛查	身高 167 cm，体重 60 kg，体脂率 14.1%，BMI 21.5 kg/m²	
	疾病史：☑无，□高血压，□糖尿病，□心脏病，□肺脏疾病，□其他	
	血液指标：空腹血糖正常，总胆固醇正常	
运动风险分级	☑低 □中 □高	
运动测试结果	心肺功能	□低 ☑中 □高
	肌肉力量与耐力	□差 ☑一般 □较好
	柔韧性	□差 ☑一般 □较好

运 动 处 方	
运动目的	改善患者髋关节周围肌群柔韧性、力量，使其恢复正确力学模式，延缓磨损退变

续表

运动方式	柔韧性提高运动：髂腰肌、髂胫束、股四头肌拉伸；肌肉力量提高运动：臀大肌、臀中肌肌力训练
运动强度	力量训练每组 80% 1 RM 8~12 个
运动时间	柔韧性训练每个动作保持 30 s，重复 5 次，每次之间休息 10~20 s；力量训练每次每个动作 2~3 组
运动频率	柔韧性训练每周 5~7 次；力量训练每周 3~5 次
周运动量	每周运动 5~8 h
运动目标	6 周达到干预疗效
注意事项	初期，预计 1~2 周，以柔韧性提高运动为主，允许轻度疼痛，但需注意疼痛程度无增加趋势。待髋关节无痛、无负荷主动活动范围加大后，逐渐转变为以肌肉力量加强运动为主。运动出现疼痛等症状加重情况需立即停止，并及时就医，了解处方动作是否执行有误，需依据病情变化调整方案
效果评估	使用相关量表进行效果评价。治疗 6 周后进行评估，患者症状缓解不明显，需行关节镜手术治疗，修复盂唇损伤
回访时间	在运动处方执行后的第一周进行电话回访，分别于第一天、第二天、第四天进行，了解训练后患处情况，此后每周一次门诊回访，评价疗效
运动处方师	×××
机构名称	×××××

（三）髂胫束综合征运动处方案例

患者：王先生，26 岁。

主诉：右髋、大腿外侧疼痛不适 3 月余。

现病史：患者 3 个月前长跑后出现右髋部、大腿外侧疼痛不适，不伴有发热、咳嗽、局部红肿，跑步时疼痛加重，休息可缓解，昨日起上下楼疼痛加重，来我院就诊。

既往史：无。

过敏史：不详。

体格检查：右髋 4 字试验（-），过屈（-），Ober 征（+），髂胫束止点压痛（+），双下肢末梢血运及感觉正常。

诊断：右髂胫束综合征。

制订运动处方的思路：

需进行髂胫束松解，同时加强臀大肌、臀中肌肌力训练，减少髂胫束代偿。运动处方包含肌肉柔韧性练习和力量训练两部分。

王某的运动处方

基本信息				××××年 9 月 31 日	
姓名	王某	性别	☑男　□女	年龄	26 岁
联系电话	××××××	家庭住址		××××××	
运动前筛查结果					
体力活动水平	□严重不足　□不足　☑满足				

续表

健康筛查	身高 <u>170</u> cm，体重 <u>61</u> kg，体脂率 <u>14.1</u>%，BMI <u>21.1</u> kg/m²			
	疾病史：☑无，□高血压，□糖尿病，□心脏病，□肺脏疾病，□其他			
	血液指标：空腹血糖<u>正常</u>，总胆固醇<u>正常</u>			
运动风险分级	☑低 □中 □高			
运动测试结果	心肺功能	□低	☑中	□高
	肌肉力量与耐力	□差	☑一般	□较好
	柔韧性	□差	☑一般	□较好

运 动 处 方

运动目的	改善患者髋关节周围肌群柔韧性、力量，使其恢复正确力学模式，延缓磨损退变
运动方式	柔韧性提高运动：髂胫束拉伸；肌肉力量提高运动：臀大肌、臀中肌肌力训练
运动强度	力量训练每组 80% 1 RM 8~12 个
运动时间	柔韧性训练每个动作保持 30 s，重复 5 次，每次之间休息 10~20 s；力量训练每次每个动作 2~3 组
运动频率	柔韧性训练每周 5~7 次；力量训练每周 3~5 次
周运动量	每周运动 5~8 h
运动目标	两周达到干预疗效
注意事项	运动出现疼痛等症状加重情况需立即停止，并及时就医，了解处方动作是否执行有误，需依据病情变化调整方案
效果评估	使用相关量表进行效果评价。治疗两周后进行评估，患者症状缓解明显
回访时间	在运动处方执行后的第一周进行电话回访，分别于第一天、第二天、第四天进行，了解训练后患处情况，此后每周一次进行门诊回访，评价疗效
运动处方师	×××
机构名称	×××××

张挥武 刘 蓓

第七节 膝关节骨性关节炎的运动处方制订

随着我国人口的老龄化，膝关节骨性关节炎（knee osteoarthritis，KOA）常规治疗不仅会增加医疗成本，而且也给患者造成了巨大的经济压力。本节将从 KOA 运动干预原理、干预时机、干预方法、干预效果评定等方面进行论述。

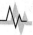

一、膝骨性关节炎运动干预的基本原理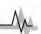

（一）膝骨性关节炎的定义

骨性关节炎（osteoarthritis，OA）指由多种因素引起关节软骨纤维化、皲裂、溃疡、脱失而导致的关节疾病，是中老年人群的多发病和高发病，其中又以膝关节骨性关节炎多见。

（二）膝关节骨性关节炎的发病机制

骨性关节炎的发病是力学和生物学因素共同作用下导致软骨细胞、细胞外基质及软骨下骨三者降解和合成正常偶联失衡的结果。其发病机制尚不明确，普遍认为与年龄、肥胖、炎症、创伤及遗传等因素有关。目前，分子层面的机制探讨围绕基因、细胞因子（血管内皮生长因子、金属蛋白酶及其抑制剂等）、自由基、免疫因素等方面展开。膝关节骨性关节炎的病理特点为关节软骨变性破坏、软骨下骨硬化或囊性变、关节边缘骨质增生、滑膜增生、关节囊挛缩、韧带松弛或挛缩、肌肉萎缩无力等。临床症状体征以关节反复疼痛、肿胀、畸形及活动障碍为特点，严重影响患者的活动能力和生活质量。由于对骨关节炎的发病机制、发病过程的调控尚未从本质上进行突破，目前临床上进行的手段主要是对症治疗及终末期患者手术治疗。

（三）膝关节骨性关节炎运动干预的原理

运动疗法从力学机制入手，阻断磨损机制，是目前重要的防治手段。纠正髌骨轨迹异常是运动干预的主要目的。髌骨轨迹异常原因为动力系统（肌肉）导致静力系统（韧带、骨）失衡，膝周肌力下降及形态异常（萎缩）的人群是膝关节骨性关节炎的高发群体，髌骨的轨迹主要由动力系统的股四头肌（内侧头）、腘绳肌、臀肌等共同协同稳定，因此，上述动力系统也是运动干预的对象。

（四）膝关节骨性关节炎运动干预的介入时机

急性期：在急性炎症期可采用等长肌力训练。等长肌力训练即一种静力性肌力训练方法，适用于不伴明显关节活动，高龄、膝关节活动受限，膝关节周围肌力较弱或膝关节肿胀、积液、疼痛明显的膝骨关节炎患者。特点是此训练关节活动范围小，对关节的损伤小。

稳定期：在炎症稳定期可采用综合运动疗法，调节髌骨活动轨迹。

畸形期：运动干预非主要治疗方式，大多数患者可手术治疗，运动干预以力量练习为主。

二、膝关节骨性关节炎运动处方的制订

常用运动干预方案：一是有氧运动控制体重，尤其需将体脂比控制在一定范围内，多选用椭圆机等对膝关节负荷较小的有氧运动方式；二是柔韧性训练，以股直肌、腘绳肌、髂腰肌、髂胫束、内收肌拉伸放松为主；三是力量训练，以股四头肌、臀肌力量训练为主；四是本体感觉训练。

有氧运动方案可用心率计算公式得出目标心率区间或通过运动心肺试验实际测量获得。

（一）以改善膝关节相关肌群柔韧性为目标的运动处方

涉及肌肉：股直肌、腘绳肌、髂腰肌、髂胫束、内收肌。

运动处方：相关肌肉拉伸。

1. 股直肌（图7-7-1）

股直肌与股外侧肌、股中间肌和股内侧肌共同组成股四头肌。

运动处方：股直肌拉伸（图7-7-2）。

动作步骤：

（1）弓箭步，上身挺直，右腿在前，膝关节屈90°。

（2）左腿膝关节跪于垫上，右手放在右腿或固定物上以维持身体平衡。

（3）膝关节屈曲，左手握住左侧脚踝，将小腿拉近大腿，

（4）每组维持15~30 s，每次2~3组，组间休息60 s。

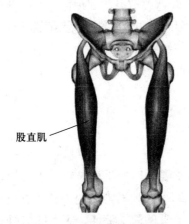 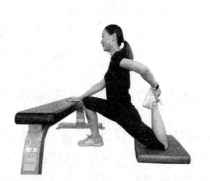

图7-7-1 股直肌解剖示图　　　　　　　图7-7-2 股直肌拉伸

2. 腘绳肌

腘绳肌拉伸详见本章第二节。

3. 髂腰肌

髂腰肌拉伸详见本章第二节。

4. 髂胫束

髂胫束拉伸详见本章第六节。

5. 内收肌（图7-7-3）

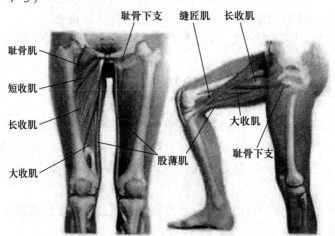

图7-7-3 内收肌解剖示图

部位：内收肌群是指耻骨肌、长收肌、股薄肌、短收肌和大收肌，整体位于大腿的内侧。

起点：耻骨支、坐骨支、坐骨结节。

止点：附着范围较广，大致附着于股骨位置内侧。

功能：内收肌主要的作用是内收；在不同的拉力线下可以协同屈髋和伸髋；大收肌是有力的伸髋肌；除股薄肌可以内收膝关节外，其余4块内收肌还有协同髋外旋的作用。在站立时，内收肌群与其他各大肌群共同协同作用还起到稳定骨盆的作用。

运动处方：内收肌拉伸（图7-7-4）。

动作步骤：

（1）取坐位，腰背挺直。

（2）重心前移，双膝打开。

（3）每组维持15~30 s，每次2~3组，组间休息60 s。

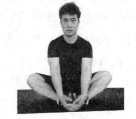

图7-7-4　内收肌拉伸

（二）以改善膝关节相关肌群力量为目标的运动处方

1. 臀肌

臀肌力量训练，详见本章第二节。

2. 股内侧肌（图7-7-5）

部位：股内侧肌位于大腿内侧，与股直肌、股外侧肌、股中间肌组成股四头肌。

起点：股骨粗线的内侧唇和内侧肌间隔。

止点：股内侧肌大部分肌束止于股四头肌腱及髌骨的内侧缘，小部分止于髌骨上缘，部分止于膝关节囊，并有小部分肌束移行于髌骨内侧支持带。

功能：股内侧肌除了具有伸小腿及牵引膝关节囊的作用外，还有限制髌骨向外的作用。

运动处方：股四头肌力量（内侧头激活）（图7-7-6）。

动作步骤：

（1）靠墙静蹲，双膝夹球。

（2）每组做至力竭，每次2~3组，组间休息60 s。

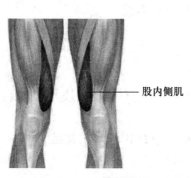

图7-7-5　股内侧肌解剖示图

股内侧肌

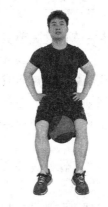

图7-7-6　股四头肌力量
（内侧头激活）训练

（三）以改善膝关节本体控制为目标的运动处方

本体感觉功能训练也称为机体运动感觉系统的功能训练，是指通过有意识地感知关节的空间位置、关节运动以及关节移动的方向和速度来达到改善关节本体感受功能的训练。肌肉、肌腱和关节囊中分布有很多各种各样的本体感受器（肌梭与腱梭），它们能分别感受肌肉被牵拉的程度以及肌肉收缩和关节伸展的程度。这种本体感受器受到刺激所产生的躯体感觉称为本体感觉，以下列举三种膝关节本体训练方法：

1. 膝关节角度回归

患者坐于高床或高座椅侧缘以使小腿悬空，腘窝延伸至外沿，上身保持稳定。治疗师对患者的膝关节施加匀速的被动活动力，并控制好膝关节每次活动的范围。具体活动范围包括：膝关节屈伸控制在 0°～90°，为使训练更有针对性，可在屈伸过程中加入内旋、外旋动作，也可有一定角度的内收和外展。患者在观察感知膝关节所处的特定位置后，不借助外在力量自行回归之前的初始位置，此时治疗师嘱患者闭上双眼，依据本体感觉主动还原之前所做动作，并在膝关节活动既定目标位置进行停顿，患者睁开双眼观察和之前特定位置是否存在差异，若无差异，则继续重复本组练习。要求每天训练 20 min 左右，确保每次练习快速，准确无误。若有差异，应在直视下将膝关节修正到既定位置，然后重复上述活动。

2. 踩 A4 纸

患者站立于空旷位置，并在患者前后左右的地板上放置 4 张 A4 纸（可由其他物品代替）作为踩踏目标，A4 纸与患者距离由其迈步能达到的最远距离决定，在中间处随意摆放两张 A4 纸作为过渡点。首先让患者观察并牢记 6 张 A4 纸所在的具体位置，再由治疗师嘱其闭上双眼，依据治疗师指令移动膝关节踩踏某一位置的 A4 纸，要求上肢保持稳定，准确触及、踩踏到 A4 纸。在训练期间可适当增加难度，如可由慢速到快速，在下肢活动范围区间更换每组的 A4 纸张位置，要求每天训练 20 min 左右，6 张 A4 纸均踩踏一下为一组，进行 30～40 组。若未触及 A4 纸张，治疗师应提示患者睁开双眼观察踩踏位置与纸张的差距，并再次牢记纸张所在具体位置后，重复本组膝关节本体感觉训练。

3. 弹力带坐位开链运动具体训练方法

患者坐于高床或高座椅侧缘以使小腿悬空屈膝 90°，腘窝延伸至外沿，上身保持稳定。治疗师在患者的注视下，用弹力带束缚住其下肢，并对弹力带各自方向的力进行有效的抗阻，保持膝关节不动，再由治疗师嘱其闭上双眼，此时治疗师仅需在原方向拉紧弹力带，使患者做前、后等各方向的开链动作，每天训练 20 min 左右。

三、制订与实施膝关节骨性关节炎运动处方的注意事项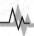

（一）制订膝关节骨性关节炎运动处方的注意事项与禁忌

（1）不诱发局部病理性疼痛或神经刺激。

（2）必须掌握训练要领，注意目标肌群的激活。

（3）臀肌力量对于膝关节稳定性、髂胫束紧张与否对于髌骨运动轨迹尤为重要，不可忽视。

（二）实施膝关节骨性关节炎运动处方的注意事项及终止运动的指征

（1）牵拉时出现下肢神经根刺激症状，需立即停止或改变动作。

（2）力量训练时出现局部疼痛，需排除因肌肉过度训练导致的肌肉控制能力下降、运动模式改变、局部结构异常受力。

四、膝关节骨性关节炎运动处方的效果评估

（一）运动负荷的适应性评估

1. 心肺负荷的适应性评估

有氧运动负荷的适应性如前所述，局部锻炼引起心肺负荷不适的可能性较小。

2. 局部适应性的评估。

（1）局部肌肉疼痛，视个体承受程度调整方案。

（2）运动时膝疼痛，需排除因肌肉过度训练导致的肌肉控制能力下降、运动模式改变、局部结构异常受力等情况。

（二）膝关节骨性关节炎的改善评估

1988年提出的WOMAC是针对下肢骨关节炎的自评量表。该量表多用于评估慢性中老年膝关节骨性关节炎患者（表7-7-1）。

表7-7-1　WOMAC骨性关节炎指数评分表

姓名_____　　性别_____　　年龄_____　　编号_____　　填表日期_____

填表说明：在以下各项回答处的直线上标出自己疼痛或功能受限程度的相应位置。"0"表示无疼痛或无功能受限，之后随数值增加程度加重；"10"表示疼痛剧烈（服用止痛药物仍无法缓解）或功能极度受限（无法站立）。

疼痛

1. 在平坦的地面上行走

2. 上楼梯或下楼梯

3. 晚上，尤其影响睡眠的疼痛

4. 坐着或躺着

5. 挺直身体站立

僵硬

6. 早晨起床时僵硬情况

7. 僵硬状况在以后的时间内，坐、卧或休息之后有多严重

进行日常生活的难度

8. 上楼梯

9. 下楼梯

10. 由坐着站起来

11. 站着

12. 向地面弯腰

13. 在平坦的地面上行走

14. 进出小轿车或上下公共汽车

15. 出门购物

16. 穿上您的短袜或长袜

17. 从床上起来

18. 脱掉您的短袜或长袜

19. 躺在床上

20. 进出浴缸

21. 坐着的时候

22. 在卫生间蹲下或起来

23. 做繁重的家务活

24. 做轻松的家务活

注：采用VAS评价每一个问卷问题，总指数积分用24个组成项目的积分总数来表示，WOMAC指数越高，表示OA越严重。根据总积分，按下列标准评估OA的轻重程度：轻度<80，中度>80~120，重度>120。

0	1	2	3	4	5	6	7	8	9	10

0	1	2	3	4	5	6	7	8	9	10

0	1	2	3	4	5	6	7	8	9	10

0	1	2	3	4	5	6	7	8	9	10

0	1	2	3	4	5	6	7	8	9	10

0	1	2	3	4	5	6	7	8	9	10

0	1	2	3	4	5	6	7	8	9	10

0	1	2	3	4	5	6	7	8	9	10

0	1	2	3	4	5	6	7	8	9	10

0	1	2	3	4	5	6	7	8	9	10

五、膝关节骨性关节炎运动处方案例分析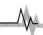

(一)膝关节骨性关节炎运动处方案例 1

患者:陈女士,62 岁。

主诉:左膝疼痛不适伴功能障碍 3+ 年。

现病史:患者长期从事体力劳动,3 年前无明显诱因引起左膝疼痛,伴有功能障碍,久行后症状加重。晨起时伴有短时间的左膝关节僵硬,无其他不适。

既往史:"高血压病" 10+ 年,长期服用降压药,现血压控制可。无心脏病、糖尿病等病史,无家族遗传病史。

过敏史:无药物、食物过敏史。

专科情况:左膝关节皮肤无明显红肿,左膝关节局部压痛,局部皮肤温度无明显升高,左膝关节活动疼痛,左膝关节研磨试验(+)。浮髌试验(-),Lachman 试验(-),侧方应力试验(-)。

辅检:DR 显示左膝关节间隙变窄,关节缘骨赘形成。

诊断:左膝骨关节炎。

制订运动处方的思路:

通过运动改善患者膝关节周围肌群柔韧性、肌肉力量,使膝关节稳定性增强,延缓退变,预防损伤加重。运动处方包含膝关节肌群柔韧性提高运动、肌肉力量提高运动、本体感觉提高运动三部分。

陈某的运动处方

基本信息					××××年11月12日
姓名	陈某	性别	□男 ☑女	年龄	62岁
联系电话	××××××	家庭住址		××××××	
运动前筛查结果					
体力活动水平	□严重不足 □不足 ☑满足				

续表

健康筛查	身高 <u>160</u> cm，体重 <u>60</u> kg，体脂率 <u>19.6</u>%，BMI <u>23.4</u> kg/m²
	疾病史：☑无，□高血压，□糖尿病，□心脏病，□肺脏疾病，□其他
	血液指标：空腹血糖<u>正常</u>，总胆固醇<u>正常</u>
运动风险分级	☑低　□中　□高
运动测试结果	心肺功能　　　　□低　☑中　　□高
	肌肉力量与耐力　□差　☑一般　□较好
	柔韧性　　　　　□差　☑一般　□较好

运 动 处 方	
运动目的	改善患者膝关节周围肌群柔韧性、力量，使其恢复正确力学模式，延缓磨损退变
运动方式	柔韧性提高运动：股直肌、腘绳肌、髂腰肌、髂胫束、内收肌拉伸；肌肉力量提高运动：股四头肌、臀肌、腘绳肌力量肌力训练
运动强度	力量训练每组 80% 1 RM 8~12 个
运动时间	柔韧性训练每个动作保持 30 s，重复 5 次，每次之间休息 10~20 s；力量训练每次每个动作 2~3 组
运动频率	柔韧性训练每周 5~7 次；力量训练每周 3~5 次
周运动量	每周运动 5~8 h
运动目标	6 周初步达到干预疗效
注意事项	运动出现疼痛等症状加重情况需立即停止，并及时就医，了解处方动作是否执行有误，或需依据病情变化调整方案
效果评估	患者经 12 周训练后左膝关节疼痛不适感明显缓解，晨僵症状消失，且日常活动及 WOMAC 评分较前均有改善
回访时间	在运动处方执行后的第一周进行电话回访，分别于第一天、第二天、第四天进行，了解训练后患处情况，此后每周一次门诊回访，评价疗效
运动处方师	×××
机构名称	×××××

（二）膝关节骨性关节炎运动处方案例 2

患者：张先生，58 岁。

主诉：右膝疼痛 4 年，加重 2 个月。

现病史：患者为跑步爱好者，4 年前渐感跑步时右膝疼痛，休息无明显症状。2 月前开始下蹲时疼痛加重，逐渐加重到行走疼痛，不能正常跑步。期间行针灸、手法、微波等理疗，具体不详，无效果。

既往史：无高血压、糖尿病等病史，无家族遗传病史。

过敏史：无药物过敏史。

专科检查：右膝无明显肿胀，积液诱发试验（－），浮髌试验（－），摩髌试验（＋），髌骨下极与髌尖压痛明显，余（－）。

辅检：X 片示右膝关节髁间棘增生。

诊断：右膝关节骨性关节炎。

制订运动处方的思路：

通过运动改善患者膝关节周围肌群柔韧性、肌肉力量，使膝关节恢复正确跑跳力学模式，缓解髌尖局部受力。运动处方包含膝关节肌群柔韧性提高运动和肌肉力量提高运动两部分。

张某的运动处方

基本信息				×××× 年 11 月 14 日	
姓名	张某	性别	☑男 □女	年龄	58 岁
联系电话	××××××	家庭住址		××××××	

运动前筛查结果		
体力活动水平	□严重不足 □不足 ☑满足	
健康筛查	身高 172 cm，体重 66 kg，体脂率 13.8%，BMI 22.3 kg/m²	
	疾病史：☑无，□高血压，□糖尿病，□心脏病，□肺脏疾病，□其他	
	血液指标：空腹血糖正常，总胆固醇正常	
运动风险分级	☑低 □中 □高	
运动测试结果	心肺功能	□低 ☑中 □高
	肌肉力量与耐力	□差 ☑一般 □较好
	柔韧性	□差 ☑一般 □较好

运 动 处 方	
运动目的	改善患者膝关节周围肌群柔韧性、力量，使其恢复正确力学模式
运动方式	柔韧性提高运动：股四头肌、腘绳肌、髂胫束、内收肌拉伸；肌肉力量提高运动：臀肌力量肌力训练（详见本节前述）
运动强度	力量训练每组 80% 1 RM 8~12 个
运动时间	牵拉训练每个动作保持 30 s，重复 5 次，每次之间休息 10~20 s；力量训练每次每动作 2~3 组
运动频率	牵拉训练每周 5~7 次；力量训练每周 3~5 次
周运动量	每周运动 5~8 h
运动目标	3 周达到干预疗效
注意事项	运动时出现疼痛等症状加重情况需立即停止，并及时就医，了解处方动作是否执行有误，需依据病情变化调整方案
效果评估	患者经 3 周训练后左膝关节疼痛不适感明显缓解，晨僵症状消失，WOMAC 评分较前有明显改善
回访时间	在运动处方执行后的第一周进行电话回访，分别于第一天、第二天、第四天进行，了解训练后患处情况，此后每周一次门诊回访，评价疗效
运动处方师	×××
机构名称	××××

（三）膝关节骨性关节炎运动处方案例 3

患者：汪女士，42 岁。

主诉：左膝不适 6+ 月，加重 10+ d。

现病史：患者为马拉松爱好者，6+ 月前跑步时感左膝疼痛，休息 1 天后可缓解，近 10 天疼痛加重，上下楼、下蹲不适。

既往史：无高血压、糖尿病等病史，无家族遗传病史，月经正常。

过敏史：无药物过敏史。

专科检查：左膝积液诱发试验（＋），压磨髌试验（＋），内侧关节间隙无明显压痛，浮髌试验（－），麦氏征（－），前后抽屉试验（－），内外翻应力试验（－），左膝关节活动正常。

辅检：MRI 显示左膝髌骨软骨损伤。

诊断：左膝关节骨性关节炎。

制订运动处方的思路：

急性期针对滑膜炎进行对症治疗，运动干预重点在膝关节周肌群静力收缩。滑膜炎症状解除后，通过运动改善患者膝关节周围肌群肌肉力量、柔韧性，使膝关节稳定性增强，延缓退行性病变，预防损伤加重。除以上针对髌骨轨迹调整的训练外，还需评估踝、髋关节功能，针对下肢力学薄弱点进行运动干预，使膝关节髌下压力减轻，延缓磨损。患者可选择游泳等膝关节负荷较小的运动项目。运动处方包含膝关节周围肌群柔韧性提高运动、肌肉力量提高运动和本体感觉提高运动三部分。

汪某的运动处方

基本信息				××××年11月27日	
姓名	汪某	性别	□男 ☑女	年龄	42 岁
联系电话	××××××	家庭住址		××××××	

运动前筛查结果		
体力活动水平	□严重不足　□不足　☑满足	
健康筛查	身高 162 cm，体重 52 kg，体脂率 22.4%，BMI 19.8 kg/m²	
	疾病史：☑无，□高血压，□糖尿病，□心脏病，□肺脏疾病，□其他	
	血液指标：空腹血糖　正常，总胆固醇　正常	
运动风险分级	☑低　□中　□高	
运动测试结果	心肺功能	□低　☑中　□高
	肌肉力量与耐力	□差　☑一般　□较好
	柔韧性	□差　☑一般　□较好

运 动 处 方	
运动目的	改善患者膝关节周围肌群柔韧性、力量，使其恢复正确力学模式，延缓磨损退变
运动方式	膝关节周围肌群柔韧性提高运动、力量提高运动、本体感觉提高运动。急性期针对滑膜炎进行对症治疗，运动干预重点在膝关节周围肌群静力收缩，髋关节四方位抗阻训练。稳定期进行柔韧性提高运动：股直肌、腘绳肌、髂腰肌、髂胫束、内收肌拉伸；肌肉力量提高运动：股四头肌、臀肌、腘绳肌力量肌力训练
运动强度	力量训练每组 80% 1 RM 8~12 个
运动时间	柔韧性训练每个动作保持 30 s，重复 5 次，每次之间休息 10~20 s；力量训练每次每个动作 2~3 组
运动频率	柔韧性训练每周 5~7 次；力量训练每周 3~5 次
周运动量	每周运动 5~8 h

续表

运动目标	12周达到干预疗效
注意事项	运动时出现疼痛等症状加重情况需立即停止，并及时就医，了解处方动作是否执行有误，需依据病情变化调整方案
效果评估	患者经12周训练后左膝关节疼痛不适感明显缓解，WOMAC评分较前有改善
回访时间	在运动处方执行后的第一周进行电话回访，分别于第一天、第二天、第四天进行，了解训练后患处情况，此后每周一次门诊回访，评价疗效
运动处方师	×××
机构名称	×××××

虞亚明　何　栩

第八节　踝关节慢性伤病的运动处方制订

踝关节慢性损伤可能由于急性损伤迁延所致，也有可能是由于踝关节稳定结构的损伤、本体感觉减退或缺失、肌肉力量不足、平衡能力的减退和神经肌肉控制欠佳等因素所致。此类疾患最佳的康复途径是通过运动方案的制订和执行来进行康复治疗。本节就踝关节慢性损伤常见疾患的原因展开分析，并对运动处方的制订进行理论分析及实例讨论。

一、踝关节慢性伤病运动干预的基本原理

最常见的踝关节慢性伤病包括踝关节不稳、运动员踝关节骨关节病（又名足球踝）等。

踝关节不稳是指踝关节内、外侧稳定结构损害后所引发的踝关节稳定性功能障碍而导致踝关节扭伤多次发生的临床现象。

运动员踝关节骨关节病在运动员中非常多见，被称为运动员之踝、足球踝、踝关节撞击性骨疣，多见于体操、舞蹈、举重、足球等运动。

（一）踝关节慢性伤病的常见原因

1. 踝关节不稳的常见原因

踝关节不稳，通常分为功能性踝关节不稳、机械性踝关节不稳。

功能性踝关节不稳是指踝关节有反复发作的"肌无力感"，运动幅度仍在正常范围之内，而运动的随意控制能力失常。功能性踝关节不稳可以发展成为机械性踝关节不稳。

机械性踝关节不稳是指踝关节生理性松弛并伴有严重或反复的踝关节损伤，通常存在超出运动范围以及韧带松弛，严重时需手术治疗。两者最大的差别是关节运动幅度是否在正常范围。

2. 运动员踝关节骨关节病的常见原因

慢性劳损是本病的常见原因，外伤后踝关节不稳，也可导致踝关节超常范围的不合槽运动（特别是屈伸），致使踝关节软骨异常撞击、挤压和磨损。

（二）踝关节慢性伤病的发病机制

1. 踝关节不稳的发病机制

踝关节不稳的发病与踝关节稳定结构的损伤、本体感觉减退或缺失、肌肉力量不足、平衡能力的减退和神经肌肉控制欠佳等因素密切相关。

（1）踝关节稳定结构损伤。踝关节的稳定结构主要包括动力系统和静力系统，其中，动力系统是指踝关节周围肌肉，静力系统是指踝关节骨骼、韧带、关节囊等组织。踝关节周围肌肉力量是维持踝关节稳定的重要因素。踝关节不稳患者多存在踝关节周围肌力不足。肌力不足会使踝关节运动过程中肌力不平衡，从而导致踝关节不稳。踝关节内踝高、外踝低，内侧韧带较坚韧、外侧较薄弱等解剖结构导致踝关节易发生内翻，尤其是跖屈内翻损伤。而这种损伤最常伤及踝关节外侧韧带，尤其是距腓前韧带，损伤发生后患者多出现短暂的结构性不稳，但是往往因为重视不够及过早参加运动，大大增加了踝关节再次损伤的概率。

（2）本体感觉减退或缺失。踝关节扭伤可导致本体感觉下降，而本体感觉下降又可增加踝关节扭伤的概率。其可能原因是踝关节扭伤后大量本体感受器受损，致使踝关节内的本体感觉功能下降；踝部本体感受器能感知踝关节的位置、运动、肌力等信息，这对维持关节的稳定性十分重要。

（3）神经肌肉的控制欠佳。踝关节首次损伤导致的关节运动信息传入失常将引起传出反馈的改变，进而导致踝关节内翻压力反射性反应的延迟，尤其是腓骨肌反应时间的增加已得到证实。在动态稳定中，其反馈神经肌肉控制欠佳主要体现在不能及时采取适当的动作措施来应对复杂多变的环境，行走在不平的地面踝关节易失控，或在跳落触地后稳定时间延长。

（4）平衡能力的减退。多项研究表明，踝关节不稳存在平衡能力减退的表现，如单脚站立时患侧的静态平衡能力明显弱于健侧，跳起落地时落地稳定时间也会延长。而平衡能力的减退同时又易使踝关节再次发生扭伤，从而形成恶性循环。

2. 运动员踝关节骨关节病的发病机制

运动员踝关节骨关节病多与运动量过大、局部负担过大或伤后过早训练有关，也可能由于运动员全面素质训练不够、踝关节肌力不足、肌肉耐力不够、肌肉疲劳不能保护踝关节稳定所致。

（1）踝关节过劳或关节软骨微细损伤积累。如体操空翻落地时足突然跖屈，足球运动员内外侧或正脚踢球时足跖屈与内外翻，都可能导致踝关节超常范围的不合槽运动。过度的跖屈背伸，导致相邻的软骨磨损、变性，或软骨相互的挤压刺激，引起软骨磨损，形成骨赘。

（2）反复的扭伤。踝关节扭伤后，如过早参加练习，由于此时肌肉无力、韧带松弛、关节松弛、踝关节不稳，容易反复扭伤。可能导致软骨产生不合轨迹的运动，从而导致软骨变性、坏死。另外，反复扭伤会导致踝关节急慢性创伤性关节炎、滑液性质改变，也会影响关节软骨的营养，从而更容易导致损伤。

（3）严重扭伤。一次严重扭伤，可能会导致韧带断裂脱位，加之没有合理的治疗，从而导致踝关节骨关节病的迅速发展。

（三）踝关节慢性伤病运动干预的原理

根据踝关节慢性伤病的发病机制，在踝关节扭伤后早期及时进行适当的运动干预，或加强踝关节的肌力、肌耐力，提高踝关节的稳定性，对于防止踝关节不稳的发生、改善运动能力以及再扭伤导致踝关节稳定性因素进一步破坏，甚至是预防踝关节骨关节病的发生具有重要意义。

（四）踝关节慢性伤病运动干预的介入时机

急性期疼痛、肿胀部分缓解后应尽快科学介入运动干预，介入越早，再次发生踝关节扭伤的可能性越小，踝关节稳定性恢复越能达到满意程度。

二、踝关节慢性伤病运动处方的制订

（一）以改善踝关节相关肌群柔韧性为目标的运动处方

1. 踝关节相关肌群

踝关节的运动主要有跖屈、背屈、内翻、外翻、内收、外展6种。因踝关节结构的复杂性，踝关节通常为复合运动，表现为旋前（距小腿关节背屈、距下关节外翻、前足的外展）和旋后（距小腿关节跖屈、距下关节内翻、前足内收）两种形式。在肌群柔韧性训练中，可训练其旋前和旋后两个功能（表7-8-1）。

表7-8-1　踝足的运动与相关肌肉

踝关节的运动	主要肌肉	辅助肌肉
跖屈	腓肠肌、比目鱼肌	胫后肌、趾长屈肌、踇长屈肌、腓骨长肌、腓骨短肌
背伸	胫前肌	踇长伸肌、趾长伸肌、第三腓骨肌
旋前	腓骨长肌、腓骨短肌	第三腓骨肌、趾长伸肌
旋后	胫后肌、腓肠肌、比目鱼肌	趾长屈肌、踇长屈肌

2. 踝关节背屈肌群（胫骨前肌为主，辅以踇长伸肌、趾长伸肌、第三腓骨肌）主动拉伸

上身正直跪于垫上，踝关节下垫以厚毛巾，臀部贴向脚跟。重心向后，使膝关节离地，双手伸直放于身体后方支撑体重（图7-8-1）。每次持续最大幅度15~30 s，休息10~20 s，5~10个为一组，每次2~3组，组间休息60 s，每天练习1~2次。

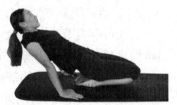

图7-8-1　踝关节背伸肌群主动拉伸

3. 踝关节跖屈肌群的拉伸训练

（1）被动拉伸踝关节跖屈肌群（以腓肠肌、比目鱼肌为主，胫骨后肌、趾长屈肌、踇长屈肌、腓骨长肌、腓骨短肌为辅）（图7-8-2）。

小腿三头肌的拉伸。患者仰卧在垫子上，运动处方师一手握住足跟并将脚掌抵在前臂，另一手握住踝关节。将踝关节逐渐背屈，保持膝关节伸直（图7-8-3）。每次持续最大幅度15~30 s，间隙休息10~20 s，5~10个为一组，每次2~3组，组间休息60 s，每天练习1~2次。

患者仰卧在垫子上，屈髋、屈膝。运动处方师跪于患者前面，将患者脚掌平放在运动处方师的大腿上，双手扶膝，将膝往下压，使踝关节尽量背屈，拉伸小腿比目鱼肌。每次持续最大幅度15~30 s，间隙休息10~20 s，5~10个为一组，每次2~3组，组间休息60 s，每天练习1~2次。

（2）主动拉伸踝关节跖屈肌群。

腓肠肌主动拉伸。弓步，被牵拉腿在后，全脚掌着地，脚尖向前。重心前移，使被拉伸腿与

地面夹角减少，以拉伸患肢。注意防止膝关节屈曲和过伸。每次持续最大幅度 15~30 s，间隙休息 10~20 s，5~10 个为一组，每次 2~3 组，组间休息 60 s，每天练习 1~2 次（图 7-8-4）。

比目鱼肌的主动拉伸。弓步，被牵拉腿在后，全脚掌着地，脚尖向前。重心向下，略屈膝，使被拉伸的小腿与地面夹角减少，以拉伸患肢。每次持续最大幅度 15~30 s，间隙休息 10~20 s，5~10 个为一组，每次 2~3 组，组间休息 60 s，每天练习 1~2 次（图 7-8-4）。

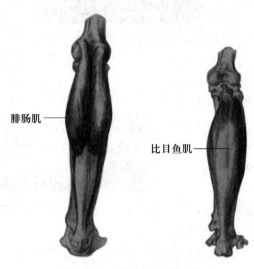

图 7-8-2 踝关节跖屈肌群

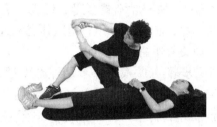

图 7-8-3 踝关节跖屈肌群被动拉伸

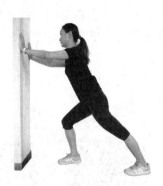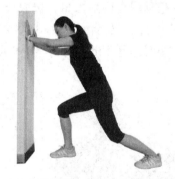

图 7-8-4 踝关节跖屈肌群主动拉伸（左为腓肠肌，右为比目鱼肌）

（二）以改善踝关节相关肌群力量为目标的运动处方

1. 踝关节跖屈肌力锻炼

（1）提踵训练。

训练步骤：① 找一块厚 5~8 cm 的木板，患者站立位，前脚掌站在木板上，足跟悬空；② 尽力提踵，停 3~5 s，然后再尽力下压足跟，停留 3~5 s，然后还原。反复 10 次为一组，连续 3~6 组，组间休息 1 min。开始时可做双腿提踵训练，根据患者情况逐渐加强难度为单腿提踵、提踵行进训练（图 7-8-5）。

（2）弹力带抗阻。

训练步骤：① 根据患者足跖屈力量，选取合适弹力带；② 患者坐位或仰卧位，弹力带中部固定于足部，双手持弹力带两端；③ 尽力背伸踝关节，停 5~10 s，然后还原；④ 反复 10 次为一组，连续 3~6 组，组间休息 1 min（图 7-8-6）。

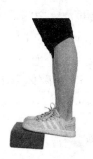
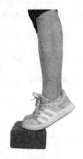

图 7-8-5 踝关节跖屈肌提踵训练

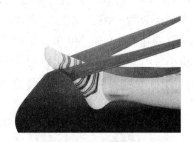

图 7-8-6 踝关节跖屈肌弹力带训练

2. 踝关节背伸肌力锻炼

训练步骤：① 根据患者足背伸力量，选取合适的弹力带；② 患者坐位或仰卧位，弹力带一端固定于足前方，另一端系于患者足部；③ 尽力背伸踝关节，停 5~10 s，然后还原；④ 反复10 次为一组，连续 3~6 组，组间休息 1 min（图 7-8-7）。

3. 踝关节外翻肌力锻炼

训练步骤：① 根据患者足外翻力量，选取合适的弹力带；

图 7-8-7 踝关节背伸肌弹力带训练

② 患者坐位或仰卧位，弹力带一端固定于伤踝内侧，另一端固定于足部或者将弹力带做成环形，套于双足；③ 尽力外翻踝关节或双足同时外翻，停 5~10 s，然后还原；④ 反复 10 次为一组，连续 3~6 组，组间休息 1 min（图 7-8-8）。

4. 踝关节内翻肌力锻炼

训练步骤：① 根据患者内翻力量，选取合适的弹力带；② 患者坐位或仰卧位，弹力带一端固定于伤踝外侧，另一端系于患者足部；③ 尽力内翻踝关节，停 5~10 s，然后还原；④ 10 次为一组，连续 3~6 组，组间休息 1 min（图 7-8-9）。

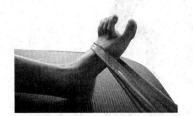
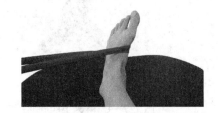

图 7-8-8 踝关节外翻肌弹力带训练

图 7-8-9 踝关节内翻肌弹力带训练

（三）以改善踝关节本体控制和稳定性为目标的运动处方

1. 单腿站立锻炼

训练步骤：① 选一环境合适的空旷平地；② 双手叉腰，健足水平抬起，髋、膝关节屈曲约 90° 抬起，单腿站立；③ 每次 30 s，10 次 1 组，共 3 组，组间休息 1 min（图 7-8-10）。此方法可根据患者情况逐步加大难度为单腿闭眼站立、单腿站立抛接球、不稳定平面单腿站立抛接球。

2. 平衡垫或者 BOSU 球锻炼

训练步骤：① 选一合适平衡垫或 BOSU 球；② 患足站立于平衡垫或 BOSU 球上，健侧踝关节抬起，高度在支撑腿内踝上方处，严禁贴靠支撑腿；③ 每次 30 s，10 次 1 组，共 3 组，组间休息 1 min（图 7-8-11）。

除以上动作外，还有一些复合动作可选择，如平衡垫弓步后抬腿、平衡垫侧弓步等动作也可在踝关节康复过程中起到很好的作用。

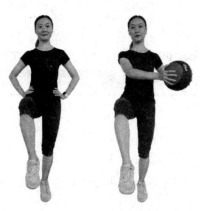 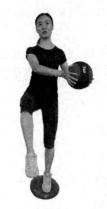

图 7-8-10 踝关节单腿站立训练　　　　　图 7-8-11 踝关节平衡垫
或者 BOSU 球训练

三、制订与实施踝关节慢性伤病运动处方的注意事项

（一）制订踝关节慢性伤病运动处方的注意事项与禁忌

（1）训练前，应结合影像学检查排除合并骨折的患者。
（2）根据不同患者具体情况，设计个性化运动处方。

（二）实施踝关节慢性伤病运动处方的注意事项及终止运动的指征

1. 注意事项
（1）在训练过程中应注意保护，避免再次扭伤及其他损伤。
（2）训练后应注意踝关节肌肉的放松，避免产生过度不适，影响训练。
（3）应根据患者训练情况，适时调整训练方案以达到更好的效果。
2. 终止运动的指征
（1）患者训练后疼痛，肿胀明显加重。
（2）其他严重不适反应出现。

四、踝关节慢性伤病运动处方的效果评估

（一）运动负荷的适应性评估

1. 心肺负荷的适应性评估
局部锻炼引起心肺负荷不适的可能性较小。
2. 局部适应性的评估
如果出现踝关节周围肿胀及疼痛加重，可暂停止训练，待好转后可以调整运动处方。

（二）踝关节不稳症状的改善评估

目前比较常用的踝关节功能评价量表较多。其中有明确诊断标准的有两种：踝关节不稳量表和Cumberland 踝关节不稳量表（表 7-8-2）。

表 7-8-2　Cumberland 踝关节不稳定问卷（cumberland ankle Instability tool，CAIT）

评估内容	左踝	右踝	分值
选择最符合您踝关节情况的选项			
1. 我的踝关节感觉疼痛			
从未	☐	☐	5
运动中	☐	☐	4
奔跑于不平的路面时	☐	☐	3
奔跑于平整的路面时	☐	☐	2
行走于不平的路面时	☐	☐	1
行走于平整的路面时	☐	☐	0
2. 我的踝关节感觉不稳定			
从未	☐	☐	4
有时在运动中有此感觉（并非每次运动均如此）	☐	☐	3
经常于运动中有此感觉（每次运动均如此）	☐	☐	2
有时在日常生活中有此感觉	☐	☐	1
经常于日常生活中有此感觉	☐	☐	0
3. 当我做急转身时感觉踝关节不稳定			
从未	☐	☐	3
有时于奔跑时有此感觉	☐	☐	2
经常于奔跑时有此感觉	☐	☐	1
行走时	☐	☐	0
4. 下楼梯时我的踝关节感觉不稳定			
从未	☐	☐	3
快速行走时	☐	☐	2
偶尔	☐	☐	1
经常		☐	0
5. 以单腿站立时我的踝关节感觉不稳定			
从未	☐	☐	2
以足尖着地支撑身体时	☐	☐	1
以全脚掌着地支撑身体时	☐	☐	0
6. 我的踝关节在如下情况中感觉不稳定			
从未	☐	☐	3
单腿跳来跳去时	☐	☐	2

续表

评估内容	左踝	右踝	分值
原地单腿跳时	☐	☐	1
双腿跳起时	☐	☐	0
7. 我的踝关节在如下情况中感觉不稳定			
从未	☐	☐	4
奔跑于不平的路面时	☐	☐	3
慢跑于不平的路面时	☐	☐	2
行走于不平的路面时	☐	☐	1
行走于平整的路面时	☐	☐	0
8. 当我将要发生明显的崴脚动作时，我能控制住			
立即	☐	☐	3
经常	☐	☐	2
偶尔	☐	☐	1
从不	☐	☐	0
我从未崴过脚	☐	☐	3
9. 在典型的崴脚情况发生后，我的踝关节能恢复"正常"			
几乎是立即	☐	☐	3
不超过1天	☐	☐	2
1~2天	☐	☐	1
超过2天	☐	☐	0

说明：9项问题总分为0~30分，以27.5分为分界点，28分及以上提示受检踝关节未发生过扭伤，不存在功能性踝关节不稳定；27分及以下提示受检踝关节存在功能性踝关节不稳定可能。分值越低，表示被测踝关节稳定性越差。

五、踝关节慢性伤病运动处方案例分析

（一）踝关节慢性伤病运动处方案例

患者：刘某，男，22岁。

主诉：右踝反复扭伤肿痛6+月。

现病史：患者6+月前打篮球时不慎扭伤右踝，随后出现右踝关节肿胀、疼痛，活动受限等症状，自行冷水冲洗后，被同学送至校医院。行踝关节正侧X射线检查示："右外踝局部软组织肿胀，未见确切骨折脱位，请结合临床"，MRI诊断为"右踝距腓前韧带撕裂"。予以弹力绷带加压包扎，固定制动，自行冰敷，外敷中药消肿止痛（具体不详），随访。一周后患者右踝关节肿胀，疼痛较前明显缓解，重新开始打篮球、跑步等运动。随后，运动中发生多次扭伤，予以自行冰敷，外敷中药处理（具体不详）。患者现觉运动能力较前下降，运动中常出现落地不稳、崴脚等表现，运动后右踝关节隐痛不适，时而肿胀，为求进一步诊治，来我院就诊。

既往史：无"高血压、糖尿病"等慢性疾病史，无"乙肝、结核"等传染病史，无手术史，无过敏史，无输血史，预防接种史不详，无家族遗传病史。

体格检查：右踝关节稍肿胀，外踝前下方压痛，距腓前韧带抽屉实验（＋），距骨倾斜实验

（＋）。患肢末端血运好，感觉较对侧无差异。

辅助检查：MRI 显示右踝关节距腓前韧带部分撕裂，跟腓韧带损伤。

诊断：慢性右踝关节不稳（机械性右踝关节不稳）。

制订运动处方的思路：

通过运动使患者踝关节稳定性增强，延缓退变，预防损伤加重。运动处方包含膝关节肌群柔韧性提高运动、肌肉力量提高运动、本体感觉提高运动三部分。

刘某的运动处方

基本信息					××××年6月18日
姓名	刘某	性别	☑男 □女	年龄	22 岁
联系电话	××××××	家庭住址		××××××	
运动前筛查结果					
体力活动水平	□严重不足　□不足　☑满足				
健康筛查	身高 175 cm，体重 63.5 kg，体脂率 13%，BMI 20.5 kg/m²				
	疾病史：☑无，□高血压，□糖尿病，□心脏病，□肺脏疾病，□其他				
	血液指标：空腹血糖　正常，总胆固醇　正常				
运动风险分级	☑低　□中　□高				
运动测试结果	心肺功能		□低　☑中　□高		
	肌肉力量与耐力		□差　☑一般　□较好		
	柔韧性		□差　☑一般　□较好		
运 动 处 方					
运动目的	改善患者踝关节周围肌群柔韧性、力量、本体感觉，使其恢复正确力学模式				
运动方式	柔韧性提高运动：进行足和踝部的关节活动度和肌肉柔韧性运动；肌肉力量提高运动：弹力带足跖屈、背屈、内翻、外翻锻炼；平衡能力及本体感觉锻炼				
运动强度	力量训练每组 80% 1 RM 8~12 个				
运动时间	柔韧性训练每个动作保持 30 s，重复 5 次，每次之间休息 10~20 s；力量训练每次每个动作 2~3 组				
运动频率	柔韧性训练每周 5~7 次；力量训练每周 3~5 次				
周运动量	每周运动 5~8 h				
运动目标	3 周达到干预疗效				
注意事项	每次训练过后，若有轻微肿胀疼痛，则减少训练强度，并予以冰敷。运动出现疼痛等症状加重情况需立即停止，并及时就医，了解处方动作是否执行有误，或需依据病情变化调整方案				
效果评估	经 4 周后基本恢复护踝保护下正常运动，患者运动中不稳感较前有所缓解，运动后右踝隐痛基本消失；患者经治疗 6 周后进行评估，患者关节疼痛较前减轻，休息时几乎无痛，极度内翻位还有隐痛，无明显肿胀；8 周后予以去护踝运动，运动中不稳感较前明显缓解				
回访时间	在运动处方执行后的第一周进行电话回访，分别于第一天、第二天、第四天进行，了解训练后患处情况，此后每周一次门诊回访，评价疗效				
运动处方师	×××				
机构名称	××××				

（二）慢性左踝关节不稳运动处方案例

患者：宋女士，30 岁。

主诉：左踝反复扭伤 3 个月。

现病史：患者 3 月前穿高跟鞋下楼梯时不慎扭伤左踝，随后出现左踝关节肿胀、疼痛等症状，未予以重视，休息一周后左踝肿胀、疼痛有所缓解，现行走在不平路面上时常有左踝关节不稳定感，为求进一步诊治，来我院就诊。

既往史：无高血压、糖尿病等慢性病史，无乙肝、结核等传染病史，无手术史，无过敏史，无输血史，预防接种史不详，无家族遗传病史。

体格检查：左踝关节无明显肿胀，左外踝前下方轻压痛，抽屉试验（＋），距骨倾斜试验（－）。患肢末端血运好，感觉较对侧无差异。

辅助检查：MRI 检查显示，左踝关节距腓前韧带损伤。

诊断：慢性左踝关节不稳（功能性左踝关节不稳）。

制订运动处方的思路：

通过运动使患者踝关节稳定性增强，延缓退变，预防损伤加重。运动处方包含膝关节肌群柔韧性提高运动、肌肉力量提高运动和本体感觉提高运动三部分。

宋某的运动处方

基本信息					××××年4月18日
姓名	宋某	性别	□男　☑女	年龄	30 岁
联系电话	××××××	家庭住址		××××××	

运动前筛查结果

体力活动水平	□严重不足　□不足　☑满足
健康筛查	身高 158 cm，体重 46 kg，体脂率 15.8%，BMI 18.4 kg/m²
	疾病史：☑无，□高血压，□糖尿病，□心脏病，□肺脏疾病，□其他
	血液指标：空腹血糖正常，总胆固醇正常
运动风险分级	☑低　□中　□高
运动测试结果	心肺功能　　　　□低　☑中　□高
	肌肉力量与耐力　□差　☑一般　□较好
	柔韧性　　　　　□差　☑一般　□较好

运 动 处 方

运动目的	改善患者踝关节周围肌群柔韧性、力量和本体感觉，使其恢复正确力学模式
运动方式	柔韧性提高运动：进行足部和踝部的关节活动度和肌肉柔韧性运动；肌肉力量提高运动：弹力带足跖屈、背伸、内翻、外翻锻炼；平衡能力及本体感觉锻炼
运动强度	力量训练每组 80% 1 RM 8~12 个
运动时间	柔韧性训练每个动作保持 30 s，重复 5 次，休息 10~20 s；力量训练每次每个动作 2~3 组
运动频率	柔韧性训练每周 5~7 次；力量训练每周 3~5 次
周运动量	每周运动 5~8 h
运动目标	3 周达到干预疗效

注意事项	1. 先主动后被动，注意内翻活动度训练，不要超过关节活动度。肌肉力量训练逐渐从弹力带过渡到自身负荷的向心、离心运动 2. 每次训练过后，若有轻微肿胀疼痛，则减少训练强度，并予以冰敷。运动时出现疼痛等症状加重情况需立即停止，并及时就医，了解处方动作是否执行有误，需依据病情变化调整方案
效果评估	患者经训练两周后进行评估，患者关节疼痛较前减轻，休息时几乎无痛，无明显肿胀；经4周后基本恢复护踝保护下正常运动，患者运动中不稳感较前有所缓解，运动后踝隐痛基本消失；经过6周训练患者左踝关节不稳感明显好转；8周后予以去护踝运动，运动中不稳感较前明显缓解
回访时间	在运动处方执行后的第一周进行电话回访，分别于第一天、第二天、第四天进行，了解训练后患处情况，此后每周一次门诊回访，评价疗效
运动处方师	×××
机构名称	×××××

（三）慢性双侧踝关节不稳运动处方案例

患者：李先生，27岁。

主诉：右踝反复扭伤两年，左踝反复扭伤一年。

现病史：患者为长跑运动员，两年前患者户外跑步时不慎扭伤右踝，一年前跑步时又扭伤左踝，此后患者反复扭伤双踝关节，以右侧为重，期间多次外院就诊，踝关节X片显示双踝关节未见明显骨折脱位，MRI显示右踝关节距腓前韧带撕裂，左踝关节距腓前韧带损伤，右侧关节腔内可见少量积液，多次进行外敷中药、针灸、推拿及服用活血药物等理疗，治疗后踝关节肿胀、疼痛可缓解。今为求进一步诊治来我院就诊。

既往史：无高血压、糖尿病等慢性病史，无乙肝、结核等传染病史，无手术史，青霉素过敏，无输血史，预防接种史不详，无家族遗传病史。

体格检查：左踝关节无明显肿胀，外踝前下方轻压痛，抽屉试验（-），距骨倾斜试验（-）；右踝关节稍肿胀，外踝前下方压痛，抽屉试验（+），距骨倾斜试验（+）。

辅检：MRI显示右踝关节距腓前韧带撕裂，左踝关节距腓前韧带损伤，右侧关节腔内可见少量积液。

诊断：慢性双侧踝关节不稳（右踝关节机械性不稳、左踝关节功能性不稳）。

制订运动处方的思路：

通过运动使患者踝关节稳定性增强，延缓退变，预防损伤加重。运动处方包含膝关节肌群柔韧性提高运动、肌肉力量提高运动和本体感觉提高运动三部分。

李某的运动处方

基本信息					××××年12月27日
姓名	李某	性别	☑男 □女	年龄	27岁
联系电话	××××××	家庭住址		××××××	

运动前筛查结果	
体力活动水平	□严重不足　□不足　☑满足

续表

健康筛查	身高 <u>170</u> cm，体重 <u>58.8</u> kg，体脂率 <u>13.0</u>%，BMI <u>20.3</u> kg/m² 疾病史：☑无，□高血压，□糖尿病，□心脏病，□肺脏疾病，□其他 血液指标：空腹血糖　<u>正常</u>，总胆固醇　<u>正常</u>
运动风险分级	☑低　□中　□高
运动测试结果	心肺功能　　　　　　□低　☑中　　□高 肌肉力量与耐力　　□差　☑一般　□较好 柔韧性　　　　　　　□差　☑一般　□较好

运 动 处 方

运动目的	改善患者踝关节周围肌群柔韧性、力量和本体感觉，使其恢复正确力学模式
运动方式	柔韧性提高运动：进行足部和踝部的关节活动度和肌肉柔韧性运动；肌肉力量提高运动：弹力带足跖屈、背伸、内翻、外翻锻炼；平衡能力及本体感觉锻炼
运动强度	力量训练每组 80% 1 RM 8~12 个
运动时间	柔韧性训练每个动作保持 30 s，重复 5 次，每次之间休息 10~20 s；力量训练每次每个动作 2~3 组
运动频率	柔韧性训练每周 5~7 次；力量训练每周 3~5 次
周运动量	每周运动 5~8 h
运动目标	3 周达到干预疗效
注意事项	1. 先主动后被动，注意内翻活动度训练，不要超过关节活动度。肌肉力量训练逐渐从弹力带过渡到自身负荷的向心、离心运动 2. 每次训练过后，若有轻微肿胀疼痛，则减少训练强度，并予以冰敷。运动时出现疼痛等症状加重情况立即停止，并及时就医，了解处方动作是否执行有误，需依据病情变化调整方案
效果评估	经 4 周后基本恢复护踝保护下正常运动，患者运动中不稳感较前有所缓解，运动后双踝隐痛基本消失；患者经治疗 6 周后进行评估，患者关节疼痛较前减轻，休息时几乎无痛，无明显肿胀；8 周后予以去护踝运动，运动中不稳感较前明显缓解
回访时间	在运动处方执行后的第一周进行电话回访，分别于第一天、第二天、第四天进行，了解训练后患处情况，此后每周一次门诊回访，评价疗效
运动处方师	×　×　×
机构名称	×　×　×　×　×

胡毓诗　汤晨曦

第九节　肌腱病的运动处方制订

运动干预可改善生物力学机制，从而预防肌腱病的发生与发展。

一、肌腱病运动干预的基本原理

（一）肌腱病的定义

肌腱的劳损即过度使用性损伤也称"腱病"（tendinopathy），是运动系统的常见病，主要表现为肌腱或肌腱—骨骼连接处的疼痛、压痛，甚至断裂。最常见的发病部位是髌腱、跟腱、冈上肌腱、肱骨外上髁伸肌总腱止点、桡骨茎突拇长展肌与拇短伸肌腱等。

（二）肌腱病的发病机制

目前研究认为，腱病是组织胶原变性，大多数未含有炎性细胞，故不能称为腱炎。肌腱病的组织病理学分型详见表7-9-1，大部分学者认为与肌腱的反复、过度力学负荷有关。

表 7-9-1　肌腱病的组织病理学分型

病理诊断	形态学	组织病理学
肌腱退变	肌腱内退生性改变一般是由于老化、微损伤和血管原因	胶原排列紊乱，纤维结构因基质中黏液蛋白的增多而分离，细胞增生，伴有或不伴有新血管形成和局灶性坏死或钙化
肌腱炎	肌腱退化的症状，伴有血管破坏和炎性修复反应	除了退化性改变外，尚有撕裂的证据，包括成纤维细胞和成肌纤维细胞增生，出血和肉芽组织
腱周炎	仅是肌腱外层的炎症，无论滑膜是否发炎	若看到蜂窝组织，即为黏液变性，有散在的轻度单核细胞浸润，伴有或不伴有纤维素沉积和纤维性渗出
腱周炎合并肌腱退变	腱周炎合并肌腱内的退生性改变	与肌腱炎的退变相同，并伴有黏液变性，伴有或不伴有腱周结缔组织的纤维样变和散在的炎性细胞

（三）肌腱病运动干预的原理

肌腱病运动干预的根本原理是减轻肌腱的负荷，提高肌腱的抗负荷能力。
干预原则：
（1）拉伸紧张肌肉，降低腱的张力。
（2）进行腱的离心训练，提高抗负荷能力。
（3）对运动链进行整体调整，避免应力的局部积累。

二、肌腱病运动处方的制订

肌腱病运动处方的制订需体现制订运动处方的基本原则，既安全有效，又根据患者个体情况，兼顾局部与整体，体现个体化和全身性。

（一）冈上肌肌腱病的运动处方

冈上肌肌腱病（supraspinatus tendinitis，ST）是一种临床常见的、多发的肩部软组织疾病，是导致肩痛的重要原因之一。肌腱病发病机制具体不详，大体病理表现为肌腱无光泽、肿胀，镜下表现为肌纤维紊乱，多认为与外伤、劳损、肩袖退行性病变、乏血管区、局部粘连等因素有关，多见于游泳和其他过顶项目的运动员。

冈上肌肌腱病在 MRI 诊断标准可为分 4 级：① 0 级（正常）：冈上肌在所有序列上呈现均匀的低信号；② 1 级（轻度）：质子相与压脂相肌腱局部轻度信号增高，非液体信号；③ 2 级（中度）：质子相与压脂相肌腱局部中度信号增高，非液体信号；④ 3 级（重度）：肌腱广泛显著的信号增高，但没有液体信号。

冈上肌肌腱固定肱骨于肩胛盂中，主要作用为与三角肌协同动作使上肢外展。改善肩肱节律，解除冈上肌肌腱挤压为此病运动干预的主要方法。

（1）前锯肌、斜方肌中下束、菱形肌力量训练（详见本章第一节）。

（2）胸大肌、胸小肌松解（详见本章第一节）。

（二）髌腱末端病的运动处方

髌腱末端病，又称为髌腱肌腱病，是最常见的膝关节疼痛原因之一，常见于跑步、篮球等运动参与者，又名"跑步者膝"。

（1）拉伸股四头肌（详见本章第六节）。

（2）股四头肌离心力量训练。

动作步骤：

① 单腿跪姿（图 7-9-1）；

② 每组 15~20 个，每次 2 组，组间休息 3 min。

（3）髌腱运动功能整体方案。

① 激活臀肌（详见本章第二节）。

② 髂胫束松解（详见本章第六节）。

③ 股四头肌内侧头激活（详见本章第七节）。

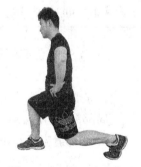

图 7-9-1　股四头肌离心力量训练（单腿跪姿）

（三）跟腱病的运动处方

跟腱病是跟腱的反复高强度使用造成的，常表现为肌腱中部的疼痛，在经常从事运动的人群，特别是运动员中发病率非常高，肌腱过度使用引起的慢性问题占所有跑步相关损伤的 30%。跟腱病在临床上表现局部疼痛、压痛、肿胀、跟腱止点增粗等症状，严重影响足跖屈功能。

成人跟腱长约 15 cm，由小腿比目鱼肌、腓肠肌肌腱融合后止于跟骨结节。跟腱由上而下逐渐变厚变窄，从跟骨结节上 4 cm 处向下，又逐步变宽直达跟骨附着点。跟腱在邻近肌肉部分和附着点部分均有较好的血液供应，而在跟骨附着点以上 2~6 cm 处血液供应较差，此处易发生劳损。另一处位于跟腱与跟骨连接处 2 cm 内（跟腱止点处）。

各种反复应力均可导致跟腱病。跟腱病多见于超负荷训练的运动员，尤其多见于常做膝关节半蹲位、跳跃性、超生理的过度运动者。在训练中，随着运动时间和运动强度的增加，跟腱处于超负荷使用状态，反复强烈牵拉跟腱进而引发积累性慢性损伤，导致跟腱局部纤维出现细微撕裂，随着超负荷的运动持续，不能得到有效修复的跟腱纤维的生物力学性能降低或超出了其自身修复能力，出现跟腱病。

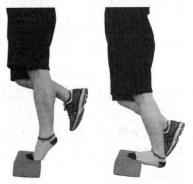

（1）拉伸腓肠肌、比目鱼肌（详见本章第八节）。

（2）跟腱离心力量训练。如图7-9-2所示，注意背屈时速度缓慢才能对跟腱产生离心刺激。每组15~20个，每次2组，组间休息3 min。

图7-9-2　跟腱离心力量训练

三、制订与实施肌腱病运动处方的注意事项

（一）制订肌腱病运动处方的注意事项与禁忌

（1）不诱发加重局部病理性疼痛、运动后冰敷。

（2）必须掌握训练要领，注意动作的标准性，每一锻炼动作针对特定肌肉或肌群，实施运动处方时需注意目标肌群的激活。

（二）实施肌腱病运动处方的注意事项及终止运动的指征

（1）牵拉时出现肌腱部位的剧烈疼痛。

（2）力量训练时出现肌腱部位剧烈疼痛。

四、肌腱病运动处方的效果评估

（一）运动负荷的适应性评估

1. 心肺负荷的适应性评估

局部锻炼引起心肺负荷不适的可能性较小。

2. 局部适应性的评估

（1）局部肌肉疼痛。视个体承受程度调整方案。

（2）如出现前述局部剧烈疼痛的症状，需排除腱组织的负荷过大产生损伤，或因肌肉过度训练导致的肌肉控制能力下降、运动模式改变、局部结构异常受力等情况。

（二）肌腱病的改善评估

改善评估均可使用疼痛指数，下面列举冈上肌肌腱病及跟腱病的评分量表。

1. 骨关节疼痛与功能障碍指数（SPADI）

肩关节疼痛与功能障碍指数（shoulder pain and disability index，SPADI）是Roach等于1991年设计出来的调查问卷，主要用于评估肩关节恢复状况，近年来广泛应用于肩关节的功能评估（表7-9-2）。

表 7-9-2 SPADI 量表

请描述过去一周内如下情况时的疼痛程度。

请在下列数字中选出代表疼痛程度的数字，0 分为完全无痛，10 分为非常疼痛，难以忍受。

疼痛最严重时	0	1	2	3	4	5	6	7	8	9	10
患侧卧位时	0	1	2	3	4	5	6	7	8	9	10
从高处够物时	0	1	2	3	4	5	6	7	8	9	10
触摸颈后部时	0	1	2	3	4	5	6	7	8	9	10
牵拉患侧时	0	1	2	3	4	5	6	7	8	9	10

疼痛指数得分：____×50/100＝____%（注：如患者未能回答全部问题，则分子也对应递减，如少答 1 题，则按 40 计算）

功能障碍亚量表

请描述您过去一周内完成如下活动的困难程度。请根据实际情况进行选择，0 分为没有任何困难，10 分为非常困难，需要帮助。

功能障碍指数得分：____×80/100＝____%（注：如患者未能回答全部问题，则分子也对应递减，如少答 1 题，则按 70 计算）

SPADI 总计得分：____×130/100＝____%（注：如患者未能回答全部问题，则分子也对应递减，如少答 1 题，则按 120 计算）

结果判断：0~20%：表示轻度功能障碍；21%~40%：表示中度功能障碍；41%~60%：表示重度功能障碍；61%~80%：表示极重度功能障碍；81%~100%：表示完全功能障碍或应详细检查受试对象有无夸大症状。

2. AOFAS 踝—后足评分系统

跟腱病的功能评估采用 AOFAS 踝—后足评分系统（ankle hindfoot scale，AOFAS）（表 7-9-3）。

表 7-9-3 AOFAS 踝—后足评分系统

自己洗头	0	1	2	3	4	5	6	7	8	9	10
清洁背部	0	1	2	3	4	5	6	7	8	9	10
穿套头衫	0	1	2	3	4	5	6	7	8	9	10
扣好前面有纽扣的衬衫	0	1	2	3	4	5	6	7	8	9	10
穿短裤	0	1	2	3	4	5	6	7	8	9	10
将物体放到高处	0	1	2	3	4	5	6	7	8	9	10
提起 4.5 kg 重物	0	1	2	3	4	5	6	7	8	9	10
从裤子后袋中取物	0	1	2	3	4	5	6	7	8	9	10

AOFAS 踝—后足评分系统	评分
疼痛（40 分）	
无	40
轻度，偶尔	30
轻度，偶尔	20
严重，持续	0

续表

AOFAS 踝—后足评分系统	评分
疼痛（40分）	
功能和自主活动、支撑情况（10分）	
不受限，不须支撑	10
日常活动不受限，娱乐活动受限，需扶手杖	7
日常和娱乐活动受限，需扶手杖	4
日常和娱乐活动严重受限，需扶车、扶拐、轮椅、支架	0
最大步行距离（街区数）（5分）	
＞6个	5
4~6个	4
1~3个	2
＜1个	
地面步行（5分）	
任何地面无困难	5
走不平地面、楼梯、斜坡、爬梯时有困难	3
走不平地面、楼梯、斜坡、爬梯时很困难	0
反常步态（8分）	
无、轻微	8
明显	4
显著	0
前后活动（屈曲加伸展）（8分）	
正常或轻度受限（＞30°）	8
中度受限（15°~29°）	4
重度受限（＜15°）	0
后足活动（内翻加外翻）（6分）	
正常或轻度受限（75%~100% 正常）	6
中度受限（25%~74% 正常）	3
重度受限（＜25%）	0
踝—后足稳定性（前后，内翻—外翻）（8分）	
稳定	8
明显的不稳定	0
足部对线（10分）	
优：跖行足，踝—后足排列正常	10
良：跖行足，踝—后足明显排列成角，无症状	5
差：非跖行足，严重排列紊乱，有症状	0

注：优：90~100分；良：75~89分；可：50~74分；差：50分以下

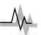

五、肌腱病运动处方案例分析

（一）髌腱末端病运动处方案例

患者：李小姐，27 岁。

主诉：右膝关节不适 7 个月，加重 1 周。

现病史：患者为健身教练，7 个月前力量训练后逐渐出现右膝不适，下蹲疼痛，1 周前骑动感单车后症状加重，行走疼痛，今日来我院就诊。

既往史：无高血压、糖尿病等病史，无家族遗传病史，月经正常。

过敏史：无药物过敏。

体格检查：右膝关节无肿胀，积液诱发实验（－），过伸过曲（－），髌尖压痛（＋），抗阻伸膝（＋），余未见明显异常。

运动功能检查：臀肌激活不足，Ober 征阳性（髂胫束紧张）。

辅助检查：膝关节 DR 提示无明显骨质异常。

诊断：右膝髌腱末端病。

制订运动处方的思路：

通过运动使患者相应紧张肌肉放松，髌骨轨迹符合正确力学模式。运动处方包含膝关节肌群柔韧性提高运动和肌肉力量提高运动两部分。

李某的运动处方

基本信息					××××年12月17日
姓名	李某	性别	□男　☑女	年龄	27 岁
联系电话	××××××	家庭住址	××××××		

运动前筛查结果	
体力活动水平	□严重不足　□不足　☑满足
健康筛查	身高 <u>160</u> cm，体重 <u>43.9</u> kg，体脂率 <u>21.6%</u>，BMI <u>17.1</u> kg/m² 疾病史：☑无，□高血压，□糖尿病，□心脏病，□肺脏疾病，□其他 血液指标：空腹血糖<u>正常</u>，总胆固醇<u>正常</u>
运动风险分级	☑低　□中　□高
运动测试结果	心肺功能　　　　□低　☑中　　□高 肌肉力量与耐力　□差　☑一般　□较好 柔韧性　　　　　□差　☑一般　□较好

运 动 处 方	
运动目的	紧张肌肉放松，髌骨轨迹符合正确力学模式，解除该病发生发展的力学原因
运动方式	柔韧性提高运动：拉伸股四头肌、髂胫束松解；肌肉力量提高运动：股四头肌离心力量锻炼、臀肌和股四头肌内侧头力量锻炼
运动强度	力量训练每组 80% 1 RM 8～12 个
运动时间	柔韧性训练每个动作保持 30 s，重复 5 次，每次之间休息 10～20 s；力量训练每次每个动作 2～3 组

续表

运动频率	柔韧性训练每周 5~7 次；力量训练每周 3~5 次
周运动量	每周运动 5~8 h
运动目标	两周达到干预疗效
注意事项	1. 特别要形成跑跳时臀肌伸髋发力的运动模式 2. 每次训练过后，若有轻微肿胀疼痛，则减少训练强度，并予以冰敷。运动出现疼痛等症状加重情况需立即停止，并及时就医，了解处方动作是否执行有误，或需依据病情变化调整方案
效果评估	1 次训练后，症状可解除 80%，患者经训练两周后进行评估，症状完全解除
回访时间	在运动处方执行后的第一周进行电话回访，分别于第一天、第二天，第四天进行，了解训练后患处情况，此后每周一次门诊回访，评价疗效
运动处方师	×××
机构名称	×××××

（二）冈上肌异常运动处方案例

患者：韩先生，33 岁。

主诉：右肩部疼痛不适 1 个月，加重 4 d。

现病史：患者为游泳爱好者，1 个月前室内游泳时自觉右肩部不适，上举时疼痛加重，未引起重视，休息后减轻，余无特殊处理。4 d 前再次游泳后症状加重，今日来我院就诊。

既往史：无高血压、糖尿病等病史，无家族遗传病史。

过敏史：无药物过敏。

体格检查：右肩关节无明显肿胀，肱骨大结节处压痛（＋），被动外展疼痛轻微，疼痛弧试验阳性，抗阻力外展试验阳性。

辅助检查：右肩部 MRI 提示冈上肌异常信号。

制订运动处方的思路：

冈上肌肌腱固定肱骨于肩胛盂中，主要作用为与三角肌协同动作使上肢外展。改善肩肱节律，解除冈上肌肌腱挤压为此病运动干预的主要方法。

韩某的运动处方

基本信息				××××年 11 月 27 日	
姓名	韩某	性别	☑男 □女	年龄	33 岁
联系电话	××××××	家庭住址		××××××	
运动前筛查结果					
体力活动水平	□严重不足　　□不足　　☑满足				
健康筛查	身高 177 cm，体重 64.7 kg，体脂率 9.8%，BMI 20.7 kg/m²				
	疾病史：☑无，□高血压，□糖尿病，□心脏病，□肺脏疾病，□其他				
	血液指标：空腹血糖正常，总胆固醇正常				
运动风险分级	☑低　　□中　　□高				

续表

运动测试结果	心肺功能	□低 ☑中 □高
	肌肉力量与耐力	□差 ☑一般 □较好
	柔韧性	□差 ☑一般 □较好

运 动 处 方

运动目的	增强肩胛骨稳定性，改善肩肱节律，解除冈上肌肌腱挤压
运动方式	柔韧性提高运动：胸大肌、胸小肌柔韧性运动；肌肉力量提高运动：前锯肌、斜方肌中下束、菱形肌力量锻炼
运动强度	力量训练每组 80% 1 RM 8~12 个
运动时间	柔韧性训练每个动作保持 30 s，重复 5 次，每次之间休息 10~20 s；力量训练每次每个动作 2~3 组
运动频率	柔韧性训练每周 5~7 次；力量训练每周 3~5 次
周运动量	每周运动 5~8 h
运动目标	8~12 周达到干预疗效
注意事项	前锯肌、斜方肌中下束、菱形肌力量锻炼需准确找到肌肉发力感。运动时出现疼痛等症状加重情况需立即停止，并及时就医，了解处方动作是否执行有误，需依据病情变化调整方案
效果评估	经锻炼后症状较前明显缓解
回访时间	在运动处方执行后的第一周进行电话回访，分别于第一天、第二天、第四天进行，了解训练后患处情况，此后每周一次门诊回访，评价疗效
运动处方师	×××
机构名称	×××××

（三）跟腱病运动处方案例

患者：孙先生，40 岁。

主诉：右足跟疼痛不适半年。

现病史：患者系羽毛球爱好者，半年前打羽毛球后出现足跟不适感，患者未引起重视，仍坚持进行羽毛球运动，半年来疼痛逐渐加重伴足后紧绷不适感，跖屈踝关节疼痛加重。患者于当地诊所行针灸、推拿未见明显缓解，今日前来就诊。

既往史：无高血压、糖尿病等病史，无家族遗传病史。

过敏史：无药物过敏史。

体格检查：右足跟轻微肿胀，右小腿腓肠肌、比目鱼肌紧张，压痛明显，右踝屈伸活动稍受限。

运动功能检查：右踝屈伸活动有痛感，屈伸功能稍受限。

辅检：彩超示右跟腱少量积液。

诊断：右跟腱病。

制订运动处方的思路：

通过拉伸小腿后群肌，放松跟腱张力，增强跟腱离心力量，增加跟腱抗负荷能力。

孙某的运动处方

基本信息					××××年8月8日
姓名	孙某	性别	☑男 □女	年龄	40岁
联系电话	××××××	家庭住址		××××××	

运动前筛查结果

体力活动水平	□严重不足　□不足　☑满足
健康筛查	身高 185 cm，体重 71.5 kg，体脂率 14.6%，BMI 20.9 kg/m²
	疾病史：☑无，□高血压，□糖尿病，□心脏病，□肺脏疾病，□其他
	血液指标：空腹血糖正常，总胆固醇正常
运动风险分级	☑低　□中　□高
运动测试结果	心肺功能　　　　□低　☑中　　□高
	肌肉力量与耐力　□差　☑一般　□较好
	柔韧性　　　　　□差　☑一般　□较好

运动处方

运动目的	放松跟腱张力，增加跟腱抗负荷能力
运动方式	柔韧性提高运动：拉伸小腿后群肌；肌肉力量提高运动：跟腱离心力量锻炼
运动强度	力量训练每组80% 1 RM 8~12个
运动时间	柔韧性训练每个动作保持30 s，重复5次，每次之间休息10~20 s；力量训练每次每个动作2~3组
运动频率	柔韧性训练每周5~7次；力量训练每周3~5次
周运动量	每周运动5~8 h
运动目标	6周达到干预疗效
注意事项	运动时出现疼痛等症状加重情况需立即停止，并及时就医，了解处方动作是否执行有误，需依据病情变化调整方案
效果评估	经6周锻炼后症状较前明显缓解
回访时间	在运动处方执行后的第一周进行电话回访，分别于第一天、第二天、第四天进行，了解训练后患处情况，此后每周一次门诊回访，评价疗效
运动处方师	×××
机构名称	××××

虞亚明　何　栩

第十节　肌肉陈旧性拉伤的运动处方制订

急性肌肉拉伤如未能及时和正确地得到治疗，常反复发病即会出现肌肉陈旧性拉伤的症状。最常见的肌肉拉伤有腘绳肌拉伤、小腿三头肌拉伤、股四头肌拉伤、缝匠肌拉伤等，同时会导致相邻关节力线变化，甚至会影响整个运动链。因此，应根据每个患者的情况，制订运动处方，积极康复。本节就常见的肌肉陈旧性拉伤运动处方的制订进行理论分析，并介绍具体操作方法。

一、肌肉陈旧性拉伤运动干预的基本原理

（一）肌肉陈旧性拉伤的定义

肌肉陈旧性拉伤，又称陈伤、旧伤或慢性损伤，也包括慢性劳损。肌肉陈旧性拉伤是指肌肉拉伤时间在 2~3 周以上，急性损伤未能及时和正确地得到治疗，或未治愈又再次受伤，由于受伤组织未能及时重新生长修复或修复不良，常反复发病出现症状，如疼痛、压痛、组织发硬、活动受限等。由于受伤局部供血不良，对外界适应能力差，故每遇气候变化或受凉遇冷，会使症状加重。劳损多因局部长期劳累过度或多次微细损伤积累而成，一般与职业性质和运动项目有关。

（二）肌肉陈旧性拉伤的发病机制

肌肉陈旧性拉伤是由于局部肌肉及筋膜韧带经常、反复地牵扯或持续处于紧张状态，使其组织结构产生微细变化，并逐渐积累形成慢性损伤，或急性肌肉损伤后未获得及时有效的治疗而转为慢性。

（三）肌肉陈旧性拉伤运动干预的原理

肌肉拉伤的实质是肌肉结构在力学上的过载，拉伤后会出现疼痛、肿胀和功能障碍，对机体的正常活动产生影响，而肌肉陈旧性拉伤则容易导致重复受伤。目前已知不同形式、强度的运动力学刺激能对损伤局部的蛋白、细胞、组织形态结构、增殖、合成能力产生影响。科学的运动干预可以增加肌细胞中多种蛋白表达、增强肌细胞收缩相关酶系功能、提高线粒体代谢水平、激活损伤修复相关卫星细胞增殖过程，使再生的肌纤维排列有序、结构清晰。就运动疗法而言，根据受伤程度采取恰当的运动干预手段，对肌肉陈旧性拉伤的修复、结构和功能重建具有积极意义。

（四）肌肉陈旧性拉伤运动干预的介入时机

在肌肉拉伤的 24 h 内，为了缓解骨骼肌的疼痛，促进愈合，受累部位应保持休息，可在不加重疼痛限制范围内做运动干预，降低炎症反应，避免进一步损伤和预防制动的退变效应。

亚急性期和慢性期是运动干预介入的最佳时机。

二、肌肉陈旧性拉伤运动处方的制订

（一）股四头肌陈旧性拉伤的运动处方

（1）股四头肌拉伸训练（详见本章第六节）。

（2）股四头肌肌力训练。

受伤后初期，伸直患肢直腿抬高，一般30°左右，维持10 s，逐渐放下离心收缩10 s，直至放至床面。10次为一组，练习三组，逐渐加大负荷（图7-10-1）。

中期，可采用股四头肌静态肌力练习，采取屈膝40°左右半蹲，可以身体垂直地面靠墙，逐渐延长时间，直至可以达到30 min（图7-10-2）。

也可以进行弹力带、等速肌力训练等负重练习（图7-10-3）。

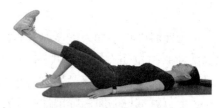

图7-10-1 股四头肌伤后初期力量训练

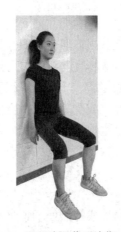

图7-10-2 股四头肌伤后中期力量训练

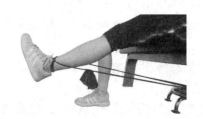

图7-10-3 股四头肌伤后功能力量训练

（二）腘绳肌陈旧性拉伤的运动处方

（1）腘绳肌拉伸训练（详见本章第二节）。

（2）腘绳肌肌力训练。

① 俯卧位屈膝训练。训练时，俯卧平躺，双腿伸直。然后屈曲患肢膝关节，使脚后跟尽量靠近臀部，持续5 s，再放松回到起始位。每次三组，每组10次。当能够轻松完成没有任何困难时，可以做弹力带抗阻练习（图7-10-4）。

② 桥抬训练。身体平躺，双膝弯曲，双脚置于地面。向上抬起双髋及臀部，尽可能高地抬离地面，维持3~5 s，再恢复到起始位。隔天一次，每次三组，每组20次。当练习能够顺利完成时，可以进行患腿单独训练（图7-10-5）。

③ 抗阻屈膝训练。该训练可以在健身房使用器械或者使用抗阻弹力带进行。

训练方法：坐在椅子上，面朝门或墙（大致1 m距离），将弹力带一端系于患腿的踝关节，另一端系在门把手或者墙上的挂钩上（挂钩要足够牢固）。向后屈曲膝关节，牵拉弹力带，直到脚后跟碰到椅子，无法再弯曲，然后再放松伸直膝关节，过程缓慢进行。每次三组，每组10次，然后短暂休息（图7-10-6）。

当可以轻松连续完成12~15次，可以通过调节弹力带的张力增加训练难度。该训练每周进行三次。

④ 离心性肌力训练。离心性训练对于增强腘绳肌肌力有重要意义。该训练比较激进，需要等到损伤愈合以及早期肌力训练后进行。

训练方法：屈膝跪倒，助手固定住双脚及双踝，身体向前倾。保持腰背部挺直，移动支点不要放在髋关节上。缓慢向地面前倾身体，当下降比较低时重心前落，此时可用手支撑保护，然后回推放直身体至起始位（图7-10-7）。

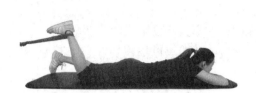
图 7-10-4　俯卧位屈膝力量训练

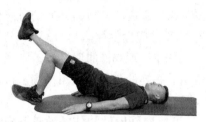
图 7-10-5　仰卧位桥台训练

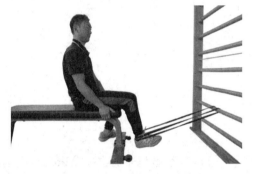
图 7-10-6　抗阻屈膝力量训练

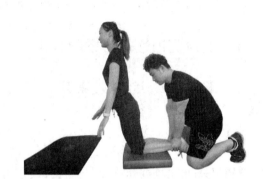
图 7-10-7　离心性肌力训练

当腘绳肌肌力恢复得比较强时，就能够更好地控制身体做前下倾移动。

（三）小腿后群肌陈旧性拉伤的运动处方

（1）小腿后群肌拉伸训练（详见本章第八节）。
（2）小腿后群肌肌力训练（详见本章第八节）。

三、制订与实施肌肉陈旧性拉伤运动处方的注意事项

（一）制订肌肉陈旧性拉伤运动处方的注意事项与禁忌

（1）注意事项。明确诊断，必要时借助辅助检查如MRI明确受伤肌群，避免误诊。
（2）禁忌证。各种原因导致关节不稳、骨折未愈合又未做内固定、骨关节肿瘤、身体状况差、病情不稳定等。

（二）实施肌肉陈旧性拉伤运动处方的注意事项及终止运动的指征

（1）注意事项。每一锻炼动作针对特定肌肉或肌群，实施运动处方时需注意目标肌群的激活，循序渐进，力量由弱到强。
（2）终止运动的指征。常见需终止运动的指征为：牵拉出现肌肉疼痛，可能造成再次损伤。

四、肌肉陈旧性拉伤运动处方的效果评估

（一）运动负荷的适应性评估

1. 心肺负荷的适应性评估

局部锻炼引起心肺负荷不适的可能性较小。

2. 局部适应性的评估

（1）如果出现局部肌肉疼痛，则视个体承受程度调整方案，降低强度。

（2）有粘连的陈旧性肌肉拉伤，拉伸时注意循序渐进，避免再度损伤。

（二）肌肉陈旧性拉伤的改善评估

使用视觉模拟评分法（visual analogue scale，VAS）或相关关节功能评分即可（详见本章前文）。

五、肌肉陈旧性拉伤案例分析

（一）腘绳肌拉伤运动处方案例

患者：李先生，35 岁。

主诉：右侧大腿疼痛不适 1+ 月。

现病史：1+ 月前踢腿练习后感右大腿后侧疼痛不适，行走时疼痛明显加重，余未诉特殊不适。

既往史：无高血压、糖尿病等病史，无家族遗传病史。

过敏史：无药物过敏史。

体格检查：大腿后侧皮色、皮温未见明显异常，无明显肿胀畸形，股二头肌走行区压痛明显，髋关节、膝关节活动未见明显异常。

辅检：无。

诊断：右侧腘绳肌拉伤。

制订运动处方的思路：

主要通过运动牵拉患者损伤侧腘绳肌，松解粘连，提高抗牵拉负荷能力。运动处方包含腘绳肌柔韧性提高运动和腘绳肌力量提高运动两部分。

李某的运动处方

基本信息					××××年7月21日
姓名	李某	性别	☑男 □女	年龄	35 岁
联系电话	××××××	家庭住址		××××××	

运动前筛查结果	
体力活动水平	□严重不足　□不足　☑满足
健康筛查	身高 177 cm，体重 64.7 kg，体脂率 10.9%，BMI 20.7 kg/m²
	疾病史：☑无，□高血压，□糖尿病，□心脏病，□肺脏疾病，□其他
	血液指标：空腹血糖正常，总胆固醇正常
运动风险分级	☑低　□中　□高

运动测试结果	心肺功能	□低　☑中　□高	
	肌肉力量与耐力	□差　☑一般　□较好	
	柔韧性	□差　☑一般　□较好	

运　动　处　方

运动目的	松解损伤腘绳肌粘连，提高腘绳肌抗牵拉负荷能力
运动方式	柔韧性提高运动：腘绳肌拉伸；力量提高运动：俯卧位屈膝、桥抬训练、抗阻屈膝、离心性肌力锻炼
运动强度	力量训练每组 80% 1 RM 8~12 个
运动时间	柔韧性训练每个动作保持 30 s，重复 5 次，每次之间休息 10~20 s；力量训练每次每个动作 2~3 组
运动频率	柔韧性训练每周 5~7 次；力量训练每周 3~5 次
周运动量	每周运动 5~8 h
运动目标	两周达到干预疗效
注意事项	1. 明确诊断，必要时借助辅助检查如 MRI 明确受伤肌群，避免误诊。有粘连的陈旧性肌肉拉伤，拉伸时注意循序渐进，避免再度损伤 2. 运动出现疼痛等症状加重情况需立即停止，并及时就医，了解处方动作是否执行有误，或需依据病情变化调整方案
效果评估	经两周运动干预后症状明显缓解
回访时间	在运动处方执行后的第一周进行电话回访，分别于第一天、第二天、第四天进行，了解训练后患处情况，此后每周一次门诊回访，评价疗效
运动处方师	×××
机构名称	×××××

（二）小腿三头肌拉伤运动处方案例

患者：杨某，男，20 岁。

主诉：左侧小腿疼痛不适 2+ 月。

现病史：2+ 月前蹬地起跑后感左小腿后侧疼痛不适，足背伸时疼痛加重，休息及跖屈时疼痛减轻，余未诉特殊不适。

既往史：无高血压、糖尿病等病史，无家族遗传病史。

过敏史：无药物过敏史。

体格检查：左侧小腿后侧皮色、皮温未见明显异常，无明显肿胀畸形，小腿三头肌走形区压痛明显，局部肌紧张，踝关节活动未见明显异常。

辅检：无。

诊断：左小腿三头肌拉伤。

制订运动处方的思路：

主要通过运动牵拉患者损伤侧小腿三头肌，松解粘连，提高抗牵拉负荷能力。运动处方包含小腿三头肌柔韧性提高运动和小腿三头肌力量提高运动两部分。

杨某的运动处方

基本信息					××××年4月15日
姓名	杨某	性别	☑男　□女	年龄	20岁
联系电话	××××××	家庭住址		××××××	

运动前筛查结果

体力活动水平	□严重不足　□不足　☑满足
健康筛查	身高 171 cm，体重 53.4 kg，体脂率 8.3%，BMI 18.1 kg/m^2
	疾病史：☑无，□高血压，□糖尿病，□心脏病，□肺脏疾病，□其他
	血液指标：空腹血糖正常，总胆固醇正常
运动风险分级	☑低　□中　□高
运动测试结果	心肺功能　　　　□低　☑中　　□高
	肌肉力量与耐力　□差　☑一般　□较好
	柔韧性　　　　　□差　☑一般　□较好

运 动 处 方

运动目的	松解损伤小腿三头肌粘连，提高小腿三头肌抗牵拉负荷能力
运动方式	柔韧性提高运动：小腿三头肌拉伸；小腿三头肌力量提高运动
运动强度	力量训练每组 80% 1 RM 8~12 个
运动时间	柔韧性训练每个动作保持 30 s，重复 5 次，每次之间休息 10~20 s；力量训练每次每个动作 2~3 组
运动频率	柔韧性训练每周 5~7 次；力量训练每周 3~5 次
周运动量	每周运动 5~8 h
运动目标	两周达到干预疗效
注意事项	1. 明确诊断，必要时借助辅助检查，如 MRI 检查明确受伤肌群，避免误诊。有粘连的陈旧性肌肉拉伤，拉伸时注意循序渐进，避免再度损伤 2. 运动出现疼痛等症状加重情况需立即停止，并及时就医，了解处方动作是否执行有误，需依据病情变化调整方案
效果评估	经两周运动干预后症状明显缓解
回访时间	在运动处方执行后的第一周进行电话回访，分别于第一天、第二天、第四天进行，了解训练后患处情况，此后每周一次门诊回访，评价疗效
运动处方师	×××
机构名称	×××××

（三）股四头肌拉伤运动处方案例

患者：刘小姐，23 岁。

主诉：右侧大腿疼痛 5+ 月。

现病史：5+ 月前患者体操训练时突然出现右侧大腿前侧疼痛，疼痛较重，余未诉特殊不适。

即刻送往当地医院就诊，诊断为"股四头肌拉伤"，经治疗（具体不详）后疼痛缓解，但现仍感右大腿前侧疼痛。

既往史：无高血压、糖尿病等病史，无家族遗传病史。

过敏史：无药物过敏史。

体格检查：大腿前侧皮色、皮温正常，未见明显肿胀畸形，股四头肌走行区压痛明显，局部肌紧张。

诊断：右侧股四头肌拉伤。

制订运动处方的思路：

主要通过运动牵拉患者损伤侧股四头肌，松解粘连，提高抗牵拉负荷能力。运动处方包含股四头肌柔韧性提高运动和股四头肌力量提高运动两部分。

刘某的运动处方

基本信息				××××年9月16日	
姓名	刘某	性别	□男 ☑女	年龄	23岁
联系电话	××××××	家庭住址		××××××	
运动前筛查结果					
体力活动水平	□严重不足 □不足 ☑满足				
健康筛查	身高 157 cm，体重 54 kg，体脂率 22.2%，BMI 21.9 kg/m^2				
	疾病史：☑无，□高血压，□糖尿病，□心脏病，□肺脏疾病，□其他				
	血液指标：空腹血糖正常，总胆固醇正常				
运动风险分级	☑低 □中 □高				
运动测试结果	心肺功能	□低 ☑中 □高			
	肌肉力量与耐力	□差 ☑一般 □较好			
	柔韧性	□差 ☑一般 □较好			
运 动 处 方					
运动目的	松解损伤股四头肌粘连，提高股四头肌抗牵拉负荷能力				
运动方式	柔韧性提高运动：股四头肌拉伸。股四头肌力量提高运动：受伤后初期，伸直全下肢直腿抬高；中期，股四头肌静态肌力运动；后期，弹力带、等速肌力运动				
运动强度	力量训练每组80% 1 RM 8~12个				
运动时间	柔韧性训练每个动作保持30 s，重复5次，每次之间休息10~20 s；力量训练每次每个动作2~3组				
运动频率	柔韧性训练每周5~7次；力量训练每周3~5次				
周运动量	每周运动5~8 h				
运动目标	两周达到干预疗效				
注意事项	1. 明确诊断，必要时借助辅助检查，如MRI检查明确受伤肌群，避免误诊。有粘连的陈旧性肌肉拉伤，拉伸时应注意循序渐进，避免再度损伤 2. 运动时出现疼痛等症状加重情况需立即停止，并及时就医，了解处方动作是否执行有误，需依据病情变化调整方案				

续表

效果评估	经两周运动干预后症状明显缓解
回访时间	在运动处方执行后的第一周进行电话回访，分别于第一天、第二天、第四天进行，了解训练后患处情况，此后每周一次门诊回访，评价疗效
运动处方师	×××
机构名称	×××××

胡毓诗　李玮琳

思考题 ◀

1. 为什么说运动干预颈椎病的目标结构为颈部动力系统？

2. 结合解剖阐释胸大肌、胸小肌拉伸训练上臂的位置为什么不一样？

3. 腰椎滑脱的患者运动处方不宜使用的动作有哪些？方案制订的原则有哪些？

4. 制订慢性肩关节疼痛运动处方的注意事项与禁忌是什么？

5. 评估运动处方治疗慢性肘关节疼痛疗效的评价时间应如何选择，为什么？

6. 评估运动处方治疗慢性腕关节疼痛疗效的评价时间应如何选择，为什么？

7. 髋关节慢性损伤时拉伸臀肌是否应注意勿过度挤压髋关节？具体应怎样操作？

8. 运动干预在 KOA 的不同时期常用何种训练方法？

9. 试阐释膝关节的稳定功能，及其对于踝关节与髋关节的重要意义。

10. 实施慢性踝关节不稳的患者运动处方中止的标准是什么？方案制订的原则是什么？

11. 慢性肌肉陈旧性损伤运动干预方案制订的原则是什么？

12. 慢性肌肉陈旧性损伤进行拉伸和力量训练的原理分别是什么？

第八章

民族传统体育运动处方

 各节目次索引

第一节　民族传统体育运动处方概述

　　民族传统体育运动处方是具有中国特色和文化内涵的处方形式。本节通过对其概念的界定、源流的梳理、理论基础的剖析、独特价值的探讨，帮助大家明晰民族传统体育处方的史、理、法，从而为制订出针对性强、科学合理、简单有效且具有民族特色的民族传统体育运动处方奠定理论基础。

一、民族传统体育运动处方的概念与分类

（一）民族传统体育运动处方的概念

　　目前，关于民族传统体育运动处方的概念研究，可借鉴的资料较少。王晓军将"中医运动处方"界定为"以预防、治疗疾病和健身、康复为目的，在中医学理论的指导下，以处方的形式为不同康复群体制订的运动方案"。贾冕在此基础上提出"中医运动是以预防、治疗疾病和健身、康复为目的，在中医学理论指导下，根据运动处方对象的中医征候、体质、体征、运动能力等具体情况，进行辩证分析，以处方的形式制订的系统化、个性化的运动方案"。

科学健身18法
视频

　　综上所述，根据民族传统体育锻炼的基本情况和实际需要，结合定义形成的基本要求和规律，可将民族传统体育运动处方定义为：以传统文化为指导，以中医学为基础，结合现代生物学和心理学理论，以中华传统养生术为基本锻炼方法，结合现代体疗康复手段，进行有目的、有计划、有医务监督的自我锻炼，以达到健身、补益和对症康复为目的的自我锻炼方案。具体来讲，就是在对运动对象诊断的基础上，针对其具体症状和身心特征，以导引、太极、气功为主要锻炼手段，确定其锻炼的目的、内容、强度、频次、时间、方位、时段、季节和注意事项等。民族传统体育运动处方的内容主要包括以下6个方面：

　　第一，民族传统体育运动处方要建立在中国传统哲学基础上。它是以《易学》理论、儒释道文化为指导，以协调"阴阳平衡"为主旨，以"天人合一、人社合一、身心合一"为基本原则，通过"势运圆道""守静笃、致中和""动静相宜"等形式达到全面调摄身体、防治疾病为目的的运动方案。

　　第二，民族传统体育运动处方是以中医经络学说、精气神学说、藏象学说为理论基础，并结合运动生理学、运动生物化学、运动生物力学和运动心理学的基本原理，通过分析人体各脏腑产生疾病的病因、病理和脏腑功能，确定防治和调摄原则，进而采取针对性的运动方式，达到协调阴阳、调理脏腑、疏通经络的目的，从而改善心肺功能、调节中枢神经、提高免疫系统功能、健身祛病的运动方案。

医护人员健身
18法视频

　　第三，民族传统体育运动处方的练习方法主要包括导引、太极、气功和自我按摩等中华传统养生术，这些健身方法在我国流传数千年，为中华民族繁衍生息作出了重要贡献。其手段是调身、调息和调神，其准则是三调合一，并采用动静结合、内外兼修的方式。同时，民族传统体育运动处方的练习方法还可以借鉴现代有氧运动、体疗康复等手段，以达到调摄精、气、神，增进健康，延年益寿的目的。

　　第四，民族传统体育运动处方的练习应该是有目的、有计划、有层次的运动方案，即应在体能测试评估和医疗诊断的基础上，针对运动处方对象的需求、身体条件、疾病种类，结合其生活环境条件和个人喜好，用运动处方的形式规定练习的内容、手段方法、强度、时间、频次、时段、方位

等。此外，它强调自我锻炼，不是靠他人的帮助，也不是依靠所谓神仙方士的"金丹妙药""发外气"等"邪技偏方"来达到"长生久视"的目的。

第五，科学合理的民族传统体育运动处方，是以改善运动处方对象的心理、生理状态，进而实现健身、补益和祛病康复的目的，而不是追求如开"天目"、发"外气"、产生"特异功能"等虚无缥缈的目的。

第六，民族传统体育运动处方的练习手段除了导引、太极和气功外，还要充分融合东西方锻炼理念，明确运动处方练习的内容、强度、频次、时间、方位、时段、季节和注意事项等要素，以达到健身、祛病、延年益寿之目的。

（二）民族传统体育运动处方的分类

根据练习目的的不同，可以将民族传统体育运动处方分为强体健身性、补益性、康复祛病性三类。

1. 强体健身性民族传统体育运动处方

该类型运动处方是以增强体质、增进健康、延年益寿为主要目的，建立在《黄帝内经》"圣人不治已病治未病"的防未病思想上，主要是以中医保健理论和有氧运动理论为基础。其基本特征是练习手段丰富、锻炼内容全面、锻炼形式多样、练习过程循环、运动特征绵缓、保证足够的练习时间和一定的练习强度。该类型运动处方的主体内容是太极拳、五禽戏、八段锦、小劳术、易筋经、导引保健功和各种自我按摩术等的有机结合。

2. 补益性民族传统体育运动处方

该类型运动处方是以延缓体质下降、延年益寿和针对性的调理脏腑为主要目的，建立在"天人相应学说""补其不足、泻其有余"思想上，主要是以"五运六气学说""气血理论"和"经络学说"为理论依据，强调"以时行功，以经治病"。其基本特征是练习手段简单，锻炼内容具体且具有针对性，并将目的和时辰、季节紧密结合，练习时间较短，练习强度较小。该类型运动处方的主要内容包括二十四气导引坐功（又称陈希夷二十四气导引坐功法）、导引养生功对症功法体系及各种自我按摩导引术等。

3. 康复祛病性民族传统体育运动处方

该类型运动处方是针对身体一定部位病痛或根据脏腑、器官保健的需要，结合中西医治疗，以促进病后或术后恢复为主要目的，建立在"对症施功"思想上，主要以"脏腑学说""五行学说""经络学说""精气神学说"和西医的康复学为理论依据，既重视"整体调摄"，又具有"辩证施功"的特点。其基本特征是练习手段简单，运动强度和运动量较小，锻炼内容具体且具有针对性，"趁间便做"，重复施功。该类型运动处方的主要内容包括《马王堆导引图》《引书》《太清导引养生经》及隋代巢元方《诸病源候论》中的导引方养生法，明代曹士珩所创的治病运动法，导引养生功对症功法，以及从五禽戏、六字诀、八段锦、易筋经等经典功法中提取的动作等。

二、民族传统体育运动处方的源流与发展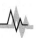

（一）民族传统体育运动处方的萌芽期

原始氏族社会时期，由于自然环境恶劣，医药还未产生，针对人们易患的关节疾病等，祖先只有用"舞"作为锻炼方式与身体疾病进行抗争。据《吕氏春秋·古乐》记载："昔陶唐氏之始，阴多，滞伏而湛积，水道壅塞，不行其原，民气郁阏而滞著，筋骨瑟缩不达，故作为舞以宣导之。"《路史·前纪》卷九也有记载，"阴康氏之时，水渎不疏，江不行其原，阴凝而易闭。人既郁于内，腠理滞著而多重腿，得所以利其关节者，乃制为之舞，教人引舞以利导之，是谓大舞。"这些资料形象地描述了我们祖先利用"舞"这种手段引治疾病的情景。

因为"舞"能"宣导气血""发达筋骨""通利关节"，进而能治疗"筋骨瑟缩""腠理滞著""重腿之疾"等病症。世界著名原始文化史学者柯文斯在考察了大量的原始文化现象而写成的《原始文化史纲》中提到，"可以断言，原始舞蹈具有纯粹锻炼的性质。"因此，"舞"不仅是民族传统体育运动处方的萌芽，它也应该是人类一切保健康复锻炼的萌芽。

对照民族传统体育运动处方的要素，原始时期的这种"舞"是以治疗筋骨不舒为目的（根据练习者的体质、体征、运动能力等情况，进行辩证分析），以舞蹈（导引）为运动方式，以自我锻炼为主要方式，其原理是通过运动促进气血运行，从而治疗因风湿而导致的病症。但这种锻炼方法理论依据比较模糊，针对症状相对局限（仅限于改善情绪抑郁和筋骨疾患），方法手段比较单一（仅限于作舞"调形"）且不够具体，没有关于运动强度、运动频率、运动时间的相关描述，练习效果无法评定。

（二）民族传统体育运动处方的积累期

春秋战国时期，诸子百家争鸣，易学和中医的产生与发展，尤其是《黄帝内经》的出现，为民族传统体育运动处方的形成奠定了理论基础。《黄帝内经》中"圣人不治已病治未病"的论述，帮助人们确立了"预防为主，未病先防"的理念，并指导实践。《吕氏春秋》中"流水不腐，户枢不蠹"的观点，使得这一时期的锻炼体现出"动以养生"的特点。

这一时期的锻炼手段极大丰富，不仅有引体令柔的徒手练习，也包括持器械的肢体练习，还包括仰呼、猿呼、坐引八维和以杖通阳等呼吸练习，同时还有瞑目存想或内视状的存神、意念练习。例如，马王堆《导引图》中术式丰富，44幅图各自独立，一术治一病，或数术治一病，充分体现了医用导引的特点。

这个时期开始出现民族传统体育运动处方的专有名词、专业人士。《庄子·刻意》文中提道："吹呴呼吸，吐故纳新；熊经鸟伸，为寿而已矣。此导引之士，养形之人，彭祖寿考者之所好也。"上文中提到了"吹呴呼吸""吐故纳新""熊经鸟伸""为寿"等专有名词，还提到了"导引之士""养形之人""彭祖寿考者"等对专业人士的称呼。由此可知，春秋战国时期是民族传统体育运动处方理论、方法手段等要素积累的重要时期，为民族传统体育运动处方的逐渐形成奠定了基础。

（三）民族传统体育运动处方的雏形期

1. 导引及其功效

导引一词最早出现在《庄子·刻意》中。"导"作疏导、宣导解，"引"作拉长、伸展解。"导引"是注重养生健身的人采用"吹呴呼吸"的练习，与模仿动物的肢体活动相结合，并通过练意和养神相结合来达到健康长寿目的的自我练习方法，包含肢体练习和呼吸练习。从《黄帝内经》有关导引起源的地理环境、民情风俗及治疗病症的描写来看，导引与《吕氏春秋·古乐》中关于"大舞"的描写极为相近，可以推之"大舞"是"导引"的雏形，"导引"是在"大舞"的基础上发展的。

《黄帝内经·素问·奇病论》中提到了导引的功效："积为导引服药，药不能独治也"，这说明当时导引不仅用于引治消化系统疾病，而且在治疗当今世界医学界的难题"癌症"方面也有涉足。《黄帝内经·灵枢·病传》中提到"或有导引行气、按摩、炙熨、刺、饮药之一者"，更是把导引的作用与按摩、针灸、服药等中医方法相提并论。

2. 套式导引五禽戏的创立

《后汉书·华佗传》称"华语普曰：'吾有一术，名五禽之戏：一曰虎，二曰鹿，三曰熊，四曰猿，五曰鸟。亦以除疾，并利蹄足，以当导引。体有不快，起作一禽之戏，怡而汗出，因以著粉，身体轻便而欲饮食。'"据此，五禽戏是华佗以中医相关理论为基础，突出自我练习，强调动以养生，实现强身健体为目的的导引术。在创编五禽戏时，华佗还对其来源、方法、作用作了说明。五禽戏把不同的练习形式，编成可循环的练习，它的出现把导引向前大大地推进了一步，并标志着套式导引的出现。

对照民族传统体育运动处方的基本含义，五禽戏有明确的理论基础，有针对的疾病，有运动量、主治功能等要素，相较前一时期，其方法手段更加丰富多样。因此，可以认为五禽戏是民族传统体育运动处方雏形期的代表。

（四）民族传统体育运动处方的形成期

《诸病源候论》是巢元方在总结前人导引治病经验和方法的基础上编写的，书中论述的病候有1 720种，并附有"养生方导引法"，其特点是以动作导引（包括自我按摩）为主，配合吐纳和意念，绝大多数为徒手练习，个别为持器械练习，在应用上采用多种方法同治一病者居多。例如，腰痛候中"凡人常觉脊强，不问时节，缩咽膊内，似回膊内，仰面努膊并向上也。头左右两向挪之，左右三七，一住，待血行气动定，然始更用，初缓后急，不得先急后缓。若无病患，常欲得旦起、午时、日没三辰如用，辰别三七。除寒热，脊、腰、颈痛"。书中有关导引治病的具体方法有270多种，且都有应用的说明，这些与病症相应的运动处方极大地丰富了民族传统体育运动处方的理论和内容体系。

孙思邈在《千金翼方》中强调了运动的重要性，认为如能"调身按摩，摇动肢节，导引行气……可活得一两百年"。他强调疾病早期的运动干预，提倡运动健身，同时强调"养性之道，常欲小劳，但莫大疲及强所不能堪耳"。关于制订运动处方，书中详细记载了多种功法的练习方法和导引养生治病的经验，具有很强的操作性。

《诸病源候论》中明确记载了有关导引治病的具体方法，以动作导引为主，配合吐纳和意念。书中的运动处方包含了现代运动处方的基本要素，以动作次数计运动量，以缓急描述动作的强度，并有运动频率、运动进度（先缓后急）的描述，还有运动时间的选择、常人与病人的区别及注意事项等信息。这一阶段标志着民族传统体育运动处方的初步形成，但该阶段的运动处方以治疗疾病为主，在强身健体和补益性方面少有论及。

（五）民族传统体育运动处方的手段丰富期

宋代印刷术的迅速发展，使得前人文献资料汇集迅速，出现了许多总结性运动著作。

1. 导引

从宋代开始，导引改变了过去过于繁琐、不易学习和难以掌握的不足，朝着简便易行的方向发展。

2. 八段锦

八段锦之名首见于南宋，《君斋读书志》《夷坚志》《道枢》等典籍中均有出现。八段锦分为文八段锦和武八段锦，前者为坐式，后者为站式。它们与陈希夷坐功有相似之处，都讲究与医理结合，且每式既说明动作，又从医理上指明其作用，方法简易，实效性强。

3. 小劳术

在宋代还出现了与八段锦相似的练习，称小劳术，是蒲虔贯据前人导引改编的。他在《保生要录》中指出，"养生者形要小劳，无至大疲，故水流则清，滞则污。养生之人，欲血脉常行，如水之流。坐不欲至倦，行不欲至劳。频行不已，然亦稍缓，即是小劳术也。"该法正如蒲虔贯所言"旧导引方太烦，崇贵之人不易为也。今此术不择时节，亦无度数，乘闲便作，而见效且速"，充分体现了至简至易、经济适用的特点。

4. 易筋经

明代出现的《易筋经》是一种以传统导引术为主的养身功法专著，它是中国古代健身经验和杰出方法的概括和阐述。《易筋经》虽然是达摩祖师著，但据凌廷堪的考察，认为它是明代天台紫凌道人假托达摩之名而作。

5. 太极拳

导引中静功、动功与武术的结合，产生了动作刚柔相济、连贯圆活、有来有往、延绵不断的太极拳运动，这是明清时期导引的一大贡献。体育史学家认为，太极拳"属于养生类的运动，是我国古代导引发展的结晶"。太极拳功理功法结合非常严谨，可视为我国传统导引术发展的最高形式，是民族传统体育运动处方内容体系的重要内容。

6. 陈希夷二十四气导引坐功法

陈希夷是宋代道教养生家，创十二月坐功共 24 式，分 24 个节气进行，其主要动作为按膝、捶背、伸展四肢、转动颈腰等身体操练，每式做毕接叩齿、漱咽、吐纳，且每式均说明可治之症，并用中医经络理论说明其道理。这样的经络原理与导引术的运用结合起来，是我国医疗体操的重要特色。

（六）民族传统体育运动处方的转型规范期

1. 医疗保健操

医疗保健操集中了我国导引术、按摩学、养生学、气功、针灸、穴位等医学原理、方法和精华，继承和发展了我国医学的经络、脏腑等基本理论，去掉了神秘化和不科学的部分，汲取了现代医学、解剖学、生物学、人体化学、人体物理和康复医学等基本理论和长期实践的精华，在这些基础上逐步积累和发展起来的。医疗保健操属于整体疗法，能疏通经络、增强脏腑的活力、调节全身功能。

医疗保健操适合于各年龄段的人群，练习者可以根据自己的身体条件，自行做出锻炼安排，速度由慢到快，活动量由小到大，次数由少到多，循序渐进，反复进行。各个动作可以连续、全面地做，也可以有重点、有选择地做，因人而异，因病而定，以感觉舒适为宜。

2. 健身气功系列

健身气功是以自身形体活动、呼吸吐纳、心理调节相结合为主要运动形式的民族传统体育项目，是在原有健身养生功法的基础上，经过科学改编而成的。目前，流行的主要健身气功有 9 种，即健身气功·易筋经、健身气功·五禽戏、健身气功·六字诀、健身气功·八段锦、健身气功·十二段锦、健身气功·大舞、健身气功·导引养生功十二法、健身气功·马王堆导引术、健身气功·太极养生杖。

根据现代人的特点，挖掘整理古代导引，通过招标、评审、中期检查、验收结题等现代科学化管理手段，对健身气功功法改善人体生物学指标和临床效果进行实验研究，开展、建立健身气功站点，成立组织推广健身气功。国家体育总局气功管理中心将健身气功划为国家体育总局第 63 个体育运动项目，并纳入全运会群众竞赛体系，组织开展全国性健身气功百城千村活动。

三、民族传统体育运动处方的理论基础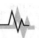

（一）《周易》与八卦

《周易》也称《易经》，原是一部占筮之书，又是儒家的重要经典之一，被尊为十三经之首。《周易》是中国传统文化的重要元典，它奠定了民族传统体育运动处方的基本观点和原则，对民族传统体育运动处方的形成和发展起到了非常重要的作用。"周"除指周代之外，还指圆满兼运动变化之意。"易"表示阴阳，日月相承为易，日月并列为明，日月互合为丹。故《庄子·天下篇》中说："易以道阴阳。"

《周易》一书包括《易经》和《易传》两个部分。《易经》包括六十四卦的卦象、卦辞和三百八十四爻的爻辞。《易传》包括"彖辞"上下、"象辞"上下、"系辞"上下、"文言""说卦""序卦""杂卦"共十篇，称《卜翼》或《大传》，是解释经义的。

1. 建立了民族传统体育运动处方的天人合一观

民族传统体育运动处方重视"天人合一"，认为健身养生不能只着眼于人的自身，要把人与宇宙的运转联系在一起，把人放在大环境之中，与天地运转相应和。对此，《黄帝内经》中提到，"阴阳四时者，万物之终始也，死生之本也。逆之则灾害生，从之则苛疾不起，是谓得道。""处天地之和，从八风之理。""和于阴阳，调于四时，去世离俗，积精全神，游行天地之间，视听八达之外。"《周易·文言》中指出"先天而天弗违，后天而奉天时"，意思是要根据自然规律去引导、开发、调整自身，努力适应自然环境、四季变化，使人与自然充分和谐。

2. 确定了民族传统体育运动处方的阴阳平衡观

阴阳学说是《周易》的基本原理和核心思想，无论是从义理阐释，还是从六十四卦组合结构等方面，都处处体现着阴阳平衡的观点。民族传统体育运动处方全面参照和吸收了《周易》这一思想精髓和思维方法，树立了以维持人体阴阳平衡为基本功效的准则。

3. 确定了民族传统体育运动处方的防病观

"天行健，君子以自强不息"，这是从另一角度要求人们不要将健康完全寄托于药物或医生等外在因素，也不要等疾病发生之后才去采取行动，人们需要充分发挥主观能动性。这种思想逐渐发展成为制订民族传统体育运动处方的重要原则。

4. 确定了民族传统体育运动处方的动静结合观

《周易》六十四卦卦爻结构和爻运变化，处处体现着阴中有阳、阳中有阴的特点。这种阴阳互涵的思想被后世引申演化成为动静结合的原则应用于制订民族传统体育运动处方中。

（二）阴阳五行学说

1. 阴阳学说

阴阳学说是我国古代独有的认识和解释整个宇宙中事物存在和变化规律的哲学理论。

（1）阴阳学说的基本内容。阴阳学说包括阴阳对立、阴阳互存、阴阳消长、阴阳转化 4 个方面。

① 阴阳对立：指阴阳是事物或现象相互对立的两个方面的属性，阴阳是绝对的。水性寒，向下，相对静，属阴；火性热，向上，相对动，属阳。练习向左为阳，向右为阴；动为阳，静为阴；吸为阳，呼为阴。

② 阴阳互存：又称"阴阳互根"，是用阴阳说明相互对立的事物之间，各以对方为自己存在的前提。阴阳学说认为，阴阳所代表事物对立的两个方面，既是互相对立的，又是互相依存的，任何一方都不能脱离另一方而单独存在。

③ 阴阳消长：是指用阴阳说明事物对立双方相互消长的运动变化形式。阴阳学说认为，对立事物双方不是处于静止不动的状态，而是不断变化着的。由于阴阳两个对立面的相互排斥与斗争，其结果必然会出现一增一减或一盛一衰的情况，这就是事物阴阳消长的运动变化。

④ 阴阳转化：是说明事物对立双方在一定条件下各向其相反方向转化的运动变化形式，即阴转化为阳，阳转化为阴。阴阳消长与转化之间是密切联系的，消长是一个量变过程，而转化是在量变基础上的质变。

（2）阴阳学说在民族传统体育运动处方中的应用。在民族传统体育运动处方中，处处体现出阴阳学说的思想。例如，健身气功和导引养生功对姿势的要求是百会上领与沉肩坠肘、松腰敛臀相结合，含胸与拔背相结合；八段锦中"两手托天理三焦""左右弯弓似射雕""调理脾胃须单举"等动作要做到上领下沉、前推后撑，左与右、上与下、前与后的劲力对拔拉长等。

2. 五行学说

五行学说认为，世界是由木、火、土、金、水5种物质构成的，这5种物质之间具有相生相克关系。五行学说可以用来阐明整个物质世界的存在和变化。

（1）五行学说的基本内容。许多事物和现象都可以按其特点分别纳入五行系统之中。例如，已知肝属木，而肝与胆、筋、目有着密切联系，于是胆、筋、目亦同属木。五行相生相克是五行学说的基本内容之一，通常用它来说明五行之间及运用五行分类的事物之间的相互关系。

（2）五行学说在民族传统体育运动处方中的应用。民族传统体育运动处方在运动形式和内容上处处体现出五行相生相克规律。例如，在八段锦的"摇头摆尾去心火"、舒心平血功的"捶臂叩腿""平步连环"等动作中利用太冲叩腿和摩运肾俞等，都是利用五行理论来提肾水降心火的。

（三）脏腑经络学说

1. 脏腑学说

脏腑学说是通过对人体生理、病理现象的观察，研究人体各个脏腑的生理功能、病理变化及其相互关系的学说。五脏的位置、功能及在运动处方中的应用如下：

（1）心脏。位于胸中，其主要生理功能是主血脉、主神明。民族传统体育运动处方通过"调心""调形""调息"来改善"心主神明""心主血脉"的功能。例如，导引保健功的柔和缓慢、逢动必旋、逢作必绕的特点，马王堆导引术中的鸟伸、舒心平血功的加长柔缓呼气的方法特点，可以有效地畅通心经、心包经，使迷走神经兴奋性增强，从而达到减缓心率、降低血压的目的。

（2）肺脏。位于上焦，其主要生理功能是主气。民族传统体育运动处方对呼吸有特殊的要求，通过有意识的"调息"，达到"积气以成精，积精以全神"的效果，并且通过舒展大方的动作方法和特点，加强对腕肘的刺激要求。例如，导引保健功中的鹏鸟展翅，马王堆导引术中的挽弓，八段锦中的左右开弓似射雕等动作，均利于畅通肺经，改善肺功能。

（3）脾脏。位于中焦，主要生理功能是主运化，把水谷之精微吸收转输到全身。民族传统体育运动处方中许多动作要领都直接作用于脾胃。例如，和胃健脾功的金刚揉球，五禽戏的熊运、熊晃等练习，都要意守丹田，舌抵上腭，使人体的唾液等消化腺分泌增多。

（4）肝脏。位于右胁，其主要生理功能是主疏泄、藏血。肝与体表组织的关系是主筋，并开窍于目，与胆相表里。例如，八段锦中的攒拳怒目争气力，五禽戏的虎扑，都有助于肝血的充盈，使筋得其所养，有利于增强人体的运动能力。

（5）肾脏。位于腰部脊柱两旁，左右各一，其主要生理功能是藏精、主水、纳气、主骨生髓。民族传统体育运动处方中的动作、呼吸、意念常以命门为锻炼中心。例如，导引保健功中的推窗望月，马王堆导引术中的引腰，八段锦的摇头摆尾去心火，十二段锦的手摇辘轳。

2. 经络学说

经络是经脉和络脉的总称，经络系统是由经脉和络脉组成的。《黄帝内经·灵枢·脉度》载："经脉为里，支而横者为络，络之别者为孙。"其中，经脉包括十二经脉和奇经八脉以及附属于十二经脉的十二经别、十二经筋、十二皮部。络脉有十五络、浮络、孙络等。

经络是沟通人体上下、内外的通路，它通过对内联系五脏六腑，对外通络四肢百骸而起到运行全身气血的作用。"依经治病"的基本机理是由于经络具有内联脏腑、外联肢节的特点且归属于不同的脏腑，对脏腑的机能具有平衡、调理作用。通过肢体特定的外在形体运动，从而对相应的经络产生刺激，依靠经络传感作用达到调理脏腑机能的目的。

（四）精气神学说

精气神学说是研究精气的内涵及其运动变化规律，并用以阐释宇宙万物的构成本原及其发展变化的一种古代哲学理论。精气神学说起源于先秦时期，在西汉以后被"元气学说"所同化，在宋代进一步发展为"理气论"。精气神学说认为，精，乃气中之精粹，是生命产生的本原，故《管子·内业》指出："精也者，气之精者也。"气是宇宙万物构成的本原，不论是存在于宇宙中的有形物体，还是运动于有形物体之间的无形的极细微的物质，都是气的存在形式。神，则是指自然的种种变化及其内在规律。

1. 精、气、神的含义和生理功能

（1）精。精是构成人体和维持人体生命活动的基本物质，具有促进生长发育作用、滋养作用、生殖作用等功能。

（2）气。气是构成人体的基本物质。人的生命活动，需要从"天地之气"中摄取营养成分，以充养五脏之气，从而维持机体的生理活动。人的五脏、六腑、形体、官窍、血液和津液等，皆有形而静之物，必须在气的推动下才能活动。

（3）神。神是人的精神、意识、知觉、运动等一切生命活动的集中表现和主宰者。神的物质基础是精。神在生命之初就生成了，当胚胎形成之际，生命之神也就产生了。神的一切活动都必须依赖于后天的滋养，所以只有水谷精气充足，五脏和调，神的生机才能旺盛。

2. 精、气、神三者之间的关系

精、气、神三者，中医称为三宝，认为它们是可分不可离的。精、气、神三者，虽各有不同概念，但是三者是互相关联、互相促进的，其中，精是基础，气是动力，神是主导。精可化气，气可化精，精气生神，精气养神，而神则统驭精与气。鉴于三者间的互相关联，任何一者的失调都会影响其他二者，只有当三者和谐稳定时，人体才能保持健康。

精、气、神是生命的源泉，要形具神合，主要应重视"保精""养气血"和"养神"。

四、民族传统体育运动处方的特点

（一）展现文化性

民族传统体育运动处方深受中国传统文化的影响，运动处方的许多基本理论和原则，都渗透了中国古代哲学天人相应、阴阳五行等观念，这使得民族传统体育运动处方具有鲜明的民族精神、气质和性格。主要表现在以下三方面：其一，注重整体全面的健身思想。这种健身思想充分体现在民族传统体育运动处方从形式、内容到方法、手段等方面强调天人合一的整体思维模式。其二，注重直觉体悟的思想。在身体锻炼中采取直觉与体悟的方法，突出"身""心"的整体性，从而有效地发挥"形神"活动的统一性。其三，注重养练结合的健身思想，强调在锻炼过程中，既要突出身体参与的运动性，又要重视养生保健的作用，使身体得到均衡全面的发展。

（二）突出天人合一

整体观是中国传统文化的指导思想，也是民族传统体育运动处方的理论基础。"天地一体""五脏一体"等理论认为宇宙是一个整体，人体五脏也是一个整体。人生活在宇宙之中，与天地相应，其生理变化与大自然的整个运动联系在一起。民族传统体育运动处方的内容除具有与西方运动处方相一致的内容外，还包括动作方位、运动时辰、运动季节等独具中国特色的元素。人生活在自然环境之中，自然界的运动变化常常直接影响着人体，人体受自然界的影响也必然相应引起生理或病理上的反应。因此，人们必须掌握自然界的变化，顺从天地之和。只有这样，才能较好地进行守神、调息、健体的锻炼，达到祛病强身、延年益寿的目的。

因此，传统体育运动处方的制订要顺应时间和环境的变化，实现人体与周围环境及人的精神与形体功能的和谐统一，达到健身养生的目的。在运动处方制订中，要顺应时间、季节的变化规律来开展练习，根据春生、夏长、秋收、冬藏四个季节的不同特征安排相应的运动内容。

（三）注重三调合一

三调分别指调身、调息、调心。调身指对身体姿势、动作的调节；调息指对呼吸的调节；调心指对思维意识活动的调节，使思维意识进入一种特定的状态。在进行民族传统体育运动处方练习时，需要练习者在熟练掌握三调操作的基础上，进一步实现三调的融合。

民族传统体育运动处方不仅强调发展身体某部分机能或治疗某种疾病，更重要的是通过调身、调息、调心的综合锻炼，达到调整中枢神经系统、增强机体的抵抗能力和适应能力、改善整个机体功能的目的。练功中要求松弛机体、宁静思想、意守丹田、调整气息。通过这些锻炼，可以改善睡眠、增加食欲、充沛精力、旺盛正气。

（四）重视养练结合

采用民族传统体育运动处方练习时，既要重视技术动作的练习，更要重视养生实践，而且要把养生实践作为中心内容来实施。也就是说，运动处方练习是手段，养生才是目的。练习在这里是以意、气、形为手段，以三调合一为基本准则的自我锻炼。民族传统体育运动处方十分重视引导人们在练习的同时进行养生实践，包括结合练习介绍养生知识，如动作名称采用将动作方法结合健身效果的方式命名，从而将医理灌输其中；在动作编排和功能的解释上，结合运动学和针灸学原理；练习前，加强心理诱导，使练习者产生美好的情感体验；练习后，注意提示养生要求。通过以上方式，帮助练习者更好地建立养生理念、学习养生知识、掌握养生方法和进行养生评价。

（五）强调自我体悟

民族传统体育运动处方区别于一味诉诸体力消耗的运动方法，更注意人的意念守情、恬淡虚无，在尽可能排除内外干扰的前提下，最大限度地逼近生命活动的低耗能状态。中国古代哲学家早就有过这方面的深刻认识，《管子》中就曾经提出过"去欲则宣，宣则静矣；静则精，精则独立矣；独则明，明则神矣；神者至贵也"的观点。

从文化史的观点来看，"虚静"不但是古人追求内在生命力自我提升的一种有效手段，而且也是传统哲学，特别是道、释和宋明理学观照外物、修身养性的主要方法。其本质都是要求人们暂时切断感觉器官与外界的联系，排除一切外在干扰，中止大脑中的其他意念，使意识集中到一点，从而进入一种单纯、空明的状态。通过这种途径，达到提升人生智慧、认识客观世界之目的。

五、民族传统体育运动处方的价值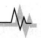

（一）提高身体素质，增进健康水平

按照民族传统体育运动处方进行练习，能够明显地改善和提高人体的心血管系统、呼吸系统、神经系统和运动系统的功能，对防治高血压或低血压，心动过速或心动过缓，高血糖或低血糖，甲

状腺功能亢进或甲状腺机能减退等病症都有一定作用。长期进行民族传统体育运动处方练习，不仅可以增强心脏的功能，促进血液的大循环、小循环和微循环，减少异形血管的数量，还可以提高关节的活动度，增强软骨、韧带和肌腱等结缔组织的工作效能，减少运动中的伤害事故。

实验研究证明，经常进行民族传统体育运动处方练习，能减少能量消耗，增加能量储存。此外，民族传统体育身心同调的功效能释放压抑情感，恢复心理平衡和愉快，增强心理承受力。

（二）树立锻炼意识，实现三个合一

在制订民族传统体育运动处方时，力求与中医养生理论和方法紧密联系，重视调理后天（意守丹田）、补益先天（以腰为轴）的应用。体育锻炼不能只着眼于人的自身，要把人与宇宙的运转联系在一起，与天地运转相应和；应注重人与人之间关系的调整，通过共同练习，交流技艺和心得，使人与人、人与社会的关系融洽；应重视人的形体和认知、思维和情志等共同锻炼；实现天人合一，人社合一，身心合一。

（三）展示民族精神，传承优秀文化

民族精神是民族特质的凝聚和集中表现，是一个民族的历史积淀和升华，它渗透到民族的整个机体里。民族传统体育运动处方的内容均是中国传统体育的代表，可以展示和弘扬民族精神，维系民族共同心理、共同价值追求，提高民族凝聚力，提高各族人民的民族自尊心、自信心和自豪感。

民族传统体育运动处方深受阴阳五行、藏象经络等传统文化的影响，其理论基础、动作内容、元素等深深地印上了中国传统文化的烙印。在现代社会语境下，挖掘民族传统体育、推广民族传统体育运动处方，可以起到传承、传播中华优秀传统文化的作用。

（四）学习养生知识，践行健康生活

学练民族传统体育运动处方，一方面可以树立科学健身理念，获得科学健身知识，还可在浓厚的传统文化中，促进建立健康科学的生活方式，包括调养精神、调节饮食、起居有常、劳逸适度、食药并举、房事有节、戒烟少酒和趋利避害等，进而为健康长寿服务。

实施传统体育运动处方时，练习者自然不会只是关心运动处方的动作内容，而会更多地关注、学习和积累科学锻炼和生活的知识。而且由于掌握了科学生活方式的知识，学到了更有效的锻炼方法，练习的积极性就会更高，练习的效果也会更好。

六、民族传统体育运动处方的适用范围与注意事项

（一）适用范围

1. 中老年人群

由于中老年人代谢机能减弱，各项身体素质降低，不宜从事较大强度、对抗性强的运动，因而较适合采用民族传统体育运动处方。一般来说，中老年人具有多重角色，一般都有较大的精神心理压力。通过从事舒心、调节情志的练习，可以在缓解压力的同时，提高生理、心理健康水平。

民族传统体育运动处方选用的练习手段主要是导引、太极、气功、自我按摩等，这些运动的共同特点是强调精、气、神的整体调摄，普遍采用细、匀、深、长的呼吸方式，练习过程中强调调心、调息和调形，达到"三调合一"。动作练习方式柔和缓慢，连贯圆活。

2. 慢性疾病人群

现代社会常见的慢性疾病包括糖尿病、高血压、抑郁症、肥胖、冠心病等，这些慢性疾病的形成与环境、遗传、工作等因素有关，但生活方式、饮食习惯、健康意识也是患此类疾病的共同病因。

民族传统体育运动处方讲究对人体意、气、形的整体调摄，通过调节交感神经和副交感神经之间的平衡，使人体进入放松入静的状态，使心率、心输出量和血压等得到调整，从而有效改善心血管结构功能。在实施民族传统体育运动处方过程中，会受到民族传统体育文化的熏陶，在锻炼的同时学习科学的养生知识，形成健康科学的生活方式。

3. 办公室人群

办公室人群工作的特点是长时间伏案工作、静坐少动、工作压力较大，导致办公室人群颈、肩、腰、臀等部位易患疾病。

民族传统体育对练习场地要求不高，在办公室就可以练习。练习时间也相对灵活，可安排在工作间或休息时进行，练习的时长和强度可根据自己的特点和工作性质安排。而且，民族传统体育（如八段锦）特别强调对全身的整体调摄，尤其注重呼吸、动作和意念的协调配合，有助于改善神经的兴奋和抑制，减小或缓解心理和精神上的压力。

（二）注意事项

1. 选择合理的练习难度

老子提出"治大国如烹小鲜"，也就是说，做任何事情都要掌握好火候，不要太过或不及。民族传统体育运动处方锻炼也要遵循此原则。民族传统体育运动处方虽然简单易学，但也有不同的难度要求。练习时，不能稍遇困难就退却，或无原则地降低难度，而应在保证安全的前提下，稍加难度和细化要求。

2. 重视准备活动和整理活动

民族传统体育运动处方包括全身各关节的运动。练习时，首先可以做一些宁神调息的练习，另外还要做一些有规律、有针对性的肢体活动，这可使注意力集中，各关节活动度增大，促进参与运动有关中枢间的协调，防止受伤和意外事故。练习结束后，要适当进行伸展、拍打、按摩和意念放松练习，以达到增加练习效果、避免肌肉僵硬的目的。

3. 选择良好的练习环境

练习时，要避免在恶劣气候条件下进行练习，如太强的阳光、大风、潮湿和寒冷等环境；应选择地势平坦、环境优美、空气新鲜的场地；练习场地还要避免干扰、惊吓、行人车辆以及污染等。

4. 践行健康生活方式

民族传统体育运动处方的练习目的是健康。要达到此目的，一方面要坚持科学的练习，另一方面要努力实践"心理平衡、合理膳食、适量运动、戒烟限酒"的科学生活方式。

第二节　五脏保健运动处方

五脏，即肝脏、心脏、脾脏、肺脏、肾脏的统称。根据中医藏象学说，五脏是人体生命活动的中心，它们功能上各有所属，相互协调，构成一个统一整体。本节从病因病理及调摄原则、运动处方的方法和要点、运动处方构建元素、主选功法、注意事项 5 个方面，构建制订五脏保健运动处方的完整流程。

一、肝脏保健运动处方

（一）肝脏征候病因病理及调摄原则

1. 肝经不通，气滞血瘀

肝经不通，是指肝经、胆经因外感或内伤等因素导致经络堵塞而发生的气血瘀滞现象。经络是运行气血、沟通脏腑和体表及全身各部的通道。在正常情况下，气血在经络上运行是无处不至、畅通无阻的，若因某种原因引起经络不通，就会导致相应的脏腑产生疾病。所以说，如果某个脏腑有疾病，也会造成其所属的经络不通。肝脏有问题，主要是由于足厥阴肝经不通，其次是足少阳胆经不通，这不仅可以引发郁证、胁痛、眩晕、中风、肝炎、肝硬化等肝胆病症，还可导致眼科疾病和本经经脉所过部位的疾病。因此，"调畅气血，疏通肝胆经"是肝脏保健运动处方的调摄原则之一。

2. 七情失调，肝气郁结

七情失调，是指人的情志活动持续过激或不解，引起脏腑气血功能失调而导致各种疾病的现象。肝主情志，为将军之官，性喜通畅条达。如果长期郁愤，可以导致肝气郁结，引起生理功能紊乱。怒是较常见的一种情绪，怒则气上，伤及肝而出现闷闷不乐、烦躁易愤、头晕目眩等。现代医学研究表明，愤怒会使人呼吸急促、血液内红细胞数剧增、血液比正常情况下凝结快、心动过速，这样不仅会损伤心血管系统，更会影响肝脏健康。肝气郁结是肝系疾病中最常见的一种病症。肝炎、肝硬化、胁痛、臌胀等疾病，虽然致病因素多种多样，但肝气郁结往往是起始病因。因此，"平静情绪，疏肝解郁"是肝脏保健运动处方的重要调摄原则。

3. 肾气虚衰，肝阳上亢

肝阳上亢证，是指由于肝肾阴亏，肝阳亢扰于上，所表现出的上实下虚征候。中医学认为，五脏虽有各自的功能活动，但又是人体生命活动的有机组成部分，它们在生理功能上存在着相互制约、相互依存的关系。在病理上，一脏有病，可以累及他脏；他脏有病，可以传给本脏。根据五行生克理论，即肾水生肝木，二者为母子关系；肝藏血，肾藏精，精血同源，二者之间可相互滋生和相互转化，即"肝肾同源"。因此，肾阴不足可引起肝阴不足，肝肾阴虚，阴不涵阳，而致肝阳上亢，称为"水不涵木"，可导致眩晕、失眠、高血压、更年期综合征等。因此，"补肾滋肝，平肝潜阳"是肝脏保健运动处方的重要调摄原则之一。

4. 肝血亏虚，筋膜失养

肝在体为筋，筋即筋膜、肌腱。筋膜附着于骨而聚于关节，是联结关节肌肉、主司运动的组织。《黄帝内经·素问·五脏生成篇》说："诸筋者，皆属于节。"筋膜正常功能的维持，有赖于肝血的充分滋养。如果肝血虚少，血不养筋，则可见肢体麻木，屈伸不利，甚则拘挛震颤；若热邪侵袭人体燔灼肝经，劫夺肝阴，筋膜失养，则可见四肢抽搐，颈项强直，角弓反张等动风之象。《黄帝内经·素问·至真要大论》说："诸风掉眩，皆属于肝。"因此，"补益肝血，舒筋濡膜"是肝脏保健运动处方的重要调摄原则之一。

（二）肝脏保健运动处方的方法和要点

1. 强调伸展，抻筋拔骨

"伸展"是指大幅度引伸肢体的动作，"抻筋拔骨"是指不同关节之间动静结合、对拔拉长的练习。"强调伸展，抻筋拔骨"有利于达到刺激关节、韧带、肌肉，促进气血循环，进而达到疏肝利胆的效果。因"肝属木，喜疏泄条达"，即肝脏具有升发气机的生理特性；再有，肝脏主筋，如筋存在挛、痹、缩、僵、硬，也会带来肝气不舒、肝血不畅。因此，肝脏保健运动处方应该重视对伸展肢体、抻筋拔骨类动作的选取，同时配合细匀深长的腹式呼吸，起到畅通气机、疏泄肝气的目的，进而实现"调畅气血，疏通肝胆经""补肾滋肝，平肝潜阳""补益肝血，舒筋濡膜"。

2. 循经导引，自我按摩

通过意念引导气血在肝经、胆经运行以及意守经验效穴来实现保健作用。此外，还可以通过点、按、捶、叩、摩、运等自我按摩手法来有效地调整肝、胆的阴阳平衡。中医学认为"经络所过，主治所及；脏腑所属，主治所为"，根据这个理论，可以采取对肝胆经循行部位进行摩运，如大腿内外侧、胁肋部、上腹部、腋下；也可选取大墩穴、行间穴、太冲穴、极泉穴、章门穴、期门穴、京门穴等治疗肝病的经验效穴，从而达到"补其不足，泄其有余，调其虚实，以通其道而去其邪"的目的，进而有效实现"调畅气血，疏通肝胆经"。

3. 松静自然，调摄七情

即要求练习者身心放松，排除杂念，进入安静、舒适的"入静"状态，使人的喜、怒、忧、思、悲、恐、惊等情志活动维持在正常范围之内，从源头上防止肝气郁结的发生，保证肝主疏泄功能的正常维持，预防各类相关肝胆疾病的发生。基本方法有：

（1）通过一念排万念的方法，使意念趋于单一，使大脑皮质放松，并可以根据"经络遇热则通，血得热则行"的原理，通过温热相关经验效穴使肝经得到畅通。

（2）通过加长呼气调节自主神经，安定心神。

（3）通过美好的诗句、意境的创设和优美的音乐使练习者产生美好的情感体验。

（4）通过微微出汗而不喘的运动形式使练习者产生内啡肽，使其心情愉悦。

这些方法在健身气功、导引养生功和太极拳的各套功法中均有完整体现，通过这些方法，可以实现"调畅气血，疏通肝胆经""平静情绪，疏肝解郁"。

4. 腹式呼吸，运行肝血

腹式呼吸是以横膈膜放松和收缩而形成的呼吸方式。因此，腹式呼吸又称为膈式呼吸。细匀深长的腹式呼吸，既能增强腹压肌（包括盆底肌、膈肌、腹前壁肌和腹后壁肌）的力量，又能加强对肝、胆、脾、胃的按摩，增强其蠕动，促进消化液的分泌，加速胆汁排泄，消除肝脏瘀血，从而有助于防治胆石症、胆囊炎、肝硬化等疾病，有助于健脾胃、补中益气，进而实现"平静情绪，疏肝解郁"。

（三）肝脏保健运动处方构建元素

1. 运动处方目的

肝脏保健运动处方是本着"未病先防"和"既病防变"的原则，针对肝脏疾病"肝经不通，气滞血瘀""七情失调，肝气郁结""肾气虚衰，肝阳上亢""肝血亏虚，筋膜失养"等病因病理，遵循辩证施方、整体调摄的基本原理，以"畅通气血，疏通肝胆经""平静情绪，疏肝解郁""补肾滋肝，平肝潜阳""补益肝血，舒筋濡膜"为调摄原则，从而改善肝脏功能，防治胁痛、肝炎、肝硬化等肝系疾病。

2. 运动方式

肝脏保健运动处方以传统体育养生功法为运动方式，根据各功法在肝脏保健中的针对性效果，分主选功法和辅选功法两类。主选功法指专门针对肝脏保健、防治肝脏疾病的养生功法，辅选功法指针对五脏保健有综合锻炼效果的养生功法。

肝脏保健运动处方的主选功法为舒肝利胆功，辅选功法为陈、杨、吴、武、孙等各式太极拳，健身气功·易筋经、健身气功·五禽戏、健身气功·六字诀、健身气功·八段锦、健身气功·大舞、健身气功·马王堆导引术、健身气功·导引养生功十二法、健身气功·太极养生杖、健身气功·十二段锦9套功法以及内养功、乾隆养生术、养生筑基功、体育养生功前热身术。

根据主选功法和辅选功法的组合方式，可将肝脏保健运动处方的运动方式分为单一主选功法类、主选＋辅选功法类和基础＋主选＋辅选功法类三类。

（1）单一主选功法类。以主选功法，即舒肝利胆功作为运动处方的主要运动方式，根据运动处方的目的，灵活变换练习时间。

运动处方案例：

① 功前准备，约 3 min；做针对性的热身练习，活动各关节，将心理调整到适宜的兴奋状态。

② 舒肝利胆功练习 1 遍，约 15 min。

③ 功后整理，约 3 min，针对性地拍打、摩运全身各部位，进行 3～6 次深长的呼吸调节后结束练习。

这种运动处方的优点是针对性强，动作较简单好记，也有利于练习者深入学练和理解，进而掌握正确的练习方式，达到较好的练习效果，适合肝胆疾患康复者、慢性肝胆疾患患者（助疗）和上班族练习。其不足在于练习方式较单一，功效的全面性会受到一定的影响。长期练习时，练习者的练习兴趣会受到影响，且有些练习者的生理、心理调节效果会出现瓶颈。运动处方师应该注意观察，及时发现并调整运动处方。

（2）主选＋辅选功法类。主选功法为舒肝利胆功，辅选功法可根据练习者的身心特点、个人爱好和自身条件选择一种。

运动处方案例：

① 功前准备，5～8 min。

② 坐式舒肝利胆功＋陈式太极拳，约 30 min。

③ 功后整理，5～8 min。

这种运动处方的优点是既有针对性，又有全面性，而且形式多样，手段丰富，使练习者在练习的过程中获得整体调摄、疏肝利胆的功效。这种运动处方适合以保健肝胆、全面改善身体机能为目的的人群练习，尤其适合退休人员练习。其不足在于练习方式较多，针对性会受到一定影响，而且由于要掌握的功法较多，需花费一定的时间学练，才可掌握。

（3）基础＋主选＋辅选功法类。基础功法可为桩功或热身功，主选功法为导引益心功法或舒心平血功，辅选功法可根据练习者的身心特点、个人爱好和自身条件选择一种。

运动处方案例：

① 乾隆养生术＋舒肝利胆功＋健身气功·易筋经，约 40 min。

② 功后整理，5～8 min。

这种运动处方的优点是既有针对性，又有全面性，而且形式更加多样，手段更加丰富，使练习者在享受的过程中获得整体调摄、疏肝利胆的功效。这种运动处方适合以保健肝胆、全面改善身体机能为目的的人群练习，尤其适合退休人员练习。其不足在于练习方式较多，针对性会受到影响，而且因为要掌握的功法较多，需花费一定的时间学练，才可掌握，因此，特别适合闲暇时间较多的人练习。

3. 运动频率

健康人群每周运动 3～6 次为宜。

4. 运动强度

中医学认为，肝为"罢极之本"，意指肝与人体活动时耐受和消除疲劳方面的能力之间有密切关系。肝脏有损，因不耐劳，一切能造成疲乏自觉症状的因素，都对肝病的治疗康复不利。因此，肝脏保健运动处方一般不做练习强度要求，如果是预防性的锻炼，可采取小强度，达到"微微出汗"的程度即可。

5. 运动持续时间

康复锻炼一般持续时间以 15 min 左右为宜，保健锻炼则可在 40 min 左右，应尽量避免引起疲劳。

6. 运动时辰

根据子午流注理论，应选择在肝胆经气血充盛之时练习，即要在丑时（1—3 时）或子时（23—1 时）练习，但这会影响练习者的正常作息时间，对身体不利，不建议在此时辰练习。一般建议在清晨进行练习，此时阳气生发、万物复苏、空气清新。如果选择抻筋拔骨幅度较大的练习，也可选择在肢体完全舒展、机体细胞比较活跃、内脏工作机能水平相对较高的下午进行，这可提高练习效果，并可在一定程度上避免运动意外的发生。

7. 运动季节

肝脏在五行中对应季节为春季，《黄帝内经·素问·四气调神大论》曰："春三月，此谓发陈。天地俱生，万物以荣。早卧早起，广步于庭。被发缓形，以使志生。生而勿杀，予而勿夺，赏而勿罚。此春气之应，养生之道也。逆之则伤肝，夏为寒变。奉长者少。"由此可见，春季是一年当中肝脏保健的最佳季节，该时期若着重加强练习肝脏保健运动处方，可以起到事半功倍的效果。

8. 运动方位

按中医五行学说，东方与肝木相对应，《黄帝内经·素问·阴阳应象大论》曰："东方生风，风生木，木生酸，酸生肝。"因此，在进行肝脏保健运动处方练习时，以面向东方为宜。

运动时辰、运动季节、运动方位三要素是民族传统体育运动处方的特色。以上文提及的运动时辰、运动季节、运动方位进行肝脏保健运动处方锻炼，可以取得事半功倍的效果，但在其他时辰、季节、方位亦可练习。

（四）主选功法介绍

坐式舒肝利胆功是由北京体育大学张广德教授于 20 世纪 70 年代根据肝胆系统疾病的病因病理，为防治肝胆病疾病独立创编而成的坐式导引功法。该功法练习特点为：强调意守，意随形变；腹式呼吸，细匀深长；以意导气，导气攻灶；循经导引，自我摩运；上下取穴，原合俞募。坐式舒肝利胆功遵循肝脏保健运动处方"疏通气血，畅通肝胆经""平静情绪，疏肝解郁""补肾滋肝，平肝潜阳""补益肝血，舒筋濡膜"的调摄原则。

功前准备

动作一：正身端坐，两脚并拢，两手放在大腿上，两眼轻闭或目视前方（图 8-2-1 ①）。

动作二：两脚分开，与肩同宽，精神内守，呼吸自然，拔顶垂肩，两眼轻闭或目视前方（图 8-2-1 ②）。

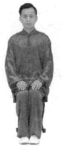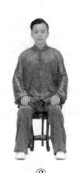

①　　　　②

图 8-2-1 功前准备

第一式　意守至阳

【练习方法】

正身端坐，掌心朝上，两掌相叠，放在大腿根部，两眼轻闭，意守至阳穴 30 s~3 min，使至阳穴产生温热感（图 8-2-2）。当产生温热感之后，再将这股暖流引入肝脏。继而做 9 次腹式呼吸。然后，还原为功前准备姿势。

【练习要点】

（1）腹式呼吸宜细、匀、深、长。

（2）意守至阳。

【练习作用】

（1）增强肝脏蠕动，改善肝郁不舒症状。

（2）补中益气、运脾化湿，提高脾主运化功能。

第二式 光照期门

【练习方法】

预备势：两大拇指轻贴腹胸部上移至乳头（图8-2-3①），继而翻指使拇指腹向正下方摩运至期门穴（属足厥阴肝经，当乳头直下，第6肋间隙，前正中线旁开4寸），两眼垂帘（图8-2-3②）。

动作一：两肘外展，两拇指腹随之轻捻期门穴，变为指盖贴胸，两眼垂帘。

动作二：两拇指腹点按期门穴，两眼轻闭或平视前方。

一吸一呼为1次，共做9次。做完后，还原成准备姿势。

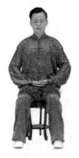
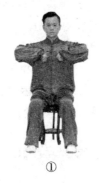
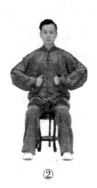

① ②

图8-2-2 第一式 意守至阳　　　图8-2-3 第二式 光照期门

【练习要点】

（1）身体端正，勿左倾右斜或前后摆动。

（2）吸气时舌抵上腭，脚趾上翘；呼气时舌抵下腭，脚趾抓地。

（3）意守期门。

【练习作用】

（1）畅通肝胆经脉，防治胸胁胀满、疼痛、呃逆等。

（2）疏解肝郁，清泻胆腑。

第三式 捶叩阳纲

【练习方法】

动作一：两掌轻握拳随两臂内旋后伸，两眼轻闭或平视前方（图8-2-4①）。

动作二：两掌紧握拳，用拳背捶击阳纲穴（属足太阳膀胱经，第10胸椎棘突下，旁开3寸处），两眼轻闭或平视前方（图8-2-4②）。

一吸一呼为1次，做9~18次，然后还原成功前准备姿势。

【练习要点】

（1）捶叩阳纲时，用力适度，由轻到重。

（2）意守阳纲。

【练习作用】

（1）疏通肝胆经脉及其有关穴位。

（2）疏解肝郁，防治胁肋疼痛等。

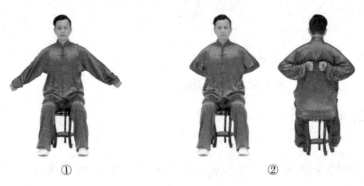

图 8-2-4 第三式 捶叩阳纲

第四式 大鹏压嗉

【练习方法】

动作一：两手握拳，随两臂外旋循足厥阴肝经摩运至章门穴（属足厥阴肝经，在腋中线，当第 11 浮肋游离端下缘），目平视前方（图 8-2-5 ①）。

动作二：两手握拳，随两臂内旋循足少阳胆经，经带脉穴（属足少阳胆经，章门直下 1.8 寸与脐相平），过五枢穴（属足少阳胆经，在髂前上棘前方，横平脐下 3 寸处），摩运至维道穴（属足少阳胆经，五枢穴斜前下 0.5 寸），两手回至裆前，目视前方（图 8-2-5 ②）。

一呼一吸为 1 次，共做 9 次，然后两掌按于膝上，还原成功前准备姿势。

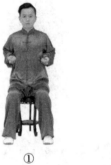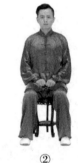

① ②

图 8-2-5 第四式 大鹏压嗉

【练习要点】

（1）百会上顶，身体中正，呼吸调匀，力量可稍大些。

（2）两眼轻闭，精神集中，意守章门。

【练习作用】

（1）疏通肝胆经脉及其有关穴位。

（2）疏解肝郁，清泻胆腑。

第五式 喜鹊登枝

【练习要点】

动作一：提左膝，同时两手掌搬于足心处，两手中指腹大体置于涌泉穴，左拇指腹置于地五会穴（属足少阳胆经穴，第 4~5 跖骨之间，靠小趾伸肌腱的内侧缘，侠溪穴后约 1 寸处），右拇指腹置于太冲穴（属足厥阴肝经穴，在第 1、2 跖骨结合部之前，当足大趾本节后 1.5~2 寸凹陷中），目平视前方（图 8-2-6 ①）。

动作二：左脚向前蹬出，足尖跷起，目视左脚（图 8-2-6 ②）。

动作三：左右手拇指腹按压地五会穴和太冲穴，其他四指回带，使脚面绷平，目视左脚（图 8-2-6 ③）。

动作四：左脚落地，还原成功前准备姿势，目视前方。

动作五至动作八：同动作一至动作四，唯换右腿交换练习。

【练习要点】

（1）蹬脚时，腿宜伸直，动作完成有困难时，可稍弯曲。

（2）意守太冲穴。

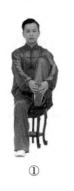
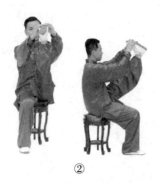
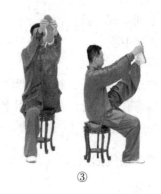

① ② ③

图 8-2-6 第五式 喜鹊登枝

【练习作用】

（1）疏肝利胆，降逆止呕。

（2）养阴补肾，滋水涵木，改善肝脏功能。

第六式 喜迎朝阳

【练习方法】

预备势：正身端坐，左脚横置于右膝上，左掌根置于曲泉穴（属组厥阴肝经，在膝内侧横纹头上方凹陷处），右拇指置于涌泉穴，右指、中指指腹分别置于行间穴（属组厥阴肝经，在第1、2趾缝间后0.5寸处）和太冲穴，目视前方（图8-2-7①）。

动作一：身体左转，同时左掌按压曲泉穴，右手食指、中指分别从行间穴、太冲穴向上搬，拇指按压涌泉穴使脚心朝上，目视左后方（图8-2-7②）。

动作二：还原成预备势。

一吸一呼为1次，左右各做9次。然后，还原成功前准备姿势。

【练习要点】

（1）转体时，两肩下沉，切勿歪肩斜颈。

（2）转体、转头、按膝、搬足幅度宜大。

（3）意守太冲穴。

【练习作用】

（1）疏通足厥阴肝经，畅通气血。

（2）健脾利湿，疏解肝郁。

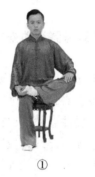
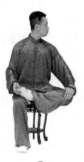

① ②

图 8-2-7 第六式 喜迎朝阳

第七式 鹤警步出

【练习方法】

动作一：左肩向上、向后提起，左手向上勾拉左膝，同时右肩向下、向前沉送，右掌向前下方推按右膝，目视前方（图8-2-8①）。

动作二：右肩向上、向后提起，右手向上勾拉右膝，同时左肩向下、向前沉送，左掌向前下方推按左膝，目视前方（图8-2-8①）。

一吸一呼为1次，做8~9次。然后，还原成功前准备姿势。

【练习要点】

（1）左右肩的上提后牵、下沉前送与左右掌向上勾拉、向下

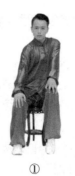
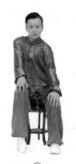

① ②

图 8-2-8 第七式 鹤警步出

推按，要做到协调一致。

（2）意守中脘。

【练习作用】

（1）按摩肝胆脏器，解肝郁调胆道。

（2）畅通肝胆经脉，收到疏肝利胆之效。

（3）畅通手三阴、手三阳经脉，强心益肺，通调三焦。

第八式　采气归元

【练习方法】

动作一：两臂内旋摆至体侧，两眼轻闭或平视前方（图8-2-9①）。

动作二：两臂外旋前捧至两掌叠于关元穴，两眼轻闭或平视前方（图8-2-9②）。

做完后，两掌叠于关元穴做三次腹式呼吸，再还原成功前准备姿势。

【练习要点】

（1）百会上顶，两肩下沉，身体中正，周身放松。

（2）两臂前捧意在劳宫穴捧抱日月精华之气灌入关元穴。

【练习作用】

（1）畅通手三阴、手三阳经脉。

（2）壮中气、补元气，滋养脏腑，平调阴阳。

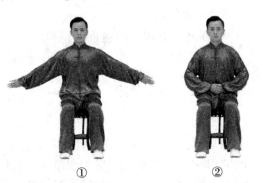

①　　　　　②

图8-2-9　第八式　采气归元

（五）练习肝脏保健运动处方的注意事项

（1）做伸展牵拉类动作时，要注意用力适度，避免发生损伤。

（2）慢性肝炎患者，运动强度宜小，持续时间不要过长。

（3）意守时，要注意精神放松，做到似守非守，绵绵若存。

（4）了解经络循行路线，找准穴位。

（5）保持心态平和，恬淡虚无。

（6）注意生活起居，早睡早起，切忌熬夜。

（7）注意饮食调理，多吃绿色果蔬，养肝、补肾的食物。

二、心脏保健运动处方

（一）心脏征候病因病理及调摄原则

1. 心经不通，气滞血瘀

这指的是心经、心包经因瘀血内阻、痰湿困遏、寒邪凝滞或气机郁结等因素，导致气血运行不畅，经络阻塞不通的现象。心经、心包经瘀阻会引起各类心血管系统疾病，如中医的胸痹、心悸以及现代医学的冠心病、心包炎、心律失常、充血性心率衰竭等。因此，"调畅气血，疏通心经"是心脏保健运动处方的一条重要调摄原则。

2. 肝肾阴虚，肝阳上亢

这指的是肝肾二脏"阳盛阴虚"，进而导致肝风内动。根据五行理论，肝心脾肺肾五脏，在生理上相互依赖、相互制约，在病理上也是彼此关联、相互影响的。例如，肝属木，肾属水，肝木得肾水之涵养，肝阳才不致上亢。若肾水亏损，不能涵养肝木（水不涵木），就会引起肝阴不足，肝阳上亢，肝风内动，血随气升，上冲巅顶，引起高血压病。又如，心属火，为阳中之阳脏；肾属水，为阴中之阴脏。心肾相交，水火互济，才能维持正常的生理活动。若肾阴不足水不济火，不能上济于心，以致心火内动，扰动心神，导致心悸而烦等阴虚火旺之证。因此，"补虚泻实，平肝滋肾"，是心脏保健运动处方的又一重要调摄原则。

3. 精神紧张，功能紊乱

自主神经系统对心脏和血管功能具有重要调节作用。当交感神经兴奋时，可使心搏自律性增强，冲动传导速度加快（心率加快），心肌收缩力量增强，心脏排血量增加，同时促使外周血管壁内的平滑肌张力增高，血压升高。而当副交感神经兴奋时，则正好相反，可以舒心降压。若长期紧张，会导致交感神经过度兴奋，继而产生心悸、高血压等；放松则会产生良好的降压效果。因此，"改善节律，放松心神"是心脏保健运动处方的重要调摄原则之一。

4. 脂肪堆积，代谢失常

脂类代谢或血液凝固机制失调、胆固醇堆积，是高血压、冠心病的发病原因之一。这会造成胆固醇等脂类物质堆积在冠状动脉的内膜，产生粥样斑块，使管腔变窄，从而使心脏缺血、缺氧，严重的会导致心绞痛和心肌梗死。因此，"消积化瘀，降脂减压"，也是心脏保健运动处方的调摄原则之一。

（二）心脏保健运动处方的方法和要点

1. 意守效穴，绵绵若存

"意"是指"意念""意守"，指思想集中。"意守效穴"指练功时，将思想集中于被临床证明对治疗心脏疾病疗效显著的穴位（称为"经验效穴"），使之温热；"绵绵若存"指意守的强度要适度，即"似守非守"。心脏保健运动处方的制订，既要求姿势正确、动作到位，又强调排除杂念、意守劳宫穴或少冲穴、中冲穴等穴位。这些穴位分别是手厥阴心包经和手少阴心经的止点，是经络衔接的场所。衔接不好，气血就郁滞不畅；反之，则畅通无阻。而意守经验效穴，可使之获得温热的得气感，进而畅通心经和心包经。同时，加强意守，可净化大脑，对调整中枢神经系统和降低交感神经的兴奋性有利。通过"意守效穴，绵绵若存"可实现"调畅气血，疏通心经""改善节律，放松心神""降压减脂"。

2. 动为息用，加长呼气

"动"是指动作，"息"是指呼吸。"动为息用"意思是说，该运动处方强调缓慢柔和的动作为悠匀细缓的腹式呼吸服务，可按摩肝、脾、胃，促进血液循环，从而改善心肌供血，实现"消积化瘀"。"加长呼气"指呼气的时间要长于吸气。这可使呼气中枢兴奋，进而扩散到副交感神经，使血管容积增加，心率减慢，血压下降；还可调节心率变异性，改善自主神经，防治高血压、冠心病，进而实现"改善节律，放松心神""补虚泻实，平肝滋肾""疏通经络"。

3. 循经取动，强调臂旋

循经取动，强调臂旋，即根据心经、心包经的经络走向，采取"旋臂"的动作。由于手少阴心经和手厥阴心包经，均起于心循臂、走手达指端（图8-2-10，图8-2-11），而手三阳经是从手走胸，在皮下表浅部位，因此，加强两臂大幅度的旋转缠绕，可以加强对心经、心包经等的刺激，起到蓄气和启动内气的作用，进而实现"调畅气血，疏通心经""消积化瘀"。

4. 循经取穴，点按拍叩

"循经取穴"，即沿着经络的循行路线，选择相应的对防治心脏疾病有良好效果的经验效穴；"点按拍叩"，指在练习中进行适度捶叩、点揉等自我按摩练习。"经络所过，主治所及，脏腑所属，

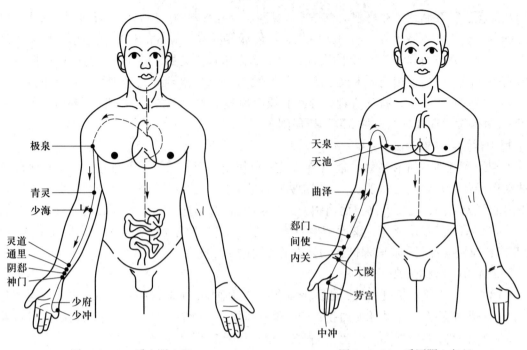

图 8-2-10 手少阴心经　　　　　　图 8-2-11 手厥阴心包经

主治所为"，是中医治病所遵循的一条重要原则，即在心脏保健运动处方中，安排既便于操作，又有较好疗效的典型穴位进行自我按摩，如劳宫穴、涌泉穴、委中穴等。通过"循经取穴，点按拍叩"，实现"调畅气血，疏通心经""补虚泻实，平肝滋肾"。

5. 绕在腕踝，动在指趾

"绕在腕踝"即注重"坐腕""提腕""顶腕"等环转动作以及踝关节的绷翘，加大对腕关节、踝关节的刺激，这有助于刺激分布在腕部、踝部的十二正经原穴，如神门穴、大陵穴等。中医认为："五脏有疾，当取十二原"。"动在指趾"，指心脏保健运动处方练习强调肘和膝以下部位，尤其对手指、脚趾的刺激，因为这是人体经络"井、荥、俞、经、合"穴位分布的场所，指趾则是十二正经的交接点，相对容易瘀滞不畅。因此，这一练习特点可有效刺激十二正经，尤其是心经、心包经、肝经、肾经的五腧穴、原穴和连接点，达到启动内气、畅通经络的目的。通过"绕在脚踝，动在指趾"，有效实现"调畅气血，疏通心经""补虚泻实，平肝滋肾"。

6. 运动周身，松缓圆长

"运动周身"，指要全面活动肢体，使全身的骨、肌肉、韧带、筋膜和关节都得到活动，改善血液循环，调节血压，提高心脏功能，以达到全身的经络畅通。"松缓圆长"，则在练习中包含三层含义：一是始终要强调精神和肢体的高度放松，动作缓慢、柔和、圆匀、大方，这可使大脑皮质得到休息，使有病的脏腑组织所引起兴奋的皮质区域得到抑制，使血液调节机制正常，进而可实现放松身心、协调阴阳、调节呼吸、预防心脑血管意外的发生等目的；二是强调在放松过程中的短暂用力，如采用自我点按、旋拧、提撑等方法，这有助于启动内气，畅通经络；三是练习要有一定时间的积累，因为在运动的最初十几分钟，一般是通过糖原分解来供给能量，在 15~20 min 后，脂肪细胞才开始分解供给能量，而且随着运动时间的延长，脂肪细胞供给能量的比例逐渐增大。因此，要达到有效的脂肪动员，运动时间最好持续 30 min 以上。因此，进行心脏保健运动处方练习时，应该有一定的时间长度，这对减脂降压比较有利。通过"运动周身，松缓圆长"，可有效实现"改善节律，放松心神""消积化瘀，降脂减压""调畅气血，疏通心经"。

（三）心脏保健运动处方构建元素

1. 运动处方目的

心脏保健运动处方本着"未病先防""既病防变"的原则，针对心脏疾病的"心经不通，气滞血瘀""肝肾阴虚，肝阳上亢""精神紧张，功能紊乱""脂肪堆积，代谢失常"的病因病理，遵循辩证施方、整体调摄的基本原理，以"调畅气血，疏通心经""补虚泻实，平肝滋肾""改善节律，放松心神""消积化瘀，降脂减压"为调摄原则，从而改善心脏功能，防治冠心病、高血压、心包炎、心律失常等各类病症的发生。

2. 运动方式

心脏保健运动处方以传统体育养生功法为运动方式，根据各功法在心脏保健中的针对性效果，分主选功法和辅选功法两类。主选功法指专门针对心脏疾病的预防保健功法，辅选功法指针对五脏保健有综合锻炼效果的养生功法。

心脏保健运动处方的主选功法为导引益心功法，辅选功法为舒心平血功，养生筑基功，乾隆养生术，体育养生功前热身，陈、杨、吴、武、孙等各式太极拳，健身气功·五禽戏、健身气功·六字诀、健身气功·八段锦、健身气功·导引养生功十二法等功法套路。

根据主选功法和辅选功法的组合方式，可将心脏保健运动处方的运动方式分为单一主选功法类、主选＋辅选功法类和基础＋主选＋辅选功法类三类。

（1）单一主选功法类。以主选功法，即导引益心功法作为运动处方的主要练习方式，根据运动处方的目的，灵活变换练习时间。

运动处方案例：

① 功前准备，5～8 min；做针对性的热身练习，活动各关节，预热身体，消除自主神经惰性，将心理调整到适宜的兴奋状态。

② 导引益心功法练习1～2遍，或每式动作加倍练习，15～30 min。

③ 功后整理，5～8 min，有针对性地牵拉、拍打、摩运全身各部，进行3～6次深长的呼吸调节后结束练习。

这种运动处方的优点与不足同肝脏单一主选功法类。这种运动处方适合调摄心脏功能。

（2）主选＋辅选功法类。主选功法为导引益心功法，辅选功法可根据练习者的身心特点、个人爱好和自身条件选择一种。

运动处方案例：

① 功前准备，5～8 min。

② 导引益心功法＋24式太极拳（2遍），约30 min。

③ 功后整理，5～8 min。

这种运动处方的优点与不足同肝脏主选＋辅选功法类。这种运动处方适合以保健心脏、全面改善身体机能为目的的人群练习。

（3）基础＋主选＋辅选功法类。基础功法可为桩功或热身功，主选功法可为导引益心功法或舒心平血功，辅选功法可根据练习者的身心特点、个人爱好和自身条件选择一种。

运动处方案例：

① 养生筑基或体育养生功前热身＋导引益心功法或舒心平血功＋24式太极拳，约40 min。

② 功后整理，5～8 min。

这种运动处方的优点与不足同肝脏基础＋主选＋辅选功法类。这种运动处方适合以保健心脏、全面改善身体机能为目的的人群练习，尤其适合退休人员练习。

3. 运动频率

健康人群每周以3～5次为宜。

4. 运动强度

传统体育养生功法练习不是以加大运动强度来提高练习者心肺功能的，一般强度达到"微微出汗而不喘"即可。因此，心脏保健运动处方的练习强度可设置为小强度，也就是心率为最大心率的50%~60%。

5. 运动持续时间

以整体调摄、改善心血管功能为目的，可进行10~15 min的功法练习；以调摄血脂、血压为目的，应持续40 min左右。

6. 运动时辰

根据子午流注理论，心经在午时（11—13时）气血最充盛，心包经在戌时（19—21时）气血最充盛，因此，练习心脏保健运动处方，宜在这两个时间段进行，但也可在清晨进行，选择空气清新、鸟语花香的场所，以达到舒心平血的功效。

7. 运动季节

心脏在五行中对应季节为春季，《黄帝内经·素问·四气调神大论》曰："夏三月，此谓蕃秀。天地气交，万物华实。夜卧早起，无厌于日。使志无怒，使华英成秀。使气得泄，若所爱在外。此夏气之应，养长之道也。逆之则伤心，秋为痎疟。奉收者少。"由此可见，夏季是一年当中心脏保健的最佳季节，该时期若着重加强练习心脏保健运动处方，可以起到事半功倍的效果。

8. 运动方位

按中医五行学说，南方与心脏相对应，《黄帝内经·素问·阴阳应象大论》曰："南方生热，热生火，火生苦，苦生心。"因此，在练习心脏保健运动处方时，以面向南方为宜，以起到提肾水、降心火的作用。

以上文提到的运动时辰、运动季节、运动方位练习心脏保健运动处方，可以取得事半功倍的效果，但亦可根据自己的实际情况，选择适合的时辰、季节、方位练习。

（四）主选功法介绍

导引益心功法是北京体育大学胡晓飞教授在总结前人心脏保健功法功理的基础上，针对办公室人群的身心状况和工作生活特点，结合心血管系统机能特征及心血管系统疾病的病因病理，融合中西运动处方创编而成。该功法是一套以动形结合为主要手段，以运动身体、调息吐纳、意念配合为主要内容，以畅通经络（主要是心经、心包经）、补肾平肝、改善微循环、促进代谢、调节自主神经为主要目的的保健功法，具有较强的针对性、科学性、完整性和实用性。其功法特点为：中正安舒，气沉丹田；松贯始末，紧是一瞬；柔和缓慢，连贯圆活；循经取穴，适度点按；旋臂缠腕，气运梢节；动息相依，动助息缓等。

功前准备

【练习方法】

动作一：并步站立，两中指分别轻贴于风市穴，目视前方（图8-2-12①）。

动作二：并步不动，两臂内旋外分，同时转掌，掌心朝前，两臂内收，两掌合于腹部（图8-2-12②）。

【练习要点】

（1）身体中正，拔顶垂肩，含胸虚腋，松腰敛臀。

（2）呼吸徐缓，自然流畅。

（3）心情恬淡，意在丹田，绵绵若存。

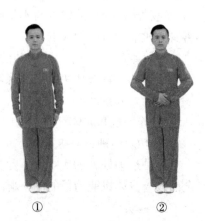

① ②

图8-2-12 功前准备

【练习作用】

（1）调整身形，调匀呼吸，收敛思绪，愉悦身心。

（2）为进一步练功做好准备。

第一式　摩腹导任

【练习方法】

第一个八拍

动作一：两掌叠于关元穴，继而两掌摩运至天突穴，拇指点按天突穴（图8-2-13①）。

动作二：两掌从天突穴下行摩运至关元穴（图8-2-13②）。

动作三：两掌分开，上行摩运腹部至胸廓肋部（图8-2-13③）。

动作四：两掌下行摩运两侧胁肋部至关元穴（图8-2-13④）。

动作五至动作八：同动作一至动作四。

第二个八拍

动作一：两手中指依次经承浆穴、地仓穴至迎香穴、睛明穴、攒竹穴摩运至神庭穴，目视前方（图8-2-13⑤⑥）。

动作二：十指分开，两手指腹从前发际梳至后发际（图8-2-13⑦），接着，由掌根、掌心、掌指摩耳至承浆穴（图8-2-13⑧）。

动作三：两掌由掌指、掌心、掌根沿颈部向后摩运，在颈后，两掌根合拢，目视前方（图8-2-13⑨）。

动作四：两掌再由掌根、掌心、掌指沿颈部两侧向前摩运至承浆穴，目视前方。

动作五至动作八：同动作一至动作四。做完后，两臂落于体侧，并步站立，目视前方（图8-2-13⑩）。

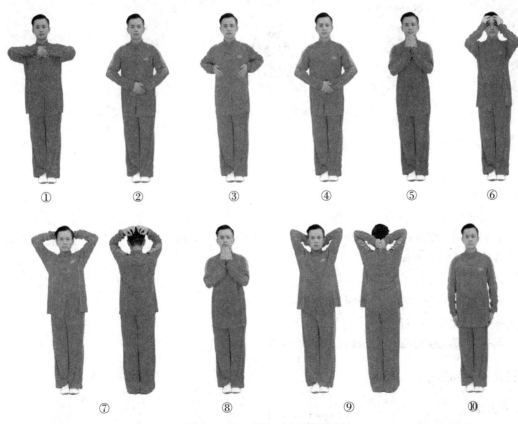

图8-2-13　第一式　摩腹导任

【练习要点】

（1）单数节拍时，吸气，提肛收腹，脚趾上翘；双数节拍时，呼气，松腹松肛，脚趾抓地。

（2）摩运胸腹时，路线准确，用力适度，意守丹田穴。

（3）摩运头面时，全掌轻贴面部，中指和食指经过相关穴位时用力适度，意守劳宫穴。

【练习作用】

（1）适度用力摩运胸腹部，有助于理气通阳，促进内脏器官的消化和蠕动。

（2）疏肝利胆，和胃健脾。

（3）温热手掌，刺激劳宫穴，有助于改善心脏功能。

（4）温暖面部，促进面部血液循环，预防面部疾患，愉心美容。

第二式　展体舒胸

【练习方法】

动作一：身体左转，两臂上摆至与肩同高（图8-2-14①），接着，左脚向左前方上步成虚步，同时两掌回收，劳宫穴对准云门穴，目视左前方（图8-2-14②）。

动作二：重心前移，两掌外开至肩两侧，同时藏头缩项，目视前上方（图8-2-14③）。

动作三：重心后移，同时两掌微内合，掌心相对，身体转正的同时两臂内旋外分，撑于两侧，目视右掌（图8-2-14④）。

动作四：左脚收回，同时两掌落于体侧，并步站立，目视前方（图8-2-14⑤）。

动作五至动作八：同动作一至动作四，唯方向相反。

此式共做两个八拍。

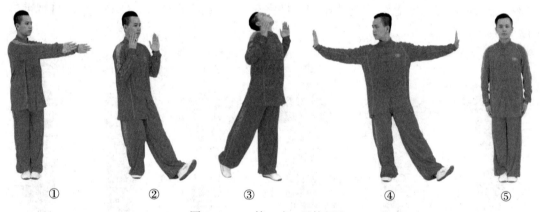

①　　　　　　②　　　　　　③　　　　　　④　　　　　　⑤

图8-2-14　第二式　展体舒胸

【练习要点】

（1）手臂旋转充分，重心虚实平稳。

（2）展肩扩胸，藏头缩项，肩胛骨夹紧，意在大椎穴（属督脉，位于第7颈椎棘突下凹陷处）。

（3）呼吸徐缓，自然流畅。

【练习作用】

（1）刺激肩颈，舒气理肺，舒缓肩颈疲劳。

（2）畅通督脉穴，固肾健腰。

（3）促进腰背部血液循环，预防背部肌肉劳损。

第三式　活肘养心

【练习方法】

动作一：左脚开步起身，同时两臂先内旋后外旋于体侧摆起至肩平，目视左掌（图8-2-

15①）。

动作二：马步下蹲，同时两臂依次卷指、切腕、屈肘，继而腋下插掌使两合谷穴摩运至臀部，目视前方（图8-2-15②）。

动作三：重心右移，两臂反臂沿体侧前摆；接着，收左脚，两臂卷指、切腕、屈肘使两合谷穴置于天突穴两侧，目视前方（图8-2-15③）。

动作四：两腿伸直，同时两掌向下摩运至丹田，继而落于体侧，目视前方（图8-2-15④）。

动作五至动作八：同动作一至动作四，唯方向相反。

此式共做两个八拍。做完后，两掌落于体侧，并步站立，目视前方。

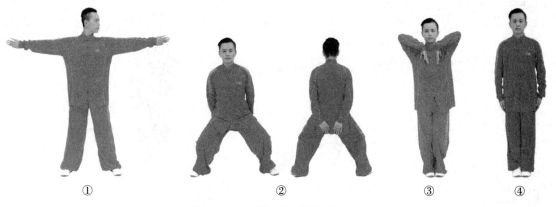

①　　　　　　　②　　　　　　③　　　　　　④

图8-2-15　第三式　活肘养心

【练习要点】

（1）单数节拍时，吸气，提肛收腹，舌抵上腭；双数节拍时，呼气，松腹松肛，舌尖下落。

（2）摩运膀胱经时，适度用力。

（3）意在尺泽穴。

【练习作用】

（1）通心畅肺，疏通手三阴经、手三阳经。

（2）卷指清晰，幅度宜大，有助于预防阿尔茨海默病。

（3）松紧肘关节，有助于祛除心肺邪气，达到调和气血的作用。

第四式　旋腰补肾

【练习方法】

动作一：左脚开步起身，同时两掌先手背相靠于腹前上提，继而弹甲变掌打开，目视前方（图8-2-16①）。

动作二：重心右移变弓步，同时左臂向右前方旋摆，右手向腋下插掌后伸，目视左手（图8-2-16②）。

动作三：重心左移变弓步，同时右臂向左前方旋摆，左手向腋下插掌后伸，目视右手（图8-2-16③）。

动作四：重心后移，同时右手向腋下插掌后，两臂侧摆与肩平（图8-2-16④），再于体前内合，同时左脚并步。接着，两腿缓慢伸直，沉肩、坠肘、坐腕、舒指，两臂下落于体侧（图8-2-16⑤）。

动作五至动作八：同动作一至动作四，唯方向相反。

此式共做两个八拍。

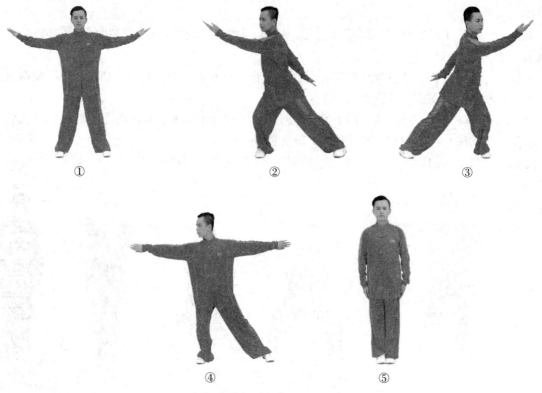

图 8-2-16　第四式　旋腰补肾

【练习要点】

（1）弹甲（指甲）时，肩、肘、腕、指等各部要连贯有序。

（2）转腰、旋臂、蹬腿，协调一致，节节贯穿，幅度宜大。

（3）意在命门穴。

【练习作用】

（1）刺激命门穴、肾俞穴，有助于固肾壮腰、益气通阳。

（2）刺激心经、心包经，有助于舒缓心脏、平调血液。

（3）意守命门穴，脚跟侧蹬捻动涌泉穴，有助于滋阴补肾。

第五式　捲尾通经

【练习方法】

动作一：开左步，马步下蹲，同时两掌先内旋前摆，再捏勾回收置于肩井穴，目视前方（图 8-2-17①）。

动作二：两腿直立，同时两肘由前向上环绕（图 8-2-17②）。接着，马步下蹲，两肘由上向后、由后向前环绕，目视前方。

动作三：两腿直立，同时两掌上托，目视前方（图 8-2-17③）。

动作四：收左脚，并步站立，同时两臂垂于体侧，目视前方（图 8-2-17④）。

动作五至动作八：同动作一至动作四，唯方向相反。

此式共做两个八拍。做完后，两拳抱于腰间（图 8-2-17⑤）。

【练习要点】

（1）下蹲马步时，做到身体中正，松腰敛臀，膝关节不超过脚尖。

（2）马步时，两肘紧靠，含胸拔背；蹬地起身时，两肘外开，展体舒胸。

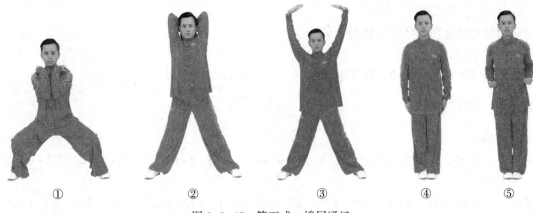

图 8-2-17 第五式 捲尾通经

【练习作用】

（1）增强腿部肌肉力量，固肾壮腰，固本培元。

（2）增养心脏泵血，促进心脏血液循环。

第六式 引体舒肝

【练习方法】

第一个八拍

动作一：身体左转，同时右拳变掌左推，目视右掌（图 8-2-18①）。

动作二：身体转正，同时右掌握拳还原，左拳变掌左推，目视左掌（图 8-2-18②）。

动作三：开左步，前脚掌点地，同时左掌叉腰，右拳变掌外旋上穿，目视前方（图 8-2-18③）。

动作四：身体回正，并步站立，右臂弧形下落至体侧与肩平，目视前方（图 8-2-18④）。继而，左脚成丁步，随着两腿缓慢伸直，同时右臂沉肩、坠肘、坐腕、舒指下落至腰间（图 8-2-17⑤），两掌握拳抱于腰间，目视前方。

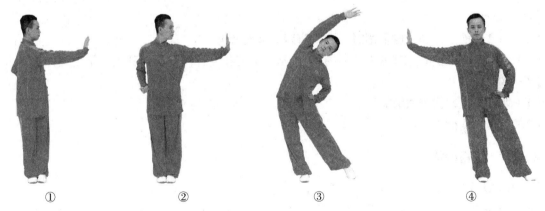

图 8-2-18 第六式 引体舒肝

动作五至动作八：同动作一至动作四，唯方向相反。

第二个八拍

同第一个八拍，做完后两臂垂于体侧成并步站立，目视前方。

【练习要点】

（1）幅度宜大，动作宜缓，逐渐加力。

（2）侧拉时，脊柱节节上顶，头、两臂和身体要在同一切面上。

（3）意在引体或章门穴。

【练习作用】

（1）牵拉脊柱、胁肋部和上肢各关节。

（2）刺激肝经，疏通肝气。

（3）挤揉脏腑，舒缓心脏，降脂减压。

第七式　展翅开脉

【练习方法】

动作一：提踵，同时先两掌背相对上提至膻中穴（图8-2-19①），继而两掌前摆，目视前方（图8-2-19②）。

动作二：落踵屈膝，两掌下落至体侧，同时两腿伸直，两臂上摆，提踵，目视前方（图8-2-19③）。

动作三：落踵屈膝，同时两掌下按，目视前方（图8-2-19④）。

动作五至动作八：同动作一至动作四，唯方向相反。做完后成并步站立。

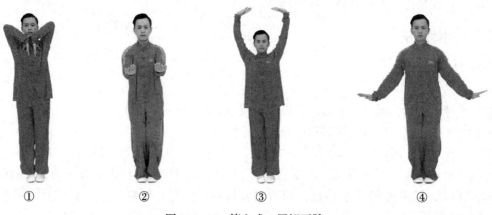

①　　　　　　　②　　　　　　　③　　　　　　　④

图8-2-19　第七式　展翅开脉

【练习要点】

（1）两掌体前上提和体侧上摆时，两脚脚跟要同时提起。

（2）两臂两侧上摆时，掌形为"鸟翅"（中指、无名指合拢微下压，其余三指自然伸直）。

【练习作用】

（1）调和气血，促进血液循环。

（2）提高平衡能力。

第八式　运背通督

【练习方法】

第一个八拍

动作一：左脚向左前方上步成虚步，同时两掌背从白环俞上提，经关元俞穴、肾俞穴、胃俞穴摩运至肝俞穴，目视左前方（图8-2-20①）。

动作二：重心前移，同时两掌用力由肝俞、胃俞、肾俞、关元俞摩运至白环俞，目视左前方（图8-2-20②）。

动作三：重心后移成右虚步，左脚尖翘起，同时两掌背从白环俞沿脊柱两侧上提按摩至肝俞。

动作四：同动作二。

动作五：同动作三。

动作六：同动作二。

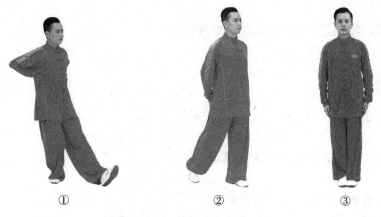

① ② ③

图 8-2-20 第八式 运背通督

动作七：身体转正成虚步，目视前方。

动作八：收左脚，并步站立，同时两掌向下摩运至白环俞后垂于体侧，目视前方（图 8-2-20③）。

第二个八拍

同第一个八拍，唯方向相反。做完后成并步站立。

【练习要点】

（1）摩运膀胱经的关元俞、肾俞、胃俞及肝俞时，用力适度，穴位准确。

（2）重心前移时，按肝俞、胃俞、肾俞、关元俞顺序摩运；重心后坐时，按关元俞、肾俞、胃俞、肝俞顺序摩运。

（3）吸气时脚趾上翘，呼气时脚趾抓地，翘脚蹬地瞬间稍用力。

【练习作用】

（1）畅通督脉，固肾健腰。

（2）促进腰背部血液循环，预防腰背部肌肉劳损。

（3）调和气血，滋阴补肾，降脂减压。

收势

【练习方法】

动作一：两掌随两臂内旋、外旋，摆至体侧，目视前方（图 8-2-21①）。

动作二：两腿下蹲，同时两掌内收合抱于丹田，目视前方（图 8-2-21②）。

共做三次。做完后，两掌先内收合抱叠于丹田（图 8-2-21③），再落于体侧，目视前方。

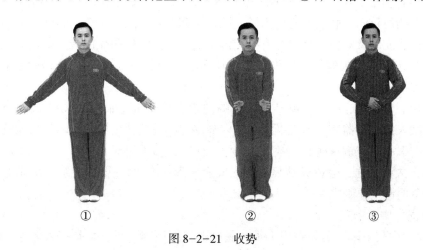

① ② ③

图 8-2-21 收势

【练习要点】

（1）动作柔缓，呼吸与动作协调配合，做到细匀深长。

（2）注重养气，意在领气、敛气、归气。

【练习作用】

（1）意守丹田，壮中补元。

（2）调整呼吸。

（五）练习心脏保健运动处方的注意事项

（1）冠心病、高血压患者，发病期间勿练。

（2）初学者应循序渐进，从小运动量开始，待适应后再逐渐加量，以免发生意外。

（3）在运动过程中应讲究柔和缓慢，尽量避免各类突然发力动作，如陈式太极拳中的掩手肱拳等。

（4）意守时，要注意精神放松，做到似守非守，绵绵若存。

（5）熟练掌握心经、心包经经络的循行路线，找准穴位。

（6）要保持心情舒畅、清心寡欲，避免长时间的大喜暴怒等不良情绪刺激。

（7）注意生活起居，早睡早起，切忌熬夜。

（8）注意饮食调理，多吃补气补血、养心安神的食物，如莲子、海带等。

三、脾脏保健运动处方

（一）脾脏征候病因病理及调摄原则

1. 脾经不通，气滞血瘀

本节所指经络不通是指足太阴脾经、足阳明胃经、手阳明大肠经，因外感或内伤而引发气机阻塞，进而导致的经络瘀阻现象。如果足太阴脾经瘀阻，就会由于气滞血瘀而引起脾病；如果足阳明胃经阻隔不通，就会由于气滞血瘀而引起消化不良、胃脘痛、胃溃疡等胃部疾患；如果手阳明大肠经阻隔不通，则会由于气滞血瘀而引起便秘、痔疮、脱肛等大肠疾患。因此，"调畅气血，疏通脾经"是脾脏保健运动处方的重要调摄原则之一。

2. 七情失调，肝失疏泄

通常情况下，喜、怒、忧、思、悲、恐、惊属于人体正常应激反应，在正常生理范围内并不足以导致疾病，但在突然、剧烈或持久的情志刺激下，超出正常生理范围时，则可导致机体气机紊乱，脏腑功能失调而致病。肝主疏泄，调畅气机，协调脾胃升降，并疏利胆汁，输于肠道，促进脾胃对食物的消化功能以及对精微物质的吸收和传输功能。七情失调往往最先影响的是脾脏，若肝失疏泄、气机郁滞，易致脾失健运、胃失和降，从而引起消化不良、胃脘痛、溃疡病等一系列脾胃疾病。

此外，现代医学认为，突然、剧烈或持久的情绪波动，如忧郁、焦虑、愤怒、恐惧、悲伤等，均会过分地刺激人体内脏器官、内脏平滑肌和内分泌腺，致使胃出口处（幽门）骤然紧缩，食糜在胃内停留过久，引起胃泌素过多而刺激胃酸分泌亢进。过多的胃酸，对胃和十二指肠的黏膜具有强大的侵蚀能力，久而久之，会造成黏膜损伤形成溃疡病。因此，"平静情绪，协调七情"是脾脏保健运动处方的重要调摄原则之一。

3. 脾气虚损，中气下陷

"脾气虚损，中气下陷"是导致胃下垂、脱肛的重要原因。胃下垂是指人体直立时，胃的下缘达盆腔，胃小弯弧线最低点降至髂嵴连线以下时的病变。胃下垂多是由于膈肌悬力不足，支撑内脏器官韧带松弛或腹内压降低，腹肌松弛所引起。胃下垂会出现腹胀、消化不良、头痛、头昏、便秘和易疲劳等多种症状。而脱肛是指直肠黏膜或直肠脱出肛外的一种病症，多由肛门括约肌无力所导致。中医学则将二者病因归纳为脾主肌而司运化，脾虚则运化失常，肌无所主，中气下陷无力升举，故发本病。因此，"补中益气，升阳举陷"是脾脏保健运动处方的调摄原则之一。

4. 迷走受损，肠胃紊乱

自主神经对消化系统起着重要的调节作用。研究表明，功能性胃肠病与自主神经功能障碍密切相关，尤其是以迷走神经功能受损为主。有研究发现，应用心血管反射法评价胃食管反流患者的自主神经功能，发现约40%患者存在自主神经功能异常。另有研究表明，30%的动力障碍样功能性消化不良患者存在不同程度的迷走副交感神经受损，提示功能性消化不良伴有迷走活性降低。其他如贲门失弛缓症、糖尿病胃肠运动异常、胃肠神经官能症等，均与自主神经功能失调有密切关系。因此，"平衡神经，修复迷走"是脾脏保健运动处方的调摄原则之一。

5. 齿松津少，消化困难

《上古天真论》指出："丈夫八八天癸竭，精少，肾脏衰，形体皆极，则齿发去。"这就是说，随着年龄的增加，人们会出现牙齿松动，唾液减少的现象，这对肠胃功能和身体健康都是极其不利的。而牙齿是消化系统的第一道门户，唾液中含有溶菌酶和淀粉酶，当牙齿健康牢固、唾液丰沛时，就可以在进食时有效地切割、磨碎、搅拌食物，使吞咽的食物易于被肠胃消化、吸收，从而既可有效提供身体所需营养，又能够极大地减轻其脾胃的负担，达到保健消化功能的作用。而牙齿松动和唾液减少，主要是由于肾气虚衰，牙齿缺乏锻炼和护牙卫生缺乏造成的。因此，要想坚固牙齿，增生唾液，就要采取"强调叩齿，注重搅海"的调摄原则。

（二）脾脏保健运动处方的方法和要点

1. 重在意守，温煦效穴

"重在意守"是指在练习健脾胃运动处方时，要强调将思想集中一处（某个穴位、某个部位、某种美好景物或美好的事物），以达"一念排万念"的功效。"温煦效穴"就是要求意守穴位时，要选取被医疗实践证明对调理脾胃、改善消化功能具有良好效果的穴位，使之获得温热的得气感。

这一特点要求练习者在功法技术熟练、动息配合协调的基础上进行，也就是说，当练习者功法技术达到自动化阶段，而且呼吸可以做到自然匀长时，要将意念集中到太白穴、足三里穴、中脘穴等有助于改善消化系统功能的经验效穴或部位，使之产生温热、酸胀麻的得气感。这样，一可以使练习者大脑得到净化，大脑皮质放松，平和应对外界的恶性心理刺激，消除紧张烦躁情绪；二是中医认为"意到气到，气到血行，血行病不生""血得热则行，经络遇热则通"，即进行运动处方练习时，如将意念集中在某个经验效穴上，使之温热，可起到疏通经络、调理脏腑、保健身体的作用；三是可以防治相关疾病，如中脘穴是脾胃生化输布的枢纽，营卫气血运行的源头，故意守中脘穴具有补中气、理中焦的作用，进而有效地改善胃痛、腹痛、胃炎等消化系统疾病。因此，通过"重在意守，温煦效穴"，可以实现"调畅气血，疏通脾经""平静情绪，协调七情""补中益气，升阳举陷"。

2. 腹式呼吸，呼长吸短

脾脏保健运动处方强调运用细、匀、深、长的腹式呼吸。由于膈肌上下移动的幅度较大，所以脾、胃、肝、胆、肠等脏腑上下移动的范围和推动力也随之增大。实际上，就等于给胃、脾、肝、胆、肠做按摩，增强其蠕动力。这样，既有利于胃肠内的容物向肛门方向推进，又能促进消化液的分泌，起到助消化吸收和湿润干结粪便的作用，从而防治消化不良、胃脘痛和便秘等消化系统疾病。

此外，人体呼吸时呼吸中枢的活动对自主神经有相当大的影响。吸气中枢的兴奋可以广泛扩散到交感神经，而呼气中枢的兴奋可以广泛扩散到副交感神经。胃的运动和分泌受自主神经支配，其中副交感神经所属的迷走神经加强胃的运动和分泌，交感神经所属的胃神经则抑制胃的运动和分泌。这样，呼气期延长可加强胃的运动和分泌，吸气期延长则相反。脾脏保健运动处方的腹式呼吸强调呼长吸短模式，由此，可以实现"平衡神经，修复迷走"。

3. 循经取穴，以指代针

"循经取穴，以指代针"，即根据不同脾胃疾病发病的经络病理，分别沿循脾经、胃经、大肠经等选取既便于操作，又疗效显著的穴位进行自我按摩。该方法主要受针灸学、按摩学启发，明代汪机《针灸问对》曰："病随经所在，穴随经而取，庶得随机心变之理。"程国彭《医学入门》中，也对"循经取穴"予以肯定，"因各经之病，而取各经之穴者，最为要诀。"因此，在脾脏保健运动处方中，可依此选取部分经验效穴，如天枢穴、大横穴、章门穴、脐中穴、关元穴、足三里穴等。

4. 力注梢节，行于指趾

"力注梢节"是指，运动中在注意上肢的肘以下和下肢的膝以下部位时，应重点注意用力尽量达到手指尖和脚趾尖，使之产生酸、胀、麻的感觉，也就是针灸原理中"得气"的感觉。五腧穴是十二经分布于肘、膝以下的5个特定穴位，分别以井、荥、输、经、合名之。五腧穴在上肢分别位于指、掌心、腕、前臂、肘，在下肢分别位于趾、脚心、踝、小腿、膝。手指尖和脚趾尖通常又是十二正经的连接点，气血在连接点也更易阻滞，而且四肢末梢离心比较远。气虚血衰的人都会有四肢厥冷的感觉，这是因为气血动力不足，难以达到远端梢节。所以，在制订脾脏保健运动处方时，应注意加入握拳、成勾、拍击、叩打、按揉、点压和两脚有节奏的五趾抓地、脚尖翘起、提踵落足等动作，加强对肘、膝以下，特别是指、趾的刺激，以有效地疏通十二正经，调理气血，使毛细血管开放的数量增加，达到防治疾病的目的。

5. 叩齿咽津，固齿补元

"叩齿"，就是上下牙齿轻轻地快速叩击。牙齿坚固，就可以很容易地将食物嚼碎，有利于食物的消化，保护肠胃，从而提高营养素的吸收率，使人健康长寿。同时叩齿可以有效地促进齿槽、齿龈和牙周膜内的血液循环，预防龋齿，坚固牙齿。

"咽津"，就是在练习中，通过巧搭鹊桥，叩齿、鼓漱、搅海所产生的唾液及时咽下，目的在于保津益气，壮中补元。古人认为唾液是"华池之水""琼浆甘露"。明代医学家龚居中指出"津即咽下，在心化血，在肝明目，在脾养神，在肺助气，在肾生津，自然百骸调畅，诸病不生"。现代研究发现，唾液中含有淀粉酶、溶菌酶、黏液球蛋白等成分，不仅可帮助消化吸收，改善糖代谢，中和胃酸，保护和修复胃黏膜，还有杀菌、解毒、免疫、抗癌、促进组织细胞再生和抗衰老的作用。

（三）脾脏保健运动处方构建元素

1. 运动处方目的

脾脏保健运动处方是本着"未病先防"和"既病防变"的原则，针对脾胃疾病的"脾经不通，气滞血瘀""七情失调，肝失疏泄""脾气虚损，中气下陷"等病因病理，遵循辩证施方、整体调摄的基本原理，以"调畅气血，疏通脾经""平静情绪，协调七情""补中益气，升阳举陷"等为调摄原理，进而改善脾胃功能，防治消化不良、胃脘痛、胃溃疡、胃下垂等脾胃疾病。

2. 运动方式

脾脏保健运动处方以传统体育养生功法为运动方式，根据各功法在脾脏保健中的针对性效果，分主选功法和辅选功法两类。主选功法指专门针对脾脏保健、防治脾脏疾病的养生功法，辅选功法指针对五脏保健有综合锻炼效果的养生功法。

脾脏保健运动处方的主选功法为和胃健脾功，辅选功法为养生筑基功，陈、杨、吴、武、孙等各式太极拳以及健身气功·易筋经、健身气功·五禽戏、健身气功·六字诀、健身气功·八段锦、健身气功·大舞、健身气功·马王堆导引术、健身气功·导引养生功十二法、健身气功·太极养生杖、健身气功·十二段锦 9 套功法。

根据主选功法和辅选功法的组合方式，可将脾脏保健运动处方的运动方式分为单一主选功法类、主选 + 辅选功法类和基础 + 主选 + 辅选功法类三类。

（1）单一主选功法类。以主选功法，即和胃健脾功作为运动处方的主要运动方式，根据运动处方目的，灵活变换练习时间。

运动处方案例：

① 功前准备，5~8 min；做针对性的热身练习，活动各关节，将心理调整到适宜的兴奋状态。

② 和胃健脾功练习 2 遍，或每式动作加倍练习，20~25 min。

③ 功后整理，5~8 min，针对性地牵拉、拍打、摩运全身各部，进行 3~6 次深长的呼吸调节后结束。

这种运动处方的优点和不足同肝脏单一主选功法类。这种运动处方适合脾胃疾患康复者、慢性脾胃疾患患者（助疗）和上班族。

（2）主选 + 辅选功法类。主选功法为和胃健脾功，辅选功法可根据练习者的身心特点、个人爱好和自身条件选择一种。

运动处方案例：

① 功前准备，5~8 min。

② 和胃健脾功 + 健身气功·八段锦，约 30 min。

③ 功后整理，5~8 min。

这种运动处方的优点和不足同肝脏主选 + 辅选功法类。这种运动处方适合以保健脾胃、全面改善身体机能为目的的人群，尤其适合退休人员。

（3）基础 + 主选 + 辅选功法类。基础功法可为桩功或热身功，主选功法为导引益心功法或舒心平血功，辅选功法可根据练习者的身心特点、个人爱好和自身条件选择一种。

运动处方案例：

① 养生筑基功 + 和胃健脾功 + 健身气功·五禽戏，约 40 min。

② 功后整理，5~8 min。

这种运动处方的优点和不足同肝脏基础 + 主选 + 辅选功法类。这种运动处方适合以保健脾胃、全面改善身体机能为目的的人群，尤其适合退休人员。

3. 运动频率

健康人群每周运动 3~5 次为宜。

4. 运动强度

对症康复的练习以小强度即可，预防保健目的的练习可采取中小强度，以利增强体质。

5. 运动持续时间

一般对症功法练习时间为 20 min 左右，预防保健目的练习时间为 40 min 左右。

6. 运动时辰

根据子午流注理论，胃经在辰时（7—9 时）气血最充盛，脾在巳时（9—11 时）气血最充盛。以上两个时段是人体消化吸收效率最高，营养输送到器官滋养脏腑的最佳时刻。因此，进行脾脏保健运动处方的练习宜在上午进行，以达和胃健脾之功效。

7. 运动季节

关于脾脏对应季节问题，中医学素有"脾不主时"之说，首见于《黄帝内经·素问·太阴阳明论》："脾者，土也。治中央，常以四时长四藏，各十八日寄治，不得独主于时也。"按原文理解，脾对应每个季节的最后十八日。但"脾不主时"不应仅仅理解为四季的最后十八日，其真实含义应为脾不被季节主宰，即脾土孕育于四时之中，居其他四脏之中央，任何脏腑组织器官在任何时令中都不能离开脾胃所运化的水谷精气滋养。因此，脾土应旺于四季，不独主一时而主四时。因此，全年四时练习脾脏保健运动处方，均可取得较好的锻炼效果。

8. 运动方位

按中医五行学说，"脾为孤脏，中央土以灌四傍"。"中央"，不仅指五脏之中央，也指五方之中央，无固定方位。因此，脾脏保健运动处方的运动方位可根据具体环境、个人习惯等因素，于东、西、南、北四方中任意选取。

以上文提到的运动时辰、运动季节、运动方位练习脾脏保健运动处方，可以取得事半功倍的效果，在其他时辰、季节、方位亦可练习。

（四）主选功法介绍

和胃健脾功是由北京体育大学张广德教授根据脾胃疾病的病因病理，为防治胃脘痛、胃溃疡、胃下垂等而创编的经络导引动功。该功法练习特点为：意守丹田，心静神安；动息结合，动缓息长；循经取穴，以指代针；动其梢节，行于指趾；提肛调裆，吸提呼松；强调叩齿，尤重咽津。该功法符合脾脏保健运动处方调畅气血、疏通经络、平静情绪、协调七情、补中益气、升阳举陷，强调叩齿、注重搅海等调摄原则和作用原理。

功前准备

并步站立，周身放松，气定神敛，思想集中，怡然自得，准备练功（图8-2-22）。

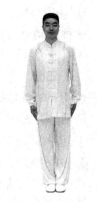

图 8-2-22　功前准备

第一式　叩齿咽津

【练习方法】

预备势：并步站立，左掌置于丹田，右手四指置于左腕，大拇指指腹置于左内关穴（属手厥阴心包经，腕横纹正中直上2寸，两筋之间），目平视前方（图8-2-23①）。

动作一：随着吸气，牙齿微开，五趾上翘，目视前方（图8-2-23②）。

动作二：随着呼气，轻叩牙齿，五趾抓地，同时右大拇指指腹点按内关穴，目视前方（图8-2-23③）。

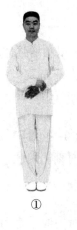 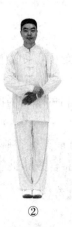 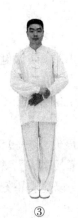 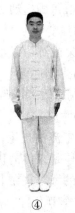

①　　　　②　　　　③　　　　④

图 8-2-23　第一式　叩齿咽津

动作三、五、七：同动作一。

动作四、六、八：同动作二。

继而换手再做一个八拍，做完后成并步站立，目视前方（图8-2-23④）。

【练习要点】

（1）叩齿、舌抵下腭、点内关穴和五趾抓地要同时协调完成，体态稳定。

（2）叩齿和按内关穴力量由轻到重，分泌的唾液随时咽下。

（3）意守丹田。

【练习作用】

（1）固齿生津，壮中补元。

（2）刺激太白穴、涌泉穴，健脾补肾。

（3）刺激内关穴，舒畅心胸，预防恶心呕吐。

第二式 摘星换斗

【练习方法】

动作一：半面左转，同时右掌背贴于命门穴，左掌虎口从丹田沿任脉摩运至胸前，目视左前方（图8-2-24①）。

动作二：继续左转，左掌经面前向左后上方伸臂、托掌、勾摘，目视左手（图8-2-24②）。

动作三：身体回正，同时左勾手变掌使掌心向上，掌指朝后，目视左掌（图8-2-24③）。

动作四：左掌体前按掌与右掌自然下落同时垂于体侧，目视前方（图8-2-24④）。

动作五至动作八：同动作一至动作四，唯方向相反。结束时，两手握拳于腰侧，中冲穴轻点劳宫穴，目视前方（图8-2-24⑤）。

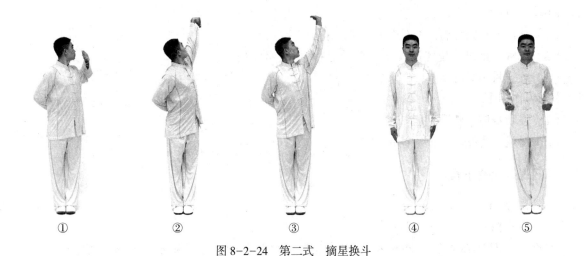

① ② ③ ④ ⑤

图8-2-24 第二式 摘星换斗

【练习要点】

（1）摘星时舒胸展体，身体中正，伸臂、托掌、提腕充分。

（2）单数节拍时，吸气，脚趾上翘；双数节拍时，呼气脚趾抓地。

（3）意守丹田。

【练习作用】

（1）刺激手三阴、手三阳经原穴和足三阴、足三阳经连接点，畅通十二正经。

（2）刺激胁肋部、腋下，疏肝利胆，改善消化功能。

第三式 霸王举鼎

【练习方法】

动作一：左脚向左开一大步，同时两拳变掌，腹前插掌，右掌在上（图8-2-25①），目视右掌。

动作二：下蹲成马步，同时右掌上撑于头右侧，左掌下按至裆前，目视左侧（图8-2-25②）。

动作三：重心移右，同时左手上托、右掌下落至体前，目视前方（图8-2-25③）。

动作四：左脚收回起身，同时两掌握拳收抱于腰侧，中冲穴点抠劳宫穴，目视前方（图8-2-25④）。

动作五至动作八：同动作一至动作四，唯方向相反。结束动作同动作四。

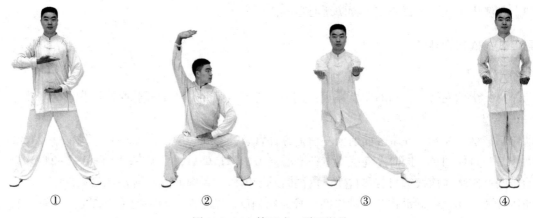

① ② ③ ④

图8-2-25 第三式 霸王举鼎

【练习要点】

（1）马步要松腰敛臀，脚尖朝前，不外撇。

（2）单数节拍时，吸气；双数节拍时，呼气，呼吸深长。

（3）意守丹田。

【练习作用】

（1）强壮身体，疏肝利胆。

（2）促进肠胃蠕动，改善消化功能。

第四式 大鹏压嗉

【练习方法】

第一个八拍

动作一：身体微左转，同时左拳变掌沿左胁肋部上行摩运至腋前，目视左前方（图8-2-26①）。

动作二：身体转正，同时左掌向下向右做插兜式按摩，目视前方（图8-2-26②）。

动作三：身体右转，同时右拳变掌沿右胁肋部上行摩运至腋前，左掌随之向右下方稍插伸，目视右前方（图8-2-26③）。

动作四：右掌用掌根向左下方做插兜式按摩，左掌用小指侧向左托掌按摩回腹部，目视前方（图8-2-26④）。

动作五至动作八：同动作一至动作四。

第二个八拍

同第一个八拍，做完后两掌相叠于脐中，左掌在里，目视前方（图8-2-26⑤）。

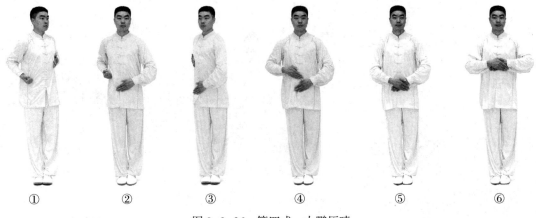

①　　②　　③　　④　　⑤　　⑥

图 8-2-26　第四式　大鹏压嗉

第三个八拍

两掌由小到大顺时针做螺旋形按摩四周，目平视前方（图 8-2-26⑥）。

第四个八拍

同第三个八拍，唯两掌摩运方向相反。做完后，两掌垂于体侧，成并步站立，目视前方。

【练习要点】

（1）做插兜式按摩时，上体要随之转动，两掌要协调配合，环形按摩圆圈要逐渐加大。

（2）单数节拍时，吸气，脚趾上翘；双数节拍时，呼气，脚趾抓地。

（3）意守丹田。

【练习作用】

（1）改善肝脾胃的血液循环，促进肠胃蠕动，改善消化功能。

（2）疏泄肝气。

第五式　金刚揉球

【练习方法】

第一个八拍

动作一：随吸气，开左步，同时两臂内旋，反臂托掌至与肩平，目视左掌（图 8-2-27①）。

动作二：随呼气，下蹲成马步，同时两臂外旋，握拳回收至肩前，继而向前下方冲出，目视双拳（图 8-2-27②）。

动作三：随吸气，左脚趾上翘，右脚趾抓地，以腰为纵轴带动上体左转，左肩上提后牵，同时右肩下沉前送，使右拳向前下方冲出，目视左拳（图 8-2-27③）。继而，再做反方向动作（图 8-2-27④）。

动作四至动作六：同动作三。

动作七：重心右移，同时两拳变掌，两臂内旋体侧外分与肩平，目视右掌（图 8-2-27⑤）。

动作八：左脚收回起身，同时两掌回收，经面前下按于体侧，眼看前方（图 8-2-27⑥）。

第二个八拍

同第一个八拍，唯开步方向相反。做完后成并步站立。

【练习要点】

（1）动作连贯圆活，协调一致。

（2）揉球时要松腰敛臀，形在揉肩实在揉腹。

（3）意守丹田。

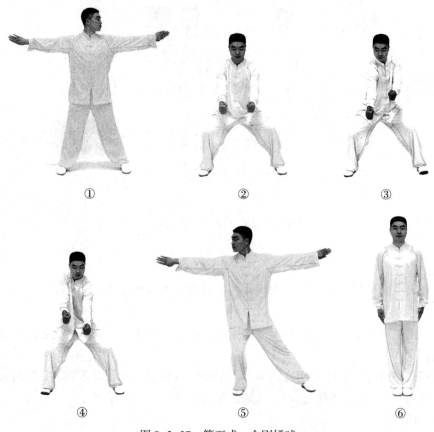

图 8-2-27　第五式　金刚揉球

【练习作用】

（1）改善肝脾胃的血液循环，促进肠胃蠕动，改善消化功能。

（2）预防肩周炎，加强腿部力量，改善平衡能力。

第六式　捶叩三里

【练习方法】

第一个八拍

动作一：左膝提起成独立式，同时两掌拍击左小腿，左掌心拍足三里（属足阳明胃经穴，位于小腿外侧，犊鼻下 3 寸，犊鼻与解溪连线上），右掌心拍阴陵泉穴（属足太阴脾经穴，在胫骨内髁下缘与胫骨内侧缘之间凹陷处），目视前方（图 8-2-28 ①）。接着，左脚落地，同时两掌外摆至体侧，目视前方。

动作二：同动作一，唯换成提右膝做动作（图 8-2-28 ②），如此共做 8 次。

第二个八拍

同第一个八拍，唯两掌改为两拳。

共做 2~4 个八拍，最后一个八拍的第八拍，捶叩足三里后，右脚与左脚并拢，身体正直，两掌垂于体侧，两眼平视前方（图 8-2-28 ③）。

【练习要点】

（1）独立式脚趾抓地，百会上顶，拍叩由轻到重，力量适度。

（2）两臂外分时吸气，拍击的同时呼气。

（3）意守足三里。

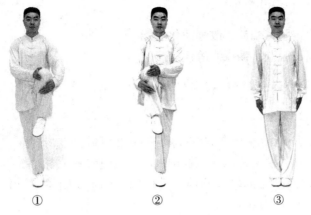

① ② ③

图 8-2-28 第六式 捶叩三里

【练习作用】

（1）刺激胃经，改善消化功能。

（2）提高腿部力量，加强平衡能力。

第七式 迎风摆捶

【练习方法】

动作一：左脚向左开步，两掌握拳，同时身体半面左转，带动两臂摆动，使右拳心叩击天枢穴（属足阳明胃经穴，脐旁开 2 寸处）附近，左拳背叩击大肠俞穴（属足太阳膀胱经穴，在第 4 腰椎棘突下，旁开 1.5 寸处）或胃俞穴（属足太阳膀胱经穴，在 12 胸椎棘突下，旁开 1.5 寸处）附近，目视前方（图 8-2-29 ①）。

动作二：同动作一，唯动作相反（图 8-2-29 ②）。

此式共做两个八拍，第二个八拍的第八拍，左脚收回起身，两掌垂于体侧，目视前方（图 8-2-29 ③）。

【练习要点】

（1）找准穴位，全身放松，叩击力量适度。

（2）糖尿病患者前手捶砸关元穴，后手捶砸肾俞穴；便秘、痔疮、脱肛者可捶砸骶尾部。

（3）两拳摆动时吸气，脚趾上翘；叩击时呼气，脚趾抓地。

（4）意守丹田穴。

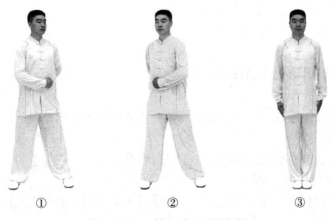

① ② ③

图 8-2-29 第七式 迎风摆捶

【练习作用】

（1）改善肝脾胃，促进肠胃蠕动，改善消化功能。

（2）预防痔疮、便秘、脱肛、糖尿病等疾症。

第八式　白鹤亮翅

【练习方法】

动作一：拔顶提踵，同时两掌从合谷穴（属手阳明大肠经穴，拇指、食指伸张时，当第1、2掌骨中间，稍偏食指处）从丹田沿任脉两侧提到胸前，目视前方（图8-2-30①）。

动作二：脚踵下落，两掌弧形摆至体前，与肩同高同宽（图8-2-30②），继而下落于体侧，目视前方。

动作三：拔顶提踵，同时两臂内旋向两侧摆至头顶，掌指相对，目视前方（图8-2-30③）。

动作四：脚踵下落，同时两掌分别从两侧下落垂于体侧，目视前方（图8-2-30④）。

动作五至动作八：同动作一至动作四。做完后两掌叠于丹田（男子左手在下，女子右手在下），稍停顿后再垂于体侧，目视前方（图8-2-30④）。

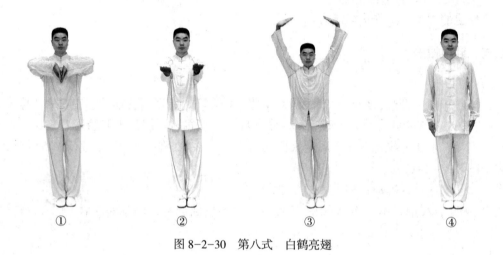

①　　　　　　②　　　　　　③　　　　　　④

图8-2-30　第八式　白鹤亮翅

【练习要点】

（1）两臂摆动尽量柔和，身体舒展，舒适自然。

（2）单数节拍时吸气，双数时节拍呼气。

（3）意守丹田。

【练习作用】

（1）调节自主神经功能，促进肠胃蠕动，改善消化功能。

（2）放松身体，舒畅心胸，愉悦心情。

（五）练习脾脏保健运动处方的注意事项

（1）初学者应注意循序渐进，从小运动量开始，待适应后再逐渐加量。此外，应注意提高动作学习质量，提高锻炼效果。

（2）意守时，要注意精神放松，做到似守非守，绵绵若存。

（3）了解经络循行路线，找准穴位。

（4）脾在志为思，过思则伤脾。因此，在日常生活中应注意不要思虑过度，否则容易出现"思则气结"的问题。

（5）注意生活起居，早睡早起，切忌熬夜。

（6）注意饮食调理，多吃温补脾胃、淡渗利湿的食物，如山药、芡实等。

四、肺脏保健运动处方

（一）肺脏征候病因病理及调摄原则

1. 肺经阻隔，气滞血瘀

肺经、大肠经瘀滞不通是指手太阴肺经和手阳明大肠经因外伤或内感而引发的气滞血瘀，进而导致经络瘀阻现象。如果手太阴肺经不通，则会引起各种呼吸系统疾病，如感冒、慢性气管炎、支气管炎、肺气肿等；如果手阳明大肠经脉阻隔不通，则会由于气滞血瘀而引起便秘、痔疮、脱肛等大肠疾患。因此，"调畅气血，疏通肺经"是肺脏保健运动处方的调摄原则之一。

2. 迷走亢进，呼吸不畅

自主神经对呼吸系统起着重要的调节作用。正常情况下，交感神经和副交感神经处于相互平衡制约中，在这两个神经系统中，当一方起正作用时，另一方则起负作用，二者平衡协调和控制身体的生理活动。如果自主神经的平衡被打破，那么便会出现各种各样的功能障碍。研究表明，当交感神经功能兴奋时，气管、支气管平滑肌舒张，气道扩张，同时黏膜腺体分泌受抑制；而当副交感神经兴奋时，呼吸道内的感受器处于敏感状态，容易对各种刺激，如感染、烟尘、刺激性气体或精神因素作出强烈反应，导致气管、支气管收缩，腺体分泌增加，引起呼吸不畅和哮喘等肺系疾病。因此，降低迷走神经兴奋性，恢复自主神经平衡，实现"亢者平之，阻者通之"是肺脏保健运动处方的调摄原则之一。

3. 脾胃亏损，身体虚弱

感冒不仅是最常见的肺系疾病之一，而且是气管炎、肺气肿等其他呼吸系统疾病的重要诱因。感冒虽然是一种传染病，但即便流行性感冒来袭，也并非人人都会被传染。造成这种差异的原因在于人体抗病能力不同，因此，预防感冒，除避免细菌、病毒感染外，增强正气，提高抵抗力才是根本途径，即"正气存内，邪不可干"。中医学认为，肾乃先天之本，是人体一身正气的根源。因此，"亏者补之，虚者实之"是肺脏保健运动处方的调摄原则之一。

4. 肾气虚衰，纳气失常

"肾气虚衰，纳气失常"，可导致喘症，是以呼吸困难，甚则张口抬肩，鼻翼煽动，不能平卧等为主要临床特征的一种病症，主要见于现代医学的喘息性支气管炎、肺部感染、肺炎、肺气肿等疾病。中医学认为"肺主呼吸，肾主纳气"，即肺为呼吸器官，通过肺的呼浊吸清，吐故纳新，完成体内气体的交换，但肺呼吸功能的维持需依赖于肾主纳气的作用才能正常发挥。故《类证治裁·喘证论治》曰："肺为气之主，肾为气之根，肺主出气，肾主纳气，阴阳相交，呼吸乃和。"在病理上，若肾气虚衰，摄纳无权，则气浮于上，或肺气虚损，久病及肾，导致下元虚衰，气不归根，均可出现呼吸困难、呼多吸少、动则喘甚的症状。因此，"调补肾气，宣肺平喘"是肺脏保健运动处方的又一调摄原则。

5. 肌力匮乏，呼吸表浅

呼吸肌乏力，肺泡壁弹性降低，浊气残存是造成肺气肿的原因之一。长期、反复地患感冒，会慢慢地发展成慢性气管炎而咳嗽不止，使肺功能减退，呼吸肌的舒缩能力和肺泡壁的弹性降低，从而使肺泡内的浊气不能排出来。所以，肺气肿患者总觉得气不够用，脸色发青、嘴唇发紫是缺氧的缘故。因此，"乏者力之，降者升之"也是肺脏保健运动处方的调摄原则之一。

（二）肺脏保健运动处方的方法和要点

1. 重在意守，温煦效穴

重在意守是指在练习肺脏保健运动处方时，强调将思想集中一处（某个穴位、某个部位、某种美好景物或美好的事物），以达"一念排万念"的功效。温煦效穴就是要求选取被医疗实践证明对调理肺脏、改善呼吸系统功能具有良好效果的穴位进行意守，如商阳穴，既是手太阴肺经的止点，又是手阳明大肠经的起点，处于经络衔接点位置，对于疏通二经具有重要作用。中医学认为："意到气到，气到血行，血行病不生"，"血得热则行，经络遇热则通"，即通过意守，使得意守部位或穴位产生温热感，不仅有助于净化大脑，放松精神，还可有效地疏通肺经和大肠经，起到运行气血、益气养肺的作用，进而实现"调畅气血，疏通肺经"。

2. 腹式呼吸，呼长吸短

肺脏保健运动处方强调细、匀、深、长的腹式呼吸。腹式呼吸时，横膈膜上下移动的幅度较大，可以使横膈膜得到锻炼，力量增强，呼吸变得深而慢，出现节省化现象。这样就可以使肺脏在每次呼吸后有较长时间的休息，既有助于吸入更多的新鲜空气，又使肺不易疲劳，较好实现了"乏者力之，降者升之"的治病原则。

此外，人体呼吸时呼吸中枢的活动对自主神经有相当大的影响。吸气中枢的兴奋可以广泛扩散到交感神经，而呼气中枢的兴奋可以广泛扩散到副交感神经。胃的运动和分泌受自主神经支配，其中副交感神经所属的迷走神经加强胃的运动和分泌，交感神经所属的胃神经则抑制胃的运动和分泌，这样呼气期延长可加强胃的运动和分泌，吸气期延长作用则相反。因此，肺脏保健运动处方的腹式呼吸强调呼长吸短模式，由此可以实现"亢者平之，阻者通之"。

3. 旋臂缠腕，通经活络

"旋臂缠腕"是指手臂在运动过程中，在旋转缠绕中完成运动处方的各式动作。从中医的经络学说来看，经络是人体内运行气血沟通表里上下联系脏腑器官的独特系统。《黄帝内经·灵枢·海论》说："夫十二经脉者，内属于脏腑，外络于肢节。"手太阴肺经、手阳明大肠经在内属肺与大肠，在外属手臂上的诸穴，尤其是五腧穴。由于手太阴肺经和手阳明大肠经均起于心，循臂，走手达指端，所以，加强两臂大幅度的旋转，可以提高对肺经、大肠经的刺激强度，起到疏通经络阻隔、促使内气正常运行和瘀血疏导的作用，从而实现"调畅气血，疏通肺经"。

4. 气运梢节，腰背兼修

梢节是指肘以下和膝以下的部位，此处更多的是指手指和足趾。肺脏保健运动处方要求手腕和手指有规律的运动。相捏拇指和食指（商商相接）有助于畅通手太阴肺经和手阳明大肠经。由于实现了"畅通肺经"，所以有防治肺系疾病的意义。此外，肺脏保健运动处方应加入提踵翘足、五趾抓地等动作，这样可以加强畅通足少阴肾经和足太阳膀胱经的作用。由于肾经起于足心涌泉穴，斜行于踝后，沿腿内侧上行于腹胸部，终于俞府。所以，适当有规律地使踝关节上翘和下绷有助于肾气的畅通。

此外，肺脏保健运动处方，还强调腰部的屈伸和旋转。由于背腰正中是督脉所经之处，而督脉贯脊属肾，所以旋转腰背有畅通督脉的作用，督脉畅通，则肾气旺盛；肾气旺盛，则精力充沛，身体健朗，从而有针对性地实现"调补肾气，宣肺平喘"。

（三）肺脏保健运动处方构建元素

1. 运动处方目的

肺脏保健运动处方遵循"未病先防"和"既病防变"的原则，针对肺脏疾病"肺经阻隔，气滞血瘀""迷走亢进，呼吸不畅""脾胃亏损，身体虚弱""肾气虚衰，纳气失常"等病因病理，遵循辩证施方、整体调摄的基本原理，以"畅通气血，疏通肺经""亏者补之，虚者实之""调补肾气，宣肺平喘"等为调摄原则，从而改善肺脏功能，防治哮喘、慢性气管炎、支气管炎、肺气肿等肝胆疾病。

2. 运动方式

肺脏保健运动处方以传统体育养生功法为运动方式，根据各功法在肺脏保健中的针对性效果，分为主选功法和辅选功法两类。主选功法指专门针对肺脏保健、防治肺脏疾病的养生功法，辅选功法指针对五脏保健有综合锻炼效果的养生功法。

肺脏保健运动处方的主选功法为张广德教授创编的益气养肺功，辅选功法为胡晓飞教授创编的乾隆养生术、养生筑基功、功前热身术，陈、杨、吴、武、孙等各式太极拳，以及健身气功·易筋经、健身气功·五禽戏、健身气功·六字诀、健身气功·八段锦等9套健身气功。

根据主选功法和辅选功法的组合方式，可将肺脏保健运动处方的运动方式分为单一主选功法类、主选 + 辅选功法类和基础 + 主选 + 辅选功法类三类。

（1）单一主选功法类。以主选功法，即益气养肺功作为运动处方的主要运动方式，根据处方目的，灵活变换练习时间。

运动处方案例：

① 功前准备，5~8 min；做针对性的热身练习，活动各关节，将心理调整到适宜的兴奋状态。

② 益气养肺功练习1~2遍，或每式动作加倍练习，10~20 min。

③ 功后整理，5~8 min；针对性地牵拉、拍打、摩运全身各部，进行3~6次深长的呼吸调节后结束练习。

这种运动处方的优点和不足同肝脏单一主选功法类。这种处方适合肺系疾患康复者、慢性肺系疾患患者（助疗）和上班族。

（2）主选 + 辅选功法类。主选功法为益气养肺功，辅选功法可根据练习者的身心特点、个人爱好和自身条件选择一种。

运动处方案例：

① 功前准备，5~8 min。

② 益气养肺功 + 乾隆养生术，约30 min。

③ 功后整理，5~8 min。

这种运动处方的优点和不足同肝脏主选 + 辅选功法类。这种运动处方适合以保健肺脏、全面改善身体机能为目的的人群，尤其适合退休人员。

（3）基础 + 主选 + 辅选功法类。基础功法可为桩功或热身功，主选功法为益气养肺功，基础功法和辅选功法可根据练习者的身心特点、个人爱好和自身条件各选择一种。

运动处方案例：

① 体育养生功前热身 + 益气养肺功 + 杨氏太极拳，约40 min。

② 功后整理，5~8 min。

这种运动处方的优点和不足同肝脏基础 + 主选 + 辅选功法类。这种运动处方适合以提高呼吸机能、全面改善身体机能为目的的人群，尤其适合退休人员。

3. 运动频率

运动频率为每周3~5次。

4. 运动强度

最小强度是最大心率的60%～75%。

5. 持续时间

以每次40 min左右为宜。

6. 运动时辰

根据子午流注理论，肺经在寅时（3—5 时）气血最充盛，膀胱经在卯时（5—7 时）气血最充盛。若选择寅时锻炼，会影响练习者的正常作息时间。因此，肺脏保健运动处方的练习时间宜选择卯时，最好是 6 时起床洗漱后进行锻炼，还可选择在下午进行锻炼。

7. 运动季节

肺脏在五行中对应季节为秋季，《黄帝内经·素问·四气调神大论》曰："秋三月，此谓容平。天气以急，地气以明。早卧早起，与鸡俱兴。使志安宁，以缓秋刑。收敛神气，使秋气平。无外其志，使肺气清。此秋气之应，养收之道也。逆之则伤肺，冬为飧泄。奉藏者少。"由此可见，秋季是一年当中肺脏保健的最佳季节，该时期若着重加强练习肺脏保健运动处方，可以起到事半功倍的效果。

8. 运动方位

按中医五行学说，西方与肺脏相对应，《黄帝内经·素问·阴阳应象大论》曰："西方生燥，燥生金，金生辛，辛生肺。"因此，练习肺脏保健运动处方时，以面向西方为宜。

（四）主选功法介绍

益气养肺功是由北京体育大学张广德教授根据呼吸系统疾病的病因病理，为防治哮喘、慢性气管炎、支气管炎、肺气肿等呼吸系统疾病创编的经络导引动功。该功法练习特点为意守商阳，绵绵若存；腹式呼吸，轻吸重呼；循经作势，旋臂转项；循经取穴，以指代针；指趾并重，腰背兼修。该功法符合肺脏保健运动处方疏通气血、畅通肺经，亢者平之、阻者通之，亏者补之、虚者实之，调补肾气、宣肺平喘等调摄原则和作用原理。

功前准备

并步站立，周身放松，气定神敛，思想集中，怡然自得，准备练功，目视前方（图 8-2-31）。

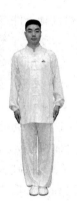

图 8-2-31　功前准备

第一式　干浴迎香

【练习方法】

预备势：两大拇指微屈，其他四指轻握，中冲轻点劳宫穴，用拇指背压在迎香穴（属手阳明大肠经，在鼻翼外缘中点旁开，鼻唇沟中）上，目视前方（图 8-2-32 ①）。

第一个八拍

动作一：两大拇指背同时从迎香穴沿鼻梁两侧向上按摩，达睛明穴（属足太阳膀胱经，目内眦角稍上方凹陷处），目视前方（图 8-2-32 ②）。

动作二：两大拇指背沿原路向下摩运到迎香穴，目视前方（图 8-2-32 ③）。

动作三、五、七：同动作一。

动作四、六、八：同动作二。

第二个八拍

动作一：左大拇指背按压迎香穴，同时尽量向左转体使左鼻孔闭塞，用右鼻孔吸气，目视后方（图 8-2-32 ④）。

动作二：左大拇指背放松，同时身体向右转正，用两个鼻孔呼气，目视前方（图 8-2-32 ⑤）。

动作三、四：同动作一、二，唯方向相反。

动作五至动作八：同一动作至动作四。

结束时，两掌收在腹前，目视前方（图 8-2-32 ⑥）。

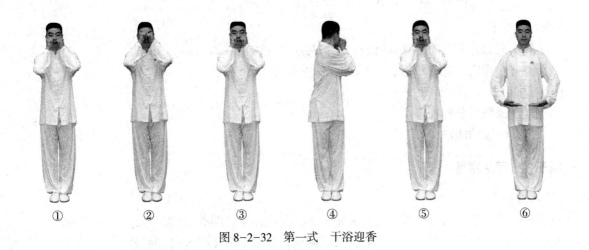

① ② ③ ④ ⑤ ⑥

图 8-2-32 第一式 干浴迎香

【练习要点】

（1）左右转体幅度宜大，身体保持中正。

（2）腹式呼吸要深长，意守商阳穴（属手阳明大肠经，食指桡侧，距指甲角约 0.1 寸处）。

【练习作用】

（1）温润鼻腔，清洁空气，预防感冒。

（2）梳理脊柱，提升阳气，畅通督脉。

第二式 单臂擎天

【练习方法】

动作一：左脚向左后方撤步成左虚步，右脚尖翘起，同时左掌提至胸前，目视左掌（图 8-2-33①）。

动作二：右脚回撤半步，脚尖点地成高虚步，同时左掌上托，右掌下按于右胯旁，目视右前方（图 8-2-33②）。

动作三：右脚向右前方上半步成右弓步，同时左掌下按于左胯旁，目视前方（图 8-2-33③）。

动作四：收左脚，并步站立，同时两掌捧于腹前，目视前方（图 8-2-33④）。

动作五至动作八：同动作一至动作四，唯右脚向右后方撤步做动作。

此式动作共做两个八拍。

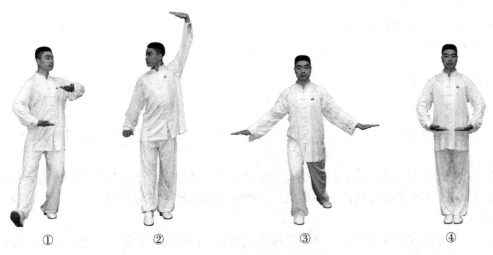

① ② ③ ④

图 8-2-33 第二式 单臂擎天

【练习要点】

（1）转头充分；上托时，舒胸沉肩，牵拉胁肋部和腋下。

（2）意守大椎穴，有酸胀感。

【练习作用】

（1）益气通阳，健脾补肾。

（2）改善呼吸功能。

第三式 回头望月

【练习方法】

动作一：开左步，同时两臂内旋外分至肩平，目视左掌（图8-2-34①）。

动作二：两臂外旋，两掌划弧内收交叉于胸前，目视两掌（图8-2-34②）。

动作三：头向左转，同时左掌变八字掌，左臂内旋前顶，使两腕互压，目视左后方（图8-2-34③）。

动作四：收左脚，并步站立，两掌还原垂于体侧，目视前方（图8-2-34④）。

动作五至动作八：同动作一至动作四，唯开右步做动作，结束时成并步站立（图8-2-34⑤）。

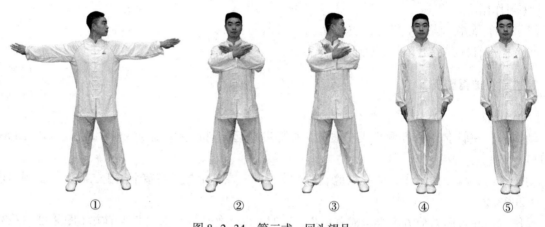

① ② ③ ④ ⑤

图8-2-34 第三式 回头望月

【练习要点】

（1）反臂托掌时，转头不转体，幅度宜大。

（2）意守商阳穴。

【练习作用】

（1）畅通肺经，改善呼吸功能。

（2）刺激大椎穴，益气通阳，增强体质，预防感冒。

第四式 轻舟平渡

【练习要点】

动作一：半面转体上步成左虚步，同时捏指握拳，经腹前上提至肩前，目视前方（图8-2-35①）。

动作二：重心前移成左弓步，同时少商穴（属手太阴肺经，位于手指大拇指末端，桡侧，指甲根角侧上方0.1寸）和商阳穴相捏后两拳变掌，稍向上弧形推按至与肩同高、同宽，目视双掌（图8-2-35②）。

动作三：重心后移成左虚步，身体回正接半面左转，同时两掌划弧、捏指握拳，经腹前上提至胸前，目视两掌（图8-2-35③）。

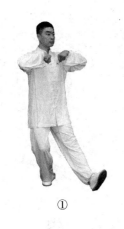 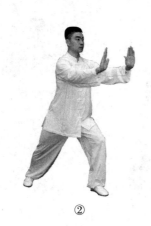 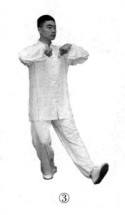 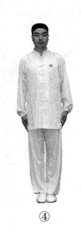

①　　　　　　　　②　　　　　　　　③　　　　　　　　④

图 8-2-35　第四式　轻舟平渡

动作四、六同动作二。

动作五、七同动作三。

动作八：身体转正，左脚收回起立，同时两掌握拳收回摩运至胸前，继而变掌下落于体侧，目视前方（图 8-2-35④）。

【练习要点】

（1）握拳时，中冲点劳宫，少商和商阳相接。拳变掌前，少商和商阳要相捏互压。

（2）推掌回收成摇橹状，动作要连贯圆活。

【练习作用】

（1）调理全身气血，畅通肺经、大肠经。

（2）预防呼吸疾病。

第五式　拙童洗衣

【练习方法】

动作一：开左步，同时两掌捏指握拳，两臂先内旋外分于体侧，继而外旋（图 8-2-36①），随两掌回收至肩前，右脚插步；目视前方。

动作二：下蹲成歇步，同时两掌向下、向前弧形推按至腹前，目兼视两掌（图 8-2-36②）。

动作三：起身，稍转体，同时捏指握拳提腕至与肩同高后，两拳变掌，沉肘，手收于肩平，目视前方（图 8-2-36③）。

动作四：同动作二，唯身体左转 30°（图 8-2-36④）。

动作五：同动作三，唯身体左转 60°（图 8-2-36⑤）。

动作六：同动作二，唯身体左转 90°（图 8-2-36⑥）。

动作七：身体转正，两掌变拳，两臂内旋向两侧摆出，继而右脚向右开步，两拳上摆至约与肩平，目视右拳（图 8-2-36⑦）。

动作八：左脚收回起身，同时两拳变掌，两臂划弧回收经面前按置于体侧，目视前方（图 8-2-36⑧）。

【练习要点】

（1）握拳时，中冲点劳宫，少商和商阳相接。拳变掌前，少商和商阳要相捏互压。

（2）动息相依，呼吸深长，意守商阳。

【练习作用】

（1）畅通全身气血，改善平衡能力。

（2）调理肺经，提高呼吸功能。

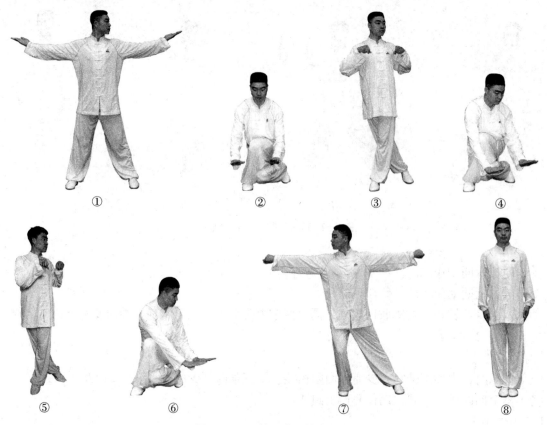

图 8-2-36 第五式 拙童洗衣

第六式 旋转天柱

【练习方法】

动作一：身体左转 90°，同时两臂先内旋后外旋至与肩同高，目视左掌（图 8-2-37 ①）。

动作二：屈膝半蹲，同时两掌卷屈、屈腕，向腋下插掌，摩运至臀部，目视左后方（图 8-2-37 ②）。

动作三：起身转正，同时两臂内旋上摆至肩平，继而，外旋于头侧，使劳宫穴相对回转，目随左掌（图 8-2-37 ③）。

动作四：身体不动，两臂内旋体前按掌于体侧，目视前方（图 8-2-37 ④）。

动作五至动作八：同动作一至动作四，唯方向相反。做完后成并步站立。

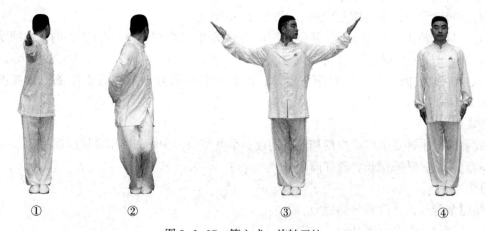

图 8-2-37 第六式 旋转天柱

【练习要点】

（1）身体中正，转头，转体，旋臂充分，松紧结合。

（2）卷指、切腕、屈肘依次进行，协调自然。

（3）意守命门。

【练习作用】

（1）刺激大椎穴、命门穴，畅通督脉。

（2）刺激肘部，畅通心肺经。

第七式　手挥琵琶

【练习方法】

动作一：身体稍左转接回正，同时两臂先内旋后外旋侧摆至与肩平，目视左掌（图8-2-38①）。

动作二：左脚上步成左虚步，同时右臂外旋内合，左臂外旋向上、向前划弧回收至左胸前，继而滚推至护右肘，目视左掌（图8-2-38②）。

动作三：身体向右转正，继而左脚收回起身，同时两臂内旋向体侧外摆至与肩平，目视前方（图8-2-38③）。

动作四：身体不动，两掌划弧回收，经面前下按于腹前，目视前方（图8-2-38④）。

动作五至动作八：同动作一至动作四，唯方向相反。

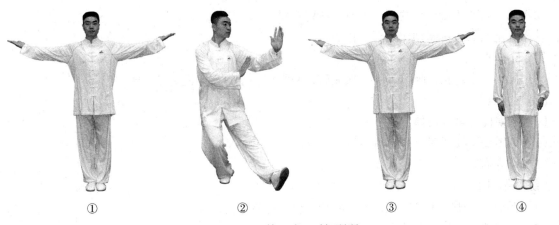

①　　　　　　　　②　　　　　　　　③　　　　　　　　④

图8-2-38　第七式　手挥琵琶

【练习要点】

（1）采用腹式呼吸，轻吸重呼。

（2）虚步时要松腰敛臀，上体正直，强调刺激踝关节。

（3）意守商阳穴。

【练习作用】

（1）旋臂坐腕畅通肺经，改善心肺功能。

（2）转体抓翘，健脾补肾。

第八式　鸿雁飞空

【练习方法】

第一个八拍

动作一：拔顶提踵，同时两臂外旋，从体侧上摆至头顶，继而抖腕5次，目视前方（图8-2-

39①）。

动作二：落踵下蹲，同时两臂内旋、外分、按掌于体侧，继而叉于胸前，左臂在里，目视前方（图8-2-39②）。

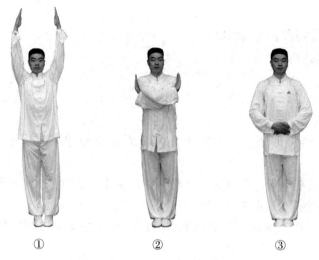

①　　　　　　　　②　　　　　　　　③

图8-2-39　第八式　鸿雁飞空

动作三：同动作一。

动作四：同动作二，唯两臂交叉时，右臂在里。

动作五至动作八：同动作一至动作四。

第二个八拍

动作同第一个八拍，唯不起踵。做完后，两掌相叠于丹田（图8-2-39③）。

【练习要点】

（1）起身时，舒胸展体，抖手时手腕放松灵活。

（2）两臂交叉要团紧，压迫胸腔排出浊气。

（3）意守商阳穴。

【练习作用】

（1）畅通手三阴、手三阳经，舒畅心胸，改善呼吸功能。

（2）加强腿部力量，改善平衡能力。

（五）练习肺脏保健运动处方的注意事项

（1）初学者应循序渐进，从小运动量开始，待适应后再逐渐加量。此外，还应注意提高动作学习质量，提高锻炼效果。

（2）意守时，要注意找准穴位，精神放松，做到似守非守，绵绵若存。

（3）肺在志为忧，忧则伤肺。因此，应保持良好的心态，遇事不惊，从容面对生活，尽量避免忧伤、苦闷等不良情绪。

（4）注意生活起居规律，早睡早起，切忌熬夜。

（5）注意饮食调理，多吃养肺润肺类食物，如银耳、百合、梨等。此外，也可用人参、党参、黄芪等泡茶。

（6）秋冬季节注意保暖，防止呼吸道感染。

五、肾脏保健运动处方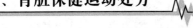

（一）肾脏征候病因病理及调摄原则

1. 肾经不通，气滞血瘀

这里的"肾经"是对足少阴肾经、足太阳膀胱经的概说。肾经不通是指足少阴肾经、足太阳膀胱经因外感、内伤等因素，导致的气血运行不畅、经络阻塞不通现象。它不仅会引起恶风、怕冷、颈项不舒、腰背肌肉胀痛、腰膝酸软、尿频、尿多、尿黄、前列腺肥大等一系列本经病症，此外，由于"肾为先天之本"，肾的功能对其他脏腑功能的运转也有着重要影响，故中医有"万病不治，皆求于肾"的说法。因此，"调畅气血，疏通肾经"是肾脏保健运动处方的一条重要调摄原则。

2. 肾精不足，髓海空虚

"精"是指肾中所藏具有生殖、繁衍功能的精微物质。肾精不足多由先天发育不良，后天调摄失宜或大病、久病伤肾等引起。因肾精为生长发育之本，故可对人的整个生命活动产生重要影响。例如，婴幼儿时期，肾精不足可导致生长发育不良，出现行迟、齿迟、头软、项软等现象；青年时期，则可影响生殖器官的发育成熟；成年时期，则可导致早衰体弱等病理表现。此外，肾主骨而生髓，肾精不足，精不能生髓，则骨失所养，出现腰膝酸软、两足痿弱无力或骨脆易折等症；若肾精不足，脑髓空虚，可导致精神呆滞、健忘、早衰等症；肾在体为骨，开窍于耳，其华在发，肾精不足可导致脱发齿松、耳鸣耳聋、腰膝酸软等症。因此，"滋养肾气，养精补髓"是肾脏保健运动处方的调摄原则之一。

3. 肾气不固，封藏失职

肾气不固又称下元不固，是肾气虚衰、封藏失职的一种病理变化。肾气不固，多因幼年精气未充，或年老精气衰退，或因久病肾虚失于固摄所致。肾气不固的病理特点主要是在肾中精气亏虚的基础上，以肾气不固失其封藏之职为特征。肾失封藏，则肾中精气易流失，从而可见遗精、滑泄等症；对二便失其固摄之能，则可见大便滑脱、小便清长，或遗尿、尿有余沥，或二便失禁等症；影响纳气功能，气浮于上，则可见呼多吸少、动辄气急而喘等症。因此，"培补肾气，固肾涩精"是肾脏保健运动处方的调摄原则之一。

4. 肾阳虚损，命门火衰

肾阳虚损，多由心脾阳虚及肾，或由房劳过度，损耗肾阳所致。肾阳虚损则阴寒内生，因而可见明显的虚寒征象，如形寒肢冷、腰膝冷痛等。肾阳虚损，则生殖功能减退或水液代谢功能减退，可见阳痿、精冷不育或水肿等症。肾阳不足，阳虚火衰，无以温煦脾阳，脾肾阳虚，运化功能失职，则可见下利清谷，五更泄泻等症；肾阳虚，命门火衰，则心阳不足，或肾虚水泛凌心，则可见心悸、气短、水肿等症。因此，"温煦命门，补肾固精"是肾脏保健运动处方的调摄原则之一。

5. 肝血不足，肾精亏损

肝与肾的关系主要表现在"精血同源"的关系上。肝藏血，肾藏精。藏血与藏精之间的关系，实际上即是精和血之间存在的相互滋生和相互转化的关系。肝血的化生，有赖于肾中精气的气化；肾中精气的充盛，亦有赖于肝血的滋养。所以说，精能生血，血能化精，称为"精血同源"，亦称"肝肾同源"。在病理上，精血的病变亦常相互影响。若肾精亏损，可导致肝血不足；肝血不足，也可引起肾精亏损。此外，肝主疏泄与肾主藏精之间亦存在着相互制约、相辅相成的关系。主要表现在女子的月经来潮和男子泄精的生理功能方面。若肝主疏泄与肾主封藏的关系失调，则可出现女子月经周期紊乱、经量过多或经闭，男子遗精滑泄或阳强不射等。因此，"补益肝血，填精补肾"是肾脏保健运动处方的调摄原则之一。

（二）肾脏保健运动处方的方法和要点

1. 意守效穴，培元固本

"意守效穴"指练功时，将思想集中于被临床证明对治疗肾脏疾病疗效显著的穴位，使之温热。"培元固本"，即培养元气，巩固根本的意思。肾脏保健运动处方意守穴位以关元穴和命门穴为主。命门穴属督脉，是人体元气之根本，生命之门户，故名命门。意守命门不仅有助于畅通督脉，而且尚可畅通足少阴肾经，促使肾气旺盛，达到温补肾阳、培补元气的作用。关元穴属任脉，"关"有闭藏之意，"元"指元阴、元阳，"关元"为元阴、元阳之气闭藏处，故名关元。意守关元穴可以起到畅通任脉、培元固本、补益下焦的功效。除了以上穴位外，选择涌泉穴、至阴穴、太溪穴等足少阴肾经和足太阳膀胱经的五腧穴，亦可起到较好的保健效果。由此，可以实现"调畅气血，疏通肾经""滋养肾气，养精补髓"。

2. 旋腰转体，俯身攀足

"旋腰转体"，是指以腰为轴进行的大幅度水平转体动作。"俯身攀足"，是指以腰为轴的环转，要求髋部极力向大腿下压。《黄帝内经·素问·脉要精微论》认为"腰者，肾之府，转摇不能，肾将惫矣"，说明腰与肾有着密切关系。腰为经络沟通上下之通道，与肾相关的足少阴肾经、足太阳膀胱经、督脉均经过腰部。旋腰转体，俯身攀足类的动作方式虽有异，但均意在活动腰部，改善腰部气血循环，并对肾经、膀胱经和督脉起到刺激疏通作用，从而起到壮腰补肾、固摄膀胱、调和气血、健脑益气的作用。由此，实现"调畅气血，疏通肾经"。

3. 相挤双腿，盘腿旋踝

"相挤双腿"，是指练习时大腿内侧相互挤压。"盘腿旋踝"，主要是指踝关节的摆扣抹转和踮地动作。足太阴脾经、足少阴肾经、足厥阴肝经等，其循行部位均是经腿部内侧上行。由于相挤双腿、盘腿旋踝、互摩两膝，可加强对上述经脉、经筋和络脉及有关诸穴位的刺激强度，所以有助于促使其气血畅通，另外还可以有效调节生殖泌尿系统功能。而盘根旋踝有助于刺激足三阴、足三阳经的原穴，如太溪穴、太冲穴、京骨穴、太白穴和涌泉穴。因此，有助于补肾益气，防治肾、膀胱等脏腑的疾病。

4. 伸展牵拉，运动周身

"伸展牵拉"，是指大幅度引伸肢体的动作。"运动周身"，指的是在肾脏运动处方练习过程中，要全面活动肢体，使全身的骨骼、肌肉、韧带、筋膜和关节都得到活动。"肝属木，喜疏泄条达"，表示肝脏条达曲直，升发气机的生理特性；而且，肝主筋，如筋挛、瘅、缩、僵、硬，也会带来肝气不舒、肝血不畅。因此，"伸展牵拉，运动周身"有利于达到刺激关节、韧带、肌肉，促进气血循环，进而达到疏肝利胆、补益肝血、填补肾精的效果。此外，足少阴肾经起于足小趾下面，注于胸中；足太阳膀胱经起于目内眦，沿足背外侧缘至小趾外侧端。两条经脉循行路线或从足至胸，或从头至足，贯穿肢体上下前后。由此，通过全面的肢体活动，有助于疏通肾经、膀胱经，补肾生精，补益肝血。由此，实现"调畅气血，疏通肾经""补益肝血，填精补肾"。

（三）肾脏保健运动处方构建元素

1. 运动处方目的

肾脏保健运动处方是本着"未病先防"和"既病防变"的原则，"肾经不通，气滞血瘀""肾精不足，髓海空虚""肾气不固，封藏失职""肾阳虚损，命门火衰""肝血不足，肾精亏损"的病因病理，遵循辩证施方、整体调摄的基本原理，以"调畅气血，疏通肾经""滋养肾气，养精补髓""温煦命门，补肾固精"等为调摄原则，从而改善癃闭、水肿、腰膝酸软、尿频、耳鸣、耳聋等肾系疾病。

2. 运动方式

肾脏保健运动处方以传统体育养生功法为运动方式，根据各功法在肾脏保健中的针对性效果，分主选功法和辅选功法两类。主选功法指专门针对肾脏保健、防治肾脏疾病的养生功法，辅选功法指针对五脏保健有综合锻炼效果的养生功法。

肾脏保健运动处方的主选功法为育真补元功，辅选功法为养生筑基功，陈、杨、吴、武、孙等各式太极拳以及健身气功·五禽戏、健身气功·六字诀、健身气功·八段锦、健身气功·导引养生功十二法、健身气功·大舞、健身气功·太极养生杖，以及内养功、练功十八法等功法套路。

根据主选功法和辅选功法的组合方式，可将肾脏保健运动处方分为单一主选功法类、主选＋辅选功法类和基础＋主选＋辅选功法类三类。

（1）单一主选功法类。以主选功法，即育真补元功作为运动处方的主要运动方式，根据运动处方的目的，灵活变换练习时间。

运动处方案例：

① 功前准备，5~8 min；做针对性的热身练习，活动各关节，将心理调整到适宜的兴奋状态。

② 育真补元功练习2遍，或每式动作加倍练习，20~25 min。

③ 功后整理，5~8 min；针对性地牵拉、拍打、摩运全身各部，进行3~6次深长的呼吸调节后结束。

这种运动处方的优点和不足同肝脏单一主选功法类。这种运动处方适合肾系疾患康复者（助疗）和上班族。

（2）主选＋辅选功法类。主选功法为育真补元功，辅选功法可根据练习者的身心特点、个人爱好和自身条件选择一种。

运动处方案例：

① 功前准备，5~8 min。

② 育真补元功＋养生筑基功，约30 min。

③ 功后整理，5~8 min。

这种运动处方的优点和不足同肝脏主选＋辅选功法类。这种运动处方适合以肾系保健、全面改善身体机能为目的的人群，尤其适合退休人员。

（3）基础＋主选＋辅选功法类。基础功法可为桩功或热身功，主选功法为育真补元功，基础功法和辅选功法可根据练习者的身心特点、个人爱好和自身条件选择1~2种。

运动处方案例：

① 乾隆养生术＋育真补元功＋健身气功·五禽戏，约40 min。

② 功后整理，5~8 min。

这种运动处方的优点和不足同肝脏基础＋主选＋辅选功法类。这种运动处方适合以固肾壮腰、全面改善身体机能为目的的人群，尤其适合退休人员。

3. 运动频率

健康人群每周运动3~5次为宜。

4. 运动强度

以保健为目的，可以采取中小强度，主要依个人情况而定。以辅助医疗为目的，可采用小强度或微小强度练习。

5. 运动持续时间

以康复为目的，运动处方的持续时间以10~15 min为宜，尽量不要超过20 min，以免引起疲劳；以保健为目的，练习时间在40 min左右。

6. 运动时辰

根据子午流注理论，膀胱经在申时（15—17时）气血最充盛，肾经在酉时（17—19时）气血最充盛。因此，练习肾脏保健运动处方，宜在这两个时间段进行。但也可在晚上进行，选择空气清新、安宁静谧的环境进行练习，以达到育真补元的功效。

7. 运动季节

肾脏在五行中对应季节为冬季，《黄帝内经·素问·四气调神大论》曰："冬三月，此谓闭藏。水冰地坼，无扰乎阳。早卧晚起，必待日光。使志若伏若匿，若有私意。若已有得，去寒就温。无泄皮肤，使气亟夺。此冬气之应，养藏之道也。逆之则伤肾，春为痿厥。奉生者少。"由此可见，冬季是一年当中肾脏保健的最佳季节，该时期若着重加强练习肾脏保健运动处方，可以起到事半功倍的效果。

8. 运动方位

按中医五行学说，北方与肾脏相对应，《黄帝内经·素问·阴阳应象大论》曰："北方生寒，寒生水，水生咸，咸生肾。"因此，练习肾脏保健运动处方时，以面向北方为宜。

（四）主选功法介绍

育真补元功是由北京体育大学张广德教授根据肾系疾病的病因病理，为防治腰膝酸软、尿频、耳鸣、耳聋等肾系疾病创编的经络导引动功。该功法练习特点为意随形变，旨在补元；着重转体，尤重躬身；相挤双腿，盘腿旋踝；魄门紧松，巧合吐纳等。该功法符合肾脏保健运动处方疏通气血、畅通肾经，滋养肾气、养精补髓，培补肾气、固肾涩精等调摄原则和作用原理。

功前准备

并步站立，周身放松，气定神敛，思想集中，怡然自得，准备练功（图8-2-40）。

第一式　撩衣提袍

【练习方法】

动作一：身体左转，左臂内旋，右臂外旋，两掌由下向前撩衣摆掌；目视右掌（图8-2-41①）。身体继续左转，带动两臂弧形后摆，左掌摆至左后方，右掌摆至左肩前；目视左掌（图8-2-41②）。

动作二：屈膝半蹲，身体转正，同时撩掌使左臂置于腿侧，右臂置于右肩前；目视前方（图8-2-41③）。

图 8-2-40　功前准备

动作三：身体右转起身，同时两臂后摆，使右掌摆至右后方，左掌摆至右肩前；目视右掌（图8-2-41④）。

如此左右侧各练习两次，做完后两掌垂于体侧成并步站立；目视前方（图8-2-41⑤）。

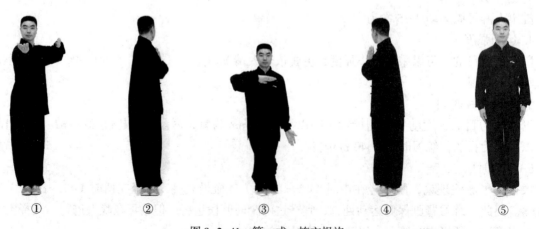

①　　　　②　　　　③　　　　④　　　　⑤

图 8-2-41　第一式　撩衣提袍

【练习要点】

（1）两臂前摆时，脚趾上翘；后摆时，脚趾抓地。

（2）以腰带臂，臂走立圆；下蹲时，两腿互压。

（3）意守关元穴（属任脉，前正中线，脐下3寸处）。

【练习作用】

（1）调理脊柱，固肾壮腰。

（2）疏通足三阴经，改善生殖系统和泌尿系统功能。

第二式 金狮跌阙

【练习方法】

动作一：开左步，两手少商穴和商阳穴相接，前摆至肩平，目兼视两掌（图8-2-42①）。继而身体右转，提腕屈肘收手于胸前，目视前方（图8-2-42②）。

动作二：两腿下蹲，左膝顶靠右膝内侧，同时两手捏指变掌下按于胯旁，目视前方（图8-2-42③）。

动作三：身体转正，同时两手捏指前摆至与肩平，继而提腕屈肘收手于胸前，目视前方（图8-2-42④）。

动作四：左脚收回，起身，同时两掌垂于体侧，目视前方（图8-2-42⑤）。

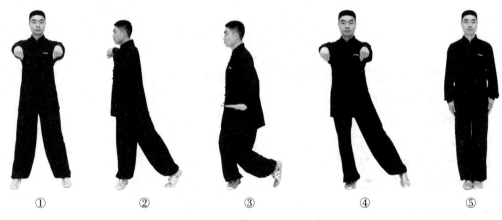

①　　　　　②　　　　　③　　　　　④　　　　　⑤

图8-2-42　第二式　金狮跌阙

动作五至动作八：同动作一至动作四，唯方向相反。做完后，两掌垂于体侧成并步站立。

【练习要点】

（1）转体蹲腿时，要合裆顶膝、蹬脚，刺激涌泉穴。

（2）意守命门穴。

【练习作用】

（1）疏通足三阴经，改善生殖系统和泌尿系统功能。

（2）畅通肺经，调理肺经。

第三式 吊尾攀足

【练习方法】

动作一：上体后仰，同时两臂外旋弧形摆起至头上，目视前方（图8-2-43①）。

动作二：上体前俯，同时两臂弧形后摆至身后，随之握拳，捶击左右肾俞穴，目视前方（图8-2-43②）。

动作三：两掌沿两腿侧后方，从环跳穴（属足少阳胆经，在股骨大转子最高处与骶骨裂孔连线的外 1/3 与中 1/3 交界处）向下摩运至脚跟，继而缠腕摩足至脚背，大拇指点太溪穴（属足少阴肾经，在内踝与跟腱之间凹陷中），目视前下方（图 8-2-43 ③）。

动作四：掐点太溪穴，继而上体直起，两掌沿腿内侧摩运至两膝，继而外分于体侧，目视前方（图 8-2-43 ④）。

动作五至动作八：同动作一至动作四。做完后成并步站立，目视前方（图 8-2-43 ⑤）。

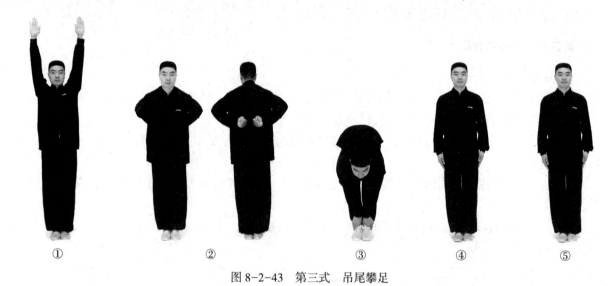

① ② ③ ④ ⑤

图 8-2-43　第三式　吊尾攀足

【练习要点】

（1）以点按、捶叩找穴位，按摩时找准经络，俯身时两膝伸直。

（2）动作与呼吸紧密配合。

（3）意守太溪穴。

【练习作用】

（1）壮腰固肾，畅通膀胱经。

（2）改善柔韧性，疏泄肝气。

第四式　掌抱佛脚

【练习方法】

动作一：半面左转，同时两臂内旋经体侧向前摆至与肩平，目视两掌（图 8-2-44 ①）。

动作二：左脚上步成左虚步，继而屈髋俯身，同时两掌下按于左膝两侧，目视前方（图 8-2-44 ②）。

动作三：上体直起，带动两掌弧形摆至与肩平，目视两掌（图 8-2-44 ③）。

动作四：上体前俯，两掌下按于地，继而前移采气，目视前方（图 8-2-44 ④）。

动作五：抬头稍起身，左腿充分伸直，同时两掌前摆至体前约 45°，目视两掌（图 8-2-44 ⑤）。

动作六：上体前俯，同时两掌相叠攀足，左掌在里，劳宫穴对准涌泉穴，目视前方（图 8-2-44 ⑥）。

动作七：身体直起转正，同时两臂内旋经侧摆、内合至体前，与肩同高同宽，目兼视两掌（图 8-2-44 ⑦）。

动作八：左脚收回起身，同时两掌垂于体侧，目视前方（图 8-2-44 ⑧）。

第二个八拍

同第一个八拍，唯左右相反。做完后成并步站立，目视前方。

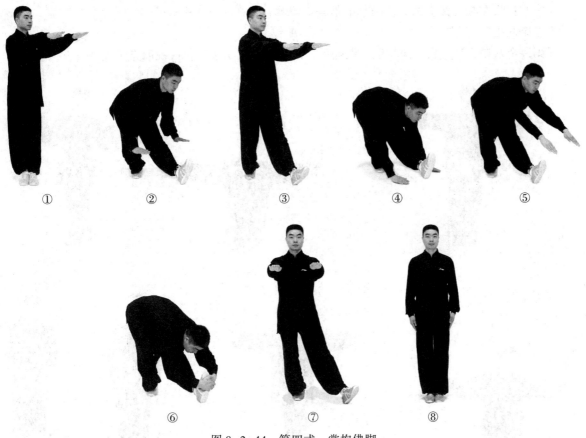

图 8-2-44 第四式 掌抱佛脚

【练习要点】

（1）俯身幅度宜大，前腿膝关节要直，翘脚充分。

（2）量力而行，攀足不及者，可两掌相叠按于膝关节。

（3）意在劳宫穴，博采日月精华之气。

【练习作用】

（1）固肾壮腰，调补肾气，预防生殖系统和泌尿系统疾病。

（2）改善腿部力量和柔韧性。

第五式 平沙落雁

【练习方法】

动作一：头向右转，两掌向两侧摆至与肩平，继而弧形回收，与肩同高，目视右掌（图8-2-45①）。

动作二：左脚向右脚右后方插步下蹲成歇步，两臂伸肘，坐腕，弧形侧推，目视右掌（图8-2-45②）。

动作三：两腿稍起，两掌侧推至与肩平，继而两腿伸直，两掌弧形内收，与肩同高，目视右掌（图8-2-45③）。

动作四：两腿下蹲成歇步，两臂伸肘，坐腕，弧形侧推，掌与肩平，目视右掌（图8-2-45④）。

动作五：同动作三。

动作六：同动作四。

动作七：起身，两掌侧推至与肩平，目视右掌（图8-2-45⑤）。

动作八：收左脚，并步站立，两掌下落垂于体侧，目视前方（图8-2-45⑥）。

第二个八拍

同第一个八拍，唯左右方向相反。做完后，两掌握拳收于腰侧，目视前方（图8-2-45⑦）。

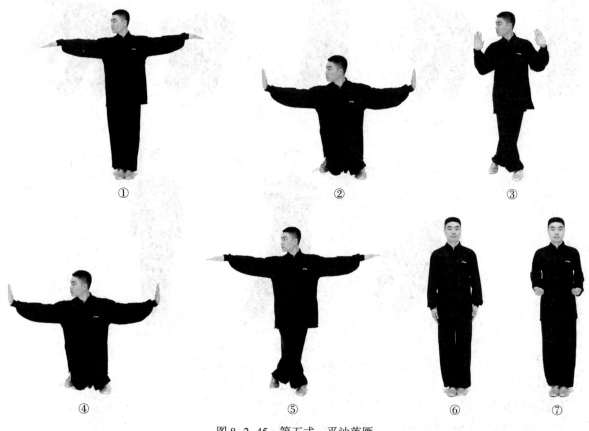

① ② ③

④ ⑤ ⑥ ⑦

图8-2-45　第五式　平沙落雁

【练习要点】

（1）周身放松，下蹲时，强调挤压大腿和裆部。

（2）动息相随，单数节拍时，吸气；双数节拍时，呼气。

（3）思想集中，意守劳宫穴。

【练习作用】

（1）畅通肾经、肝经和脾经。

（2）提高腿部力量，改善平衡能力。

第六式　风扫残云

【练习方法】

动作一：左脚向左侧开步，继而重心左移，身体向左后转180°，同时两拳捏指变掌，两臂内旋体侧摆起，右臂摆在头前上方，左臂摆在身体后下方，目视右掌（图8-2-46①）。

动作二：下蹲成歇步，上体左转，同时左手抖腕亮掌于头的左前上方，右掌向左云手至身体左侧前方，目视右掌（图8-2-46②）。

动作三：身体右转起身回正，同时右掌向上摆至面前，左掌下按于胯旁，而后两掌交叉于胸前，左掌在外，目兼视两掌（图8-2-46③）。

动作四：收左脚起身，两掌向两侧分推，继而握拳下落体侧于腰间，目视前方（图8-2-46④）。

动作五至动作八：同动作一至动作四，唯左右方向相反。做完后成并步站立，目视前方（图8-2-46⑤）。

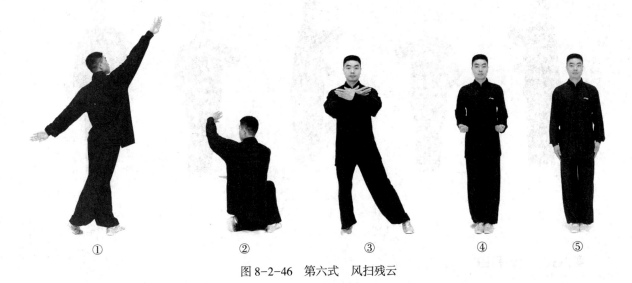

①　　　　　　②　　　　　　③　　　　　　④　　　　　　⑤

图 8-2-46　第六式　风扫残云

【练习要点】

（1）精神集中，意在劳宫穴采气。

（2）周身放松，动助息长。

（3）以腰带臂，旋腰盘腿要紧。

【练习作用】

（1）调补肾气，壮中补元。

（2）畅通足三阴经，改善腿部力量，促进消化功能。

第七式　狮子揉球

【练习方法】

动作一：身体左转，左臂屈肘上提，掌略低于肩，同时右臂随身体左转插至左小腹前呈抱球状，目视左掌（图8-2-47①）。

动作二：屈膝半蹲，身体右转回正，两手抱球不变；目视左掌（图8-2-47②）。

动作三：两腿伸直，身体稍右转，两手交换成右臂在上、左臂在下的抱球状，目视右掌（图8-2-47③）。

动作四：屈膝半蹲，身体左转回正，两手抱球不变，目视右掌（图8-2-47④）。

动作五：两腿伸直，两掌继续揉球使左掌在上，目视左掌。

动作六：同动作二。

动作七：同动作三。

动作八：同动作四。结束时，两掌下落于体侧成并步站立，目视前方（图8-2-47⑤）。

【练习要点】

（1）抱球时，左右劳宫穴上下相对，距离 30 cm。

（2）两腿不论蹲、起均需内收夹裆，转腰充分，上下肢协调一致。

（3）意在命门穴。

【练习作用】

（1）梳理脊柱，固肾壮腰。

（2）按摩内脏，促进消化。

（3）畅通经络，调补肾气。

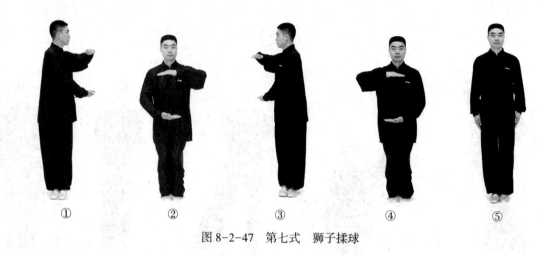

图 8-2-47 第七式 狮子揉球

第八式 气归丹田

【练习方法】

动作一：右脚开步成左侧弓步，继而重心右移成右侧弓步，同时右掌摆至体侧，左掌摆至体前，目视右掌（图 8-2-48 ①）。

动作二：右脚向左脚并拢起身，同时左手中指点于带脉穴（属足少阳胆经穴，在第 11 肋端与第 12 肋端连线中点下，章门下 18 寸，与脐相平），右掌劳宫穴盖于丹田穴，目视左侧（图 8-2-48 ②）。

动作三：同动作一，唯方向相反。

动作四：同动作二，唯方向相反。

动作五至动作八：同动作一至动作四。做完后两手垂于体侧，目视前方（图 8-2-48 ③）。

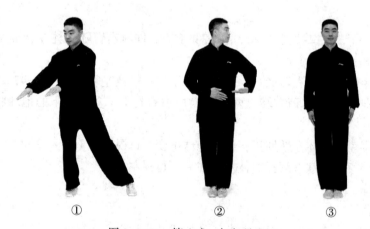

图 8-2-48 第八式 气归丹田

【练习要点】

（1）精神集中，周身放松，上下肢协调一致。

（2）意在劳宫穴，采日月精华之气贯入丹田。

【练习作用】

（1）协调阴阳，壮中补元。

（2）调匀呼吸，恬愉心神。

（五）练习肾脏保健运动处方的注意事项

（1）初学者应注意循序渐进，从小运动量开始，待适应后再逐渐加量。练习中还应注意提高动作学习质量，提高锻炼效果。

（2）意守时，要注意找准穴位，精神放松，做到似守非守，绵绵若存。

（3）肾在志为恐，恐则伤肾。在面对各种突发险情，应沉着应对，否则容易出现"恐则气下，耗及肾气"等问题。

（4）注意生活起居规律，早睡早起，切忌熬夜。

（5）注意饮食调理，多吃补肝益肾类食物，如山药、海虾、牡蛎等，也可以用枸杞、党参、黄芪等泡茶。

胡晓飞　冷传奇

思考题 ◄

1. 简述民族传统体育运动处方的概念和源流。
2. 简述民族传统体育运动处方的特点。
3. 谈谈民族传统体育运动处方的价值。
4. 分析民族传统体育运动处方的适用范围。
5. 试述民族传统体育运动处方的理论基础。
6. 简述肝脏保健运动处方的方法和要点。
7. 简述心脏保健运动处方的方法和要点。
8. 简述脾脏保健运动处方的方法和要点。
9. 简述肺脏保健运动处方的方法和要点。
10. 简述肾脏保健运动处方的方法和要点。

主要参考文献

［1］Meivin H. Williams, Dawn E. Anderson, Eric S. Rawson. Nutrition for Health, Fitness & Sport［M］. 10th ed. New York: McGraw-Hill, 2013.

［2］国家卫生计生委疾病预防控制局. 中国居民营养与慢性病状况报告（2015年）［M］. 北京: 人民卫生出版社, 2016.

［3］中国营养学会. 中国居民膳食指南（2016）［M］. 北京: 人民卫生出版社, 2016.

［4］国家体育总局. 全民健身指南［M］. 北京: 北京体育大学出版社, 2018.

［5］国家体育总局训练局国家队体能训练中心. 身体功能训练动作手册［M］. 北京: 人民体育出版社, 2017.

［6］王正珍, 冯炜权, 任弘, 等. Exercise is Medicine——健身新理念［J］. 北京体育大学学报, 2010（11）: 1-4.

［7］杨静宜, 徐峻华. 运动处方［M］. 北京: 高等教育出版社, 2005.

［8］万学红, 卢雪峰. 诊断学［M］. 8版. 北京: 人民卫生出版社, 2013.

［9］邓树勋, 王健, 乔德才, 等. 运动生理学［M］. 3版. 北京: 高等教育出版社, 2015.

［10］冯连世, 冯美云, 冯炜权. 运动训练的生理生化监控方法［M］. 北京: 人民体育出版社, 2006.

［11］Alentorn-Geli E, Samuelsson K, Musahl V, et al. The Association of Recreational and Competitive Running With Hip and Knee Osteoarthritis: A Systematic Review and Meta-Analysis［J］. Journal of Orthopaedic and Sports Physical Therapy, 2017, 47（6）: 1-36.

［12］Kamada M, Kitayuguchi J, Lee I M, et al. Relationship Between Physical Activity and Chronic Musculoskeletal Pain Among Community-dwelling Japanese Adults［J］. Journal of Epidemiology, 2014, 24（6）: 474-483.

［13］美国运动医学学会. ACSM运动测试与运动处方指南［M］. 10版. 王正珍, 等译. 北京: 北京体育大学出版社, 2019.

［14］中华人民共和国卫生部疾病预防控制局. 中国成人身体活动指南（试行）［M］. 北京: 人民卫生出版社, 2011.

［15］王超, 陈佩杰. 体力活动研究的现状及趋势［J］. 北京: 北京体育大学学报, 2012, 35（08）: 43-49.

［16］江崇民, 张一民. 中国体质研究的进程与发展趋势［J］. 北京: 体育科学, 2008, 28（9）: 25-32.

［17］国家体育总局. 运动健身指南［M］. 北京: 人民体育出版社, 2011.

［18］恽晓平. 康复疗法评定学［M］. 2版. 北京: 华夏出版社, 2014.

［19］谭思洁. 体质评价与运动处方［M］. 北京: 人民体育出版社, 2016.

［20］张艺宏, 何仲涛, 徐峻华. 国民体质监测与评价［M］. 北京: 科学出版社, 2017.

［21］Gray Cook. Movement: Functional Movement Systems［M］. North Mankato: Lotus Publishing, 2011.

［22］Fletcher G F, Ades P A, Kligfield P, et al. Exercise standards for testing and training: a scientific statement from the American Heart Association［J］. Circulation, 2013, 128（8）: 873-934.

［23］田麦久，刘大庆. 运动训练学［M］. 北京：人民体育出版社，2017.

［24］Nicholas Ratamess. ACSM 体能训练概论［M］. 李丹阳，等译. 北京：人民卫生出版社，2019.

［25］Roberta E. Rikli, C. Jessie Jones. Senior Fitness Test Manual［M］. 2nd ed. Champaign: Human Kinetics, 2013.

［26］Madeline Paternostro Bayles, Ann M.Swank. ACSM's Exercise Testing and Prescription［M］. Wolters Kluwer, 2018.

［27］Bushman B A. ACSM's Complete Guide to Fitness &Health［M］. 2nd ed. Champaign: Human Kinetics, 2017.

［28］American College of Sports Medicine. ACSM's Health−Related Physical Fitness Assessment Manual［M］. 5th ed. Wolters Kluwer, 2017.

［29］张健，张宇辉. 中国心力衰竭诊断和治疗指南2014［J］. 中华心血管病杂志，2014，42（2）：98−122.

［30］中国康复医学会心血管病专业委员会. 中国心脏康复与二级预防指南（2018 版）［M］. 北京：北京大学医学出版社，2018.

［31］牛永刚，雷园园，赵焕彬. 运动康复治疗跟腱病的研究进展［J］. 中国康复医学杂志，2016，31（5）：583−585.

［32］Bourne MN, Timmins RG, Opar DA, et al. An Evidence−Based Framework for Strengthening Exercises to Prevent Hamstring Injury［J］. Sports Medicine, 2018, 48（2）: 251−267.

［33］Chen CH, Xin Y, Lee KW, et al. Acute Effects of Different Dynamic Exercises on Hamstring Strain Risk Factors［J］. PloS One, 2018, 13（2）: e0191801.

［34］Krommes K, Petersen J, Nielsen MB, et al. Sprint and Jump Performance in Elite Male Soccer Players Following a 10−week Nordic Hamstring Exercise Protocol: A Randomised Pilot Study［J］. BMC Res Notes, 2017, 10（1）: 669.

［35］国家体育总局健身气功管理中心. 健身气功发展史［M］. 北京：人民体育出版社，2018.

［36］徐海朋. 导引概念源流考略［J］. 体育科学，2015，35（2）：88−92+97.

［37］贾冕，王正珍，李博文. 中医运动处方的起源与发展［J］. 体育科学，2017，37（10）：65−71+89.

［38］刘天君，章文春. 中医气功学［M］. 北京：中国中医药出版社，2016.

［39］胡晓飞. 乾隆健身术：基础［M］. 北京：东方出版社，2012.

［40］万学红. 临床诊断学［M］. 北京：人民卫生出版社，2017.

［41］吕姿之. 健康教育与健康促进［M］. 2版. 北京：北京医科大学出版社，2002.

［42］Wojtek Chodzka−Zajko. ACSM's Exercise for Older Adults［M］. Lippincott Williams & Wilkins, 2014.

［43］胡大一，王乐民，丁荣晶. 心脏康复临床操作实用指南［M］. 北京：北京大学医学出版社，2017.

［44］Mitchell H. Whaley, Peter H. Brubaker, Robert M. Otto, et al. ACSM's Guideliner for Exercise Testing and Prescription［M］. 7th ed. Baltimore（MD）: Lippincott Willams & Wilkins, 2005.

郑重声明

高等教育出版社依法对本书享有专有出版权。任何未经许可的复制、销售行为均违反《中华人民共和国著作权法》，其行为人将承担相应的民事责任和行政责任；构成犯罪的，将被依法追究刑事责任。为了维护市场秩序，保护读者的合法权益，避免读者误用盗版书造成不良后果，我社将配合行政执法部门和司法机关对违法犯罪的单位和个人进行严厉打击。社会各界人士如发现上述侵权行为，希望及时举报，我社将奖励举报有功人员。

反盗版举报电话　　（010）58581999　58582371
反盗版举报邮箱　dd@hep.com.cn
通信地址　北京市西城区德外大街4号
　　　　　高等教育出版社法律事务部
邮政编码　100120

防伪查询说明
用户购书后刮开封底防伪涂层，使用手机微信等软件扫描二维码，会跳转至防伪查询网页，获得所购图书详细信息。
防伪客服电话
　（010）58582300